密歇根整形外科指南（第2版）

Michigan Manual of Plastic Surgery
Second Edition

主　编
〔美〕大卫·布朗（David Brown）
〔加〕格里高利·鲍斯查尔（Gregory Borschel）
〔美〕本杰明·利瓦伊（Benjamin Levi）

主　译　王先成
副主译　熊　祥　李文波

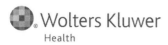

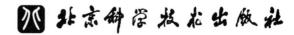

著作权合同登记号　图字：01–2021–2502

图书在版编目（CIP）数据

密歇根整形外科指南：第2版 /（美）大卫·布朗（David Brown），（加）格里高利·鲍斯查尔（Gregory Borschel），（美）本杰明·利瓦伊（Benjamin Levi）主编；王先成主译 . —北京：北京科学技术出版社，2022.4

书名原文：Michigan manual of plastic surgery

ISBN 978–7–5714–0569–4

Ⅰ. ①密… Ⅱ. ①大… ②格… ③本… ④王… Ⅲ. ①整形外科学 – 指南 Ⅳ. ①R62–62

中国版本图书馆CIP数据核字（2019）第301736号

本书中提供了正确的适应证、不良反应和用药方法，但这些都有改变的可能。强烈希望读者阅读本书提到的药物的生产厂家所提供在包装上的信息。作者、编辑、出版人、发行商不对任何错误或忽略负责，不对应用本书中的信息后可能造成的任何结果负责，也不会对出版物内容进行明确或不明确的承诺。作者、编辑、出版人、发行商对与本出版物相关的人身或财产伤害不承担任何责任。

责任编辑：杨 帆	网　　址：www.bkydw.cn
责任校对：贾 荣	电　　话：0086–10–66135495（总编室）
图文制作：北京永诚天地艺术设计有限公司	0086–10–66113227（发行部）
责任印制：吕 越	印　　刷：河北鑫兆源印刷有限公司
出 版 人：曾庆宇	开　　本：880 mm × 1230 mm　1/32
出版发行：北京科学技术出版社	字　　数：800千字
社　　址：北京西直门南大街16号	印　　张：24.75
邮政编码：100035	版　　次：2022年4月第1版
ISBN 978–7–5714–0569–4	印　　次：2022年4月第1次印刷

定　价：198.00元

译者名单

主　译　王先成

副主译　熊　祥　李文波

译　者　孙　杨　孟宪熙　方柏荣　易忠杰　常劲远

　　　　梁　瑛　田　毅　杨　开　邓毅文　李春洁

　　　　宋达疆

中文版序言

《医宗金鉴·凡例》云:"医者,书不熟则理不明,理不明则识不精。"整形外科作为现代外科的一个分支,是一门既新兴而又具有悠久历史的专科。它以对人体体表组织、器官进行修复重建为目标,以组织移植为基本手段,希望在恢复功能的同时,也修整形态,达到功能、形态的完美统一。

关于整形外科手术,可以追溯到很早的时期,我国《晋书》中就已有关于唇裂治疗的记述。古印度也有关于鼻再造及耳垂修复的记载。两次世界大战促使整形外科迅速发展成熟,逐步形成了现代整形外科。在我国,随着经济的迅速腾飞,20世纪90年代整形外科得以快速发展,目前我国已经成为仅次于美国的全球医美第二大国。2019年,中国医美市场规模突破万亿元。但高速发展过程中也出现了不少问题,其中就包括整形外科人才匮乏,甚至有不少未经过正规培训的医师进入这一行业,因此产生了不少隐患。

目前我国已经逐步建立了整形外科专科医师培训体系,未来也将建立整形外科专科准入制度。这一系统化培训和管理将大大减少临床工作中由缺乏有资质及有经验的整形医师所导致的问题。

很多工作在临床一线的整形外科住培医师希望拥有一本在工作中可以随时查看、简明扼要、重点突出,且内容全面的整形外科工具书,而目前国内这方面的专业资料较少。这本由我院烧伤整形外科王先成教授组织翻译的、在国外深受年轻整形外科医师青睐的整形外科专著《密歇根整形外科指南》,将为整形外科专科医师培训、研究生入学考试及低年资整形外科医师提供有价值的参考,也将促进我国整形外科的发展!

黎志宏
中南大学副校长
中南大学湘雅二医院院长
博士生导师

译者前言

我记得 2013 年我在美国的时候，曾阅读过本书的第 1 版，当时就印象深刻，觉得这本书内容全面、重点突出、简明扼要，特别适合整形外科住院医师、研究生或对整形外科感兴趣的医学生作为专业参考书使用。机缘巧合，我很荣幸承担了翻译《密歇根整形外科指南（第 2 版）》的组织工作。我发现第 2 版较第 1 版增加了许多新内容及前沿知识，涵盖了整形外科领域基础的核心内容，包括术前、术中及术后治疗的相关信息。我非常高兴将本书介绍给国内读者。本书为从事或即将从事美容整形外科的人员以及医学咨询人员提供了有问必答的参考指南，从内容到形式都可以帮助他们在接诊患者时进行快捷便利的查询。本书也可以作为从业者准备整形外科住院医师规范化培训考试或报考整形外科研究生考试时很有价值的参考书。

感谢百特美的雷建武先生为此书的引进出版提供的大力帮助。由于译者自身水平有限，可能存在错误遗漏之处，请广大读者批评指正。

王先成

中南大学鼻整形研究中心主任

中南大学湘雅二医院烧伤整形美容外科主任

序言

　　我很荣幸能为《密歇根整形外科指南（第2版）》作序。作为极其成功的第1版《密歇根整形外科指南》的粉丝，当我听说大卫·布朗等诸位作者要增补内容，出版第2版时，我非常激动。第2版在内容上有重大完善与更新，还增加了介绍目前整形外科热门主题的新章节，而且，相比第1版，插图的数量增加了1倍。此外，新版在原有专业插图基础上加入更多细节，提高了视觉学习体验。《密歇根整形外科指南（第2版）》集中了整形外科所有重要内容，为世界各地相关领域的医学生、医师助理、护士、医师以及其他医学从业人员提供了有问必答的参考指南，可以在他们为患者进行医疗服务时提供帮助。这本书虽然小巧，却非常全面，可以为读者提供需要了解的多方面内容，无论是在深度还是在广度上都能充分满足读者的需求，是极其宝贵的一本书。此外，指南全部由整形外科医师撰写而成，因此其重点、结构及方法都完美迎合了最需要这些内容的人。读者不需要费力阅读太冗长的章节就可从每个主题上提取重要信息。同时，《密歇根整形外科指南（第2版）》的精心设计，满足了学习上的舒适度，读者可以轻易从文字中获取信息，学习时间也可十分灵活，无论是在手术前、门诊时，还是在医院病房内，抑或是在两台手术之间的时间都可以进行学习。我敢肯定，打开这本书，你们很快就会发现，这是一本无比珍贵的资料书，它可以在你救治患者时为你提供"即时"信息。

保罗·塞德纳（Paul Cederna）
医学博士、美国外科医师学会会员
整形外科主任
密西根大学健康系统生物医学工程学科教授

前言

对于《密歇根整形外科指南（第2版）》在世界范围内的出版，我们非常欣喜。这本专著虽是便携尺寸，但对整形外科这个大主题进行了全面描述。

第1版出版的初衷是我们想要以简便的形式呈现当代整形外科的全部内容。我们出版的这本指南主要面对医学生以及外科医师，方便他们从书中获取临床咨询信息，以及术前、术中及术后治疗的相关信息。不过，这本书的内容与形式也很好地满足了与整形外科相关联的其他领域中需要了解基础实践资料的从业者的参考需求。此外，每章末尾我们还给出了手术室常见问题，可为不同情况的治疗做准备。我们还提供了针对每个主题拓展阅读的重要参考资料。

本书由密歇根大学的医师创作编辑而成。我们要感谢本书的插画编辑，她的工作极大地提升了插图的质量与数量。此外，我们还想感谢本书的各章编辑，感谢他们对本书的贡献。

我们希望这本指南能够帮助你们提升自己在整形外科领域的基础知识水平。我们很开心此书能有助于培养致力于整形外科临床工作的人才。学无止境！

大卫·布朗（David Brown），医学博士、美国外科医师学会会员

格里高利·鲍斯查尔（Gregory Borschel），医学博士

本杰明·利瓦伊（Benjamin Levi），医学博士

图片版权说明

下列插图的使用已获许可，引自：Thorne CH, ed. Grabb and Smith's Plastic Surgery. 6th ed. Philadelphia, PA: Lippincott Williams & Wilkins; 2007.

1-2、2-1、2-2、4-1、4-2、4-3A、19-10、19-11、20-5、20-6、20-7、22-2、22-3、22-4、22-5、25-3、27-4、31-1、31-5、33-1、40-1、40-2、40-3、40-4、53-3、53-4。

下列插图的使用已获许可，引自：Thorne CH, ed. Grabb and Smith's Plastic Surgery. 7th ed. Philadelphia, PA: Lippincott Williams & Wilkins; 2014.

19-3、19-4、19-5、19-8、20-1、20-2、20-4、21-1、21-2、21-3、21-4、21-5、21-6、25-1、27-3（A-C）、29-2、29-3、29-4、30-2、33-2、33-4、34-1、34-3、34-4、35-2、36-2、37-6、38-2、39-6、39-7、41-5、43-1、49-2、50-3、50-4。

目录

1

组织损伤和修复

解剖学

I. **胶原蛋白**：哺乳动物中含量最丰富的结缔组织蛋白。

  A. 已识别的胶原蛋白共有 **20 种类型**，其中含量最丰富的类型包括：

    1. **Ⅰ型**：存在于皮肤、肌腱和成熟瘢痕中，其中Ⅰ型与Ⅲ型胶原蛋白比为 3.5:1。

    2. **Ⅱ型**：存在于软骨和角膜中。

    3. **Ⅲ型**：存在于血管和未成熟瘢痕中。

    4. **Ⅳ型**：存在于基底膜中。

  B. 由高浓度羟脯氨酸和羟赖氨酸等氨基酸构成。

II. **皮肤分层和结构**（图 1–1 A，B）

  A. **表皮层**：来源于外胚层，是分层的、角质化的无血管层。

    1. **基底层**（又称为中间层）：这一层也包含可产生黑色素的黑色素细胞（神经嵴来源），主要由角质形成细胞组成。

    2. **棘层**：基底细胞不断增殖形成棘层细胞，棘层细胞表面有许多细小的突起，并与相邻细胞的突起相连，形成细胞间桥。细胞间桥粒很突出，像棘突一样，故称棘层。

    3. **颗粒层**：细胞质颗粒有助于角质形成。

    4. **透明层**：由无细胞核的死细胞构成。

    5. **角质层**：含有角蛋白的无细胞层。

  B. **真皮层**：中胚层衍生物。

    1. **真皮乳头层**：存在松散的血管组织。

    2. **真皮网织层**：致密的、存在更多血管的真皮层。

    3. 含成纤维细胞、脂肪细胞、巨噬细胞、胶原和基质。

  C. **皮肤附属器**：部分厚度皮肤缺损创面的表皮新生来源。

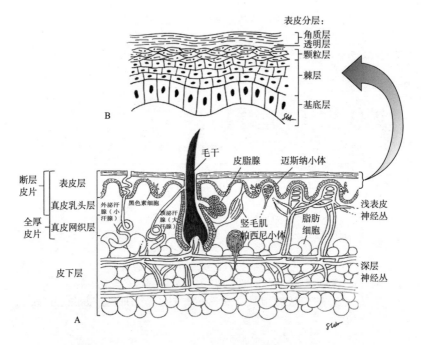

图 1-1 皮肤横截面图 A. 所有皮肤层。B. 表皮。仅在无毛发光滑皮肤中存在触觉小体和环层小体

    1. 毛囊（来源于外胚层）

        a. 表皮向内长入真皮和皮下组织中。

        b. 皮脂腺分泌皮脂入毛囊中。

        c. 能保留在断层皮片中。

    2. 外泌汗腺（来源于外胚层）

        a. 单曲管状腺，位于真皮深层和皮下组织中，盘曲成团。

        b. 不存在于断层皮片中，可能导致皮肤干燥。

    3. 顶泌汗腺（来源于外胚层）

        a. 存在于腋窝和腹股沟区域，分泌于毛囊中。

III. 肌肉：衍生自轴旁中胚层；分为平滑肌、骨骼肌和心肌。应在此基础上了解肌肉解剖学。

    A. 显微镜可见：肌节单元——细胞内由肌动蛋白和肌球蛋白两种蛋白质构成的肌丝；肌原纤维束形成肌纤维。

    B. 肉眼可见：成束组织化肌纤维形成肌肉。

    C. 神经肌肉接头："运动终板"由肌纤维膜皱褶构成，这些皱褶中存在乙酰胆碱受体。

IV. 骨骼：从侧板中胚层细胞衍生而来（除从脑神经嵴细胞衍生的颅面骨骼外）。

    A. 断层解剖学

        1. 外层：包括纤维骨膜和成骨骨膜（这些骨膜细胞参与了骨折修复）。

        2. 成熟致密骨（皮质骨）：占总骨质量的80%；遍布复杂且相互连接的血管管道（哈弗斯管）的层状结构。

        3. 未成熟致密骨（皮质骨）：由编织结构的胶原纤维组成，通过重构由成熟骨替代。

        4. 骨小梁（松质骨）：仅占总骨质量的20%，但由于密度更低，其表面积更大；骨基质沿应力线形成基质（骨小梁）。通过成骨细胞沿骨小梁发育成致密骨。

V. 肌腱：从侧板中胚层细胞衍生而来。

    A. 组织解剖学

        1. 胶原蛋白纵向排列形成纤丝。

        2. 由纤丝和成纤维细胞组织组成纤维束，再由纤维束组成肌腱。

VI. 软骨：从侧板中胚层细胞衍生而来；软骨由细胞外基质（ECM，由胶原纤维组成）、基底质和弹性蛋白组成。根据每种成分的比例，可分为弹性软骨、透明软骨和纤维软骨。

    A. 断层解剖学

        1. 一区：浅表层未钙化软骨。

        2. 二区：中间层软骨。

        3. 三区：深层软骨（支持骨）。

VII. 神经：周围神经起源于神经嵴。

    A. 组织解剖学（图 1-2）

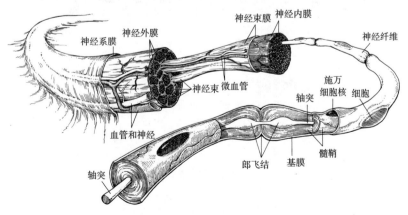

图 1-2 周围神经解剖示意。神经由神经束组成，每个神经束含有多根神经纤维（轴突）

1. 细胞体或神经节群。
2. 一条神经指共同在外围运行的一束轴突。
3. 大多数轴突是有髓鞘的神经元，个别轴突包裹于神经内膜中。
4. 多束轴突形成神经束，包裹于神经束膜中。
5. 神经由神经外膜包裹。

正常伤口愈合

Ⅰ. **皮肤和皮下组织**

  A. **伤口愈合类型**

    1. **一期愈合**

      a. 手术切口的一期即时缝合（**上皮形成在缝合后约 24 小时内发生**）。

      b. 手术切口的延迟缝合（通常在感染清除或水肿消退后进行），又称为"延迟一期缝合"。

    2. **二期愈合**

      a. 全层缺损创面愈合，表现为伤口收缩及成纤维细胞和角化细胞从伤口周围迁移。

  B. **伤口愈合阶段概述**

    1. **炎症阶段**（受伤后几分钟至一周）

      a. **血管收缩**发生在受伤后 10 分钟内。

      b. **凝血**：血小板聚集并脱粒，释放凝血烷 A_2 引起短暂性血管收缩，以促进止血和血栓形成。同时也释放血小板衍生生长因子和转化生长因子。

      c. **血管收缩和通透性增加**：小血管在前列腺素作用下扩张，允许受白三烯、补体和细胞因子 [白细胞介素 -1（IL-1）、肿瘤坏死因子 $-\alpha$（TNF$-\alpha$）、转化生长因子 $-\beta$（TGF$-\beta$）和血小板因子 4（PF4）] 吸引的白细胞（中性粒细胞、浆细胞和单核细胞）进入。

      d. **细胞应答**

        i. **中性粒细胞**

          a）是受伤后 24 小时内损伤部位出现的主要细胞类型。

          b）趋化因子通过循环系统到达损伤部位。

          c）经历了迁移和渗出。

          d）通过趋化作用经间质迁移到损伤部位。

        ii. **巨噬细胞**（转化的单核细胞）是受伤后 2~3 天内损伤部位出现的主要细胞类型，能释放细胞因子以吸引成纤维细胞。

    2. **增生阶段**（又称为"成纤维细胞阶段"，受伤后 3~14 天出现）

      a. **受伤后 3~5 天**，成纤维细胞是损伤部位出现的主要细胞群，并将转化为肌成纤维细胞，以便在血小板衍生生长因子（PDGF）和巨噬细胞释放的 TGF$-\beta_1$ 影响下促进伤口收缩。

      b. 5~21 天时较高的胶原合成率。

      c. 抗张强度在第 4~5 天形成。

       d. 成纤维细胞通过合成蛋白多糖和纤连蛋白（随后由胶原蛋白替代）而形成细胞外基质。

       e. 丧失接触抑制后，角质形成细胞开始迁移到伤口处。

       f. 在血管内皮生长因子表达的影响下，新血管开始形成。

   3. 重构（成熟）阶段（约受伤后第 3 周至 1 年）

       a. 胶原蛋白替代多糖或纤连蛋白，重组产生更强的交联。

       b. 第 3 ~ 5 周，胶原蛋白的降解与合成达到平衡。

       c. 基质金属蛋白酶（MMP）和金属蛋白酶组织抑制剂（TIMP）重建胶原基质。

       d. 第 1 周时伤口达到其原强度的 3%，第 3 周时达到其原强度的 30%，在受伤后 2 个月及以后达到其原强度的 80%。I 型和 III 型胶原蛋白的最终比例是 3.5:1。

C. 上皮形成

   1. 动员：接触抑制丧失。

   2. 迁移：细胞在整个伤口范围内迁移，直至与细胞汇合时发生接触抑制。

   3. 有丝分裂：从伤口边缘返回的细胞进一步增生以桥接伤口。

   4. 分化：迁移停止后，从基底层至角质层发生上皮层重建。

D. 收缩（存在穿透至真皮的全层损伤时发生）

   成纤维细胞转化为肌成纤维细胞。

   1. 肌成纤维细胞在整个肉芽性伤口中存在。

   2. 肌成纤维细胞在受伤后第 3 天时出现，在第 10 ~ 21 天时达最高水平。

   3. 伤口中真皮越多，收缩越少。

II. 肌肉愈合

A. 肌肉愈合阶段（各阶段相互重叠）

   1. 破坏性阶段（受伤后 0 ~ 7 天）

       成肌细胞彼此连接，形成肌管，然后肌管融合形成新的肌纤维。

       a. 与皮肤愈合的炎症阶段类似。

       b. 炎症反应伴有细胞因子释放。

       c. 最初是中性粒细胞反应，随后是巨噬细胞反应。

   2. 修复阶段（在受伤后第 3 天开始，持续达数周）

       a. 断裂肌纤维的再生。

       b. 结缔组织瘢痕的产生。

   3. 重构阶段（与修复阶段同时发生）

       a. 血管向内生长（为再生组织的上调代谢供血）。

       b. 肌内神经的再生对功能性再生是必要的。

       c. 肌纤维黏附于细胞外基质上。

III. 骨骼愈合

A. 骨愈合类别

   1. 一期（直接）骨愈合（通过手术固定）

a. 形成极少的愈伤组织（绕过编织骨形成阶段）。

b. 形成与骨长轴平行的板层骨。

2. **二期**（间接）骨愈合（通过外部夹板 / 石膏固定）

a. 典型愈伤组织形成，愈伤组织的量与在愈合过程中遇到的不稳定性因素相关。

b. 固定对愈合来说是必要的。

B. **骨愈合阶段**

1. **炎症阶段**（骨折时开始；骨折后 7～10 天，骨形成开始时炎症反应会逐渐减少）。

a. 初始血小板脱粒和血肿辅助愈合。

b. 与上一节中所述炎症反应相同；破骨细胞分解坏死骨头边缘，释放成骨细胞因子。

2. **修复阶段**（骨折后 1 周开始，并持续达数月）

a. 巨噬细胞清除炎症碎片。

b. 酸潮——局部酸性环境刺激破骨细胞。

c. 血管从骨膜和骨内膜向内生长。

d. pH 在约第 10 天时升高，同时伴有碱性磷酸酶升高，导致在骨折边缘形成新的编织骨。

e. 在约 3 周时，愈伤组织填充在骨折边缘之间（最初是软骨细胞增殖产生的软骨痂，随后通过软骨内骨化而逐渐钙化为硬愈伤组织）；成骨细胞的持续骨形成使骨边缘进一步融合。

3. **重构阶段**（骨折后开始，在 2～3 个月时牢固结合，并持续数年）

a. 根据沃尔夫定律，编织骨将被板层骨缓慢替代；骨髓管也将于该阶段恢复。

b. 到 4～6 周时，大多数骨中将发生"临床愈合"（定义为充分稳定、疼痛消除、可以进行有保护运动的状态）。影像学愈合可能会延迟 6 个月。

C. **骨移植术**

1. **愈合的各个方面**：理想的骨移植物（自体骨移植物、海绵骨移植物），具有骨传导性、骨诱导性和骨发生性。

a. **骨传导**——紧挨着受体骨植入供体骨，使毛细血管和骨祖细胞向内生长，最终导致受体骨与供体骨完全融合。相当于脚手架的作用。

b. **骨诱导**——积极诱导成骨细胞前体分化为骨形成细胞。3 种同种型的骨形态发生蛋白 2、4、7 是实现骨诱导效应最重要的因子。

c. **骨发生**——凭借移植物中存在的骨发生前体，形成新骨。

Ⅳ. **肌腱愈合**

A. **肌腱愈合类型的两种机制**

1. **内源性愈合**

a. 肌腱愈合的内在能力（手术修复的目的为尽量增加该类型愈合）。

b. 由源自肌腱和腱鞘的肌腱细胞或成纤维细胞群介导。

      c. 依赖于滑液分布而获得营养。

      d. 能被活动化加强。

  2. 外源性愈合

      a. 周围软组织趋向于修复损伤肌腱。

      b. 炎症细胞和覆盖在鞘上的成纤维细胞向内生长。

      c. 固定化将导致肌腱粘连的形成，进而限制肌腱的活动范围（早期活动化可以尽量减少外源性愈合引起的粘连）。

B. 愈合阶段

  1. 炎症阶段（在损伤发生后的前几天内出现，炎症反应在第 3 天时到达顶峰）

      a. 肌腱损伤处充满血肿、组织碎片和液体。

      b. 内源性细胞和从周围迁移的细胞使缺损桥接。

      c. 吞噬细胞活性增强，可以清除坏死碎片。

  2. 增生阶段（约从第 5 天开始，持续达数周）

      a. 成纤维细胞是主要的细胞类型，从腱鞘和腱内膜增生。

      b. 胶原蛋白最初在肌腱轴的垂直方向沉积；大约第 4 周时，胶原纤维与长轴重新对齐。

      c. 在 2~3 周时修复强度开始增加；在第 3 周时重建滑液鞘。

      d. 血管向内生长。

  3. 重构阶段（在损伤后数周开始，直到 1 年后）

      a. 胶原纤维继续与肌腱长轴重新对齐。

      b. 到第 8 周时，纤维全部重新对齐。

C. 肌腱移植物

  1. 滑膜外肌腱移植物（最为常见，其中包括掌长肌或跖肌）

      a. 早期细胞死亡和成纤维细胞再增生及新血管形成。

      b. 对血管和细胞向内生长起着管道的作用。

  2. 滑膜内肌腱移植物（比较罕见，如趾长屈肌）

      a. 可维持细胞活力，通过正常机制愈合。

      b. 形成的粘连较少。

V．软骨

A. 没有内源性愈合潜力的无血管组织。

B. 从周围组织（如软骨膜和软骨下骨）的损伤处开始愈合。

C. 关节外软骨与关节内软骨愈合

  1. 关节外软骨损伤（如耳、鼻软骨）

      a. 组织损伤反应通过软骨膜产生，伴有成纤维细胞流入和瘢痕形成（但并非真正的软骨再生）。

  2. 关节外软骨损伤

      a. 浅表损伤（没有损伤软骨下骨）——没有释放血载祖细胞，因此不会发生修复。

    b. 全层损伤（穿过软骨并深入软骨下骨）——允许祖细胞流入和纤维软骨形成。与正常软骨相比，纤维软骨比较不规则、血管更多、对机械力的耐受性更低以及对变性更为敏感。纤维软骨最终分角，将导致关节炎。

VI. 神经

A. 损伤反应

1. 神经滋养血管创伤和周围组织创伤将导致炎症反应。

2. 若损伤部位靠近神经元细胞体，则可能导致整个神经元死亡（如臂丛撕裂损伤）。

3. 在周围位置（如复杂性前臂撕裂）对神经的典型损伤将会影响结缔组织（施万细胞）和轴突，但不会影响实际的神经元细胞体。

4. 沃勒变性：施万细胞死亡、远端轴突变性，并可能延伸至损伤处近端 2cm 处。

5. 神经再生之前，轴突变性和碎片清除需要 15～30 天。

6. 靶细胞（突触后神经元或肌肉细胞）和施万细胞分泌的神经营养因子（如脑源性神经营养因子、纤毛神经营养因子和神经生长因子）可刺激轴突再生。

7. 巨噬细胞分泌白细胞介素，白细胞介素诱导施万细胞增生。

8. 沿远端轴突通道分布的施万细胞表达层粘连蛋白和粘连分子，这些物质有助于引导再生性轴突。

9. 来自近端切口处的轴突芽必须进入远端通道进行再生。若神经破坏较严重和（或）瘢痕较大，那么出芽轴突将无法通过间隙，再生便不会发生。

10. 由受损伤神经支配的肌肉将会萎缩（在 2 个月时萎缩 70%）。若没有神经再生，一些肌肉纤维将在 6～12 个月时死亡。在纤维化发生之前，运动终板将保持约 1 年的开放状态（该时间可变），导致该特定肌肉无法再生。

11. **一旦神经开始生长，轴突一天可延伸约 1mm。**

B. 赛登（Seddon）神经损伤分类（见表 1-1）

1. **神经失用**

    a. 髓鞘的节段性中断将导致沿神经的传导作用局部短暂性阻断。

    b. 神经的解剖结构保持完整，没有发生沃勒变性。

    c. 恢复通常是快速的（数周），但也可能需要几个月。

    d. 纤维可能会发生选择性脱髓鞘。

2. **轴突断裂**

    a. 神经内的轴突损伤。施万细胞基膜（神经内鞘膜）得以保存。

    b. 发生沃勒变性。一旦开始愈合，将沿着神经以 1mm/d 的速度恢复。

    c. 在肌电测试时存在纤维性颤动。

    d. 若整个损伤区的轴突都能够再生，那么恢复将最终完成（未进行手术治疗）。

3. **神经断裂**

    a. 神经完全断裂，伴有神经、髓鞘和周围结缔组织遭到破坏，发生沃勒

表 1-1　神经损伤分类

桑分类法	塞登分类法	损伤	预后	替尼尔征	EMG 纤维性颤动	运动单位电势
一度	神经失用	节段性脱髓鞘破坏神经传导	完全；数小时至数周	-	-	正常
二度	轴突断裂	轴突破坏	完全；1mm/d	+前进	+	+
三度	轴突断裂	轴突和神经内膜破坏	不完全；缓慢（≤1mm/d）	+前进	+	+
四度	轴突断裂	周围神经破坏	无	静止	+	-
五度	神经断裂	神经外膜损伤	无	静止	+	-
六度	—	前述五种级别损伤的任意结合	混合	可变	+	+

EMG：肌电图

变性。

b. 自发性恢复没有发生，需要手术修复以获得最佳治疗效果。

C. 桑德兰 / 麦金农（Sunderland / Mackinnon）**神经损伤分类**（见表 1–1）

1. **一度损伤**

a. 神经脱髓鞘，导致局部传导阻断。

b. 治疗是非手术性的，将在约 12 周内完全恢复。

2. **二度损伤**

a. 一些神经纤维被破坏，但施万细胞基膜仍完好。

b. 在二度及以上损伤时，发生沃勒变性。

c. 替尼尔征表明存在向前推进的生长锥。

d. 治疗是非手术性的，预期将在数月内完全恢复。

3. **三度损伤**

a. 施万细胞基膜的一些区域遭到破坏，有瘢痕形成，但神经束膜仍完好。

b. 恢复不完全；一些神经纤维并没有恢复对其靶标的神经支配。

c. 治疗通常是非手术性的。

4. **四度损伤**

a. 神经束膜连续性丧失。

b. 瘢痕阻断所有纤维生长，几乎没有神经恢复。

c. 须采用手术性治疗。

5. **五度损伤**

a. 神经完全断裂。

b. 神经外膜被破坏。

c. 如不进行手术处理，预期不会有任何恢复。

6. **六度损伤**

a. 前述五种级别损伤的任意结合。

病理伤口愈合

I. **伤口裂开**（皮肤、皮下组织、筋膜、肌肉）

A. **急性伤口破裂（裂开）**：手术切口的术后分离。

1. 当对伤口施加的负荷大于缝线和临时基质的强度时发生。

2. 大多数发生在术后 7 ~ 10 天，可能在术后第 1 ~ 20 天及更长期间的任何时间发生。

3. **有关因素**

a. 手术因素

i. 技术错误（在腹部手术后数天内早期筋膜层裂开的最常见原因）。

ii. 紧急手术。

b. 全身性因素

i. 高龄。

      ii. 长期使用皮质类固醇治疗。

      iii. 营养不良。

      iv. 放射治疗。

      v. 化疗。

      vi. 全身性疾病（黄疸、肾衰竭和糖尿病）。

  c. 局部因素

      i. 血肿。

      ii. **血清肿（是肥胖患者塑形术后后期皮肤裂开的最常见原因）。**

      iii. 感染。

      iv. 水肿。

      v. 过度紧张。

      vi. 腹腔内压力升高（如腹部缝合术）。

      vii. 之前伤口裂开。

B. 慢性伤口裂开（难愈性伤口）

  1. 在 3 个月内无法达到解剖学或功能完整性恢复。

  2. 糖尿病、淤血、缺血性组织缺损和压疮是常见原因。

  3. 潜在骨髓炎、汗腺炎或坏疽性脓皮病。

  4. 在慢性伤口发展中可能会发生鳞状细胞癌（也称为 Marjolin 溃疡）（如瘢痕癌）。

  5. 相关生理紊乱。

    a. 细胞因子异常：IL–1、IL–6、TNF–α 增加；表皮生长因子和血小板衍生生长因子（PDGF）减少。

    b. **异常细胞外基质动力学：基质金属蛋白酶（MMP）增加，金属蛋白酶组织抑制物（TIMP）减少。**

  6. **有关因素**

    a. 局部因素

      i. 感染。

      ii. 感染异物（如矫形硬物）。

      iii. 缺血（动脉供血不足或压力失常）。

      iv. 静脉功能不全（导致蛋白外渗、水肿和氧扩散减少）。

      v. **放射治疗导致血管纤维化（相对缺血）以及成纤维细胞的有丝分裂能力降低（也考虑骨的放射性坏死）。**

    b. **全身性因素**

      i. 缺氧。

      ii. 吸烟。

      iii. 糖尿病（微血管疾病和大血管疾病导致局部缺血；血红蛋白糖基化损害氧输送能力；中性粒细胞功能损伤；周围神经病变）。

      iv. 慢性疾病。

v. 高龄（炎症阶段缩短导致愈合强度降低）。

vi. 营养匮乏。

    a）**维生素 C**

        1）**胶原蛋白通过脯氨酸和赖氨酸的羟基化交联。**

        2）**缺乏维生素 C 会导致"坏血病"**：在含胶原蛋白的组织（如皮肤、齿系、骨和血管）中，胶原抗张强度低将表现为出血（淤点和牙龈肿痛）、齿列缺失和骨愈合功能损伤。

    b）**叶酸和维生素 B$_6$（吡多辛）**：有利于 DNA 合成和细胞增生。

    c）**维生素 E**：强抗氧化剂和免疫调节剂。

    d）**锌**：大量金属酶类和蛋白类的辅因子；是蛋白质和核酸合成的必要元素。

    e）**营养状况评估：通过评估白蛋白水平**（正常浓度大于 3.5g/dl，半衰期 20 天）或**前白蛋白水平**（正常浓度大于 17g/dl，半衰期 3 天）**来评估营养状况。**

vii. **化疗**：副作用最大的药物是阿霉素、环磷酰胺、甲氨蝶呤、双氯乙亚硝脲（卡莫司汀）和氮芥。

viii. **糖皮质激素。**

    a）抑制炎症阶段和抑制成纤维细胞的胶原合成，导致伤口强度降低。

    b）**口服维生素 A 可逆转糖皮质激素作用，加强上皮形成和成纤维细胞增生。**

ix. 他莫昔芬（剂量依赖性）。

x. 贫血本身不会阻碍伤口愈合。

II. 骨骼病理愈合

A. 骨病理性愈合的类型

1. **骨延迟愈合**：射线照相显示骨细胞活性不足且形成了有缺陷的愈伤组织，临床愈合时间超过常规预期时间。

2. **骨不愈合**：超过常规愈合时间后，临床或射线照相没有显示愈合迹象，骨折间隙中通常出现移动区域纤维瘢痕和插入性组织（假关节）。

    a. 萎缩性骨不愈合：骨折部位的骨端明显吸收，没有愈伤组织（治疗干预时，可提供内部固定以及骨诱导性刺激物，如骨移植物）。

    b. 肥厚性骨不愈合：有大量愈伤组织形成，但没有骨折端桥接（通常是因为未能提供稳定的固定）。

B. 不利于骨愈合的因素

1. **局部因素**：软组织压碎/缺损、软组织插入骨折间隙、开放性骨折、多段骨折、关节内骨折、感染、病理性骨折、广泛性软组织剥离、夹板固定不充分、刚性固定存在间隙、骨折处分离和治疗延迟。

2. **全身性因素**：贫血、营养不良、维生素 D 缺乏、生长激素缺乏、糖尿病、吸烟，使用非甾体抗炎药（NSAID）、类固醇和抗凝血药。

III. **肌腱的病理愈合**

A. **一期肌腱修复后进行固定**

1. 外源性愈合占主导，并伴有腱鞘粘连形成。

2. 胶原纤维被破坏，修复强度减弱。

B. **超负荷肌腱变性**：由于肌腱反复微创伤引起的疼痛性状态；表现为肌腱的退行性病变。

1. 高龄、炎症细胞因子和缺血都是促成变性的因素。

2. 可见伴或不伴腱旁组织炎症。

C. **肌腱修复术后断裂**

1. 可能由于遇到比修复强度更大的负荷（在修复后第 6~18 天期间，修复强度是最弱的，在第 10 天到达顶峰）。

2. 由于手术医师技术较差引起的间隙，导致肌腱愈合不良。

3. **氟喹诺酮类能抑制肌腱细胞代谢、减少细胞增生和胶原 / 基质合成，并可能引起肌腱的自发断裂。**

IV. **神经的病理愈合**

A. **神经瘤**——在既往损伤的瘢痕区域中，出现神经疼痛性再生长。

B. **轴突再生失败**（轴突再生的潜力随年龄增长而降低）。

1. 感觉感受器的退化（对感觉神经而言）。

2. 运动终板的纤维化（对运动神经而言）。

C. **交叉神经支配**［如面肌联动症、耳颞综合征（Freg 综合征）］。

正常瘢痕形成

I. **可见瘢痕是所有全层皮肤损伤的正常最终状态**

A. **导致瘢痕不明显的因素**

1. 患者是老年人。

2. 患者皮肤颜色较浅。

3. 属于手术切口而非创伤性撕裂。

4. 切口或撕裂口置于（平行于）松弛皮肤张力线内。

5. 伤口闭合后张力极小（如眼睑）。

6. 手术技术高超（如无创伤操作、皮肤边缘外翻和在 5~7 天内拆除面部缝线）。

病理性瘢痕形成

I. **肥厚性瘢痕**

A. **定义**：创伤、炎症、烧伤或手术引起的异常伤口愈合终点。

1. 瘢痕呈凸起、红斑样，并常伴有瘙痒。

2. 仍在原伤口边界内。

3. 成纤维细胞因子［TGF-β 亚型、PDGF 和胰岛素样生长因子 1（IGF-1）］的增多导致更高水平的胶原蛋白合成。

B. **病因**

1. **主要因素**

a. 创伤面积和深度（烧伤时最为常见）。

b. 炎症、感染。

c. 伤口开放 / 不愈时间长（>21 天，烧伤时最为常见）。

2. **促成因素**

a. 张力区域。

b. 患者肤色较深。

C. **自然病史**

1. 在损伤后 6~8 周时变得明显。

2. 6 个月后进展。

3. 可能引起关节挛缩。

4. 可能需要 1~2 年成熟（瘢痕红色变浅、触痛减少且瘙痒减少）。

5. 不采取任何干预时，可稍有退化。

D. **组织学特征**（在标准光学显微镜下，肥厚性瘢痕和瘢痕疙瘩没有区别）

1. 血管、成纤维细胞和胶原纤维的雪茄形结节，与表皮平行排列并沿张力线延伸（正常皮肤：篮子样的胶原纤维编织模式）。

2. **存在能产生 α 平滑肌肌动蛋白的肌成纤维细胞（在瘢痕疙瘩中不存在）。**

3. Ⅰ 型和Ⅲ型胶原蛋白的最终比率较低（为 2:1）（在正常瘢痕中，Ⅰ 型和Ⅲ型胶原蛋白的最终比率为 3.5:1）。

E. **治疗方法**

1. **非手术性治疗**

a. **压力服**

i. 常用于肥厚性烧伤瘢痕。

ii. 诱导局部组织缺氧，减少成纤维细胞增生和胶原蛋白合成。

iii. 24~30mmHg 的压力是有效的。

b. **硅酮贴和局部硅凝胶**

i. 作用机制不明——可能增加重构瘢痕的水合作用。

ii. 每天至少需要使用 12 小时，并需持续使用至少 3 个月才能取得效果。

c. **皮质类固醇注射。**

2. **手术切除**

a. 采用无创技术切除炎症组织，避免病灶炎症（如避免切口夹杂毛发或使用不必要的深层可吸收缝线），采用无张力缝合。

b. 采用 Z 字成形术进行组织重排以释放挛缩。

c. 可能需要移植物或皮瓣重建以覆盖伤口。

   d. 脉冲 CO_2 点阵激光可作为辅助手段。

II. **瘢痕疙瘩**

 A. **定义**：创伤、炎症、烧伤或手术引起的异常伤口愈合终点。

  1. 最初形成凸起、红斑样和瘙痒性病变。

  2. **演化为不断变大的肿块，延伸超出原伤口边界。**

  3. 与肥厚性瘢痕相比，由于成纤维细胞因子（TGF-β 亚型、PDGF 和 IGF-1）增加，且瘢痕疙瘩成纤维细胞中这些细胞因子的受体数量也增加，造成瘢痕疙瘩的胶原合成水平更高。

  4. **更多成纤维细胞增生。**

  5. **与肥厚性瘢痕相比，缺乏肌成纤维细胞，且血管密度降低。**

  6. MMP（可降解细胞外基质）的表达减少。

  7. 瘢痕疙瘩中存在更高浓度的三磷酸腺苷。

 B. **病因**

  1. **主要因素**

   a. 患者肤色较深。

   b. 遗传倾向性。

  2. **促成因素**

   a. 年龄（在青春期过后便到达顶峰）。

   b. 激素（瘢痕疙瘩在青春期和女性妊娠期恶化；绝经后女性将出现瘢痕疙瘩软化和扁平化）。

 C. **自然病史**：随时间而演变，没有明显的消退或静止阶段。

 D. **组织学特征**（在标准显微镜下，肥厚性瘢痕和瘢痕疙瘩没有区别）

  1. 较厚和较大的胶原纤维杂乱地紧密堆积在一起。

  2. **I 型和 III 型胶原蛋白的比率很高（为 18:1）。**

 E. **治疗方法**：需要非手术性和手术性干预，且总是存在极高的复发率（50% ~ 80%）。

  1. **非手术性治疗**

   a. 压力装置（如耳垂用压力夹）。

   b. 硅酮贴和外用硅凝胶。

   c. 皮质类固醇注射。

   d. 放射治疗。

  2. **手术性治疗**

   a. 采用无创技术切除炎症组织，避免病灶炎症（如避免切口夹杂毛发或使用不必要的深层可吸收缝线），采用无张力缝合。

   b. 切除和（或）皮肤移植物，取决于损伤面积的大小。

III. **胶原合成紊乱**

 A. **先天性结缔组织发育不全综合征（Ehlers-Danlos 综合征）**

  1. 常染色体显性遗传。

  2. 明显的关节松弛，较薄和脆弱的皮肤，严重的皮肤过度松弛。

3. 极高的伤口愈合异常风险（如复发性腹壁疝）。

4. 感染风险增加（固有缺陷性免疫反应）。

5. 不鼓励寻求选择性整容和美容手术。

B. **皮肤松弛症**

1. 有缺陷的胶原蛋白合成导致可过度伸展的皮肤。

2. 可能为常染色体显性遗传、常染色体隐性遗传或伴 X 染色体遗传。

3. 常染色体和伴 X 染色体变异具有更普遍的表现：生长迟缓、骨骼发育异常、面部畸形、肺气肿、心血管病变、疝气及中空内脏憩室。

4. **并非手术禁忌证。**

要点总结

1. 瘢痕通常随时间推移而变宽。在某些部位（如背部或小腿）特别容易发生瘢痕扩宽。

2. 由于血管收缩效应，任何形式（如来自吸烟、贴片）的尼古丁均将明显阻碍伤口愈合。

3. 巨噬细胞在伤口愈合中是至关重要的细胞，可激发生长因子级联反应、成纤维细胞增生和胶原形成。

4. 应考虑至少在瘢痕形成 1 年后行瘢痕修复术，以便瘢痕能完全重构。

要点问答

1. 伤口收缩和伤口挛缩之间的区别是什么?

　　伤口收缩是继发性愈合的一部分，在损伤后数天开始，伴有肌成纤维细胞收缩并缩小伤口大小使之上皮化。当胶原沉积在肥厚性瘢痕形成部位时，会发生伤口挛缩；当瘢痕损害功能（如手部）或限制运动范围（如腋窝和颈部）时被称为"挛缩"。

2. 肥厚性瘢痕和瘢痕疙瘩之间的区别是什么?

　　肥厚性瘢痕不会延伸到原伤口边界外，而瘢痕疙瘩往往生长超出原伤口边界；在组织学方面，这两种纤维增生性疾病是不同的，但在标准苏木精－伊红（H&E）染色下，用光学显微镜检查时是没有区别的。它们的 I 型和 III 型胶原蛋白比值大不相同。肥厚性瘢痕通过肌成纤维细胞产生平滑肌肌动蛋白，而瘢痕疙瘩则不产生平滑肌肌动蛋白。

3. 哪些因素不利于伤口愈合?

　　全身性因素（如糖尿病、自身免疫性疾病和药物）、缺血、压力损伤、感染、恶性肿瘤、异物、静脉功能不全、辐射、缺氧、吸烟、高龄和营养不良。

4. 神经损伤有哪些类型，它们的预期恢复度如何? 哪些类型需要手术干预?

　　请参见"正常伤口愈合"一章中"神经"一节的 B、C 部分（P8）。

推荐阅读

Broughton G, Janis JE, Attinger CE. The basic science of wound healing. *Plast Reconstr Surg.* 2006;117（7 Suppl）:12S–34S. PMID:16799372.

Garner WL, Rahban SR. Fibroproliferative scars. *Clin Plast Surg.* 2003;30（1）:77–89. PMID: 12636218.

Maggi SP, Lowe JB 3rd, Mackinnon SE. Pathophysiology of nerve injury. *Clin Plast Surg.* 2003;30（2）: 109–126. PMID: 12737347.

手术技巧与伤口护理

伤口的初期评估

I. 检查伤口的病因并评估提供伤口愈合基础的有关因素

  A. 急性与慢性伤口（图 2-1）

    1. 伤口的起源和持续时间。

      a. 创伤性与无创伤性。

        i. 与低强度创伤相比，高强度创伤的损伤面积较大。

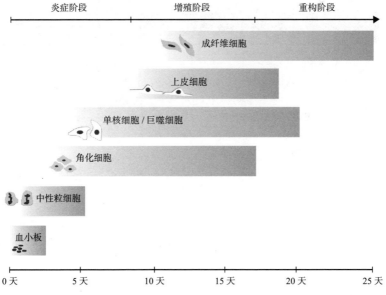

图 2-1　伤口愈合的几个阶段

    ii. 评估其他相关损伤。

  b. 持续时间：对于损伤后裸露 6～8 小时后才闭合的伤口，其感染率有所增加。

  c. 污染程度。

    i. 大多数伤口都不需要使用抗生素，除非它们表现出活动性感染的迹象（如慢性静脉淤血性溃疡中的蜂窝织炎）。

    ii. 咬伤伤口一定会受到污染，并具有较高的感染可能性。

      a）如果污染源为多种微生物，应使用抗革兰阳性菌和抗厌氧微生物的抗生素（如氨苄西林 / 舒巴坦或阿莫西林 / 克拉维酸钾；如对青霉素过敏，则使用环丙沙星 + 克林霉素）治疗。

      b）伤口特有的细菌。

        1）人咬伤伤口会被啮蚀艾肯菌 + 金黄色葡萄球菌或啮蚀艾肯菌 + 厌氧菌污染。

        2）猫咬伤伤口会被多杀巴斯德菌污染。

    iii. 破伤风预防（表 2-1）。

表 2-1 破伤风预防指南（美国疾病控制与预防中心指南，1998 年）		
破伤风抗毒素注射史	**干净、微小的伤口**	**受污染的伤口或大型伤口**
<3 剂或不明	注射破伤风类毒素	注射破伤风类毒素 注射破伤风免疫球蛋白
≥ 3 剂	无需注射（除非自上次注射加强疫苗后已超过 10 年未再次注射）	无需注射（除非自上次注射加强疫苗后已超过 10 年未再次注射；若没有注射类毒素，可考虑注射免疫球蛋白）

  d. 伤口大小。

    i. 暴露组织的范围：真皮、皮下组织、筋膜、肌肉与骨骼。

      a）在有骨骼暴露的伤口中，骨髓炎的发病率大于 85%。

2. 患者局部和全身因素的评估

  a. 存在缺血再灌注损伤。

  b. 创面缺氧。

  c. 伤口细菌负荷。

    i. 受污染：细菌存在但未增殖。

    ii. 定殖：细菌存在且增殖，但没有引起宿主反应。

    iii. 严重定殖：细菌存在且增殖并引起了宿主反应，但不足以攻陷宿主抵抗力。

    iv. 受感染：细菌已攻陷宿主抵抗力，细菌总数增加。

II. 身体检查

  A. 总体评估

    1. 患者的整体健康状况。

2. 伤口周围组织的质量。

    a. 是否存在以下情况。

        i. 辐射诱导的慢性皮肤变化。

        ii. 水肿。

        iii. 颜色：依赖性发红与红斑。

        iv. 硬结或局部液体积聚。

        v. 出血。

        vi. 异物。

        vii. 该区域中的其他伤口。

3. **创面状况**

    a. 位置：评估该区域是否存在过大压力或被动体位。

    b. 深度：评估创伤对周围结构的损害，包括血管、神经、骨、肌肉和皮下组织。

    c. 创面的特征。

        i. 肉芽组织与纤维蛋白渗出物的量。

        ii. 气味。

        iii. 暴露的结构。

        iv. 异物。

        v. 窦道或通道形成。

4. **感觉神经检查**

    a. 检查皮肤的大体感知能力。

    b. 两点辨距觉：正常小于 5mm。

    c. 振动感觉能力。

5. **血管检查**

    a. 检查毗连伤口的血管区域是否存在明显的搏动和多普勒血流信号。

    b. 检查肢端或手指温度。

    c. 检查提示静脉淤滞、周围动脉疾病和淋巴水肿迹象的皮肤变化。

III. **实验室检查或影像学检查**

A. 全血细胞计数（CBC）：评估是否有白细胞（WBC）计数升高和贫血。

B. 白蛋白。

    1. 2.8 ~ 3.5g/dl：轻度营养不良。

    2. 2.1 ~ 2.7g/dl：中度营养不良。

    3. <2.1g/dl：重度营养不良。

C. 红细胞沉降率和 C 反应蛋白：可能表示骨髓炎的存在或复发，但这些检查项属于非特异性炎症指标，即在任何促炎症状态中其数值都可能升高，故应在整体临床背景下加以解释。

D. 糖化血红蛋白。

　　E. 肌酐。

　　　　1. 肾衰竭可能使患者易于出现慢性伤口和伤口愈合不良。

　　　　2. 在终末期肾病患者中，血管钙化是出现慢性伤口的重要根本原因。

　　F. 平片：评估骨折、矫形钢板／螺钉、异物和骨髓炎。

　　G. 计算机断层扫描（CT）：评估脓肿、慢性窦道、伤口范围和涉及的结构。

　　H. 三相锝骨扫描：用于指示异常骨代谢区域或重构区域的放射性研究。

　　I. 磁共振成像（MRI）：评估骨髓炎的范围，尤其是涉及脊椎时。

　　J. 踝肱指数。

　　　　1. >1.2：钙化血管（如糖尿病）。

　　　　2. 0.9～1.2：正常。

　　　　3. 0.5～0.9：混合性动脉或静脉疾病。

　　　　4. <0.5：严重狭窄，跛行症状。

　　　　5. <0.2：缺血和坏疽。

　　K. 血管造影术：评估血管性疾病的程度。

　　　　1. 若存在明显的周围血管性疾病证据，血管重建术完成之前，不得进行清创。

　　　　　　a. 例外情况：若有明显感染的现象（如"湿性"化脓性坏疽），无论血管状态如何，都必须对伤口进行清创。

　　L. 活检或培养。

　　　　1. 有助于明确抗生素治疗和持续时间。

　　　　2. 评价非典型或慢性未愈合伤口的恶变可能。

　　　　3. 细菌菌落的定量分析有助于诊断和跟踪治疗进展。

清创

I. **手术法、酶学法（胶原酶）、机械法（采用 VERSAJET 或 WATERPIK 清创水刀）和自溶法**

　　A. 通过清除伤口的炎症成分、生物膜、纤维性组织（其中含有抑制伤口愈合的细胞毒性介质），减少生物负荷。

　　　　1. 通过使慢性伤口转化为急性伤口，促进角化细胞迁移，从而促进伤口愈合。

　　　　2. 剔除生物膜并减少伤口处的生物负荷、暴露板或异物。

　　B. 重要结构（如神经、肌腱、骨和血管）不应清创，除非存在严重感染或缺血。

　　C. 冲洗或适当使用敷料进行彻底清创。

敷料

I. **目的**

　　A. 保护伤口，避免受到外部环境和机械伤害。

　　B. 吸收渗液物或保持清洁伤口环境。

　　C. 促进肉芽组织形成和上皮化：与干性环境相比，潮湿环境更有利于肉芽组织形成和上皮化。

　　D. 提升患者舒适度。

II. **敷料类型**

A. 非封闭性敷料（如纱布）

1. 气体颗粒或液体可透过敷料。

2. **"湿到干"换药**

a. 每次更换敷料时，在取下纱布之前让纱布干燥，能对伤口进行机械性清创。

b. 取下干燥纱布也会造成一种轻度促炎状态。

c. 与细纱布相比，粗纱布可达到更大的清创作用。

3. **"湿到湿"换药**：用于暴露的肌腱、骨骼和神经血管结构，以尽量减少干燥。

B. 半封闭性敷料（如 Tegaderm）

1. 薄膜敷料，液体无法渗透但允许气体分子通过。

2. 通常用于覆盖移植物供区以保持该区域潮湿。

3. 用于较薄的或脆弱的皮肤时需谨慎。

4. 不得用于受污染的伤口。

C. 封闭性敷料

1. **水凝胶敷料** [如 Aquasorb 和 Hydrosorb（德湿舒）]

a. 由复合多糖构成，无黏性。

b. 用于表面有轻微渗出的伤口，也用于疼痛性伤口。

c. 为伤口补充水分并保持潮湿，不依赖伤口中本身存在的水分。

d. 可用于受感染的创面。

2. **亲水胶体敷料** [如 Duoderm（多爱肤）]

a. 呈糊剂、粉剂和薄膜状。

b. 能完全黏合，极少吸收。

c. 不能用于受感染的伤口。

d. 能诱导伤口内的自溶性清创。

e. 用于表面有轻微渗出的伤口。

3. **泡沫敷料** [如 Mepilex（美皮康）]

a. 通常由非黏附性聚氨酯构成。

b. 具有高吸收性但不具水合性。

c. 用于中度至重度渗出性伤口。

4. **海藻酸盐敷料**（如 Algiderm）

a. 源自海藻。

b. 通常为绷带或绷绳形式。

c. 可吸收 20 倍敷料干重的渗液。

d. 用于重度渗出性伤口。

D. 抗菌敷料

1. 银涂层或浸银敷料（如 Silverlon）。

2. 三溴酚铋：3% 三溴酚铋浸渍纱布。

E. 负压伤口疗法

1. "伤口真空" 疗法。

2. 包括海绵、封闭性敷料及真空条件。

 a. 减少水肿。

 b. 消除渗漏血管或淋巴管的渗液，以改善氧气扩散。

 c. 消除有害酶类和炎症介质。

3. 最常用于以下伤口。

 a. 静脉淤滞性溃疡。

 b. 淋巴管渗漏。

 c. 糖尿病性伤口。

4. **不得用于以下情况。**

 a. 正常皮肤。

 b. 受感染组织。

 c. 包含恶性肿瘤的组织。

 d. 未充分清创的伤口。

 e. 神经血管结构。

手术切口

I. **手术切口的分类**

A. 清洁切口（Ⅰ类）：非外伤性切口，手术未进入呼吸道、胃肠道（GI）、泌尿生殖（GU）系统，无菌技术操作未中断（感染风险低于 2%）。

B. 清洁 – 污染切口（Ⅱ类）：非外伤性切口，无菌操作稍有中断，手术有进入胃肠道、泌尿生殖系统和（或）呼吸道，但并未发生明显液体溢出（感染风险低于 10%）。

C. 污染切口（Ⅲ类）：外伤性伤口，手术深入胃肠道或泌尿生殖系统，并发生明显液体溢出，涉及严重感染组织／液体（感染风险约 20%）。

D. 严重污染切口（Ⅳ类）：外伤性肮脏伤口，可见明显的失活组织、粪便物质、异物，明确的内脏穿孔或炎症证据（感染风险为 40%）。

II. **切口选择及伤口缝合的一般注意事项**

A. 皮肤类型及身体部位。

1. 特定区域易发生瘢痕增宽和增生（如肩部和胸骨区域），而其他区域更容易愈合（如眼睑和手背）。

2. 带毛发皮肤：头皮切口通常做成斜面，以避免毛囊破坏，以便切口愈合后毛发可以生长。

3. 肢体。

 a. 首选纵行切口，可避免穿过关节表面以尽量降低张力，并减少活动限制性瘢痕挛缩发生的可能。

   b. 根治性或活检切口应尽量选择纵行，以防止后期并发症及降低需进行其他切除或重建操作时的难度（如肉瘤）。

4. 手部切口。

   a. 掌侧首选中轴或手掌锯齿形（Bruner）切口。

   b. 背侧首选 S 形、C 形或曲线切口。

B. 切口的方向和长度。

1. **兰格线（松弛皮肤张力线）**：计划的切口方向应与松弛皮肤张力线平行。

C. 手术技术。

1. 采用无创技术，尽量减少对皮肤边缘的损害。

2. 清创以去除坏死物或异物。

3. 采用无张力缝合。

4. 伤口边缘外翻。

5. 采用不会留下永久性缝合瘢痕的缝线。

6. 及时拆除缝线。

   a. 面部：5 ~ 7 天。

   b. 手 / 足：10 ~ 14 天。

   c. 躯干 / 胸部：7 ~ 10 天。

III. 缝合类型

A. 一期缝合：手术后立即缝合组织创口（使用缝线、U 形钉等）。

1. 伤口边缘必须处于张力最小状态。

2. 伤口不能被感染。

   a. 细菌计数超过 10^5CFU/g 时，如不进行清创处理，则组织很难愈合。

   b. β - 溶血性链球菌浓度大于 10^3CFU/g 时会抑制伤口愈合。

B. 二期愈合：通过肉芽组织的积累，伤口随时间延长而愈合，须频繁更换敷料。

C. 延迟一期缝合：伤口通过二期尝试而愈合。一旦创面清洁并处于极小张力状态，可使用一期缝合技术再次拉拢伤口边缘使其愈合。

IV. 缝合材料（表 2-2）

A. 缝线

1. 分为可吸收缝线与不可吸收缝线、单股缝线与编织缝线、合成缝线与天然缝线。

   a. **可吸收缝线**

      i. 在 4 周内丧失至少 50% 的强度。

      ii. 常用于儿童以避免拆线。

   b. **不可吸收缝线**：永久性缝线，会引发机体在缝线周围进行细胞介导反应以最终包裹缝线。

   c. **单股缝线与编织缝线**：编织缝线更易于操作，但会略微增加感染风险。

表2-2	常用缝合材料			
	缝线类型	构造	变为50%原始强度的时间	特征和典型用途
可吸收缝线	普通肠线：酶介导，在60天内水解	单股（天然）	5~7天	由猪小肠黏膜或浆膜构成。可用作皮肤缝合线，因其能快速溶解，形成的瘢痕极小
	铬肠线	单股（天然）	14天	常用于手掌切口，不需要拆线
	聚羟基乙酸（Vicryl）；在90天内吸收	编织线（合成）	2~3周	常用于真皮位置
	聚二恶烷酮（PDS）：在6个月内完全吸收	单股（合成）	4周	可用于真皮位置或用于皮下缝合
	聚己酮乙交酯（Monocryl）：在3个月内完全吸收	单股（合成）	3周	可用于真皮位置或用于皮下缝合
	聚葡糖酸酯（Maxon）	编织线（合成）	4周	
不可吸收缝线	尼龙	单股（合成）		具有较低的摩擦系数，极低反应性，可保持抗拉强度超过2年。最常用于皮肤外部缝合，但也可用于内部缝合（如用于鼻整形术和耳整形术）
	聚丙烯（Prolene）	单股（合成）		用于血管吻合缝合和面部皮肤缝合
	丝线	编织线（天然）	2年内开始失去强度	常用于血管结扎术，但可能引起感染
	编织聚酯（Ethibond）	编织线（合成）		即使在2年后也可保持强度。常用于肌腱修复术

d. **合成缝线与天然缝线**：丝线和肠线是仅有的可用天然缝线，其余缝线均为合成缝线。

B. U形钉

  1. 用于快速缝合。

  2. 适用于带毛发区域。

  3. 用镊子将伤口外翻并打入U形钉。

C. 手术黏合剂

  1. 氰丙烯酸酯（Dermabond）

    a. 应与适当的缝合材料联用，并在最小张力状态下使用。

    b. 优点：减少缝合时间，美观性强，由于缝线使用量较少，可降低感染风险。

    c. 缺点：必须在无张力下缝合，不得用于黏膜表面。

D. 手术胶带（Steristrips）：可与缝线联合使用或者在无张力状态下单独使用。

V. **伤口缝合方法**（图 2-2）

A. 单纯间断缝合：针头垂直于皮肤并缝入组织目标层一侧，然后经同一组织层从对侧拉出并打结。

    1. 缝针路径使基底的缝线宽度大于表皮入口处宽度以使皮肤边缘外翻。

    2. 缝线入针间隔为 5～7mm，且距离皮肤边缘间隔 1～2mm，以进行适当伤口缝合。

B. 垂直/水平褥式缝合

    1. 适用于光滑皮肤和有张力的伤口。

    2. 与垂直褥式缝合相比，水平褥式缝合会引起更多的组织缺氧。

C. 皮内缝合：可避免切口外表面出现明显痕迹，使瘢痕更美观；若使用永久性缝线，应于 2～3 周后拆除缝线。

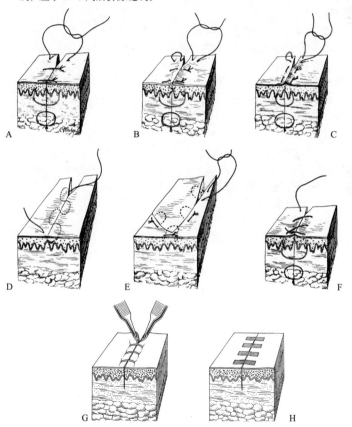

图 2-2 A. 单纯间断缝合；B. 间断垂直褥式缝合；C. 间断水平褥式缝合；D. 连续皮下（皮内）缝合；E. 半埋水平褥式缝合（适用于边角处）；F. 单纯连续（"反复"）缝合；G. U 形钉缝合；H. Steristrips（胶带）

D. 连续缝合：最适用于伤口边缘十分靠近时进行快速缝合。若需要止血，应使用锁边缝合。

要点总结

1. 抗生素软膏（如杆菌肽）只需使用 2～3 天，因为患者可能发生过敏和皮疹；若使用时间过长，这些症状可能被误诊为蜂窝织炎或感染。
2. 对儿童应尽可能使用可吸收缝线；当预期拆线较困难或拆线可能破坏缝合时也应使用可吸收缝线。
3. 应定期检查伤口，若伤口在数周内仍没有愈合或改善，应重新评估是否存在阻碍愈合的因素，如不合适的敷料、存在感染或恶性肿瘤、需要额外的清创及需要进行更复杂的重建（采用移植物或皮瓣覆盖）。

要点问答

1. 描述缝线的分类和影响缝线选择的伤口或切口因素。

    缝线分为可吸收缝线与不可吸收缝线、天然缝线与合成缝线、编织缝线与单股缝线。所选择的缝线应能有效地减少缝合处张力、促进皮肤边缘外翻，并可在缝合位置保持必要的时间以维持缝合强度和持久性，并尽可能减少身体对缝线本身的炎症反应，以尽量使瘢痕美观。
2. 肢端、面部和躯干拆线的时间。

    肢端：10～14 天；面部：5～7 天；躯干/胸部：7～10 天。
3. 伤口真空疗法的禁忌证是什么？

    伤口真空疗法不得用于正常皮肤、受感染组织、恶性肿瘤、未适当清创的伤口，也不得直接用于神经血管结构。
4. 哪种敷料适用于高渗性伤口？

    海藻酸盐类敷料和泡沫敷料（如 Mepilex）。
5. 描述应如何治疗动物或人类咬伤伤口。

    鉴于此类伤口的易感染性，应立即对咬伤伤口进行彻底的清洗。若需要缝合，组织不应缝合太紧以便碎片和感染液体流出。使用抗厌氧微生物和抗革兰阳性微生物的抗生素治疗。应密切随访患者，以监测感染体征。

推荐阅读

Leach J. Proper handling of soft tissue in the acute phase. *Facial Plast Surg*.2001;17（4）:227–238.PMID: 11735055.

Singer AJ, Quinn JV, Hollander JE. The cyanoacrylate topical skin adhesives. *Am J Emerg Med*.2008;26（4）:490–496.PMID: 18410821.

Ueno C, Hunt TK, Hopf HW. Using physiology to improve surgical wound outcomes.*Plast Reconstruct Surg*.2006;117（7 Suppl）:59S–71S.PMID: 16799375.

3

移植物

I. **基本信息**

A. 和皮瓣不同，移植物不会为受区带来独立的血供。

1. **自体移植物**：来自同一机体。

2. **同种异体移植物**：来自同一种属的另一机体（又称为 homograft 或尸体移植物）。

3. **异种移植物**：来自另一种属（又称为 heterograft）。

B. 皮肤、真皮、脂肪、骨、肌腱、软骨、神经、筋膜或组织复合体都可作为移植物进行移植。

II. **解剖学**

A. **皮肤**：由表皮和真皮构成。

1. 表皮：占皮肤厚度的 5%。

2. 真皮：占皮肤厚度的 95%，包含皮脂腺。

B. **皮下脂肪**：深入真皮，包含毛囊和汗腺。

III. **评估**

A. **病史**：营养状态、年龄、共患疾病、吸烟状态、预期依从性。

B. **身体检查**

1. 应评估受植部位的潜在细菌负荷、供血情况、失活组织的存在情况及暴露的重要结构。

2. 供区部位的可获性。

3. **如有感染史或有感染可能性**，应对受植部位进行组织培养（移植前，要求组织中大多数病原体的数量 $<10^5 CFU/g$）。

IV. **皮肤移植物**

A. **适应证**

1. 不可一期缝合。

2. 缺乏覆盖的毗连组织（或毗连组织质量较差、数量不足且外观较差）。

3. 肿瘤清除情况不明。

4. 患有严重共患疾病的患者可能无法耐受更复杂重建方案所带来的潜在风险和并发症时。

B. **禁忌证**

1. 受区感染。

2. 受区血供异常（如辐射史）。

3. 受区创伤或反复活动。

4. 受区存在白色或无血管结构（肌腱、神经、骨和软骨）外露；虽然可巧妙将移植物覆盖于腱旁组织、骨膜和软骨膜上，但一般无法提供持久的覆盖。

5. 预期会在受区进行分阶段重建（神经、肌腱重建）。

C. **优点**（与二期愈合相比较）：愈合更快、瘢痕收缩更少、外观得以改善且体液流失更少。

D. **对受区的要求**

1. 伤口部位的准备工作对移植成功与否至关重要，应清除受区的失活组织和污染组织。

   a. 成活力：供血充分，无失活组织。

   b. 止血：血肿是移植失败的主要原因。

   c. 细菌负荷：污染会降低移植物成活率。

2. 患者的共患疾病：全身性疾病（糖尿病、吸烟、使用抗凝血药和尼古丁摄入）和局部疾病（既往辐射和静脉或动脉功能不全）可能损害移植物成活力。

E. **供区部位注意事项**：皮肤移植物最好为相近皮肤。如：覆盖眼睑缺损需要较薄的皮肤移植物，最好从"类似"组织获取，如耳前或颈部皮肤，而不是腹股沟部位较厚的皮肤。

F. **一般应用原则**

1. **应根据缺损的大小或按照稍大于缺损的尺寸获取移植物**，以预防原发性收缩（参见下述内容）。

2. 采用 U 形钉、缝线（通常采用铬单丝或可吸收单丝）或皮胶把移植物固定在皮肤边缘和受区基部。

3. **受区部位敷料和术后护理**

   a. 支垫的关键是能够保持移植物与受区部位接触（绑定或用 U 形钉固定）。

   b. 应提供均匀的压力以防止血清肿、血肿和移植物断裂。

   c. 支垫敷料常由非黏性敷料（Xeroform，一种油纱）制成，由棉球覆盖，用 U 形钉固定于伤口处或用缝线固定堆包；也可以根据伤口大小与位置采用真空辅助负压装置固定，非黏性层敷料（Xeroform 油纱和 / 或银离子敷料）置于负压装置泡沫海绵和移植物之间。

d. 若担心感染风险较高，中间可再加一层银离子敷料或银浸渍纱布。

e. 将移植物置于转移肌瓣（如用于下肢端缺损的比目鱼肌瓣）上时，不得使用支垫，因为会对肌瓣产生不利的压迫。

f. 尽可能抬高和固定受植部位。

g. 若无感染体征，敷料可留置 4~5 天。

h. 移除支垫后，每天更换 1~2 次油纱和（或）抗生素软膏，直至愈合完全（需要 2~3 周），以防止干燥。

i. 移植物在数周内部都是很脆弱的，即使移除固定支垫后，仍应小心保护使其免受剪切力和水肿破坏。

4. 获取的多余皮肤移植物可贮藏在供区部位或在 4℃ 下保存数周（移植物的成活力随时间增加而降低），以供后续使用。

5. 可先用肌瓣覆盖受区，将移植物的植入时间延迟数天，以便在早期监测成活力。

G. 断层皮片（STSG）（表 3-1）

表 3-1 断层皮片和全厚皮片之间的比较	
断层皮片	**全厚皮片**
包括表皮和部分真皮	包括表皮和全部真皮
更强健（容易获取）	较脆弱，需要更好的接受条件也能存活
二期收缩更多 / 一期收缩较少	一期收缩更多 / 二期收缩更少
供区部位通过再上皮化愈合，愈合后可再获取	供区部位一般进行一期缝合
可用量更大，因此用于更大伤口的移植覆盖	可用量较少，因此其应用限制为较小的、美容或功能需求的伤口
受植部位毛发不能生长	受植部位毛发可生长（毛发生长表现出供区部位的特征）
在儿童患者中生长能力有限	在儿童患者中保留生长能力

1. **包含表皮层和不同厚度的真皮层**，较厚的皮片包含更多供区皮肤特征，但需要更好的受区部位条件才能成活。

2. 与全厚皮片相比，断层皮片成活率更高并可大量供应。

3. **适应证**：用于重新覆盖大型伤口、腔室和黏膜缺损，进行肌瓣覆盖和皮瓣供区关闭，以及用于对肿瘤切除后等待明确切缘是否切净的伤口进行临时覆盖；相比较其他重建方案，采用断层皮片能降低供区损伤。

4. **供区部位**

a. 根据患者对瘢痕位置的选择、供区部位护理的便利性、供区皮肤与受植部位的预期匹配度及足量组织的可获得性等情况选择供区位置。

b. 一般部位：前外侧大腿、背部、腹部、上肢内侧和头皮。

c. 残留真皮中的表皮附属物将进行表皮细胞再生，从而自行愈合。

d. 供区部位愈合后，可在同一位点再次切区皮肤移植物；背部是再次获取皮肤的最佳部位。

　　e. 可采用肿胀法处理供区部位以减少失血。

5. **方法**

　　a. 获取供区皮肤的工具：徒手刀、鼓式切皮机、气压驱动或电动切皮机（最常用工具）。

　　b. 大多数移植物的厚度为 12/1000 ~ 18/1000 英寸（0.3 ~ 0.46mm）（婴儿、老年人和免疫力低下患者皮肤可能较薄，因此选择厚度时应考虑患者条件和受植部位需要。

　　c. 在供区部位涂敷矿物油以准备切取移植物。

　　d. 使用网状移植物与片状移植物。

　　　i. **网状移植物**

　　　　a）增加移植物表面积，同时减少切面积。

　　　　b）改善不规则表面移植物的轮廓。

　　　　c）利于渗液和血液的引流。

　　　　d）增加二期收缩（可能在一些位置是需要的，但在关节和面部应避免）；最常用 1.5:1 网孔使液体或血液流出。

　　　ii. **片状（非网状）移植物**

　　　　a）提供最好的美容效果。

　　　　b）用于面部和手部。

　　　　c）根据移植物大小，可能需要戳小孔处理使液体或血液流出。

　　　iii. 尽管网格空隙将随时间延长而填满，但网孔越大，美容效果越差。

　　　iv. 即使将移植物做成网状，最好也不要将其铺开以减少收缩和改善美容效果。

6. **供区部位护理**

　　a. 可用辅料类型：封闭性敷料（如 Duoderm）、半封闭性敷料（如 Tegaderm）和半开放式敷料（如 Xeroform 和 Mepilex）。

　　b. **半封闭性敷料可促使表皮细胞更快速地再生，造成的疼痛最少，几乎不需要维护，并可保持伤口湿润。**

　　c. 半开放式敷料十分可靠，但每天需要干燥。

　　d. 必须小心护理，以防感染使供区部位伤口从部分厚度损伤转化为全厚度损伤。

H. **全厚皮片（FTSG）（表 3-1）**

1. 包含表皮和全部真皮，因此相比较断层皮片，将发生较多的一期收缩和较少的二期收缩。

2. **适应证**：仅限于较小的、未污染的和良好血管化的伤口，一般用于美容或功能性敏感区（如关节、手部和面部）；适用于颜色匹配度、厚度和抗收缩要求高的部位。

3. 由于移植物较厚，因此需要血管化较好的受区。

4. 供区部位选择

   a. 应是不显眼的、容易一期缝合的部位。

   b. 在选择时，质地、厚度、色素沉着和是否存在毛发很重要。

   c. 常用供区部位包括：耳前、锁骨上、前额区（用于头颈部受植部位）；腹股沟、下腹部和前臂内侧（用于手部受植部位）。

5. 方法

   a. 受植部位准备与断层皮片的受植部位相同（参见上节内容）。

   b. 全厚皮片通常以椭圆形切取，以便供区部位一期缝合。

   c. 供体皮肤积极去脂对提高初期存活率至关重要。

   d. 受植部位：支垫敷料的应用如断层皮片一节中所述（参见上节内容）。

6. 切取全厚皮片前，先进行下腹部或腹股沟组织扩张，有利于对切取面积较大的供区部位进行一期缝合。

I. 皮肤移植物成活和愈合

1. 浸润（移植后 24~48 小时）：血浆浸润（扩散）为皮肤移植物提供营养，直至血管生成发生→移植物越薄生存可能性越大。

2. 吻合（48~72 小时）：皮肤移植物和受区之间毛细血管连接的过程。

3. 血管再生（4~7 天）：毛细血管长入移植物中。

4. 一期收缩

   a. 在切取或植入移植物时发生。

   b. 由真皮中的弹性蛋白引起。

   c. 与断层皮片相比（一期收缩率 <20%），全厚皮片的一期收缩率更高（>40%）。

5. 二期收缩

   a. 在移植物获取后发生。

   b. 发生在移植后愈合阶段的第 6~18 个月期间。

   c. 断层皮片的二期收缩率更高。

   d. 全厚皮片的皮肤成分可抑制肌成纤维细胞的活性（肌成纤维细胞会引起二期收缩）。

6. 皮肤附属物的再生

   a. 在较厚的移植物中再生可能更大。

   b. 当汗腺神经支配恢复时，受区部位可出现出汗特征。

   c. 皮脂腺保留供区部位的特征。

7. 神经支配恢复

   a. 移植后 2~4 周开始。

   b. 这个过程需要数月至数年。

   c. 表现为受区部位的特征。

   d. 神经支配恢复不完全和一定程度的感觉降低将持续。

e. 断层皮片能更快恢复感觉，但全厚皮片能获得更完整的神经支配。

f. 疼痛感首先恢复，然后恢复触觉，最后恢复温度感觉。

8. **毛发生长**：表现为供区部位的特征，但仅全厚皮片有恢复的潜力。

9. **色素沉着**

a. 在全厚皮片中发生可能性更大。

b. 在完全成熟之前，早期阳光暴露可能引起永久性色素沉着。

10. **生长潜力**：断层皮片在儿童患者中的生长能力有限，全厚皮片在儿童患者中具有生长潜力。

J. **皮肤移植并发症**

1. 移植失败（多由血肿、血清肿、感染、较差移植物固定和吸烟引起）。

2. 色素变化（供区部位和受植部位）、瘢痕收缩、肥厚性瘢痕形成和移植物不稳定性。

V. **骨移植物**

A. **分类**

1. **按组成分类**（表3-2）

表3-2 皮质骨移植物和松质骨移植物之间的比较	
皮质骨移植物	**松质骨移植物**
由无孔性、板层骨组成	由多孔性、小梁骨组成
能提供结构性支持	刺激愈合或骨向内生长，容易重构
更少的骨诱导和骨传导	更多的骨诱导和骨传导
更慢的血管重建	更快速的血管重建

a. **皮质骨**：由无孔性、板层骨组成，主要用于重要骨缺损的支持；具有更多的骨生成性。

b. **松质骨**

i. 由多孔性、小梁骨组成。

ii. 用于刺激愈合或刺激骨向内生长。

iii. 可桥接更小缺陷，增加填充体积。

iv. 提供少量结构支持，易于重构。

v. **比皮质骨更有骨诱导性和骨传导性（参见以下内容），并且血管重建更快。**

c. **皮质松质骨**：理论上可兼得以上二者的优点。

2. **按供血分类**

a. **无血管重建**：为血管和细胞向内生长提供支持和模板；向内生长最终吸收和替代移植物（爬行取代或骨诱导）。

b. **有蒂血管重建**：有血管蒂的骨移植物。

    c. **游离血管重建**：较大骨节段的转移，能促进受植部位的愈合，保持骨骺生长。

3. **按来源分类**

    a. **自体移植物**：愈合潜力最强，手术时间长，没有病毒传播的风险。

    b. **同种异体移植物**：

        i. 来源于尸体。

        ii. 容易获得，可避免供区部位损伤，由于免疫原性导致结合时间延长。

        iii. 与新鲜冷冻同种异体移植物相比，冻干的同种异体移植物具有更易获得、更低的免疫原性和更低的疾病传播风险的优点。

    c. **骨移植物替代品**：结构完整性很低［如骨形态发生蛋白质（BMP）］。

B. **适应证**

1. **促进和增强愈合**：适用于延迟骨连接、骨不连、截骨术或愈合能力较差的其他部位。

2. **桥接骨性缺损**：填充皮质缺损（粉碎性骨折和肿瘤切除），提供连续性。

3. **填充腔室**：摘除囊肿、肿瘤或死骨片时使用。

4. **关节固定术**：用骨移植物替代天然关节。

5. **为移植物提供结构支持**。

C. **供区部位**：供区部位的选择取决于所需骨的数量、类型和血管分布，以及供区部位发病情况和患者特征。

1. **髂骨**：大量松质骨和皮质松质骨；髂嵴的内骨板或内外两骨板均可用于获取其他松质骨，可由刮除术获得；可使用基于旋髂深动脉的血管化移植物。

    a. 使用骨凿将上软骨帽抬高至前侧，上髂嵴来自髂骨外侧。

    b. **优点**：几乎没有美观性的缺陷；由于低龄患者骨化不完全，皮质骨不可用于年龄低于 10 岁的患者。

    c. **缺点**：供区部位疼痛。

2. **头盖骨**（尽可能沿颞肌分布区域切取，此处颅盖最厚）：大量皮质骨（外骨板用于成人；由于硬膜成骨潜力，内外两骨板可用于儿童）。

    a. **优点**：移植物吸收较少、供区损伤较低及良好的美观性。

    b. **缺点**：较脆，如需要较大的骨移植物，则需要正式的开颅术。

3. **肋骨**（第 11 根肋骨和第 12 根肋骨）：相比其他来源，皮质骨更多，多孔性和可塑性更强。

    a. **优点**：可延展，可对半分开。

    b. **缺点**：多孔性导致难以固定。

4. **腓骨**：基于腓动脉和并行静脉，有蒂或游离移植物；长骨中存在一些桥接缺损。留出腓骨的近端和远端十分重要。

    a. **优点**：移植物长度合适，蒂较长，基本没有功能性缺陷。

    b. **缺点**：受尺寸限制。

5. **其他部位**：远端桡骨、皮质骨和松质骨的近端尺骨。

D. **准备供区部位和受植部位时的注意事项**

1. 尽量减少截取和植入之间相隔的时间。

2. 移植物应保持包裹在血浸海绵中。

3. 在锯割和钻孔过程中，应进行大量冲洗以减少对骨的机械损伤和热损伤。

4. 受植部位的骨边缘应清理至血管边缘以确保移植物能进行血管重建。

E. **移植物存活和愈合**

1. **骨传导**：为移植物提供支架或模板功能，使毛细血管、骨祖细胞和基础成分从宿主组织向内生长（例如：无血管重建骨移植物）。

2. **骨诱导**：移植物中存在的生长因子（BMP）能募集宿主干细胞形成生骨细胞（成骨细胞）（例如：松质骨）。

3. **骨生成**：移植后存活的移植物细胞生成新骨（例如：血管重建骨移植物）。

4. 肋软骨移植物能保持生长的能力，还可能过度生长。

VI. **软骨移植物**

A. **分类**

1. **按基质特征分类**

a. **透明软骨**：气管、喉、鼻中隔、鼻翼和肋骨；通过其刚性提供支撑。

b. **弹性软骨**：外耳、外耳道、欧氏管（咽鼓管）和会厌；比透明软骨更具延展性、弹性，更能抵抗反复弯曲。

c. **纤维软骨**：耻骨联合、椎间盘、韧带和腱插入物；可以抵抗张力和压力；缺乏灵活性。

2. **按来源分类**

a. **自体软骨移植物**：主要和首选来源。

b. **同种异体软骨移植物（尸体移植物）**：将产生相对较小的免疫反应（软骨细胞被无反应性细胞外基质包围）；冻干保存的软骨可减少进一步的炎症或疾病转移；与自体软骨相比吸收率更高。

B. **适应证**

1. **结构支撑与加强**：耳重建、眼睑和气管支撑。

2. **轮廓畸形**：鼻畸形（如鞍鼻）和内缩乳头的矫正，可代替骨移植物用于面部轮廓整形。

3. **关节修复和表面再形成**：用作颞下颌关节（TMJ）修复的填充物，填补关节软骨缺损。

C. **供区部位**

1. **耳（外耳）**：弹性软骨源，具有天然曲度，用于眼睑支撑和乳头重建、颞下颌关节和眶底修复。

a. **优点**：容易获得，数量足。

b. **缺点**：曲度并不总是理想的。

2. **鼻中隔**：直的刚性透明软骨源，用于鼻或下眼睑重建。

a. 优点：容易截取。

b. 缺点：数量有限，过度切除将引起鞍鼻畸形。

3. **肋软骨**：透明软骨的丰富来源，用于需大量软骨的重建术（全耳重建、气管重建）。

   a. **优点**：大量的移植材料，可靠且远端受植部位可以采用双组收割方法。

   b. **缺点**：随时间延长而弯曲，供区部位损伤（气胸和疼痛）。

D. **移植物存活和愈合**

1. 软骨细胞和细胞外基质能存活并保持软骨特征。

2. （无血管移植物）通过血管重建良好的受植部位的渗透得以存活。

3. 炎症反应有限，移植物极少被吸收（自体移植物的吸收率 <20%）。

4. 需要进行覆盖以防止干燥和感染。

5. 可通过雕刻改变移植物形状（背向雕刻侧弯曲）。

6. 对称切割，K–线稳定，割取时不包含软骨膜，选用中心部位，切割后应至少等待 30 分钟再植入受植部位以减少移植物翘曲。

VII. **脂肪移植物**（参见第 9 章）

VIII. **复合移植物**

A. **由两种或两种以上组织成分组成**（如皮肤或黏膜＋软骨，皮肤＋脂肪，全层眼睑）

B. **适应证**

1. 鼻翼重建：防止鼻翼塌陷。

2. 鼻侧壁重建：防止鼻瓣堵塞。

3. 鼻尖重建：提供结构完整性。

4. 耳部（前螺旋根）重建：修复大量的耳郭缺损，重建耳部结构，以便配戴眼镜或助听器。

5. 眼睑重建：防止眼睑外翻和防止由于睑板丧失引起的眼睑收缩。

C. **供区部位**

中隔软骨、耳郭软骨和肋软骨。

D. **移植物存活和愈合**

1. 通过浸润、吻合及血管重建存活。

2. 初期存活仅依赖于伤口边缘的血管重建；因此，移植物的任何部分都不得距离伤口边缘超过 1cm。

3. 移植物的代谢需求将其宽度限制在 1.0 ~ 1.5cm。

4. 相比其他类型移植物更容易发生移植物损失。

要点总结

1. 可通过外观是否光滑区别皮肤移植物的真皮侧和表皮侧［移植物的光滑侧（真皮侧）应朝下］。

2. 截取全厚皮片处的供区瘢痕应与松弛皮肤张力线（RSTL）平行。

3. 由于手腕处的瘢痕容易被人误会，因此不得从手掌腕部获取全厚皮片。

4. 需警告患者，复合移植物在移植初期往往会出现发绀（呈青紫色）。

要点问答

1. 列举皮肤移植物愈合的阶段和时间。

  浸润（头 24～48 小时），吻合（48～72 小时），血管重建（4～7 天）。

2. 皮肤移植后，供区部位和受植部位能否决定毛发生长、出汗和敏感性的特征？

  毛发生长表现为供区部位的特征，但仅全厚皮片具有毛发生长潜力；当汗腺神经支配恢复时，出汗表现为受植部位的特征；感知能力恢复不完全，表现为受植部位的特征。

3. 一期收缩和二期收缩之间的区别是什么，分别主要影响哪种类型的皮肤移植物？

  由于真皮中的弹性纤维，一期收缩在移植物切取或移植后立即发生，在全厚皮片中发生的更多；二期收缩发生在移植物愈合阶段的第 6～18 个月中，在断层皮片中发生的更多。

4. 画出皮肤的分层，从表皮层至皮下脂肪层。

  参见图 1-1。

推荐阅读

Coleman SR. Facial augmentation with structural fat grafting. *Clin Plast Surg.* 2006;33（4）:567–577. PMID: 17085224.

Hallock GG, Morris SF. Skin grafts and local flaps. *Plast Reconstr Surg.*2011;127（1）:5e–22e.PMID: 21200192.

4

皮瓣

I. 解剖学

A. 定义

1. 皮瓣：与其血供一起转移的组织块（移植物则需要完成受区的血管重建）。

2. 蒂：含有血供的皮瓣基底。

3. 带蒂皮瓣：依旧与原始血供保持连接。

4. 游离皮瓣：与供区完全分离并通过微血管技术重新连接到受区血管。

B. 皮瓣分类

1. **血液供应**

    a. 随意型皮瓣：不依赖于任何指定血管进行血供，但依赖于真皮下血管丛中的血流（图 4-1）。

    b. 轴型皮瓣：依赖于沿其长轴走向的主要（指定）动脉进行血供。

    c. 穿支皮瓣：通过主要供血血管的穿支进行血供。

    d. 逆行皮瓣：离断主要血供，遗留的皮瓣依靠与另一个供血系统连接的未受影响的远端血管存活。

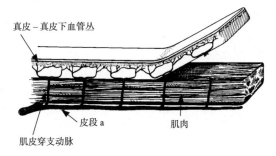

真皮–真皮下血管丛

皮段 a

肌肉

肌皮穿支动脉

图 4-1 随意型皮瓣

2. **位置**

    a. 局部皮瓣：与缺损部位共享边缘。

    b. 邻近皮瓣：与缺损部位处于身体的同一个部位，但不共享缺损部位的边缘。

    c. 远位皮瓣：与缺损部位不处于同一个部位，而是位于身体的不同部位。

3. **转移方法**

    a. 推进

    b. 易位

    c. 旋转

    d. 交错

    e. 跳跃

    f. 游离

4. **组织结构**

    a. 皮瓣

    b. 筋膜瓣 / 筋膜皮瓣

    c. 肌瓣 / 肌皮瓣

    d. 骨 / 骨膜 / 骨皮瓣

    e. 网膜瓣

C. **血管体区 (Angiosomes)**

1. 定义：由一根知名血管供血的皮肤及皮肤与骨骼间组织的复合体。

2. 人体体表由多个血管体区组成。

3. 大多数皮瓣覆盖的血管区域超过 2 个。

4. 邻近血管区域可通过真性动脉吻合或 Choke 血管吻合（减径阻力吻合）相连，但在某些情况下会进行扩张，如皮瓣延迟术。

5. 各血管体区之间的相互连接解释了皮瓣在某些情况下为何能够支持多个血管区域。

II. **皮瓣选择**

A. **重建目标**

1. 恢复缺损部位的形态和功能。

2. 最大限度地减少对供区的破坏。

B. **重建阶梯**（图 4-2）

1. 便于为缺损部位的重建决策提供系统性的方法。

2. 选择最简单的技术以满足缺损要求并实现重建目标。

3. 阶梯从简单方案向复杂方案逐步递增。

    a. 通过二期愈合痊愈。

    b. 一期关闭创面。

    c. 皮片移植。

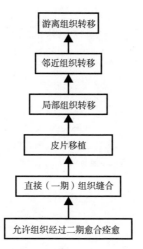

图 4-2 重建阶梯

    d. 局部皮瓣。

    e. 邻近皮瓣。

    f. 远位皮瓣。

    g. 游离皮瓣。

C. **重建"升降机"**

  1. 最佳解决方案往往并非最简单方案。

  2. 选择能够为患者提供最佳审美和功能效果的方案，而这通常需要在阶梯里"跳级"（例如，若其他方案无法达到良好的效果，可以使用更简单的方案，但游离皮瓣可能属于最佳的首选方案）。

  3. 实际上，这才是通常用于选择皮瓣的方法。

D. **皮瓣选择注意事项**

  1. 干预目的。

  2. 重建的形状、轮廓和结构需求。

  3. 缺损的位置。

  4. 缺损的大小。

  5. 外露和深层的结构。

  6. 周围组织的存活能力（例如：既往辐射、血管疾病、组织坏死）。

  7. 可供使用的供区。

  8. 对供区的影响：邻近结构的破坏、继发性缺损、畸形（对面部尤其重要）。

  9. 蒂的长度和直径。

 10. 技术要求。

 11. 患者的期望值。

12. 患者的合并症。

13. 并发症（感染、伤口愈合并发症等）的预期风险。

14. 医疗费用。

III. 皮瓣

A. 适应证

1. 使用类似的邻近组织进行局部缺损的重建。

2. 血供较差区域（如无骨膜或腱膜覆盖的骨、肌腱组织）的全层缺损修复需求，这些区域一般无法通过皮片移植有效修复。

B. 血液供应：取决于筋膜丛的血液供应（随意型皮瓣除外）。

1. 直接皮肤（轴型）动脉。

2. 肌间隔动脉。

3. 肌皮动脉。

4. 随意型皮瓣。

   a. 基于真皮下血管网的随机血供进行设计。

   b. **下肢尺寸限定为长宽比约为 2∶1，头颈部长宽比可以达到 4∶1。**

   c. 在无皮瓣延迟的情况下，若超过推荐的长宽比尺寸，则可能会发生缺血。

   d. 大多数（但不是全部）局部小皮瓣无特定血供要求。

C. 转移方法：推进、枢转或合页。

1. **推进皮瓣**：在一个方向上通过滑动或延展把皮瓣移向缺损部位，要求皮肤松弛。

   a. **单蒂推进皮瓣**（图 4-3A）

      i. 掀起正方形或矩形皮瓣。

      ii. 剥离并向前推进，覆盖与皮瓣共享边界的缺损部位。

      iii. 在基底部制作 Bürow 三角，方便推进和缝合（有助于纠正创面周围的皮肤与皮瓣边缘皮肤之间的长度差异）。

   b. **双蒂推进皮瓣**

      i. 与缺损平行方向切开。

      ii. 剥离并推进皮瓣。

      iii. 适用于四肢的纵向缺损。

   c. **岛状推进皮瓣**

      i. 岛状皮瓣的蒂与周围皮肤无连接，仅通过皮下组织（或动脉/静脉）的连接供血。

      ii. 通过推进或枢转方式转移（参见下述内容）。

      iii. 皮瓣的几何形状取决于缺损部位。

   d. **V-Y 推进皮瓣**（图 4-3B）

      i. 可设计为推进（未分离基底部分的皮肤）或岛状皮瓣（分离皮瓣基底

部分的皮肤）。

    ii. 掀起 V 形皮瓣并向前推进，覆盖缺损部位。

    iii. 采用 Y 形缝合，从而封闭供区的缺损。

    iv. 皮瓣可以修改为 Y–V 变式。

    v. 适用于覆盖面部和指尖缺损（岛状设计），或用于松解挛缩（推进设计）。

2. **枢转皮瓣**：围绕着蒂基底部的固定点转动。

  a. **旋转皮瓣**（图 4-3C）：曲线形状的旋转皮瓣。

    i. 在紧邻缺损部位附近掀起半圆形皮瓣。

    ii. 缺损高度 = 皮瓣曲度半径的一半至等长。

    iii. 基底部可能出现立起的皮肤畸形（取决于缺损形状），需去除。

    iv. 在皮瓣基底部进行回切，改变枢转点，从而降低缝合张力。

    v. 在继发性缺损边缘制作 Bürow 三角，可有助于缝合（改善皮瓣边缘和周围皮肤边缘之间的长度差异）。

    vi. 对于皮瓣切缘长度达到缺损宽度约 4 倍的皮瓣设计方案，通常不需要采用 Bürow 三角来平衡皮瓣边缘与周围皮肤边缘之间的长度差异。

    vii. 同时也可以在某种程度上推进或延展皮瓣，修正皮瓣边缘与皮肤边缘缝合长度的长度差异（通常称作旋转推进皮瓣）。

    viii. 分离皮瓣和枢转点基底部有助于推进操作并可以控制立起的皮肤畸形。

    ix. 皮瓣应基于面部向下设计，以便淋巴和静脉回流。

    x. 适用于头皮缺损和骶部压疮（与其他缺损相比）。

  b. **易位皮瓣**：线性形状的旋转皮瓣。

    i. **菱形皮瓣**（图 4-3D）

      a）采用 60° 和 120° 角制作的菱形缺损（等边平行四边形）。

      b）皮瓣的第一条边是以相同长度延伸的菱形的短对角线。

      c）皮瓣的第二条边与最近的皮瓣边缘平行且长度相同。

      d）在缺损部位周围可以制作 4 个皮瓣，选择的皮瓣设计方案应使皮肤移动能力和瘢痕位置达到最佳效果。

    ii. **改良菱形皮瓣**

      a）菱形皮瓣的一种变式。

      b）用于与菱形类似的缺损，但角度并非传统上的 60° 和 120°。

      c）皮瓣的第一条边与缺损的长度相同，其角度为短对角线延长线与缺损边缘延长线夹角的一半。

      d）皮瓣第二条边平行于缺损的长对角线，长度与缺损长度相同。

    iii. **双叶皮瓣**

      a）平移两个具有共同基底部的皮瓣。

      b）**两片皮瓣在缺损部位旁边分别掀起旋转 45°～50°（移动总弧度**

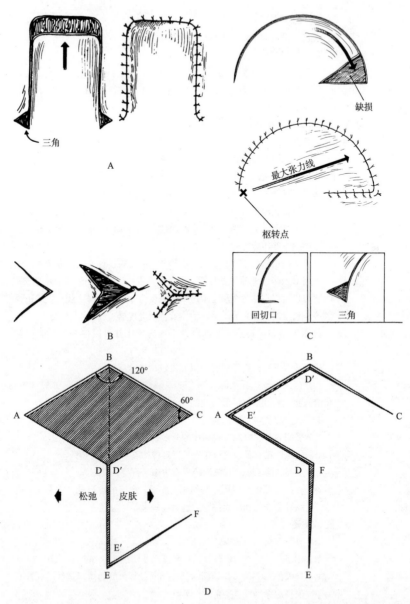

图4-3 推进皮瓣 A. 采用 Bürow 三角的单蒂推进皮瓣；B. V-Y 推进皮瓣；C. 旋转推进皮瓣 D. 菱形皮瓣

应限制在 90°~100°）。

c）第一个皮瓣覆盖原始缺损部位，第二个皮瓣覆盖第一个皮瓣的供区且对第二个皮瓣供区进行拉拢缝合。

d）适用于缺损部位（鼻尖）不具备进行直接缝合的松弛度，但第二个皮瓣的供区（鼻背）具备缝合所需的充足松弛度时的鼻部缺损。

iv. Z-成形术（图 4-4A）

a）平移两片彼此邻近且处于对偶位置的三角形皮瓣。

b）用于延长瘢痕挛缩、改变瘢痕方向、离断瘢痕、放松内眦赘皮或束带。

c）从两个方向把外侧组织内移，以降低宽度的形式增加组织纵向长度（表 4-1）。

d）传统设计：中央部分各边的角度为 60°（不过也可以采用 30°~90°）；三条边长度相同；中央部分的方向应沿着需要延长的方向延伸（例如：与需要放松的瘢痕方向相同）。

e）增加边缘的角度可以增加沿中央边缘方向的长度百分比（图 4-4B）。

f）可采用系列化方法设计多重 Z-成形术（图 4-4C）。

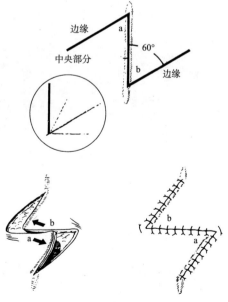

图 4-4 A. 标准 Z-成形术

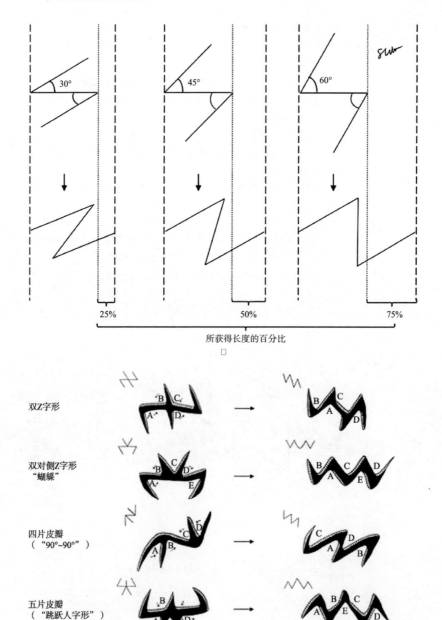

所获得长度的百分比

25%   50%   75%

双Z字形

双对侧Z字形
"蝴蝶"

四片皮瓣
("90°~90°")

五片皮瓣
("跳跃人字形")

C

图 4-4（续） B. 采用 Z- 成形术获得长度的百分比；C. 多重 Z- 成形术

表4-1	Z- 成形术角度以及中央部分增加的理论长度
Z- 成形术边缘的角度（°）	长度增加幅度（%）
30	25
45	50
60	75
75	100
90	120

　　　　v. 插入皮瓣

　　　　　　a）皮瓣蒂在皮桥上方或下方移至邻近的缺损部位。

　　　　　　b）在一期手术中，皮瓣基底部并不与缺损部位接触。

　　　　　　c）在二期手术中，皮瓣从基底部分离并完全插入缺损部位。

　　　　vi. 岛状易位皮瓣

　　　　　　a）插入皮瓣的单期版本。

　　　　　　b）通过枢转或推进方式进行转移。

　　　　vii. 其他设计方案

　　　　　　a）矩形易位皮瓣。

　　　　　　b）抛物线形易位皮瓣。

　　　　　　c）三角形皮瓣。

　　　　　　　　1）使用三角形易位皮瓣缝合小型（小于 2cm）圆形缺损。

　　　　　　　　2）从圆形缺损的任一边画一条切线，长度为缺损直径的 1.5 倍（与松弛的皮肤张力线平行）。

　　　　　　　　3）在与第一个切口的夹角为 50° 或 60° 的方向上画出皮瓣的第二条边，长度与缺损长度相同。

　　　　　　　　4）修整皮瓣远端。

　　3. 合页皮瓣

　　　　a. 从皮下平面切取皮瓣。

　　　　b. 蒂的基底部是缺损的一个边界。

　　　　c. 皮瓣像书页一样翻到缺损部位上。

　　　　d. 切取皮瓣可以带或不带皮肤。

　　　　　　i. 带皮肤的设计方案适用于需要内衬的全层缺损（鼻部重建）。

　　　　　　ii. 不带皮肤的设计方案需要皮肤移植物或二期皮瓣覆盖。

IV. 筋膜瓣

　　A. 与下层的深层筋膜一起切取皮肤（筋膜皮瓣）或单独切取筋膜（筋膜瓣）。

　　B. 适应证

　　　　1. 不想要大块的肌瓣，而需要具有纤薄且柔韧的覆盖效果。

　　　　2. 需要在皮瓣下行二期手术的病例；在再次手术的过程中易于切取筋膜瓣。

3. 覆盖暴露的肌腱时，需要更好的可滑动表面。

C. 血供／Mathes 和 Nahai 分类（图 4-5）。

1. **A 类**：**直接的皮肤穿支**；蒂应自深层筋膜下一直达皮肤（例如：颞顶筋膜瓣、腹股沟皮瓣）。

2. **B 类**：**肌间隔穿支**；蒂在肌间隔内穿行（例如：桡侧前臂皮瓣）。

3. **C 类**：**肌皮穿支**；蒂的基底部位于肌皮穿支上，该肌皮穿支通过肌肉来供应深层筋膜和上层皮肤（例如：股前外侧皮瓣）。

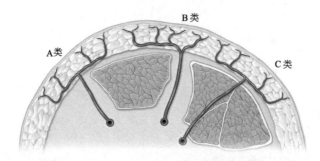

图 4-5 筋膜皮瓣的 Mathes 和 Nahai 分类。A 类：直接的皮肤穿支；B 类：肌间隔穿支；C 类：肌皮穿支

D. **皮瓣设计**

1. 皮瓣包括深层筋膜，具有丰富的血管筋膜丛，可以通过直接或间接穿支到达皮肤。

2. A 类和 B 类的蒂的位置相对恒定；C 类的蒂的位置更加灵活。

3. 通过追踪穿支至源血管，可以对蒂进行延长。

4. 由于供区可以采用直接缝合，纯筋膜瓣更具有优势；筋膜皮瓣可能需要（也可能不需要）皮片移植来关闭供瓣区。

E. **主要的筋膜皮瓣**（表 4-2）

V. **肌瓣**

A. 可单独转移肌肉（肌瓣）或者将其与上层皮肤一起转移（肌皮瓣）。

B. **适应证**

1. 肌瓣适用于需要进行大块的重建。

2. 清除死腔。

3. 由于存在感染风险或灌注不良，需要提供保证充足血供的组织。

4. 恢复运动功能（功能性肌肉转移）。

C. **血供／Mathes 和 Nahai 分类**（图 4-6）

1. **I 型**：单血管蒂（例如：腓肠肌、阔筋膜张肌瓣）。

2. **II 型**：单个主蒂以及一条或多条小蒂；皮瓣无法单靠小蒂存活；人体最常用的肌瓣类型（例如：比目鱼肌、股薄肌、股直肌、股二头肌）。

表4-2 负荷筋膜皮瓣

名称	分类	旋转弧（带蒂）	最大尺寸（cm）	蒂	感觉神经
股前外侧皮瓣	C型	髋、腿、腹股沟、下腹、会阴	18 × 25	旋股外侧（降支）	股外侧皮
腹股沟皮瓣	A型	腹壁、会阴、手、前臂	25 × 10	旋髂浅	T12外侧皮
上臂外侧皮瓣	B型	肩前、后	15 × 8	后桡侧副	后肱皮
骨间后皮瓣	B型	肘、肘窝、前臂近端掌侧	18 × 8	骨间后	前臂内背侧皮
前臂桡侧皮瓣	B型	前臂前后、肘、上臂	10 × 40	桡侧	前臂内背侧皮
腓肠逆行皮瓣	A型	足、跟、踝、小腿下1/3	8 × 12	腓内浅动脉（通过腓动脉穿支）	腓
肩胛/肩胛旁皮瓣	B型	肩、腋窝、胸壁	20 × 7	旋肩胛（分别为横支和降支）	肋间（3~5）
颞顶筋膜皮瓣	A型	耳、面部同侧、口底	12 × 9	颞浅	耳颞

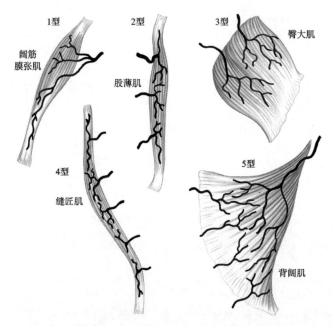

图 4-6 肌皮瓣的 Mathes 和 Nahai 分类（引自 Berger RA, Weiss AC, eds. *Hand Surgery*. Philadelphia, PA: Lippincott Williams 和 Wilkins;2004. ）

3. **III 型**：两条主蒂；皮瓣可以依靠任何一条蒂存活（例如：腹直肌、臀大肌）。

4. **IV 型**：节段蒂；多条蒂沿着肌肉方向进入，每条蒂供应皮瓣的一部分；是可靠性最差的类型（例如：缝匠肌、胫骨前肌）。

5. **V 型**：一条主蒂和次级节段蒂；皮瓣可以单独依靠节段蒂存活（例如：背阔肌、胸大肌）。

D. **皮瓣设计**

1. 皮岛设计包括来自源动脉的皮肤穿支。

2. 肌皮穿支通常位于支配血管进入肌肉入口的附近。

3. 全部或部分肌肉都可用于制备皮瓣。

4. 在转移中可能也包括骨骼、运动神经或感觉神经（取决于供区肌肉）。

5. 可能会牺牲功能性肌肉，因此在选择皮瓣的时候必须考虑供区的破坏问题。

E. **主要的肌皮瓣**（表 4-3）

VI. **皮瓣调整**

A. **皮瓣延迟**

1. 增强皮瓣循环并提高皮瓣存活率的分期技术。

2. 部分或完全切取皮瓣，或者把选定的蒂划分为一次或多次手术进行；在最后切取和转移皮瓣之前，皮瓣在分期手术中恢复到原来的位置。

表4-3 主力肌皮瓣

名称	分类	旋转弧（蒂部）	最大尺寸（cm）	主蒂	邻位动脉	小蒂	感觉（s）和运动神经（m）
腓肠肌（内外侧）瓣	I型	髌上、膝、胫骨上1/3	20×8	腓肠内外侧	腘	无	S: 隐静脉、腓肠 M: 胫骨
股薄肌瓣	II型	腹股沟、会阴、阴道、肛门、坐骨	6×24	旋股内侧（升支）	股深	股浅分支	S: 股前皮、闭孔 M: 闭孔
臀大肌瓣	III型	骶骨、坐骨	24×24	臀上下	髂内	无	S: L1~S3 M: 臀内
背阔肌瓣	V型	颈、枕部、顶叶、头皮、面部、胸部、腹部、上臂、肘	25×35	胸背	肩胛下	1. 后肋间穿支 2. 腰动脉穿支	S: 肋间 M: 胸背
胸大肌瓣	V型	面部下1/2、颈部、胸部、上臂	15×23	胸肩峰	锁骨下	1. 胸外侧PEC支 2. 从第一根肋骨至第六根肋骨间隙的内乳动脉穿支血管 3. 第五、第六和第七根肋间动脉的穿支	S: 肋间（2~7） M: 胸内外侧
腹直肌瓣	III型	前胸、下干、腹股沟、会阴	25×6	腹壁上和下	上: 内乳 下: 髂内	无	S: 肋间（7~12） M: 肋间（7~12）
比目鱼肌瓣	II型	腿部中下1/3	8×28	1. 胫后动脉近端2支 2. 腓动脉近端2支		胫后节段性分支	S: 无 M: 胫后、腿弯部内侧
斜方肌瓣	II型	颅后、颈和胸椎、中颅面和颈项部	20×8	颈横动脉（升支和降支）	甲状颈干（80%）或锁骨下（20%）	肩胛背动脉	S: 第三颈神经和第四颈神经以及肋间后皮支 M: 脊副神经（XI）

3. 皮瓣部位与血供（随机供血组件）相距最远能够改善延迟后的灌注情况，从而可以获得更大的皮瓣。

4. 延迟和最终手术之间的时间通常为 2 周。

5. 若皮瓣的位置或设计危及血供的风险较高，则可以采用皮瓣延迟。

6. 改善灌注延迟的生理学。

   a. 降低切断交感神经纤维导致的交感紧张。

   b. **扩张先前闭塞的血管能够增加主蒂供应的组织面积。**

   c. 在转移之前，相对的组织缺血可以刺激血管生成，从而增加皮瓣的血管形成。

B. **起重机原理**

1. 使用带蒂皮瓣把皮下组织转移至受区。

2. 皮瓣转移至受区。

3. 10 ~ 21 天后，新血管在受区生长，为移植物提供支持。在下一阶段，掀起上层组织（浅表 1/2 ~ 3/4）并将其转移回供区。

4. 留下存活的皮下组织使用皮片移植覆盖。

5. 能够覆盖局部或邻近区域，同时不会对供区造成破坏。

C. **皮瓣预构**

1. 新血管蒂植入组织。

2. **适应证**：要求所需要的供区组织达到一定的质量，且该供区组织不存在可靠的轴型血供。

3. **两期流程**

   a. **第 1 阶段**：把新血管蒂移至组织所在区域，该区域将用于缺损重建（蒂包裹在 Gore-Tex 或硅树脂中，避免蒂的周围形成瘢痕）。

   b. **第 2 阶段**：6 ~ 8 周后，根据新的脉管系统的情况掀起皮瓣（作为带蒂皮瓣转移或采用游离组织转移）。

4. 由于存在多种已知的成熟皮瓣方案可供选择，预构皮瓣应用很少。

5. 可进行组织扩张；插入的蒂位于供区组织的下方与组织扩张器的上方；在扩张过程中多普勒监测血流。

6. 皮瓣延迟有助于加速新生血管形成。

7. 静脉淤血是常见的并发症（采用皮瓣延迟可能会减轻此症状）。

D. **预置**

1. 皮瓣在转移之前插入额外的组织层，形成多层复合皮瓣；在转移之前允许组织有足够时间发育成熟。

2. **适应证**：采用 3D 结构为身体特定区域定制皮瓣（例如，面中部、阴茎）。

3. **两期流程**

   a. **第 1 阶段**：在移至受区之前，把额外的组织层插入血管化组织，对供区皮瓣进行调整［例如，在转移至缺损部位之前，把软骨和（或）移植皮肤插入前额皮瓣］。

b. **第2阶段**：2~4周后，将整个皮瓣作为复合皮瓣整块掀起并移至受植区（由于未改变血供，成熟时间比预构要短）。

E. **增压**

1. 通过与皮瓣的二级蒂进行微血管吻合，增加带蒂皮瓣的血供。

2. 实例：具有传统腹壁上动脉蒂的横行腹直肌皮瓣同样拥有与腋、颈或胸部的血管吻合的腹壁下动脉，从而增加血供。

F. **游离组织转移**

G. **穿支皮瓣**：向下剥离穿支血管至深层血管，两者的中间组织保持原样且不包括在皮瓣中，从而形成更纤薄的皮瓣并减少对供区的破坏。

H. **复合皮瓣**

1. **血管区域原则**为转移含有多种组织类型的复合皮瓣提供基础［例如，皮肤、肌肉、骨骼、神经和（或）腱］。

2. 可同时转移由一支源动脉供血的多个组织。

3. 适用于需要多种组织构成的重建。

4. **血管骨皮瓣**

   a. **血供分类**（Serafin）

     i. 直接（骨内）循环

     ii. 间接（骨膜）循环

   b. **常见的移植骨和血管蒂**

     i. 桡骨：桡动脉。

     ii. 腓骨：腓动脉。

     iii. 肩胛骨：旋肩胛或胸背动脉。

     iv. 髂嵴：旋髂深动脉。

   c. **足趾转移**

     i. 蹈趾：第一跖骨背动脉。

     ii. 第二趾：第一跖骨背动脉。

5. **神经支配皮瓣**

   a. 保留运动神经和（或）感觉神经或与受植区附近的相应神经进行吻合。

   b. **常见的功能肌瓣转移**及运动神经

     i. 具有闭孔神经的股薄肌。

     ii. 具有胸背神经的背阔肌。

     iii. 具有胸长神经的前锯肌。

     iv. 具有胸内外侧神经的胸小肌。

   c. **常见的感觉皮瓣和感觉神经**

     i. 具有上臂后皮神经的上臂外侧皮瓣。

     ii. 具有前臂内和（或）外侧皮神经的前臂桡侧皮瓣。

     iii. 具有腓深神经和（或）腓浅神经的足背皮瓣。

I. **嵌合皮瓣与联体（连接）皮瓣**

   1. **嵌合皮瓣**：具有多个区域，每个区域均有独立的血供（穿支或指定分支），但各区域并不相连，仅连接到共用的源血管。

   2. **联体皮瓣**：具有多个区域，每个区域均有独立的血供，但各区域彼此相连。

J. **组织扩张**

VII. **术后管理**

A. **皮瓣监测**

   1. 在术后很短的时间内，必须立即探查动脉或静脉是否存在功能不全的症状。

   2. **临床评估：皮瓣评价的黄金标准**

      a. 温度：应为体温。

      b. 颜色：应为粉红色。

      c. 毛细血管再充盈：充盈时间应约为 2 秒。

      d. 出血：细针针刺后，应立即出现鲜红的出血现象。

      e. 坚实性：应当柔软且适度膨胀。

   3. 皮瓣监测的其他方法。

      a. 多普勒（植入或外植）

      b. 荧光素染料

      c. 脉搏血氧仪、pH 或温度传感器

   4. **动脉功能不全的迹象**

      a. 温度过低。

      b. 颜色过白。

      c. 毛细血管再充盈缓慢，超过 2 秒。

      d. 针刺出血缓慢或不出血。

      e. 膨胀轻微。

   5. **静脉功能不全的迹象**

      a. 温度增加。

      b. 颜色从蓝色到紫色。

      c. 毛细血管再充盈很快，少于 2 秒。

      d. 针刺出血极快，颜色深暗。

      e. 膨胀增加、绷紧、肿胀。

      f. 若发生淤血，拆除部分缝线并考虑水蛭疗法（患者应使用喹诺酮或者第三代头孢菌素，以对抗产气单胞菌）。

B. **皮瓣血管受损的风险因素**

   1. 敷料和（或）夹板过紧。

   2. 缝线过紧。

   3. 患者体位或活动增加皮瓣上的压力。

   4. 血肿（增加组织压力并干扰灌注）。

   5. 皮瓣、蒂或两者发生扭转（可能受皮瓣设计、蒂长、插入静脉移植长度的影响）。

6. 室温过低。

7. 手术技术不佳。

8. 患者的全身性因素：使用血管收缩药物（血管升压药物、尼古丁、咖啡因等）、血容量过低、贫血、血压异常。

要点问答

1. 人体最常见的肌瓣是哪一种？

Ⅱ型肌瓣。

2. 在施行皮瓣延迟后，灌注发生改善的生理学是什么？

皮瓣灌注增加的途径包括：①切断交感神经纤维使交感紧张降低；②扩张此前闭塞的 choke 血管从而增加主蒂供应的组织面积；③在转移之前，相对的组织缺血可以刺激血管生成，从而增加皮瓣血供。

3. 对于 Z- 成形术而言，采用 60° 角沿着其中央缘在理论上能够增加多少长度？

长度增加 75%。

4. 皮瓣的蒂是什么？

见表 4-3。

5. Ⅱ型和Ⅴ型皮瓣的区别是什么？

Ⅱ型皮瓣具有不能单独支持皮瓣的二级蒂。Ⅴ型皮瓣可以基于节段性的二级蒂进行转移。

简图描绘

1. Z- 成形术前后

2. 下肢横断面

推荐阅读

Ghali S, Butler PE, Tepper OM, Gurtner GC.Vascular delay revisited. *Plast Reconstr Surg*.2007;119（6）:1735–1744.PMID：17440348.

Hallock GG, Morris SF. Skin grafts and local flaps. *Plast Reconstr Surg*.2011;127（1）:5e–22e.PMID：21200192.

Taylor GI.The angiosomes of the body and their supply to perforator flaps. *Clin Plast Surg*.2003;30（3）:331–342, v. PMID：12916590.

Taylor GI, Palmer JH.The vascular territories（angiosomes）of the body：experimental study and clinical applications.*Br J Plast Surg*.1987;40（2）:113–141.PMID：3567445.

5

穿支皮瓣

I. 历史回顾

　　A. 穿支皮瓣的时代始于 1989 年——Koshima 和 Soeda 描述了不使用腹直肌的腹壁下动脉皮瓣手术方法，它可以用于重建口底和腹股沟缺损。

II. 何谓"穿支"？

　　A. 穿支的英译文为 Perforator，在拉丁语中，"per"意即"通过"，"forare"意即"刺穿或穿孔"。

　　B. 源自指定主要血管（或源血管）的分支血管，它可以为特定的组织区域或血管体区供血。

　　C. 筋膜皮瓣的 mathes 和 Nahai 三分系统：基于三个主要类型的穿支（参见第4章，图 4-4）。

　　　　1. A 类（直接皮血管）

　　　　2. B 类（肌间隔血管）

　　　　3. C 类（肌皮血管）

　　D. "直接"与"间接"穿支

　　　　1. 直接穿支从源血管通往皮肤，其间不会首先为其他深层结构供血。例如：轴向血管、直接皮血管（Mathes 和 Nahai 的 A 类）或肌间隔血管（Mathes 和 Nahai 的 B 类）。

　　　　2. 间接穿支在最终到达真皮下血管丛之前首先经过中间结构。实例：肌肉或肌皮穿支（Mathes 和 Nahai 的 C 类），其中通往皮肤的源血管经过下层肌肉并从中发出。

　　E. 肌皮穿支的分支模式

　　　　1. 1 型穿支几乎直接从深层筋膜通往真皮下血管丛，途中没有分支。

　　　　2. 2 型穿支在快要到达真皮下血管丛之前将会在脂肪组织中分支，然后分支沿着与皮瓣表面平行的方向走行 [例如，旋股外侧动脉（LCFA）-tfl、阔筋膜张肌、腹壁下深动脉（DIEP）]。

    3. **3 型穿支**在最终进入皮下组织之前会沿着深层筋膜行进不确定的距离（例如，LCFA- 股外侧肌或 ALT 皮瓣）。

III. **何谓"穿支皮瓣"？**

  A. 穿支皮瓣通常指通过"穿支"接受供血的组织。

  B. 并不总为皮瓣——可以去除皮肤组成部分形成脂肪瓣或筋膜脂肪瓣。

  C. 术语历来存在不一致之处，形成多种术语并用的情况。

  D. 有些外科医师认为肌肉穿支皮瓣才是唯一"真正的"穿支皮瓣，因为需要额外的时间和精力从肌肉纤维中剥离出穿支，而且肌肉内的剥离操作在技术上更为困难。

IV. **当前的标准命名法**

  A. **根据主要原始动脉描述穿支皮瓣**（例如，LCFAP 即为旋股外侧动脉穿支）。

  B. **后缀"ap"**（穿支动脉）意即真正的肌皮穿支皮瓣。

  C. 若基于直接肌间隔或筋膜皮肤血管切取的皮瓣，则增加**后缀"-s"**。

  D. 若多个皮瓣基于来自同一源动脉的肌皮穿支，则会缩写肌肉的血管来源并以斜体字的形式表示皮瓣的解剖学来源 [例如，LCFAP-*vl* 表示股外侧肌（VL）]。

  E. 若皮瓣基于具有众多节段性来源的源动脉，比如肋间后动脉，便在皮瓣缩写后增加相应的血管编号（例如，PIAP-8 即为第 8 根肋骨间后动脉穿支皮瓣）。

  F. 例如（常用名称 → 当前命名法）

    1. 腹壁下深动脉穿支皮瓣 → DIEP 皮瓣。

    2. 胸背动脉穿支 → TAP。

    3. 股前外侧皮瓣 → ALT 皮瓣。

    4. 臀上动脉穿支皮瓣 → SGAP 皮瓣。

V. **穿支皮瓣的潜在优势**

  A. 减少对供区的破坏。

  B. 减少术后疼痛。

  C. 恢复迅速，住院时间短。

  D. 在覆盖或充填缺损部位时，修整或削薄皮瓣的难度小。

  E. 与同源肌皮瓣相比，蒂部更长。

VI. **技术要点**

  A. 剥离穿支至源血管可增加蒂部长度。

  B. 若存在静脉淤血的情况，可在切取过程中需有意保留皮下或其他大型穿支以增加静脉回流。

  C. 是否需要术前检查取决于外科医师。术前通过彩色多普勒超声、计算机断层（CT）血管造影或手持式声频多普勒确定穿支。

VII. **主要穿支皮瓣**（表 5-1）

  A. **腹壁下深动脉穿支（DIEAP）皮瓣——更为人所知的名称为 DIEP 皮瓣**

    1. 适应证：主要用于乳房重建。

    2. 解剖学

      a. 蒂长 7.5～20.5cm，直径（3.3 ± 0.4）mm。

      b. 腹壁下深动脉（DIEA）

        i. 通常分为两个主要分支。

          a）外侧支形成横向穿支。

            1）通常比内侧支更具优势。

            2）肌肉内的行径较短。

            3）分出更多穿支。

          b）内侧支形成内侧穿支以及脐支。

            1）在脐周部位通常集中（5 ± 2）条穿支，若使用Ⅳ区，则这些穿支必不可少。

        ii. 通常伴行 2 支并行静脉。

      c. 腹壁浅静脉系统

        i. 负责大多数皮瓣的静脉回流。

        ii. 腹壁浅静脉（SIEV）比腹壁下深静脉（DIEV）更粗大。

    3. 手术技术

      a. **皮瓣切取**

        i. 使用标准的腹壁成形术标记（图 5-1），向外侧延伸至髂前上棘（ASIS）。

        ii. 首先找到腹壁下浅动脉（SIEA）和腹壁下浅静脉。

          a）若腹壁下浅动脉的直径足够，在股总动脉（CFA）处分离到其起源位置，从而切取腹壁下浅动脉皮瓣。

            1）减少对供区的破坏。

            2）仅 Ⅰ 区和 Ⅱ 区得到可靠的灌注。

          b）若仅找到腹壁浅静脉且在腹壁下深静脉吻合后出现淤血的情况，则腹壁浅静脉可视作额外静脉回流的备用方案。

        iii. 对腹直肌纤维进行非创伤性纵向分离，从同一个穿支丛的多条穿支掀起皮瓣。

        iv. 注意保留节段性肋间神经，该神经由中浅位置通往蒂部。

      b. **乳房重建的受区血管**

        i. 通过第三肋间或去除部分第三肋软骨来切取胸廓内动脉（IMA）和胸廓内静脉（IMV）。

          a）从侧面开始操作，避开胸廓内动脉。

          b）去除胸肋关节的软骨。

         ii. 可以使用胸廓内动静脉的大型穿支（若可用）。

        iii. 其他受区对象：胸背血管。

表 5-1　常用的穿支皮瓣

皮瓣	剥离难易	常用		能够切取的其他组织	轮廓	供区的破坏	表面积	血管蒂
		游离皮瓣	蒂带皮瓣					
腹壁下深动脉穿支（DIEAP）皮瓣	容易	乳房重建、大型软组织缺损	腹股沟，腹部覆盖	肌肉	巨大	轻度	大	大且长
腹壁下浅动脉穿支（SIEAP）皮瓣	多变	乳房重建、四肢重建	腹股沟覆盖、分期上肢	无	巨大	轻度	大	多变
臀上动脉穿支（SGAP）皮瓣	中等难度	乳房重建	骶骨和腰椎覆盖	肌肉	巨大	中度	有限	大且短
臀下动脉穿支（IGAP）皮瓣	困难	乳房重建	坐骨和会阴覆盖	肌肉	巨大	有限	有限	中度且短
大腿前外侧（ALT）皮瓣	中等难度	大型软组织缺损	大腿、腹部和会阴覆盖	肌肉、筋膜	中等	中度	大	大且长
大腿前内侧（AMT）皮瓣	多变	大型软组织缺损	大腿和会阴覆盖	肌肉	中等	中度	中等	小且短
阔筋膜张肌（TFL）皮瓣	困难	大型软组织缺损	大腿、腹股沟和下腹部覆盖	肌肉、筋膜	中等	中度	中等	中等长度和直径
胸背动脉穿支（TDAP）皮瓣	容易	大型软组织缺损、乳房重建	乳房和腋窝重建	肌肉、骨骼	中等	有限	大	大且长
胫后动脉穿支（PTAP）皮瓣	容易	薄轮廓	下肢	无	薄	轻度	小	小且短

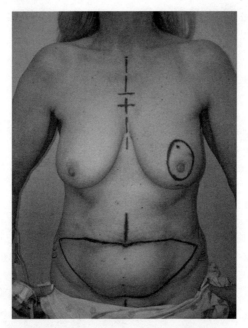

图 5-1 我方机构横行腹直肌肌皮瓣的标准标记或腹壁下深动脉皮瓣标记

    c. **其他技术要点**

        i. 如有可能，应操作皮瓣的方向，使较厚的中央脂肪组织形成重建乳房的内侧和下极部分。

        ii. 如皮瓣内的感觉神经得以保存，可将其吻合到肋间神经。

        iii. 根据所保留的乳房皮肤量，皮瓣可部分去除表皮或皮肤。

        iv. 常规舍弃Ⅳ区。

B. **股前外侧皮瓣**（ALT 或 LCFAP-*vl*）

  1. 适应证：常用于头颈部、上下肢的重建。

  2. 一般特性

    a. **嵌合原则**：可从旋股外侧轴的不同穿支掀起组织的多种构成。

        i. 股外侧肌

        ii. 阔筋膜张肌

        iii. 股直（RF）肌

        iv. 髂嵴

    b. **镶嵌皮瓣原则**：切取邻近皮瓣并将其吻合到旋股外侧动脉的某条分支上（例如，腹股沟皮瓣、股内侧皮瓣）。

    c. **变化方案**

        i. 可掀起带筋膜或不带筋膜的皮瓣。

  ii. 可采用一期或二期手术削薄皮瓣，重建表浅缺损的表面。

  iii. 可用作"flow-through"皮瓣（桥接吻合）。

  iv. 可用作筋膜脂肪瓣。

  v. 对于会阴、下腹壁和大转子缺损，可以在近端制作蒂部。

  vi. 若需要覆盖膝关节周围，可在远端制作蒂部。

 d. **神经**：可包括股外侧皮神经的前侧或外侧支以提供感觉功能。

 e. **供区**

  i. 若皮瓣宽度小于 8cm，可采用一期缝合。

  ii. 此外，可采用皮肤移植或 V-Y 局部推进皮瓣进行修复。

3. **解剖学**（图 5-2）

 a. 旋股外侧动脉降支的穿支。

 b. 旋股外侧动脉位于股直肌和股外侧肌的肌间隔中。

 c. 蒂的长度通常为 8~16cm，直径大于 2mm。

 d. 画一条连接髂前上棘到髌骨外上侧的线，通常可以找到 1~3 条穿支，彼此大约相隔 5cm，且位于该线外侧 1.5cm。"穿支 B"是一条最常见的穿支，位于中点附近。

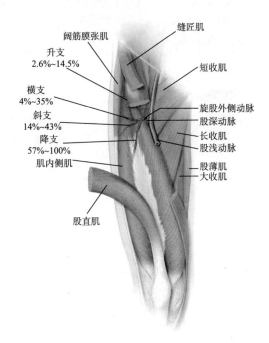

图 5-2 大腿前外侧（ALT）和大腿前肌肉组织的血管解剖图。在 57%~100% 的病例中，旋股外侧动脉（LCFA）的降支是供应股前外侧皮瓣的主要血管

4. **手术技术**

a. 术前使用多普勒确定穿支位置。

b. 使用与 B 穿支近端和远端相距 5cm 的 A 和 C 穿支在穿支 B 附近设计皮瓣。

c. 在皮瓣内侧制作纵向皮肤切口，在筋膜水平方向进行剥离。

d. 从远端进入股直肌和股外侧肌之间的肌间隔，以便直接观察降支和穿支位置。

e. 留下肌袖，以便最大限度地减少血管损伤和痉挛。

f. 注意保留运动分支。

g. 若需要具有感觉的皮瓣，可包含股外侧皮神经。

C. **胸背动脉穿支皮瓣**（TAP）

1. **概述**

a. 可用作穿支皮瓣、肌瓣、以胸背血管为蒂的嵌合皮瓣、"flow-through"皮瓣或具有一段血管化肩胛骨的骨皮瓣。

b. 皮瓣宽度在 10cm 内时可缝合供区。

c. 若需要具有感觉的皮瓣，可将肋间神经的外侧支包含其中。

2. **解剖学**：胸背动脉的降支拥有最大及最可靠的穿支血管。

a. 沿着背阔肌前缘向后约 2cm 的线上寻找穿支。

b. 穿支位于神经血管门 8cm 的范围内且在肩胛骨上缘下方 4cm 处。

3. **手术技术**：患者取侧卧位，在背阔肌前缘的前方制作切口，以保留肌间隔或肌皮穿支。

D. **臀上动脉穿支皮瓣**

1. **概述**

a. 优点：与肌皮瓣相比，供区破坏小，血管蒂长，不需要静脉移植物，偏瘦的患者也可以获得丰富的脂肪组织，瘢痕可隐藏且重建乳房隆起状况良好。

b. 可直接缝合供区的皮瓣宽度上限甚至达到 12cm。

c. 皮瓣长度通常为 24~26cm。

d. 采用臀上皮神经有可能实现感觉神经移植。

2. **解剖学**

a. 通常有 3 条穿支供应臀上动脉（SGA）皮区。

b. 蒂长 3~8cm。

c. 臀上动脉通常从骶骨边缘发出，与髂后上棘（PSIS）到大转子连线约相距 1/3 的距离。

3. **手术技术**

a. 在使用多普勒的情况下，在连接髂后上棘到大转子连线上找出臀上动脉的穿支。

b. 水平皮瓣形成的瘢痕更为理想。

　　　　c. 在筋膜下平面的肌肉上切取皮瓣。

　　　　d. 穿支从外侧走向内侧。

　　　　e. 通常选取一条粗大穿支。

　　　　f. 在剥离蒂部时，最终必须切开骶前筋膜并结扎多条交通动脉和静脉分支。

　E. **臀下动脉穿支皮瓣**

　　1. **适应证**：类似于臀上动脉穿支皮瓣。

　　2. **解剖学**

　　　　a. 通常拥有 2 ~ 4 条来自臀下动脉（IGA，供应皮肤区）的穿支。

　　　　b. 蒂长 7 ~ 10cm。

　　3. **手术技术**

　　　　a. 当患者取立位时，皮瓣下界位于臀沟下方 1cm，并与之平行。

　　　　b. 当患者取侧卧位时，可使用多普勒找出穿支位置。

　　　　c. 从筋膜下平面的肌肉切取皮瓣。

　　　　d. 穿支从外侧走向内侧。

　　　　e. 不需要暴露坐骨神经。

　　　　f. 必须保留股后皮神经以及从内侧覆盖坐骨的脂肪。

　　　　g. 在剥离蒂部时，最终必须切开骶前筋膜并结扎多条交通动脉和静脉分支。

要点总结

1. 穿支皮瓣是很有用的重建工具，其效果相当于带蒂皮瓣、分期重建使用的带蒂皮瓣以及游离组织移植。

2. 在规划重建方案时，需要考虑供区的破坏问题，缝合可能需要重新排列局部组织或移植物。

3. 必须避免对穿支皮瓣采用教条式的"菜谱"方法。在外科医师详细了解血管解剖的情况下，便可对皮瓣进行修整，从而满足众多的重建要求。

要点问答

1. 穿支皮瓣的优势有哪些？

　　减少供区的破坏；减少术后疼痛；恢复迅速；在覆盖或充填缺损时，修整或削薄更为容易；与同源肌皮瓣相比，蒂部更长。

2. 直接穿支和间接穿支的区别是什么？

　　直接皮穿支可穿过深层筋膜并为皮肤供血，其中不需要穿越其他任何结构组织，而间接穿支在穿过深层筋膜并为皮肤供血之前必须经过中间结构（即肌肉）。

3. 乳房重建可以使用哪些穿支皮瓣方案？

　　方案包括 DIEP（腹壁下深动脉穿支）、SIEA（腹壁下浅动脉）、TUG（横半月形股薄肌）、TAP/TDAP（胸背动脉穿支）、SGAP（臀上动脉穿支）、IGAP（臀下动脉穿支）和 LAP（腰动脉穿支）皮瓣。

简图描绘

1. 腹直肌血供
2. 臀上动脉穿支皮瓣血供

推荐阅读

Saint–Cyr M, Schaverien MV, Rohrich RJ.Perforator flaps: history, controversies, physiology, anatomy, and use in reconstruction. *Plast Reconstr Surg.* 2009;123（4）:132e–145e.PMID：19337067.

Sinna R, Boloorchi A, Mahajan AL, Qassemyar Q, Robbe M. What should define a perforator flap? *Plast Reconstr Surg.* 2010;126（6）:2258–2263.PMID：21124168.

Wallace CG, Kao HK, Jeng SF, Wei FC.Free–style flaps: a further step forward for perforator flap surgery. *Plast Reconstr Surg.* 2009;124（6）:e419–426.PMID：19952709.

6

显微手术、内镜手术和机器人手术

显微手术

I. 定义

A. **显微手术**：在显微镜辅助下完成外科手术。包括血管、神经、淋巴、耳科和眼科外科手术。

B. **显微血管手术**：在采用照明放大的情况下完成小血管吻合术。

C. **重建显微手术**：游离组织的转移和再植。

II. 显微手术设备

A. 显微镜

1. 供术者和助手使用的两个镜头，可单独调节。

2. 放大倍数高达 40 倍：缝合采用中等放大倍数（10× ~ 17×）

3. 对于较大的血管（大于 1mm），可在不使用显微镜的条件下单独使用 3.5 倍放大镜。

B. 器械

1. 微型镊：用于处理组织；仅能通过（夹持）外膜来处理血管。形状包括直型、弯型、各种长度或宽度。

2. 弯剪：用于剥离和切割外膜。

3. 直剪：用于剪割缝线。

4. 持针器：弯头，非锁定，使用简便，也可使用角钳持针。

5. 钳子（例如：Acland 微血管合拢钳）。

   a. 单。

   b. 双，具有合拢血管的可调节杆。

6. 血管扩张器：头端细小光滑，可无损伤地完成腔内扩张。

7. 橄榄头套管：安装在注射器上的钝圆金属头套管，可无损伤地冲洗管腔。

8. 背景：与血管或缝线形成对比的彩色塑料（黄/蓝/绿），同时有内置吸引功能，可保持术野干燥。

9. 吻合器：一种手持式器械，采用安装在聚乙烯环上的联锁不锈钢针吻合两支血管的末端（通常为静脉）。

    a. 环的尺寸在 1~4mm 之间，可吻合 0.8~4.3mm 的血管。

    b. 与手缝吻合相比，具有良好的接通率并节省时间。

    c. 使用筛选器有助于选择吻合器的尺寸。

10. 缝线：通常为 7.0~12.0 不可吸收单丝（尼龙、聚丙烯）。

    a. 大于 1mm 选用 8.0（腕部血管、胸廓内动脉、胸背血管、大多数头颈部血管、较粗的神经）。

    b. 小于 1mm 选用 9.0~10.0 [指（趾）动脉 / 神经]。

    c. 小于 0.5mm 选用 11.0 [远段指（趾）血管，儿科]。

C. 溶液

1. 肝素 [在乳酸盐林格液（LR）或生理盐水（NS）中达到 10~100U/ml]：用于冲洗血管或冲洗术野。

2. 2% 利多卡因：用于减轻血管痉挛。

3. 罂粟碱（30mg/ml）：用于血管痉挛，使平滑肌舒张（注意：与肝素合用可发生沉淀）。

4. 若同时使用利多卡因和罂粟碱，可能会发生沉淀。

III. 设置

A. 术前计划

1. 与麻醉师讨论是否需要神经监测、禁用升压药物，以及血压的要求和抗凝事宜。

2. 检查显微镜或设备。

B. 手术人员的舒适性

1. 根据手术部位采用坐姿或站姿。调整显微镜位置，使术者和助手更为舒适。根据需要调节坐凳和台面高度。舒适度是关键。

2. 固定术野，避免移动（例如：主导手完成再植，出于稳定性考虑，皮肤周围使用免缝合皮瓣）。

3. 将叠放的盐水垫放置在前臂或手腕处以减少颤动。

4. 术野周围放置湿盐水垫，按需擦拭器械。

5. 调整最终位置的双眼间距和显微镜焦点。

C. 显微器械的使用

1. 将前臂或手腕置于舒适的位置。

2. 像握笔那样，拇指和食指轻轻握持显微器械。

3. 主要通过手指以及手腕或前臂小幅度的活动控制显微器械。

IV. 微血管吻合术

A. 血管准备

1. 使用放大镜暴露血管并完成初期准备工作。

2. 镜头下均使用弯剪清理创伤区。

3. 使用弯剪从周围组织中剥离血管以增加血管长度，实现无张力吻合的目标。

4. 使用弯剪从血管末端剪去外膜。剪去的尺寸可供缝合即可。剥离过多会破坏血管滋养管并损伤血管壁。

5. 松开动脉上的近端夹钳，检查血流喷出情况。

6. 使用平滑的血管扩张器扩张血管末端。

7. 使用肝素化乳酸盐林格液或生理盐水冲洗节段管腔或凝块。

B. 吻合术目标

1. 在四周均匀完成间断或连续缝合。

2. 不要"后壁"缝合——（在缝合过程中通过管腔意外缝到对侧管壁，从而造成管腔阻塞）。

3. 血管无撕裂。

4. 松开夹钳后，缝线间无渗漏。

C. 吻合技术

1. 端端吻合

a. 方案。

i. 把双 Acland 钳或单 Acland 钳中的血管末端置于吻合的正确方向，暴露足够血管以便进行缝合。

ii. 使用止血钳同时推动夹钳，合拢血管边缘。

b. 等分技术：分别在距你最远和距你最近、彼此相隔 180° 的两点进行缝合，接着沿后壁施行间断或连续缝合，在检查管腔的开放情况后，翻转血管并完成前壁的缝合。

c. 三等分技术：三点彼此相隔 120° 进行缝合，留下长尾。使用结尾牵拉，在三点间进行间断缝合。

d. "后壁－向上"：缝合首先从后壁最深的位置开始，然后从每一侧向着最浅表的位置向上缝合。适用于深层间隙缝合。

2. 端侧吻合

a. 使用单 Acland 钳夹住供体血管的近端和远端。

b. 使用 15 号刀片或剪刀切开供体血管，制作鱼嘴切口。

c. 受植血管置于某个方向，避免扭结或紧张。

d. 采用间断缝合首先缝合前、后两点。

e. 沿着后壁施行连续缝合，然后再缝合前壁。

D. 缝合技术（图 6-1）

1. 从外部以 90° 角进入血管，以缝针的弯曲部位作引导将缝针穿过血管壁——不得扭动缝针或将其拉出，否则会撕裂脆弱的血管壁。管腔内可使用血管扩张器以舒缓缝合导致的张力。切勿在管腔内放置任何锐利器械。

2. 直接从上次缝合处穿出进入另一血管内部。

3. 拉动缝线但不得向上拉，留下供打结的结尾。

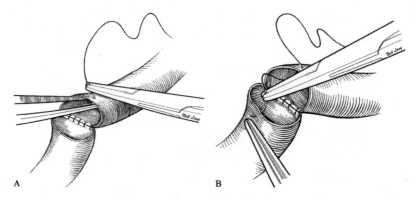

图 6-1 显微手术采用的血管缝合技术。A. "后壁"已经缝合，外科医师开始缝合吻合术中的"前壁"。血管扩张器置于血管管腔内，避免缝针无意进入后壁。B. 外科医师将针头以直角穿过另一个血管壁（© 2014 The University of Texas MD Anderson Cancer Center，使用经过许可。）

4. 打三个结形成方结，其松紧度足以合拢血管边缘即可。

5. 剪断结尾但必须保留一定长度，以便在进行其他缝合时用作抓手。

6. 再次检查管腔，确认全层缝合完毕且未缝合后壁。使用肝素冲洗，提高可视程度并保持管腔清晰。

E. **吻合器技术**

1. 常用于静脉，最好应用于直径和壁厚相近的健康血管。

2. 采用上述相同方法准备好静脉末端，使用单 Acland 钳夹住供体血管。

3. 筛选器置于显微镜下，确定吻合环的大小（1~4mm）。筛选器夹子应与血管外径相同。使用与较小血管贴合的最大尺寸。

4. "船到岸"：受植静脉（"船"）穿过吻合环并将血管壁固定到钢针上。确保内膜完全外翻且穿在每根钢针上。对供体血管重复上述操作（"岸"）。

5. 顺时针旋转吻合器旋钮，直到吻合环彼此结合并从器械中弹出。

6. 使用止血钳压挤吻合环，确保安装牢靠。

F. **尺寸不符的处理方法**

1. 调整。

2. 桥接移植一段静脉。

3. 对大血管行楔形切除并随后吻合到小血管。

G. **检查吻合状况**

1. 松开远端夹钳检查反流情况，修补可见渗漏。

2. 以"闪动"方式松开近端夹钳——松开一小会儿以检查有无较大的渗漏。备好修补渗漏的缝线。

  a. 若出现较大的喷涌渗漏，需要助手使用盐水连续冲洗渗漏处，确定准确的位置（最常见者为缝合间隙或血管壁撕裂），然后对其进行修补。在修补过程中连续使用盐水冲洗可以观察到渗漏位置。

  b. 若出现小型渗漏或针刺处出现渗出,可让血管静置 5 分钟。大多数小型渗漏会不需干预便会停止。

3. 通过直接观察血管近端和远端至吻合处的血流以确保动脉通畅。

  a. 使用多普勒在近端和远端观察血管或感觉脉搏。

  b. 也可检查远端组织是否在边缘出现鲜红的出血。

4. 通过观察静脉近端和远端至吻合处的膨胀情况以确认静脉通畅。也可使用微型镊轻轻夹挤静脉,观察再充盈情况。

V. 术后护理

A. 皮瓣监测

1. **临床评估(黄金标准)**:

  a. 护士 Q1 小时检查 ×24~48 小时,手术团队定期进行检查。

  b. 动脉受影响:发白、冰冷、缓慢或无毛细血管再充盈现象。

  c. 静脉淤血:发紫、紧张、毛细血管迅速再充盈。

2. **多普勒**:

  a. 手持式探头:术中使用聚丙烯缝线标记皮岛多普勒部位,最好提供音频动静脉信号。

  b. 可植入型多普勒:术中可放置于动脉或静脉四周,通过音频信号连接到外部流量监视器。

3. **商用皮瓣监测设备**:需要昂贵的设备,使用情况取决于外科医师或医疗机构。

  a. 表面温度监测

  b. 激光多普勒血流仪

  c. 近红外光谱仪

  d. 彩色多普勒超声

  e. 微渗析技术

B. **抗凝**:存在争议且具有外科医师依赖性,无明确的数据支持术前使用任何抗凝剂。

1. **肝素**:减少血小板聚集、活化抗凝血酶Ⅲ并降低血液黏度(使用剂量:术间静脉给药 5000U,术后 1000U/h × 5 天)。

2. **阿司匹林**:抑制前列腺素合成与血小板聚集〔使用剂量:每日口服 325 mg×30 天,术前在麻醉后监测治疗室(PACU)给予第一个剂量〕。

3. **葡聚糖**:增容剂,抑制血小板聚集,改变纤维蛋白(使用剂量:葡聚糖 –40,25ml/h × 5 天)。可导致突发性肺水肿和急性肾衰竭。

C. 皮瓣挽救

1. 由经验丰富的观察人员进行的临床检查是辨识皮瓣受损的黄金标准。

2. **若怀疑动脉或静脉受影响**:

  a. 除去敷料以松开压迫并检查整个皮瓣。

　　b. 解开嵌入的缝线，减轻由于缝合过紧、血肿和肿胀导致的压力。

　　c. 立即返回手术室进行探查。

3. **术间再探查：**

　　a. 松开嵌入的皮瓣，检查血肿和血管受压情况。

　　b. 检查血管是否存在缠绕、扭结或压迫状况。

　　c. 检查动脉和静脉是否存在血栓，这是吻合处最常见的问题。

　　　　i. 根据需要修正吻合。

　　　　ii. 考虑溶栓（链激酶或尿激酶）。

　　　　iii. 考虑术后抗凝。

4. 若患者吻合处出现持续性静脉淤血，可考虑使用水蛭（患者需要使用抗生素对抗气单胞菌）。

VI. **显微神经手术**

　　A. **神经需要"接合"，而血管需要"吻合"**

　　B. **神经接合方法**

　　　　1. **概述**

　　　　　　a. 必须无张力，否则需要神经移植物。

　　　　　　b. 在大多数需要离断外周小神经的情况下，采用不同的修复方法后其效果差异甚小。

　　　　2. **神经外膜修复**

　　　　　　a. 最常见的。

　　　　　　b. 神经边缘在解剖学上相互对齐，然后以固定的间隔进行缝合。使用表面脉管系统和神经束模式引导对齐。

　　　　　　c. 缝针应在与切缘相距 2~3 针宽的位置穿过神经外膜，避免刺入过深。

　　　　　　d. 前两根缝线应留长一点，以便进行操作。

　　　　3. **神经束修复**

　　　　　　a. 接合各根神经束。

　　　　　　b. 更佳的解剖学上对齐的理论优势并不能转化为更佳的效果。

　　　　4. **神经束簇修复**

　　　　　　a. 指示在能够确定具体分支的水平上修复较粗的神经。

　　　　　　b. **各神经束簇**在内部神经外膜水平上进行接合。

VII. **内镜手术**

　　A. **概述**

　　　　1. 在使用内镜提高可视度的情况下，外科医师可通过小切口以及微创技术进行手术。

　　　　2. 需要通过体腔导入光线，然后反射到内镜形成可见影像，可能需要充入气体（例如，CO_2）或液体（例如，盐水）维持成像。

　　　　　　a. 腹部、胸部、关节。

    b. 在皮下制造潜在空间。

3. **优点**

    a. 供区破坏小，瘢痕少。

    b. 恢复时间更短（对于选定的术式而言）。

    c. 通过小切口提高可视度。

4. **缺点**

    a. 额外需要的设备较为昂贵，手术持续时间较长。

    b. 技术上需要较高的学习曲线。

B. **仪器**

1. **内镜：**

    a. 尺寸：窥镜直径取决于所施行的手术（4~10mm）。大窥镜配备更多光导纤维束，可获得更佳的可视度。

    b. 镜头可为直型（0°）或成角度（例如，30°或45°），这取决于可视度需求。成角型窥镜可提供障碍结构四周更清晰的成像。

2. **光源：**通过纤维光缆连接到内镜。

3. **摄像机：**

    a. 单芯片摄像机：采用可探测红、绿和蓝色的交替像素。

    b. 三芯片摄像机：采用可探测红、绿和蓝色的独立芯片，图像质量更佳。

C. **应用**

1. **美容手术**

    a. **丰胸**

        i. 通过腋窝进出，可提供胸大肌后间隙的优质图像。

        ii. 可能需要置入盐水或硅胶植入物。

        iii. 难以调整乳房下皱襞，也可能导致植入物损伤。

    b. **提眉术**

        i. 最大限度地减轻冠状切口造成的瘢痕形成、脱发及感觉异常。

        ii. 可直接观察重要结构。

    c. **面中部提拉术**

    d. **腹壁成形术**

        i. 皮肤质量优良的患者之首选，但需要施行有限度的腹直肌折叠术。

2. **重建手术**

    a. 放置组织扩张器（例如，头皮）。

    b. 切取神经（例如，腓肠神经）。

    c. 针对颅缝早闭的颅骨重建。

    d. 切取皮瓣（例如，背阔肌）。

3. **手部手术**

    a. 腕管松解术

    b. 肘管松解术

VIII. 机器人手术

A. 美国航空航天局（NASA）首先提出的概念，用于太空任务，可远程操纵设备。

B. 应至少保持与外科医师相同的准确度和灵活度，在某种程度上可取代人类能力。

C. 优点

1. 显微外科手术的操作更为迅速。

2. 克服生理颤动。

3. 骨段可对齐到 0.1mm。

4. 可弥补移动的目标（例如，心脏手术）。

5. 在密封空间内更灵活（例如，骨盆手术、咽部手术）。

D. 当前应用

1. 口咽重建

2. 泌尿道切除和重建（例如，前列腺切除术）

3. 肝胆手术

4. 心脏手术

要点总结

1. 在手术开始前检查设备功能（即，打开显微镜）。

2. 为了舒适起见：正常休息，饮用常量咖啡因。

3. 在开始显微手术前设定最佳体位（窥镜、皮瓣、椅子高度等）。

4. 夹板和敷料过紧可能使皮瓣坏死。花时间制作垫衬良好的夹板和敷料，使之不会对蒂和皮瓣形成压力。

5. 临床检查是术后皮瓣护理的黄金标准。为了评估潜在的皮瓣受损，返回手术室的阈值应当很低。挽救受损皮瓣的机会极为有限。

要点问答

1. 若怀疑动脉或静脉受损，必须采取哪些策略？

a. 动脉：远端使用多普勒检查。确保血管不处于痉挛状态，剥离血管。最终通常需要拆开吻合（若觉得缝上了后壁或需要冲洗，每次可以拆开一端）。考虑对血管内的大量凝块进行肝素化。

b. 静脉：剥离、重造。若静脉可以回流但皮瓣仍然淤血，通常需要施行额外的静脉吻合术。

2. 术后皮瓣监测的方案有哪些？黄金标准是什么？

a. 选择方案：身体检查、可植入型多普勒、体外多普勒、表面温度监测、激光多普勒血流仪、近红外光谱仪、彩色多普勒超声和微渗析技术。

b. 黄金标准：身体检查。

3. 肝素、葡聚糖和阿司匹林的作用机制是什么？

a. 肝素：与能够诱导构象变化并抑制凝血酶和凝血因子 Xa 的抗凝血酶Ⅲ相结合。

　　b. 葡聚糖：确切的机制未知，但一般认为能够导致增容、血管假性血友病因子失活、赋予血小板负电荷并导致纤维蛋白溶解。

　　c. 阿司匹林：通过抑制环氧合酶达到抑制血小板聚集的目的。小剂量可在不影响环前列腺素的情况下抑制血栓素。

4. 在微血管吻合期间，术野可使用哪些溶液？

　　a. 2% 利多卡因。

　　b. 肝素：（在乳酸盐林格液或生理盐水中达到 10 ~ 100U/ml）。

　　c. 罂粟碱：（30mg/ml）。

推荐阅读

Grunwald T, Krummel T, Sherman R. Advanced technologies in plastic surgery: how new innovations can improve our training and practice.*Plast Reconstr Surg*.2004;114（6）:1556–1567.PMID：15509950.

Pacella SJ, Codner MA.The transaxillary approach to breast augmentation. *Clin Plast Surg*.2009;36（1）:49–61.PMID：19055961.

Pratt GF, Rozen WM, Chubb D, et al.Modern adjuncts and technologies in microsurgery: an historical and evidence–based review.*Microsurgery*.2010;30（8）:657–666.PMID：20734321.

Rowe DJ, Guyuron B. Optimizing results in endoscopic forehead rejuvenation. *Clin Plast Surg*.2008;35（3）:355–360.PMID：18558228.

7

复合组织同种异体移植（CTA）

I. 定义

A. **复合组织**由包括皮肤、骨骼、肌肉、神经和脂肪在内的非实体器官组织复合组成。

B. **复合组织同种异体移植也被称为血管化复合同种异体移植**（VCA）。美国移植医师协会（ASTS）将复合组织定义为作为功能单元的非自体血管外周组织，包括皮肤、肌肉、神经、肌腱、血管和（或）骨骼。

C. **同种异体移植**系指上述组织在个体之间的移植。这与自体移植不同。自体移植是将个体组织移植到同一个体的其他位置。

II. 上肢 / 手移植

A. **背景**

1. 首例手移植手术于 1964 年在厄瓜多尔进行，结果导致排斥反应，需要行再切断术。

2. 35 年后，法国报道了一起手移植的成功案例。在这种情况下，移植手术在随后的两年半仍没有取得进展。

3. 目前已进行 60 多例上肢移植手术以及 150 多例复合组织移植手术，包括多起双手移植手术案例。

B. **适应证**

1. 上肢移植仍需进行实验。

2. 患者的依从性极其重要。患者须经历重要的康复治疗，并且必须坚持免疫抑制药物治疗。

3. 考虑到与免疫抑制有关的健康风险，以及术后集中康复治疗的需求，患者应大致处于健康状态。

4. 患者认为使用假体不便。

5. 此外，体像显示患者具备行移植术的资格。

6. 一份说明患者无确诊精神疾病、失明状况、近期恶性肿瘤、乙型 / 丙型肝炎感染或缺乏经济支持等情况的报告。

C. 手术治疗

1. 手术治疗包括从供体摘取器官和移植器官到受体。需要由整形与骨外科医师、麻醉师、护士和实体器官移植外科医师组成的大型团队进行手术。

2. **供体手术**

   a. 尽管尚未报道基于人类白细胞抗原（HLA）的进一步配对，但是性别和血型的配型有据可查。

   b. 从已故捐献者身上获取的上肢需要切除同种异体移植物近端，使之与受体的缺损完全匹配。必须确保移植物的完整结构，因为其对移植存活和功能至关重要，包括骨骼、动脉/静脉、神经及肌腱。

   c. 为了避免捐献者在截肢后损形，应将假肢安装在已故捐献者身上。

   d. 必须考虑到已故捐献者也可能是实体器官的捐献者。需要与实体器官移植获取团队谨慎协调。

   e. 然后用低温液体灌注同种异体移植物，以避免热缺血。

   f. 近期试验已证明，来自供体椎体的骨髓移植（BMT）结合免疫抑制治疗能延长同种异体移植物的存活时间。

3. **受体手术**

   a. 受体断端开放皮瓣并完成骨断端的准备，为同种异体移植物植入做准备。

   b. 按照再植手术的一般顺序进行移植，即骨固定、伸屈肌腱修复、神经修复、静脉修复以及动脉修复。

D. 免疫抑制和排斥反应

1. 需要使用免疫抑制药物来防止同种异体移植物的排斥反应。排斥反应可分为急性排斥反应和慢性排斥反应。

2. **诱导免疫抑制治疗药物**包括抗胸腺细胞球蛋白和巴利昔单抗；这些药物属于抗 T 细胞抗体。维持免疫抑制治疗药物包括他克莫司、霉酚酸酯和泼尼松。

   a. 他克莫司与血清肌酐偏高有关。

   b. 泼尼松与高血压、糖尿病、血脂异常和恶性肿瘤有关。

3. **急性排斥反应可能会先影响皮肤**。其表现为红斑和弥漫性红肿。根据组织学分析显示，由 T 细胞组成的淋巴细胞会发生浸润。根据班夫（Banff）评分进行分级。

   a. **第 0 级**（无排斥反应）：无或极少炎症性浸润。

   b. **第 1 级**（轻度排斥反应）：轻度血管周围浸润，未累及表皮。

   c. **第 2 级**（中度排斥反应）：中度至重度血管周围炎症，伴有或不伴轻度表皮及附件受累。无表皮角化不良或表皮细胞凋亡。

   d. **第 3 级**（重度排斥反应）：与表皮受累相关的致密真皮炎症（角质细胞空泡化、细胞凋亡和坏死）。

   e. **第 4 级**（坏死）：表皮或其他皮肤结构坏死。

4. **急性排斥反应的治疗**包括增加口服类固醇或静脉注射类固醇、多克隆或单克隆抗体，以及局部免疫抑制剂（外用）。

5. **仿制药的疗效**与品牌免疫抑制药物的疗效尚未确定，在实体器官文献中存在疑问。

6. **急性排斥反应**可通过可视化手段进行监测；也可根据需要进行皮肤活组织检查。

7. 接受供体骨髓细胞治疗的患者在术后第 14 天可接受免疫抑制剂单药治疗（他克莫司）。

8. **慢性排斥反应**尚未在文献中定义。但其可能包括血管内膜增生、皮肤和肌肉萎缩以及深部组织纤维化。

E. **康复治疗**

1. 康复治疗与行再植术后的治疗类似。被动运动持续 1 年。术后数周内，患者即可开始主动运动。

2. 作为免疫抑制治疗的一部分，使用类固醇可阻碍愈合，且如果术后过早进行主动运动，则可能会对肌腱修复造成风险。

F. **预后**

1. 关注的即刻实效包括术后移植物存活。

2. 关注的免疫实效包括急性或慢性排斥反应。

3. 关注的长期实效包括感觉、运动恢复（力量、功能恢复）以及患者满意度。

4. 免疫抑制相关实效包括任何长期后遗症的发生（例如：糖尿病、高血压、恶性肿瘤、感染）。

III. **面部移植**

A. **背景**

1. 2005—2012 年，记录在案的面部移植手术达 17 例。

2. 2005 年 11 月，在法国进行了首例面部移植手术，此后在法国、美国、西班牙和中国等国家分别进行了面部移植手术。

B. **适应证**

1. 明显的面部畸形，虽然尚未明确描述。

2. 由创伤（动物咬伤、武器）、先天性畸形、烧伤以及肿瘤造成的面部畸形。

C. **手术治疗**

1. **供体手术**

a. 手术治疗取决于移植所需的结构。

i. 包括骨骼、肌肉、神经、黏膜、皮肤。

ii. 包括各个美学分区，如鼻子、嘴唇、脸颊。

b. 有关于面部血管或颈外动脉作为受体血管蒂的文献报告。

c. 横切面神经并保留在远端，以与受体面神经进行神经吻合术。

d. 考虑皮肤颜色和人类白细胞抗原（HLA）配对。

　2. **受体手术**

　　　a. 确定缺损结构，以指导供体手术。

　　　b. 识别受区血管。

　　　c. 识别面部神经干。

　　　d. 在供区血管和受区血管之间行微血管吻合术。

　　　e. 连接面部神经。

　　　f. 如果可行，连接感觉神经（例如：三叉神经支）。

D. **免疫抑制和排斥反应**

　1. 许多面部移植手术均报道了人类白细胞抗原配对。

　2. 诱导治疗药物包括抗淋巴细胞血清（胸腺细胞球蛋白）和甲泼尼松；胸腺细胞球蛋白、泼尼松、他克莫司以及霉酚酸酯。

E. **康复治疗**

　1. 康复治疗与行再植术后的治疗类似。被动运动持续 1 年。术后数周内，患者即可开始主动运动。

　2. 作为免疫抑制治疗的一部分，使用类固醇可阻碍愈合，且如果术后过早进行主动运动，则可能会对肌腱修复造成风险。

F. **预后**

　1. 存在多个疗效判定指标。最初关注术后即刻疗效，即移植物存活和免疫实效，随后逐渐关注功能实效。

　2. 在 17 名患者中，有 2 名由于不依从免疫抑制治疗和移植后并发症治疗而导致死亡。未出现移植物丢失或移植物抗宿主病（GvHD）。

IV. **腹壁移植**

A. **背景**

　1. 涉及移植腹壁皮肤和（或）肌肉和（或）筋膜，以支撑腹壁。

　2. 行实体器官移植术的小儿和成人患者所述。

B. **适应证**

　1. 小儿多器官簇移植受体所述，以提供腹壁支撑。

　2. 行小肠移植术的成人患者所述。

　3. 可以避免与自体游离皮瓣有关的供区发病，或者避免腹腔开放或假体的感染风险。

C. **手术治疗**

　1. 可与腹直肌、筋膜、皮下组织和皮肤（血管化腹壁皮瓣）一并切除。

　　　a. 由腹壁下深动脉进行血液供应。

　　　b. 可于腹壁下深动脉（DIEA）或更近端股骨血管或髂血管处切取皮瓣。

　　　c. 然后将皮瓣吻合至受体的髂总动脉。

　　　d. 随后闭合软皮组织，皮瓣就位。

　2. **可能仅切除腹直肌鞘后层筋膜**

　　　a. 镰状韧带旁灌注。如果正在进行肝移植，可能会与肝脏一起整块切除。

　　　　b. 腹直肌鞘后层筋膜可用于桥接受体的筋膜。

　D. **免疫抑制**

　　1. 对于血管化腹壁皮瓣而言，可采用阿仑单抗行诱导治疗，采用他克莫司进行维持治疗。

　　2. 使用类固醇治疗急性排斥反应。

　　3. **腹直肌鞘后层筋膜的免疫抑制治疗**由肝脏情况决定，包括甲泼尼松诱导治疗，泼尼松及他克莫司维持治疗。

　E. **预后**

　　1. **腹直肌鞘后层筋膜**

　　　　a. 5 例（共 6 例）腹直肌鞘后层筋膜受体在与同种异体移植物完全结合的情况下存活。

　　　　b. 腹直肌鞘后层筋膜的排斥反应未被记录在案。

　　2. **血管化腹壁皮瓣**

　　　　a. 14 名患者共接受了 15 个腹壁移植物。

　　　　b. 2 个移植物因血栓形成而失功。

　　　　c. 至今仍有 5 例患者存活，其中 1 例腹壁移植物失效；其余 4 例移植物完整。死亡案例与腹壁移植无关。

　　　　d. 4 名患者接受排斥反应治疗。

Ⅴ. **基础科学研究**

　A. **免疫学**

　　1. **树突细胞**

　　　　a. 抗原提呈细胞（APC）包括皮肤中的朗格汉斯细胞。

　　　　b. 获取外周组织中的抗原。

　　　　c. 通过淋巴管引流至淋巴结。

　　　　d. 成熟的树突状细胞与 T 细胞相互作用，以诱导效应表型。

　　　　e. 未成熟的树突状细胞与 T 细胞相互作用，可能诱导耐受性表型。

　　2. **调节性 T 细胞**

　　　　a. CD4+CD25+FoxP3+ 细胞群。

　　　　b. 可能为诱发产生或原生（胸腺内衍生）。

　　　　c. 抑制 T 细胞的效应功能，缓解排斥反应或移植物抗宿主病。

　　　　　ⅰ. 细胞毒性 T 淋巴细胞抗原 4（CTLA4）的表达，能抑制抗原提呈细胞（APC）活性，阻止效应 T 细胞的发育。

　　　　　ⅱ. CTLA4 可与共刺激分子（CD80 和 CD86）结合，以激活吲哚胺 2，3 - 双加氧酶（IDO），从而破坏色氨酸的局部环境，并产生犬尿酸原，进而减弱 T 细胞增殖。

　　　　　ⅲ. 产生 IL - 10（免疫抑制性细胞因子），其能抑制 APC 活性，并促进 T 细胞转化为调节性 T 细胞。

d. 被认为影响淋巴结和同种异体移植。

3. 间充质干细胞（MSC）

a. 最初在骨髓、脂肪组织以及脐带中被发现。

b. 多能细胞，例如可发育成多种其他组织类型。

c. 可能抑制初始 CD4+ T 细胞产生抑制性 T17（T_H17）细胞。

d. 通过旁分泌因子和细胞接触调解细胞作用。

4. 移植物抗宿主病

a. 造血干细胞移植治疗恶性肿瘤的并发症。

b. 供体的同种异体 T 细胞攻击宿主。

c. 可能与血管化骨髓移植（BMT）有关。

5. 嵌合

a. 完全嵌合系指受体的造血细胞（HSC）完全置换成供体的造血细胞。

b. 混合嵌合系指供体和受体的造血细胞在受体中共存。

c. 供体的造血干细胞从供体骨髓中分离。对受体行全身照射，消除 T 细胞，给予共刺激阻断剂和免疫抑制治疗，然后注射供体造血细胞（HSC）以调节受体。

d. 在无嵌合手部移植患者外周循环注射骨髓细胞。患者一直维持免疫单药治疗（他克莫司）。

6. 共刺激阻断剂

a. T 细胞激活取决于抗原提呈细胞的抗原提呈，以及抗原提呈细胞上的 B7-1/CD80 和 B7-2/CD86 与 T 细胞上的 CD28 之间的相互作用。

b. 导致 IL-2 与受体结合以及 mTOR 途径激活→T 细胞克隆。

c. 除 CD28 之外，B7-1 和 B7-2 对 CTLA4 具有（见上文）亲和性。

d. CTLA4-Ig（贝拉西普）是 CTLA4 和 IgG 的胞外区之间的融合蛋白，其可以通过与 B7-1 或 B7-2 结合来抑制共刺激作用。

e. CTLA4-Ig 在肾移植临床试验中效果显著。

f. CD40/CD40L 途径激活 B 细胞。CD40 位于 B 细胞，CD40L 位于激活的 T 细胞。

g. 在记忆 T 细胞上表达的淋巴细胞功能相关抗原（LFA）-1 与抗原提呈细胞上的细胞间黏附分子（ICAM）相互作用，以稳定两个细胞结构之间的界面。

B. 缺血再灌注损伤

1. 长时间缺血后再灌注会导致产生活性氧。

2. 可能导致蛋白质氧化和热休克蛋白（HSP）的氧化。

3. 热休克蛋白激活 Toll 样受体，并介导先天性免疫应答（例如：中性粒细胞、巨噬细胞、自然杀伤细胞）。

4. 一些实验模型已证明更长时间的缺血会导致更严重的排斥反应。

VI. 经济考虑因素
  A. 残疾成本
    1. **这种成本是一般重建术的新兴研究领域。** 由于因缺陷和患者特征而异的不同因素，不易确定残疾成本。
    2. **上肢 / 手**
      a. 截肢水平是否与经济弱势有关。
      b. 受体的就业类型如何影响移植的经济成本（例如：体力劳动者 *VS* 白领）。
    3. **面部**
      a. 如何评估面部缺陷的经济负担？这种经济负担是什么？
      b. 多次重建术的成本是多少？
    4. **腹壁**：若功能损失并且需要再次手术，疝气的经济负担是多少？
  B. 免疫抑制治疗成本
    1. 免疫抑制治疗成本是多少？免疫抑制仿制药与品牌药的成本是多少？
    2. 治疗免疫抑制相关并发症的成本是多少？
    3. 单药治疗（及相关并发症）与多药治疗（及相关并发症）的成本是多少？
  C. **手术成本**：手术成本与在手术室中的时间和麻醉有关。如果使用传统的重建方法，考虑手术成本比较时，也必须考虑多种手术的成本。
  D. **康复成本**：康复成本的分析应重新考虑采用传统重建方法的康复成本。
  E. **并发症成本**：我们需要先定义并发症，以及这些并发症的发病率。这需要进一步长期调查关于每种特定类型的 CTA（例如手部与面部）的当前经验。在此之后，必须评估与上述并发症相关治疗策略的成本。

VII. 伦理问题
  A. 免疫抑制和排斥反应
    1. 非救命性移植（如手 / 脸部移植）的益处是否可抵消免疫抑制的相关风险（如高血压、糖尿病、血脂异常和恶性肿瘤等）？
    2. 如何确定移植前后的生活质量？
    3. 如果患者出现排斥反应，需要移除移植物，患者有什么选择？考虑移除脸部的影响。
  B. 患者筛选
    1. 应如何筛选进行移植手术的患者？筛选机制是什么？
    2. 我们怎样排除接受移植手术的候选患者？是否应排除经济弱势群体？
    3. 是否应根据职业筛选患者？进行高强度体力劳动工作的患者是否更适合进行肢体移植？
    4. 我们如何筛选患者才能避免受经济利益或关注度驱使而进行移植手术？
  C. 知情同意
    1. 正如大多数外科医师所知，很难告知患者与手术有关的所有并发症。我们如何确保患者理解手术的全部过程？

2. 知情同意不仅包括与手术及术后即刻并发症有关的信息，还包括需要一定强度的身体康复（特别是上肢康复）和终身免疫抑制治疗的信息。患者必须了解到不配合治疗可能造成的潜在并发症，同时理解配合治疗的挑战。

D. 获取

1. 我们如何与实体器官移植外科医师成功协调，确保复合组织异体移植物的获取不会干扰实体器官的获取？
2. 复合组织的获取是否会影响个体死亡后成为实体器官供体的概率？
3. 我们如何避免对已故供体造成损形？
4. 我们如何告知患者和已故供体家属关于捐赠复合组织异体移植物的好处？

E. 经济成本

1. 谁应该承担与 CTA 有关的成本？成本是否应取决于进行同种异体移植术的类型（例如：手部、面部或腹部）？
2. 患者护理的不同经济成本是否应由不同的机构承担（例如：手术成本、免疫抑制治疗成本、并发症成本以及康复成本）？
3. 谁是该手术的潜在付款人［例如：患者、工人赔偿/政府/医疗保险/医疗补助、医院、雇主、私人保险公司、美国国立卫生研究院（NIH）、军方］？

要点总结

1. 急性排斥反应的治疗包括增加口服类固醇或静脉注射类固醇、多克隆或单克隆抗体以及局部免疫抑制剂（局部）。
2. 泼尼松与高血压、糖尿病、血脂异常和恶性肿瘤有关。
3. 诱导免疫抑制治疗药物包括抗胸腺细胞球蛋白和巴利昔单抗；这些药物属于抗 T 细胞抗体。维持免疫抑制治疗药物包括他克莫司、霉酚酸酯和泼尼松。
4. 急性排斥反应可能会先影响皮肤。其表现为红斑和弥漫性红肿。根据组织学分析显示，由 T 细胞组成的淋巴细胞会发生浸润。

要点问答

1. 最具免疫性的移植组织是什么？

    皮肤。
2. 同种异体移植和自体移植之间有什么区别？

    同种异体移植系指组织在个体之间的移植。这与同种异体移植不同，自体移植是将个体组织移植到同一个体的其他位置。

推荐阅读

Cavadas PC, Landin L, Thione A, et al. The Spanish experience with hand, forearm, and arm transplantation. Hand Clin. 2011;27:443–453. PMID: 22051386.

Chung KC, Oda T, Saddawi-Konefka D, Shauver MJ. An economic analysis of hand transplantation in the United States. Plast Reconstr Surg. 2010;125:589–598. PMID: 19910847.

Kaufman CL, Breidenbach W. World experience after more than a decade of clinical hand transplantation: update from the Louisville hand transplant program. Hand Clin. 2011;27:417–421. PMID: 22051383.

Morelon E, Kanitakis J, Petruzzo P. Immunological issues in clinical composite tissue allotransplantation: where do we stand today? Transplantation. 2012;93:855–859. PMID: 22538449.

Rohrich RJ, Longaker MT, Cunningham B. On the ethics of composite tissue allotransplantation（facial transplantation）. Plast Reconstr Surg. 2006;117:2071–2073. PMID: 16651986.

Schneeberger S, Landin L, Jableki J, et al. Achievements and challenges in composite tissue allotransplantation. Transpl Int. 2011;24:760–769. PMID: 21554424.

Siemionow M, Ozturk C. Face transplantation: outcomes, concerns, controversies, and future directions. J Craniofac Surg. 2012;23:254–259. PMID: 22337420.

Wood KJ, Bushell A, Hester J. Regulatory immune cells in transplantation. Nat Rev Immunol. 2012;12:417–430. PMID: 22627860.

组织扩张

I. 介绍

A. 定义

1. 当一期闭合无法实现时，利用人工扩张器扩增局部组织，以修复邻近软组织缺损。

2. 在供体组织下方置入硅胶弹性水囊，随后缓慢注入生理盐水，使上覆软组织拉伸，从而使其单位体积的表面积净增加。

B. 优点

1. 能利用颜色、厚度、纹理和毛发生长模式相似的供体和受体组织，重建"相似组织"。

2. 对于通常需要利用局部皮瓣进行重建的较大软组织缺陷，可利用扩张后的局部组织进行关闭，同时减少供区并发症。

3. 从组织结构上来说，可在类似于切口延迟愈合现象的扩张后的局部组织内实现正常的血管生成反应。

4. 可通过扩张过程获得可预计数量的供体组织。

5. 作为一种组织重建技术，组织扩张术通用、可靠且可重复，并可应用于身体的多个部位。

C. 缺点

1. 需要多次手术（至少两次，一次是为了放置扩张器，一次是为了取出扩张器）和多次门诊。

2. 由于要先进行组织扩张，最终组织重建不得不延迟。

3. 与异物植入有关的特定并发症（如感染、暴露或挤出）。

4. 供区的临时外观畸形，通常很难掩饰（如头皮和前额重建）。

II. 组织学

A. 软组织

1. 皮肤

a. 表皮层

     i. 通过角化过度和棘层增厚增加表皮层厚度。

     ii. 有丝分裂增加。

     iii. 细胞内空间变狭小。

  b. **真皮层**

     i. **真皮乳头层厚度不变，但真皮网状层厚度减少，因此整个真皮层的厚度有所减少。**

     ii. 胶原纤维束厚度增加，成纤维细胞和肌成纤维细胞的数量有所增加。

     iii. 汗腺和毛囊变得分散，并表现出退化性变化。

     iv. 弹性蛋白纤维破碎并断裂，从而产生细纹。

  c. 临床上，扩张后的皮肤通常比较干燥，并存在色素变化，同时皮肤对痛感、温度、压力和轻触的感知能力会降低。

  d. 扩张后皮肤的厚度变化是暂时的，将于扩张后约 2 年恢复正常。

2. **肌肉**

  a. **重量减少。**

  b. 厚度和重量均会减少。

  c. 肌原纤维和肌丝解体。

  d. 不会导致功能的丧失，但曾有报道称扩张过程中出现肌肉损伤（例如：由于额肌损伤造成眉毛高度降低）。

3. **脂肪**

  a. **厚度减小，尤其是皮下脂肪的厚度。**

  b. 临床上，会表现为皮瓣体积缩小。

  c. 萎缩的脂肪细胞最终由纤维化取代，导致脂肪含量永久性下降（30%~50%）。

B. **包膜**

1. **包膜通过异物反应形成**，由平行定向成纤维细胞组成，这些成纤维细胞与厚厚一层胶原纤维束相互穿插。

2. **取出扩张器时**，通过包膜切除术增加组织表面积，并尽可能进行皮瓣推进。

3. **包膜切除术应谨慎进行**，以避免破坏随意型皮瓣的供血。

C. **血管分布**

1. 扩张后的皮肤中有多条血管。

2. 包膜和局部扩张组织的交界处存在大量血管的密集分布。

III. **生物力学**

A. **蠕变**

1. **定义**

  a. 蠕变的定义为：在应力影响下，组织的永久性变形趋势。

  b. 对于持续的组织拉伸，既可能出现急性（机械性）蠕变反应也可能出现慢性（生物）蠕变反应。

2. **机械蠕变**

  a. 机械蠕变是由于与所施加力向量平行的胶原纤维束的重新定向以及周围

皮肤松弛区域的邻近组织的聚集而引起的急性组织伸长。

   b. 手术时对扩张器注水，机械蠕变是放置扩张器时组织长度初始增长的原因。

   c. 扩张器中的水将从基质和弹性纤维微小碎片中流出。

3. 生物蠕变

   a. 生物蠕变是由于新组织再生导致的慢性组织伸长。

   b. 在组织扩张期间和扩张完成后，持续的组织拉伸通过激活胶原生成、血管生成和表皮细胞增殖，导致扩张区域内新组织细胞的增加。

B. 应力松弛

1. **应力**的定义是组织内每单位面积承受的平均力。

2. **应变**的定义是组织对应力产生的形变量。

3. **应力松弛**指在生物组织应变量恒定的情况下，应力大小随时间逐渐下降。从临床上来看，应力松弛十分重要，因为受到急性拉伸的组织在下一次扩张前将得以放松，从而避免与局部缺血有关的上覆软组织罩并发症。

IV. 组织扩张器放置原则

A. 基本设计

1. 外形

   a. **矩形扩张器**适用于躯干和四肢，能获得的实际组织增长量最高（能获得理论组织增长量的 40% 左右）。

   b. **圆形扩张器**最常用于乳房再造，能获得的实际组织增长量最低（能获得理论组织增长量的 25% 左右）。

   c. **月牙形扩张器**通常用于头皮重建，在该类扩张器的中央部位获得的组织增长量高于扩张器周边。

   d. **解剖式扩张器**能对上覆软组织罩进行不同程度的扩张，以便更为准确地重建有关身体部位（如乳房再造中采用的水滴形扩张器）。

   e. **自定义扩张器**是为不规则组织缺损设计的，通常比较昂贵。

2. 注水口

   a. **远端注射壶**通过硅橡胶管与组织扩张器相连，可位于皮下（大多数均位于皮下），经皮注水，或外置，直接注水应注意不得将注水管隧道剥离得太宽，否则注射壶会回落至扩张器旁，导致注水困难。

   b. **一体式注水口**位于扩张器内，尽管这种设计可能会增加扩张器外壳的意外穿刺风险。

   c. **自注式渗透扩张器**没有注水口，扩张器中包含具有较高渗透性的饱和生理盐水或水凝胶基质溶液，能在 4 ~ 8 周内从周围的软组织中逐渐吸收体液。

3. 耐久性

   a. 大多数组织扩张器乃临时置入，随后更换为永久性盐水或硅胶假体，或者完全移除，以允许扩张后局部组织进行重新排列。

b. 一些永久性扩张器在乳房再造中也有少量应用，这些扩张器内部空心，该内芯被包裹在充满硅凝胶的外隔室内，并设计为可用外部盐水填充。

B. 组织扩张的几何形态

1. 应使用尽可能大的扩张器，其基部直径大约是待重建软组织缺损部位直径的 2 ~ 3 倍。

2. **如果扩张器中包含一块底板或硬质背衬**，则应将这一侧放在囊袋底部，以引导囊袋向外膨胀。

3. **有时需要多个扩张器**来重建单个缺损部位，这取决于供体组织的可用性。

C. 供区

1. 扩张器的放置点通常与软组织缺损的长轴相邻并平行；如果放置在四肢，扩张器不应该穿过任何关节或在关节运动时撞击关节。

2. 供体组织必须供血良好，无不稳定的瘢痕，并且不得有任何感染或污染迹象。

3. 在放射治疗后的组织或糖尿病控制不佳的患者、有血管疾病或结缔组织疾病的患者中应谨慎使用扩张器。

D. 扩张器囊袋

1. 根据软组织缺损的位置，可将扩张器囊袋置于皮下、肌下或帽状腱膜下的平面。

2. 扩张器囊袋的大小应该单独定制，以使扩张器完全平坦放置，并尽量减少起皱。

3. 应限制切口过深，以防术后扩张器移位，并应进行细致的止血，以减少血肿形成。

E. 切口位置

1. **切口应位于扩张器囊袋的径向并垂直于囊袋扩张方向**，以在扩张过程中尽量降低切口张力；囊袋扩张过程中，切口上的过度张力将会引起扩张器的开裂和暴露。

2. 规划切口位置时，应考虑将来的重建方案，以便将切口纳入计划的皮瓣或待切除的组织中。

3. 内镜辅助扩张器置入（参见第 6 章，"内镜整形术"）采用的切口更小，还能更直观地显示扩张器的囊袋，但对医师的操作熟练程度和深度感知能力要求更高。

F. 扩张的时机

1. 向注射壶垂直插入 23G 头皮针或 Huber（非切割）针。应避免使用更粗的针头，因为该种针头会由于反压增加而导致阀门泄漏。

2. 放置扩张器时，术中向扩张器内注入一部分初始体积液体，少量填充扩张器囊袋，以防止皮下积液。对于接受乳房再造的患者，这一操作还能保持上覆软组织罩的形状。

3. 扩张过程通常在术后 2 ~ 3 周开始，开始后每周进行 1 次。

4. 在每次扩张时，可注入 50~100ml 液体，但是无论注入量为多少，当患者表现出不适或上覆皮肤发白时，应停止注入。

5. 整个扩张过程的完成通常取决于外科医师的意见。当医师认为已经有足够的供体组织可供重建软组织缺损时，即可结束扩张。然而，在适当的时机结束扩张并不简单，通常建议医师进行一些额外的"过度"扩张，以确保有足够的软组织覆盖面。

V. 临床应用

A. 头皮和前额重建

1. 适应证包括创伤性、先天性和肿瘤性软组织缺损，以及雄激素性和烧伤性脱发；**大约 50% 的头皮可以利用组织扩张进行重建，而不会导致其余的头发明显稀疏。**

2. 扩张器通常放置在皮下层或帽状腱膜下层（更常见）。

3. 切口通常隐藏在额颞发际线、眉线、垂直中线上，或隐藏在松弛的表皮张力线内。

4. 扩张过程完成后，通常采用较大的旋转推进皮瓣重建软组织缺损；然而，在连续分阶段的重建过程中，需要进行多轮组织扩张的情况并不罕见。

5. 当在面神经的颞支附近进行扩张时，应注意避免拉伸或医源性横切。

B. 面部缺损

1. 适应证与头皮和前额重建完全相同。

2. 扩张器通常放置在皮下层中央或腮腺咬肌筋膜的外侧。

3. 扩张过程完成后，通常以局部皮瓣重建软组织缺损。

4. 当在面神经和腮腺管的颧和颊支处附近扩张时，应当十分小心。

C. 鼻部再造

1. 可以通过组织扩张重建小面积软组织缺损；组织扩张最常用于鼻根或鼻背的薄而可滑动的皮肤中。

2. 如利用前额部皮瓣，通过前额皮肤的术中组织扩张，可以利用机械蠕变使供区进行一期闭合。

D. 耳部缺损

1. 适应证包括先天性（如：小耳症）和后天性耳部缺损（如：外伤性切断、烧伤或皮肤恶性肿瘤）。

2. 扩张器通常放置在皮下层。

3. 切口位于耳后发际线处。

4. 扩张过程完成后，可将薄的、供血良好的、无毛发覆盖的皮肤覆盖在植入的耳软骨架上。

E. 颈部重建

1. 扩张器通常放置在颈阔肌之上。

2. 在面神经的下颌缘支和颈支附近进行扩张时，应十分小心。

F. **乳房再造**（参见第 37 章 "乳房再造"）

1. 适应证包括乳房切除术后的立即和后续乳房再造。

2. 乳房再造通常包括两个阶段，其中一旦扩张过程完成并实现组织平衡，扩张器将更换为永久性盐水或硅胶假体；有时如果扩张器为永久性植入物，则可以省去第二个步骤。

3. 扩张器通常放置在胸大肌下方，胸大肌外侧缘被前锯肌筋膜或异体脱细胞真皮基质覆盖。

4. 应注意放射治疗后组织中与术后扩张器相关的并发症，包括感染、暴露和挤出。

G. **腹壁重建**

1. 与头皮重建类似，在扩张过程完成之后，可以使用组织分离技术重建约 50% 的腹壁。

2. 扩张器通常放置在皮下层，或放置在肌筋膜缺损的内外斜肌之间。

3. 由于腹壁皮肤神经支配的节段性模式，与在四肢进行组织扩张相比，腹壁任何运动神经或感觉神经的损伤，造成长期的、使人衰弱的后果的可能性较低。

H. **四肢重建**

1. **一般来说，在四肢采用组织扩张时，会出现较高的并发症发生率，尤其是在下肢。**

2. 扩张器通常放置在肌肉的深筋膜上方。

3. 由于四肢缺乏节段性的神经支配模式，因此在感觉神经和浅表层血管附近进行扩张时应十分小心。

4. 在三角肌区域内形成瘢痕瘤的可能性较高。

5. 扩张器不得穿过任何关节或在关节运动时撞击关节。

I. **皮瓣预扩张**

1. 通过轴型筋膜皮瓣的预扩张，有利于利用扩张后的局部组织覆盖较大的软组织缺陷，同时通过允许一期闭合来限降低供区的发病率。

2. 由于可在类似于切口延迟愈合现象的扩张后的局部组织内实现正常的血管生成反应，肌皮瓣的预扩张增强了皮瓣移植的安全性。

VI. **并发症及治疗**

A. **主要并发症**

1. **蜂窝织炎和植入物周围感染**

a. 需要及早和积极的治疗，同时静脉注射抗生素。

b. 如果发现得早，仅用静脉注射抗生素就可能消除炎症，使扩张器能够继续保留；然而，如果扩张器周围的细菌不断繁殖，则通常需要取出扩张器。

c. 如果感染蔓延至植入物周围，则必须取出扩张器。

d. 有时可以通过将皮下的注射壶放在体外以控制注水口处的感染。

2. **血肿**

a. 为防止上覆皮瓣缺血和细菌二重感染，进行血肿疏散十分必要。

b. 通常没必要取出扩张器。

3. **扩张器暴露或挤出**

a. 如果怀疑存在细菌定植，则需要取出扩张器。

b. 最常见的原因是扩张器囊袋设计不合理。

c. 治疗感染（如存在）。

4. **扩张器渗漏**

a. 通常在临床上表现为"漏气胎"，而且通常是在注水针进针时发生医源性穿刺的结果。

b. 需要取出并更换新的扩张器。

5. **皮瓣缺血**

a. 放置扩张器时，应避免切口过深，以防止上覆皮瓣的血供被阻断。

b. 在同一切口处避免过度扩张。如果上覆皮肤变白，应从扩张器中抽出一些液体。

c. 非全层坏死通常可以用局部伤口护理来处理。

d. 全层坏死需要清除所有的失活组织，并再次闭合，以保证扩张器上有足够的软组织覆盖。

e. 治疗感染（如存在）。

B. **次要并发症**

1. 不正确的注射壶放置或注射壶翻转。

2. 扩张不充分。

3. 扩张时疼痛。

4. 供区临时外观畸形。

5. 手术瘢痕扩大。

6. 运动神经和感觉神经的短暂失用。

要点总结

1. 如果没有感染迹象，暴露的扩张器有时可以进一步扩张。

2. 亚甲基蓝可用于对扩张器的内容物着色，以便在注水时正确识别阀门，并且有助于发现泄漏。

3. 已扩张的局部组织可于 3~6 个月后再次扩张。

4. 皮肤组织扩张时，表皮层是唯一一层厚度增加的皮肤。

5. 扩张器的基部直径应约为待重建软组织缺损部位直径的 2~3 倍。

6. 大约 50% 的头皮和腹壁可以通过组织扩张重建。

要点问答

1. 描述与组织扩张有关的蠕变现象。

   蠕变描述了细胞的生物反应——细胞在持续机械应力的作用下会发生增殖。

2. 描述组织扩张时的组织学变化。

   细胞间隙连接被破坏,表皮层变厚,真皮层变薄。

3. 描述组织扩张的禁忌证。

   没有绝对禁忌证,但放射治疗后组织、感染组织、儿童的四肢都是相对禁忌。

4. 组织扩张器对上覆皮肤有什么影响?

   血流量增加,导致组织扩张类似于延迟愈合。

推荐阅读

Austad ED, Pasyk KA, McClatchey KD, Cherry GW.Histomorphologic evaluation of guinea pig skin and soft tissue after controlled tissue expansion.*Plast Reconstr Surg*.1982;70(6):704–710.PMID: 7146153.

Cherry GW, Austad E, Pasyk K, McClatchey K, Rohrich RJ.Increased survival and vascularity of random-pattern skin flaps elevated in controlled, expanded skin.*Plast Reconstr Surg*.1983;72(5): 680–687. PMID: 6194539.

Huang X, Qu X, Li Q. Risk factors for complications of tissue expansion: a 20–year systematic review and meta–analysis.*Plast Reconstr Surg*.2011;128(3):787–797.PMID: 21572375.

Johnson TM, Lowe L, Brown MD, Sullivan MJ, Nelson BR.Histology and physiology of tissue expansion.*J Dermatol Surg Oncol*.1993;19(12):1074–1078.PMID: 8282904.

Wilhelmi BJ, Blackwell SJ, Mancoll JS, Phillips LG.Creep vs. stretch: a review of the viscoelastic properties of skin.*Ann Plast Surg*.1998;41(2):215–219.PMID: 9718160.

9

脂肪移植以及脂肪源性干细胞

I. 脂肪移植

A. 背景

1. 1912 年，Eugene Hollander 将其实施的以脂肪移植法治疗面部脂肪萎缩患者的手术记录下来，成为已知的脂肪移植技术首次施用。

2. 20 世纪 80 年代，相关脂肪移植报告中自体脂肪移植患者预后不良的报告推迟了该技术的推广。

3. 后来，外科医师开始使用脂肪移植技术治疗辐射损伤、声带受损、乳房挛缩、慢性溃疡，之后又用于烧伤等各种病症。

4. 一般而言，"脂肪移植"通常有三种可选方案。

   a. 经最低程度修饰或加工的脂肪复合移植物。

   b. 处理完成后可注射的经修饰和加工的脂肪部分。

   c. 应用荧光激活细胞分选法高度分选的脂源性间充质干细胞（MSC）。

5. 脂肪组织的构成

   a. 肉眼可见的脂肪组织至少有 5 种类型：骨髓内脂肪、棕色脂肪、乳房脂肪、机械充填脂肪、白色脂肪。每种均有其独特的生物功能。

   b. 脂肪组织主要由脂肪细胞构成，并被分隔成多个小叶。

      i. 成熟的脂肪细胞（占脂肪总体积的 90%）。

      ii. 基质血管组分（SVF）：前脂肪细胞、成纤维细胞、血管平滑肌细胞、内皮细胞、固有的单核细胞/巨噬细胞、淋巴细胞和脂肪源性干细胞/基质细胞（ASC）。

   c. 脂肪细胞约占皮下组织细胞总量的 20%。

   d. 生物化学

      i. 脂肪细胞含两种可调节脂肪储存的儿茶酚胺受体。

      ii. β-1 受体——位于代谢活跃的脂肪区（如上身、面部和乳房）。通过释放脂肪酶将甘油三酯分解成甘油和脂肪酸，从而介导儿茶酚胺的作用。

iii. α-2 受体——位于大腿外侧、臀部和腹部等食物热量囤积部位，是 β-1 受体的阻滞剂，抑制脂肪分解。

B. **适应证**

1. 任何皮下部位萎缩组织的填充。最常用于脸上的法令纹、唇、颧骨区和脸颊。

2. 脂肪营养不良综合征和萎缩性身体部位。

3. 乳房重建

4. 丰胸

5. 瘢痕修复

6. 半侧颜面发育不良

C. **脂肪抽取**

1. 科尔曼（Coleman）技术

   a. 3mm 切口。

   b. 钝头抽脂针接入 10ml 注射器（Luer-Lok）。

   c. 当抽脂针进入取脂区域时，外科医师需将活塞往回拉从而在注射器内部产生低负压。

   d. 取下活塞，将注射器放入离心机中。

2. 脂肪的获取可通过抽脂术完成。

3. 不同的供体对不同的脂肪量、抽指针长度、采集管大小的有不同的偏好及要求，但尚无研究表明这些因素致使脂肪细胞存活率出现差异。

4. 尚无研究证实供区部位（最常见为腹部、臀部和大腿）对移植结果有显著影响。

5. 采用超湿性或肿胀麻醉技术以防止脂肪抽吸过程中造成创伤（每毫升脂肪可使用 1ml 局部麻醉剂）。

6. 脂肪抽吸完成后可注射肿胀液止血及止痛。

D. **脂肪纯化**

1. **科尔曼技术**：将脂肪抽吸物装入 10ml 注射器中。

2. 将脂肪组织按照 3000 次 / 分或 1300G 离心 3 分钟（不同医疗机构采用的设置不同）。

3. **离心分离**：按密度分离吸取的脂肪。

   a. 密度较低的成分：脂肪细胞与部分基质血管成分。

   b. 密度较高的血液、淋巴细胞以及部分基质血管成分。

4. 血液和肿胀液从底层排出，脂肪从顶层经棉纱引流 3 分钟后倒出。

E. **脂肪移植物的植入**

1. 使用容量小于脂肪抽吸时用的注射器。

2. 钝头注脂管可减少创伤（科尔曼：17G 插管与 1ml 注射器，每次应注射极少量）。

3. 脂肪应多通道少量推入，单层即可，避免结块。

4. 每次注射应为一个新通道，形成多层次多通道的三维立体形态。

5. 如果注入团块，应通过手指操作将其推平。

6. 通常将脂肪注入真皮下方区域。

7. 填充于下颌骨上方以及颧骨区域骨膜上方。

8. **提高脂肪移植存活率的推荐方法。**

   a. 扩大每个脂肪细胞与脉管系统的接触。

   b. 弥漫性渗透以及多通道注入。

   c. 每次少量注入。

   d. 脂肪与周围组织充分接触。

   e. 纯脂肪组织。

   f. 如感觉每个注射通道有很大空间，则可能需要停下来。

9. 脂肪移植物新着床部位的三个区域。

   a. 坏死区。

   b. 再生区。

   c. 生存区：脂肪细胞和脂肪源性干细胞都存活。

F. **具体临床应用**

1. **面部轮廓矫正**

   a. 于唇角每一侧 16G 针刺切口处注射，将脂肪移植物置于上唇、鼻周区域。

   b. 于唇红处注入使该部位更加丰满，从而使唇红处颜色更红。

   c. 用 18G 钝头于颧骨下区域的每条通道内注射 0.05ml。

   d. 皱褶处可采用两用注射针（内含双叉）。

   e. 眶周年轻化：沿着靠近骨骼处眼眶下缘的平面内注射。

   f. 颞部填充：将脂肪经皮下注射入颞肌筋膜上方平面内。

2. **隆胸**

   a. 配戴 Brava 系统进行 3 周胸部温和牵引。

   b. 用 14G 科尔曼侧孔针沿乳房下皱襞处多点注射。

   c. 脂肪经皮下注入而非直接注入乳腺组织。

3. **乳房重建**

   a. 乳房切除术后或乳房肿瘤切除术后导致的乳房畸形可通过组织扩张器和自体乳房重建改善轮廓的不规则性。

   b. 结节性乳房畸形。

   c. 波伦综合征。

   d. 可采用数码吸脂机和抽脂术抽取脂肪。

   e. 注射套管 16G 钝头。

   f. 皮下注射。

   g. 严重畸形需多个阶段的重塑。

G. **移植物存活和愈合**

1. 因多次注射，患者可能会有相当明显的术后水肿。

2. 一般来说，移植物的存活率可高达 70%，也可能低至 30%，而感染和创伤会降低其存活率。

3. 为达到最佳效果以及抵消移植物的丢失，脂肪需一定程度的过度填充，推荐比例为 50%（虽有争议）。

4. **最终注入量由以下因素决定**

   a. 多种细胞类型之间的相互作用，包括脂肪源性干细胞、存活脂肪细胞和坏死脂肪细胞。

   b. 这些细胞刺激维持一定的体积，而体积的大小由转移到受区着床处的脂肪组织中的原始复合物决定。

5. 大多数患者，包括参与试验研究观察热损伤或辐射损伤后脂肪移植效果的受试者，平均都需要 2 次治疗。

6. 通常第二次脂肪移植时间为首次手术 3 个月后。

H. **并发症**

   1. **眉间部位注射可导致失明。**

   2. 皮肤坏死。

   3. 脂肪再吸收以及坏死。

   4. 形状不规则。

   5. 乳腺癌患者以及头颈部疾病患者面临的未知风险。

II. **脂肪源性干细胞**

A. 可通过抽脂术或组织切除从脂肪组织中分离出来。

B. 如采用抽脂术获取脂肪，则其脂肪组织沉降为两层。

   1. **上清液或经加工的脂肪组织提取物（PLA）层**：由抽吸的脂肪细胞及其周围的内皮细胞和基质组成。

   2. 底层或吸脂抽液：由注射的生理盐水、红细胞和更密集的脂肪组织提取物层组成。

   3. 两层都可收集脂肪源性干细胞。但是，脂肪细胞层中贴壁脂肪源性干细胞的产量明显高于吸脂抽液细胞层。

      a. **脂肪源性干细胞术语**：脂肪源性干细胞（ASCs）、脂肪源性成体干细胞（ADAS）、脂肪源性成体间充质细胞、脂肪源性间充质细胞（ADSC）、脂肪间质细胞（ASC）、脂肪源性间充质干细胞（AdMSC）、成脂细胞、外膜细胞、前脂肪细胞和脂肪组织提取细胞（PLA）。

      b. **国际脂肪应用技术协会达成共识**：脂肪源性干细胞为具有可塑黏附性以及多向分化能力的细胞群。

      c. **脂肪源性干细胞的确切位置未知**，可能存在于血管周组织内，因为它们与周皮细胞的细胞表面抗原表达相似。

      d. 这些细胞经培养后，基质血管成分中非黏附细胞被洗脱，出现相对均匀的中胚层细胞群或间充质干细胞（通常在培养 2 ~ 3 代后）。

e. 脂肪源性干细胞的有益作用可能源于其产生的可溶性因子，而非其对于不同成熟细胞谱系的分化能力。

f. 脂肪源性干细胞分泌肝细胞生长因子（HGF）、血管内皮生长因子（VEGF）、转化生长因子-β（TGF-β）、胰岛素样生长因子（IGF）-1、碱性成纤维细胞生长因子（bFGF）、粒细胞巨噬细胞集落刺激因子、肿瘤坏死因子（TNF）-α、白细胞介素-6、白细胞介素-7、白细胞介素-8、白细胞介素-11、脂联素、血管紧缩素和组织蛋白酶D。

g. **脂肪源性干细胞是一种中胚层来源细胞，**可分化成脂肪细胞、成骨细胞、软骨细胞、肌原细胞、心肌细胞、血管生成细胞、跟腱细胞和牙原性细胞。

h. **脂肪源性干细胞细胞表面标志物**

　i. CD44（透明质酸盐）、CD90、整联蛋白 β1（CD29）、内皮糖蛋白（CD105）和整联蛋白 α4（CD49）呈阳性。

　ii. 造血干细胞标志物 CD45、CD34 和 cKit（CD117）呈阴性。

i. **体外**

　i. 从脂肪组织提取物漂浮于液面的部分中或从完全切碎的整个脂肪组织中分离。

　　a）将脂肪组织置于 37℃恒温培养摇床中含 0.075% 胶原酶的 Hank's 缓冲溶液里 1 小时，每 15 分钟排出一次。

　　b）胶原酶用磷酸缓冲盐溶液（PBS）中加入 10% 胎牛血清（FBS）中和。

　　c）然后将组织置于离心机中离心。

　　d）吸出的脂肪细胞的上层和细胞沉淀在培养基中重新悬浮并铺板。

　ii. 脂肪源性干细胞显示细胞倍增时间为 2~4 天，培养基每 2~3 天更换一次。

　iii. 分化能力和表型与骨髓和脐带血中分离的间充质干细胞相似。

　iv. 平均 45ml 起始脂肪抽吸物可铺在 $1 \times 10 cm^2$ 的细胞培养板上，3 天后可分成 3 个 10cm 的培养板。

　v. **成骨分化**

　　a）根据相应实验将细胞均匀种植于合适的培养板上。

　　　1）30,000 个细胞/孔选择 12 孔培养板。

　　　2）100,000 个细胞/孔选择 6 孔培养板。

　　　3）800,000 个细胞选择 10cm 培养板。

　　b）细胞在标准生长培养基（SGM）[达尔伯克改良伊格尔培养基（DMEM）+10% 牛血清 +1% 青霉素/链霉素]中过夜培养后，将培养基更换为成骨分化培养基（ODM）。

　　c）**成骨分化培养基：**10mmol/L β-甘油磷酸、0.25mmol/L 抗坏血酸、10% 牛血清、1% 青霉素和链霉素以及按如下所示制备的 DMEM。

d）DMEM：制备 100× 储备溶液（1mol/L G-2P 和 25mmol/L AA$_2$）。

 1）1,000ml 培养基中倒入 216g G-2P，或 200ml 无血清培养基中倒入 43.2g。

 2）1,000ml 水中倒入 4.4g AA$_2$ 或 200ml 水中倒入 0.88g AA$_2$。

 3）用 0.22μm 过滤设备过滤。

 4）分装 10ml，转移至 15ml 管中，并于 -20℃保存 3 个月。

e）分化时长。

 1）人脂肪源性干细胞 3 天时碱性磷酸酶染色阳性，小鼠脂肪源性干细胞 7 天左右碱性磷酸酶染色阳性。

 2）人脂肪源性干细胞 7 天时茜素红染色法可观察到骨矿化，小鼠脂肪源性干细胞 10~14 天茜素红染色法可观察到骨矿化。

f）骨形态发生蛋白质（BMP）。

 1）转化生长因子-β 超家族（TGF-β）的成员。

 2）在成骨细胞分化和骨生成中发挥重要作用的有：BMP-2、BMP-4 和 BMP-7。

 3）通过骨形态发生蛋白受体 Ⅰ 型和 Ⅱ 型启动它们的信号级联。

 4）这些激活的受体激酶随后磷酸化细胞内的转录因子 Smad 1、Smad 5 和 Smad 8。

 5）激活 Cbfa1 或 Runt 相关的蛋白 2（Runx-2）和 OPN 并刺激成骨分化。

 6）Runx-2 和成骨相关转录因子（Osx）被认为是骨生成的主要调节基因。

vi. **成脂分化**

a）骨髓中脂肪细胞与成骨细胞成反比。

b）有研究已证明过氧化物酶体增殖物激活受体 γ（Pparγ）在成脂分化中起关键作用。

c）成分及其浓度的数据变化极大。一般来说，包括 DMEM + FBS、胰岛素和地塞米松（见表 9.1）。一些还可能包括吲哚美辛和 IBMX，但骨髓源性间充质干细胞分化更常见。

表9-1　成脂培养基				
	胎牛血清（%）	胰岛素（nmol/L）	地塞米松（nmol/L）	吲哚美辛（μmmol/L）	IBMX（μmmol/L）
小鼠脂肪源干细胞	10	320	1,000	0	0
人脂肪源干细胞	10	393	100	0	0

d）用油红 O 染色评估成脂分化情况。

vii. 成软骨分化

 a）培养基：高浓度（4.5g/L）葡萄糖（DMEM-HG，Invitrogen）添加 10%ITS + 预混合组织培养补充剂（Becton Dickinson）、10-7M 地塞米松（Sigma）、1μmmol/L 抗坏血酸 -2- 磷酸酯、1%丙酮酸钠和 10ng/ml TGF-β 1。

 b）按 1.25×10^6 细胞 /ml 进行微团细胞培养。

要点总结

1. 抽取用于移植的脂肪时，较大的注射器或活塞锁定设备可能增大压力，从而引起破坏脂肪组织的风险。

2. 重要的一点是通过许多小通道植入脂肪移植物，以改善脂肪移植物的血供。

3. 如发现脂肪移植物受区空间大，最好停止移植。

要点问答

1. 脂肪移植物 6 个月的存活率是多少？

 大约 50%。

2. 脂肪移植后最常见的并发症是什么？

 移植物被吸收。

3. 为什么脂肪移植时每个通道注射极少量很重要？

 可促进移植物与其着床区之间最充分的接触。

推荐阅读

Coleman SR. Structural fat grafting: more than a permanent filler. Plast Reconstr Surg. 2006; 118（3 Suppl）:108S-120S. PMID: 16936550.

Gir P, Brown SA, Oni G, Kashefi N, Mojallal A, Rohrich RJ. Fat grafting: evidence-based review on autologous fat harvesting, processing, reinjection, and storage. Plast Reconstr Surg. 2012; 130（1）:249-258. PMID: 22743888.

Locke MB, de Chalain TM. Current practice in autologous fat transplantation: suggested clinical guidelines based on a review of recent literature. Ann Plast Surg. 2008; 60（1）:98-102. PMID: 18281805.

10

局部麻醉

局部麻醉药的药理学

I. 化学性

   A. **局部麻醉药（LA）分子由3种成分构成**，每种成分赋予分子不同的特性。

   1. **芳环**：决定脂质的溶解性以及效力。

   2. **胺基团**：根据其 pH 值以三级形式（脂溶性）存在或以带正电荷的四级形式（水溶性）存在，并决定起效时间。

   3. **中间体酯/酰胺**：决定生物转化模式、过敏可能性和溶液稳定性。

II. 作用机制

   A. 局部麻醉药通过阻断动作电位的传播，可逆性阻断外周神经的神经传导。

   1. **局部麻醉药阻止去极化。**麻醉分子与 Na^+ 通道可逆性结合并抑制 Na^+ 内流，从而阻止达到去极化阈值。

   2. **局部麻醉药对静息电位或阈值电位无影响**，但是不应期和复极时间可能会延长。

   3. **麻醉顺序**与神经纤维生物学有关（见表 10–1 和表 10–2 ）。

      a. 小直径纤维比大直径纤维更敏感。小纤维中脉冲传播距离较短。

      b. 有髓鞘神经纤维比无髓鞘神经纤维更敏感。只需要在几个兰氏结上阻滞有髓鞘神经即可抑制脉冲传播，因此只需较小浓度的麻醉剂。

      c. 神经冲动频率较高则更敏感。

      d. 局部麻醉药与 Na^+ 通道的亲和力取决于通道的状态：打开状态 > 非激活状态 > 静息状态。

      e. 疼痛纤维放电率较高，其动作电位比运动纤维的相对更长，因此更敏感。

表 10-1	基于神经纤维生理学的麻醉顺序
1st	血管舒张（B 类纤维）
2nd	疼痛感和温度感知（C 类纤维和 Aδ 纤维）
3rd	轻触感和受压感（Aβ 纤维）
4th	运动和本体感觉（分别为 Aα 纤维和 Aγ 纤维）

表 10-2	神经纤维的分类和特征			
纤维类型	直径（μm）	传导速率（m/s）	髓磷脂	功能
Aα	13~20	80~120	重	躯体运动
Aβ	6~12	33~75	重	轻触和受压
Aγ	5~8	4~24	中度	本体感觉和肌肉张力
Aδ	1~5	3~30	中度	疼痛（快速定位）、温度
B	1~3	3~15	轻	节前自主神经元
C	0.3~1.3	0.5~2.0	无	疼痛（不可定位的疼痛）、温度

III. 药代动力学

　　A. 起效时间

　　　　1. 局部麻醉药中的 pK_a 值决定起效时间。

　　　　　　a. pK_a 是局部麻醉药溶液处于平衡状态［一半为中性碱基（盐），另一半为电离状态（阳离子）］时的 pH 值。

　　　　　　b. 如 pH 值下降，则其平衡状态向电离状态转化。

　　　　　　c. **pK_a 值越低（越接近 pH7.4），给定 pH 值的非电离化局部麻醉药的浓度就越高，因此起效更快。**

　　　　　　d. 只有非电离化形式的局部麻醉药可穿过质膜。

　　　　　　e. 穿过细胞膜后，局部麻醉药接触酸性更大的细胞内环境中并转化为其电离状态。电离分子然后与钠通道结合，从而阻止神经传导。

　　　　　　f. **加入碳酸氢钠可提高溶液 pH 值，从而加快起效时间**

　　　　2. **感染和炎症组织 pH 值低，从而使得非电离局部麻醉剂浓度下降，降低其麻醉效果。**

　　B. 局部麻醉剂的效力取决于其脂溶性

　　　　1. 芳环决定脂溶性程度。

　　　　2. 当类脂溶解度增加，局部麻醉药穿透质膜的能力也增强。

　　C. 作用时间

　　　　1. 局部麻醉药与血浆蛋白的结合率会不断变化。

　　　　　　a. 在循环系统中，局部麻醉药与 α-1-酸性糖蛋白结合。

    b. 局部麻醉药与蛋白质结合的亲和力越高，其与神经膜结合的时间就越长，从而延长了麻醉持续作用时长。

    c. 与血浆蛋白结合降低了循环系统中游离药物的浓度，降低了麻醉中毒的可能性。

    d. 当局部麻醉药的 pH 值降低，其与血浆蛋白的亲和力也下降。因此，酸中毒或血清蛋白减少的情况下，其麻醉剂中毒的可能性就更大。

2. 体内血管舒张作用减少了麻醉的持续时间。

    a. 除可卡因引起血管收缩外，所有局部麻醉药都会引起血管舒张。

    b. 血管舒张使局部麻醉药的排出速度加快，因而缩短了麻醉作用时长。

    c. **肾上腺素可对抗局部麻醉药的血管舒张作用，从而延长麻醉持续时间。**

IV. 局部麻醉药分类（见表 10-3 和表 10-4）

    A. 氨基酯类

      1. **由循环系统中的假胆碱酯酶代谢，因此其半衰期较短；但可卡因由肝脏代谢，因而其半衰期不受影响。**

      2. **过敏反应的可能性。血清假胆碱酯酶作用于氨基酯类产生的分解产物包括对氨基苯甲酸（PABA），其抗原性很强。**

        a. 多数反应是由焦虑、血管迷走神经反应或意外血管内注射引起的。

        b. 不到 1% 的不良反应属于真正的过敏。

      3. 例如

        a. 可卡因：血管收缩剂，仅限局部使用，用于鼻内同时麻醉和止血。

        b. 氯普鲁卡因：代谢快。因胎儿用量低，故受产科医师的青睐。

        c. 普鲁卡因（Novocaine）：起效快，但持续时间短，局部无效。

        d. 丁卡因（Pontocaine）：局部有效。

表 10-3　酯类和酰胺类的比较

特性	酯类	酰胺类
代谢	快速，通过血浆胆碱酯酶	慢，通过肝脏
全身毒性	不太可能	更有可能
过敏反应	可能由于对氨基苯甲酸衍生物的形成导致	非常罕见
在溶液中的稳定性	在安瓿（热、太阳光）中分解	化学性质非常稳定
起效时间	通常慢	适中至快速
pK_a	高于 pH = 7.4（8.5~8.9）	接近 pH=7.4（7.6~8.1）

表 10-4	常见局部麻醉药的药代动力学和最大剂量						
				持续时间（小时）		最大剂量（mg/kg）	
类别	药物	pK_a	起效	不加肾上腺素	加肾上腺素剂	不加肾上腺	加肾上腺素剂
酰胺类	利多卡因 1%~5%	7.9	快速	2	4	5	7
	依替卡因 0.5%~1.5%	7.7	快速	4	8	2.5	4
	马比佛卡因 1.5%	7.6	中等	3	6	5	7
	罗哌卡因 0.5%	8.1	中等	3	6	2	3
	丙胺卡因 4%	7.9	中等	1.5	6	5	7.5
	布比卡因 0.25%~0.75%	8.1	慢	4	8	2.5	3
酯类	普鲁卡因 0.5%~1%	8.9	快速	0.75	1.5	8	10
	氯普鲁卡因 2%~3%	8.7	快速	0.5	1.5	10	15
	丁卡因 0.1%~0.5%	8.5	慢	3	10	1.5	2.5

B. 氨基酰胺类

注：酰胺局部麻醉药其英文名称中 "-aine" 前有一个 "i"。

1. 由肝脏代谢。因此半衰期更长（2~3 小时）。

2. 真正的过敏非常罕见。

    a. 对羟基苯酸甲酯是一种抗菌防腐剂，有时加入局部麻醉药中，其代谢成对氨基苯甲酸。

    b. 酰胺类和酯类试剂之间无交叉反应。

    c. 对于有恶性高热家族史患者已不再是禁忌。

3. 例如

    a. 利多卡因（Xylocaine）：起效快，持续时间适中，高度稳定，无刺激性。

    b. 马比佛卡因：与利多卡因相比，持续时间更长，起效更快。

    c. 布比卡因（Marcaine、Sensorcaine）：起效慢，持续时间长；效力高和毒性强；与利多卡因混合用时起效快，麻醉持续时间长。优先阻滞感觉神经，然后才是运动纤维神经。

    d. 罗哌卡因（Naropin）：与布比卡因类似，但效力较低，心脏毒性较小。

    e. 依替卡因（Duranest）：适用于局部神经阻滞；优先阻滞运动纤维，其次为感觉神经。

f. 丙胺卡因（Citanest）：毒性大幅下降 40%，但其代谢物邻甲苯胺可引起高铁血红蛋白血症。

V. **血管收缩药**

A. 与局部麻醉剂联合用药，可延缓局部麻醉药的吸收，从而实现局部止血，并延长麻醉作用时长。联合用药可降低全身性中毒的概率，增加安全系数。

B. 肾上腺素是最常用的血管收缩剂。

C. 使用肾上腺素的缺点包括：存在组织局部缺血、心动过速、高血压和心律失常的可能性。

D. 禁忌证

1. 少量局部麻醉药中加入稀释的肾上腺素（浓度 ≤ 1：200,000）对于手指神经阻滞可能是安全的。但是，如手指血流灌注不足（例如，糖尿病、血管疾病、雷诺氏病、外伤、感染），则禁止使用。

2. 组织灌注受限的皮瓣（例如：延迟皮瓣）不可使用。

3. 不可用于阴茎部位。

4. 已确诊患心脏病、高血压、糖尿病和甲状腺毒症患者以及服用 β - 受体阻滞剂和（或）单胺氧化酶抑制剂（MAO）的患者较大剂量用药时应谨慎，因两者联用可能引起高血压危象。

VI. **剂量及精准配比（表 10-4）**

A. **肾上腺素给药**

1. 表示为溶质克数与毫升计溶剂的比例（例如 1:100,000 的浓度 = 1g 肾上腺素溶于 100,000ml 溶液中）。

2. 麻醉剂溶液中肾上腺素典型的浓度包括：1:400,000（2.5 μ g/ml）、1:200,000（5 μ g/ml）、1:100,000（10 μ g/ml）和 1:50 000（20 μ g/ml）。

3. 普通肾上腺素加入 1:1,000（1mg/ml）或 1:10,000（0.1mg/ml）浓度的药瓶中。

4. 用普通肾上腺素制备 1:200,000 的局部麻醉药溶液，必须将 1:1,000 肾上腺素稀释 200 倍（1:10,000 的溶液必须稀释 20 倍）。

a. 实例：将 0.1ml 1:1,000 肾上腺素添加到 20ml 局部麻醉药溶液中。

b. 实例：将 2.5ml 1:10,000 肾上腺素添加到 50ml 局部麻醉药溶液中。

B. **局部麻醉剂给药**

1. 不同的局部麻醉药浓度也不同，例如：

a. 利多卡因：1%（10mg/ml）、2%（20mg/ml）以及 0.5%（5mg/ml）。

b. 布比卡因：0.5%（5mg/ml）以及 0.25%（2.5mg/ml）。

2. 加入肾上腺素可增加局部麻醉药的最大安全剂量。

3. 与剂量相同但体积较小的稀释局部麻醉药相比，大量的稀释局部麻醉药与更高的血液浓度呈正相关。

4. **混合局部麻醉药**

    a. 利多卡因和布比卡因通常混合使用，可产生快速、持久的麻醉作用。

    b. 局部麻醉药混合物的毒性不超过其各个组分的毒性。

    c. 单一局部麻醉药使用时应减量。

5. 最大允许容量 = 患者体重（kg）× [局部麻醉药]^1 × 最大安全剂量。

    a. 实例：1 名体重 80kg 的男性可使用 2% 利多卡因加入肾上腺素。

        i. 80kg × 1ml/20mg × 7mg/kg= 28ml。

    b. 实例：1 名 70kg 的女性可使用 0.5% 布比卡因加入肾上腺素。

        i. 70kg × 1ml/5mg × 3mg/kg = 42ml。

Ⅶ. 不良反应及治疗

A. 中枢神经系统（CNS）中毒

1. 初期的兴奋症状表明中枢神经系统药物浓度升高。

2. 浓度升高开始阻断杏仁核的抑制通路，导致无对抗兴奋性神经元功能。症状表现为：肌肉抽搐、视觉障碍、耳鸣、头晕目眩、舌头和嘴唇麻木、焦虑、濒临死亡的感觉、定向障碍、颤抖和震颤。

3. 浓度升高可抑制髓质中枢。症状：呼吸衰竭、低血压、心动过缓、心律失常、癫痫大发作和昏迷。

B. 心血管毒性

1. 心血管系统抵抗局部麻醉药的作用比中枢神经系统更强。

2. 局部麻醉药可减少心肌兴奋、收缩力和传导速率。

3. 外周血管阻力下降继发于小动脉扩张。

4. 症状表现。

    a. 低血压

    b. 心动过缓

    c. 心律失常

    d. 心室颤动

    e. 心血管性虚脱

5. 可卡因不同于其他局部麻醉药，因为其阻断去甲肾上腺素的再摄取，导致血管收缩、高血压和心律失常。

6. 布比卡因和依替卡因心脏毒性最大，如果意外注射入血管内，会严重抑制心血管功能。

    a. 罗哌卡因的起效和药效持续时间与布比卡因类似，但其心血管毒性方面的安全性更高。

C. 神经肌肉毒性

1. 局部麻醉药抑制钙活性，导致肌肉兴奋性和收缩性下降。

2. 直接注射入肌肉中导致的肌强直作用可逆。

D. 高铁血红蛋白血症

1. 可由丙胺卡因的代谢产物——邻甲苯胺引起。
2. 表现为呼吸短促、发绀、精神状态改变、头痛、乏力、头晕、意识丧失。
3. 高铁血红蛋白水平升高的动脉血呈现类巧克力棕色。

E. 过敏反应

1. 最常见的不良反应。
2. 常与患者焦虑、血管迷走神经反应或意外血管内注射混淆。
3. 体征和症状：局部红斑、皮疹、瘙痒症、荨麻疹、水肿、支气管痉挛和低血压。

F. 特别注意事项

1. 给予肝功能或血流不良的患者（例如充血心力衰竭、肝硬化、体温过低、全身麻醉药、β 受体阻滞剂）酰胺类麻醉剂，可能导致毒性增加。
2. 肾上腺素对心脏病、高血压和甲状腺毒症患者以及服用 β 受体阻滞剂和（或）单胺氧化酶抑制剂的患者有不良作用。
3. 给予假胆碱酯酶缺乏症患者酯类麻醉药，其毒性会增加。

G. 治疗

1. **中枢神经系统中毒**
   a. 停止注射。
   b. 确保气道通畅。
   c. 给予补充 O_2。
   d. 确保充分通气（通气增强可帮助提高代谢性酸中毒时的 pH 值，从而降低毒性）。
   e. 建立静脉注射（Ⅳ）通路。
   f. 癫痫控制：给予地西泮 0.1mg/kg Ⅳ、硫喷妥钠 2mg/kg Ⅳ、丙泊酚 1mg/kg Ⅳ，或琥珀胆碱 0.1～0.2mg/kg 静脉注射肾盂造影，IVP 后插管。
   g. 评估心血管整体状态。

2. **心血管性虚脱**
   a. 静脉输液治疗低血压。
   b. 阿托品用于治疗心动过缓。
   c. 根据 ACLS 协议治疗心律失常，但不应使用超出推荐量的利多卡因。
   d. 通知距离最近可行心肺分流术的医院。
   e. 考虑用脂肪乳剂进行治疗。
      i. 1 分钟内按 1.5m［ml/（kg•min）］/kg 静脉推注。
      ii. 按 0.25［ml/（kg•min）］连续输注。

3. **高铁血红蛋白症**
   a. 给予 100% 的氧气补充治疗。
   b. 静脉缓慢注射亚甲蓝 1% 溶液 1～2mg/kg，持续 5 分钟。

4. **酚妥拉明治疗肾上腺素诱导的手指缺血**

5. **过敏反应**

a. 轻度反应

i. 成人按 25 ~ 50mg/kg 静脉注射 / 口服苯那君治疗，儿童则按 1mg/kg 静脉注射 / 口服苯那君治疗。

b. 过敏性反应

i. 气道治疗、静脉输液、补充氧气。

ii. 用 0.3ml 肾上腺素 SC（1 : 1,000）治疗。

iii. 皮质类固醇（125mg 甲泼尼龙静脉注射肾盂造影或者口服 60mg 泼尼松）。

神经传导阻滞

I. **减少注射相关疼痛的 10 种方法**

A. 安慰和转移注意力。

1. 解释、鼓励和安慰有助于减少患者的焦虑，从而减轻疼痛感。

2. 在注射部位附近施加压力或挤压皮肤从而刺激局部感觉 A 类神经纤维以抑制 C 类神经纤维将痛感传至脊髓，这一方法可阻断注射引起的部分疼痛感。

3. 注射前准备物品时与患者交谈与注射无关的其他事情。

4. 勿向患者展示针头或注射器。

5. 勿突然注射—告诉患者开始注射前会提前告知患者。

6. 勿用诸如"轻微夹痛"此类话语刻意最小化注射引起的疼痛感。

7. 离开房间去拿注射用物品前，不要提前告知患者即将注射。

B. **先施用局部麻醉药**［例如局部麻醉药的低共熔混合物（EMLA）］减少注射引起的疼痛。

C. **用碳酸氢钠缓冲溶液**（例如，将 9 份局部麻醉药与 1 份碳酸氢钠混合）。

D. **将麻醉溶液温热至体温。**

E. **用小号针**（25G 或更小）。

F. **注射时动作缓慢而稳定。**

G. **尽可能使用最小剂量的溶液。**

H. **注射入皮下组织比直接渗入真皮的疼痛感更轻。**

I. 通过伤口边缘渗入或将针头推入已麻醉的组织（例如，局部阻滞麻醉）。

J. 直接阻滞神经传导。掌握扎实的外周神经解剖学知识可避免注射大量的局部麻醉药。

II. **上肢神经传导阻滞**

A. **腋下神经传导阻滞**

1. 如手术涉及肘、前臂和手，应麻醉臂神经丛。

2. 腋神经和肌皮神经（含前臂外侧皮神经）在注射部位上方的神经丛中，可能麻醉不完全。

3. 患者仰卧，手臂伸出呈 90° 以放松的状态置于软垫上。

4. 从肱二头肌外侧沟处可触及上臂内侧的腋动脉走行。

5. 触诊腋动脉，沿近侧直至胸大肌下。

6. 穿刺部位位于腋动脉稍上方、腋下最高点、胸大肌稍下方。

7. 注射部位消毒并用用局部麻醉药浸润后，针与皮肤成 30°，并与腋动脉走行相平行进针。

8. 用食指感觉脉搏的同时推进针，直至出现以下任一情况。

   a. 听到一声清晰的"咔嗒声"，符合推入丛神经鞘的声音。

   b. 正中神经、尺神经或桡神经感觉异常。

   c. 针尖吸入动脉血；推进针头将一半局部麻醉药从动脉后面注入，另一半从动脉前面注入。

   d. 安装的神经刺激仪显示针尖已进入神经鞘内。

B. Bier 阻滞

1. 适用于涉及前臂和手的手术。

2. 方法

   a. 在上臂以及一条远端外周静脉处绑好止血带。

   b. 抬高手臂，用一条 ACE 从手指处开始缠绕一直到止血带处，使静脉血充分回流。

   c. 给近端止血带充气，然后取下 ACE 绷带。

   d. 经外周静脉缓慢注入局部麻醉药。

   e. 20 分钟后（如患者感觉不适，应缩短时间），给远端止血带充气并给近侧止血带放气。

3. 麻醉作用持续的时间与止血带保持充气状态（最多 2 小时）的时间相同。

4. **应注意止血带损坏引起的全身中毒迹象。**

5. 如果手术持续时间少于 20 分钟，应分阶段给止血带放气，避免静脉推注麻醉剂引起的中毒。

C. 腕部神经阻滞

1. **正中神经阻滞**

   a. **正中神经位于掌长肌（PL）和桡侧腕屈肌（FCR）之间**（图 10-1）。

   b. 当患者手腕略微弯曲，拇指与小指相对时，很容易识别出掌长肌。

   c. 于掌长肌和桡侧腕屈肌之间，靠近手腕近端横纹 2～3cm 处注射。

   d. 感觉到穿透屈肌支持带后即注射。

   e. 如无掌长肌（15% 的手），则在桡侧屈腕肌的尺骨侧上注射。

   f. 告知患者，如感觉有任何异常，应及时告知，以避免直接注射入神经。

2. **尺神经阻滞**

   a. 尺神经就位于腕横纹处的尺侧腕屈肌（FCU）的桡侧处（图 10-2）。

   b. 手腕略微弯曲时，可在手腕尺骨侧触及尺侧腕屈肌。

   c. 尺动脉位于尺神经的桡侧。鉴于其极靠近神经，注射前必须排出注射器里的空气。

d. 将针经尺侧和背侧推入尺侧腕屈肌后注射。

e. 从注射部位延伸至手腕背部正中处经皮下浸润阻滞背皮神经。

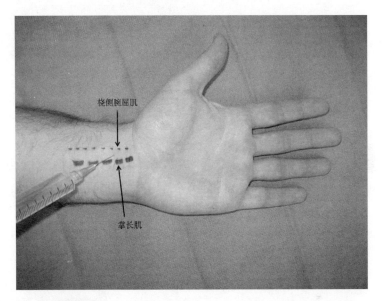

图 10-1　正中神经阻滞

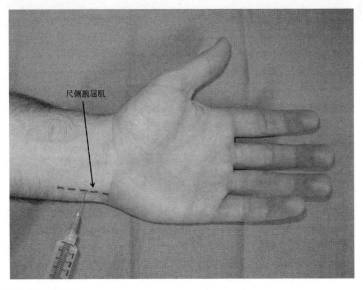

图 10-2　尺神经阻滞

3. **桡神经（感觉神经分支）阻滞**

    a. 桡神经浅支在桡骨茎突高度处分为若干分支（图 10-3）。

    b. 于第一至第三伸肌室间支持带上桡骨茎突处经皮下注射局部麻醉药。

D. **手指神经阻滞**

1. **解剖**

    a. 常见的指神经分支在远端手掌横纹处，位于屈肌腱掌侧。

    b. 当针推入手指时，指动脉和指神经会改变方位，神经会向手指动脉掌侧位置移动。

    c. 拇指桡侧指神经横穿 A1 环形滑车。

2. **背侧感觉神经分支也应麻醉**

3. **背侧注射处**（图 10-4）

    a. 经皮下注射阻断背神经时，需可观察到伸指肌腱上方注射后起的小疙瘩。

    b. 掌横纹远端处注射 2 次，一针在手指任意一侧—进针直至针尖靠近手掌皮肤表面，然后缓慢注射的同时将针头拔出。

4. **手掌注射处**（图 10-5）

    a. 针垂直推入屈肌腱。待屈肌腱上方起小疙瘩后横向靠近指神经血管束。

5. **腱鞘注射处**（图 10-6）

    a. 掌面手指横纹高度处可很容易触及屈肌腱鞘。

      i. 将针垂直推入屈肌腱，直至触及骨头处。

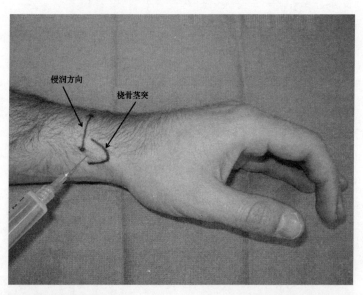

图 10-3　桡侧感觉神经阻滞

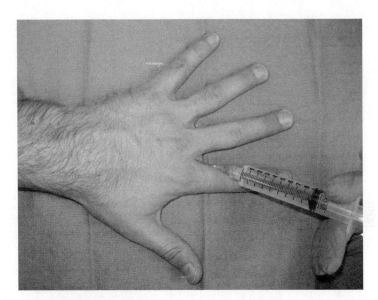

图 10-4 指神经阻滞—背侧注射处

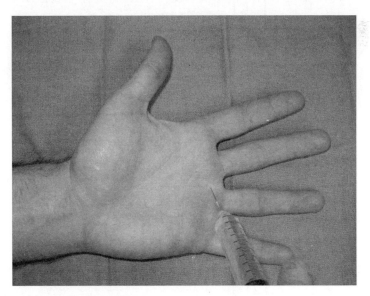

图 10-5 指神经阻滞—手掌注射处

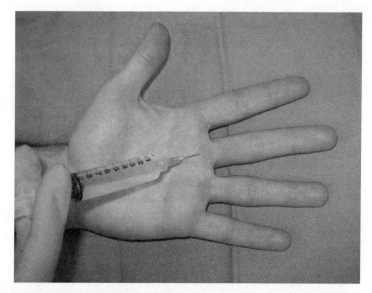

图 10-6 指神经阻滞—腱鞘注射处

ii. 在注射器栓塞上轻微施加压力，并缓慢撤回针头，直到阻力消失，表明已注射入屈肌腱鞘的潜在空间内。

iii. 注入几毫升局部麻醉药。

iv. 有时可在腱鞘远端处感觉到流体波。

b. 这一方法可确保一次注射即可使手指麻醉，但对于腱鞘受破坏（例如远端截肢）的情况不是很有效。

III. **面部神经阻滞**（图 10-7）

A. **眶上神经**

1. 其经眶上孔分布于眼睑和前额部，而眶上孔位于瞳孔中线的眶上缘处（离中线约 2.5cm）。

2. 触及眉毛中部正上方的眶上切迹后，在该部位注射 2~3ml；需避免注射到眶上孔内。

B. **滑车上神经**

1. 滑车上神经位于沿着中线外侧约 1cm 的眶上内侧角至距眶上切迹 1.5cm 的内侧处。

2. 于眼眶边缘的内侧部分以及鼻根部外侧处注射。

3. 眶上神经和滑车上神经都可通过眉毛上方 2cm 处水平方向浸润式麻醉阻滞。

C. **眶下神经**

1. 眶下神经位于下眼睑、鼻侧壁和鼻翼、上唇和内侧面颊同侧处。

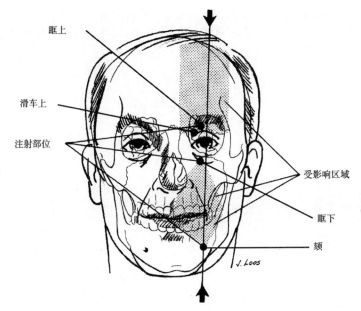

眶上

滑车上

注射部位

受影响区域

眶下

颏

J. Loos

图10-7 眶上、眶下和颏神经阻滞（引自：Fischer JE, ed. Mastery of Surgery. 6th ed. Philadelphia, PA: Lippincott Williams & Wilkins; 2012.）

　　2. 可通过上颊沟或外部注射。

　　3. 眶下孔即位于瞳孔中线内侧，眶下缘下 0.7～1cm 处。

　　4. 对于口内入路，将针推进穿过尖牙和第一颗前磨牙之间约 1cm 处的上颊沟，在该位置骨膜正上方注射 1～2ml 的麻醉药。

D. **颏神经**

　　1. 支配下唇和下巴。

　　2. 可经口或经皮入路。

　　3. 颏孔位于正中线外侧约 2.5cm 处，正好在瞳孔中线内侧以及下颌骨高度的中点处。

　　4. 其口内入路，应于第一和第二前磨牙之间的下颊沟处进针，即第二前磨牙根的顶点处。

E. **鼻腔麻醉**

　　1. 外部感觉由滑车下（V1）、外鼻（V1）和眶下（V2）神经支配。方法：

　　　　a. 沿鼻唇沟开始到鼻翼外侧的一条线，以及沿鼻侧壁基线处到鼻根处注射局部麻醉药。

　　　　b. 分别朝头部以及尾部注射以形成区域性麻醉。

　　2. 内部感觉由鼻后下神经、鼻后上神经、鼻腭神经和筛前神经分支支配。方法：

a. 将浸于 4% 可卡因的棉拭子直接置于鼻黏膜上，或者将局部麻醉药直接浸润于黏膜和软骨膜之间。羟甲唑啉鼻喷雾剂（Afrin）也可用作血管收缩剂以改善鼻内手术过程的止血效果。

F. **外耳麻醉**

1. **外耳的支配神经包括**

   a. 迷走神经的耳郭分支（阿诺德神经）

   b. 耳颞神经

   c. 枕小神经

   d. 耳大神经

2. **方法**

   a. 分别朝头部和尾部两个部位注射形成一个区域性阻滞。

   b. 以环状或菱形方式于耳周周边向前和向后注射。

   c. 耳道和鼓膜达到理想的麻醉程度可能有难度。

IV. **肋间神经阻滞**（图 10-8）

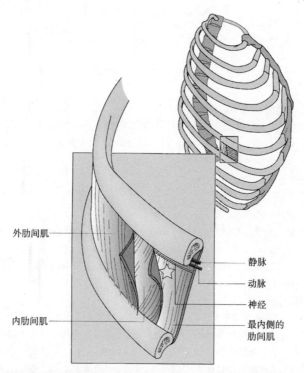

外肋间肌

静脉

动脉

神经

内肋间肌

最内侧的肋间肌

图 10-8 肋间神经阻滞图，图中星形表示注射部位（引自：Mulholl and MW, ed. Greenfield's Surgery. 5th ed. Philadelphia, PA: Lippincott Williams & Wilkins, 2011.）

A. 为胸部和上腹部手术提供麻醉。

B. 第二至第七肋间神经麻醉。

C. 解剖。

    1. 肋间神经血管束位于肋下沟处。

    2. 腋中线处的肋骨较浅，易触及。

    3. 肋间静脉位于最上方（助记符：VAN = 静脉 / 动脉 / 神经）。

D. 患者仰卧，双臂向外伸展。

E. 针管内吸入少量血液后，于腋中线各肋下注射 3~5ml 局部麻醉药。

F. 偶尔需要增加皮下浸润。

    1. 上内侧，用于浅表颈神经丛。

    2. 正中线，因肋间神经交叉分布。

G. 并发症包括血管内注射和气胸。

局部麻醉

I. 可卡因

  A. 用于局部麻醉以及鼻、咽喉和口腔部位手术的血管收缩。

  B. 经黏膜快速吸收。

  C. 局部麻醉溶液浓度包括 4% 和 10%。

  D. 由于难以控制剂量并有毒性增加的风险，因此一般不推荐浓度大于 4% 的麻醉剂。

  E. 研究报告的最大安全剂量为 2~3mg/kg。

    1. 取决于吸收率。

    2. 在手术部位喷洒可卡因比用棉拭子吸收更快。

    3. 棉拭子吸取的可卡因溶液约 1/3 通过鼻黏膜吸收。

  F. 方法

    1. 4% 可卡因溶液浸泡棉拭子。拧干后，用刺刀式钳将脱脂棉放入鼻腔，与黏膜齐平。

    2. 每边各放 3 块棉花。

    3. 等待 10~15 分钟后取出。

II. 局部麻醉剂的共晶混合物（EMLA）

  A. 适用于正常的完整皮肤或生殖器黏膜，用于浅表小型手术。

  B. 有利于最大限度减少儿童注射前或开始静脉注射前的不适。

  C. 由 2.5% 利多卡因和 2.5% 丙胺卡因配制成的水包油乳剂的共晶混合物构成。

  D. 疼痛阻滞持续的时间和深度都与麻醉剂施用时间呈正相关。

    1. 施用后 1 小时可达到理想的皮肤镇痛效果。2~3 小时麻醉效果达到最大值，取出麻醉剂后仍可持续 1~2 小时。

    2. 包扎式敷麻醉剂的吸收更快。

  E. 无局部或全身毒性，但是高铁血红蛋白血症可能对婴儿有危及生命的副作用。

III. LMX4

    A. 用于缓解轻微割伤、轻微烧伤、晒伤或昆虫叮咬或静脉穿刺前引起的疼痛感。

    B. 其成分为脂质体包载的 4% 利多卡因，透皮性增强。

    C. 与局部麻醉剂的共晶混合物类似，但起效更快，持续时间更长。

IV. **利多卡因乳膏**

    A. 用于黏膜表面，治疗口疮或辐射诱导的溃疡或口腔内神经阻滞前使用。

    B. 浓度为 2% 的溶液。可单独使用或制备成混合物以漱口水的形式使用。

    C. 5 分钟内即可达到麻醉作用，持续时间为 20~30 分钟。

V. LET

    A. 用于裂伤修复，经伤口处的表面吸收。

    B. 其为溶液，含 4% 利多卡因、0.1% 肾上腺素和 0.5% 丁卡因。

    C. 替代丁卡因 – 肾上腺素 – 可卡因（TAC）。

    D. 用棉拭子将 1~3ml 的 LET 涂于伤口撕裂处，并将剩余剂量涂抹在纱布上，包扎 20~30 分钟。

VI. **离子电渗疗法**

    A. 用低压电流将局部麻醉剂透皮给药，以促进利多卡因的吸收。

    B. 将利多卡因浸泡的海绵置于未受损的皮肤上，并将电极置于其上。

    C. 然后将低压直流电作用于皮肤。

    D. 10 分钟内麻醉效果就会显现，麻醉作用持续约 15 分钟。

    E. 麻醉深度可达 1~2cm。

    F. 缺点：仅限于小面积伤口，虽可用于浅表性烧伤，但设备的操作相对复杂。

要点总结

1. 当麻醉剂由他人制备时，请务必核实麻醉剂量。

2. 注射后等待 7 分钟，待肾上腺素发挥其止血作用。

3. 注射时，患者需仰卧，以避免引起血管迷走神经反应。

4. 注射或静脉穿刺前，预先给儿童用 ELA-Max 或 EMLA 进行封闭敷裹。

要点问答

1. 肾上腺素诱导的手指缺血如何治疗？

    用酚妥拉明。

2. 注射麻醉药时，可采取什么关键措施减少患者的不适？

    参见神经阻滞一节。尽量减少患者不适的措施包括安慰和分散注意力、注射前局部麻醉、缓冲溶液、温热溶液、用小针头、缓慢注射、少量注射、注射到皮下组织、注射前先麻醉组织，以及直接神经阻滞。

3. 对于体重为 70kg 的男性，1% 普通利多卡因和 0.5% 布比卡因混合物的最大剂量是多少？体重为 15kg 的儿童呢？

    最大剂量如下。

a. 70kg 男性：35ml 1%利多卡因和 35ml 0.5%布比卡因。

b. 15kg 儿童：7.5ml 1%利多卡因和 7.5ml 0.5%布比卡因。

4. 有哪些氨基酯类和氨基酰胺类局部麻醉剂，这两个类别之间最具临床相关性的差异是什么？

氨基酰胺类和氨基酯类之间主要的临床差异是过敏反应的可能性。

a. 氨基酰胺类：利多卡因、马比佛卡因、布比卡因、罗哌卡因、依替卡因、丙胺卡因。

b. 氨基酯类：可卡因、氯普鲁卡因、普鲁卡因、丁卡因。

5. 影响局部麻醉药的作用时长的因素、影响效力的因素以及影响起效时间的因素分别是什么？

局部麻醉药的作用持续时间随其与蛋白结合的亲和力增加而延长。pH 值越大，蛋白结合的亲和力越强；pH 值越小，亲和力越低。局部麻醉药的效力随脂质溶解度增加而强化。pK_a 值决定起效时间。pK_a 值越低，给定 pH 值的非电离局部麻醉药的浓度越高，起效越快。

推荐阅读

Chowdry S, Seidenstricker L, Cooney DS, Hazani R, Wilhelmi BJ. Plast Reconstr Surg. 2010; 126（6）:2031–2034. PMID: 20697319.

Molony D. Adrenaline-induced digital ischaemia reversed with phentolamine. ANZ J Surg. 2006;76（12）:1125–1126. PMID: 17199703.

Zide BM, Swift R. How to block and tackle the face. Plast Reconstr Surg. 1998;101（3）:840–851. PMID: 9500408.

11

激光在整形外科领域的应用

I. 概述

　　A. 激光是辐射受激过程中产生并被放大的光的简称

　　B. 所有激光都有四个基本组成部分

　　　　1. 一种可由受激发射激发的介质（气体、液体或固体）。

　　　　2. 可激发介质的电源或能量源。

　　　　3. 可放大的反射镜。

　　　　4. 将光传至目标的传送系统。

　　C. 激光具有三种独特的性质

　　　　1. **单色性**：发射单波长或窄频波长。

　　　　2. **相干性**：光波在时间和空间上相位一致。

　　　　3. **方向性**：光波并行传播不会分散，即便是长距离。

　　D. 激光发射的三种模式

　　　　1. **连续模式**：恒定不间断的光束（例如：氩激光器）。

　　　　2. **脉冲模式**：单脉冲或脉冲串。

　　　　3. **Q 开关模式**：高峰值功率下极短脉冲。

　　E. 激光照射到皮肤的四种结果

　　　　1. **反射**：无生物学效应。

　　　　2. **散射**：入射光束各个方向散射。

　　　　3. **透射**：光线穿透机体组织且未发生改变。

　　　　4. **吸收**：激光照射到合适的目标（发色团）。与组织相互作用，光被转化为热量。

　　F. 选择性光热作用原理

　　　　1. 特定波长的能量被组织中的发色团吸收。皮肤中主要发色团是黑色素、血红蛋白和水。

2. **激光曝光时间（脉冲持续时间）**应比发色团的冷却时间（热弛豫时间）短。

   a. 热弛豫时间是组织所吸收的光热能量散失一半所需的时间。

   b. 如果脉冲持续时间比热弛豫时间长，则热量从目标结构散发，从而损伤周围组织。

G. **关键参数**

  1. **波长**

    a. 固定不变，取决于所选的特定激光器。

    b. 应按照适应证和目标发色团（例如色素、水、黑色素、血红蛋白）选择激光器。

     i. **发色团吸收光，产生热量从而产生临床效果。**

      a）如未产生热量，则无临床效果。

      b）如果产生的热量过多，则会因热损伤留下瘢痕。

     ii. 例如：肤色较深的皮肤含较多的黑色素和浓度较高的发色团。因此，与肤色较淡的皮肤相比，采用激光治疗更容易产生热量，导致热损伤。

  2. **能量密度**

    a. 激光产生的能量（J/cm^2）。

    b. 由医疗人员自行选择。

  3. **脉冲持续时间**

    a. 组织暴露于激光辐射的时长。

    b. 应等于或小于热弛豫时间。

II. **激光应用（表 11-1）**

A. **皮肤的三种主要发色团是水、血红蛋白和黑色素，**而激光治疗是针对这些发色团的（图 11-1）。

B. **紧致焕肤**

  1. 可以改善 Fitzpatrick I 或 II 型皮肤（例如口周褶皱）患者细小至中等深度的皱纹，原理是皮肤会随胶原收缩而收缩，且激光可刺激胶原蛋白和弹性蛋白的增生和重组。

    a. 对皮肤形成热损伤，从而启动皮肤的创伤愈合机制。

    b. 通过毛囊和汗腺中的祖细胞增殖实现表皮细胞再生。

    c. 3~6 个月内皮肤胶原蛋白合成增加。

    d. 弹性纤维重组形成平行、紧密的结构。

  2. **禁忌证**

    a. **相对禁忌证**：吸烟、接受过皮肤焕肤术、糖尿病、皮肤接受过激光照射、活跃性痤疮、肥厚性瘢痕、皮肤过敏、白癜风和色素沉着障碍。

表 11-1	激光在整形外科手术中的常见应用		
适应证	激光	波长（nm）	应用
紧致焕肤	二氧化碳激光器	10600	皮肤皱纹、光敏损伤、痤疮瘢痕、表皮痣、皮脂腺增生、脂溢性角化、皮肤松弛。
	Er:YAG 激光器	2940	皮肤皱纹、痤疮瘢痕、皮肤松弛、光敏损伤。
血管病变	脉冲染料激光器	585～595	毛细血管畸形、血管瘤、酒渣鼻毛细血管扩张、鲜红斑痣（又称葡萄酒样痣）
	KTP	532	色素沉着病变、血管性病变包括难治性鲜红斑痣
色素性皮肤病变	Q 开关红宝石激光器	694	色素病变、蓝 / 黑色 / 绿色文身
	Q 开关翠绿宝石激光器	755	色素病变、蓝 / 黑色 / 绿色文身
	Nd：YAG 激光器	1064	色素性病变、蓝色 / 日光性斑痣、斑块、黑色文身
	倍频 Nd：YAG 激光器	532	色素性病变、红色 / 橙色 / 黄色文身
脱毛	常规模式红宝石激光器	694	脱毛
	常规模式翠绿宝石激光器	755	脱毛
	常规模式 Nd：YAG 激光器	1064	脱毛
	激光二极管	800～810	脱毛

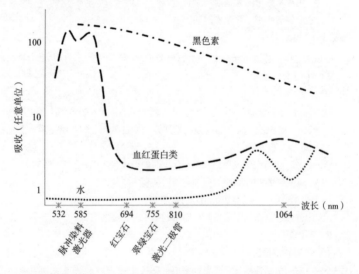

图 11-1 常用激光器的波长深度（引自 DiBernardo BE, Cacciarelli A. Cutaneous lasers. Clin Plast Surg. 2005;32:141-150. ）

b. **绝对禁忌证**：瘢痕疙瘩、硬皮病、全身性红斑狼疮以及前 1 年内使用过异维 A 酸。

3. **预防**：所有患者应给予伐昔洛韦或其他类似抗病毒药物以预防单纯疱疹病毒（HSV）。

4. **CO_2 激光器烧蚀（消融）。**

a. 波长：10600nm。

b. 介质：气体。

c. 发色团：水。

d. 脉冲或连续波模式。

e. 水吸收能量，将光转化为热量，进而蒸发或消融组织。

f. 消融阈值—组织汽化所需的能量。CO_2 激光器消融阈值为 $5J/cm^2$。

g. 副作用。

  i. 愈合时间长。

  ii. 长时间的红斑（数周至数月）。

  iii. 短时间色素沉着过度。

  iv. 可能引起酵母菌、细菌、病毒感染。

  v. 接触性皮炎。

  vi. 永久性色素减退风险（罕见）。

  vii. 瘢痕风险（罕见）。

h. 适应证：光老化皮肤病、皱纹、痤疮瘢痕、皮肤松弛、肥厚烧伤瘢痕、部分线性表皮痣、皮脂腺增生和脂溢性角化病。

i. 相对禁忌证：白癜风、硬皮病、皮肤较暗、不切实际的期望。

j. 最适合：Fitzpatrick I 型或 II 型皮肤。

k. 作用效果类似于可控性部分皮层烧伤。

l. 点阵设置在减少热损伤的同时仍可刺激组织再生。

5. **掺铒钇铝石榴石（Er：YAG）激光器**

a. 与 CO_2 激光器相比，相同的穿透深度需要更多激光束，但造成的热损伤更少。

b. 波长：2940nm。

c. 介质：固体。

d. 发色团：水。

e. Er:YAG 激光器消融阈值为 $1.6J/cm^2$。

f. 不良反应。

  i. 愈合时间长。

  ii. 长时间的红斑（数周至数月）。

  iii. 短时间色素沉着过度。

  iv. 可能引起酵母菌、细菌、病毒感染。

  v. 接触性皮炎。

    vi. 永久性色素减退风险（罕见）。

    vii. 瘢痕风险（罕见）。

  g. 适应证：皮肤皱纹、光敏损伤、痤疮瘢痕、皮肤松弛。

  h. 最适合：Fitzpatrick Ⅰ 型或 Ⅱ 型皮肤。

C. **血管病变**

  1. 最适用于毛细血管畸形。

  2. 选择性光热分解可以靶向血红蛋白和氧合血红蛋白分子，从而达到收缩或消除血管的目的。

  3. **氩激光器**

    a. 波长：418nm 和 514nm。

    b. 介质：气体。

    c. 发色团：氧合血红蛋白和黑色素。

    d. 患者感觉疼痛。

    e. 用于治疗毛细血管畸形，20 世纪 80 年代时非常流行，但由于副作用，现在很少使用。

    f. 副作用。

      i. 治疗后哭泣、结痂、起泡。

      ii. 组织结构改变。

      iii. 肥厚性瘢痕。

      iv. 色素变化。

  4. **KTP（磷酸钛氧钾）激光器**

    a. 这是一种长脉冲、倍频的 Nd：YAG 激光器。

    b. 波长：532nm。

    c. 介质：固体。

    d. 发色团：血红蛋白和黑色素。

    e. 用于较厚的色素性病变和血管病变。可能在去除顽固性鲜红斑痣方面发挥作用。

    f. 对于某些适应证，与脉冲染料激光（PDL）具有相似的反应率，但与脉冲染料激光相比，主要优势在于很少发生紫癜——但是已有报道会形成瘢痕。

    g. 考虑用其治疗顽固性鲜红斑痣和大静脉畸形。

  5. **闪光灯泵脉冲染料激光器**

    a. 波长：585nm 或 595nm。

    b. 介质：液体（染料）。

    c. 发色团：氧合血红蛋白。

    d. 曾用于治疗毛细血管畸形、血管瘤、酒渣鼻毛细血管扩张、鲜红斑痣。

    e. 副作用：红斑或紫癜 7～14 天、色素沉着过度、色素减退。

  f. 通常需要联合多种治疗以减轻血管病变。

  g. 鲜红斑痣治疗的最佳结果取决于其位置和大小。

   i. 脸部和颈部的鲜红斑痣比腿部和手部的治疗反应更好。

   ii. 额头和侧脸上的鲜红斑痣比脸部中间部位的鲜红斑痣治疗反应更好。

   iii. 胸部、上臂和肩膀治疗反应良好。

   iv. 治疗后首次检查时，小于 $20cm^2$ 的鲜红斑痣的清除率高于 $20cm^2$ 以上的鲜红斑痣。

D. 色素性皮肤病变

1. 常见的色素性皮肤损伤，如小痣、雀斑、浅褐色斑块、（浅层）脂溢性角化病、太田痣、伊藤痣和蓝痣，均可用激光进行治疗。

2. 可能需要多次治疗，尤其是针对浅褐色斑块、太田痣和伊藤痣等病灶的治疗。

3. 黑素细胞痣的激光治疗存在争议，应谨慎对待，因为担心未经诊断的不典型增生和黑色素瘤被疏忽，从而延缓了诊断。因此，治疗黑素细胞痣前应先确诊。

4. 发色团：黑色素。

5. 尽管过去使用诸如铜蒸汽或溴化铜一类的连续波激光器，但是 Q 开关激光器是现在治疗色素性病变的选择。

  a. Q 开关红宝石激光器：694nm。

  b. Q 开关翠绿宝石激光器：755nm。

  c. Q 开关 Nd:YAG 激光器：1064nm，适用于肤色较暗的患者，因为色素沉着异常的风险会降低。

6. 并发症：色素变化（色素减退或色素沉着过度）、部分去除、感染、出血、组织结构改变和瘢痕（小于 5%）。

E. 去除文身

1. Q 开关模式的激光器用于去除文身。

2. 发色团：文身色素。

3. 目前有三种类型的激光可用于去除文身。

  a. Q 开关红宝石激光器：694nm。

   i. 适用于黑色、蓝色和绿色色素。

   ii. 可以去除除红色和橙色以外的所有色素。

  b. Q 开关翠绿宝石激光器：755nm。

   i. 适用于黑色、蓝色和绿色色素。

   ii. 可以去除除红色和橙色以外的所有色素。

  c. Q 开关 Nd:YAG 激光器：532nm。

   i. 适用于红色色素。

  d. Q 开关 Nd:YAG 激光器：1064nm。

       i. 适用于黑色和蓝色色素。

4. 色素的吸收峰值必须与激光的波长相匹配，激光会加热文身色素颗粒将其击碎，吞噬细胞会将这些碎片清除。

5. 需要进行多次治疗，时间间隔为 5~10 周。此外，文身可能无法完全清除。

6. 文身被吸收的范围如下。

    a. 红色文身——505~560nm。

    b. 绿色文身——630~730nm。

    c. 蓝绿色文身——400~50nm 和 505~560nm。

    d. 黄色文身——410~510nm。

    e. 紫色文身——550~640nm。

    f. 蓝色文身——620~730nm。

    g. 橙色文身——500~525nm。

    h. 黑色和灰色文身——600~800nm。

7. 有关美容文身（例如文唇线）的护理，因为用激光疗法去除某些文身颜料（如氧化铁和氧化钛）的氧化可能会导致颜色加深。

8. 并发症：色素变化（色素减退或色素沉着过度）、部分去除、感染、出血、组织结构改变、文身墨水颜色加深以及瘢痕（小于 5%）。

F. 脱毛

1. 有多种激光器专用于脱毛，例如二极管激光器（800~810nm）、常规模式红宝石激光器（694nm）、翠绿宝石激光器（755nm）和常规模式 Nd：YAG 激光器（1320nm）。

2. **发色团：黑色素。**

3. 使用脉冲持续时间较长的激光器可达到以下两个目的：

    a. 表皮黑素体不受影响。

    b. 吸光的黑色毛根和毛干将热量散发到周围的毛囊。

4. 激光器能量密度越高，脱毛效果越好，但是较高的能量密度会导致不适感和并发症风险更高。

5. 需进行多次治疗。

6. 所有的激光只可减少毛发，不能达到永久脱毛的目的。

7. 理想的需脱毛患者应具备黑头发和白皙的皮肤。激光用于浅色毛发或白色毛发脱毛仍然是一个挑战。

G. 点阵式光热分解作用

1. 只有一部分表皮和真皮用能量柱治疗，从而使目标区域产生热损伤 [微热治疗区（MTZ）]。

2. 未经治疗的区域是胶原蛋白的储存库，可促进组织再生。

3. 渗透性更强，且可降低瘢痕风险。

4. 图案密度。

a. 治疗区内微热治疗区的数量。

b. 微热治疗区数量越多，每束激光处理的皮肤表面积就越大。

5. 能量：微热治疗区深入真皮层的深度。

6. 非剥脱点阵激光器：

a. 掺铒激光器（1550nm）。

b. 皮肤磨光、痤疮、皮肤细纹、瘢痕、黑斑病、烧伤瘢痕。

c. 可在局部麻醉下进行。

d. 最容易出现连续 2 天轻度红斑和肿胀。也可能导致面部水肿、皮肤干燥、剥落、表皮划痕、瘙痒、色素改变以及痤疮样发疹。

e. 存在再次激活单纯疱疹病毒和水痘带状疱疹病毒的风险。

7. 剥脱点阵激光器：

a. 剥脱 CO_2 或铒激光器。

b. 细纹、色素沉着异常、皮肤松弛。

c. 可在神经阻滞的局部麻醉下进行。

d. 可能导致长时间的红斑、色素减退和瘢痕。但与完全剥脱疗法相比，风险较小。

III. 激光安全性

A. 标识

1. 手术室门上的标识应标示激光信息，包括激光波长和能量。

2. 应在房间手术室门外放置一副合适的护目镜。

B. 护眼

1. CO_2 和 Er：YAG 激光器可损伤角膜。

2. 脉冲染料激光和红宝石激光器可损伤视网膜。

3. 激光操作人员和房间内其他人员必须穿戴与激光发射光谱相匹配的特殊防护眼镜。

4. 护目镜制造商在护目镜上印有护目镜的防护光波长。

5. 患者应配戴：

a. 如眼眶周围需使用激光，患者应配戴金属角膜眼罩。

b. 抛光不锈钢眼罩。

C. 火灾风险

1. 制备溶液应不可燃（不得使用洗必泰或酒精）。

2. 治疗区域用湿毛巾包围。

D. 激光羽

1. 剥脱激光器产生激光羽。

2. 激光羽可能含有细菌和人乳头状瘤病毒（HPV）。

3. 激光操作人员以及其他相关人员应配戴手术防护口罩。

4. 于靠近手术部位的地方放置排烟装置。

要点总结

1. 用脉冲染料激光（585～595nm）治疗血管损伤最有效。
2. Q 开关激光器可有效去除文身，波长选择取决于具体色素及其深度。
3. 点阵技术越来越多应用于嫩肤和焕肤，且仅治疗部分表皮。上述技术可能减少副作用和并发症。

要点问答

1. 激光治疗常见的并发症是什么？
   黑色素沉着、色素沉着过度，单纯疱疹病毒（HSV）爆发及瘢痕。
2. 所有接受皮肤激光焕肤治疗的患者应服用哪种药物进行预防治疗？
   伐昔洛韦。
3. 哪种皮肤类型在激光治疗后出现副作用或并发症的风险最大？
   Fitzpatrick Ⅳ型及以上皮肤。

推荐阅读

Alster TS, Lupton JR. Prevention and treatment of side effects and complications of cutaneous laser resurfacing. Plast Reconstr Surg. 2002;109（1）:308–316. PMID: 11786830.

Chim H, Drolet B, Duffy K, Koshima I, Gosain AK. Vascular anomalies and lymphedema. Plast Reconstr Surg. 2010;126（2）:55e–69e. PMID: 20679788.

DiBernardo BE, Cacciarelli A. Cutaneous lasers. Clin Plast Surg. 2005;32:141–150. PMID: 15814112.

Nelson AA, Lask GP. Principles and practice of cutaneous laser and light therapy. Clin Plast Surg.2011;38:427–436. PMID: 21824540.

Wu EC, Wong BJ. Lasers and optical technologies in facial plastic surgery. Arch Facial Plast Surg.2008;10（6）:381–390. PMID: 19018058.

基础统计学

I. 变量

A. 分类变量（离散变量）

1. 定类变量：具有 2 个或更多类别的变量，但没有内在顺序。居住状态（密歇根，纽约等）是有 50 个类别的定类变量。

2. 二分变量：只有 2 个类别的定类变量。糖尿病的存在（是/否）和男性/女性是二分变量。

3. 定序变量：具有 2 个或更多类别的变量也可以进行排序或分级，但顺序或等级不是连续变量（见下文）。可将李克特量表的结果视为一个定序变量（非常同意/同意/不同意或不同意/不同意/强烈反对）。

B. 连续变量（数值变量）

1. 定比变量：可以沿着连续统一体测量并且具有数值的变量。值为零表示没有该变量。示例包括以厘米为单位的距离或以英寸为单位的高度。

2. 定距变量：可以沿着连续统一体进行测量并具有数值的变量。值为零并不表示没有变量。例如以华氏度为单位的温度，测量结果显示零度并不代表没有温度。

C. 按研究的目的分为两大类变量

1. 自变量（实验变量或预测变量）：在试验或研究中，观察或控制的变量。

2. 因变量：研究关注的结果。依赖于或可能依赖于自变量的变量。

II. 名词解释

A. p 值：指观察到的关联是偶然发生的概率。通常认为 $p < 0.05$ 是"具有统计学意义的"。当 p=0.05 时，是指实际上得出的结果有 5% 的可能性是偶然发生的（或者结果说有 95% 的可能性是真实的）。

B. α：发生第 I 类错误的概率

C. β：发生第 II 类错误的概率

D. **研究功效**：一项研究发现差异的能力。研究功效记为 $1-\beta$。

E. **原假设**：原假设通常是指默认状态，例如，两个变量没有关联或是治疗没有效果。

    1. 原假设通常和备择假设配对，备择假设认为两个变量之间有关量或是某种治疗有效果。

    2. 原假设永远不能得到证明。待分析的数据只能拒绝或无法拒绝原假设。

F. **第 I 类错误**：是原假设被拒绝但实际为真的错误。发生第 I 类错误的概率等于显著性水平 α。

G. **第 II 类错误**：当原假设为假时未拒绝原假设的错误。发生第 II 类错误的概率等于 β。

H. **标准差**是度量一组数据距离均值的离散程度。低标准差表示数值聚集在平均值附近。高标准差表示数值在均值附近分散较远。

    1. 或者，换句话说，标准差反映了每个结果距离均值有多接近。

    2. 对于一个正态分布，68% 的数值分布在一个标准差内，95.5% 的数值分布在平均数两个标准差内。

I. **平均数标准误差**反映了重复样本的均值对于给定样本大小的实在总体均值的接近程度。平均数标准误差等于标准差除以样本大小的方差。

J. **置信区间**：数据会落入的确切范围。

    1. 通常以 95% 置信区间报告，例如，有 95% 的把握确定真实值位于区间的最高和最低值之间。

    2. 通过取平均值 $\pm 1.96 \times$ 平均数标准误差计算 95% 置信区间。

III. **诊断试验评价**（表 12-1）

表 12-1	通过计算 A、B、C 和 D 之间的比率来确定敏感度、特异度及阳性和阴性预测值		
	疾病存在（由金标准检测确定）		
	存在	**不存在**	**总计**
诊断检测结果　阳性	真阳性 A	假阳性 B	A+B
阴性	假阴性 C	真阴性 D	C+D
总计	A+C	B+D	A+B+C+D

A. **敏感度**衡量一个试验识别患者疾病的能力。

    1. 高敏感度的试验不容易产生假阴性结果。

    2. 敏感度 =A/（A+C）。

B. **特异度**衡量一个试验识别患者没有疾病的能力。

    1. 高特异度的试验不容易产生假阳性结果。

    2. 特异度 =D/（B+D）。

  C. **阳性预测值（PPV）**表示试验结果阳性的患者中确实具有该病症的比例。PPV 有助于确定患者是否患有疾病。PPV=A/（A+B）。

  D. **阴性预测值（NPV）**表示试验结果阴性的患者中没有该病症的比例。NPV=D/（C+D）。

IV. **样本量计算**

  A. **常见问题：**"我需要多少病例来确定这种干预或是治疗是有效的？"。

  B. **开始研究之前**，确定关注的干预和结果。并需要确定第 I 和 II 类错误的容差，通常两者分别为 0.05 和 0.20

    1. **对于连续结果变量**，需要对对照组和干预组的均值和标准差进行估计。

    2. **对于二分结果变量**，需要对对照组和干预组的事件发生率进行估计。

    3. **试验数据**（你的或是其他人的）有助于提供切合实际的估计值。

  C. **二分法结果样本量计算需要五个值。**你（或是你的统计员）可以通过下列五个值计算第 1 组和第 2 组需要的患者数量。

    1. α

    2. 研究功效

    3. 第 1 组的预期事件发生率

    4. 第 2 组的预期事件发生率

    5. 第 1 组和第 2 组患者的比例（通常是 1：1）

  D. **连续结果样本量计算需要五个值。**你（或是你的统计员）可以通过下列五个值计算第 1 组和 2 组需要的患者数量。

    1. α

    2. 研究功效

    3. 第 1 组结果变量的预期平均值和标准差

    4. 第 2 组结果变量的预期平均值和标准差

    5. 第 1 组和第 2 组患者的比例（通常是 1：1）

V. **统计分析**

  A. **单变量分析**寻找两个变量之间的关系。通常，一个变量是预测变量，另一个是结果变量。

    1. **t 检验**比较两组变量的平均值。例如：术后感染患者的平均身体质量指数（30.9）显著高于无术后感染的患者（24.8）。

    2. **方差分析**可用于比较多组别变量的平均值。图基检验与方差分析一起用来识别与彼此显著不同的均值。

    3. **卡方检验**比较两组之间比例差异或所观察到的比率差异。例如：与未接受依诺肝素治疗的患者（8%）相比，接受依诺肝素治疗的患者的深静脉血栓发生率（4%）显著降低。

    4. **Fisher 精确检验**是卡方检验的一个变式，当事件的发生率较低（小于 10）

时可以使用 Fisher 精确检验。

B. **多变量分析**用于分析当控制其他变量影响时，一个自变量对关注结果的影响。

　1. **逻辑回归分析**用于二分结果变量（是 / 否）。例如：当控制年龄、身体质量指数和吸烟的影响时，糖尿病的存在是术后伤口裂开的独立预测因素。

　2. **线性回归分析**用于连续结果变量（如收缩压）。例如：当控制糖尿病、吸烟和活动水平的影响时，年龄增加是收缩压升高的独立预测因素。

C. **非参数统计**用于结果变量不是正态分布或者变量本身非线性时。

　1. 例如：李克特量表值这种定序变量需要使用非参数检验。李克特量表通常是任意指定的点值（如强烈不同意（1），不同意（2），既不同意也不反对（3），同意（4），强烈同意（5））。但是，这些点值实际上并不是连续变量，因为它们没有单位。因此，不能使用 t 检验或线性回归技术进行分析。

　2. 非参数统计的例子包括威尔克森秩和检验，变量克鲁斯卡尔 – 沃利斯单因素方差分析和曼 – 惠特尼 U 检验。

D. **参数与非参数统计**

　1. 参数统计假设变量潜在分布为正太分布。

　2. 非参数统计不假设变量的分布。

VI. **结果分析**

A. **发病率**：不同时间段内事件的发生率。例如：2012 年将有 23 万例乳腺癌新病例被确诊。

B. **患病率**：在任意时间点，一个群体中患有疾病个体的比例。例如：65 岁以上的人群中有 20% 患有药物控制的糖尿病。

C. **相对危险度**：与暴露相关的不良事件的危险度。计算为（暴露患者的发病率）/（非暴露患者的发病率）。

D. **比值比**：描述两个变量之间的关联强度，通常是预测变量和结果变量。

　1. 比值比是衡量影响大小的指标，通常在逻辑回归分析中报告。如果 95% 置信区间的比值比超过 1，则表示没有显著的独立相关性。

　2. 比值比往往与相对危险度相混淆，事实上两者差别很大。

E. **相对危险度与比值比**：

　1. 对于罕见事件（发病率小于 10%），相对危险度与比值比基本是一致的。对于更常见的事件，两者并不相等。

　2. 例如：一副 52 张扑克牌。抽到王牌的相对危险度是 4/52，抽到王牌的比值比是 4/48。对于罕见的事件，比值比和相对危险度非常接近。但是，抽到黑卡的相对危险度是 26/52，抽到黑卡的比值比是 26/26。对于常见事件，比值比和相对危险度不相似。

F. **绝对危险度降低（ARR）**：（对照组的事件发生率）–（干预组的事件发生率）。这是对影响大小的实际测量。

G. **相对危险度降低**：绝对风险危险度降低 /（对照组的事件发生率）。相对危险度降低可能存在误导性。例如，一种将事件发生率从 0.1% 降至 0.075% 的药物可将相对危险度降低 25%，但绝对危险度只降低 0.025%。

H. **需治疗数**：必须接受治疗以预防不良结果的患者数量。计算为绝对风险度的倒数。需治疗数量 =1/ 绝对风险度。

I. **需伤害数**：需接受治疗以产生不良结果的患者数量。

1. 计算绝对不良事件发生率：（干预组不良事件发生率）–（对照组不良事件发生率）。

2. 需伤害数 =1/（绝对不良事件发生率）。

VII. **统计学意义与临床意义**

A. **不要总关注统计学意义**。需要记住的是，从定义上讲，p 值表示所观察到的关联性是由偶然因素引起的可能性。它与关系的重要性或是相关性无关。

B. **统计学意义是显著性的度量**。影响大小是衡量重要性的一个指标。

C. **统计上的显著差异可能在在临床上无意义**。大数据研究常常在与临床无关的结果（比如对照组的身体质量指数为 29.8，实验组的身体质量指数为 30.0）中表现出显著差异。

D. **统计上的非显著差异仍然可能具有较大的效应**。当差异很大但差异不显著时，这代表了研究功效低（例如，样本量太小，也被称为第 II 类错误）。这些研究可以用作为开展更大型研究的优秀试验数据。

要点总结

1. 没有正式统计背景的研究人员应该在研究项目的各个阶段与统计人员进行协作。

2. 对于二分结果变量，样本量计算需要对对照组和治疗组的事件发生率进行估计。

3. 对于连续结果变量，样本量计算需要估计对照组和治疗组结果变量的平均值和标准差。

4. 试验数据在样本量计算中非常有用。

5. 统计学显著性与临床相关性不一样。

要点问答

1. 描述敏感度和特异度的区别。

敏感度反映一个试验确定患者患病的能力。特异度反映一个试验确定非病人的能力。

2. 什么是第 I 类错误和第 II 类错误?

第 I 类错误是拒绝了实际上为真的原假设。第 II 类错误是未拒绝实际上为伪的原假设。

3. 发病率和患病率有什么区别?

发病率是指某一时间段内一种疾病发生的概率（例如：手术后 30 天内心肌梗死的概率）。患病率是指在某个时间点，某个群体中患有疾病的人的比例。发病率关注新发生的疾病，而患病率关注所有疾病。

推荐阅读

Januszyk M, Gurtner GC. Statistics in medicine. Plast Reconstr Surg. 2011;127（1）:437–444. PMID: 21200241.

皮肤恶性病变与软组织病变

I. 皮肤胚胎学

  A. **表皮**：外胚层

  B. **真皮**：中胚层

  C. **其他细胞**：

    1. 黑素细胞：神经嵴

    2. 梅克尔细胞：神经细胞

    3. 朗格汉斯细胞：间叶细胞

II. 皮肤组织学

  A. **表皮层**

    1. **角质形成细胞**

      a. 表皮中的主要细胞。

      b. 从基底层（生发层）开始向上移行，最终在表皮形成死细胞角质层（角质层）。

    2. **黑素细胞**

      a. 位于基底层。

      b. 保护皮肤免受紫外线的伤害。

    3. **梅克尔细胞**：机械刺激感受器

    4. **朗格汉斯细胞**：棘层抗原呈递细胞

  B. **真皮层**

    1. **细胞类型**：成纤维细胞、巨噬细胞和肥大细胞

    2. **真皮乳头层**

      a. 与表皮厚度相似。

      b. 含大量Ⅲ型胶原，少量Ⅰ型胶原。

      c. 胶原酶活性部位。

    d. 与表皮突相互交织。

    e. 包含触觉小体神经末梢网和毛细血管网。

  3. **真皮网状层**

    a. 真皮层的主要组成部分。

    b. 大多为 I 型胶原，与其间的弹力纤维互相交织。

    c. 含毛囊、皮脂腺、汗腺、感受器、指甲和血管。

  4. **组织成分**

    a. **胶原**

      i. 拉伸强度。

      ii. 成人皮肤中，I 型胶原与 III 型胶原之比为 4∶1。

      iii. 成人皮肤未成熟瘢痕中，I 型胶原与 III 型胶原之比为 2∶1。

    b. **弹性蛋白**

      i. 与胶原相互交织。

      ii. 对维持皮肤弹性至关重要，并随皮肤老化减少。

      iii. 由肌原纤维蛋白组成。

    c. **基质**

      i. 含纤维细胞外基质的非细胞组分。

      ii. 由黏多糖构成（透明质酸和蛋白聚糖）。

III. **皮肤恶性肿瘤**

  A. **通常分为三类**（按从最常见到最罕见的顺序列出）

  B. **基底细胞癌**（BCC）

  C. **鳞状细胞癌**（SCC）

  D. **黑色素瘤**

    1. 基底细胞癌、鳞状细胞癌、黑色素瘤的比率大概为 40∶10∶1。

    2. 三种肿瘤的发病率均在增加；幸运的是，对于发病率较高的肿瘤（基底细胞癌和鳞状细胞癌），其癌变严重程度远低于黑色素瘤。

    3. 超过 20% 的美国人在其一生中会患皮肤癌。

    4. 在美国，每年皮肤癌的病例数超过乳腺癌、前列腺癌、肺癌和结肠癌的病例总和。

基底细胞癌

  I. **传染病学**

  A. **发病率**

    1. 基底细胞癌是最常见的皮肤癌，占所有皮肤癌的比例大约为 80%。

    2. 美国每年出现大概 280 万皮肤癌新病例。

  B. **危险因素**

    1. **日光辐射**（纬度越低，海拔越高，日照越强）：36% 的基底细胞癌始发于先前诊断出日光性角化病（AK）的部位，但发病细胞不同。

2. **年龄增长。**

3. **肤色较浅。**

4. **长期使用补骨脂素和接受长波紫外线光化治疗**［即：银屑病补骨脂素光化学疗法（PUVA）］。

5. **免疫抑制**，最常见于接受移植的患者。

6. **皮脂腺痣**，典型的头部和颈部表层皮肤病变，为局部隆起、淡黄色至灰棕色、表面无毛的斑块。多发病于出生时或出生后不久，大约15%的病例会转化为恶性基底细胞癌。

7. **接触砷。**

8. **与基底细胞癌相关的综合征。**

   a. **基底细胞痣综合征（戈林综合征）**

      i. 常染色体显性遗传。

      ii. 多痣或肿瘤通常见于儿童早期，青春期容易发生恶变。

      iii. 手掌和足底皮肤凹陷、颌骨囊肿（牙源性角化囊肿）、肋骨异常和智力低下。

   b. **着色性干皮病（XP）**：患者的基底细胞癌、鳞状细胞癌和恶性黑色素瘤发病率增加（参见上文黑色素瘤一节）。

   c. **白化病。**

II. **基底细胞癌疾病生物学与特征**

A. **基底角蛋白细胞**为起源细胞，存在于真皮表皮连接处表皮的基底层。

B. **无普遍临床前期病变。**

C. **基底细胞癌最常在皮脂腺毛囊密集区域发生**，因此超过90%的病变发生在头部和颈部。

D. **由于很少出现癌细胞转移**，所以一些研究人员认为其"几乎不是癌症"。

E. **病发**是因为肿瘤入侵基质结构（包括鼻窦、眼眶和大脑）。通常情况下，只有被忽视多年的肿瘤才会导致病发。

F. **基底细胞癌类型**

   1. **结节型基底细胞癌**

      a. 最常见的类型，通常呈现单发病灶，伴毛细血管扩张、瘙痒和偶尔出血的症状。

      b. 损伤破裂随着时间推移，可导致结节溃疡性基底细胞癌（"侵蚀性溃疡"）。

      c. 细胞组织呈栅栏状排列。

   2. **表浅扩散型基底细胞癌**

      a. 呈红斑，生长缓慢，伴轻微硬化，多发生于躯干。

      b. 很容易与其他鳞状湿疹性皮肤病混淆。

      c. 病灶位于皮肤浅表，呈典型的水平生长模式，通常有多个病灶。

3. **硬化性（硬斑状或纤维化型）基底细胞癌**

   a. 扁平，通常表现为黄白色或色素淡化，有时类似伤疤或正常皮肤。

   b. 实际病变程度通常比临床表现更深。

   c. 由于"指状"侵犯，复发或切除不完全的几率很高。

   d. 切除边缘 1cm 或采用 Mohs 手术切除的治愈率更高。

4. **色素型基底细胞癌**与结节型基底细胞癌类似；由于黑色素沉着和结节状，容易与黑素瘤混淆。

5. **基底细胞癌附属器肿瘤**

   a. 不常见，多见于老年人。

   b. 肿瘤起于汗腺，虽然生长缓慢，但有局部破坏性，局部复发几率高。

III. **基底细胞癌治疗**

A. **标准外科手术**：治愈率大约为 95%。

   1. **局部广泛性切除术**：非侵袭性肿瘤切除 3~5mm **边缘**，硬斑病样型切除 7mm 边缘。

      a. 术中可通过冰冻切片确认切缘阴性。假阴性比较常见。外科医师必须信任病理医师或试验室给出的意见。

   2. **Mohs 手术**：连续依次切除，并由专业 Mohs 皮肤病理医师立即对冰冻切片进行检查直至切净。

      a. **适应证包括硬斑病样型基底细胞癌和（或）重要审美区域（鼻、眼睑、嘴唇等）的病变。**

      b. 优势是可保存组织完好和确保完整切除。

B. **适用范围**

   1. 对于尺寸小于 1cm 的非复发性或非硬斑病样型基底细胞癌，可采用刮除术和电干燥法，但该种疗法会导致伤痕较宽。

   2. 冷冻疗法对于骨骼或软骨之上、鼻尖或眼周区域的小型基底细胞癌有效。

   3. 放射疗法亦有效，但需要多次治疗。治愈率高（大约为 90%），但多年（10~15 年）后相对比较容易复发。

C. **局部药物治疗**

   1. **咪喹莫特**：免疫刺激剂。FDA 批准药，仅用于浅表基底细胞癌，治愈率为 80%~90%。在患处涂抹 5% 咪喹莫特乳膏，连用 6 周或更长时间，每周 5 次。

   2. **5- 氟尿嘧啶（5-FU）**：化学疗法。FDA 批准药，仅可用于浅表基底细胞癌，治愈率与咪喹莫特相似。每天在肿瘤上涂抹两次 5% 的 5- 氟尿嘧啶溶液或软膏，连用 3~6 周。

D. **辅助放疗**（手术后）：对于晚期和深度浸润性基底细胞癌有效。

鳞状细胞癌

I. **传染病学**

A. **发病率**

1. 发病率仅次于基底细胞癌的皮肤癌。

2. 在美国，每年新增约 70 万例鳞状细胞癌。

B. **危险因素**

1. **紫外线辐射**：日照和人工日光浴场；牛皮癣补骨脂素光化学疗法。

2. **化学物质接触**，包括某些杀虫剂和有机烃，如：煤焦油、燃料油、石蜡油和砷（用于焊接材料）。

3. **病毒性感染**：人乳头瘤病毒（HPV）的某些类型；单纯性疱疹病毒。

4. **辐射**：辐射照射引起的癌症有较长的潜伏期。

5. **Marjolin 溃疡**：起于慢性伤口（即：慢性烧伤瘢痕和褥疮）的鳞状细胞癌，由慢性炎症引起的基因变化继发。

6. **免疫功能下降**：由于移植和艾滋病导致的免疫抑制。该情况患鳞状细胞癌与基底细胞癌的比例为 2：1。

7. **Fitzpatrick 皮肤类型。**

II. **鳞状细胞癌疾病生物学与特征**

A. **前期病变**

1. 日光性角化病（AK）

a. 附有粗糙鳞片的红斑和丘疹。

b. 组织结构与原位鳞状细胞癌类似（恶化前）。

c. 日光性角化病是鳞状细胞癌的前期病变；多达 5% 的日光性角化病会演变为鳞状细胞癌；反过来，所有鳞状细胞癌中，65% 发生于患日光性角化病。

2. 鲍温病（原位鳞状细胞癌）

a. 呈现角质细胞全层非典型性异型。

b. 阴茎头增殖性红斑为原位鳞状细胞癌。

3. 黏膜白斑病

a. 表现为口腔黏膜或其他黏膜上的白斑。

b. 15% 出现恶性转化。

4. 角化棘皮瘤

a. 角化棘皮瘤是由鳞状细胞和角蛋白组成的良性皮肤肿瘤；临床表现可能与鳞状细胞癌类似。

b. 致病源目前未知，但认为起源于毛囊。

c. 通常有 6 周的快速生长期，在随后的 6 个月内退化。但是，有 5%~10% 的病例发展为鳞状细胞癌。

    d. 切除是首选的治疗方法；组织结构上可能与鳞状细胞癌难以区分。

B. **鳞状细胞癌类型**

    1. **疣状鳞状细胞癌**：生长缓慢、外生型；且转移可能性小。

    2. **溃疡型鳞状细胞癌**：生长迅速，且有局部侵袭性。

        a. 溃疡型鳞状细胞癌具有侵袭性生长特性，边缘隆起且中央溃烂。

        b. 若蔓延至头部和颈部淋巴结，则患者的 5 年存活率低于 50%。

    3. Marjolin 溃疡

        a. 源于慢性创面（烧伤、压迫性溃疡、瘘管、骨髓炎钉道）。

        b. 通常转移至淋巴结。

III. **鳞状细胞癌治疗方案**

A. **标准外科手术**：90% ~ 95% 的治愈率；与基底细胞癌治疗方案相似。

    1. **局部广泛性切除术**：通常 5 ~ 10mm 的切缘就已足够。术中可进行冰冻切片确认切缘阴性。

        a. 若肿瘤小于 2cm，低度恶性并延伸至真皮，则确保 4mm 切缘。

        b. 若肿瘤大于 2cm，为 2 级至 4 级肿瘤，具有高风险或延伸至脂肪，则确保 6mm 切缘。

    2. **Mohs 手术**：连续水平切除，术中进行冰冻切片测试。鳞状细胞癌最高治愈率：94% ~ 99%。

        a. 适应证包括复发性和高风险鳞状细胞癌，和（或）重要审美区域（鼻、眼睑、嘴唇等）的病变。

        b. 优势是可保存组织完好和确保完整切除。

B. **适用范围**

    1. **刮除、电极和冷冻疗法**在鳞状细胞癌治疗中用得比较少（相比较基底细胞癌），因为采用上述方法时有很大风险会遗漏深处的肿瘤，且存在瘢痕影响观测鳞状细胞癌复发的风险。

    2. **放射疗法**适用于不可切除的病灶以及高龄患者。不同患者的治愈率不尽相同。必须考虑放射疗法可能影响美观以及存在长期风险。

    3. **药物局部施用法**正在研究中，但目前不建议采用药物对侵袭型鳞状细胞癌进行治疗。

C. **区域性淋巴结清扫术**

    1. **适用于**临床阳性淋巴结（可触及）。

    2. **细针穿刺活检**：确认鳞状细胞癌是否已转移到可触及淋巴结。

    3. **选择性淋巴结清扫**：适用于向下扩散至腮腺囊的肿瘤或与引流淋巴结盆地相邻的大面积损伤。

    4. **前哨淋巴结活检**：考虑用于无可触及淋巴结的高风险鳞状细胞癌（有争议）。

D. **辅助放疗**：高风险皮肤鳞状细胞癌切除后进行。

黑色素瘤

I. **传染病学**

A. **发病率正在增长**，且在西方世界其增长速度比其他癌症都快。

　　1. 自 2009 年以来，美国黑素瘤发病率以每年 2% ~ 3% 的速度增长。

　　2. 预计 2012 年美国会诊断出 75,000 例新病例。

　　3. 当代出生的儿童，普通人群患黑色素瘤的终生风险是 2%。

　　4. 占所有皮肤病的比例不到 3%，但 75% 的皮肤癌相关死亡由该病引起。

　　5. 转移性疾病的预后在过去 40 年中几乎无变化（与很多其他癌症不同）。

B. **危险因素**

　　1. **表型因素**：包括肤色较浅（Fitzpatrick Ⅰ 型和 Ⅱ 型）（表 13–1）、雀斑、眼睛颜色浅和头发颜色浅（相比眼睛颜色浅，是更强的风险因素）。深色皮肤的人较少罹患黑色素瘤。

　　2. **地理因素**：高海拔和低纬度地区的人会接受更多紫外线辐射，因此风险更高。

　　3. **性别因素**：女性风险较低且预后良好；然而，基于性别的风险差异正在减小（表 13–2）。女性最常见的发病位置是下肢；男性病变更常见于头部和躯干。

表 13-1	Fitzpatrick 皮肤分型		
	皮肤光型	未经辐射区域的皮肤颜色	日晒变化
I	从未晒黑，总是晒伤	苍白或乳白色	晒伤发红、肿痛和脱皮
II	有时晒黑，总是晒伤	淡浅棕色，有时有雀斑	总是晒伤，晒伤处为粉色或红色，然后逐步变为浅棕色
III	总是晒黑，有时晒伤	浅棕色、棕色和橄榄色	几乎不会晒伤，有中度快速晒黑反应
IV	总是晒黑，很少晒伤	棕色、深棕色或黑色	几乎不会晒伤，有快速晒黑反应

表 13-2	不同性别患者的皮肤黑素瘤病灶部位			
病灶部位	男性		女性	
	百分比	中位数年龄（岁）	百分比	中位数年龄（岁）
面部	8.2	66	10.1	70
头皮	5.1	64	2.0	61
颈部	2.2	57	1.6	56
前躯干	16.3	55	7.7	45
后躯干	39.3	55	17.1	48
生殖区	0.2	59	0.8	65
上肢	12.2	58	18.4	59
下肢	16.5	52	42.3	56

4. **种族因素**：非洲籍美国人发病率较低，但由于诊断较迟及（或）疾病亚型更严重，预后也较差。

5. **富裕程度**：和大多数癌症类型不同，对于黑色素瘤，社会经济地位更高的人往往患病风险也更高。

6. **紫外线辐射历史**（UVA 和 UVB）：相对于其他皮肤癌类型，黑色素瘤与紫外线辐射史的直接因果关系比较不明显。晒伤起水泡（特别是发生在早年）与某些类型的黑色素瘤患病风险增加有关。

7. **既往黑色素瘤**：很强的预测因素，且黑色素瘤继发出第二处病灶的几率为 3%～5%。。

8. **家族史**：绝大多数黑色素瘤具有散发性，然而，仍然存在一些遗传类型（请参见遗传学章节）。

   a. **家族性黑色素瘤**（又名遗传性黑色素瘤）：如一级亲属中出现两例或更多例黑色素瘤，则可能为家族性黑色素瘤，为常染色体显性遗传，且外显率可变。

   b. **发育不良痣综合征**［又名家族性非典型多痣黑素瘤（FAMMM）综合征］：患者通常有一位一级亲属或二级亲属患有恶性黑素瘤，且患者通常至少有 50 颗黑素细胞痣。通常为 CDKN2A 突变。需要对患者进行密切随访。

   c. **着色性干皮病**（XP）：

      i. 综合征异质组；不同 DNA 修复基因突变引起。

      ii. 紫外线损伤 DNA 导致的早死率仅次于皮肤肿瘤转移扩散。

      iii. 通常发生于童年时期，伴有多发性基底细胞癌；鳞状细胞癌和黑色素瘤通常会导致死亡。

      iv. 必须避免日光暴晒，并对皮损处进行积极监测或治疗。

II. **黑色素瘤疾病生物学与特征**

   A. **前期病变**

   1. **黑色素瘤**的起因包括引发黑色素细胞恶变的多重因素。

   2. **先天性痣**

      a. 恶变潜能更多取决于组织学类型，而非肿瘤大小。

      b. 巨大毛痣：恶变为黑色素瘤的风险为 5%～20%（由于大小或位置的可变性，很难准确预测风险）；建议进行预防性切除（通常为连续性切除）。

   3. **后天性黑素细胞痣**

      a. 通常于 6～12 个月的婴儿期出现；通常小于 5mm。

      b. 当患者 30 多岁时，痣的数量会增加，随后慢慢退化。

      c. 痣的数量越多，患黑素瘤的几率越大。

   4. **发育不良痣或非典型痣**

      a. 通常出现于青春期。

      b. 比普通痣更大（5～12mm）。

c. 常见于非暴露部位。

d. 可能代表前期病变，如出现，则形成黑色素瘤的风险更高。

5. **原位黑色素瘤或交界区非典型黑素细胞增生（AJMH）**

也称为"恶性雀斑样痣"或哈欣森雀斑。

a. 黑素瘤前期病变；表皮交界处无非典型细胞浸润。

b. 可能发病于发育不良痣。

c. 需要完全切除；建议 5mm 切缘，但通常需要再次切除。

6. **斯皮茨痣**

a. 良性病变最常见于儿童和年轻成人（以前又名少年黑素瘤）。并不是黑素瘤前期病变。

b. 表现为边界清晰的凸起病变，伴随可变色素沉着。

c. 尽管缺乏恶变潜能，但仍然很难从病理组织学上将其与黑色素瘤区分。

d. 最新资料显示，不同于黑素瘤的 BRAF/NRAS 基因突变，斯皮茨痣存在 *HRAS* 基因突变。

B. **遗传机制**

1. *p16/CDKN2A* 基因：大部分黑色素瘤细胞株中肿瘤抑制基因突变或缺失；某些家族性黑色素瘤中存在基因突变。

2. *CDK4* 基因：细胞周期调控因子 CDKN2A；CDKN2A 促进了小部分家族性和散发性黑色素瘤的发展。

3. *MC1R* 基因：色素基因；某些异构体与白皮肤或晒黑能力弱以及黑色素瘤风险增加相关。

C. **黑色素瘤分类**

1. **表浅扩散型黑素瘤**

a. **最常见的黑素瘤类型**，占所有黑素瘤病例约 70%。

b. 恶变潜能中等。

c. 最可能发生于既存痣。

d. 男女发病率相同。

e. 确诊年龄中位数为 50 岁。

f. 男性患者的上背和女性患者的小腿是最常见的发病部位。

g. 边界不规则且不对称，颜色不均匀。

h. 早期呈放射状生长，晚期为垂直生长期。

2. **结节型黑素瘤**

a. 第二常见的黑素瘤种类：占所有病例的 15%～30%。

b. **最具侵袭性的黑素瘤种类。**

c. 通常不发病于既存痣。

d. 男性罹患风险是女性的 2 倍。

e. 确诊年龄中位数为 50 岁。

f. 与日光辐射没有明确的关联。

g. 通常为黑蓝色，边界均匀且光滑。

h. 5% 为无色素性黑素瘤，由于诊断延误，预后较差。

i. **垂直生长**为标志特征，无辐射生长。

3. **恶性雀斑样痣黑素瘤（LMM）**

   a. 占皮肤黑素瘤的 10%~15%。

   b. **侵袭性最弱的黑素瘤种类。**

   c. 与太阳光或紫外线辐射明显相关。

   d. 通常发病于老年人的头部、颈部和臂膀（太阳辐射皮肤区域）。

   e. 女性罹患风险远高于男性。

   f. 确诊年龄中位数为 70 岁。

   g. 通常直径大于 3cm；不规则、不对称、颜色不均匀；恢复区域可能出现色素减退。

   h. **前期病变为恶性雀斑样痣**或哈欣森雀斑（病理学上相当于原位黑素瘤或交界区非典型黑素细胞增生）；仅存在放射状生长阶段。向垂直生长阶段转变代表向恶性雀斑痣样黑素瘤转化。

   i. 恶化的特点是结节型生长。

4. **肢端雀斑样痣性黑素瘤**

   a. 白种人中，2%~8% 的黑素瘤为肢端雀斑样痣性黑素瘤；非裔美国人、西班牙人和亚洲人中，35%~60% 的黑素瘤为肢端雀斑样痣性黑素瘤。

   b. 通常发病于手掌、脚底和甲板下方（指甲下）。必须与甲黑线（指甲上的一种良性、线性、有颜色条纹）区分开；常见于非洲和亚洲人口。由于存在黑素瘤风险，应该对可疑病变进行活组织切片检查。

   c. 确诊年龄中位数为 60 岁左右。

   d. 呈现不规则色素沉着，通常尺寸较大（大于 3cm）。

   e. 最常见病变部位为大脚趾或拇指。

   f. 大范围辐射生长，转向垂直生长通常伴随高转移风险。

D. **非皮肤性黑素瘤**

1. **黏膜黑素瘤**

   a. 黏膜黑素瘤在黑素瘤中的占比小于 2%，最常见于生殖道、肛肠区、头颈部黏膜表面。

   b. 很难察觉；通常确诊时已为晚期，且预后不佳。

   c. 根治性切除的效果尚有争议。

2. **眼部黑素瘤**

   a. 占黑素瘤的 2%~5%（最常见的非皮肤性黑素瘤）。

   b. 若出现妨碍视线的症状，需进行早期诊断。

  c. 在遗传学或行为学方面，虹膜黑素瘤与皮肤黑素瘤相似；后葡萄膜黑素瘤更像黏膜黑素瘤，且预后更不佳。

  d. 眼睛无淋巴引流；因此，无淋巴结转移。

  e. 肝脏是主要的转移部位。

  f. 通过摘除术治疗。

 E. 原发灶不明黑素瘤

  1. 占黑素瘤的 3%。

  2. 排除性诊断。

  3. 最常表现为淋巴结转移。

  4. 预后与有明确原发灶的转移性黑素瘤相似。

III. **黑素瘤的诊断与分期**

 A. **体检**对黑素瘤仅有 60%~80% 的诊断敏感度。全身照片检测非典型痣可增加诊断敏感度。

 B. **黑素瘤病变的常见临床特征：**

  1. 不对称性。

  2. 边界不规则。

  3. 颜色变化。

  4. 直径大于 6mm。

  5. 扩大或演变病灶。

 C. 通过全层活检标本的组织学分析进行原发性黑素瘤诊断。

  1. 对于直径小于 1.5cm 的病变，切除活组织检查是首选方案。如果可能，切除病灶，切缘 1~2mm。

  2. 当怀疑度不高，病灶较大（大于 1.5cm）或位于可能导致毁容的区域（面部、手部和足部），或无法实行完整切除时，切开活组织检查是更合适的选择。切开活组织检查不会增加转移的风险，也不会影响患者存活率。

  3. **石蜡细胞切片**可用于确定肿瘤厚度。

  4. **避免刮削活组织检查**，因为该种方法会导致无法根据厚度进行病灶分期。

  5. **不得烧灼或冷冻样本：**组织破坏会导致无法评估厚度和切缘。

  6. 为方便组织诊断进行局部广泛性切除术，会破坏局部淋巴管，降低日后淋巴结显像的疗效。活组织检查切口的瘢痕应与淋巴引流方向平行。

  7. **活检切口定位**也应将明确的手术治疗考虑在内。

   a. 四肢活组织检查应使用纵切口。

   b. 为避免关节挛缩，有时横切口是更好的选择。

   c. 头部和颈部切口应位于松弛皮肤张力线内，注意面部美学解剖分区。

 D. **主要预后因素：**肿瘤厚度（T）、淋巴结状态（N）和转移（M）—TNM（表 13-3）。

表13-3	黑素瘤厚度分级	
Clark 分级	皮层 / 厚度	5 年存活率（%）
I	原位	100
II	真皮乳头层	88
III	乳头－网状层	66
IV	真皮网状层	55
V	皮下	22
Breslow 深度（mm）		5 年存活率（%）
小于 0.76		89
0.76~1.49		75
1.5~2.49		58
2.5~3.99		46
大于 3.99		25

1. Breslow **厚度**以毫米计；因此，比 Clark 分级更准确且可复制性更强，是更好的预后指标。
2. Clark **分级**基于皮肤组织学分层入侵；更主观。

E. **其他重要预后因素：**
1. **解剖位置：**躯干病灶预后通常比四肢病灶预后更不佳。
2. **性别：**对于特定黑素瘤，女性通常具有更佳的预后；女性也更容易患预后更佳的四肢黑素瘤。
3. **溃疡形成**是不良的预后迹象。
4. **淋巴结转移**或移行转移比任何其他预后因素更为显著。

F. **美国癌症联合委员会**基于 TNM 分类分级系统制定了一个分期系统（表 13-4）。

IV. **黑素瘤治疗**
A. **黑素瘤明确治疗**
1. 局部广泛性切除术是首选治疗方法。
2. 建议外科切缘取决于肿瘤厚度（表 13-5）。
3. 甲下黑素瘤需要手指远侧指间关节近端截肢与拇指指间关节近端截肢。

B. **局部淋巴结治疗**
1. **选择性淋巴结切除（ELND）**指从淋巴结区域切除临床阴性淋巴结。除患 1~2mm（中等厚度）黑素瘤的小群体患者外，没有明显可预测的改善生存率获益。
2. **前哨淋巴结活检（SLNB）**
a. 前哨淋巴结理论中，前哨淋巴结是肿瘤细胞发生淋巴结转移所必经的第一批淋巴结，因此，单独切除前哨淋巴结足以确定淋巴腺状态。前哨淋巴结活检后，黑素瘤发病率远比选择性淋巴结切除低。超过 90%~95% 的患者可检出前哨淋巴结。前哨淋巴结活检如今是公认的治疗标准。

表 13-4	美国癌症联合委员会黑素瘤分期系统（1998 年）
TNM 定义	
原发性肿瘤	
Tx	病灶不明，无法评估
T0	没有原发肿瘤的迹象
Tis	原位黑素瘤（交界区非典型黑素细胞增生，Clark 分级 II 级）
T1	肿瘤厚度小于 0.75mm（Clark 分级 II 级）
T2	肿瘤厚度 0.76~1.50mm（Clark 分级 III 级）
T3	肿瘤厚度 1.51~4mm（Clark 分级 IV 级）
T4	肿瘤厚度大于 4mm 或在原发肿瘤 2cm 范围内出现卫星状损害（Clark 分级 V 级）
局部淋巴结累及	
NX	病灶不明，无法评估
N0	阴性
N1	局部淋巴结转移，最大淋巴结小于等于 3cm
N2	局部淋巴结转移，最大淋巴结大于 3cm，或正在转移中
远处转移	
MX	病灶不明，无法评估
M0	无远处转移
M1	远处转移
分期	
0 期	Tis，N0，M0
I 期	T1，N0，M0 T2，N0，M0
II 期	T3，N0，M0
III 期	T4，N0，M0
	Any T，N1，M0
	Any T，N2，M0
IV 期	Any T，Any N，M1

表 13-5	黑素瘤切除术推荐外科切缘宽度	
黑素瘤厚度（mm）	**切缘（cm）**	
原位	0.5	
小于 1	1	
1~4	2	
大于 4	2~3（有争议）	

b. 前哨淋巴结活检与原发性肿瘤的局部广泛性切除术配合使用。通过淋巴结显像确定引流原发肿瘤的第一批淋巴结（前哨淋巴结）。

c. 前哨淋巴结活检阳性患者接受阶段性局部淋巴结清扫，或接受辅助治疗。

d. 术前通过在原发性肿瘤皮内注射放射性标记胶体溶液（锝 –99）做核成像。可在外科手术当天或手术前一天进行核成像。淋巴闪烁显像能定位前哨淋巴结区域（某些肿瘤病灶可引流至多个区域）。

e. 在手术室内，切除原发肿瘤前，可在原发肿瘤部位周围皮内注射淋巴管染色造影剂（淋巴蓝或亚甲蓝）。

　i. 注入前，应标记病灶边缘，以避免造影剂模糊边缘；注射时应注意染色造影剂，因为造影剂溢出很难处理。

　ii. 用造影剂探测淋巴结区域时，前哨淋巴结将呈蓝色，可通过 Tc99 Geiger 计数器二次确认前哨淋巴结定位。

　iii. 染色剂注射可能会短暂影响脉动血氧计的读数；在注入时应提醒麻醉师。

　iv. 注意：警惕染色剂注入可能引发的过敏症或过敏性反应风险。

f. 原发性肿瘤切除后，更换消毒被单、手术仪器、手术衣和手套，探察通过淋巴结闪烁成像定位的局部淋巴结盆地。切除所有带放射性标记的淋巴结（"热点"）和（或）蓝色淋巴结。

g. 对前哨淋巴结进行组织学分析，并通过免疫组化染色方法确定微小转移。要求采用石蜡法；因为无法通过冰冻切片可靠区分正常细胞和肿瘤细胞。

C. 黑素瘤复发监测与治疗

1. **无症状患者**应在手术后 2 年内每 3 ~ 4 个月复查一次，此后 3 年内每 6 个月复查一次，再往后应每年复查一次。确定肿瘤转移最准确的方法是详细查看病史。

2. **胸部 X 线片和肝功能检测**（乳酸脱氢酶和碱性磷酸酶）通常已足够；更广泛的检查（包括计算机断层扫描）不会改变检查结果。

3. **局部复发**通常位于原发病灶 5cm 范围内，初次切除后 3 ~ 5 年内复发；复发最常见的原因是原发性肿瘤未能完全切除。

4. **最常见的复发部位**包括皮肤、皮下组织、远端淋巴结，其次是其他部位（肺、肝、脑、骨和胃肠道）。

5. **再次切除**是局部、小范围和孤立病灶的主要治疗方法。

6. **外科手术**对皮肤、中枢神经系统、肺或胃肠道孤立病灶复发患者的病情缓解有效。

7. **化学疗法**罕见完全缓解。达卡巴嗪、卡莫司汀、顺铂和他莫西芬联合化疗为最常见疗法。部分治疗中心采用肢体隔离热灌注化疗术治疗广泛肢体侵犯的病例（melphalan 与肿瘤坏死因子）。

8. 已证明细胞因子疗法会产生相对较高的肿瘤反应水平（虽然效果是短暂的）。食品及药物管理局批准的疗法包括采用干扰素（IFN-α）治疗Ⅲ期疾病，白细胞介素-2（IL-2）治疗Ⅳ期疾病；然而，已证明这些治疗方法对提高总存活率效果很小或无效果。

9. 数十年来，单克隆抗体、肿瘤疫苗和改良免疫细胞等免疫疗法已成为主动探究的课题。除部分引人注目的成果外，上述疗法的适用性仍待进一步验证。

10. 最近已研制出选择性细胞信号传导抑制剂（例如：维罗非尼），经过合理选择，可在患者中实现相当高的肿瘤反应。患者存活期得到延长，但不应理解为整体存活率得到改善，因为顽固的黑素瘤可能复发，且侵袭性增强。

11. **转移性疾病的平均存活期为 6 个月。**呼吸衰竭和中枢神经系统并发症是最常见的致死原因。

不常见皮肤癌

A. **梅克尔细胞癌（MCC）**

1. 比较罕见，原发于神经嵴，是起于真皮的恶性神经内分泌瘤。

2. 发病率正在升高，且升高原因不明；美国每年发生 1500 例。

3. 风险因素包括年龄超过 65 岁、过量的日光暴露史、肤色较浅以及免疫抑制（人类免疫缺陷病毒和器官移植）。

4. 最新研究发现 80% 梅克尔细胞癌病例存在梅克尔细胞多瘤病。

5. 呈紫色至红色结节性丘疹或硬块；50% 累及头部和颈部；40% 累及四肢；10% 累及躯干。

6. 梅克尔细胞癌侵袭性强，呈放射性生长；局部复发几率高，且可能发生局部与全身转移。

7. 治疗方法包括宽切缘（最高 3cm）局部切除、前哨淋巴结活检以及数周后进行术后放疗。

8. 预后不佳；五年存活率为 50%。

B. **微囊肿性附属器癌**

1. 病理生理学存在争议，但许多研究者支持双滤泡和外分泌腺分化。

2. 肿瘤具有侵袭性和局部破坏性。

3. 呈白色至粉红色丘疹，丘疹原发于头部和颈部。

C. **皮脂腺癌**

1. 恶性肿瘤，源自皮脂腺的附属上皮细胞。

2. 大部分发于眼睛；发生于其他部位的皮肤腺癌极为罕见。

3. 呈黄色至粉色；逐步发展为眼睑结节性丘疹（类似睑板腺囊肿）。

软组织肉瘤

I. 流行病学

    A. 美国每年新增 6000~7000 例软组织肉瘤病例。

    B. 占成年人所有恶性肿瘤的 1%，占儿童恶性肿瘤的 15%。

    C. 50% 发于四肢。

    D. 危险因素

        1. **大多数肉瘤**没有可确认的发病基因或环境发病诱因。

        2. **辐射照射：**

            a. 与骨肉瘤和恶性纤维组织细胞癌有关。

            b. 一般来说，辐射后有 10~20 年的潜伏期。

            c. 二氧化钍（氧化钍胶体）在 20 世纪 40 年代至 20 世纪 50 年代用作放射造影剂；与肝脏血管肉瘤的高发病率有关。

        3. **化学物质接触**：砷、氯乙烯和二噁英（包含越南战争时期使用的落叶剂"橙剂"）。

        4. **遗传因素：**

            a. 神经纤维瘤（冯·雷克林豪森病）：患纤维神经瘤或神经纤维肉瘤的终身风险为 5%。

            b. *Rb1* 肿瘤抑制基因突变：视网膜胚细胞瘤（眼肉瘤）。

            c. *p53* 肿瘤抑制基因突变：利－弗劳梅尼综合征（多部位肉瘤）。

        5. **淋巴水肿：**

            a. 外科手术、放射治疗或者寄生虫感染后可能发生；也可能病因不明。

            b. 淋巴管肉瘤有 10~20 年的潜伏期。

        6. **卡波西肉瘤**：与人类免疫缺陷病毒感染密切相关。

II. 诊断

    A. 与外胚层癌相比较，除了发病细胞不一致外，肉瘤的表现与外胚层癌相似。

    B. 缺乏局部症状，通常确诊时已发展成晚期。

    C. 肿瘤扩张，压迫癌旁组织，形成假包膜。

    D. 主要筋膜平面通常是阻止局部浸润的屏障。

    E. **四肢肉瘤**：一般无痛感。延迟诊断很常见，且通常被误认为是血肿或"肌肉拉伤"。

        1. 可疑症状包括：包块大于 5cm，且在不断扩大或伴有症状；且包块持续超过 4 周。

        2. 优先选择核磁共振成像诊断。

        3. 肺转移是转移性疾病最常见的转移部位。

        4. 五年存活率大约为 75%。

    F. **腹部或腹膜后腔肉瘤**

        1. **可能伴**有不明确的腹部症状：腹部饱胀感、早饱、疼痛、体重减轻、恶心和呕吐。

2. **转移性疾病**：最常见转移部位为肝脏。

3. 80% 的患者在确诊时有可触及肿块。

4. **存活期中位数**：

    a. 原发性疾病——72 个月。

    b. 复发疾病——28 个月。

    c. 转移性疾病——10 个月。

5. **成像**：

    a. 含钆造影剂磁共振：使肿瘤与相邻结构关系可视化的最佳方法。

    b. CT 扫描：评估胸部、腹部和骨盆是否有转移性疾病的有效方法，且可作为分期工具。

    c. 血管造影术：手术规划。

    d. 胸部 X 线片：评估肺转移。

6. **肉瘤活组织检查**：适用于小于 5cm 的四肢病灶。

III. **分类和分期**

    A. 可根据原发细胞分为不同亚型（表 13-6）。纤维肉瘤是成人中最常见的肉瘤，在儿童中为第二最常见的肉瘤。

表13-6	软组织肉瘤组织分类	
原发性组织	**良性软组织肿瘤**	**恶性软组织肿瘤**
脂肪	脂肪瘤	脂肪肉瘤
纤维组织	纤维瘤	纤维肉瘤
平滑肌	平滑肌瘤	平滑肌肉瘤
骨骼肌	横纹肌瘤	横纹肌肉瘤
软骨	软骨瘤	软骨肉瘤
骨骼	骨瘤	骨肉瘤
血管	血管瘤	血管肉瘤

    B. 病理类型几乎无预后意义；病理分级（包括有丝分裂象的频率、细胞异型性和是否有肿瘤坏死）对于预后和治疗意义重大。

    C. **分期标准**（表 13-7）

        1. **病理分级是最重要的预后指标**（参见上文）。低恶度肿瘤的转移几率小于 15%；高恶度肿瘤的转移几率大于 50%。

        2. **大尺寸肿瘤更难分级**，且复发和去分化的几率更高。

        3. **淋巴结转移和远处转移**相关且预后相似，归类为IV期疾病。

        4. I 期、II 期、III 期和IV期肿瘤患者的五年存活率分别为 80%、60%、35% 和低于 10%。

表 13-7	美国癌症联合委员会的软组织肉瘤"GTNM"分级与分期分组	
分期	**描述**	
病理分级		
G1	高分化型	
G2	中分化型	
G3	低分化型	
G4	未分化型	
原发肿瘤尺寸		
T1	肿瘤最大尺寸小于等于 5cm	
T2	肿瘤最大尺寸大于 5cm	
区域淋巴结受累		
N0	无己知淋巴结转移	
N1	确诊淋巴结转移	
远处转移		
M0	无已知远处转移	
M1	有已知远处转移	
分期	**分组**	**五年存活率（%）**
IA	G1，T1，N0，M0	80
IB	G1，T2，N0，M0	
IIA	G2，T1，N0，M0	60
IIB	G2，T2，N0，M0	
IIIA	G3-4，T1，N0，M0	35
IIIB	G3-4，T2，N0，M0	
IVA	任意 G，任意 T，N1，M0	小于 10
IVB	任意 G，任意 T，N1，M1	

IV. 肉瘤治疗

A. **四肢**（特别是大腿）是肉瘤的最常见部位。

  1. **手术**

    a. 切缘为阴性的完全切除是主要治疗方法。

    b. 不得进入假包膜。

    c. 局部广泛性切除术（WLE）是标准疗法，正常组织近端和远端 3~5cm 切缘。为控制其他切缘，与肿瘤一并整块切除无累及筋膜平面。

　　　　d. 即使边缘清晰，也应在切除活组织检查后进行局部广泛性切除术。

　　　　e. 对于低恶度病变，通常保留主要神经血管结构，但对于高恶度肿瘤，则需要切除并重建。

　　　　f. 相对于保肢手术，截肢并不能提高存活率。

　　2. 鉴于单独局部广泛性切除术对小型（小于 5cm）低恶度肿瘤具有良好的预后，所以不需要放射治疗。对于无法耐受手术或拒绝外科手术的患者，放射治疗是首选疗法；放射疗法也可用于不超过 10cm 肉瘤的组合疗法。

　　3. 对软组织肉瘤进行化疗的好处尚不确定。

　B. **腹膜后和腹内肉瘤**的预后均不良。切除至无肿瘤边缘有效，但不易实现。很少使用放射疗法，因为周围脏器无法耐受治疗剂量。

要点总结

1. 鳞状细胞癌通常影响下唇和上眼睑；基底细胞癌通常影响上唇和下眼睑。

2. 斯皮茨痣：形态学上往往与黑素瘤十分相似（即使在显微镜下观察也如此），但不会转移；所以一旦发生转移，则证明不是斯皮茨痣。

3. 对色素沉着病灶进行全厚活组织检查（即：穿刺或切除，不采用刮取活检或刮除术），以根据病灶厚度确定是否为黑素瘤。

4. 梅克尔细胞癌的发病率在不断上升，且与侵袭性黑素瘤表现极为相似；不同点在于：放射疗法可有效减轻梅克尔细胞癌症状。

5. 纤维肉瘤通常对化疗或放疗不敏感。

要点问答

1. 可否对疑似恶性皮肤病灶切除后产生的伤口进行皮下剥离，以帮助伤口缝合？

　　不可以。该做法可能导致恶性肿瘤的扩散。

2. 一名 35 岁的隆胸患者提到脸上有一处 5mm 的伤口，且两个月仍未愈合。你的建议是？

　　即刻活检。

推荐阅读

Gulleth Y, Goldberg N, Silverman RP, et al.What is the best surgical margin for a basal cell carcinoma: a meta-analysis of the literature.*Plast Reconstr Surg*.2010;126（4）:1222–1231.

Netscher DT, Leong M, Orengo I, Yang D, Berg C, Krishnan B. Cutaneous malignancies: melanoma and nonmelanoma types.*Plast Recon Surg*.2011;127:37E.

Stern RS.Prevalence of a history of skin cancer in 2007: results of an incidence-based model.*Arch Dermatol*.2010;146（3）:279–282.

组织损伤和修复

I. 胚胎学

 A. **外胚层**：表皮、毛囊皮脂腺、大汗腺、外泌汗腺、指甲。

 B. **中胚层**：朗格汉斯细胞、巨噬细胞、肥大细胞、梅克尔细胞、成纤维细胞、血管、淋巴管、脂肪细胞。

 C. **神经外胚层**：黑素细胞、神经、特殊感觉器。

II. 解剖学

 A. **表皮——外层**

  1. **细胞类型**：角质细胞、黑素细胞、朗格汉斯细胞、梅克尔细胞。

  2. **浅层到深层**：角质层、透明层、颗粒层、棘层、基底层。

 B. **真皮层**

  1. **细胞类型**：胶原蛋白、弹性蛋白、基质。

  2. **神经**、血管、淋巴管、肌纤维、毛囊皮脂腺、顶泌腺、外泌腺。

  3. **两层（浅层到深层）**：

   a. **乳头层**——成纤维细胞、肥大细胞、组织细胞、朗格汉斯细胞、淋巴细胞。

   b. **网织层**——比真皮乳头层厚。

    i. 范围到下层脂肪。

    ii. 包括弹性蛋白和散布的大量胶原纤维。

III. **良性皮损**

 A. **表皮损伤**

  1. **表皮痣**（线状痣）

   a. 可能会引起发育异常。眼神经、中枢神经、骨骼、心血管、泌尿生殖系统。

   b. 见于出生时或童年早期。

c. 临床表现：棕褐色或褐色疣状丘疹。

d. 解剖位置：四肢。

e. 治疗方法：切除、激光治疗（二氧化碳）、磨皮或冷冻疗法。

2. **炎症性线状疣状表皮痣**

a. 见于出生时或童年早期。

b. 临床表现：呈线状排列的红斑性粗糙鳞状丘疹，极其瘙痒。

c. 解剖位置：四肢。

d. 治疗方法：切除或激光疗法（强脉冲光）。

3. **脂溢性角化病**

a. 起源于表皮基底层，是一种角质囊肿。

b. 见于 40 岁至 50 岁左右的中年时期。

c. 临床表现：表面呈蜡样，像粘附在皮肤上；疣状丘疹或斑块。可呈黄色、浅褐色、深褐色或黑色。

d. 解剖位置：头部、颈部和躯干。

e. 治疗方法：磨皮、冷冻疗法、刮除或切除。

4. **日光性角化病**

a. 发生于日光暴露部位。

b. 最为常见的癌前皮损。

   i. **约 5%～20% 会发展成鳞状细胞癌。**

   ii. 可见于移植患者。

   iii. 因为恶性转化的几率较高，需要采取积极治疗。

c. 临床表现：红斑性、粗糙或鳞状斑点或丘疹。

d. 解剖位置：常见部位为日光暴露部位（头皮、耳、面部和手部）。

   i. 日光性唇炎（唇部的急性病症）。

   ii. 组织结构上一般具有角化不良、表皮基底层异型性特点。

e. 治疗方法：咪喹莫特（乐得美）5% 或 5- 氟尿嘧啶、冷冻疗法、外用维A 酸。

5. **寻常疣**

a. 寻常疣：因人乳头瘤病毒（HPV）引起。

b. 临床表现：鳞状、粗糙外观，表面为易碎角化物质。

c. 解剖位置：多变。皮损起于颗粒层。

d. 治疗方法：冷冻疗法、化学消融术、或切除。

6. **皮角**

a. 临床表现：边界清楚的锥形体，具有角化过度特点。

   i. 与光线性角化病相似。

   ii. 必须进行与鳞状细胞癌的鉴别诊断。

b. 解剖位置：多变。

c. 治疗方法：切除活检，仔细检查皮损根底。

7. **黏膜白斑病**

a. 会引起慢性炎症或过敏（酒精或烟草）。

b. **可能恶化成鳞状细胞癌（SCC）。**

c. 临床表现：黏膜损伤。

i. 白斑存于复层扁平上皮。

ii. 不可擦去。

d. 解剖位置：黏膜表面。

e. 治疗方法：去除刺激物，可结合活检确保疗效。

8. **角化棘皮瘤**

a. **快速生长后，自然消退。**

b. 临床表现：坚硬圆顶状结节。

i. 充满角质物，中间下凹。

ii. 角质表皮厚。

c. 难以与鳞状细胞癌辨别。

d. 治疗方法：单纯切除术，对于患有多处皮损的患者，可考虑采用 5- 氟尿嘧啶。

B. **黑素细胞病变**

1. **太田痣**

a. 发现于亚裔患者。

b. 见于出生时。

c. 临床表现：呈较大蓝灰色斑。

d. 解剖位置：受三叉神经第一和第二分支支配的区域。

e. 治疗方法：激光疗法（Q 开关 Nd：YAG 激光器）。

2. **伊藤痣**

a. 发现于亚裔患者。

b. 见于出生时。

c. 临床表现：呈较大蓝灰色斑。

d. 解剖位置：后肩及受后锁骨上神经和臂外下皮神经支配的区域。

e. 治疗方法：激光疗法（Q 开关 Nd：YAG 激光器）。

3. **斑痣**

a. 见于出生时。

b. 临床表现：棕褐色斑以及色素沉着过度斑点和丘疹。

c. 解剖位置：常见于躯干。

d. 治疗方法：观察、激光疗法（强脉冲光）或单纯切除术。

4. **斯皮茨痣**（良性幼年黑素瘤）

a. 见于童年或成年早期。

b. 临床表现：粉色或棕褐色圆顶状光滑斑块。

  c. 解剖位置：常见于面部。

  d. 治疗方法：连带边缘一起切除，以降低复发风险（切除范围根据黑素瘤情况可为 1 ~ 2mm 至 1 ~ 2cm 不等）。

  e. 从组织结构上可能难以与恶性黑素瘤辨别。

5. **交界痣**

  a. 位于真皮表皮交界处。

  b. 见于童年或成年早期。

  c. 临床表现：色素均匀、边界清晰的褐色斑点。

  d. 可能难以与黑素瘤辨别。

  e. 解剖位置：常见部位为躯干。

  f. 治疗方法：单纯切除术。

6. **混合痣**

  a. 包含交界痣和皮内痣。

  b. 见于童年或成年早期。

  c. 临床表现：呈深褐色丘疹，边界规则。

  d. 解剖位置：常见部位为躯干。

  e. 治疗方法：单纯切除术。

7. **皮内痣**

  a. 完全位于真皮内。

  b. 见于 10 至 20 岁或 20 至 30 岁。

  c. 临床表现：呈肉色或浅褐色丘疹。

  d. 解剖位置：面部或颈部。

  e. 治疗方法：单纯切除术。

8. **普通蓝痣**

  a. 见于青春期。

  b. 临床表现：蓝色或深蓝色丘疹。

  c. 解剖位置：头部、颈部和手背或脚背。

  d. 治疗方法：单纯切除术。

  e. 恶性黑素瘤的皮肤转移可能与蓝痣相似。

9. **细胞型蓝痣**

  a. 见于 20 岁后。

  b. 临床表现：深蓝色丘疹。

  c. 解剖位置：常见部位为臀部。

  d. 治疗方法：单纯切除术。

10. **非典型性（发育不良）痣**

  a. 患有发育不良痣的患者且其家族病史中有一级亲属患有黑素瘤，则此类患者有很大几率患黑素瘤。

  b. 定期皮肤检查。

    c. 见于青春期后。

    d. 临床表现：中央为褐色，边缘为粉色不规则形状的斑点。

    e. 与典型痣相比，色素沉着以及边缘更加不规则。

    f. 解剖位置：躯干。

    g. 治疗方法：连带边缘一起切除，防止复发。

       i. 全身皮肤检查，以排除其他皮损。

       ii. 涂抹防晒霜，避免晒伤或晒黑。

C. 附属器肿瘤

1. 背景

    a. 因为美学原因而去除。

    b. 病变皮肤表皮与基质之间关系正常。

    c. 可分类为痣、腺瘤和上皮瘤。

    d. 可包含皮脂腺、毛囊、顶泌腺或外泌汗腺。

2. 毛囊肿瘤

    a. 见于真皮深层和皮下脂肪。

    b. **毛母质瘤**（马勒布钙化上皮瘤）

       i. 常见于年轻患者（小于 20 岁）。

       ii. 临床表现：单个坚硬的皮下结节。

          a）凸出"帐篷样"多角形——上层皮肤拉长，出现多个顶点。

          b）难以与钙化肿块或癌辨别。

          c）病理学上显示了表皮样细胞、嗜碱细胞和嗜酸细胞。

       iii. 解剖位置：累及面部和上肢。

       iv. 治疗方法：切除（并切除 1~2cm 边缘），复发率高达 10%。

    c. **毛囊瘤**（毛囊痣）

       i. 临床表现：小于 1cm，并且为肤色。

       ii. 解剖位置：面部，毛发细且颜色浅。

       iii. 治疗方法：切除活检，进行治疗。

    d. **毛发上皮瘤**

       i. 见于青春期后的患者。

       ii. 腊斯默森综合征（Rasmussen syndrome）是一种常染色体显性遗传病，包括三种病症：多发性毛发上皮瘤、圆柱瘤和粟丘疹。

       iii. 临床表现：呈粉色或肉色。

       iv. 在临床上和组织结构上可能难以与细胞癌辨别。

       v. 解剖位置：多发性毛发上皮瘤可能在面部和眼周呈对称分布。

       vi. 治疗方法：电干燥法。

    e. **毛根鞘瘤**

       i. 如患者多次发作这种肿瘤，则应考虑是否患有考登综合征（Cowden disease，多发性错构瘤综合征）。

　　　ii. 富糖原上皮细胞，周围是类似组织学上毛囊的细胞鞘。

　　　iii. 临床表现：光滑的丘疹。

　　　iv. 解剖位置：见于头皮或其他长有毛发的部位。如果位于头皮，则可能
　　　　　引起 Jadassohn 痣。进行活检。

　　　v. 治疗方法：激光疗法（二氧化碳）、电干燥法与刮除术或单纯切除
　　　　　术，因为其外观与基底细胞癌（BCC）和毛根鞘癌相似。

3. **外分泌腺肿瘤**

　a. **圆柱瘤（头巾状瘤或番茄样瘤）**

　　　i. 见于成年早期。

　　　ii. 多发性圆柱瘤可能表明患上了常染色体显性遗传圆柱瘤综合征。

　　　iii. 临床表现：呈坚硬、光滑的粉色结节。

　　　iv. 解剖位置：多见于头皮。

　　　v. 治疗方法：激光疗法（二氧化碳）、电干燥法、刮除术、冷冻疗法或
　　　　　单纯切除术。

　b. **小汗腺汗孔瘤**

　　　i. 临床表现：边缘角化过度，中间为坚硬的丘疹或结节性皮损；可能会
　　　　　呈有蒂状。

　　　ii. 可能与无黑素性黑素瘤和化脓性肉芽肿相似。

　　　iii. 解剖位置：见于手掌和脚底。

　　　iv. 治疗方法：单纯切除术。

　c. **汗管瘤**

　　　i. 见于成年早期。

　　　ii. 唐氏综合征（Down's syndrome）患者合并发病的几率增加。

　　　iii. 临床表现：小丘疹，颜色呈黄色至粉色。容易与睑黄疣或毛发上皮瘤
　　　　　相混淆。

　　　iv. 解剖位置：常见部位为眼周部位（眼睑、上脸颊），但还可能累及躯
　　　　　干、颈部或四肢。

　　　v. 治疗方法：激光疗法（二氧化碳）或电干燥法。

　d. **小汗腺螺旋腺瘤**

　　　i. 见于年轻成人。

　　　ii. 临床表现：压痛，或者按压时有痛感。

　　　iii. 可能会与血管神经肌瘤混淆。

　　　iv. 解剖位置：出现在身体腹侧上半部分，以单个结节出现。

　　　v. 治疗方法：如有症状，可采取单纯切除术治疗。

　e. **小汗腺汗囊瘤**

　　　i. 从组织结构上看，汗腺管扩张并堵塞。

　　　ii. 临床表现：透明囊泡。

　　　iii. 在湿热环境下会出现肿胀；气候凉爽干燥时自行消退。

  iv. 解剖位置：见于下眼睑和上脸颊。

  v. 治疗方法：穿刺，释放压力。

4. 皮脂腺瘤

 a. Jadassohn 皮脂腺痣

  i. 见于出生时。

  ii. **青春期后，10%~15% 会恶化成基底细胞癌。**也可能恶化成鳞状细胞癌或角化棘皮瘤。

  iii. 临床表现：青春期前呈黄色、橙色蜡状光滑斑块。

  iv. 青春期后呈粗糙、疣状橙色斑块。

  v. 解剖位置：常见部位为头皮。

  vi. 治疗方法：手术切除。

 b. **皮脂腺增生**

  i. 见于中老年人。

  ii. 临床表现：表面有光泽，呈淡黄色或乳白色，顶部略呈脐窝状的丘疹。

  iii. 可引起毛细管扩张。

  iv. 解剖位置：常见部位为面部。

  v. 治疗方法：冷冻疗法、电干燥法或激光疗法（强脉冲光或二氧化碳）。

  vi. 因为与基底细胞癌外观相似，可能采取手术切除。

 c. **皮脂腺腺瘤**

  i. 见于中年人。

  ii. **可能与默尔－托尔综合征（muir-torre syndrome）有关——这是一种常染色体显性遗传的综合征，这种综合征会引起多发性角化棘皮瘤，同时增加了内腔肿瘤的发生率。**

  iii. 临床表现：黄色结节。

  iv. 解剖位置：常见部位为头部和颈部。

  v. 治疗方法：单纯切除术。

5. **顶浆分泌腺瘤**

 a. **大汗腺囊腺瘤**

  i. 内含棕色或蓝色液体。

  ii. 临床表现：呈单个透明结节。

  iii. 解剖位置：常见部位为面部。

 b. **软骨样汗管瘤**

  i. 从组织学上看，包括汗腺（上皮）和软骨素（间叶细胞）。

  ii. 治疗方法：切除活检。

 c. **乳头状汗管囊腺瘤**

  i. 见于童年期。

  ii. 临床表现：可能会引起皮脂腺痣。

　　　　iii. 接近 10% 的患者会患上基底细胞癌。

　　　　iv. 解剖位置：常见部位为头皮。

　　　　v. 治疗方法：手术切除。

D. **平滑肌肿瘤**

　1. **平滑肌瘤**

　　　a. 平滑肌异常增生。

　　　b. 可能有症状，遇冷或按压时会有痛感。

　　　c. 临床表现：呈坚硬、浅色皮内结节，颜色为褐色。

　　　d. 治疗方法：切除活检。

　　　e. 可能发生局部复发。

　　　f. 极少恶化成平滑肌肉瘤。

E. **囊肿**

　1. **表皮包涵囊肿**（表皮样囊肿）

　　　a. 可能被错称为皮脂囊肿；但是，并非起源于皮脂。

　　　b. 见于成年期。

　　　c. 临床表现：活动的肉色结节，界限清楚。

　　　　i. 可见凹陷。

　　　　ii. 内含难闻的角质碎屑。

　　　d. 解剖位置：常见于面部、颈部和躯干。

　　　e. 治疗方法：如未发生感染，可采取单纯切除术；如发生感染，以间隔切
　　　　除法切开引流。

　2. **皮样囊肿**

　　　a. 见于出生时或童年早期。

　　　b. 临床表现：类似于表皮包涵囊肿。内含表皮附属物。

　　　c. **解剖位置：常见部位为眉眶、眉侧或鼻背中线。**

　　　d. 治疗方法：手术切除。

　　　e. **鼻背中线肿块鉴别诊断：**

　　　　i. **皮样囊肿、胶质瘤、脑脊髓膜突出或脑膨出。**

　　　　ii. **在手术切除前，进行计算机断层扫描（CT）和核磁共振成像（MRI）
　　　　　检查，以确定是否有颅内侵犯。**

　3. **毛根鞘囊肿**

　　　a. 毛发囊肿。

　　　b. 见于成年期。

　　　c. 临床表现：类似于表皮包涵囊肿。

　　　d. 解剖位置：常见部位为头皮。

　　　e. 治疗方法：如未发生感染，可手术切除；如发生感染，以间隔切除法切
　　　　开引流。

F. 纤维化病变

1. **皮肤纤维瘤**

a. 见于成年期。

b. 临床表现：黄褐色至淡红色硬质丘疹或结节，凹窝征阳性——挤压会发生凹陷。

c. 解剖位置：常见部位为下肢。

d. 治疗方法：单纯切除术。

2. **血管纤维瘤**

a. 临床表现：淡色坚硬丘疹，可能伴有毛细管扩张或红斑。

b. 解剖位置：常见部位为面部下三分之一。

c. 治疗方法：为美容效果，采取单纯切除术。

d. 如多次发生，可能引起结节性硬化症。

3. **脂肪瘤**

a. 可能发生在任何年龄。

b. 临床表现：无痛感、质地柔软的肉色结节。

c. 解剖位置：常见于躯干和四肢。

d. 治疗方法：单纯切除术。

4. **隆突性皮肤纤维肉瘤**

a. 见于中年人。

b. 临床表现：呈红褐色坚硬结节性斑块。

c. 解剖位置：常见部位为躯干、四肢。

d. **如发生了局部侵袭行为，可采取彻底切除法治疗；如可行，切除大于3cm 的边缘。**

e. **常发生局部复发，但是，很少转移。**

5. **神经纤维瘤**

a. 包括施万细胞和神经内膜成纤维细胞。

b. 可能发生在任何年龄。

c. 临床表现：质地柔软、可压缩的肉色或粉色结节；纽扣孔征（可往里推入真皮）。

d. 解剖位置：多发于躯干和四肢。

e. 治疗方法：手术切除。

f. 多发性神经纤维瘤可能与神经纤维瘤病 I 型或 II 型有关。

i. I 型——乳咖啡色斑、虹膜斑块（虹膜色素缺陷瘤）和视神经胶质瘤。

ii. II 型——双侧听神经瘤。

IV. **其他疾病**

A. **钙化防御**

1. 转移性钙化，导致血管钙化，周围组织坏死。

2. 与肾衰竭有关。

3. 可能发生在任何年龄；多见于女性。

4. 临床表现：因为坏死溃疡，皮肤会出现红蓝斑点（网状青斑）。

5. 解剖位置：常见于躯干和四肢。

6. 治疗方法：支持性治疗、磷酸盐结合剂、甲状旁腺切除术、静脉注射硫代硫酸钠、手术切除。

7. 手术切除常常会导致钙化加剧。

B. 化脓性汗腺炎

1. 临床表现：顶泌汗腺慢性炎症以及感染，可能导致慢性引流窦道和脓肿。

2. 解剖位置：最常见累及部位包括腋窝、乳房、会阴和臀部。

3. 治疗方法：局部用克林霉素，口服或静脉注射抗生素，手术切除受累组织；手术切除后，可能需要通过二期愈合或植皮手术的愈合进行重构。

C. 着色性干皮病

1. 常染色体隐性遗传疾病，会影响 DNA 修复。

2. 患上鳞状细胞癌、基底细胞癌和黑素瘤的风险高。

3. 治疗方法：避免日晒，使用异维 A 酸、5- 氟尿嘧啶，或手术切除恶性病变部分。

D. 大疱性表皮松解症

1. 遗传性疾病，小创伤后皮肤或黏膜形成大疱。

2. 可能导致手指或脚趾出现瘢痕组织。

3. 治疗方法：消除瘢痕或 Z 成形术、局部类固醇，避免受伤。

E. 皮肤松弛症

1. 缺乏弹性纤维。

2. 皮肤出现松弛的皱褶。

3. 过早衰老。

4. 伤口愈合不受影响。

5. 睑成形术、面部提紧术可能有效。

F. 弹性假黄色瘤

1. 影响弹性纤维和胶原纤维。

2. 皮肤增厚，受机械应力出现卵石样丘疹。

3. 伤口愈合正常。

G. 埃勒斯 - 当洛斯综合征（皮肤弹性过度综合征）

1. 常染色体隐性遗传型或 X 性联遗传型。

2. 皮肤过度伸展，关节松弛严重。

3. 血管易破。

4. **伤口愈合异常：手术治疗需谨慎。**

H. 寻常痤疮

1. 见于年轻患者。

2. 临床表现：粉刺、炎性囊肿、皮脂溢斑块。

3. 解剖位置：面部。

4. 治疗方法：局部外用维 A 酸、口服抗生素、外用抗生素纱布块以及口服异维 A 酸（阿克唐丸）。异维 A 酸——有先天缺陷风险；患者必须同时采用两种避孕措施。避免采用激光疗法或剥皮术进行美容面部除皱。

I. **酒渣鼻**

1. 临床表现：

a. 面部潮红（血管质加重）。

b. 皮肤红斑增厚、毛细血管扩张。

c. 酒渣鼻（丘疹和脓疱）。

d. 肥大性酒渣鼻——鼻部皮肤出现红斑，且伴有毛细血管扩张。

2. 解剖位置：累及前额眉间、颧骨区、鼻子、下颏。

3. 治疗方法：采用口服抗生素、维 A 酸，磨皮、冷冻疗法、激光疗法（二氧化碳）、削痂术（针对肥大性酒渣鼻）。

4. 通过二次收缩及皮肤移植进行重整。

J. **坏疽性脓皮病**

1. 临床表现：多发性浅表脓肿，伴有严重溃疡和皮肤坏死。

2. 应进行皮肤病咨询和活检评估情况，尽管这只是排除性诊断。

3. 治疗方法：广谱抗生素。

4. 行手术时需谨慎，因为手术可能会导致病情加剧、扩散。

5. 进行分层皮肤移植术也可能造成供皮区位置的病情加重。

6. 可引起溃疡性结肠炎。

要点总结

1. 角化棘皮瘤以快速生长和自发消退为特点；尽管并不是恶性肿瘤，但难以与鳞状细胞癌辨别。

2. 皮脂腺痣有 10% ~ 15% 的几率恶化成基底细胞癌。通过手术切除避免恶化。

3. 皮肤松弛症患者不会影响伤口愈合，可进行手术，但皮肤弹性过度综合征患者伤口愈合困难，可能无法承受手术。

4. 5- 氟尿嘧啶是一种 DNA 合成抑制剂；咪喹莫特（乐得美）是一种免疫调节剂。

5. 需要切除病理部位和（或）边缘时，一般可根据具体情况进行手术切除。

6. 注意可使用的局部麻醉剂剂量（比如，1% 利多卡因与 1% 利多卡因加肾上腺素）。

7. 在注射手术切除所需利多卡因时，避免露出针头。

8. 在注射利多卡因前，确定皮损和可观察到的边界。避免模糊皮损边界。

9. 设计时，切口整体为椭圆形，边缘为多个锐角，以方便缝合，避免褶皱。

10. 脸部的尼龙线需在 5 日内拆除，避免留下铁道状瘢痕。背部的线应保留 2 周，确保愈合良好，避免伤口裂开。

要点问答

1. 对于皮脂腺痣，建议如何治疗？

    切除清楚边界。

2. 日光性角化病恶变的几率多大？这种疾病可能恶化成哪种皮肤癌？

    经计算，一年内日光性角化病（AK）恶化成鳞状细胞癌的几率为0.6%，4年内的几率为2.6%。此类鳞状细胞癌，75%具有扩散性，其他无扩散性。

3. 在考虑采用手术干预时，应注意患有下述疾病的患者。皮肤松弛症？弹性纤维假黄瘤？埃勒斯–当洛斯综合征？

    埃勒斯–当洛斯综合征患者可能会出现术后出血过多及伤口愈合困难的情况，因此通常不宜进行手术。

4. 皮样囊肿的最常见患病部位为？

    眼周区。

5. 斯皮茨痣在组织结构上可能类似于哪种恶性肿瘤？

    黑素瘤。

推荐阅读

Lee EH, Nehal KS, Disa JJ.Benign and premalignant skin lesions.*Plast Reconstr Surg*.2010;125:188e–198e. PMID：20440130.

脉管性疾病、淋巴水肿和文身

脉管性疾病

I. **分型**：脉管性疾病分型在病史上很容易混淆（比如，"海绵状血管瘤"）；目前的命名法相对于传统方法而言，更倾向于根据生物学特征命名。大多数脉管性疾病可分为下述几个类型。

  A. **血管瘤**

  B. **血管畸形**

    1. 动脉畸形

    2. 静脉畸形

    3. 毛细血管畸形

    4. 淋巴管畸形

II. **血管瘤**

  A. **病因学**：（出生后出现的）内皮细胞良性增生。

  B. **婴儿期最常见肿瘤**：

    1. 发病率：1:10 婴儿。

    2. 10% 白人婴儿。

    3. 2% 黑人婴儿。

    4. 更常见于女性（3:1）。

  C. **最常见发病部位**：头部、颈部。

  D. **发展阶段**——出生后生长快，慢慢消退。

    1. **增生阶段（0~12 个月）**：

      a. 内皮细胞和周皮细胞增生（最明显的增殖期是在婴儿期 6~8 个月期间）。

      b. 血管内皮生长因子（VEGF）和血管内皮生长因子 B（bVEGF）是促发增生的因子。

    2. **消退阶段（12 个月~10 岁）**：

a. 皮损体积逐渐缩小，纤维组织沉积和内皮细胞退化（持续到 5 ~ 10 岁）。

b. 肥大细胞抑制了内皮细胞更新。

3. **消退后阶段**（大于 10 岁）：疏松的纤维脂肪组织替代了之前的实质组织。

a. 大约 50% 的患儿到 5 岁就完成了整个消退过程。

b. 大约 70% 的患儿到 7 岁才完成了整个消退过程。

c. 12 岁后可能发生微小变化。

E. **诊断**

1. 主要根据病史和体检结果。发现：出生后出现皮损，婴儿期持续扩大。

2. 超声检查（US）。难以区分血管瘤和动静脉畸形（AVM），因为两者均为高流速血管畸形。超声检查可显示血流的分流模式。

3. 造影剂核磁共振成像（金标准检验）：尤其是在怀疑患有内脏血管瘤时，采用核磁共振成像十分重要。

F. **相关异常、综合征和少见表现**

1. **隐性脊柱裂**：与腰椎血管瘤相关。

2. **PHACES 综合征**：颅后窝畸形、血管瘤、心脏畸形、眼部畸形、胸骨裂隙。

3. **卡萨巴赫 – 梅里特综合征**（Kasabach-merritt syndrome）：血管瘤及血小板减少症。

a. 血小板计数小于 10000，凝血酶原时间 / 部分促凝血酶原激酶时间（PT/PTT）正常。

b. 可通过核磁共振成像确诊。

4. **马富奇综合征**（Maffucci's syndrome）：内生软骨瘤病，伴有多发性皮肤血管瘤。

5. **希佩尔 – 林道综合征**（Von Hippel-lindau disease）：视网膜血管瘤，以及小脑血管母细胞瘤、内脏囊肿、智力迟钝。

6. **皮肤内脏血管瘤**：血管瘤（大于 5）多次发作，应关注是否为内脏血管瘤。

a. 充血性心力衰竭。

b. 肝肿大（肝内血管瘤）。

c. 贫血症。

7. **不消退型先天性血管瘤**（"NICH"）在儿童中出现时，从组织结构上看类似于婴幼儿血管瘤（"一般血管瘤"，IH），不同点在于不消退型先天性血管瘤不表达葡萄糖转运蛋白 –1（GLUT–1），而婴幼儿血管瘤表达此蛋白质。

8. **快速消退型先天性血管瘤**（"RICH"）在出生后第 1 年内消退，从组织结构上看，外观也类似于婴幼儿血管瘤，同样 GLUT–1 呈阴性。

9. **卡波西型血管内皮瘤**（KHE）：会导致血小板耗损，而不消退型先天性血管瘤和快速消退型先天性血管瘤不会导致。卡波西型血管内皮瘤往往会发生淋巴转移，并且存在恶变的可能性。

G. 治疗

1. **观察**——适用于大多数病例。

   a. 使患者父母及患者放心是至关重要的一步。

   b. 通过一系列照片监测疾病进程。

2. **干预措施适应证**

   a. 出血或溃疡（5% 的病例）。好发于唇部或肛门生殖器区。

   b. 周围结构严重溃疡、破坏或变形和（或）重要结构阻塞。好发于眼睑、鼻部、唇部和耳部。

     i. 眼部或眼睑：阻塞可能在仅仅 1 周内就导致形觉剥夺性弱视，血管瘤可直接导致角膜变形，损害视力。

     ii. 气道：声门下血管瘤可能导致气道喘鸣或阻塞。

3. **非手术干预治疗方案**

   a. 利用脉冲染料激光器的激光疗法（577～585nm），针对氧合血红蛋白。

     i. 以减轻血管瘤和受累皮肤。

     ii. 不会减小体积或引起消退。

     iii. 只穿过真皮层 0.75～1.2mm。

   b. **轻微溃疡或出血**

     i. 使用局部抗生素和（或）水胶体敷料可加速愈合。

     ii. 脉冲染料激光器可减轻疼痛，刺激愈合；如果在手术后发生出血，应告诉患者父母按压住伤口 10 分钟。

   c. **威胁生命或四肢的病变**

     i. **全身用糖皮质激素**

       a）全身用糖皮质激素曾经被视为治疗威胁生命或四肢的血管瘤的首选治疗法。

       b）每日口服 2～3mg/kg，4～6 周。

       c）7～10 天后即可看到初始反应。

       d）在糖皮质激素治疗完成后，85% 的血管瘤有消退反应或生长稳定反应。

       e）**监测库欣综合征面容**、肌病、心肌病、乳腺发育早现和多毛症。

     ii. **病灶内糖皮质激素注射**

       a）以低压将 3～5mg/kg 糖皮质激素注入病灶。

       b）在注入眼部时，必须小心谨慎，避免导致视网膜动脉栓塞。

     iii. **β－阻滞剂**

       a）最近许多医疗中心引入了心得安（Propranolol），在肿瘤增生期对减小肿瘤体积极其有效。

       b）婴幼儿以每日 2mg/kg 的剂量使用，似乎耐受性很好，所以现在心得安成为了治疗有问题病灶的标准方案。

     iv. **干扰素 α-2a**

　　　　a）二线治疗。

　　　　b）对卡萨巴赫 – 梅里特综合征患者有效。

　　　　c）使用适应证。

　　　　　　1）糖皮质激素疗法无疗效。

　　　　　　2）长期使用糖皮质激素疗法。

　　　　　　3）因为糖皮质激素疗法出现的并发症。

　　　　d）每日皮下注射 2 ~ 3mU/m²。

　　　　e）6 ~ 10 个月后产生疗效；对 80% 的患者有疗效。

　　　　f）常见副作用。

　　　　　　1）初次用药时发烧（采用对乙酰氨基酚预先治疗）。

　　　　　　2）转氨酶升高。

　　　　　　3）短暂性中性粒细胞减少。

　　　　　　4）贫血症。

　　　　　　5）痉挛性双瘫——必须立即停止干扰素治疗。

　　d. 长春新碱（化学疗法）

　　　　i. 二线疗法（与干扰素适应证相同）。

　　　　ii. 反应率大于 80%。

　　　　iii. 从中心导管注入。

　　　　iv. 副作用

　　　　　　a）周围神经病。

　　　　　　b）因为中心导管置入出现的并发症。

　　　　　　c）败血症。

　　　　　　d）导管感染。

　　　　　　e）脱发。

4. 手术治疗

　　a. 婴儿期适应证

　　　　i. 关键或重要结构（如眼部、声门下气道）的阻塞或变形。

　　　　ii. 药物治疗无疗效的出血或溃疡。

　　　　iii. 易于切除的区域，且瘢痕可接受、可预测。

　　b. 儿童期的适应证（除上述适应证外还应加上以下几项）。

　　　　i. 为治疗因溃疡和纤维脂质残灶导致的瘢痕而进行手术切除。

　　　　ii. 大面积皮损分阶段进行手术切除和重建。

　　c. 方法：圆形切口荷包缝合 vs 长梭形切口。

III. 血管畸形

A. 常见特征

1. 常见于出生时（血管畸形与血管瘤的明显区别在于，后者见于出生后，通常不于出生时发病）。

2. 由于决定细胞凋亡和增殖的信号通路异常，导致血管出生时就存在异常。

3. 男女比例 1 : 1。

4. 对于儿童而言，病变成比例增长，且不会消退。

B. **诊断**

1. 临床病史和体检

2. 成像

   a. 多普勒超声检查

     i. 鉴别低流速血管畸形和高流速血管畸形。

     ii. 很大程度上取决于超声检查医师。

   b. 造影剂核磁共振成像

     i. 金标准试验。

     ii. 详细描述病变解剖分布图以及特定序列和信号，用于鉴别血管畸形的类型。

   c. 动脉造影

     i. 有创性研究。

     ii. 最常与计划栓塞术结合使用。

C. **毛细血管畸形**

1. **低流速血管畸形。**

2. **外观**：位于真皮乳头层和网状层浅层的规则、扩张的薄壁毛细血管。

   a. 必须与其他常见面部红斑（如鲜红斑痣）相鉴别。

   b. 自主神经系统会影响此病变的发展，因此，这种病变经常出现在不同的神经分布区（如 V1 神经分布区的面部葡萄酒色斑）。

3. **发病率**：0.3% 的新生儿。最常见发生部位为面部。

4. **男女比例 1 : 3。**

5. **常见相关综合征**

   a. **斯特奇 – 韦伯综合征**（Sturge-Weber syndrome）

     i. 面部 V1 或 V2 神经分布区的葡萄酒色斑（毛细血管畸形）。

     ii. 软脑膜畸形

       a）癫痫。

       b）对侧偏瘫。

       c）需要进行脑部核磁共振成像。

     iii. 发育迟滞

     iv. 青光眼和视网膜脱离：利用眼底检查和眼压测量检查进行筛查，每年 2 次，进行 1～3 年，随后每年检查 1 次。

   b. **克 – 特综合征**（Klippel-trenaunay syndrome）

     i. 毛细血管畸形和（或）淋巴管 - 静脉畸形（四肢散在分布的葡萄酒色斑）。

     ii. 四肢骨骼和软组织肥大（轴向或横向）。

   c. **帕克斯 – 韦伯综合征**（Parkes-Weber syndrome）

      i. 毛细血管畸形及动静脉畸形。

      ii. 软组织或骨骼肥大。

   d. **科布综合征（Cobb syndrome）**

      i. 位于躯干的毛细血管畸形。

      ii. 与脊柱动静脉畸形有关。

6. **治疗方案**

   a. **观察**

      i. 病变不会消退。

      ii. 可能恶化成"鹅卵石状"外观。

   b. **脉冲染料激光器**

      i. 一般需要多次治疗。

      ii. 70%～80% 的患者治疗后病灶色素沉着减少。

      iii. 相对于面中部、躯干和四肢，面侧区的治疗结果更好。

   c. **手术切除**。治疗软组织或骨骼肥大时必须进行手术切除，解决轮廓畸形问题。

D. **淋巴管畸形**

1. **低流速血管畸形**

2. **外观**

   a. 异常淋巴管填满了淋巴组织，可能形成淋巴滤泡。

   b. 可进一步分成两种类型：显微囊型和巨囊型。

3. **是导致儿童巨舌症和巨唇症的最常见原因。**也可导致面部不对称、周围组织变形、软组织或骨骼肥大。

4. **治疗方案**

   a. **观察**

      i. 病灶内出血可采用非甾体抗炎药治疗，用于镇痛，利于患者休息。

      ii. 蜂窝织炎或其他感染可采用抗生素治疗。

   b. **硬化疗法**（主要治疗方法）

      i. 慢慢往病灶滴注乙醇、多西环素、十四烷基硫酸钠。

      ii. 如为巨囊型，硬化疗法可产生显著效果（淋巴液较多，但超声或核磁共振成像未见小腔）。显微囊型病，出现许多小囊，则使用硬化疗法疗效甚微。

   c. **手术切除**

      i. 直接切除是有效的治疗方法，但很可能引发一系列严重并发症。

      ii. 抽吸辅助脂肪移除手术已经用于去除病灶。

      iii. 并发症一般包括：

         a）蜂窝织炎。

         b）血肿。

         c）持续引流。

d）水疱性病变复发。

e）是否进行皮肤移植，取决于切除范围大小。

E. **静脉畸形**

1. **低流速血管畸形**

2. **外观**

　　a. 浅蓝色、柔软可压缩病变，病变相关位置发生肿胀；薄壁静脉群周围有平滑肌，许多静脉缺乏瓣膜。

　　b. 激素水平变化可能导致增大。

3. **必须监测凝血功能。** 因为患者可能出现弥散性血管内凝血（DIC），所以往往需要进行凝血功能组合检查。

4. **治疗**

　　a. **观察。**

　　b. **加压疗法：**

　　　　i. 可有效消除疼痛和水肿。

　　　　ii. 尽可能降低静脉血栓形成的可能性。

　　c. **硬化疗法：** 如果采用乙醇对小皮损进行硬化疗法，大多数情况下有效。

　　　　i. 副作用：发疱、全层坏死、神经缺陷。

　　　　ii. 如适用乙醇硬化疗法，需确保周围无任何重要神经结构。

　　d. **手术切除：** 最常见情况是在硬化疗法后进行手术切除，改善外观或移除大组织，从而优化功能。

F. **动静脉畸形**

1. **高流速血管畸形**

2. **外观：** 动脉与静脉之间出现异常连接。

　　a. 动脉出现厚厚的纤维肌性静脉，伴有突出的弹力层和基质。

　　b. 静脉"动脉化"和增生。

3. **临床特征：**

　　a. 颅内动静脉畸形比颅外动静脉畸形更常见。

　　b. **往往见于出生时，但是症状不一定明显。青春期时创伤可能刺激增大。**

　　c. Schobinger 分期

　　　　i. Ⅰ期：静止期——皮肤变蓝、皮温升高，并伴有动静脉短路（通过多普勒超声检查获知）。

　　　　ii. Ⅱ期：扩张期——动静脉畸形开始扩大，出现杂音、震动和搏动。

　　　　iii. Ⅲ期：破坏期——开始出血、疼痛，并破坏周围组织。

　　　　iv. Ⅳ期：失待偿期——持续破坏周围组织，伴有心力衰竭。

4. **相关综合征：**

　　a. 斑纳扬 – 佐纳纳综合征（Bannayan–Zonana syndrome）：动静脉畸形、小头畸型和脂肪瘤。

　　b. 赖利 – 史密斯综合征（Riley-Smith's syndrome）：动静脉畸形、小头畸

　　　　型和假性视神经乳头水肿。

　　c. 奥斯勒－韦伯－朗迪病（Osler–Weber–Rendu disease）。

　　　　i. 多发性皮肤毛细血管扩张，内脏动静脉畸形（最常见的发病部位为肺部、肝部和大脑）。

　　　　ii. 通常表现为频繁流鼻血。

5. 治疗：

　　a. 观察：适用于小型、临床稳定、无症状的病变。

　　b. 栓塞法及手术切除。

　　　　i. 适用于Ⅲ期和Ⅳ期病变。

　　　　ii. 不得进行近端供血血管结扎或栓塞术。可能导致附近血管代偿，加重动静脉畸形。

　　　　iii. 需确保局部切除范围较宽，尽可能降低复发率。

　　　　iv. 切除后通常需要进行皮瓣重建。

淋巴水肿

I. 正常淋巴系统

A. 结构

1. 表层和深层淋巴管

　　a. 表层淋巴系统：血管没有瓣膜，血流回流入真皮下和皮下淋巴系统。

　　b. 深层淋巴系统：包含瓣膜，位于肌膜下。

　　c. 表层和深层系统通过淋巴结连接。

　　d. 胸导管引流下肢、左侧躯干、左上肢。

　　e. 右淋巴导管引流右头/颈区域、右上肢、右胸。

B. 功能

1. 将组织间液输入血管系统。

2. 从胃肠道通过胸导管将乳糜微滴、甘油三脂和脂肪输入血流。

3. 在免疫系统中清除异物和颗粒。

II. 淋巴水肿

A. 定义：因为淋巴功能至少减弱了80%，富含蛋白质的液体在胞间隙中累积。

1. 乳房切除术后淋巴水肿：

　　a. 乳腺癌根除手术后高达10%的女性会出现淋巴水肿。

　　b. 好发于进行了放射治疗或根治性乳房切除术的患者。

　　c. 因为前哨淋巴结活检使用频率的提高，此病发病率降低。

　　d. 表现为手臂肿胀疼痛，感染风险增大。

2. 慢性淋巴水肿：因为持续炎症和纤维化导致，随后会导致脂肪和纤维组织沉淀。

3. 常见发病部位：

　　a. 下肢（90%）。

b. 上肢（10%）。

   i. 进行过乳房切除术的女性中至少有 8% 的人会发病。

   ii. 在进行过腋窝淋巴结清扫术和放射治疗的女性中，至少 35% 的人会发病。

c. 生殖器（小于 1%）。

B. 鉴别诊断

  1. **静脉瘀滞**

  2. **体液超量**

    a. 充血性心力衰竭

    b. 肾脏疾病

    c. 肝脏疾病

  3. **血管内蛋白质含量减少**

C. 诊断

  1. **病史和体检**

    a. 近期做过手术或有过外伤。

    b. 去过外国旅行：斑氏丝虫问题（丝虫病）。

    c. 营养不良。

    d. 检查

     i. 非凹陷性水肿，通常累及手足。

     ii. 通常无痛感。

     iii. 微小色素变化或溃疡。

     iv. 通常为单侧（可测量肢体周径，记录疾病进程）。

     v. 液蛋白含量为 1～5g/dL。

     vi. Stemmer 征阳性：因为皮下组织增厚，无法抓住第二趾或指底部。

  2. **诊断研究**

    a. 淋巴显像（金标准试验）：灵敏度 97%；特异性 100%。

    b. 核医学研究，显现淋巴系统，可定位阻塞点。

    c. 淋巴管 X 线摄片：因为注入造影剂，可能加重病情。

    d. CT 扫描：可根据皮肤或肌腔隙和血液外观，鉴别淋巴水肿和静脉淤滞。

    e. 多普勒检查或超声检查：用于排除导致四肢不对称的其他原因（如深静脉血栓形成、静脉淤滞）。

  3. **分型**

    a. **原发型**

     i. 先天性（15%）。米洛病（Milroy's disease）：先天性淋巴系统发育不良，可导致淋巴水肿和脂肪泻、缺陷细胞介导的免疫系统、家族疾病。

     ii. 早发性淋巴水肿（75%）：

      a）发病年龄为 1～35 岁。

      b）通常于青春期发病。

　　　　c）常常累及下肢。

　　iii. 迟发性淋巴水肿（10%）：发病年龄超过 35 岁。

　b. **继发型**：因为淋巴系统机械性梗阻或结构功能障碍（除此外淋巴系统其他方面正常）导致。

　i）感染：班氏丝虫。

　ii）医源性：

　　　　a）淋巴管创伤。

　　　　b）淋巴结切除。

　　　　c）因为放射疗法淋巴管变窄。

　iii）创伤

　iv）其他：自体免疫疾病、恶性肿瘤（原发型或转移到淋巴结），良性增大。

4. 并发症

　a. 蜂窝织炎

　　i. 可能加剧恶化成败血症，甚至导致死亡。

　　ii. 立即使用口服抗生素开始治疗。

　　iii. 开始静脉注射抗生素治疗的限值很低。

　　iv. 蜂窝织炎每年发作次数超过 3 次的患者可考虑使用预防性抗生素。

　b. 溃疡（在静脉淤滞中比较常见）。

　c. 皮肤增厚或疣状皮肤病损。

　d. 淋巴管肉瘤（发病率小于 1%）：必须进行活检，检查所有相关病损。

5. 治疗

　a. **加强注意皮肤卫生**

　　i. 使用低 pH 值溶剂和水性产品。

　　ii. 对大多数患者有效。

　b. **加压**

　　i. 绷带、长袜、按摩器、充气加压装置。

　　ii. 根据使用的设备，可使四肢体积减小 25% ~ 60%。

　c. **手术治疗**

　　i. **适应证**：

　　　　a）重大功能缺损。

　　　　b）频发感染。

　　　　c）保守治疗或药物治疗无效。

　　　　d）严重心理病症。

　　ii. **手术方案**：

　　　　a）恢复淋巴回流

　　　　　1）淋巴管成形术。

　　　　　2）皮瓣转移。

　　　　　3）显微吻合术联合或不联合微淋巴管移植。

- 淋巴管与静脉吻合术是最常见的治疗技术；越来越多人选择淋巴结移植。
- 过去认为这种治疗方案不可靠；但最近人们开始重新对这种方案产生了兴趣。

b）切除多余组织

1）Charles 手术：切除所有组织，直至露出肌肉层，然后进行皮肤移植，覆盖切口；目前这种方案并不常用。

2）分期皮下切除术：保留皮瓣，只切除皮下组织，这是最常用的切除术。

3）抽吸辅助脂肪移除手术：抽脂术用于移除皮下组织，通常在上肢疾病早期进行。

文身

I. **定义**：注入皮肤的异物穿过了真皮层，导致在皮肤上留下了可见或永久性**标记**。

II. **使用文身**

A. 装饰性文身

1. **专业**——上一代美国人掀起了对文身的狂热（三分之一 30 岁以下成人至少有一处文身）；以碳打底作为黑色染料，各种金属作为其他彩色颜料。

2. **业余**——文身深度不一，粒径范围更大；粒径更大更难以用激光治愈。

B. **美容性文身**：用于突出眼睑或眉毛，模仿出毛发。氧化亚铁是常用的染色颜料。

C. **再造文身手术**

1. 乳头 – 乳晕复合体重建术：移植重建术或皮瓣重建术完成后 2～3 个月再进行再造文身。

2. 白癜风：如累及大面积重要区域，再造文身极其有用。

III. **移除文身的方法**

A. **破坏文身**：移除表皮和浅层真皮。

1. Nd：YAG 激光仪

2. 红外线凝固器

3. 化学剥脱术

4. 磨削术

5. 冷冻手术

6. 皮肤整平术

B. **炎症性去除**：消除色素或引起色素扩散。

1. 丹宁酸

2. 草酸

3. 尿素

C. **手术切除**：在消除文身的同时，必然会留下手术瘢痕。

1. 小文身只需简单手术切除，一期缝合。

2. 较大文身切除后，需进行皮瓣修复或植皮手术。

D. **激光消除特殊文身色素：**

1. 红色、橙色和黄色：Q 开关 Nd：YAG（532nm）激光器或脉冲染料（510nm）激光器。

2. 黑色、蓝色和绿色：Q 开关翠绿宝石（755nm）激光器或脉冲染料（694nm）激光器。

3. 黑色：Q 开关 Nd：YAG（1064nm）激光器是消除黑色色素的最佳仪器。

要点总结

1. 如淋巴水肿恶化，除四肢感染的情况外，可进行间歇性气动按摩，如果四肢感染已被控制，则也可以进行按摩。手动淋巴按压可增加通过未受累的淋巴管引流。

2. 淋巴系统负责将蛋白质和脂类从胞间隙输送到血管系统。

3. Q 开关 Nd：YAG 和翠绿宝石激光器有助于消除文身。

4. 脉冲染色激光器（585nm，450ms）：大多数血管病变可采用的治疗手段。

要点问答

1. 血管瘤表现时间与血管畸形出现时间有何差别？

   血管畸形见于出生时，并且随儿童年龄增长逐渐增大。血管畸形不会逐渐消退。婴儿期血管瘤见于出生后，在一岁左右前会持续增长，之后往往会开始消退。但也有例外，先天性血管瘤见于出生时。

2. 患儿到几岁时，大多数血管瘤已经消退了？

   大多血管瘤在 5~7 岁时已经消退。大约 50% 的患儿到 5 岁就完成了整个消退过程。大约 70% 的患儿到 7 岁就完成了整个消退过程。

3. 适合对血管瘤进行手术干预的适应证有哪些？

   （1）关键结构（如眼部、声门下气道）的阻塞或变形。

   （2）药物治疗无疗效的出血或溃疡。

   （3）易于切除的区域，且可接受瘢痕。

4. 鲜红斑痣通常会影响哪些神经分布？

   脑神经 V 的 V1 和 V2 分支神经。

5. 指出有关血管瘤和血管畸形的各种综合征以及相关症状。

   详见第 IIF、IIIC 和 IIIF 节。

推荐阅读

Chim H, Drolet B, Duffy K, Koshima I, Gosain AK.Vascular anomalies and lymphedema.*Plast Reconstr Surg*.2010;126（2）:55e–69e.PMID：20679788

Pohl L, Kaiser K, Raulin C. Pitfalls and recommendations in cases of laser removal of decorative tattoos with pigmented lesions: case report and review of the literature.*JAMA Dermatol*.2013;149（9）：1087–1089.PMID：23903803

头部与颈部鳞状细胞癌

概述

I. 传染病学

A. **鳞状细胞癌**（SCC）是最常见的头部和颈部黏膜癌（占恶性肿瘤的 90%）。

B. **最常发生**在 50~60 岁人群。

C. **患病概率**随着年龄增长而增加。

D. **男女**患病比例大概为 2∶1。

E. **危险因素**

1. 抽烟（包括无烟烟草或嚼烟）。

2. 酒精：与烟草协同作用，增加患癌几率 10~15 倍。

3. 人乳头状瘤病毒（HPV）：造成口咽鳞状细胞癌发病率增加。

4. EB 病毒（EBV）：与鼻咽鳞状细胞癌相关。

5. 口腔卫生状况不佳。

6. 慢性刺激（例如：不合适的假牙）。

7. 普卢默 – 文森综合征（胃酸缺乏、缺铁性贫血、吞咽困难和黏膜萎缩）。

8. 梅毒。

9. 扁平苔藓。

10. 慢性免疫抑制。

11. 槟榔：常见于印度人。

II. 病理学

A. **癌前病变**

1. **需要密切随访**；需要进行活组织检查，排除侵袭性成分。

2. **黏膜白斑病：**

a. 临床以块状白色黏膜为特征。

b. 表现为上皮增生，通常继发于外伤。

    c. 可能促发异型增生、原位癌或侵袭性鳞状细胞癌。

  3. **黏膜红斑病**：临床表现为红色"天鹅绒样"斑块。

    a. 与黏膜白斑病相比，黏膜红斑病相关鳞状细胞癌更高。

    b. 活组织检查需要排除鳞状细胞癌。

  4. **扁平苔藓**：

    a. 白色扁平炎性丘疹，累及口腔黏膜。

    b. 5% 会发生恶性病变。

B. **鳞状细胞癌大体分型**

  1. **溃疡型**：口腔鳞状细胞癌最常见类型。

  2. **浸润型**：

    a. 通常见于舌鳞状细胞癌。

    b. 诊断需要仔细触诊。

  3. **外生型**：

    a. 表面扩散。

    b. 侵蚀性更小或更不易扩散转移。

C. **鳞状细胞癌组织学**

  1. **三种形态变异**（分化良好、中度分化和分化不良）。

  2. **分化良好的病变**角蛋白增加，且预测预后良好。

  3. 世界卫生组织（WHO）对于鼻咽癌进行了单独的病理组织学分型。

    a. **WHO I 型**：鳞状细胞癌；占鼻咽的 25%。

      i. 与 EB 病毒无关。

      ii. 预后较差。

      iii. 对放射治疗敏感性较差。

    b. **WHO II 型**：非角化型；12% 的肿瘤为该型。

      i. 与 EB 病毒相关。

      ii. 预后较好。

      iii. 对放射治疗敏感性好。

    c. **WHO III 型**：未分化肿瘤（包括淋巴上皮癌、间变性大细胞型和透明细胞变异）；超过 60% 的肿瘤为该型。

      i. 与 EB 病毒相关。

      ii. 预后较好。

      iii. 对放射治疗敏感性好。

  4. 疣状癌（埃克曼肿瘤）。

    a. 鳞状细胞癌罕见变异。

    b. 通常累及颊黏膜，其次为牙龈黏膜。

    c. 外生型；乳头状。

    d. 少见深部浸润与转移。

e. 治疗

　　i. 手术切除，切缘扩大数毫米。

　　ii. 需要对手术病理标本进行连续切片，以排除隐匿的侵袭性鳞状细胞癌。

　　iii. 由于其可能会恶化为侵袭性病灶，放疗的作用具有争议性。

D. 转移性疾病

1. 局部向颈部淋巴结转移。

　　a. 根据原发性肿瘤位置，可预测肿瘤生长方式。

　　b. 中线处肿瘤转移至双侧淋巴结。

　　c. 不良预后因素包括多处淋巴结受累、出现膜外浸润（ECS）、嗜神经浸润与淋巴结融合。

2. **远端转移**最常发生于肺部，有时为骨转移。

III. 解剖学

A. 口腔

1. 从皮肤－唇红缘后方延伸至软硬腭、轮廓乳头交界处。

2. **口腔分为若干部分**

　　a. 唇部

　　b. 颊黏膜

　　c. 上下牙龈

　　d. 磨牙后三角（RMT）

　　e. 口底（FOM）

　　f. 硬腭

　　g. 舌前三分之二

B. 咽部分为三个部分

1. **鼻咽**：上部从颅底延伸至下部软硬腭；从鼻后孔或鼻中隔至咽后壁。鼻咽各部分包括：

　　a. 咽隐窝

　　b. 咽鼓管圆枕与咽口

　　c. 侧壁与后壁

2. **口咽**：

　　a. 前缘：轮廓乳头。

　　b. 外侧缘：扁桃体、扁桃体窝与扁桃体柱。

　　c. 后缘：咽后壁。

　　d. 下缘：会厌谷底［舌底（BOT）与会厌之间的空隙］。

　　e. 上缘：软腭。

　　f. 口咽韦氏环：包括腭扁桃体与舌扁桃体的淋巴组织。

3. **下咽部**：自会厌谷底与杓状会厌皱襞延伸至环状软骨下缘。包括三部分：

　　a. 梨状窝

  b. 咽后壁

  c. 环后区或咽食管汇合处（最少见）

C. 喉：三部分

 1. 上喉部（占喉部鳞状细胞癌的 30%）

  a. 通过咽腔水平面与声门相隔（真声带与假声带之间的空隙）。

  b. 包括会厌、杓状会厌皱襞、杓状软骨、假声带和会厌谷。

 2. 声门（占喉部鳞状细胞癌的 50% 至 70%）

  a. 从会厌谷延伸至真声带自由边以下 1cm。

  b. 包括真声带、前连合与后连合。

  c. "跨声门"肿瘤穿过声门与其他部分连接。

 3. 声门下区：从声带下缘延伸至环状软骨缘。

D. 其他间隙

 1. 会厌前间隙

  a. 上界为舌骨会厌韧带与会厌谷，前界为甲状舌骨韧带，后界为会厌与会厌韧带。

  b. 舌骨下会厌软骨存在无数孔，使得喉部肿瘤很容易扩散至此。

 2. 声门旁间隙

  a. 甲状软骨与梨状窝内侧黏膜之间的潜在空间。

  b. 前部和上部与会厌前间隙连接。

 3. 声带 Reinke 间隙：真声带上皮细胞与甲杓肌之间。

E. 颈部淋巴引流分区（图 16-1）

 1. I 区（颌下或下颌下三角）：与二腹肌区上下区、舌骨下部与下颌骨为界。

 2. II 区（颈静脉上区淋巴结）：以颅底、舌骨下缘、茎突舌骨肌及胸锁乳突肌（SCM）外侧缘为界。

 3. III 区（颈静脉中区淋巴结）：以舌骨下缘、环状软骨下缘、胸骨舌骨外侧

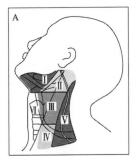
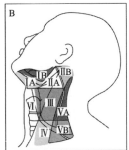
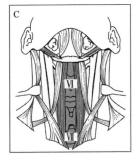

图 16-1 颈部淋巴引流分区 I 区：颌下区及颌下区淋巴结；II 区：颈静脉上区淋巴结；III 区：颈静脉中区淋巴结；IV 区：颈静脉下区淋巴结；V 区：颈后三角区淋巴结；VI 区：前区淋巴结。（引自 Fischer JF, ed. *Mastery of Surgery*. 6th ed. Philadelphia, PA: Lippincott Williams & Wilkins; 2012.）

缘及胸锁乳突肌侧为界。

4. **Ⅳ区（颈静脉下区淋巴结）**：以环状软骨下缘、锁骨、胸骨舌骨肌外缘与胸锁乳突肌侧缘为界。

5. **Ⅴ区（颈后三角区）**：以胸锁乳突肌与斜方肌顶部、锁骨、胸锁乳突肌后缘及斜方肌前缘为界。

6. **Ⅵ区（颈静脉上区淋巴结）**：以舌骨、胸骨上切迹与颈总动脉为界。

Ⅳ. **原发性肿瘤、淋巴结、转移（TNM）分期系统**

A. **临床分期**

1. 分期以罗马数字表示（表 16-1）。

表 16-1	H&N 鳞状细胞癌抗原 TNM 分期系统		
	N0	**N1**	**N2-3 或任何 N w/M1**
T1	Ⅰ		
T2	Ⅱ		
T3		Ⅲ	
T4			Ⅳ

2. 临床分期考虑 T、N 和 M 分期。

3. 治疗与预后根据分期确定。

B. **原发性肿瘤（t）**

1. **口腔（oc）**

a. TX：无法评估。

b. T0：无肿瘤迹象。

c. Tis：原位癌。

d. T1：小于等于 2cm。

e. T2：大于 2cm，小于等于 4cm。

f. T3：大于 4cm。

g. T4a：侵犯周围结构（皮质骨、外舌肌、下牙槽神经、口底、上颌窦与面部皮肤）。

h. T4b：侵犯咀嚼肌间隙、翼状板、颅底或包住颈内动脉。

2. **口咽（op）**

a. T1：小于等于 2cm。

b. T2：大于 2cm，小于等于 4cm。

c. T3：大于 4cm。

d. T4a：侵犯喉部、外舌肌、翼内肌、硬腭或下颌骨。

e. T4b：侵犯翼外肌、翼突内侧板、鼻咽侧壁、颅底或包住颈内动脉。

3. **下咽部（hp）**

   a. T1：肿瘤累及部位不超过 1 个分区或小于等于 2cm。

   b. T2：肿瘤累及超过 1 个分区或大于 2cm（且小于等于 4cm），无声带固定。

   c. T3：大于 4cm 或出现声带固定或扩散至食管。

   d. T4a：侵犯甲状腺或环状软骨、舌骨、甲状腺、食管、带状肌或皮下组织。

   e. T4b：侵犯椎前筋膜、纵隔膜或包住颈动脉。

4. **鼻咽（np）**

   a. T1：限于鼻咽。

   b. T2a：浸润至口咽或鼻腔的软组织，未向咽旁蔓延。

   c. T2b：向咽旁扩散的任何肿瘤。

   d. T3：累及骨性结构或鼻旁窦。

   e. T4：颅内侵犯、累及脑神经、颞下窝、下咽部、眼眶或咀嚼肌间隙。

5. **上喉部**

   a. T1：局限于一个分区，声带运动正常。

   b. T2：侵犯一个以上声门分区或上喉部以外区域（BOT、会厌、梨状窝内侧壁），且无声带固定。

   c. T3：肿瘤局限于喉部，且声带固定或侵犯环状软骨后区、会厌前隙或内皮质甲状软骨。

   d. T4a：入侵甲状软骨或喉部下方（即：气管、舌外肌深部、带状肌、甲状腺或食管）。

   e. T4b：侵犯椎前间隙、纵隔膜或包住颈动脉。

6. **声门**

   a. T1a：局限于一侧声带，且声带运动正常。

   b. T1b：累及两侧声带，声带运动正常。

   c. T2：浸润至上喉部或声门下区或损害声带活动度。

   d. T3：肿瘤局限于喉部，且声带固定；侵犯声门旁间隙或内皮质甲状软骨。

   e. T4a：入侵甲状软骨或喉部下方（即：气管、舌外肌深部、带状肌、甲状腺或食管）。

   f. T4b：侵犯椎前间隙、纵隔膜或包住颈动脉。

7. **声门下区**

   a. T1：局限于声门下区。

   b. T2：浸润至声带，声带运动正常或受损。

   c. T3：局限于喉部，声带固定。

   d. T4a：入侵甲状软骨或喉部下方（即：气管、舌外肌深部、带状肌、甲状腺或食管）。

   e. T4b：侵犯椎前间隙、纵隔膜或包住颈动脉。

C. 局部淋巴结（n）

1. Nx：无法评估。

2. N0：无局部侵犯。

3. N1：同侧淋巴结小于等于3cm。

4. N2a：单侧淋巴结大于3cm但小于等于6cm。

5. N2b：多侧淋巴结均小于等于6cm。

6. N2c：双侧或对侧淋巴结小于等于6cm。

7. N3：淋巴结大于6cm。

D. 远端转移（m）

1. Mx：无法评估。

2. M0：无远端转移。

3. M1：远端转移。

评估

I. **病史**

A. 应确定病灶或肿块的持续时间和扩大速度。

B. **相关症状可能包括**

1. 局部疼痛

2. 吞咽痛

3. 耳痛

4. 声音嘶哑（表示累及声门）

5. 吞咽困难

6. 体重减轻

7. 呼吸急促或喘鸣

8. 咯血

C. **社会史**

1. 烟草使用（类型、年限）。

2. 饮酒（类型、每日饮酒量）——若计划住院治疗，患者可能需要服用苯二氮䓬类药物以预防震颤性谵妄（DT）。

D. **既往病史**

1. 头部与颈部鳞状细胞癌病史。

2. 辐射接触史。

II. **体检**

A. **鼓膜**：中耳积液可能表明鼻咽有肿块。

B. **口腔**

1. 牙列的状态对于考虑放射治疗和重建至关重要。若有多余龋齿，在放射治疗前，应拔掉（放射治疗后拔牙可能引起放射性骨坏死）。

2. 注意可疑病灶的大小和位置。

3. 评估病灶对于周围骨的固着程度。

4. 描述肿瘤的浸润，包括所有累及结构。

5. 舌头伸出有偏移，表示已经累及舌偏同侧的舌下神经（CN XII）。

6. 牙关紧闭症（不能完全张口）表示可能累及翼肌、咬肌和（或）颞下窝。

C. 口咽

1. 注意可疑病灶的大小和位置。

2. 评估病灶对于周围骨的固着程度。

3. 描述肿瘤浸润。

4. 由于病灶可浸润和（或）不易观察，需触诊舌底和磨牙后三角。

D. 喉部

1. 使用镜子进行间接检查。

2. 采用软式喉镜进行直接可视化检查。

3. 评估气道、软腭鼻部、声带活动度、梨状窝、会厌和会厌谷。

4. 预测治疗前是否有必要建立外科气道。

E. 颈部

1. 仔细触诊颈部淋巴结病。

   a. 评估淋巴结大小、位置与活动度。

   b. 超过 3cm 的"淋巴结"很可能为融合淋巴结。

2. 颈部出现肿块也可能表示出现肿瘤直接浸润。

3. 喉部活动受限（喉部捻发音以及喉部无法侧向移动）表示出现喉外肿瘤浸润。

III. 实验室研究

A. CBC

B. 凝血研究（PT，PTT）

C. 电解试剂盘

D. 肝酶，包括碱性磷酸酶

IV. 影像学研究

A. 颈部 CT 增强扫描（轴位扫描与冠位扫描）。

1. 评估肿瘤浸润。

2. 评估骨与软骨浸润。

3. 评估颈部淋巴结累及。

4. 评估大血管受累 / 包裹。

B. **核磁共振成像**帮助评估颅底受累与神经侵犯。

C. 如果 CT 扫描结果不明确，全景片可帮助评估下颌骨受累。

D. 采用胸部 x 线片来筛查肺转移瘤。

1. 任何需要胸部 CT 进行进一步评估的淋巴结。

2. 大多数外科医师主张对复发的鳞状细胞癌或晚期 III/IV 期患者进行胸部 CT 检查，因为它比 CXR 更敏感。

E. **正电子发射计算机体层扫描术（PET）。**

1. 代谢率高的组织（如肿瘤）表现出对放射性 18- 氟脱氧葡萄糖（FDG 亲和力）的吸收增加。

2. 可能有助于区分放疗后的变化与肿瘤，并有助于治疗隐匿性淋巴结病、肺转移瘤和继发性原发灶。

3. 化疗后的治疗反应评估（通常是完成后 12 周）。

F. **骨骼扫描**用以评估有碱性磷酸酶水平升高、骨疼痛症状或最近骨折患者的转移性病变。

G. 如果不能进行硬式食管镜检查，则用钡餐造影评估颈部食管受累。

V. **组织学检查**

A. 根据解剖位置的不同，原发肿瘤的活检可以在局部麻醉的临床环境下进行，也可以在全麻下进行。

B. 对颈部肿块进行细针抽吸活检（FNA），以评估颈部转移。

VI. **直接喉镜检查（DL）**

A. 全麻下正式评估肿瘤浸润（"肿瘤影像检查"）。

B. 由于头颈部肌肉放松，通常比临床检查可视化效果更好。

C. 硬式食管镜和硬式或纤维支气管镜可同时进行，同步评估第二原发病变。

VII. **其他考虑因素**

A. 心脏科组进行心脏检查。

B. **营养检查：**

1. 充足的营养对于术后恢复至关重要。

2. 患者可能需要补充营养。

3. 如果存在吞咽困难或吞咽痛，考虑插鼻胃管。

4. 如果长期营养可能存在问题，考虑使用 PEG 管。

C. **牙科检查：** 接受放射治疗的患者需要在治疗前拔除不良牙列，以避免龋齿、脓肿形成和放射性骨坏死。

D. 若考虑患者接受喉癌功能保全手术（半喉切除术和髁上软骨切除等），则患者需要接受肺功能检查（PFT）。

治疗

I. **多学科专家组成员**

A. 手术摘除组

B. 手术重建组

C. 肿瘤内科医师

D. 放射肿瘤医师

E. 放射科医师

F. 语言治疗师

G. 牙科医师或口腔修复科医师

H. 营养专家

I. 物理治疗师

J. 社会工作者

II. 口腔及咽部（不含鼻咽）

A. T1/T2 肿瘤单抗治疗（手术治疗或放疗）。

1. **口腔肿瘤首选手术治疗**

a. 与放疗相比，可实现更好的局部控制和更高的整体存活率。

b. 让患者免于承受放疗的副作用（参见并发症一节）。

c. 复发时再使用放疗。

2. **口咽病变手术治疗与放疗对比**

a. 经口激光手术与机器人手术可作为附加备选治疗方案。

b. 放化疗对于人乳头瘤病毒合并晚期口咽鳞状细胞癌可确保良好的存活率。

c. 在选择治疗方案时，患者的配合度是必须考虑的。

d. 对于隐匿性淋巴结转移率高的早期病灶（如口咽），需要颈部放疗。

e. 放疗缺点：患者约 2 个月无法工作或活动，且由于放射后身体变化多，可能不易检测肿瘤复发。

B. **T3/T4 肿瘤综合治疗**

1. 手术加放射治疗（通常是术后）。

2. 器官保存方案包括化疗（通常是顺铂和 5-Fu）和放疗。

3. 应该对患者进行有效的临床试验教育。

III. 喉部

A. **声门型原位鳞状细胞癌抗原**

1. 初治可以用声带剥脱术治疗，并进行密切随访。

2. 若复发，需要重复剥离、喉切除、放疗或部分喉切除（取决于患者的病史和肿瘤大小）。

B. **声门型 T1/T2 鳞状细胞癌抗原**

1. 与手术相比，5 ~ 8 周的 50-70 Gy 初次放疗保留了嗓音质量。

2. 激光显微切除术或喉部分切除术的总治愈率为 80% ~ 85%。

3. 由于声门区淋巴管有限，颈部转移比较罕见（8%）。

C. **T3/T4 喉癌**

1. 垂直喉部分切除术与全喉切除术（取决于肿瘤位置和肺部状况），并开展术后放疗。

2. 包含化疗（通常是顺铂和 5-Fu）和放疗的器官保存方案与一期手术（需术后放疗）具有相同的生存率。

D. **声门下鳞状细胞癌**

1. 因为症状表现较晚，常常累及淋巴结和软骨（通常表现为气道阻塞）。

2. 通常需要全喉切除术与双侧颈清扫术。

3. 由于为症状表现晚的疾病或晚期疾病，通常需要术后放疗。

4. 容易造口复发（建议进行气管旁淋巴清扫，以帮助防止造口复发）。

E. 言语康复

1. **食管言语**：食管释放空气，振动咽喉壁，产生食管音用以发声讲话。

2. **气管食管穿刺术**：

a. 通过气管后壁（造口下方约 1cm 处）将单向瓣膜发音管放入食管。

b. 肺空气通过瓣膜，引入喉咽腔，振动食管壁与咽壁发音。

c. 语音质量优于食管言语。

d. 禁忌症：患者视力或灵敏度差；患者积极性差。

e. 潜在的并发症包括渗漏、肉芽组织形成和念珠菌感染。

3. **人造喉**（电子喉）通过电子调节和放大剩余的声音来模拟语音。

IV. **鼻咽**

A. 原发病灶和双侧颈放疗。

B. 同期化疗减少远端转移的发展，提高晚期疾病的无病生存率和总生存率。

C. 若化疗和放疗后淋巴结疾病持续，则需要进行挽救性淋巴结清扫术。

V. **颈部治疗**

A. 选择性颈清扫术

1. 保留一个或多个淋巴结群的颈清扫术。

2. 适应证：适用于无淋巴结转移临床迹象（N0 期颈部）患者的分期治疗，以确定是否需要术后颈部放疗。

B. 改良根治性颈清扫术

1. 切除同侧颈部淋巴结群（Ⅰ区至Ⅴ区）。

2. 至少保留以下重要结构之一：颈内静脉、胸锁乳突肌或脊髓副神经（CN XI）。

3. 适应证：治疗不直接累及颈内静脉、SCM 和脊髓副神经的已知颈淋巴结转移。

C. 根治性颈清扫术

1. 切除同侧颈部淋巴结群（Ⅰ区至Ⅴ区）。

2. 切除下列三个重要结构：颈静脉、胸锁乳突肌或脊髓副神经（CN XI）。

3. 适应证：治疗晚期脊椎疾病，包括侵犯颈部结构的多处固定淋巴结转移。

D. 扩大颈清扫术：Ⅰ～Ⅴ区以外其他淋巴结群或非淋巴结构，例如：舌下神经。

VI. **重建**（参见第 18 章："头颈部重建原则"）

VII. **并发症**

A. 手术治疗

1. 出血。

2. 感染、伤口破裂、颈动脉可能暴露。

3. 瘢痕形成。

4. 神经麻痹或麻痹（特别是面神经下颌缘支和脊髓副神经）。

5. 瘘管形成。

6. 慢性误吸。

7. 牙关紧闭症（开口受限）。

B. **放疗**

1. 口干症（继发于唾液腺功能障碍的口干，可用促唾液外用药物缓解）。

2. 黏膜炎：患者可能需要 PEG 或 Dobhoff 管以确保营养。

3. 咽炎。

4. 喉和食管瘢痕或狭窄。

5. 放射性骨坏死：治疗需要清创和局部伤口护理；合用或不合用抗生素；最终可能需要游离组织移植。

6. 龋齿。

7. 慢性误吸。

VIII. **随访**

A. 由于头颈部鳞状细胞癌有较高的局部复发率和第二原发肿瘤风险，因此必须定期随访。

1. 第一年：1~2 个月随访一次。

2. 第二年：2~3 个月随访一次。

3. 第三年：3~4 个月随访一次。

4. 第四年与第五年：4~6 个月随访一次。

5. 此后每年一次。

B. 每年拍胸部 X 线片评估肺转移瘤。

C. 由于存在甲状腺功能减退的风险，接受放疗的患者需要每年服用促甲状腺激素（TSH）。

要点问答

1. 颈外动脉的分支有哪些？

　　甲状腺上动脉、咽升动脉、舌动脉、枕动脉、面动脉、耳后动脉、上颌动脉与颞浅动脉。

2. 副神经与胸锁乳突肌存在什么关系？

　　副神经于欧勃点上方 1cm 处走行。

3. 改良根治性颈清扫术与根治性颈清扫术之间的区别是什么？

　　根治性颈清扫术中切除副神经、颈内静脉与 SCM。改良根治性颈清扫术保留了上述三种结构中的一种或多种。

4. 画出颈外动脉的分支（图 16-2）。

5. 画出淋巴清扫的不同分区。

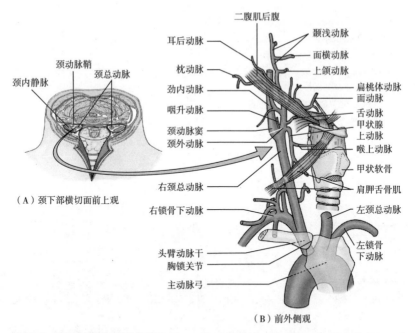

二腹肌后腹
颞浅动脉
面横动脉
上颌动脉
耳后动脉
枕动脉
劲内动脉
咽升动脉
颈动脉窦
颈外动脉
右颈总动脉
右锁骨下动脉
扁桃体动脉
面动脉
舌动脉
甲状腺上动脉
喉上动脉
甲状软骨
肩胛舌骨肌
左颈总动脉
左锁骨下动脉
颈动脉鞘
颈总动脉
颈内静脉
头臂动脉干
胸锁关节
主动脉弓

（A）颈下部横切面前上观

（B）前外侧观

图 16-2 锁骨下颈动脉及分支（引自：Moore KL, Dalley AF, Agur AM, eds.*Clinically Oriented Anatomy*.6th ed. Philadelphia, PA: Lippincott Williams & Wilkins; 2010.）

推荐阅读

Bernier J, Domenge C, Ozsahin M, et al.Postoperative radiation with or without concomitant chemo–therapy for locally advanced head and neck cancer.*N Engl J Med*.2004;350:1945–1952.

Cooper JS, Pajak TF, Forastiere AA, et al.Postoperative concurrent radiotherapy and chemotherapy for high risk squamous cell carcinoma of the head and neck.*N Engl J Med*.2004;350:1937–1944.

Forastiere AA, Goepfert H, Maor M, et al.Concurrent chemotherapy and radiotherapy for organ pres–ervation in advanced laryngeal cancer.*N Engl J Med*.2003;349:2091–2098.

Funk GF, Karnell LH, Robinson RA.Presentation, treatment and outcome of oral cavity cancer: a National Cancer Data Base report.*Head Neck*.2002;24:165–180.

Mork J, Lie AK, Glattre E, et al:Human papillomavirus infection as a risk factor for squamous–cell carcinoma of the head and neck.*N Engl J Med*.2001;344（15）:1125–1131.

O'Malley Jr BW, Weinstein GS, Snyder W, et al.Transoral robotic surgery（TORS）for base of tongue neoplasms.*Laryngoscope*.2006;116:1465–1472.

O'Sullivan B, Shah J. New TNM staging criteria for head and neck tumors.*Semin Surg Oncol*. 2003;21:30–42.

Pfister DG, Ang KK, Brizel DM, et al.National Comprehensive Cancer Network.Head and neck can– cers.*J Natl Compr Canc Netw*.2011;9（6）:596–650.PMID:21636536.

Robbins KT, Shaha AR, Medina JE, et al.Consensus statement on the classification and terminology of neck dissection.*Arch Otolaryngol Head Neck Surg.*2008;134:536–538.

Shah JP.Patterns of cervical lymph node metastasis from squamous carcinomas of the upper aerodiges– tive tract.*Am J Surg.*1990;160:405–409.

The Department of Veterans Affairs Laryngeal Cancer Study Group.Induction chemotherapy plus radiation compared with surgery plus radiation in patients with advanced laryngeal cancer.*N Engl J Med.*1991;324:1685–1690.

颈部肿块和唾液腺肿瘤

颈部肿块的评价

I. 病史

A. 患者年龄

1. 年轻患者更常表现为先天性疾病和感染性疾病。

2. 老年患者更常表现为肿瘤新生和恶性疾病。

B. 持续时间和模式

1. 首次发现日期。

2. 生长模式：间歇性出现和肿块大小波动，表明属于非肿瘤发生；前期生长缓慢，随后快速生长，表明属于肿瘤发生。

C. 可能伴发于颈部肿块的显著症状包括：

1. 耳痛、发声困难、吞咽痛、吞咽困难以及全身疼痛。

2. 全身症状：发烧、寒颤、盗汗或体重减轻。

3. 甲状腺功能亢进或减退症状：能量水平、情绪或温度敏感度的变化。

D. 潜在联系或病因

1. 暴露史：结核病（TB）、动物（猫）、辐射或镍。

2. 近期感染：上呼吸道感染（URI）、鼻窦炎、牙科疾病或近期牙科手术。

E. 家族史

1. 遗传综合征

a. 多发性内分泌腺瘤病Ⅰ型（MEn-i）：甲状腺髓样癌、甲状旁腺增生以及垂体瘤。

b. 利－弗劳梅尼综合征：肉瘤及其他恶性肿瘤。

c. 基底细胞痣（Gorlin）综合征：多发性基底细胞癌以及牙源性角化囊肿。

d. 多发性神经纤维瘤。

2. 良性或恶性非综合征疾病的家族史

F. **社会史**

1. 烟草：吸烟者患头颈部鳞状细胞癌的概率比普通人高6倍。

2. 乙醇（EtOH）：尤其对具有吸烟史的患者而言，乙醇是阳性表达率的增强剂。

II. **体格检查**（需要全面检查头颈部；参见第16章："头颈部鳞状细胞癌"）

A. **皮肤**：检查头皮、耳朵、面部和颈部是否存在病灶或肿块。

B. **眼睛**：眼球突出、视力障碍或眼外肌运动变化可能是眼眶肿块的病征。

C. **耳朵**：肿块或积液可能表明存在咽鼓管阻塞。

D. **鼻子**：检查鼻黏膜病灶和鼻窦分泌物。

E. **口腔及口咽部**

1. 检查扁桃体柱和咽后壁，并进行间接喉镜检查或可屈喉镜检查。

2. 触诊并检查腭、舌（舌背、舌腹、舌底）、口腔底部、齿龈、颊黏膜以及嘴唇。

3. 评估唾液流量（腮腺管与下颌下腺管）。

F. **颈部**

1. **检查**

a. 评估对称性和可见肿块或病灶。

b. 激活肌肉组织，休息时以及吞咽时保持对称。

c. 可能出现颈静脉扩张伴上颈部肿块。

2. **触诊**

a. 颈前三角和颈后三角（胸锁乳突肌前后缘），包括1~5区淋巴结。

b. 检查淋巴结链的以下内容。

i. 移动淋巴结与固定淋巴结。

ii. 软淋巴结与硬淋巴结。

iii. 触诊柔软程度。

3. **唾液腺触诊**（见下文）

4. **甲状腺触诊**

a. 从前后位进行。

b. 静止时以及吞咽时。

c. 评估大小、对称性和一致性。

G. **脑神经功能评价**

1. 可能有助于检测到未知原发灶。

2. 神经受累可能暗示侵袭性肿瘤发生。

III. **颈部肿块的鉴别诊断**

A. **"80%法则"**

1. **在成年患者中，80%的颈部非甲状腺肿块为肿瘤**；在肿瘤中，80%属于恶性肿瘤；在恶性肿瘤中，80%属于转移瘤；在转移性恶性肿瘤中，原发灶80%位于锁骨上方。

2. **在儿童患者中，80%的颈部肿块是炎性或良性肿块。**

B. 颈部肿块的类型可由位置预测

1. 颈中线：畸胎瘤、皮样囊肿或甲状舌管囊肿。

2. 颈前三角：鳃裂畸形或淋巴结（口内及口外淋巴引流区）。

3. 颈后三角：淋巴结（口内及口外淋巴引流区）。

4. 提示局部疾病发生的区域位点：

a. 甲状腺。

b. 唾液腺（腮腺、颌下腺以及舌下腺）。

C. 淋巴腺炎

1. 淋巴结直径大于 1.5cm 视为不正常。

2. **细菌性病因**包括链球菌、葡萄球菌、分枝杆菌、猫抓病（巴尔通体）、兔热病以及放线菌。

3. **病毒性病因**包括 EB 病毒（EBV）、巨细胞病毒（CMV）、单纯疱疹病毒（HSV）、人类免疫缺陷病毒（HIV）、鼻病毒以及腺病毒。

4. **真菌感染**很可能是球孢子菌病引起的。

5. **弓形虫病可引起全身性或局灶性淋巴腺炎。**

6. 如果是炎性肿块，建议使用抗生素进行为期 10 天 ~ 2 周的经验治疗。

a. 根据病史、体格检查以及适当的诊断检查，治疗鉴别诊断中最常见的病因。

b. 需要对经验治疗密切随访。

c. 持续时间超过 2 周的淋巴腺炎需要进行更多的病情检查和治疗。

D. 先天性颈部肿块

1. 鳃裂畸形

a. 发病于原始鳃弓、鳃裂和鳃囊。

b. 可能包括囊肿、瘘管或鼻窦炎。

c. **第一鳃裂：外耳道。**

d. 第二鳃裂：

i. 最常发。

ii. **经中或下胸锁乳突肌下方和舌咽神经上方走行。**

iii. 经颈外动脉（ECA）下方和颈内动脉（ICA）上方走行，进入扁桃体窝。

iv. 第三和第四鳃裂畸形。

e. 第三鳃裂：类似于第二鳃裂，但经颈内动脉（ICA）走行。

f. 进行囊肿或窦道切除治疗；某些第二鳃弓囊肿的病例可能很复杂，而且可能绕颈动脉走行。

2. **甲状舌管囊肿**
   a. 甲状舌管上皮残留。
   b. **可发病于舌盲孔到胸骨上切迹的任何部位。**
   c. 常发于颈中线处。
   d. 多在 20 岁以前被诊断出来。
   e. 如果行切除术时包括切除舌骨，则属于舌管囊肿完全切除治疗，以降低复发率（Sistrunk 手术）。
3. **皮样囊肿**
   a. 畸胎瘤样囊肿包含 2 个而不是 3 个（畸胎瘤）胚层。
   b. **通常表现为颈中线处的柔软肿块；最常发于青年人群。**
   c. 通常适合行局部切除术。
   d. 建议通过术前 CT 扫描排除。
      i. 经后骨板的皮样囊肿扩散需要神经外科干预治疗。
      ii. **神经胶质瘤或脑膨出。**

E. **甲状腺肿块**
   1. **孤立性结节**：囊肿、良性肿瘤或恶性肿瘤。
   2. **多结节性甲状腺肿**：毒性或非毒性。
   3. **炎性或自身免疫性肿块**：里德尔甲状腺炎、桥本甲状腺炎以及亚急性甲状腺炎。
   4. **恶性肿瘤**：乳头状癌、滤泡状癌、许氏细胞瘤、髓样癌以及未分化癌。甲状腺癌多数为低度恶性（乳头状癌和滤泡状癌），可手术切除。未分化癌的死亡率高，通常不进行手术治疗。

F. **肿瘤性颈部肿块**
   1. **良性肿瘤**
      a. 间质细胞瘤：通常情况下，纤维瘤、脂肪瘤、平滑肌瘤、横纹肌瘤以及神经肿瘤可行切除术。
      b. 唾液腺肿块：见后"唾液腺肿瘤"。
      c. 血管肿块：血管畸形（非肿瘤，实际上是先天性异常）、血管瘤以及淋巴管瘤（见第 15 章："脉管性疾病、淋巴水肿和文身"）。
   2. **恶性肿瘤**
      a. 肉瘤：纤维肉瘤、脂肪肉瘤、神经纤维肉瘤、以及血管肉瘤。通常情况下，适合行手术治疗伴或不伴放疗（见第 13 章："恶性皮肤及软组织病变"）。
      b. 唾液腺肿瘤：见后"唾液腺肿瘤"。
      c. 淋巴瘤。
   3. **转移性肿瘤**
      a. 头颈部恶性肿瘤扩散的主要区域部位是颈部淋巴结。
      b. 食管癌和肺癌。

IV. 诊断检查

A. **多普勒超声检查**：有助于确定肿瘤属于囊性肿瘤、复杂性肿瘤还是实性肿瘤；与邻近结构（甲状腺、淋巴结）有关；引导细针抽吸活检（FNA）术的施行。甲状腺疾病的超声波诊断成像效果极佳。

B. **核磁共振成像（MRI）**：最适合评估上腭、腮腺、咽后间隙和咽旁间隙的原发性病灶。

C. **计算机断层扫描（CT）（有造影剂）**：评估直径大于 1 ~ 1.5cm 的淋巴结，尤其是坏死中心超过 3mm 的淋巴结；评估淋巴结外浸润的淋巴结疾病。

D. **细针穿刺活检**对诊断甲状腺肿块和颈部实体肿块特别有效。诊断准确性在很大程度上取决于手术人员和细胞病理学家的经验。

E. **核医学检查**：甲状腺摄碘量扫描可用于确定肿块是否在主动隔绝碘（因此可能属于良性）。唾液腺扫描。

F. **颈部肿块开放活检的适应证**：

1. 持续时间超过 3 周。

2. 有可能发生转移，但无原发性肿瘤的征兆。

3. 多点随机活检的内镜检查结果呈阴性。

4. 细针穿刺活检结果呈阴性。

5. 可能是淋巴瘤。

唾液腺肿瘤

I. 唾液腺解剖

A. **妊娠第 6 周至第 8 周腺体发育**为口外胚层和鼻咽内胚层。

B. **腮腺**

1. **腮腺位于耳前上颈部**（尾部），有深、浅两叶，被面神经分隔。

2. 腺体周围的筋膜是颈深筋膜浅层的延伸。

3. 腮腺主要由浆液性腺泡组成。

4. **斯滕森管（腮腺导管）起自腮腺前缘，自上颌第二磨牙进入口腔。**

C. **下颌下腺（颌下腺）**

1. 位于颌下三角内。

2. 由颈深筋膜浅层分裂包绕。

3. **黏液性腺泡和浆液性腺泡以及腮腺是产生唾液的主要原因。**

4. 下颌下腺管起自内腺，自口底前进入口腔。

5. 与舌神经密切相关，舌神经向腺体输送自主神经纤维。

D. **舌下腺**

1. 位于口腔黏膜正下方的口前底。

2. 无筋膜覆盖。

3. 黏液腺泡。

4. 由多条舌下腺小管沿其上部引流黏液进入口腔。在某些情况下，上述小管合并形成巴多林管，使黏液流入下颌下腺管。

E. **小唾液腺**

1. 600~1,000 个腺体位于口腔黏膜下层的正下方。

2. 无筋膜覆盖。

3. 主要是分泌黏液的腺体。

4. 使黏液直接流入口腔的简单导管系统。

II. **唾液腺病理诊断**

A. **病史**

1. **有助于肿瘤诊断的发现。**

a. 肿瘤持续存在数周至数月。

b. 疼痛通常是晚期肿瘤的征象。

c. 肿瘤缓慢但持续生长，或生长缓慢伴随突然加速生长阶段，表明可能发生肿瘤恶变或者恶性肿瘤继发感染。

2. **倾向于感染性疾病的发现。** 起病急，有炎症性体征（发热、红疹和水肿），炎症反复发作、酗酒、自身免疫性疾病（如干燥综合征）、HIV 感染、口腔干燥以及脱水等症状。

B. **体格检查发现**

1. **有助于肿瘤的发现。**

a. 可单独触诊的硬块，尤指是固着于邻近组织的硬块。

b. 面神经受累或瘫痪是恶性肿瘤的前兆。

2. **倾向于感染性疾病的发现。** 触诊时呈柔软状态，有导管阻塞迹象，存在结石并溢脓。

III. **诊断检查**

A. **细针抽吸活检**

1. 诊断准确性取决于手术人员和细胞病理学家的经验。

2. 区分肿瘤属于良性还是恶性的准确性接近 90% 的特异性。

3. 仅在诊断结果可能改变手术决定或手术范围时进行。

B. **核磁共振成像**

1. 有助于诊断较大的肿瘤（大于 3cm），尤其是存在腮腺深叶受累的情况。

2. 显示不清楚边界和清楚边界的勾画（有助于区分良性和恶性肿瘤发生）。

3. 通常情况下，良性病灶表现为 T1 加权像低信号，但由于含有浆液黏液，T2 高信号。恶性病灶则表现为 T1 和 T2 低信号。

4. 显示可能存在神经浸润、淋巴结转移和硬脑膜受累。

C. **计算机断层扫描（CT）**

1. 在颌下腺肿瘤诊断中，计算机断层扫描有助于诊断肿瘤性唾液腺疾病；其可能显示有骨浸润。

2. 有助于导管阻塞时鉴别结石。

D. **核医学检查**

　　1. 具有历史价值；目前很少用于检查唾液腺疾病。

　　2. 通常情况下，沃辛瘤和大嗜酸粒细胞瘤锝 - 99 呈阳性表达。

IV. **良性唾液腺肿瘤**

A. **多形性腺瘤（良性混合瘤）**

　　1. **最常见的唾液腺肿瘤（最常见的恶性唾液腺肿瘤是黏液表皮样癌）。**

　　2. 占腮腺和颌下腺肿瘤的 65%，占小唾液腺肿瘤的 40%。通常发生在 30～50 岁之间的患者身上，表现为无痛、生长缓慢的肿块。

　　3. **切除术治疗**：通常情况下，行腮腺浅叶切除术、颌下腺切除术或小唾液腺肿瘤局部切除术。行切除术时，手术切缘清晰（良性混合瘤摘除术可能导致复发），预期治愈率达 95%。

B. **管状腺瘤和基底细胞腺瘤（前期为单形性腺瘤）**

　　1. **"75% 法则"**：75% 的患者上唇存在管状腺瘤。75% 的患者腮腺存在基底细胞腺瘤。

　　2. 女性好发，男女患病比例为 1∶2。

　　3. 可能类似于黏液囊肿，罕见于上唇。

　　4. 通常情况下，行切除术即可治愈。罕见复发。如复发，实际上可能是多灶性肿瘤。

C. **沃辛瘤（乳头状淋巴性囊腺瘤）**

　　1. **最常发的部位是腮腺。**

　　2. **"10" 法则**（总结概述）。

　　　　a. 10% 的腮腺肿瘤属于沃辛瘤。

　　　　b. 10% 的沃辛瘤属于双侧沃辛瘤。

　　　　c. 吸烟者患沃辛瘤的风险较常人高 10 倍。

　　　　d. 男女患病比例为 10∶1。

　　　　e. 10% 的沃辛瘤属于恶性肿瘤。

　　3. 通常情况下，沃辛瘤行局部切除术治疗，应保证最小的手术切缘，或行腮腺浅叶切除术治疗。

D. **大嗜酸粒细胞瘤**

　　1. 罕见肿瘤（发病率不足唾液腺肿瘤的 1%），好发于老年人。

　　2. 常见发病部位为大唾液腺，80% 出现在腮腺。

　　3. 通常情况下，行切除术进行治疗，保证尽可能少地切除癌旁组织，以形成清晰的切缘。

V. **恶性唾液腺肿瘤**

A. **黏液表皮样癌**

　　1. **最常见的唾液腺恶性肿瘤（但最常见的唾液腺肿瘤是多形性腺瘤）。**

　　2. 黏液表皮样瘤占腮腺和颌下腺肿瘤的 10%，占小唾液腺肿瘤的 20%。

3. 最常见发病部位（70%）为腮腺，但也可能出现在颌下腺、小唾液腺以及骨内位置。

4. 根据组织病理学分为低、中、高三个等级。

5. 治疗方案根据上述分级确定。

    a. 低级：行切除术，切缘阴性；治愈率 90%。

    b. 高级：治疗方案类似鳞状细胞癌；行颈淋巴结清除术以及术后放射治疗，治愈率 30%。

B. 腺样囊性癌

1. 约占唾液腺恶性肿瘤的 10%，占小唾液腺恶性肿瘤的 40%。

2. 较少发于腮腺；最常发于颌下腺的恶性肿瘤。

3. 组织病理类型分为筛状型、管状型和实性型。

4. **常沿神经扩散**，可能呈跳跃性病变（连续性中断），术前最好行核磁共振成像检查。

5. 行切除术治疗和放疗；五年存活率为 70%，但 15 年存活率仅接近于 10%。

C. 多形性低度恶性腺癌

1. 好发于小唾液腺。

2. 60% 的患者发病部位为硬腭或软腭；也普遍发生于上唇和颊黏膜。

3. 女性占 70%；常发于 60 ~ 80 岁人群。

4. 常见神经侵犯。

5. 建议行广泛切除术，受累时包括骨骼。

D. 腺泡细胞癌

1. 罕见疾病（1%），属低度恶性肿瘤；不会发生转移。

2. 95% 发生在腮腺内。

3. 发病年龄范围广，30 ~ 80 岁不等。

4. 通常情况下，行腮腺浅叶切除术、全腮腺切除术、颌下腺切除术或小唾液腺局部切除术，以进行治疗。

5. 放疗可增强局部控制。

E. 恶性混合瘤（除多形性腺癌外的癌）

1. 由多形性腺瘤恶变引起（10% 恶化）。

2. 通常在之前生长缓慢的病灶中快速生长。

3. 通常表现为疼痛和面神经受累。

4. 行切除术、颈清除术和放疗。五年存活率为 50%。

VI. 恶性肿瘤治疗

A. 局部疾病的手术治疗通常是通过控制原发性肿瘤来完成，即：

1. 全腮腺切除术

2. 腮腺部分切除术

3. 颌下腺摘除术

    4. 舌下腺或小唾液腺摘除术

B. 颈清扫术的适应证

    1. 取决于肿瘤病理学分级属于低级还是高级。

    2. 取决于临床表现。

    3. 原发性病灶大小超过 4cm 会增加患淋巴结疾病的概率，需行颈清扫术。

C. 术后放疗

    1. 增加对较大恶性肿瘤或靠近切缘的肿瘤的局部控制。

    2. 通常情况下，术后给药量为 60 ~ 65Gy。

    3. 应用于高度恶性肿瘤、残留性或复发性疾病、T3 或 T4 腮腺恶性肿瘤及邻近结构侵犯。

D. 唾液腺切除术后并发症

    1. 唾液腺囊肿

      a. 表现为术后积液肿胀。

      b. 通常情况下，成功治疗需行抽吸术并放置加压敷料。

      c. 注射肉毒杆菌毒素对耐药性唾液腺囊肿可能有用。

    2. 面神经受损（参见第 24 章 "面神经瘫痪"）

      a. 如果术中发现有横断，应立即修复受损神经；如果有意切除恶性病变的分支，则应立即桥接受损神经。

      b. 下颌缘支或面神经颧支丧失，因缺乏吻合支，会导致最严重的长期畸形；面神经颧支和颊支广泛分布着吻合支，远端分支常具有恢复功能。

      c. 额支或颞支对闭眼极其重要，如果有迹象表明颊支或颧支的吻合支不足，则需要考虑重建额支或颞支。

    3. Frey 综合征（耳颞综合征）

      a. 由切断的副交感神经（唾液分泌神经）纤维对交感神经催汗神经（汗液分泌神经）纤维进行神经再支配引起，正常情况下，副交感神经纤维直达腮腺。

      b. 导致耳前型味觉性出汗（唾液刺激后出汗）。

      c. 利用微量淀粉 - 碘试验证明（外用淀粉及碘粉混合物，出汗时变蓝）。

      d. 行腮腺切除术后进行碘试验的患者中较常见（高达 30%），但主述症状的患者较少（不足 5%）。

      e. 初始治疗采用饭前外用止汗剂。

      f. 长期治疗可能需要注射肉毒杆菌毒素（保妥适）进行控制。

      g. 认为是由耳颞神经引起。

要点总结

1. 在成年患者患非甲状腺颈部肿块中，80% 的颈部肿块为肿瘤；在肿瘤中，80% 属于恶性肿瘤。但在儿童患者中，80% 的颈部肿块属于良性肿瘤。

2. 颈部肿块开放活检的适应证：

　　a. 持续时间超过 3 周。

　　b. 有可能发生转移，但无原发性肿瘤的征兆。

　　c. 多点随机活检的内镜检查结果呈阴性。

　　d. 细针抽吸活检结果呈阴性。

　　e. 可能是淋巴瘤。

3. **生长缓慢的唾液腺病灶**突然开始迅速增大，通常情况下视为癌变。

4. **黏液囊肿**常发于下唇，但发病部位在上唇的情况很少见。

5. 沃辛瘤的"10"法则

　　a. 10%的腮腺肿瘤属于沃辛瘤。

　　b. 10%的沃辛瘤属于双侧沃辛瘤。

　　c. 吸烟者患沃辛瘤的风险较常人高 10 倍。

　　d. 男女患病比例为 10∶1。

　　e. 10%的沃辛瘤属于恶性肿瘤。

要点问答

1. 面神经额支的走行情况如何？

　　额支大致位于小叶（耳屏下方约 5mm 处）附着处延伸线上，以及同侧眉外侧上方 1.5cm 处的上前点。额支从耳屏前约 1.5cm 处穿过颧骨，上行到外眦外侧约 2cm 处的上方，并在颞顶筋膜（也称为颞浅筋膜）内走行。

2. 下颌缘神经的走行如何？

　　下颌缘支在面动脉切迹的 1cm 范围内穿过下颌。

3. 下颌缘神经与面血管有什么关系？

　　下颌缘神经浅穿面静脉和面动脉。

4. 显露面神经主干的五种方法。

　　1）鼓乳裂是最可靠的标志（在茎乳孔外侧 6~8mm 处）。

　　2）面神经主干距软骨三角形尖端内侧或后内约 10mm。

　　3）确定远端分支并循近端走行。

　　4）大致与二腹肌齐平（由浅面至深面走行）。

　　5）钻磨显露乳突，以识别（颞内）降段。

推荐阅读

Cooper DS, Doherty GM, Haugen BR, et al. Revised American Thyroid Association management guidelines for patients with thyroid nodules and differentiated thyroid cancer. American Thyroid Association (ATA) Guidelines Taskforce on Thyroid Nodules and Differentiated Thyroid Cancer. *Thyroid*. 2009;19 (11):1167–214. PMID: 19860577.

Lima RA, Tavares MR, Dias FL, et al. Clinical prognostic factors in malignant parotid gland tumors. *Otolaryngol Head Neck Surg*. 2005;133:702–708.

O'Brien CJ. Current management of benign parotid tumors—the role of limited superficial parotidectomy. *Head Neck*. 2003;25:946–952.

Scianna JM, Petruzzelli GJ. Contemoporary management of tumors of the salivary glands. *Curr Opin Rep*. 2007;9:134-138. PMID: 17288880.

Spiro RH. Salivary neoplasms: overview of a 35-year experience with 2,807 patients. *Head Neck Surg*. 1986;8:177-184.

Torsiglieri AJ Jr, Tom LW, Ross AJ 3rd, et al. Pediatric neck masses: guidelines for evaluation. *Int J Pediatr Otorhinolaryngol*. 1988;16:199.

Tracy TF Jr, Muratore CS. Management of common head and neck masses. *Semin Pediatr Surg*.2007;16 (1) :3-13. PMID: 17210478.

Witt RL. Major salivary gland cancer. *Surg Oncol Clin North Am*. 2004;13:113-127.

头颈部重建原则

重建目标

I. 进行头颈部重建后，患者往往比较虚弱，很少人能够长寿。大多数癌症患者还不得不进行术后放射治疗或化学治疗。因此，本章目的在于快速重建并优化功能，降低发病率，尽可能在一期手术中完成重建。

II. 对于头颈部癌症患者，需要采取多学科会诊。整形医师是治疗团队的一员，团队还包括药师、放射科医师、外科肿瘤医师、病理医师、营养师和精神科医师，以及（视需要）言语治疗师、牙医和眼科医师。

III. 本章除了介绍标准重建概念外，还指明了指导头颈部重建规划的具体原则。

    A. 尝试恢复对称性。

    B. 维护鼻部、耳部的结构完整性，出于美学原因和功能原因（如眼睛支撑、鼻腔气流）。

    C. 维护口孔和眼孔的能力，特别注意后期瘢痕收缩风险。

    D. 替换整个解剖结构亚单元，修复较大缺损，以达到最佳美感。

    E. 在适当的时候维护或修复语言、呼吸和吞咽等各个功能。

重建修复解剖结构区域

I. 头颈部皮肤缺损（见"面部重建修复"一节）

II. 面中部

    A. 目标

        1. 修复区域轮廓和突出物。

        2. 上颌骨和咬合面再造。

        3. 口腔和鼻腔分隔。

        4. 提供眼部支架或进行假体置换。

        5. 保护泪器的泪液流动。

B. **修复学**已被广泛用于面中部，有时是单独使用，有时结合组织移植使用。未累及支柱或眼眶的上颌骨缺损，可采用腭阻塞器有效治疗。

C. **局部皮瓣**：胸三角皮瓣、颞肌瓣和额瓣可以用于修复中等大小的缺损。

D. **非血管化骨移植**：用于填充骨间隙。移植物必须用大小足够的血管丰富组织覆盖，并且牢牢缝合固定到位，确保移植成功。

E. **游离组织移植**：

1. 前臂桡侧骨皮瓣：从桡骨上切下一块 10cm 长带血管皮瓣，用作骨质支撑物。

2. 肩胛骨皮瓣：可带或不带皮岛，可包括一部分背阔肌。该皮瓣基于旋肩胛动脉的降支或横支以及角支。

3. 游离腓骨肌瓣、腹直肌瓣或大网膜瓣也可用于面中部重建。

III. **下颌骨**

A. **目标**：

1. 修复面部轮廓。

2. 保护舌部的活动性。

3. 修复咀嚼和言语能力。

B. **较大缺损重建**可立即进行，也可延后进行。理想情况下，应计划立即开展仅需一次麻醉的重建手术。然而，如手术切缘出现任何问题，或者因患者健康所需，可建议延迟重建手术。

C. **重建法的选择**取决于缺损大小和位置。

1. 某些骨缺损，特别是外侧缺损，可不用进行修复，或通过自体骨移植进行治疗。但是，无血管骨移植耐受辐射的能力弱。

2. 金属植入体（如下颌骨重建体）可作为固定位置的垫片，但是最终常常会失效或导致并发症，如暴露和感染。

D. **带血管骨瓣**是大多数骨缺损修复术的选择之一，特别是前路骨缺损的修复。此类骨瓣可以促进愈合，抵抗骨吸收，且允许采用骨整合植体进行牙体修复。

1. **游离腓骨瓣**（图 18-1）

a. 可切下 40cm 长骨段及其上覆皮肤。

b. **基于腓动脉穿支**（直径 2mm，长度 6~10mm）

c. 最大程度上降低了功能衰弱的可能性。

d. 腓骨远端留下至少 6~10cm，避免造成踝关节不稳。

e. 关键标志：腓骨头和外踝。

f. 可留下比目鱼肌和踇长屈肌的小块肌袖，避免破坏骨膜。

g. 重要的是找出和保留位于腓骨头的腓总神经以及腓骨和趾长伸肌之间的腓浅神经。

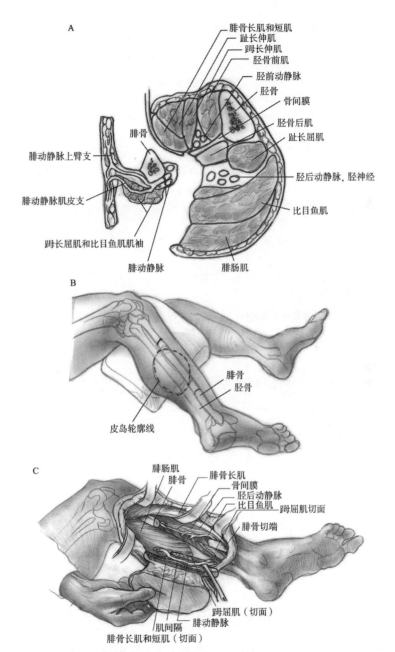

A

腓骨长肌和短肌
趾长伸肌
踇长伸肌
胫骨前肌
胫前动静脉
胫骨
骨间膜
胫骨后肌
趾长屈肌
胫后动静脉, 胫神经
比目鱼肌
腓肠肌
腓动静脉
踇长屈肌和比目鱼肌肌袖
腓动静脉肌皮支
腓动静脉上臂支
腓骨

B

腓骨
胫骨
皮岛轮廓线

C

腓肠肌
腓骨
腓骨长肌
骨间膜
胫后动静脉
比目鱼肌
踇屈肌切面
腓骨切端
踇屈肌（切面）
腓动静脉
肌间隔
腓骨长肌和短肌（切面）

图 18-1 游离腓骨瓣切取截面图。术前往往需进行 CT 血管造影或 MRA，检查动脉解剖结构。通常选择缺损对侧腿，切取最佳皮岛，并在受体颈部进行蒂植入

h. 对腓骨进行截骨术，方便形成皮瓣曲线。

i. 通常通过设置大块下颌骨板和螺丝固定到位。下颌骨板可通过 CT 成像结果在术前预制好。应选择单皮质螺钉，并安装在皮瓣蒂的对侧，避免损伤。

j. 术前进行 CT 血管造影或磁共振血管造影（MRA），检查动脉解剖结构。通常选择缺损对侧的腿，切取最佳皮岛，并在受体颈部进行蒂植入

k. 方便以后植入骨整合植体。

2. **髂嵴骨瓣**

a. **基于旋髂深动脉（直径 1～3mm，长度 5～7cm）**，具有与下颌骨相似的自然曲线。

b. 两侧髂嵴均可用于整体下颌骨重建。

c. 可形成 16cm 长的骨瓣，对于下颌骨应使用 2cm 高骨瓣。

d. 可使用单皮质或双皮质，不过一般情况下内皮质足够下颌骨使用，且可减小供区的发病率。

e. 皮岛位于髂前嵴上方，可从髂前上棘（ASIS）延伸至腋后线。

3. **肩胛骨**

a. **蒂**：肩胛下动脉（3～4mm 直径，4～6cm 长）。

b. 骨长达 15cm。

c. 皮瓣非常大，骨质很高。

d. 需要变更位置，方便手术操作。

4. **桡骨、肋骨和跖骨**也可作为下颌骨带血管骨移植的供体。

IV. **颈部**

A. **目标：**

1. 保护重要颈部结构，即：颈部的大血管和气管。

2. 防止局部并发症，包括乳糜漏、口咽皮瘘、颈动脉爆裂以及因口内污染导致的伤口感染。

B. **带蒂胸大肌皮瓣**：可用于覆盖颈部。

1. 起点：锁骨内侧、胸骨、前肋（第二根至第六根）、外斜肌和腹直肌。

2. 止点：肱骨上端，距结节间沟外侧肱骨头 10cm。

3. 功能：手臂的内收和内旋。

4. 通过分开止点和锁骨附着体，达到最大转移。

5. 主蒂是发自腋动脉的胸肩峰动脉。

6. 第二血管起自胸廓内动脉穿支、肋间穿支和胸外侧动脉。

7. 上覆皮肤可带皮瓣转移，定位时应确保插入点的张力最小。

8. 皮瓣可靠但体积较大。

9. **神经支配**：胸内外侧神经（名称源于其起自臂丛神经而非起自受胸肌神经支配的区域）。

C. **带蒂背阔肌皮瓣：**

1. 皮瓣越比胸肌薄，皮岛越可能无毛。

2. 有助于弥补供区缺损，可通过皮肤一期闭合术切取长达 10cm 的皮岛。

3. 缺点：用于颈前时会发生术中定位改变。

4. 起点：宽腱膜起自胸腰筋膜和下第六胸椎棘突、骶椎、棘上韧带以及后髂嵴。

5. 止点：肱部结节间沟。

6. 主蒂：肩胛下动脉胸背支，可于胸大肌下或沿后胸皮下打开皮瓣通道。

7. 二级蒂：后肋间穿支、腰动脉穿支。

8. 神经支配：胸背神经（C6 至 C8）。

9. 常见并发症：供皮区出现皮下积液；必须进行引流；有些人建议进行筋膜衍缝和（或）补充纤维蛋白，以降低血清肿率。

D. **斜方肌皮瓣**：可切取三种不同的皮瓣。

1. **上斜方肌皮瓣**：基于枕动脉和脊柱旁穿支。这是最可靠的皮瓣。其皮岛向外侧延伸穿过肩胛骨顶部。

2. **下斜方肌皮瓣**：基于颈横动脉降支（也称为肩胛背）。既可作为肌肉也可作为肌皮瓣。旋转点在后部，位于颈部底。

3. **侧斜方肌皮瓣**：基于肩峰上方颈横浅动脉。可用于弥补小侧面缺陷。

E. **胸三角皮瓣：**

1. 由起自胸廓内动脉的前四条穿支供应。

2. 采用延迟手术可确保留下更多边侧皮肤，方便安全使用。

3. 皮瓣较薄，可用于口腔。

4. 可切取 10cm × 20cm 筋膜皮瓣。

5. 供区通常需要皮片覆盖，减少为美观而进行的缝合。

V. **口腔**

A. **目标：**

1. 维护口腔能力。

2. 提供口底支撑物。

3. 通过维持或修复感觉和活动性防止吸气。

B. **舌瓣：**可用于弥补口内小缺损，但必须注意防止系住舌头。

C. **腭瓣或腭咽皮瓣**：可用于修复上腭的小缺损。

D. **桡侧前臂游离皮瓣：**

1. 弥补口内较大缺损的首选。

2. 基于桡动脉和并行静脉和（或）头静脉或贵要静脉。

3. 当皮瓣薄时，可作为口内衬料的首选。将舌神经附着在前臂外侧皮神经上使其具备感知能力。

E. **带蒂背阔肌皮瓣**可用于弥补大面积口腔缺损。

1. 具有面积大的优势，但是转动弧度可能限制其在口腔的应用。

2. 另外，它还可作为游离皮瓣。

3. **基于胸背动脉**

F. **胃网膜游离皮瓣**：提供分泌黏膜表面，有助于防止放射后口腔干燥。

VI. **舌**

A. **目标**：维护或修复活动性，保护言语能力和吞咽功能。

B. **如缺损体积小，可能无须重建手术**。舌部愈合非常好；很少出现感染、结疤和组织缺损。

C. **局部舌切除手术**：

1. 可通过"后退"术修复，利用侧前舌为舌根提供皮瓣和支撑。

2. 此类手术效果极佳，但是至少需保留一根舌下神经，利用剩下的部分可以达到口腔消失的效果。

D. **偏侧舌切除术或前 2/3 舌切除术**：前臂桡侧游离皮瓣：可将柔软组织设计成"矩形舌模板"，从而达到口腔消失的效果，同时确保进食所需的前颌骨联系。

E. **全舌切除重建需要更大体积的皮瓣**。主要目标是修复言语和吞咽功能。口腔内足够体积的皮瓣可以帮助推进食物，封闭上腭。重建选择包括以下两种。

1. **腹直肌游离皮瓣**：大体积皮瓣方便形成 2 到 3 个分开的皮岛，从而开展复杂重建术。基于穿支的直肌有助于裁剪缝合转移的游离组织部分。

2. **背阔肌**：既可作为游离皮瓣也可作为带蒂皮瓣。

VII. **下咽部**

A. **下咽骨和上咽骨缺损**可能出现在局部或以圆周形状（整体）出现。

B. **对于局部缺损，治疗方案如下。**

1. **一期闭合**：

a. 必须注意不能过度缩小管腔。

b. 黏膜宽度必须不小于 3cm，方便一期闭合（咽部须能够通过至少一条 34 French 导管，方便吞咽）。

2. **皮片或真皮片移植物**：可用于修复食管或咽部内层局部缺陷。首先采用血管支架保护皮片或真皮片，方便粘附，防止狭窄形成。

3. **胸肌、阔肌或斜方肌**可用于弥补较大缺陷。

C. **环状重建。**

1. **游离空肠**以前用作皮瓣。近段在肠系膜处被隔开，而后移植到颈部，按同向蠕动方向放置。可通过内镜切取空肠。并发症包括"咕噜"声、口臭和吞咽困难。

2. **桡侧前臂皮管**：空肠切取不可取时尤其有效。如果未切取足够大的皮管，则重建可能导致狭窄形成发生率高。

3. **胃代食管或胃网膜皮瓣**：针对患有肿瘤伴严重伸展不良的患者。不属于整形外科；通常由胸外科医师执行手术。

并发症

I. **乳糜漏**

A. 在第Ⅳ区低位切开，会对胸导管造成风险。

B. 见于经口摄入开始时，伴有乳糜液排出。

C. 通常前 24 ~ 48 小时内很明显。

D. **采用低脂或无脂饮食或中链脂肪酸，加上加压包扎进行治疗。**

E. **如排出量大（大于 200cc/8 小时）。**

　　1. 需补充损失体液，频繁检查电解质。

　　2. 需进行颈部检查，修复糜漏。

　　3. 奥曲肽可作为辅助用药，治疗大排出量乳糜漏。

F. **瘘管。**

　　1. 可能出现在任何口腔、咽部修复或吻合术部位。

　　2. 之前受辐射的区域，发生率会高很多。

　　3. 通常在皮肤出现明显的唾液前，可见皮肤苍白，约有 4 ~ 7 点红斑。

　　4. 可通过持续禁食、冲洗和局部伤口护理进行保守治疗；如发生感染，可采用培养结果定向抗菌药物治疗。

　　5. 如大血管有危险，需行分泌物分流（分流管）和（或）组织覆盖。

　　6. 需评估甲状腺功能和营养状况，以优化愈合力。

　　7. 需考虑延迟性瘘管（术后几月或几年后）的可能性，警惕复发。

　　8. 对于头部和颈部流血患者，特别是有过辐射史的患者，必须行鉴别诊断，检查是否为颈动脉爆裂。

G. **根据症状分型。**

　　1. 外露颈动脉即将出血。

　　2. 前哨出血——少量出血可能预示着即将会有大出血。

　　3. 畸形破裂——发病率高，且死亡率达 50%。

　　4. 需采用粗静脉输液管和血液制品，并保护气道畅通。

　　5. 介入放射学与诊断和治疗辅助同样重要。

　　6. 对于外露颈动脉或前哨出血，可评估由于可能的选择性栓塞或结扎导致中风以及气囊阻塞的风险。

　　7. 目前支架的使用率越来越多，但是有效期限尚不清楚。

　　8. 如有破裂，可行手术结扎，但会导致中风风险升高。

要点总结

1. 在长期治疗过程中，可能需要通过胃管或空肠造口管进食，特别是对于需要放射治疗的患者。

2. 在行重建术时放入饲管。

3. 对于行头部和颈部重建术的患者，可靠的言语治疗师对于他们的康复治疗极其重要。

要点问答

1. 如何诊断和治疗乳糜漏？

　　将引流物送检，检查甘油三脂含量。将管饲或经口摄入食物改变为无脂或中链脂肪酸甘油三酯，进行治疗。加压包扎锁骨上窝。奥曲肽可用作辅助药物。如果排出量大，应考虑补充损失体液。如果每 8 小时排出量大于 200cc，应考虑回到手术室确认糜漏点并结扎。

2. 在空肠游离皮瓣手术后，如何治疗瘘管？

　　根据具体情况有不同方法可以治疗瘘管。患者应禁食，并通过管饲摄入营养。伤口应保持清洁，方法包括冲洗法。应优化患者的甲状腺功能和营养状况。应均匀分流唾液，保护大血管（有时需使用唾液分流管）。

简图描绘

画出腓骨肌皮瓣截面图，注明肌肉、中隔和血管蒂（见图 18-1）。

推荐阅读

Chepeha DB, Teknos TN, Shargorodsky J, et al.Rectangle tongue template for reconstruction of the hemiglossectomy defect.*Arch Otolaryngol Head Neck Surg*.2008;134（9）:993–998.

Cordeiro PG, Santamaria EA.Classification system and algorithm for reconstruction of maxillectomy and midfacial defects.*Plast Reconstr Surg*.2000;105:2331–2346.

Disa JJ, Pusic AL, Hidalgo DA, et al.Microvascular reconstruction of the hypopharynx: defect classification, treatment algorithm, and functional outcome based on 165 consecutive cases.*Plast Reconstr Surg*.2003;111:652–663.

Haughey BH.Tongue reconstruction: concepts and practice.*Laryngoscope*.1993;103:1132–1141.

Haughey BH, Wilson E, Kluwe L, et al.Free flap reconstruction of the head and neck: analysis of 241 cases. *Otolaryngol Head Neck Surg*.2001；125：10.

Hidalgo DA, Pusic AL.Free flap mandibular reconstruction: a 10-year follow up study.*Plast Reconstr Surg*.2002;110:438–449.

Makitie AA, Beasley NJ, Neligan PC, et al.Head and neck reconstruction with anterolateral thigh flap. *Otolaryngol Head Neck Surg*.2003;129:547–555.

Theile DR, Robinson DW, Theile DE, et al.Free jejunal interposition reconstruction after pharyngolaryngectomy: 201 consecutive cases.*Head Neck*.1995；17：83.

Urken ML, Weinberg H, Vickery C, et al.The neurofasciocutaneous radial forearm flap in head and neck reconstruction: a preliminary report.*Laryngoscope*.1990;100:161–173.

Zbar RI, Funk GF, McCulloch TM, et al.Pectoralis major myofascial flap: a valuable tool in contempo- rary head and neck reconstruction.*Head Neck*.1997;19:412.

眼睑重建术

I. 眼睑解剖学和生理学（图 19-1）

A. 眼睑的主要功能是保护眼球

B. 上睑是活动的，而下睑则起静态吊索的作用

C. 包括三层（图 19-2）：血供良好的外覆盖层（前）、结构支撑层（中）和黏膜内层（后）。

  1. 前板层：皮肤和眼轮匝肌。

    a. 皮肤

      i. 约 1mm 厚，是人体皮肤最薄的部位。

      ii. 下面的皮下组织为疏松结缔组织。

    b. 眼轮匝肌（图 19-3）

      i. 受眼轮匝肌下的颧支（CN VII，即面神经）支配。

      ii. 睑板前部：辅助无意识眨眼。

      iii. 眶隔前部：辅助无意识眨眼。

      iv. 眶部：自主闭眼。

  2. 中板层：眶隔前脂肪、眶隔和眼眶（眶隔后）脂肪。

    a. 眶隔前脂肪

      i. 在眼轮匝肌和眶隔之间。

      ii. 上睑：眼轮匝肌后脂肪（ROOF）。

      iii. 下睑：眼轮匝肌下脂肪（SOOF）。

      iv. 随着年龄增长，上睑逐渐下垂，导致饱满和悬垂。

    b. 眶隔：眼睑与眼眶的解剖分界。

      i. 眶上缘、下缘骨膜汇合处的多层纤维膜。

      ii. 于上睑内与上睑提肌筋膜融合，于下睑内与睑囊筋膜融合。

    c. 眼眶（眶隔后）脂肪（图 19-4）

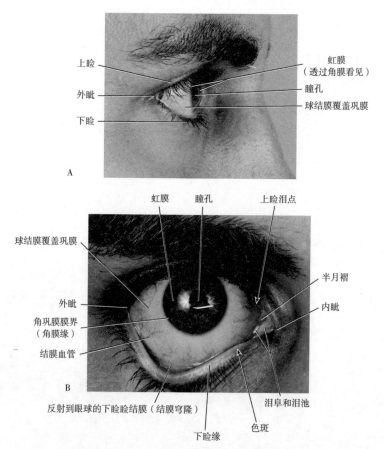

图 19-1 眼部表面解剖学（引自：Moore KL, Dalley AF, Agur AM, eds.*Clinically Oriented Anatomy*.6th ed. Philadelphia, PA: Lippincott Williams & Wilkins; 2010.）

    i. **上睑**：两个间隔（鼻侧和中央）通过滑车和上斜肌腱鞘分隔开。

    ii. **下睑**：三个间隔（内侧、中央和外侧）——下斜肌分隔开内侧和中央间隔。

    iii. 内侧间隔含有带小叶的白色脂肪。

  3. **后板层**（图 19-5）：睑板、牵缩肌和结膜。

    a. **睑板**

      i. 由软骨样致密结缔组织构成。

      ii. 为眼睑提供结构支撑和刚性。

      iii. 上睑板：1mm 厚，25mm 长，10mm 高。

      iv. 下睑板：1mm 厚，25mm 长，4mm 高。

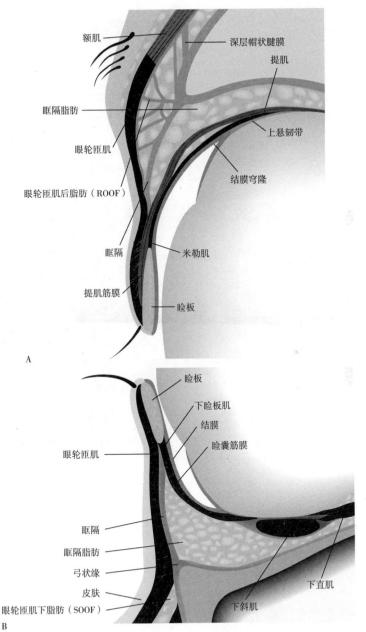

图19-2 上睑（A）和下睑（B）截面图（Redrawn from Tasman W, Jaeger EA, eds.Duane's *Opthamology on CD-ROM*.2006 ed. Philadelphia, PA: Lippincott Williams & Wilkins, 2006.）

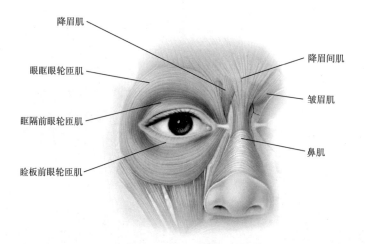

图 19-3 眶周肌肉组织

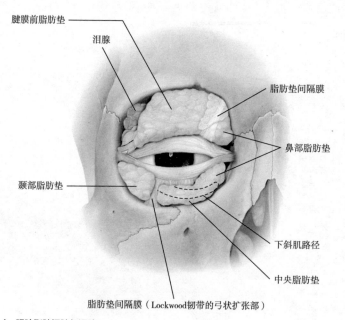

图 19-4 眼睑脂肪间隙与泪腺

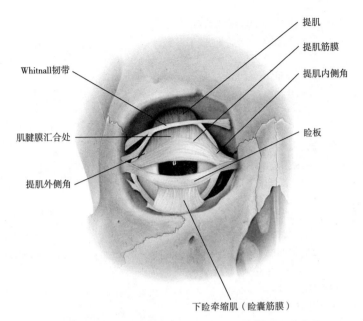

提肌

提肌筋膜

提肌内侧角

Whitnall韧带

肌腱膜汇合处

睑板

提肌外侧角

下睑牵缩肌（睑囊筋膜）

图 19-5 眼睑韧带支撑结构和软骨支撑结构

- b. **上睑牵缩肌**
  - i. **上睑提肌：**
    - a）**神经支配：受动眼神经（CN III）上支支配。**
    - b）起点：蝶骨小翼，而后变宽形成上横韧带（Whitnall 韧带）处的腱膜。
    - c）止点：上睑板和形成重睑皱褶处的真皮。
    - d）功能：作为支点，提拉眼睑 10 ~ 15mm。
  - ii. **米勒肌**
    - a）**神经支配：受交感神经系统支配。**
    - b）起点：提肌筋膜深面。
    - c）止点：上睑板缘。
    - d）功能：提拉眼睑 1 ~ 2mm。
- c. **下睑牵缩肌**
  - i. **睑囊筋膜：**与提肌筋膜类似。
    - a）起点：下直肌肌鞘在下斜肌处分裂，然后汇聚形成 Lockwood 韧带（眼球悬韧带）（下睑处与 Whitnall 韧带位置相同）。
    - b）止点：下睑板。
  - ii. **下睑板肌：**与米勒肌相似。
    - a）神经支配：交感神经系统。

b）起点：后睑囊筋膜。

c）止点：下睑板缘。

d. **结膜**

i. 非角化鳞状上皮细胞的滑移面。

ii. 睑结膜：眼睑后面。

iii. 球结膜：眼球前面。

iv. 上下穹隆：顶点，即睑结膜和球结膜相交点。

D. **外眦腱（LCT）**

1. **起自**上下睑板外侧缘。

2. **脚融合，形成 Y 形总腱**，止于 Whitnall 结节，此结节为外侧眶缘内 5mm 深处的骨突。

a. Eisler 脂肪垫是 Whitnall 结节的解剖标志。

b. 位于眶隔和外眦腱止点之间的囊内。

3. **其他辅助结构**：眼轮匝肌睑板前和眶隔前部分、提肌筋膜外侧角、Lockwood 韧带及外直肌翼状韧带。

E. **内眦腱（MCT）**

1. **起自**上下睑板内侧缘。

2. **脚融合，形成三联总腱**，位于止点前。

a. **浅头**：泪囊前。

i. 止于上颌骨额突。

ii. 为内眦提供大部分支撑。

b. **深头**：泪囊后。

i. 止于泪后嵴。

ii. 与浅头相比，发育较弱。

c. **直头**：形成泪囊顶。

i. 止于额骨眶突。

ii. 在泪泵机制中发挥作用。

F. **血管系统**（图 19-6）

1. **双血供**，分别来自内外颈动脉系统。

2. **边缘血管弓**，离睑缘 2~3mm。

3. **周边血管弓**，位于上睑提肌和米勒肌之间，就在上睑板缘之上。

4. **上睑**：主要由眼动脉分支（颈内动脉）供血。

5. **下睑**：主要由面动脉分支（颈外动脉）供血。

G. **感觉神经支配**（图 19-7）

1. **上睑**：三叉神经眼支 [CN V（V1）]。

2. **下睑**：三叉神经上颌支 [（CN V（V2）]。

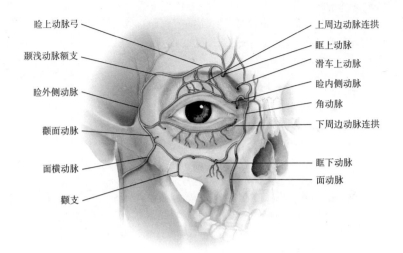

睑上动脉弓
颞浅动脉额支
睑外侧动脉
颧面动脉
面横动脉
颞支

上周边动脉连拱
眶上动脉
滑车上动脉
睑内侧动脉
角动脉
下周边动脉连拱
眶下动脉
面动脉

图 19-6 眼睑动脉血供

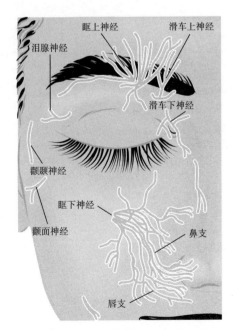

泪腺神经
眶上神经
滑车上神经
滑车下神经
颧颞神经
眶下神经
颧面神经
鼻支
唇支

图 19-7 眼睑感觉神经支配（引自 Tasman W, Jaeger EA, eds.*Duane's Opthamology on CD-ROM*.2006 ed. Philadelphia, PA: Lippincott Williams & Wilkins; 2006.）

II. 临床眼睑测量

   A. 睑裂：上下睑缘之间的距离（高 10mm，宽 30mm）。

   B. 边缘反射距离（mrd）：角膜光反射点到睑缘。

      1. 上睑略低于角膜上缘（MRD_1=4mm）。

      2. 下睑位于角膜下缘（MRD_2=5mm）。

   C. 外眦位于内眦上方 1~2mm。

   D. 眼线与重睑皱褶之间的距离为 8~12mm（女性的距离大于男性）。

   E. 睑板前皱褶的理想宽度（褶线到眼线的距离）为平视下 2~3mm。

   F. 上睑缘到眉毛的距离为 22mm。

   G. 上睑缘最高点位于瞳孔中线偏鼻侧，而下睑缘最低点位于瞳孔中线偏颞骨侧。

   H. 亚洲人的上睑在解剖结构上不同于西方人的上睑。

      1. 缺乏重睑皱褶（缺乏提肌筋膜真皮止点）。

      2. 眼睑板前高度降低（眶隔和提肌筋膜尾端融合）。

      3. 饱满度增大（眼轮匝肌后脂肪和眼轮匝肌下脂肪增多）。

      4. 出现内眦赘皮。

III. 眼睑和泪小管功能的术前评估。

   A. 利用斯内伦视力表检查视力。

   B. 泪液分泌与排出评估。

      1. 希尔默试验

         a. 将试纸置入结膜下穹隆内，5 分钟后取出。

         b. 表面麻醉可以防止反应性流泪（假阳性）。

         c. 纸条浸湿越长，干眼越轻。

            i. 正常：大于 10mm。

            ii. 异常：小于 10mm。

      2. 泪膜破裂时间

         a. 往眼部加 2% 荧光素，利用裂隙灯观察眼球与下睑缘相邻处泪膜的蒸发情况。

         b. 蒸发时间越长，说明泪膜越稳定。

            i. 正常：大于 10s。

            ii. 异常：小于 10s。

      3. Jones 染色试验

         a. 确定是否有开放的泪器与功能性阻塞。

         b. Jones I 试验

            i. 在结膜下穹隆置入 2% 荧光素，在下鼻道放入棉签，5 分钟后取出。

            ii. 棉签上出现荧光素（阳性）表明开放。

            iii. 棉签上无荧光素（阴性）表明阻塞。

         c. Jones II 试验

i. Jones I 试验结果为阴性，轻轻用盐水冲洗泪点。

ii. 棉签上出现荧光素（阳性）表明鼻泪管远端部分阻塞。

iii. 棉签上无现荧光素（阴性）表明泪点或泪小管近端部分阻塞。

iv. 完全回流表明完全阻塞。

C. **快速弹回测试，评估下睑的松紧度。**

1. 将下睑往下拉，远离眼球，然后放手，下睑应立即弹回正常位置，并且被测者不可眨眼。

2. 如果弹回时间超过 1 秒，则表明严重松弛。

D. 采用 Hertel 眼球突出测量法评估眼球前缘与眶外侧缘最前面一点的相对位置。

1. 眼球内陷：小于 14mm。

2. 眼球突出：大于 18mm。

3. 眼球之间差距大于 2mm，则具有临床意义。

E. **矢量是指侧面观时，眼球前缘与眶下缘最前面一点的相对位置。**

1. **中立矢量**：角膜到眶缘的线垂直（无倾斜）。

2. **负矢量**：从角膜到眶缘的线向前倾——术后外翻风险增大。

IV. **眼睑和眼角缺损重建**（图 19-8）

A. **睑缘修复**

1. 排除眼球（失去充盈度）和眶隔伤害（出现眶隔脂肪）。

2. **组织缺失为异常情况**——因眼轮匝肌拉动导致间隙。

3. 在灰线处采用垂直褥式缝合（6-0 丝线）矫正睑缘。

a. 使伤口边缘外翻，防止术后出现缺口。

b. 确保皮缝术的长缝线端远离角膜。

4. **加强层**——采用 5-0 或 6-0 吸收性缝线修复睑板。

a. 部分厚度缝合可防止角膜受到缝线刺激。

b. 所有缝线结的埋下位置更靠近皮肤而非结膜。

5. 采用 6-0 尼龙缝线缝合皮肤（无须缝合结膜）。

6. 在 5 日内拆除皮肤缝线，在 7～10 日内拆除睑缘缝线。

7. **并发症**：缺口（最常见并发症）、倒睫症和睫毛脱落症。

B. **部分厚度缺损**（图 19-8）

1. **前板层缺损**

a. 小于 50%：局部组织重排。

b. 大于 50%：从对侧眼睑切取皮片（**优选方案**）。

c. 避免采用垂直切口，防止术后眼睑回缩。

2. **后板层缺损**

a. 仅累及结膜：对小缺损进行一期修补，对大缺损采用鼻黏膜、口腔颊黏膜或羊膜移植物进行修复。

b. 累及睑板和结膜：对小缺损进行一期修补，对大缺损采用鼻软骨（中隔软骨）、耳软骨、供体巩膜或硬腭黏膜移植物进行修复。

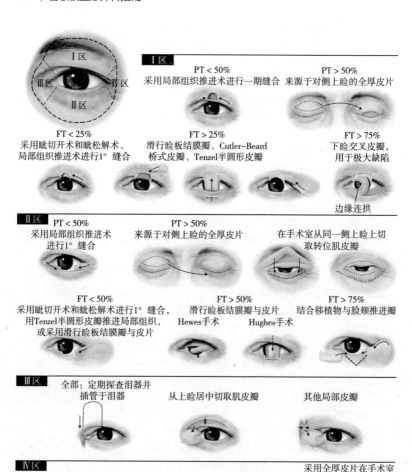

图 19-8 眼睑重建术。FT: 全厚; PT: 部分厚度

C. **上睑全层缺损**（图 19-8）

  1. **小于 25%**

    a. 采用谨慎的睑缘修复术进行一期缝合。

    b. 在老年患者中，提前出现的皮肤松弛可能允许进行大于或等于40%的缝合。

  2. **25%~75%**

    a. 外眦切开术与眦松解术，结合一期缝合。

    b. Tenzel 半圆形皮瓣：外眦切开术与眦松解术，结合侧肌皮瓣推进术。

    c. 交叉皮瓣：同侧下睑与上睑中央缺损共享眼睑，3 周后分开皮瓣并插入。

  3. **大于 75%**

    a. **Cutler-Beard 皮瓣**

      i. **第一阶段**：在下睑板之下的同侧下睑内培养全厚皮瓣——皮瓣宽度等于缺损宽度，然后穿过下睑缘进入上睑缺损（可能包括软骨，以提供额外支撑）。

      ii. **第二阶段**：3 周后分开皮瓣并插入。

    b. **保留前额旁正中皮瓣或颞侧前额皮瓣**，当其他局部方案不可行时，可用来修补大面积上睑缺损。

    c. **从对侧眼睑切取游离睑板结膜移植物。**

D. **下睑全层缺损**（图 19-8）

  1. **小于 25%**：同上睑全层缺损。

  2. **25%~75%**

    a. **外眦切开术**和眦松解术，加一期缝合或 Tenzel 半圆形皮瓣。

    b. **Fricke 单蒂转位肌皮瓣**：基于中间蒂或外侧蒂的同侧上睑肌皮瓣被转位移植到下睑缺陷上。

    c. **Tripier 双蒂肌皮瓣**：与 Fricke 皮瓣类似，不同之处是此皮瓣同时有中间蒂和外侧蒂。

  3. **大于 75%**

    a. **Hughes 睑板结膜瓣**

      i. **第一阶段**：将同侧上睑结膜和一部分上睑板（必须留下 4mm，用于支撑上睑）移植到下睑缺损上，并覆上全厚皮片。吸烟者还包括米勒肌。

      ii. **第二阶段**：3 周后分开皮瓣并插入。

    b. **Mustardé 脸颊旋转推进皮瓣**

      i. 结合黏膜移植片用于修复全下睑缺损。

      ii. 固定到颞深筋膜和眶下缘骨膜，防止术后睑外翻。

      iii. 皮下平面：用于较薄皮瓣。

      iv. 深层平面：防止吸烟者远端皮瓣坏死。

E. **外眦缺损**（图 19-8）

  1. **形成圆形外眦和缩短的睑裂。**

  2. **单纯破裂**：如果外眦腱两端均存在，则进行一期修复。

  3. **复合破裂**：如果缺失外眦腱外侧端，则进行眦成形术。

    a. 内侧端存在：缝合到外眶缘骨膜处。

    b. 内侧端缺失：采用外侧睑板带或骨膜瓣。

  4. **治疗外眦腱松弛症的眦固定术**——稍稍过度矫正，以防止复发。

5. 可采用局部皮瓣、邻位皮瓣或皮片覆盖软组织。

F. **内眦缺损**（图 19-8）

1. **排除泪小管的损伤。**

2. **单纯破裂：**如果内眦腱两端均存在，则进行一期修复。

3. **复合破裂：**如果缺失内眦腱外侧端，则进行眦成形术。**如有撕脱，可能需要钢丝作穿鼻结扎**（在泪后嵴上、后方钻孔），以防止术后内眦距增宽。

4. **治疗内眦腱松弛症的眦固定术**——稍稍过度矫正，以防止复发。

5. 可采用局部皮瓣、邻位皮瓣或皮片覆盖软组织。

V. **泪小管系统重建**

A. **泪器**（图 19-9）

1. **泪腺**

   a. 位于上外眶内的泪腺窝内。

   b. 提肌筋膜侧角将眼窝叶与眼睑叶分开，其中大约有 10 ~ 12 条小管从眼窝叶通向眼睑叶，最后到达上穹隆。

   c. 由眼动脉的分支——泪腺动脉供血。

   d. 泪腺静脉流入眼上静脉。

   e. 泪腺神经通过三叉神经（CN V）的眼支提供感觉能力。

   f. 翼腭神经节提供副交感神经支配。

   g. 颈上神经节提供交感神经支配。

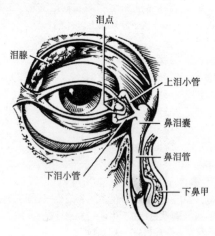

图 19-9 泪器（引自 Mills SE, ed. *Histology For Pathologists*.3rd ed. Philadelphia, PA: Lippincott Williams & Wilkins; 2007. ）

2. **眼泪**
   a. **泪膜由三层流体层构成。**
      i. **外层脂质层**：睑板腺和两种副皮脂腺，即睑缘腺和睫毛腺，此层的作用是防止泪液蒸发。
      ii. **中层水液层**：泪腺和两种副泪腺，即克劳泽腺和沃耳弗林腺，此层占总泪膜厚度的 90%。
      iii. **内层黏蛋白层**：由杯状细胞组成，具有亲水性，促进泪膜均匀分布于眼球上。
   b. **泪膜的功能**
      i. 起润滑作用，促进形成一层光滑的滑移面。
      ii. 从物理上排除异物和其他刺激物。
      iii. 增加对进入光线的屈光力。
      iv. 满足角膜 80%～90% 的需氧量。
         包含溶解酵素，溶解酵素可提供抗菌特性。
   c. **泪液泵生理机制**
      i. 泪点分别通往上睑与下睑内侧端的上下泪小管。
      ii. 两条泪小管先分别垂直向上、向下走行 2mm，然后水平走行 6～8mm，最后合并形成泪总管。
      iii. 泪总管通过罗森米勒（Rosenmüller）瓣流入泪囊。
      iv. 泪囊流入鼻泪管，鼻泪管向下走行 18mm，而后进入下鼻道。
      v. 鼻泪管开口被黏膜（哈氏瓣）皱襞覆盖，以防止空气和鼻内物质反流。
      vi. **眼睑打开时**：泪囊是空的，隔膜处于静止位，泪小管为正常长度，泪点为开放状态。
      vii. **眼睑关闭时**：隔膜被向外侧拉开，对泪囊产生负压，泪小管缩短，泪点关闭，泪囊充满泪水。
      viii. **眼睑再次打开**：隔膜回到静止位，将泪液排到鼻泪管中。
B. **泪小管修复**
   1. 建议修复泪小管，防止术后溢泪。
   2. 找到断裂泪小管的近端与远端。
      a. 寻找近端比较困难，近端通常更靠后。
      b. 冲洗未受伤泪小管有助于找到近端，方法是观察盐水回流方向。
   3. 使用留置硅胶管支架桥接断裂泪小管。
   4. 有些作者建议采用显微吻合术修复支架上的断裂泪小管，而其他作者建议对眼轮匝肌位置进行简单的估算，修复内眦腱。
   5. 支架至少需留置 12 周。
C. **泪道旁路手术，用于治疗泪道阻塞**
   1. 硅胶管置入：治疗泪点阻塞。
   2. 结膜泪囊吻合术：治疗泪小管的阻塞。

3. 结膜泪囊鼻腔吻合术：也用于治疗泪小管阻塞，或治疗先天无泪囊的患者——需使用永久钛硼硅酸酯硬玻璃管（Jones 导泪管）。

4. **鼻腔泪囊吻合术（DCR）：用于治疗鼻泪管阻塞。**

5. 泪管泪囊鼻腔吻合术：用于治疗泪总管与泪囊结合处的阻塞——结合 DCR，并采用显微修复术修复狭窄泪总管。

VI. **上睑下垂**

A. **眼睑功能的力学**

1. 参见"眼睑解剖学和生理学"一节。

2. **真性上睑下垂：**由于提肌复合体功能障碍导致睑缘下垂，低于正常解剖位置。

3. **假性上睑下垂：**睑缘较低，但提肌复合体正常。

  a. 眉毛下垂。

  b. 眼球内陷（如创伤性、医源性眼球内陷）。

  c. 下斜视（眶底骨折后）。

  d. 眼睑皮肤松弛症：年轻女性眼睑水肿反复发作，久而久之，导致眼皮组织过度拉伸。

  e. 对侧眼球突出及相关上睑退缩，如格雷夫斯眼病（Graves'ophthalmopathy）。

  f. 眼球后缩综合征（Duane 综合征）：受累眼因为缺乏展神经（CN VI）以及外直肌受动眼神经（CN III）异常支配而出现外展受限，进而导致动作受损，而后引起眼外肌肉纤维化以及眼球后缩。

B. **对上睑下垂的术后评估**

1. 参见"眼睑和泪小管功能的术前评估"一节。

2. **下垂程度：**边缘反射距离减小。

  a. 轻微：1～2mm。

  b. 中度：3mm。

  c. 严重：大于4mm。

3. **提肌功能（抬升）：**检查者用辅手固定住患者的眉毛，先嘱患者尽最大努力向下看，再嘱患者尽最大努力向上看，测量上睑移动的距离（提肌肌力）。

  a. 良好：10～15mm。

  b. 普通：6～9mm。

  c. 差：小于5mm。

4. **抬高的重睑皱褶：**提肌裂开。

5. **动眼神经（CN III）麻痹或霍纳综合征（**瞳孔缩小、缺汗症以及部分上睑下垂三联征）。

6. **赫林均等神经支配定律。**

  a. 严重上睑下垂可能掩盖对侧轻微上睑下垂，因为每个提肌复合体接收的神经输入量相同，而输入量由下垂较严重的眼睑决定。

  b. 如果未在手术前发现，则对侧轻微上睑下垂在纠正手术后会变得更明显，因为两个神经元复合体的神经元输入量均会减小。

  c. 赫林试验：检查者用辅手固定住患者的眉毛，用棉签抬高下垂的眼睑，同时观察对侧上睑下垂情况。

C. **上睑下垂分型**

 1. **退行性（老年性）上睑下垂**

  a. 最常见的上睑下垂，由衰老导致。

  b. 提肌筋膜过度拉伸或裂开，与睑板分开，但真皮仍然留在原位，导致重睑皱褶抬高。

  c. 提肌功能往往还是正常的。

 2. **创伤性上睑下垂**

  a. 由提肌复合体直接损伤导致。

  b. 可能累及了提肌或神经。

 3. **神经（麻痹）性上睑下垂**

  a. **重症肌无力。**

   i. 这种上睑下垂活动时加重，静止时减轻。

   ii. 通过静脉注射腾喜龙或新斯的明进行诊断，这可暂时减轻上睑下垂。

  b. 动眼神经（CN III）麻痹或霍纳综合征分别可能导致上睑提肌或米勒肌麻痹。

 4. **机械性上睑下垂**

  a. 原因一是肿瘤浸润或皮肤松垂导致上睑重量过大。

  b. 原因二是术后早期出现组织水肿。

 5. **先天性上睑下垂**

  a. 由于提肌复合体被纤维脂肪组织取代导致。

  b. 缺乏重睑皱褶。

  c. 提肌功能往往较差。

  d. 体检的典型结果是患者向下看时有兔眼症状（即：因为提肌纤维化，向下看时，下垂的眼睑比对侧眼睑高）。

  e. 除非角膜外露有导致溃疡的危险或视野阻碍有导致弱视的危险，否则一般会延迟到 3~5 岁做手术矫治。

  f. **会引起睑裂狭小综合征，此综合征包括内眦距过宽、双侧上睑下垂与倒转型内眦赘皮三联征。**

  g. **颌动瞬目综合征。**

   i. 由于翼外肌运动支（三叉神经下颌支）与动眼神经上支出现了异常交叉导致上睑与下颌联带运动。

   ii. 静止时，上睑是下垂的，但是随着下颌打开，上睑会短暂抬高，就像"眨眼"。

D. **上睑下垂非手术治疗**

 1. 如怀疑有重症肌无力，转给神经科专门医师治疗是十分必要的。

 2. 如果病因为肉毒杆菌毒素注射或霍纳综合征，肾上腺素激动药效果会降低

（会刺激米勒肌收缩）。

3. 如果患者戴了眼镜，可将眼镜改良，增加凸缘，支撑下垂的上睑。

E. **上睑下垂手术治疗**

1. 最好使用静脉镇静以确保患者在手术期间醒着，并精确评估上睑下垂矫正程度。

2. **上睑下垂程度与提肌功能程度**决定了上睑下垂的类型。

a. **提肌功能良好或轻度上睑下垂**

ⅰ. **提肌折叠术**：提肌筋膜是下垂的——轻度上睑下垂，折叠长度与上睑下垂矫正量的比例为 1∶1 即可，但对于较严重的上睑下垂，则需要 4∶1。

ⅱ. **提肌推进术**：从提肌筋膜在睑板上的插入点松解提肌筋膜，然后推进提肌筋膜——轻度上睑下垂，推进长度与上睑下垂矫正量的比例为 1∶1 即可，但对于较严重上睑下垂，则需要 4∶1。

ⅲ. **睑板结膜米勒肌切除术**（Fasanella-servat 手术）：经后路整体切除结膜、睑板和米勒肌——需满足切除大小与上睑下垂矫正量比为 4∶1 的要求。若不切除睑板，则此手术被称为结膜米勒肌切除术（Putterman 手术）。

b. **提肌功能良好和中度上睑下垂**：提肌折叠术或推进术。

c. **提肌功能良好和重度上睑下垂**：仅采用提肌推进术。

d. **提肌功能一般和任何程度的上睑下垂**：仅采用提肌推进术。

e. **提肌功能差和任何程度的上睑下垂：额肌悬吊术。**

ⅰ. 大多常用于治疗先天性上睑下垂。

ⅱ. 通过将上睑悬吊至眉毛，依赖额肌的运动，为上睑抬升提供支撑力。

ⅲ. 因为有兔眼症，所以在夜间睡眠时，患者需要采取眼部保护措施与润滑措施。

ⅳ. 我们推荐采用自体组织移植（如阔筋膜、掌长肌腱），但是也可以采用同种异体材料（如硅胶、Gore-Tex、Alloderm）。

ⅴ. **改良版 Crawford 法**：

a）在眼线上方做 4 个小切口，在眉毛上方做 3 个小切口。

b）将两条阔筋膜穿过在上睑至眉毛之间的眼轮匝肌下的通道，形成两个对立的三角形。

c）通过调整结点的松紧度，调节上睑下垂的矫正度。

Ⅶ. **睑外翻**

A. **定义**：睑缘向外翻转。

B. **眼睑不再贴合眼球**，导致巩膜显露，引起外露角膜和结膜角质化，最终导致失明。

C. **睑外翻非手术治疗**

1. 重要的一点是利用人工泪液、眼睑捆扎、眼罩或保湿眼膜保护角膜，防止干燥。

2. 如出现结痂，考虑采用手指按摩法或注射类固醇。

3. 泪点栓塞术有助于缓解干燥症。

4. 治疗感染（如有）。

D. 睑外翻分型与手术治疗

1. 退行性（老年性）睑外翻

a. 因为衰老出现的最常见睑外翻。

b. 标志性特征是水平向眼睑松弛。

c. 手术修复

i. 内侧结膜轴手术：按水平方向切除内侧结膜与牵缩肌。

ii. Kuhnt-szymanowski 术下睑缘整形术结合多余眼轮匝肌、中板层和后板层遮挡物切除术。

iii. 外侧睑板条悬吊术（眦成形术）（图 19-10）。

a）先行外眦切开术，之后行眦松解术，从外眦腱下脚处切开。

b）剥出外侧睑板条，然后稍稍过度矫正，再缝合到外眶缘骨膜。

c）切除多余皮肤与眼轮匝肌，行眼角成形术。

iv. 标准眦固定术（图 19-11）：外眦腱松弛需进行横向缩短，可进行折叠或缝合到外眶缘骨膜。此方法不同于眦成形术，眦成形术中无须进行任何眦切开术。

2. 神经（麻痹）性睑外翻

a. 由于展神经（CN VI）功能缺陷引起。

b. 神经营养性角膜炎，引起角膜感觉缺失。

c. 手术修复

i. 若无贝尔现象，则使用睑缘缝合术有效。

ii. 向上睑提肌注射肉毒杆菌毒素，或行黄金重物植入术可能有效辅助治疗患有兔眼症的患者。

iii. 轻度患者：行外侧睑板条悬吊术，可伴有或不伴面中部提紧术。

iv. 中度患者：建议采用静态悬吊术。

3. 瘢痕性睑外翻

a. 因为前板层内或周围瘢痕形成导致。

b. 手术修复

i. 若保守治疗无效（如手指按摩、类固醇注射），则在瘢痕成熟后马上通过手术消除瘢痕或延长前板层进行治疗。

ii. 在某些患者中，可通过 V 形成形术、Y 形成形术或 Z 形成形术进行局部组织重排，从而降低张力。

iii. 通常需要其他组织，类型包括局部皮瓣、邻位皮瓣或皮片（最好选择全厚皮片）。

iv. 术后采用临时牵引线固定到前额，以应对组织水肿导致的下拉力。

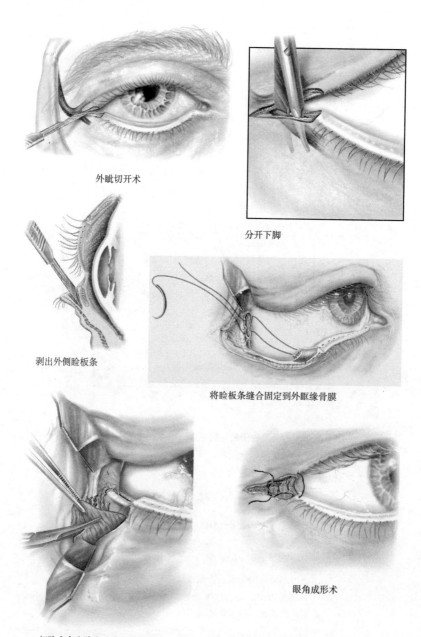

外眦切开术

分开下脚

剥出外侧睑板条

将睑板条缝合固定到外眶缘骨膜

切除多余皮肤和（或）眼轮匝肌

眼角成形术

图 19-10 外侧睑板条悬吊术

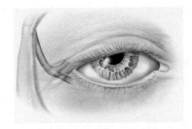

因为外眦腱退化导致眼睑下垂

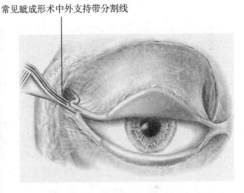

常见眦成形术中外支持带分割线

向外侧和向上收缩眦总腱，并固定到骨膜上

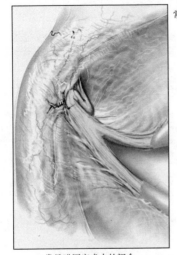

常见眦固定术中的闭合

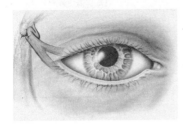

完成修复的效果

图 19-11 标准眦固定术

4. 机械性睑外翻

　　a. 原因一是肿瘤浸润或皮肤松垂导致眼睑重量过大。

　　b. 原因二是术后早期出现组织水肿。

c. 手术修复

　　i. 切除致病源，然后按照上述方法根据缺陷大小重建眼睑。

ii. 如是因为组织水肿导致，则初步建议抬高床头并进行期待疗法。2～3个月内，新的淋巴道形成后，症状会明显改善。

5. **先天性睑外翻**

a. **最不常见**的睑外翻类型，因为前板层垂直缺陷导致。

b. **是极少见的个案——**通常由小眼症症候群导致。

c. **可能还有神经（麻痹）性因素。**

d. **手术修复**

i. 初步采用人工泪液与润滑措施进行治疗，看睑外翻是否可以自行消退。

ii. 可能需行暂时性睑缘缝合术，但不得延长缝合术使用时间，以防止医源性弱视。

iii. 重度患者将需要接受皮片或局部皮瓣移植，通常需结合内眦与外眦成形术和上睑下垂修复术。

VIII. **睑内翻**

A. **定义**：睑缘向内翻转。

B. 患者常诉睑内翻，同时因为睫毛向后生长（倒睫症）导致出现角膜刺激症状。

C. **睑内翻非手术治疗**

1. 保护角膜很重要，可使用人工泪液，眼罩或保湿眼膜以及电解或氩激光器仪消除刺激的睫毛（或配戴隐形眼镜使睫毛转向）。

2. 将眼睑捆扎到脸颊上，可能有助于使睑缘向外翻。

3. 治疗感染（如有）。

D. **睑内翻分型与手术治疗**

1. **退行性（老年性）睑内翻**

a. 因为衰老出现的最常见睑内翻。

b. **标志性特征是水平向眼睑松弛、牵缩肌腱断裂、眶隔前段覆盖。**

c. **手术修复**

i. Quickert 术：在睑缘下方垂直于睑缘进行多条缝合，以使眼睑向外翻转。但效果只是暂时性的，预计会复发。

ii. 若水平向眼睑松弛很明显，则建议行外侧睑板条悬吊术。

iii. 若垂直向眼睑松弛很明显，则将将睑囊筋膜重新黏附到睑板上。

iv. Weis 术：一种将睑缘全厚皮片旋转到正常位置的手术，包括横向睑切开术与外侧睑板条悬吊术。

2. **急性痉挛性睑内翻**

a. **由眼部刺激或感染导致，**引起眼轮匝肌持久性收缩或多度活跃。

b. **手术修复**

i. 权宜措施包括：眼睑捆扎、眼轮匝肌局部浸润麻醉或肉毒杆菌毒素注射，有时可消除痉挛，解决眼睑错位。

ii. 若还存在水平向或垂直向眼睑松弛，则可能分别需要进行外侧睑板条悬吊术或需将睑囊筋膜重新黏附到睑板上。

3. 瘢痕性睑内翻

    a. 因为后板层内或周围瘢痕形成导致。

    b. 多常见于不发达国家，因为沙眼导致。

    c. 手术修复

        i. 若结膜感染严重，不要进行手术。

        ii. 治疗包括手术消除瘢痕并旋转睑缘。可采用鼻黏膜、口腔颊黏膜或羊膜替换结膜。

        iii. 若睑板也缺失或变形，可能破裂和移位了，可采用植入式移植物进行替换。

4. 先天性睑内翻

    a. 是最不常见的睑内翻类型，由于后板层垂直缺陷导致。

    b. 是极少见的个案，因牵缩肌发育不全或睑板结构异常导致。

    c. 通常会与眼睑赘皮混淆，眼睑赘皮中，由于睑板前眼轮匝肌异常插入导致睑缘附近出现先天性水平多余皮肤褶皱。但是，眼睑赘皮中，不会出现睑缘翻转异常，且此病症可自行消退，这一点不同于先天性睑内翻。

    d. 手术修复

        i. 先天性睑内翻：行横向睑切开术，并翻转睑缘。

        ii. 眼睑赘皮：采用纺锤形切除法，切除多余皮肤与肌肉。

要点总结

1. 亚洲人上睑一般缺乏重睑皱褶，眶隔与提肌筋膜更容易尾段融合，眼轮匝肌后脂肪与眼轮匝肌下脂肪增多，出现内眦赘皮。

2. 外眦切开术与眦松解术可能有助于眼睑缺陷的一期缝合。

3. 对于格雷夫斯眼病治疗，首先行眼眶减压术，然后行斜视矫正术，最后行眼睑重建术。

4. 术前术后均进行拍照，以留作文件记录。

5. 避免在眼睑上或附近留下垂直向瘢痕，以防止术后睑外翻。

6. 如提肌功能良好，上睑下垂修复既可采用提肌折叠术，也可采用提肌推进术。

7. 如提肌功能较差，上睑下垂修复采用额肌悬吊术。

8. 衰老是引起上睑下垂、睑外翻与睑内翻的最常见原因。

9. 任何眼睑手术中，需要记住的最重要一点是保护角膜！

要点问答

1. 下睑手术后最常见的并发症是什么？

    下睑错位。

2. 黏附到睑板上缘的并且在提肌裂开时往往可以看到的结构是什么？

    米勒肌。

3. 具备负矢量的患者术后发生什么的风险较大？

    干眼病。

4. 为充分矫正上睑下垂,通常情况下提肌折叠长度与推进长度的比值是多少?

    4 : 1。

简图描绘

画出上下眼睑的截面图。

图 19-2。

推荐阅读

Cherubini TD. Entropion and ectropion of the eyelids. *Clin Plast Surg.* 1978; 5(4):583–591. PMID: 729343.

Codner MA, McCord CD, Mejia JD, Lalonde D. Upper and lower eyelid reconstruction. *Plast Reconstr Surg.* 2010; 126(5):231e–245e. PMID: 21042070.

DiFrancesco LM, Codner MA, McCord CD. Upper eyelid reconstruction. *Plast Reconstr Surg.* 2004; 114(7):98e–107e. PMID: 15577335.

McCord CD Jr. The evaluation and management of the patient with ptosis. *Clin Plast Surg.* 1988; 15(2):169–184. PMID: 3280214.

Spinelli HM, Jelks GW. Periocular reconstruction: a systematic approach. *Plast Reconstr Surg.* 1993; 91(6):1017–1024; discussion 1025–1026. PMID: 8479966.

鼻部再造术

I. 历史回顾

A. 有关整体鼻部再造的记载最早出现于公元前 3000 年的印度。

B. 有关局部脸颊皮瓣移植的叙述，最早出现于古印度草药医师苏胥如塔（Sushruta）所著《妙闻集》（*Sushruta Samhita*）（印度，公元前 700 年）。

C. 学者塞尔苏斯（Celsus）（希腊，约公元 40 年）和 Paulus Aegineta（拜占庭时期的希腊，公元 660 年~680 年）记录了相邻组织重组的程序。

D. 由约 15 世纪的意大利医师 Branca 首创，采用手臂皮瓣进行鼻部再造的意大利方法于 1597 年由 Tagliacozzi 出版。

E. 利用额部皮瓣进行鼻部再造的印度方法，由 1440 年前后印度和尼泊尔的 Kanghiara 或 Mahrattas 家族始创，18 世纪出版于孟买《马德拉斯宪报》（*Madras Gazette*），随后，1794 年英国伦敦《君子杂志》（*Gentleman's Magazine*）"将这一方法翻译成了英文。

II. 定义缺损时应注意的几项重要因素

A. 缺损的病因

1. 皮肤癌：重建前，必须存在明显的肿瘤边缘。

a. 由于存在假阴性的可能，即刻重建是进行莫氏（Mohs）切除术或冰冻切片术（取决于肿瘤类型和肿瘤细胞的侵袭性）术后的首选重建方法。

b. 延迟重建（如非莫氏手术或恶性黑色素瘤切除术）。

2. 创伤、缺血性坏死（如继发于鼻整形术）和感染。

确定剩余组织的存活能力后，可开始重建。

III. 缺损的位置

A. 鼻子的近端、中间和远端 1/3。

B. 相关鼻部亚单位。

IV. 缺损的大小

    A. 小于或大于 1.5~2cm（取决于选择局部皮瓣还是额部皮瓣）。

    B. 如果缺损面积超过某亚单位的 50%，则该亚单位的剩余部分面积应包括在预计缺损大小内（分区原则）。

V. 缺损涉及的组织平面

    A. 外鼻覆盖面：皮肤、皮下脂肪和表浅肌肉腱膜系统（SMAS）。

    B. 结构支撑：软骨膜 / 软骨和骨膜 / 骨。

    C. 内鼻衬里。

解剖学

I. 鼻区（分为 3 部分）

    A. 近端 1/3

        1. 鼻骨和骨鼻中隔。

        2. 鼻根上覆盖的薄皮肤。

        3. 越靠近近端的鼻骨越厚。

    B. 中间 1/3

        1. 上外侧软骨和软骨中隔。

        2. 鼻背上覆盖的薄皮肤。

    C. 远端 1/3

        1. 鼻翼下外侧软骨、鼻尖、鼻翼和鼻中隔软骨尾侧端。

        2. 皮肤较厚，移动性较低，其中鼻尖和鼻翼处皮肤皮脂分泌旺盛。

II. **鼻部亚单位（共有 9 个）**

    A. **鼻背、两边侧壁、鼻尖、两侧鼻翼、鼻小柱和两个软三角**（图 20-1）。

III. **鼻部分层（由浅到深）**

    A. 皮肤

    B. 皮下脂肪层

    C. 表浅肌肉腱膜系统（肌肉组织）

    D. 深层脂肪层（非常薄）

    E. 软骨膜 / 骨膜

    F. 软骨 / 骨

    G. 黏膜 / 黏膜软骨膜

IV. **相关供血** – 外鼻覆盖的主要神经和血管均伸入表浅肌肉腱膜系统深处，同时也存在少数例外（图 20-2）。

    A. **颈外动脉分支**

        1. **角动脉**

            a. 面动脉的分支。

            b. 位于表浅肌肉腱膜系统表面或内部。

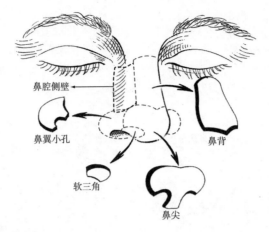

图 20-1 鼻部美学分区

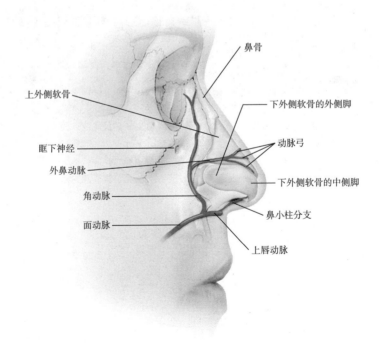

图 20-2 外鼻覆盖面的动脉血供

    c. 对鼻尖外侧面供血。

    d. 分支为外鼻动脉。

  2. **上唇动脉**

    a. 位于口轮匝肌内，或黏膜和肌肉之间。

    b. 对鼻槛、鼻中隔和鼻小柱底部供血。

  3. **眶下动脉**

    a. 上颌动脉分支。

    b. 对鼻背和鼻外侧壁供血。

B. **颈内动脉分支**

  1. **鼻背分支**

    a. 眼动脉的分支。

    b. 对鼻背和鼻侧皮肤供血。

  2. **外鼻分支**

  3. **滑车上动脉**

    a. 眼动脉的分支。

    b. 距中线 $1.7 \sim 2.2\text{cm}$。

    c. 走行于眶缘处皱眉肌与额肌层之间，在中前额水平穿出额肌。

  4. **眶上动脉**

    a. 眼动脉的分支。

    b. 距中线约 2.9cm。

    c. 眶上动脉从眶上孔 / 切迹发出后，其浅层分支在表浅肌肉腱膜系统浅层穿行，其深层分支在表浅肌肉腱膜系统深部或内部穿行。

C. **静脉解剖**：静脉与动脉呈平行状态（注意：角静脉成为面前静脉，并与眼静脉和海绵窦相通）。

D. **鼻中隔脉管系统**：筛前动脉、筛后动脉、蝶腭动脉和上唇动脉的分支。

E. **鼻外侧壁脉管系统**：筛前动脉、筛后动脉和蝶腭动脉的分支。

V. **神经支配**（图 20-3）

A. **感觉神经**

  1. **外覆盖面**：三叉神经的眼支（V_1）和上颌支（V_2）的分支。

    a. 筛前神经的滑车上、滑车下和外鼻分支（自 V_1 分支）。

    b. 眶下神经（自 V_2 分支）。

  2. **鼻中隔**：筛前神经（V_1）和鼻腭神经（V_2）的分支。

  3. **鼻外侧壁**：筛前神经（V_1）和翼腭神经（V_2）的分支。

B. 表浅肌肉腱膜系统层肌肉的**运动神经支配**主要由面神经分支完成（Ⅶ）。

手术

I. **总体目标**（取决于缺损；需要实现以下一项或多项**目标**）。

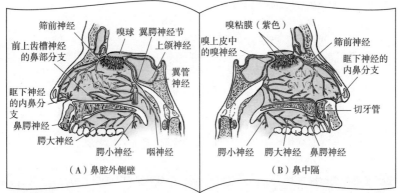

对开页视图

图 20-3 鼻腔神经支配 A.鼻腔外侧壁的感觉神经支配；B.内侧壁和鼻中隔的感觉神经支配。（引自 Agur AMR, Dalley AF, eds.*Grant's Atlas of Anatomy*.11th ed. Philadelphia, PA: Lippincott Williams & Wilkins, 2004.）

A. 建立或修复骨 / 软骨基础

B. 修复内鼻衬里

C. 修复外覆盖面

D. 保持气道通畅

E. 美化外观

II. **骨 / 软骨基础手术方案**

A. **中线（鼻中隔）基础**

1. **L 形中隔支撑**（由鼻中隔软骨、骨鼻中隔、肋骨、颅骨外板或髂骨制成）。

2. **悬吊移植物**（由鼻中隔软骨、骨鼻中隔、肋骨、颅骨外板或髂骨制成，并固定于剩余鼻骨或额骨）。

3. **中隔枢转皮瓣**，在 Millard 的方法中位于上方，在 Burget 和 Menick 的方法中位于下方。

4. **人工材料**，如活合金、钛或多孔聚乙烯；由于暴露和感染风险较高，我们不鼓励使用这些人工材料。

B. **鼻侧结构**（鼻骨、上外侧软骨和下外侧软骨）

1. **使用肋软骨、鼻中隔软骨和耳软骨。**

2. 尽可能使用自体软骨材料进行重建。

3. 采用软骨移植物，为容易塌陷的重建区域（如侧壁、鼻翼和鼻小柱）。

提供**支撑**。

4. **保持气道通畅**（撑开移植物）。

5. **外侧脚支撑杆移植。**

a. 长 20 ~ 25mm，宽 3 ~ 4mm。

b. 外侧端从梨状孔边缘延伸至外侧脚。

c. 放置于鼻翼沟尾部。

d. 可用于修复外侧脚错位和鼻翼内陷。

C. 鼻翼支撑

1. **鼻翼铺板移植**

a. 可用于修复鼻翼塌陷和外鼻阀阻塞。

b. 放置于鼻翼边缘头侧。

2. **鼻翼轮廓移植**

a. 通过软骨下切口，植入外侧角边缘下方的鼻翼－鼻前庭囊。

b. 可用于外鼻阀再造。

III. **鼻部衬里修复方案**（对于较大缺损，可结合多项可用方案进行修复。二期愈合导致的伤口收缩总会造成严重的鼻部变形或粘连，因此必须修复鼻部衬里）。

A. 剩余鼻前庭衬里

1. 通常可用的鼻衬里比肉眼可见的要多，尤其是对于收缩的二期愈合后的鼻翼边缘缺损。

2. 可实现 2～3mm 的内衬推进；必须使用软骨移植物提供刚性支撑以防止随后的回缩。

3. 通常以双蒂方式进行；供区可能需要覆盖全厚皮片。

B. 翻转皮瓣

1. 最适用于用额部皮瓣重建外鼻覆盖面的情况。

2. 可将外鼻覆盖面翻面以用作衬里（而不是丢弃）。

3. 在上述情况下，外鼻覆盖面的瘢痕性质使得"翻转皮瓣"相对无血管分布，因此存活性也不确定。

4. 皮瓣长度必须小于 1cm。

C. 鼻内皮瓣衬里（吸烟者忌用）（图 20-4）

1. **同侧鼻中隔复合皮瓣。**

a. 位于轴向鼻中隔供血组织（上唇动脉的鼻中隔分支）上方，并包括鼻中隔黏膜软骨膜。

b. 适用于中、高位穿窿内衬单侧缺损的情况。

2. 也可使用**对侧鼻中隔复合皮瓣**（鼻中隔转门瓣），将鼻中隔和对侧黏膜软骨膜铰接在鼻背并转移到缺损处，使隔膜黏膜成为气道的衬里。基于筛前动脉血供。

D. 其他皮瓣或衬里

1. **下鼻甲皮瓣**

a. 可用于小型全厚鼻翼缺损。

b. 蒂位于前端鼻甲骨附着处之上。

2. **面动脉肌黏膜（FAMM）皮瓣。**

a. 可用于修复中位穿窿衬里。

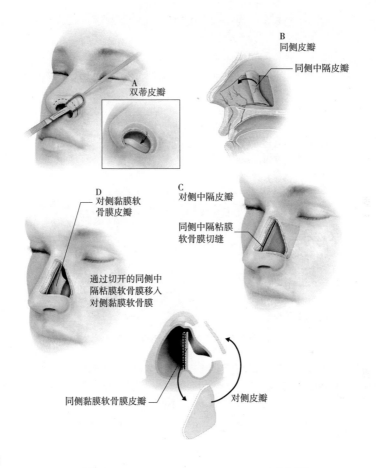

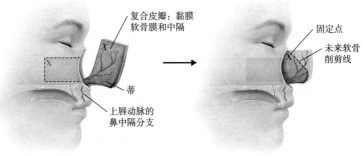

图 20-4 鼻腔衬里皮瓣 A. 双蒂皮瓣；B. 同侧黏膜软骨膜皮瓣；C. 对侧黏膜软骨膜皮瓣；D. 对侧中隔皮瓣；E. 复合皮瓣

b. 由口腔黏膜、黏膜下层、颊肌带、口轮匝肌深面、面动脉及其并行静脉组成。

c. 位于鼻翼基底之上，以面动脉为中心。

d. 可用组织为（8~9）cm×（1.5~2）cm；可经鼻道直接植入鼻子（不会产生任何外部瘢痕）。

3. **鼻唇沟皮瓣**

a. 只有在别无选择的情况下，方可选择用鼻唇沟皮瓣修复鼻衬里。

b. 可延迟重建，以最大限度提高皮瓣存活率。

c. 缺点包括组织较厚、较硬，而且无法在初始移植时削薄。

E. **用额部皮瓣移植技术修复鼻内衬**

1. **全厚皮片**

a. 用作全厚额瓣（包括皮肤、皮下脂肪和额肌）的衬里。

b. 不得立即将软骨移植物植入皮肤移植区域下。

c. 重建通常分三个阶段进行，将在后续重建阶段中把软骨移植物植入皮肤移植区下方。

2. **额部折叠皮瓣**

a. 用于全厚度单侧和双侧缺损。

b. 可修复长达 3.5cm 的鼻内衬缺损。

c. 使用皮瓣的最远侧边缘（通常位于头皮内），从额肌表面切取并进行折叠。

d. 最好用于三阶段重建，其中软骨移植物在第二阶段植入。

3. **额部复合皮瓣**

a. 可用于修复中老年患者或体弱患者的中小型鼻部边缘缺损，对于这些患者，应优先考虑如何尽量减少每次手术带来的生理负担（而不是美观度结果）。

b. 各项手术均可在浅镇静或局部麻醉下进行。

c. 初期手术包括沿着拟使用前额皮瓣的假定鼻孔边缘，在额肌下方皮瓣的远端深面植入全厚皮片。同时，将软骨移植物植入额肌和上覆皮肤之间（沿鼻孔边缘提供边缘支撑）。

d. 通常至少需要进行三次手术。

4. **二期额部皮瓣**

a. 可用于修复较大的鼻内衬缺损。

b. 二期额部皮瓣可用作额部皮瓣的衬里，以修复外鼻覆盖面。

c. 可在初次手术中为患者建立中线支撑。

d. 可在后续打薄过程中植入横向支撑（鼻翼软骨移植物）。

F. **游离皮瓣**

1. **多个可用供区**

a. 前臂桡侧游离皮瓣。

b. 颞顶筋膜瓣 + 皮肤移植物。

2. **通常适用于**

a. 面部中央的较大、较深创伤（如枪伤）。

b. 严重污染、辐射损伤或免疫抑制。

3. **需要多阶段重建**

a. 初始阶段涉及暂时的外鼻覆盖面（例如，折叠的前臂桡侧游离皮瓣）和暂时的结构支撑物（金属或尸体软骨支撑物）。

b. 最终骨 / 软骨支撑和外鼻覆盖面（例如额部皮瓣）将于后期移植。

IV. **外鼻覆盖面修复方案（多为小型缺损）**

A. **技术要点**

1. 将圆形缺损转化为带锐角的方形缺损（因为圆形缺损在愈合时会发生向心收缩）。

2. 切口应尽可能沿着自然的松弛皮肤张力线布置；尽可能位于鼻外侧和脸颊结合处；切口方向与眉间和鼻部平行或垂直。

3. 凹面上不得做切口。

B. **小型缺损**（最大边长小于 1.5 ~ 2cm）

1. **上 1/3 鼻根**

a. 二期愈合。

b. 一期闭合（创伤小于 5 ~ 10cm）。

c. Integra 人工皮 ± 全厚皮片（耳郭前或后）。

d. 局部皮瓣

i. 单叶易位皮瓣（Banner，Romberg）。

ii. 鼻背皮瓣及其变体（能重建不大于 2.5cm 的缺损）。

a）位于角动脉的外侧。

b）整个鼻背旋转并向后推进。

iii. 眉间皮瓣。

2. **中 1/3/ 鼻背和侧壁**

a. 二期愈合。

b. 一期闭合（创伤小于 5 ~ 10cm）。

c. Integra 真皮再生基质 ± 全厚皮片（耳郭前或后）。

d. 考虑用面颊皮瓣补充鼻侧壁组织。

e. 局部皮瓣

i. 单叶易位皮瓣（Banner，Romberg）。

ii. 鼻背皮瓣。

iii. 鼻唇沟皮瓣（图 20-5）：用于重建不超过 2cm 的鼻侧壁 / 鼻翼缺损。

iv. V–Y 推进：可用于修复鼻翼沟附近的小缺损。

v. 菱形皮瓣。

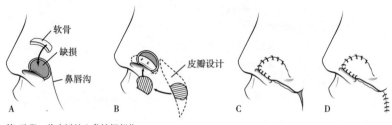

A   软骨　缺损　鼻唇沟   B   皮瓣设计   C   D

第1阶段：将皮瓣植入鼻缺损部位

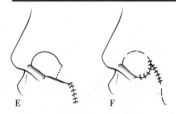

E   F

第2阶段：分割和插入

图 20-5　两阶段鼻唇沟皮瓣移植

3. **鼻尖**

a. Integra 真皮再生基质＋二期愈合及额部全厚皮片。

b. 局部皮瓣 – 双叶皮瓣（图 20-6）– 未到下小叶；不应用于修复距鼻孔边缘 0.5cm 以内的缺损。

i. 用于长度不超过 1.5cm 的缺损。

ii. 如果缺损位于鼻孔边缘 1cm 以内，则预计会出现一定程度的鼻孔边缘变形。

iii. 每叶皮瓣最大旋转 50°，或整体最大旋转 100°。

iv. 在软骨膜／骨膜上方广泛剥离。

v. 皮瓣第一叶直径应等于缺损直径。

4. **鼻翼**

a. 局部皮瓣 – 鼻唇沟皮瓣（图 20-5）。

i. 用于长度小于等于 2cm 的缺损。

ii. 应在全身麻醉下进行手术（以防局部麻醉后可能出现变形／皮肤苍白）。

iii. 立即植入软骨移植物。

iv. 如果整个鼻翼分区要重建，则应分两个阶段进行。

b. 复合移植物（软骨皮肤组织的耳供体部位）。

i. 用于涉及鼻翼边缘或软三角的全厚缺损（鼻外覆盖面、纤维脂肪组织和内衬）。

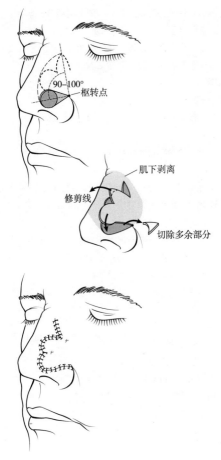

图 20-6 双叶皮瓣 在双叶皮瓣上画出标记（上图）；植入时，对皮瓣进行剥离、抬高和修剪（中图）；植入后的双叶皮瓣（下图）

ii. 所植入移植物的所有部分到伤口边缘的距离不得超过 1cm（即理论上缺损直径的极限是 2cm）；理想的缺陷尺寸是 1cm 或更小。截取的供体移植物面积应略大于缺损面积，以适应预期的收缩和愈合。

iii. 研究报道中，移植物存活率为 50%～90%；也可能出现约 30% 的移植物存活失败或明显坏死。

iv. 耳轮脚可用于修复鼻翼边缘缺损；也可使用耳廓上的其他供区作为移植物。

v. 如果能让缺损部位进行二期愈合，并以延迟的方式重建缺损，将能获得更高的移植物存活率和更好的美学效果。

vi. 移植物最初为白色；24～72 小时后变成蓝色；然后在随后几天逐渐变成粉红色。

C. **较大或处于不利位置的缺损**（缺损部位直径大于 1.5～2cm 或缺损位于下小叶上并且距鼻孔边缘的距离小于等于 0.5cm）。

1. **额部皮瓣**（图 20-7）

a. **两阶段重建**

i. 在初次移植时，对皮瓣进行部分削薄（滑车上动脉在前额中部穿至皮下）。

ii. 可能导致皮瓣更容易坏死。

b. **标记**

i. 解剖发现，滑车上动脉位于中线外侧 1.7～2.2cm 处，通常与眉毛内侧缘的垂直切线相对应。

ii. 术前进行多普勒测听。

iii. 切取约 1.5cm 的皮瓣基底（动脉两侧各 0.7cm）。

iv. 标出纹路，使皮肤纹路在手术结束时能正确排列。

v. 将皮瓣蒂弯进无毛发覆盖的区域。

vi. 根据缺损创建模片，并将模片放置在前发际，将皮瓣集中在滑车上动脉周围。

c. **手术**

i. 首先在整个额部和鼻部注射利多卡因和肾上腺素。封闭神经至发际线，在此切除猫耳皮肤畸形（SCD）。

ii. 注射时，不得浸润过量以免发生变形。

iii. 将患者置于 20°～30° 反向特伦德伦伯卧位（即头高脚低位），以减少静脉血淤滞。

iv. 准备好患者的全脸和头皮，包括颏下区。

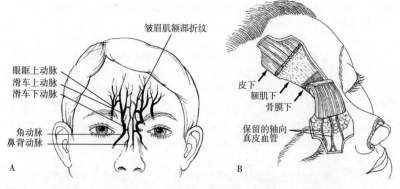

图 20-7 额部皮瓣　A. 额部动脉；吻合的血管网是前额旁正中皮瓣（B）的基础

v. 用 Telfa 或铬纸制作缺损模片。

vi. 将模片从发际线倒置在鼻子上，以便将其顺时针旋转，或从左向右旋转。

vii. 使用缝线测量模片的远端到内侧眉的水平，然后观察模片是否能从内侧眉到达远端受区部位。

viii. 切开皮肤、皮下组织、肌肉和筋膜露出蒂，无须完全切开位于皮瓣远端部分的帽状腱膜。

ix. 取上方皮瓣移植至下方。

x. 快速解剖，直到触及皱眉肌，然后直接将肌肉从下方骨膜处剥离（使用扩肌剪）。

xi. 靠近蒂时，进入额骨骨膜表层的筋膜下平面。

xii. 在眉弓处的骨膜上画线，并通过骨膜剥离器进入骨膜下方。

xiii. 蒂可能在额肌的深面，因为蒂从皱眉肌上方或中间穿出。

xiv. 在筋膜下平面同时从两个方向剥离整个额部皮瓣。

xv. 每相隔 2 ~ 3cm，进行平行和垂直帽状腱膜切断，以帮助闭合供区部位，但是要避开位于颞线内侧的眶上神经。

xvi. 如必要，使用弗利导管气球进行术中组织扩张，以帮助供区部位闭合。

xvii. 使用 2-0 Vicryl 缝线将从下方移动至上方的筋膜缝合。

xviii. 如顶端无法闭合，可保持张开状态，并洒上杆菌肽。

xix. 切除从供区部位顶部到发际线处立起的皮肤畸形（"猫耳"），并用 U 形钉缝合头皮。

xx. 用 15 号刀片打薄皮瓣远端部分、切除肌肉和大部分皮下脂肪，以调整皮瓣厚度。

xxi. 将额部皮瓣边缘四周切成 45° 角。

xxii. 皮瓣的最远端面应只剩皮肤，皮瓣从最远端到最近端逐增加厚度。

xxiii. 真皮深层用 4-0 Monocryl 缝线缝合皮瓣，随后用 6-0 尼龙缝线连续缝合。

xxiv. 可用 Integra 人工皮包住皮瓣的无表皮部分。

xxv. 在第 10 天和第 3 周之间的某一时间断蒂，调整皮瓣。

xxvi. 在第二阶段，只需要打薄远端皮瓣，原位回植，或切开并插入蒂和薄皮瓣。

D. **鼻小柱再造** – 有许多方案，均不理想

1. 取自额部的全厚皮片（某些情况下不存在软骨缺损）。

2. 倾斜叉状皮瓣和变体（将位于鼻小柱踏板、鼻底、上唇区域的软组织旋转或推进至鼻小柱上）。

3. 鼻唇沟皮瓣。

4. 隧穿唇黏膜皮瓣。

5. 复合软骨皮肤移植物。如游离耳轮复合瓣用于鼻小柱移植。

    6. 额部皮瓣。

V. 并发症

A. 潜在并发症

    1. **感染**：蜂窝织炎 ± 化脓性渗液；应考虑组织下方结构性移植物感染的可能性。

      a. 积极的抗生素治疗。

      b. 任何脓肿都必须清洗干净。

      c. 持续的引流表明存在结构性移植物感染；检查是否存在内衬缺损。

    2. 可通过保护组织供血来避免缺血导致的皮瓣坏死。

      a. 进行必要的清创。

      b. 如果进行皮瓣补救必须牺牲美观性结果，应计划使用另一皮瓣。

B. 可能导致并发症的因素

    1. 蒂宽度不合适（蒂基部宽度应为 1.2 ~ 1.5cm）。宽度超过这一范围将导致旋转时出现过度张力。

    2. 皮瓣设计得过短或枢转点过高（将导致张力过大）。

    3. 在第一阶段打薄过度将导致血管损伤。

    4. 在第二阶段过度掀起皮瓣（不得抬高至超过鼻尖和鼻孔边缘 1 ~ 1.5cm）。

    5. 吸烟 – 对吸烟者采用三阶段方法较为安全；重建鼻内衬时，应避免使用"鼻内皮瓣"。

    6. 辐射 – 可能导致严重萎缩、硬化或溃疡。

肥大性酒渣鼻

I. 特点和病因

A. **酒渣鼻最严重的阶段**（第 1 阶段 – 面部频繁出现红斑；第 2 阶段 – 皮肤变厚 / 毛细管扩张 / 皮肤红变；第 3 阶段 – 红斑痤疮；第 4 阶段 – 鼻赘，即肥大性酒渣鼻）。

B. **主要发病者为男性**；多见于英国 / 爱尔兰血统者，发病高峰期为 50 岁后，可能与酒精无关。

C. **发病初期表现为皮肤的血管不稳定**；体液流入组织间质；随后出现炎症和纤维化。真皮和皮脂腺肥大增生。皮脂腺导管堵塞，导致皮脂腺扩张和囊肿形成。

D. 治疗方法

    1. **非手术治疗方法**（可控制疾病进展，但无法治愈）：局部注射和口服抗生素 / 类维生素 A。

    2. **手术治疗方法**（目标是完全治愈，能让手术切口进行二期愈合）。

      a. 皮肤整平术

      b. 磨削术

      c. 冷冻手术

      d. CO_2 和氩激光

E. **皮肤恶性肿瘤**（如基底细胞癌、鳞状细胞癌）可能隐藏在鼻赘组织中。

F. **手术前 1 年患者应停止口服类维生素 A（异维 A 酸）**，因为这种药物不利于表皮细胞再生。

要点总结

1. 如果鼻小柱血液供应受阻，鼻尖将依靠外鼻动脉供血。

2. 从远端向近端解剖时，额部皮瓣应变厚（从皮下到肌下再到骨膜下）。

3. 额部皮瓣的供区部位经过二期愈合后效果理想。

4. 双叶皮瓣的最大旋转角度为 100°。

5. 最好采用皮瓣修复鼻翼缺损，以防出现边缘收缩和凹痕。

要点问答

1. 在所有鼻部重建案例中均需要重建的三个部分是什么？

    鼻内衬、支撑和覆盖面。

2. 鼻部重建的分区原则是什么？

    如果缺损面积超过某亚单位的 50%，则应切除该亚单位的未缺损部分，以实现最佳美观效果。

3. 滑车上动脉位于距中线两侧多远处？

    1.7 ~ 2.2cm。

4. 进行鼻部重建手术前多久应停止服用异维 A 酸？

    手术前 1 年。

简图描绘

绘出鼻部美学分区（图 20.1）。

推荐阅读

Burget GC, Menick FJ.Nasal support and lining: the marriage of beauty and blood supply.*Plast Reconstr Surg*.1989;84（2）:189–202.PMID: 2748735.

Elliott RA Jr. Rotation flaps of the nose.*Plast Reconstr Surg*.1969;44（2）:147–149.PMID: 4895071.

Guo L, Pribaz JR, Pribaz JJ.Nasal reconstruction with local flaps: a simple algorithm for management of small defects.*Plast Reconstr Surg*.2008;122（5）:130e–139e.PMID: 18971686.

Menick FJ.The evolution of lining in nasal reconstruction.*Clin Plast Surg*.2009;36（3）:421–441.PMID 19505612

Millard DR Jr. Reconstructive rhinoplasty for the lower half of a nose.*Plast Reconstr Surg*.1974;53（2）:133–139.PMID: 4590746.

Rohrich RJ, Griffin JR, Adams WP Jr. Rhinophyma: review and update.*Plast Reconstr Surg*.2002;110（3）:860–869; quiz 870.PMID: 12172152.

Zitelli JA.The bilobed flap for nasal reconstruction.*Arch Dermatol*.1989;125（7）:957–959.PMID: 2742390.

嘴唇和脸颊重建

嘴唇重建

I. 功能和美学目标

A. **口腔能力**是嘴唇重建的首要目标。详细来说，这包括尽可能提高口孔、活动性和感觉能力。嘴唇功能或感觉的丧失或下唇沟缺失将导致患者出现流口水或食物滴漏。

B. **恢复嘴唇的静态和动态对称性。**嘴唇在人的面部表情和沟通方面起到十分关键的作用。

II. 嘴唇解剖学

A. **分层**：嘴唇由皮肤、一层薄薄的皮下组织、口轮匝肌和黏膜组成。

  1. **唇红**

    a. 唇红这一独特组织由改性黏膜组成，含有相对较少的潜在小型唾液腺。

    b. **"唇白线"是唇红和嘴唇皮肤的连接处；唇白线的连续性在嘴唇重建过程中十分关键，因为即使是 1mm 的塌陷在会话距离也会极其明显。**

    c. 后唇红线（干湿分界线）是嘴部闭合时上、下唇的交界线。也是口腔黏膜与唇红黏膜的交界线。

B. **外部解剖结构**（图 21-1）

  1. 嘴唇可分为四个分区。

    a. **人中**：位于人中嵴之间。唇珠是人中下方唇红的中心部位。

    b. **侧翼**：位于两侧人中嵴和鼻唇沟之间。

    c. **下唇**：整个下唇是一个单独的分区。

  2. 唇颏沟将下唇与下颏分开。

  3. 鼻唇沟界定了上唇的外侧范围。

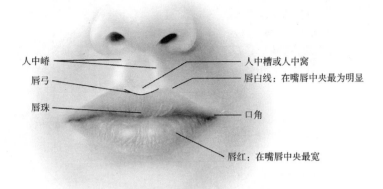

人中嵴

人中槽或人中窝

唇弓

唇白线：在嘴唇中央最为明显

唇珠

口角

唇红：在嘴唇中央最宽

图 21-1 嘴唇外部解剖结构

4. 普通成人无表情时的正常口角距离是 5～6cm。这一宽度约等于眼角膜内侧边缘之间的距离。在理想情况下，这一宽度同样等于从口裂点至颏下点的距离。

C. 肌肉解剖学

1. 口轮匝肌
a. 使嘴唇闭合的最主要肌肉。
b. 相当于口腔的括约肌，同时也是使嘴唇翻转的肌肉。
c. 起自口角轴，在下唇中线处交叉；上唇处口轮匝肌穿过中线，止于对侧人中嵴。
d. 由面神经颊支支配。

2. 成对颏肌
a. 是下唇的主要升肌。
b. 起自下颌骨下缘，止于唇颏沟下方下颏的软组织中。
c. 由面神经下颌缘支支配。

3. 唇升肌
a. 包括成对的提口角肌、提上唇肌、颧大肌和颧小肌。
b. 由面神经的颧支和颊支支配。

4. 唇降肌
a. 包括成对的降口角肌和降上唇肌。
b. 由面神经下颌缘支支配。
c. **成对的颈阔肌同样提供侧下唇下降作用力（如露出全口牙齿微笑时），并受面神经颈支支配。**

   D. 感觉神经

     1. **上唇**：眶下神经是三叉神经上颌分支（V_2）的终末支，并于眶下孔穿出上颌骨，与瞳孔平行且位于眶下缘下方 1cm。

     2. **下唇**：颏神经是三叉神经下颌分支（V_3）的终末支，并从第二前磨牙处的颏孔穿出下颌骨。

   E. **血供**

     1. **动脉**：

       a. 上唇和下唇动脉是面动脉的分支。它们构成了丰富的口周血管网，使医师能为唇部重建设计多个皮瓣。

       b. **唇动脉通常位于唇红部位内的口轮匝肌和黏膜之间。**

       c. 上唇动脉距上唇边缘 10mm。

       d. 下唇动脉距下唇边缘 4~13mm。

     2. **静脉**：上唇和下唇静脉汇入同侧面静脉。

   F. **淋巴引流**

     1. **上唇与下唇外侧的淋巴流入颌下淋巴结。**

     2. 下唇中部的淋巴流入颏下淋巴结。

III. **唇部缺损重建方法**

   A. **唇部缺损的病因**：癌症切除是最常见的病因（比例超过 90%），鳞状细胞癌是最常见的肿瘤。

     1. **唇红癌（位于干湿分界线前方）表现类似于皮肤肿瘤，但位于该分界线后方的癌症表现则类似于口内肿瘤（转移的风险更高）。**

     2. 对鳞状细胞癌建议采用 7~10mm 的手术切缘。对于基底细胞癌，建议采用 2~4mm 的手术切缘。

   B. **嘴唇重建注意事项**

     1. **存在哪些组织缺失**：唇红、皮肤、口轮匝肌及黏膜。

     2. **唇部缺失程度**：唇部缺失程度通常用占整个唇部组织的比例来描述；是表层缺损还是全厚缺损；是否累及口角；是否累及人中。

     3. **患者相关因素**：患者的年龄、组织弹性、唇部是否增生、是否需要使用假牙、放疗、过往瘢痕、对复杂重建的耐受性，以及一般健康状况。

     4. 如采用一期缝合修补面积超过 30% 唇部的缺损，可能会导致小口畸形。小口畸形会给患者带来很多不便，如妨碍进食、无法使用假牙，以及无法充分清洁口腔。

IV. **嘴唇浅表层缺损**

   A. **皮肤浅表层缺损**：通常不会导致功能缺陷。

     1. **皮片能有效覆盖浅表层唇部缺损，但可能导致美观性欠佳。**

       a. 与全厚皮片相比较，中厚皮片更容易收缩。

       b. 皮片严重回缩会导致唇外翻和口腔能力下降。

2. **局部组织重组法**一般能达到最佳的组织厚度、颜色和纹理匹配度。

　　a. 脸颊推进皮瓣和外侧 V–Y 推进皮瓣，结合鼻翼周切口，常用于修复上唇皮肤缺损。

　　b. 通常采用旋转皮瓣（如双叶皮瓣）和易位皮瓣（如菱形皮瓣）修复下唇缺损。

　　c. 如缺损仅限于人中部位，应考虑通过二期愈合或全厚皮片移植进行重建。

B. **唇红缺损**

1. **一般原则**

　　a. 局部麻醉浸润之前，采用细尖笔标出唇白线的上下边缘。

　　b. 重建唇红损伤时，应优先选择垂直于唇白线的切口，以方便唇白线对齐。

　　c. 对于只涉及皮肤的局部组织重组，仅需选用以下方法之一修补唇红。

2. **重建方法**

　　a. 小型缺损可通过肌肉黏膜 V–Y 推进皮瓣（通常为横向皮瓣）重建。

　　b. 累及整个唇红的大型缺损（如由于癌前期病变进行唇红切除后形成的缺损），可利用唇后黏膜推进皮瓣进行覆盖，剥离至口轮匝肌和副唾液腺之间的沟处，副唾液腺包含在黏膜瓣中。

　　c. 分阶段重建时，从上唇截取黏膜（如双蒂黏膜瓣、交叉唇黏膜瓣）。

　　d. 分段舌瓣：舌背用于上唇重建，舌面用于下唇重建。

　　e. 对于小于唇部 30% 面积的浅表层唇红缺损，唇红与皮肤之间的交界处可作为切口，并使唇红部位直接沿嘴唇推进。

　　f. 对于小于唇部 30% 面积的更复杂唇红缺损，可选择全厚切除术。

V. **全厚嘴唇缺损重建方法**（图 21–2）

A. **面积达到 1/3 唇部的全厚缺损**：采用一期缝合最为恰当。

1. **盾形或楔形切除**：最好在唇部缺损周围做切口。下唇切口可修改为"W"形，以限制缝合长度，并防止破坏唇颏沟或鼻唇沟。

2. 累及人中的上唇中央缺损可采用 Abbe 皮瓣重建，以维护美学分区。

3. 如果要达到最佳修复和凹痕预防效果，需要对口轮匝肌、黏膜、唇白线、真皮层、表皮层的位置有确切的估计。

B. **唇部 1/3 至 2/3 缺损**

1. **皮肤切除与一期缝合**

　　a. 对于面积稍大于下唇 1/3 的缺损，双侧唇颏沟切除术（Schuchardt 手术）可确保一期缝合有足够的松弛度。

　　b. 对于上唇缺损，通过双侧鼻翼周新月形切除术外加脸颊推进（Webster 皮瓣）可进行一期缝合。

2. **唇部皮瓣共享法**

　　a. **Abbe 皮瓣**（图 21–3）：两期上下唇交叉瓣修补术：面积小于等于 1/3 供体唇的全厚皮瓣可用于重建受体唇上不超过 2/3 面积的缺损。皮瓣在其蒂（唇动脉）上旋转 180°，并保持 3 周，直到皮瓣血运重新建立。

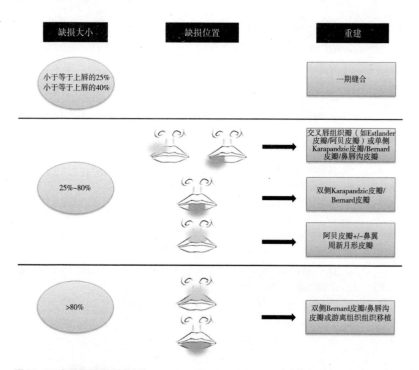

缺损大小	缺损位置	重建
小于等于上唇的25% 小于等于上唇的40%		一期缝合
25%~80%		交叉唇组织瓣（如Estlander皮瓣/阿贝皮瓣）或单侧Karapandzic皮瓣/Bernard皮瓣/鼻唇沟皮瓣
		双侧Karapandzic皮瓣/Bernard皮瓣
		阿贝皮瓣+/−鼻翼周新月形皮瓣
>80%		双侧Bernard皮瓣/鼻唇沟皮瓣或游离组织组织移植

图 21-2 全厚嘴唇缺损重建方法

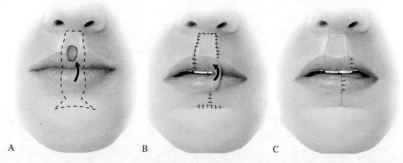

A   B   C

图 21-3 Abbe 皮瓣 A. 待切除的上唇缺损。切除完成后，将产生一块全厚唇部缺损，该缺损可用 Abbe 皮瓣重建。如图所示划出标记线。B. 将 Abbe 皮瓣旋转至缺损处。皮瓣上分布有唇部血管。C. 2~3 周后，分离皮瓣，嵌入并缝合

    i. 该方法可用于重建上唇和下唇缺损。

    ii. 设计皮瓣时，其边缘线应与松弛的皮肤张力线平行。皮瓣高度应匹配缺损高度。皮瓣宽度应为缺损宽度的一半左右（以便双唇按比例缩减）。

iii. 由于唇部血管丰富，Abbe 皮瓣以内侧或外侧血管蒂为基础均可。

iv. 应在皮瓣蒂周围保留数毫米的唇黏膜，确保静脉可以回流。

v. 尽管在切取皮瓣时，要去除口轮匝肌的神经，但皮瓣的运动和感觉功能将于第一年后有所改善。

vi. 在上唇中，Abbe 皮瓣可用于人中或外侧唇重建。

vii. Abbe 皮瓣可与唇颊沟辅助切除术或鼻翼周新月形辅助切除相结合，用于修复大面积缺损。

viii. 一般来说，动脉在矢状切面上与唇白线处于同一水平。

b. **Estlander 皮瓣**（图 21-4）：基于内侧唇的上下唇交叉瓣修补术，可用于重建累及口角的唇部缺损。

i. 皮瓣设计原则与 Abbe 皮瓣类似。再次强调，皮瓣宽度应为缺损宽度的一半左右，以平衡缺口。

ii. 设计皮瓣时，注意让切口隐藏在鼻唇沟内；该皮瓣可用于重建上唇和下唇缺损。

iii. 尽管是一期重建，但重建后的口角通常不够尖，患者通常还需要接受口角成形术。

iv. 皮瓣无神经支配，唇部动作可能扭曲变形。

v. 血供不如 Abbe 皮瓣丰富，因为 Estlander 皮瓣的血供来自对侧唇动脉

vi. 应保留旋转点处的肌袖，以改善皮瓣血供。

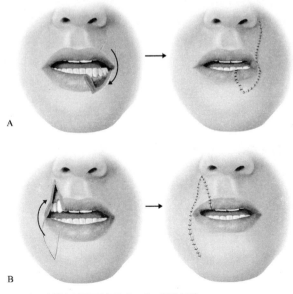

图 21-4 Estlander 皮瓣（A）和反向 Estlander 皮瓣（B）

3. **阶梯重建法**：这是一种一期手术，大多用于重建下唇缺损，但也可用于重建上唇缺损。

   a. 从缺损对角线方向起，沿皮肤褶皱线设计一系列阶梯。在每一阶切除矩形或正方形全厚皮片和皮下组织，以便局部组织向缺损处推进。

   b. 所需阶梯的数目和尺寸应根据缺损大小和可实现的松弛度决定。

   c. 该技术不会妨碍口轮匝肌或对侧唇。

4. **Karapandzic 皮瓣**（图 21–5）：吉利斯扇形皮瓣的改良版，**该一期重建法能通过对神经血管蒂的细致解剖来保留运动和感觉功能，**而且对于面积超过下唇 80% 的大面积中央缺损，重建结果十分理想。

   a. 对于下唇缺损，从缺损处沿口周做切口，在口角处向上弯曲，以囊括鼻唇沟。

   b. 对于上唇缺损，沿鼻唇沟做切口，向下延伸至唇颏沟。

   c. 切取双侧相对皮瓣，切口限于浅表层皮肤及皮下组织，并分离切口，以松解黏膜。

   d. 用剪刀直接挑出介于中间的神经血管结构并保护好这些结构，同时松解软组织以提供缺损缝合所需的松弛度。

   e. Karapandzic 皮瓣可用于重建累及口角的缺损，通过旋转供体唇组织，构建新的口角。

   f. 由于该皮瓣常用于大面积唇部缺损，可能导致口角变钝和小口，这可能需要使用唇部拉伸装置。

C. **部分和全唇缺损**

   1. **皮瓣组合：**

      a. 下唇缺损应采用两片外侧 Abbe 皮瓣进行重建，同时利用鼻翼周新月形切除术结合脸颊推进来缝合上唇 Abbe 瓣供体部位。

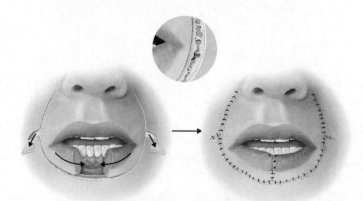

图 21–5　Karapandzic 皮瓣　切取并掀起皮瓣（左图）。可切除小 Burow 三角以帮助旋转。血管和面神经分支保留完好（中图）。皮瓣旋转到位后，缝合皮瓣（右图）

    b. 对于上唇缺损，采用下唇的 Abbe 皮瓣重建人中，结合双侧鼻翼周新月形切除术及脸颊推进。

2. **Karapandzic 皮瓣**：适用于面积非常大的缺损，前提是患者的组织表现出充分的松弛度。

3. **双侧相对脸颊推进**：存在许多命名法，但均基于脸颊皮肤的水平推进和 Bürow 三角的切除。仅在皮肤和皮下组织做切口，以保护神经血管结构并尽可能保留口腔能力。采用颊黏膜重建唇红。

    a. **下唇重建用 Bernard-Burow 皮瓣**（图 21-6）：切除上唇外侧两个 Bürow 大三角。

    b. 用于下唇重建的 Bernard-Burow 皮瓣的 Webster 改良法：在邻近并平行于双侧鼻唇沟处做三角形皮肤切口，使瘢痕均隐藏在天然皮肤褶皱内，并避免破坏下颏的美学区域。

    c. **上唇重建用 Bernard-Burow 皮瓣**：需要做 4 处三角形皮肤切口，其中 2 处位于鼻翼周，2 处位于下唇外侧。

4. **鼻唇沟皮瓣**：转移一长条皮肤和皮下组织以重建上唇或下唇的全厚缺损。

    a. 需要一块皮片以在第一期内保护内表面。

    b. 皮瓣为随意型血供，因此必要时皮瓣需要延迟。

    c. 必须考虑到可能发生明显的收缩，因此需确保皮瓣面积大于唇部缺损面积。

    d. 在第二期进行唇红重建十分必要。

    e. 由于存在这些限制，对于部分或全唇重建，这并不是首选方案。

    f. 血液由来自面动脉的内眦动脉穿支供应。

5. **颞顶头皮瓣**：

    a. 一种区域性皮瓣，最适合需要全厚重建的男性患者。

    b. 以颞浅动脉为蒂的双侧皮瓣可用于全唇重建。

    c. 和鼻唇沟皮瓣一样，需要一块皮片以保护深层表面，皮瓣重建可以延迟。

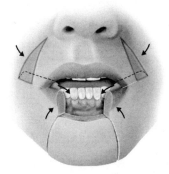 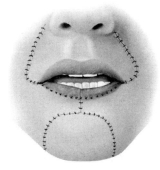

图 21-6 双侧改良的 Bernard-Burrow 皮瓣重建法

6. **游离组织移植**（如：带掌长肌腱的前臂桡侧组织，可用于为口腔能力提供静态支持）。

脸颊重建

I. **脸颊解剖学**

A. **脸颊**是面部一块相对较大的区域，外侧边界是耳前皮肤，下边界是下颌边缘，中部边界是鼻侧壁和鼻唇沟，上边界是下眼睑和太阳穴。

B. **存在多个脸颊分区方法，但最为直观的一种是将脸颊分为以下 3 个分区。**

1. **眶下**：鼻唇沟、前鬓角、下眼睑和龈沟之间的区域。

2. **耳前**：耳朵和颧隆突之间的区域，包括咬肌筋膜和腮腺筋膜。

3. **下颌颊**：龈沟和下颌骨边缘之间的区域，包括口腔衬里。

C. **肌肉**：控制面部表情的肌肉通过表浅肌肉腱膜系统（SMAS）这一连续纤维薄片连接，表浅肌肉腱膜系统位于皮下层的深处。**它的上方与颞顶筋膜（也称为颞浅筋膜）相连，下方与颈阔肌相连。**

D. **神经支配：**

1. 脸颊的感觉功能是由三叉神经的上颌支（V_2）和下颌支（V_3）支配的。

2. 面部表情肌的运动功能是由面神经（Ⅶ）控制的，该神经在腮腺浅叶下穿行。在更靠前的位置，腮腺咬肌筋膜的深处分布有面神经的远端分支。

E. **血供：**

1. 脸颊主要由面动脉供血，面动脉分支为内眦动脉。

2. 面横动脉由颞浅动脉分支而来，在上方为脸颊供血。

3. 在远端，这些血管与眶下动脉和滑车下动脉汇合。

F. **支持韧带：**

1. 脸颊上存在两个区域，在这两个区域，皮肤和软组织相对固定在下方骨骼上。

2. 颧弓韧带位于颧骨上、颧隆突后方，略低于颧骨。

3. 下颌韧带位于下颏后方的下颌线上。

4. 这些韧带会限制脸颊皮肤的推进，可能需要松解，以便对脸颊缺损进行缝合。

II. **术前注意事项**

A. 吸烟、糖尿病、免疫抑制、放疗史和既往瘢痕等患者因素可能会影响伤口愈合或导致局部皮瓣坏死。

B. 缺陷的大小、复杂程度、周围皮肤质量、皮肤松弛度、被毛状态以及松弛皮肤张力线的方向都会影响对最佳重建方案的选择。

C. 切除侵袭性肿瘤（如恶性黑色素瘤）之后，可以首先选择比较简单的重建方案，例如二期愈合、一期缝合或植皮手术，以便监视肿瘤状态。

D. 脸颊两侧张力增加，往往会影响相邻面部分区的外观。例如，脸颊上的瘢痕挛缩通常会引起下眼睑或上唇受牵引，从而导致下眼睑或上唇外翻。

III. **重建方案**

A. **二期愈合：**

1. 当缺损面积较小、有不进行一期缝合的理由时，可选择二期愈合作为保留方案。

2. 较大缺损如采用二期愈合可能会存在严重瘢痕收缩，可能导致面部扭曲和不对称。

3. 与某些凸面区域（如颧隆突）相反，在某些平面或凹面区域（如太阳穴、耳前区），二期愈合的效果较好。

B. **一期缝合：** 尺寸小于 1cm 的小型缺损能通过一期缝合得到可靠闭合，尤其是结合皮下组织剥离。

1. 老年患者表现出皮肤松弛，因此，即使是较大的脸颊缺损，也常适合采用一期缝合。

2. 总的来说，如果皮下组织剥离范围超出缺损边界达到 4cm，会调动更多的周围组织；进一步做切口不会明显降低伤口闭合张力。

3. 应沿松弛的皮肤张力线设计出理想的病损切除线和一期缝合线。

4. 一些病损发生在垂直于松弛皮肤张力线的部位：此时，最好接受方向可能不太理想的瘢痕，而不是在松弛皮肤张力线内制造一道长得多的瘢痕。

C. **皮肤移植：** 对于面积较大的脸颊缺损，皮肤移植通常是最有效的覆盖方法；但相比局部皮瓣重建，皮肤移植的美观效果通常较差。

1. 通常不健康的患者需考虑皮肤移植，因为他们无法耐受更复杂的重建手术方案；同样需要对恶性肿瘤复发进行监测的患者也常考虑采用皮肤移植。

2. 愈合后，由于颜色不匹配和外形畸形，皮片在脸颊上会表现出一种类似补丁的外观。不过，皮肤移植是太阳穴缺损的首选重建方法。

3. 应尽可能使用全厚皮片，因为其产生的二次收缩较少。如必须采用中厚皮片，应切取较厚的非网状皮片，以优化美学效果。

D. **局部组织重组**（参见第 4 章"皮瓣"）：局部皮瓣常用于中型（2~3cm）和大型（大于 3cm）脸颊缺损重建。设计局部皮瓣时，有一点十分关键：缝合供区部位后，最大张力矢量不得朝向不利的方向（例如，张力会向下拉扯下眼睑，使其易往外翻）。通常可采用多种外科手术方案缝合脸颊缺损；根据前文所述的术前注意事项选择最适当的重建方法。

1. **易位皮瓣：** 这些不同的重建方案均利用了脸颊皮肤的可移动性。皮肤及皮下组织取自相对松弛的相邻区域，并对供皮部位进行一期缝合。通过仔细规划切口和供皮部位张力，可尽量减轻复杂瘢痕、活板门样畸形和毛发生长不规则等缺点。

a. **旗形皮瓣**

i. 简单易位皮瓣。

ii. 最终瘢痕沿脸颊的松弛皮肤张力线分布，旗形皮瓣的尖端通常需要切除。

iii. 由于通常会导致立起的皮肤畸形，旗形皮瓣方案并非是一种理想的方案。

b. **菱形皮瓣**

i. 通常用于覆盖侧脸和下颌轮廓处的缺损。

ii. 如采用经典菱形皮瓣，则需要将缺损处的形状变为 60° 和 120° 角菱形。

iii. 从 120° 角的一侧切取供体皮瓣。设计皮瓣时，应考虑如何使供皮区缝合后的最大张力矢量处于合适的位置。

iv. 缺点：多重切口会导致产生一道及以上垂直于松弛皮肤张力线的瘢痕。

c. **双叶皮瓣**

i. 是旗形皮瓣的改良版，双叶皮瓣中存在一叶次要皮瓣，可帮助主皮瓣供区闭合。

ii. 通常两叶皮瓣之间的旋转角是 90°～110°。

iii. 这种皮瓣可用于脸颊侧面和下部脸颊重建。

iv. 考虑到可能会形成复杂瘢痕，这种皮瓣通常不是脸颊重建的首选方案。

2. **脸颊推进皮瓣**

a. 通常用于重建耳前缺损。脸颊组织皮瓣可直接推进至缺损处，并切除皮瓣底部的 Bürow 三角。

b. 可根据缺损特征对此推进法做一些改变，比如 O-T 皮瓣，这种方法将圆形缺损处转化为两块相对的推进皮瓣，并切除中间立起的皮肤畸形。

3. **V-Y 推进皮瓣**

a. 该皮瓣适用于脸颊内侧、鼻翼基部和鼻唇沟处的缺损；皮瓣血液由皮下蒂内的穿支供应。

b. 可沿着自然皮肤纹理的分支曲线设计皮瓣。仔细设计与操作下，该皮瓣很适合睑下缺损的重建；相对于 Mustardé 型皮瓣，该皮瓣具有较低的术后外翻率和明显的优势。

c. 需要在 V-Y 皮瓣周围进行充分的皮下剥离，以调动足够的组织进行缝合。

E. **邻位皮瓣**

1. **颈面部皮瓣**

a. 不适合其他局部组织重组方案的大型（超过 4cm）脸颊内侧缺损，可采用颈面部皮瓣重建。

b. 可根据缺损的大小和位置，设计不同的颈面部皮瓣，皮瓣基部可以在上方也可以在下方。

c. 往往还需要切除立起的皮肤畸形。

d. Mustardé 皮瓣（图 21-7）

i. 靠近或累及下眼睑的缺损，切口应位于下睑缘或下眶缘内。

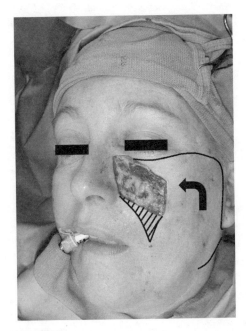

图 21-7 Mustardé 颈面部皮瓣

  ii. 然后在外眦和外眦线上方做切口，再向下延伸到耳前沟内。

  iii. 将皮瓣固定在外眦上方的颞深筋膜上，以减少修复时的张力，防止外翻。

 e. **颈胸部皮瓣**

  i. 可用于面积很大的脸颊缺损，需对供体组织进行大幅度推进和旋转。

  ii. 切口与 Mustardé 皮瓣类似，但延伸到下颈部后方，然后延伸到锁骨前面。

  iii. 将缝合线固定于眶缘下骨膜，临时 Frost 缝线可帮助预防外翻。

F. 组织扩张术

 1. 通过组织扩张术，能产生与待覆盖大面积脸颊缺损部位颜色、纹理几乎相同的、血供和感觉能力良好的皮肤。

 2. 头颈部区域的组织扩张术常常会导致高并发症率。

 3. 通常可扩张脸颊侧面和上颈部皮肤以覆盖瘢痕切除、大型良性肿瘤病变或过往皮肤移植导致的缺损。

G. 游离皮瓣

 1. 常用于累及多个组织层的复杂脸颊缺损重建，或用于不适合局部组织重组的患者，比如面部烧伤患者、接受颈清扫术的患者，或患有明显放射性皮炎的患者。

2. 最常选择的是前臂桡侧的游离皮瓣，通常连同掌长肌腱一块移植以支撑唇部。

要点总结

1. 规划嘴唇重建方案时，应考虑：存在哪些组织缺失？唇部缺失程度？有哪些相关患者因素？
2. 向唇部或皮损周围注射局部麻醉剂前，一定要考虑"我是否应该先标记出唇红缘或损伤边缘？"
3. 如某脸颊缺损靠近下眼睑，一定要考虑张力矢量和外翻风险。
4. 能绘出嘴唇和脸颊重建用各种局部皮瓣设计方案图（及预计的转移后切口图）。
5. 对于任何指定的脸颊缺损，能列举出多个可行的重建方案；并了解各方案的利弊。

要点问答

1. 为何为老年患者规划重建方案时，必须考虑口孔大小？

   为确保患者在术后能放进假牙。

2. 为了降低术后外翻的风险，颈面部皮瓣可以固定在什么结构上？

   颞深筋膜。

3. 使用 Karapandzic 皮瓣最常见的并发症是什么？

   小口畸形。

4. 如采用 Estlander 皮瓣，有时还需要哪种二次手术？

   矫正圆形口角的口角成形术。

简图描绘

画出嘴唇的表面解剖图。

见图 21-1。

推荐阅读

Anvar BA, Evans BC, Evans GR.Lip reconstruction.Plast Reconstr Surg. 200715;120（4）:57e–64e.PMID: 17805106.

Coppit GL, Lin DT, Burkey BB.Current concepts in lip reconstruction.*Curr Opin Otolaryngol Head Neck Surg.* 2004;12（4）:281–287.PMID: 15252247.

Menick FJ.Reconstruction of the cheek.*Plast Reconstr Surg.*2001;108（2）:496–505.PMID: 11496195.

Schulte DL, Sherris DA, Kasperbauer JL.The anatomical basis of the Abbé flap.*Laryngoscope.*2001;111（3）:382–386.PMID: 11224765.

先天性耳畸形及耳部重建

I. 外耳解剖学及发展

A. 外耳胚胎学

1. 耳郭

a. 形成于怀孕第六周中胚层的六个小丘状隆起（称之为耳丘）。

b. 怀孕第八周，六个小丘状隆起融合，形成耳郭雏形。

c. 三个前小丘状隆起起源于第一鳃弓，之后形成耳屏、耳轮脚和外耳轮上部。

d. 三个后小丘状隆起起源于第二鳃弓，之后发育为对耳轮、对耳屏和耳垂。

e. 耳郭形成于下颈部，并于下颌发育期间向颅侧迁移。当耳郭停止生长后，就会形成低位耳。

2. 外耳道

a. 外胚层细胞（第一鳃裂）初期增生形成外耳道栓，之后在出生前外耳道栓会退化被吸收掉。如未出现退化，则会导致先天性耳道闭锁或狭窄。

b. 外层 1/3 为纤维软骨，内层 2/3 由骨质构成。

c. 成年人的外耳道呈"S"形，长约 25mm，直径 10mm。

3. 鼓膜

a. 由松弛部（小、三角形、松弛状态）和紧张部（大、椭圆形、紧绷状态）构成。

b. 含外层上皮层（外胚层）、中层纤维层（中胚层）和内层黏膜层（内胚层）。

B. 形貌特征（图 22-1）

C. 残留肌肉组织

1. 耳内肌包括耳轮小肌、耳轮大肌、耳屏肌、对耳屏肌、耳横肌和耳斜肌。

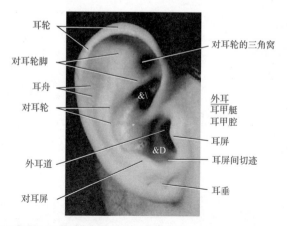

耳轮

对耳轮脚

耳舟

对耳轮

外耳道

对耳屏

对耳轮的三角窝

外耳
耳甲艇
耳甲腔

耳屏

耳屏间切迹

耳垂

图 22-1　耳表面解剖图（引自 Moore KL, Dalley AF, Agur AM, eds.*Clinically Oriented Anatomy.*
6th ed. Philadelphia, PA: Lippincott Williams & Wilkins; 2010.）

　　2. 耳外肌包括耳前肌、耳后肌、耳上肌。

D. **血管系统**（外颈动脉的所有分支）

　　1. **耳后动脉**：**耳前表面（经穿支）和耳背侧面主要的血液供应源。**

　　2. **颞浅动脉**：分布于耳前表面，并与耳后动脉形成许多相互连接的分支，使耳再植可基于任一动脉网进行。

　　3. **枕动脉**：分布于耳背侧面（次要）和耳后皮肤。

E. **静脉和淋巴系统**

　　1. 静脉引流紧随供血动脉其后，随后汇入下颌后静脉（颈外静脉系统）。

　　2. 有时枕静脉流入颈内静脉系统。

　　3. 淋巴引流与胚胎发育同步。

　　　a. **第一鳃弓**：耳前淋巴结区。

　　　b. **第二鳃弓**：耳后或耳下淋巴结区。

F. **感觉神经分布**

　　1. **耳大神经**（C_2、C_3）

　　　a. **分布于耳表前面和耳背侧面。**

　　　b. 起于沿胸锁乳突肌后缘的耳屏下方 6.5cm 的 Erb 点（即胸锁乳突肌后缘与锁骨交点的上方 2~3cm 处），平行于颈外静脉。

　　2. **耳颞神经**（V_3）

　　　a. **分布于耳郭的前上部和外耳道前壁。**

　　　b. 沿浅表颞血管上行。

　　3. **枕小神经**（C_2）

　　　a. **分布于耳郭背侧上半部分。**

　　　b. 起于 Erb 点上方，沿胸锁乳突肌后缘上行。

4. 迷走神经耳支（Ⅹ，阿诺德神经）

　　a. 分布于耳甲以及外耳道后壁。

　　b. 环状神经阻滞无法使耳甲部位的麻醉达到满意的效果，因而需直接局部浸润。

5. 外耳道接受脑神经Ⅴ、Ⅶ、Ⅸ和Ⅹ的感觉神经支配。

G. 耳的临床测量

1. 3岁时耳郭大小已达成年轮廓的约85%。

　　a. 10岁时耳宽已达成年尺寸，而耳高则继续生长一直到成年。

　　b. 实际上，6~7岁时，全耳通常已达到接近成年人的尺寸。

2. 耳朵位于外眶缘后方约6cm（或单耳长度）处。

　　a. 耳轮上端与眉侧水平线齐平。

　　b. 耳垂下端与鼻翼水平线齐平。

3. 通常耳高65mm，宽35mm（耳宽约为耳高的50%~60%）。

4. 耳长轴与垂直平面的夹角为20°（向后倾斜）。

5. 从正视图看，耳轮缘稍微偏向对耳轮褶皱外侧。

6. 颅耳角：耳轮外缘中点与乳突骨之间形成的角（通常介于20°~30°之间）。

7. 舟甲角：耳周和耳甲之间形成的角（通常小于90°）。

8. 正常的耳郭突出部分为：上部1/3为10~12mm，中部1/3为16~18mm，下部1/3为20~22mm。

Ⅱ. 先天性耳畸形重建术

A. 小耳症

1. 流行病学

　　a. 新生儿总发病率约为1/6000。

　　b. 男女比例为2∶1。

　　c. 右/左/双侧发病率比为5∶3∶1。

　　d. 大多数发病为独立和偶发性的，但是，导致耳畸形可能的潜在原因包括：局部缺血（例如急性血管阻塞）、药物（例如沙利度胺、异维A酸、视黄酸）和感染（例如风疹）。

　　e. 通常与小耳症相关的综合征包括半侧颜面发育不良、Goldenhar综合征和treacher-Collins综合征。

　　f. 胚胎发育过程中，内耳通常可以幸免于难，但外耳道和中耳缺陷则很常见。

　　　i. 失聪主要是由于外耳道闭锁或狭窄所致，但也可能是由于听骨链缺失或结构异常所致。

　　　ii. 因此，与传导器官（80%）有关的失聪比与感觉神经性器官有关的失聪（20%）更普遍。

2. **分类**

    a. 目前存在许多不同的分类体系，但在临床应用上实用的很少。

    b. 根据畸形的严重程度分类。

       i. I 级：小耳郭，但耳郭重要的表面标志结构存在。

       ii. II 级：耳郭小于 I 级畸形，耳郭重要的表面标志结构畸形。

       iii. III 级：残留垂直方位的皮肤，呈小腊肠状，其中包含上方发育不全的软骨构成的团块和下方耳垂残端。

       iv. IV 级：无耳或耳郭完全消失。

3. **手术时机**

    a. 外耳重建术通常延迟到全耳接近成人大小后再实施，所以如果术后重建术的耳朵没有生长，患者成年后其耳朵大小仍然接近对侧正常的耳朵大小。

       i. 按惯例，通常是等到患者要求进行手术时（即非其父母要求），因为届时患者已清楚其患有耳畸形，并且更能遵从术后的限制。

       ii. Brent 法：6 岁时实施。

       iii. Nagata 法：10 岁时实施，患者剑突处胸围至少应达到 60cm。

    b. 如为传导性耳聋，与耳鼻喉科医师进行手术护理的沟通协调最为重要。

       i. 如为单侧小耳症且对侧听力正常，则骨锚助听器（BAHA）和中耳重建术非常规要求。

       ii. **如为单侧传导性耳聋，则应在外耳重建术后放置骨锚助听器，以避免破坏皮肤外层血管化。**

4. **小耳症的手术治疗**

    a. **Brent 法（四个阶段）**（图 22-2）

       i. **阶段 1**：用对侧第六至第八根肋骨的软骨结合处的肋软骨雕刻耳支架，然后将其埋置于耳后皮下。

       ii. **阶段 2**：行耳垂转位。

       iii. **阶段 3**：抬高耳支架，形成耳颅沟，并用全厚皮片覆盖重建术后的创面缺损。

       iv. **阶段 4**：耳甲腔重建术及耳屏重建术。

    b. **Nagata 法（两个阶段）**

       i. **阶段 1**：用同侧的第六至第九肋骨的软骨结合处的肋软骨雕刻耳支架，然后将其埋置于耳后皮下。手术初期即行耳垂转位和耳屏重建术。

       ii. **阶段 2**：抬高耳支架，形成耳颅沟，并用卷成管状的颞顶筋膜瓣（TPFF）联合中厚皮片移植覆盖重建耳廓的后面。

    c. **异体耳支架**

       i. 可选材料包括硅橡胶（Silastic、Cronin）或者多孔聚乙烯（Medpor、Reinisch）。

       ii. 主要优点是无额外供区损伤，但感染率和机体排斥率较高。

       iii. 颞顶筋膜瓣覆盖降低了并发症发生率。

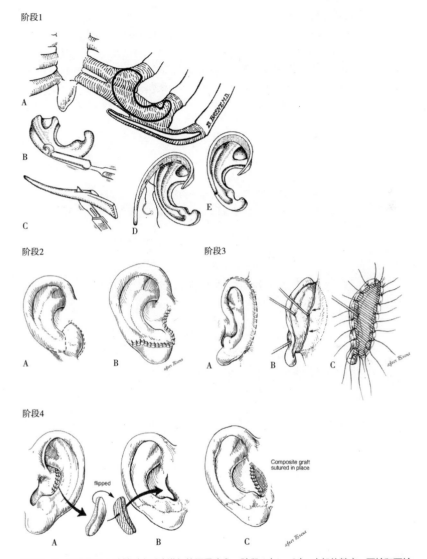

图 22-2 运用 Brent 法针对小耳症进行外耳重建术　阶段 1（A~C）：支架的基座、耳轮和耳轮脚由自体肋软骨移植物雕刻而成。将该支架植入皮下。阶段 2（A~B）：耳垂采用小耳畸形残片或相邻皮肤移植皮瓣形成。阶段 3（A~C）：抬高耳朵，然后在其背侧面放置皮肤移植物以增加头部的侧向投影。阶段 4（A~C）：耳屏重建利用对侧复合耳甲软骨移植物重建术，然后固定在先前放置的支架上

d. 义耳

    i. 曾被认为非理想选择，因为需要粘合剂将义耳"粘"到患者头部。

    ii. 随着钛种植体的出现，义耳的实用性增强，因而被广泛使用。

    iii. 适用于局部组织缺乏、辐射、烧伤、创伤、患癌和老年患者。

    iv. 也适用于小耳症患者中自体重建术失败后的补救措施。

    v. 对于日常卫生要求极为严格，以防止皮肤接触面发炎或感染。

5. 并发症

a. 皮肤坏死

    i. 风险最小化的要点包括：使用闭合引流系统、避免过度加压包扎、形成皮下囊腔时皮瓣不得过薄。

    ii. 可通过局部伤口护理谨慎处理小面积部分厚度皮肤坏死。

    iii. 更大面积全厚坏死需要切除坏死皮片并用局部皮瓣覆盖。

b. 感染

    i. 早期识别和治疗是主要的治疗方式。

    ii. **浅表性感染有时仅行抗生素治疗即可，无须手术。**

    iii. **深部感染（即严重化脓或化脓性软骨炎）需冲洗皮下囊腔，放置引流管并去除耳支架。**

c. 血肿

    i. **通常表现为突然发作的单侧耳朵疼痛。**

    ii. 治疗方法是立即疏散凝块。

d. 肥厚性瘢痕

    i. 通常出现在胸壁供区。

    ii. 切口的设计应不影响女性患者未来乳房的生长和发育，这一点很重要。

e. 头发生长

    i. 通常出现在发际线低的患者身上。

    ii. 首选治疗是术前激光脱发。

f. 气胸

    i. 如果术中怀疑有气胸，胸腔内的空气可用 Robinson（红色橡胶）导管抽空。

    ii. 极少病例需要放置胸廓闭式引流。

    iii. 术后第一天早晨以及恢复后进行胸部平片检查。

g. 胸壁畸形

    i. 通常较瘦以及切取的供体肋软骨较多的患者胸壁畸形更为明显。

    ii. 如果软骨膜完好无损，软骨可能再生。

h. 软骨移植物的吸收

    i. 通常是由于感染或皮肤外层牵拉过紧所致。

    ii. 如果情况严重，可能需要重新移植。

iii. 大多数软骨移植物会维持其大小和形状，或随时间稍微增大。

B. 招风耳（图 22-3）

1. **对耳轮褶皱发育不全**

   a. 招风耳最常见的病因。

   b. 定义为舟甲角大于 90°。

   c. 通常导致耳上部 1/3 突出。

2. **耳甲肥大**

   a. 定义为耳甲软骨过长（长度超过深度 1.5cm）。

   b. 通常导致耳中部 1/3 突出。

3. **耳垂突出**

   a. 招风耳最不常见的病因。

   b. 通常导致耳下部 1/3 突出。

4. **招风耳的手术治疗**

   a. 出生不足 6 周龄的新生儿，可通过耳模重塑畸形耳。

      i. **母体雌激素在体内循环使耳软骨延展性增强，而母乳喂养使得耳软骨继续外延。**

      ii. 配戴定制的软性耳膜，其可随新生儿的生长进行调整（戴几周到几个月）。

   b. 根据我们的经验，耳成形术的最佳手术时机是患者主动要求进行手术，通常在 6 ~ 7 岁左右（与小耳症患者类似）。

   c. 耳成形术的类型取决于患者具体的解剖学畸形，且通常需结合多种法方法进行。

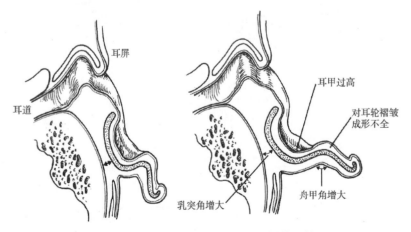

A. 正常耳（轴向图）　　B. 突出招风耳（轴向图）

图 22-3 正常耳（A）和招风耳（B）的解剖比较图

d. 软骨划痕法

   i. 根据 Gibson 和 Davis 提出的法则，由于内在应力的释放，软骨从划痕面向外弯曲。

   ii. Stenström：通过前侧入路的前侧划痕。

   iii. Chongchet：通过后侧入路的前侧划痕。

e. 软骨缝合法

   i. 舟甲（mustardé）缝合：通过连续褥式缝合重新形成对耳轮褶皱，从而减少耳上部 1/3 的突出。

   ii. 耳后乳突（Furnas）缝合：使用连续褥式缝合，缩小颅耳沟，从而减少中耳 1/3 的突出。

f. 软骨切刻或切割法

   i. 对于耳软骨较硬或畸形非常严重的患者来说，软骨切割法非常有用，但是主要的缺点是陡降过于突出以及轮廓过于明显。

   ii. Converse-Wood-Smith 法：首先切开软骨，然后进行连续褥式缝合，重建对耳轮褶皱。

   iii. Luckett 法：与 Converse-Wood-Smith 类似，只是切除了新月形的皮肤和软骨碎片。

g. 耳垂重塑

   i. 矫正耳上部 1/3 和中部 1/3 的突出可能导致耳下部 1/3 的突出更明显。

   ii. Webster 法：重新定位耳甲旁的耳轮尾，但因为耳轮尾无法延伸到耳垂，因而通常无效。

   iii. 其他方法包括在耳垂背侧面行梭形、楔形或鱼尾形切除术，然后将耳垂的纤维脂肪组织缝合到耳甲或乳突骨膜。

5. 并发症

a. 复发

   i. 常发于耳软骨较硬的患者。

   ii. 早期复发很可能是由于缝合线牵引或缝合线断裂所致。

b. 不对称以及轮廓不规则

   i. 更常见于行软骨切刻或切割的患者。

   ii. 电话耳畸形：由于耳中部 1/3 矫正过度或耳上部 1/3 及耳下部 1/3 矫正不足导致的耳上部 1/3 和耳下部 1/3 相对突出。

   iii. 耳轮内隐：耳上部 1/3 和耳中部 1/3 矫正过度导致正面看不到耳轮。

c. 感染

   i. 浅表性感染有时单独进行抗生素治疗即可，无须手术。

   ii. 如未及早发现，化脓性软骨炎可能导致软骨缺失和残端畸形。

   iii. 缝线外露可能产生刺激，应拆除。

d. 血肿

   i. 通常表现为突发单耳痛。

　　　　ⅱ. 治疗方法是立即疏散凝块。

　　e. **瘢痕疙瘩**

　　　　ⅰ. 常见于肤色较深的患者中。

　　　　ⅱ. 治疗初期配戴压力耳环并进行类固醇注射。

　　　　ⅲ. 严重情况下，可能需要行切除术和术后放疗。

C. **隐耳畸形**（图 22-4A）

　　1. **定义为耳轮上半部埋入颞部头皮下，无耳颅沟。**

　　2. 矫正手术包括：将埋入颞部头皮下的耳轮上半部显露出来；然后采用皮肤移植物或局部皮瓣形成新的耳颅沟。

D. **斯塔尔耳畸形**（图 22-4B）

　　1. **定义为第三对耳轮脚异常，水平延伸到耳轮缘，形成平坦的耳轮。**

　　2. 对耳轮上脚发育不全或缺失。

　　3. 耳舟畸形，但耳甲正常。

　　4. 手术矫正包括对第三对耳轮脚行楔形切除术，并沿耳轮推进。

E. 环缩耳（图 22-4C）

　　1. 也称杯状耳或垂耳畸形。

　　2. **定义为耳轮缘周长不足，导致耳轮上半部折叠盖过耳舟。**

　　3. 手术矫正包括将耳舟与耳轮上部分离，并纠正其角度将其重新放置于合适的位置。

Ⅲ. **后天性耳畸形重建术**

A. **流行病学**

　　1. **恶性肿瘤**

　　　　a. 外耳容易受日照辐射，诱发皮肤恶性肿瘤（占所有头颈部皮肤癌的 10%）。

　　　　b. 鳞状细胞癌最常见，并且与其他头颈部皮肤癌相比，淋巴结转移率更高。

　　　　c. **慢性耳轮结节性软骨皮炎。**

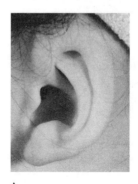 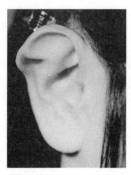 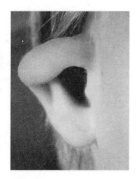

A　　　　　　　　　　B　　　　　　　　　　C

图 22-4　先天性耳畸形　A. 隐耳畸形；B. 斯塔尔耳畸形；C. 环缩耳

  i. 与睡眠有关的创伤，常见于老年男性。

  ii. 表现为耳轮上疼痛的炎性丘疹，由软骨炎症侵蚀覆盖的皮肤引起。

  iii. 治疗方法是切除活检，但复发率很高，所以患者应避免压迫患耳侧睡觉。

2. **外伤**

 a. 血肿是因切开软骨处的皮肤引起的。

  i. **治疗包括立即疏散血块，然后敷料堆包固定，以防止软骨膜和软骨之间再积液。**

  ii. 如血块未被疏散，其会纤维化和钙化，导致菜花耳畸形。

 b. 伤口闭合前，应尽量清创小的撕裂伤口以清除无血管组织。

  i. 采用单层缝合法（即仅皮肤缝合）即可轻易缝合小的撕裂伤口。

  ii. 应采用双层缝合法缝合大的撕裂伤口，首先需缝合软骨以减少伤口边缘的张力。

 c. 撕裂和切断处可根据该处组织的质量、损伤机制和患者的整体临床状况（即，靠近耳根处的锐性撕裂存活机会最佳），考虑再植。

3. **烧伤和冻伤**

 a. **烧伤**

  i. 初期治疗包括液体复苏、局部伤口护理、缓解压力、避免枕头摩擦，以及因该处软骨渗透性极佳可局部施用醋酸磺胺米隆（副作用包括因碳酸酐酶抑制引起的疼痛和高氯血症性代谢性酸中毒）。

  ii. 确定重建术前需待受伤组织界限分明（可能需要几天至几周）。

  iii. 小范围烧伤可能在换药后愈合。

  iv. 暴露软骨的大面积烧伤需要良好血管化的软组织覆盖，而供区的选择将取决于烧伤区域（例如，如果颞顶筋膜受伤，则其无法用于移植）。

  v. **完全性耳郭损失需要在之后进行全耳重建术。方法包括使用颞顶筋膜瓣（TPFF）包裹的肋软骨雕刻成的耳软骨支架或预扩张的局部皮瓣进行覆盖（如果局部组织无严重瘢痕），或采用骨结合的钛植入物进行义耳种植。**

 b. **冻伤**

  i. 初期治疗包括快速复温，使用非甾体抗炎药（减少血栓素的生成），以及局部施用醋酸磺胺米隆。

  ii. 确定重建术前需待受伤组织界限分明（可能需要几天至几周）。

B. **部分厚度缺损**

1. **软骨膜存在**

 a. 小范围缺损可在局部伤口护理后愈合。

 b. 较大面积的缺损建议使用全厚皮片移植物。

2. **无软骨膜**

 a. 大多数缺损需要采用局部皮瓣覆盖。

　　　　i. **耳轮缘**：同一皮瓣用于耳上部和中部 1/3 全层皮肤缺陷的移植。

　　　　ii. **耳甲腔**：合页状皮瓣、耳后 "旋转门" 岛状皮瓣和双蒂推进皮瓣。

　　b. 靠近耳轮缘小于 1.5cm 的缺损可通过楔形或盾形切除术转换成全层皮肤
　　　缺损后行一期缝合术。

3. 外耳道受累

　　a. 外耳道狭窄是一种常发的远期并发症。

　　b. 治疗是采用全厚皮片移植物覆盖于用作临时支架的塑胶模上。

C. 耳上部 1/3 全层缺损

1. 一期缝合

　　a. 通常在对涉及耳轮缘的皮肤癌行楔形或盾形切除术后采用。

　　b. 为防止屈曲，可采用星形切除方式。

　　c. 限小于 1.5cm 的缺损，以避免与对侧尺寸产生过于明显的差异。

2. 对侧软骨移植

　　a. 如缺陷达到 1.5cm，则通常从对侧耳轮缘或耳甲腔取皮瓣进行移植。

　　b. 为应对术后收缩，移植物应略大于缺损区。

　　c. **移植期间颜色变化的可预测模式：开始为白色（局部缺血），然后接下**
　　　来 24~72 小时内为蓝色（静脉瘀血），并最终在 3~7 天后变为粉红色
　　　（新血管形成）。

3. 旗形皮瓣

　　a. 局部皮瓣移植可以取耳前或耳后处的皮肤。

　　b. 可用也可不用软骨移植物，但如果缺损累及 25% 以上的耳轮缘，则需
　　　采用肋软骨作为支撑。

4. Antia-Buch 双向推进耳轮法（图 22-5）。

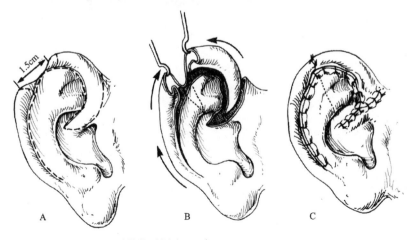

图 22-5　Antia-Buch 双向推进耳轮法（A~C）

  a. 缺损达到 3cm。

  b. 沿着整个耳轮沟做一条经软骨的切口线，同时注意保持耳舟到耳垂部分耳后皮肤的完整性。

  c. 然后将耳后皮肤在超软骨膜层上从余下的耳软骨上向上掀起，直至将整个耳轮缘作为软骨复合组织皮瓣（采用耳后皮肤）。

  d. 如需拉长可在耳轮根部行 V-Y 缝合。

 5. 软骨皮肤复合皮瓣

  a. 用于耳轮缘上段的缺损，尤其是当烧伤患者希望可以正常戴眼镜，且其他局部皮瓣不可用时。

  b. 以耳轮根部（Davis）或外耳轮缘（Orticochea）为基点，将前部皮肤和软骨作为复合皮瓣从耳甲腔处旋转。

  c. 供区采用皮肤移植物或待其自行愈合。

D. 耳中部 1/3 全层缺损

 1. 与耳上部 1/3 全层缺损类似，重建方式包括一期闭合、对侧软骨皮肤移植、旗形皮瓣移植和 Antia-Buch 双向推进耳轮法。

 2. 管状双蒂皮瓣

  a. 采用耳后皮肤，分三个阶段进行（用或不用软骨移植）。

  b. 掀起皮瓣并卷成管状，同时供区需行一期闭合 3 周后，将管的一端分开并转移到缺损部位。最后，再过 3 周后，将管的另一端也分开并转移到缺损部位。

 3. Dieffenbach 皮瓣

  a. 类似于管状双蒂皮瓣，该皮瓣也采用耳后皮肤，并且也分多个阶段进行。

  b. 取软骨移植物并将其放入耳轮缘缺损部位。将耳后移植皮瓣包裹该移植物的前表面。3 周后，将皮瓣底部开并另外嵌入皮瓣以覆盖软骨移植物的后表面。

  c. 供区采用皮肤移植物修复或行局部组织重组术使其闭合。

 4. 逆行"隧道"法

  a. 采用耳后皮肤的预分层皮瓣。

  b. 软骨支架穿入耳后皮肤下方并固定于耳轮缘缺损的两端。3 周后，将包裹着耳后皮肤的软骨支架抬高。

  c. 供区采用皮肤移植物修复或行局部组织重组术使其闭合。

E. 耳下部 1/3 全层缺损

 1. 耳垂重建术的方法很多，但基本前提都需采用局部皮瓣自行折叠。

 2. 耳垂通常不含任何软骨，但是，可将对侧耳郭软骨或鼻中隔软骨置于皮下作为移植物以提供支撑，从而形成完整的轮廓。

 3. 如果对侧耳垂偏大，有时可通过手术将其缩小以匹配重建侧的耳垂。

 4. 耳垂裂的首选手术方法是采用楔形切除术以及一期闭合，同时翻转切口边缘以防止术后缺口。

IV. **断耳**

  A. **非显微手术方法**

    1. 通常指在颞部头皮、腹部或掌侧前臂处埋置或存放软骨以备后期重建术。

    2. 已有多种方法被描述，但最终结果往往不一致，且随着时间的推移，软骨会变平和变形。

      a. Baudet 建议仅将断耳部位后部皮肤切除，并在软骨上钻几个孔以便吸液更快，生成新血管。用耳后皮瓣包裹软骨，3 个月后将其分开。

      b. Mladick 建议将断耳部分去皮后重新接上，然后将其埋于耳后皮肤下。3 周后，将重建耳从"袋"中取出，并且裸露的区域最终重新生成上皮组织。

      c. Destro 和 Speranzini 建议切除断耳部分除外耳外的所有皮肤，然后在软骨上钻几个小而圆的孔。用耳后皮瓣包裹软骨，3 个月后将其分开。

      d. Park 建议切除断耳部分除耳轮缘以外的所有皮肤。然后将软骨夹在两块皮瓣之间，即前皮瓣和后筋膜瓣（两者均取自乳突区）。耳轮缘的皮肤后来坏死，但是经手术后可修复坏死部分。

  B. **微血管再植**

    1. **微血管再植术使重建耳朵的外观更自然，且优于延期重建术的其他形式。**

    2. 由于微血管口径小，因而微血管再植术的技术要求很高，且常存在静脉回流的问题。

    3. 需就后耳郭动脉或颞浅动脉行微血管吻合术。鉴于这两个动脉网络之间相连众多，因而两者都可以恢复整只断耳的血供。

    4. 如未能找到静脉，或静脉较小，则术后极有可能需要采用水蛭吸血法判断。

要点总结

1. 口咽癌患者可能会抱怨因阿诺德神经引起的耳痛。

2. 环状神经阻滞无法使耳甲部位的麻醉达到满意的效果，因而需直接局部浸润。

3. 患有小耳症或招风耳的儿童接受手术的时机通常在 6~7 岁之间，这个年龄段的耳朵发育接近完成。

4. 耳部烧伤优选醋酸磺胺米隆，其软骨渗透性极佳，但其会导致疼痛，并且由于碳酸酐酶抑制因而需提防高氯血症性代谢性酸中毒。

5. 不足 6 周龄的新生儿，可配戴耳模帮助重塑各类畸形耳，因母体雌激素循环使耳软骨延展性增强。

6. 微血管再植术可能会牺牲颞浅动脉，这会影响未来颞顶筋膜瓣的使用。

7. 与儿童相比，成人肋软骨通常更僵硬，钙化程度更高，因此成人全耳重建术采用的软骨耳框架通常是整块雕刻。

要点问答

1. 环状神经阻滞不能麻醉耳朵的哪一部分？

    耳甲腔（该处分布有迷走神经 CN X，因而需直接浸润麻醉）。

2. 耳再植失败的最常见原因是什么？
   外周静脉回流障碍。
3. 为什么老年人自体软骨全耳重建术更困难？
   肋骨软骨存在钙化。
4. 耳成形术最常见的并发症是什么？
   复发。

简图描绘

画出耳朵表面解剖图。

图 22-1。

推荐阅读

Antia NH, Buch VI. Chondrocutaneous advancement flap for the marginal defect of the ear. *Plast Reconstr Surg*. 1967;39（5）:472–477. PMID: 5336914.

Brent B. Auricular repair with autogenous rib cartilage grafts: two decades of experience with 600 cases. *Plast Reconstr Surg*. 1992;90（3）:355–374; discussion 375–376. PMID: 1513882.

Brent B. The acquired auricular deformity. A systematic approach to its analysis and reconstruction. *Plast Reconstr Surg*. 1977;59（4）:475–485. PMID: 322165.

Janis JE, Rohrich RJ, Gutowski KA. Otoplasty. *Plast Reconstr Surg*. 2005;115（4）:60e–72e. PMID: 15793433.

Pribaz JJ, Crespo LD, Orgill DP, Pousti TJ, Bartlett RA. Ear replantation without microsurgery. *Plast Reconstr Surg*. 1997;99（7）:1868–1872. PMID: 9180709.

头皮和颅骨重建

头皮重建

I. **头皮解剖层——首字母缩略词"SCALP"**（图 23-1）

   A. S（skin）：皮肤。

   B. C（Connective tissue）：结缔组织。

      1. 毛囊、汗腺和脂肪细胞。

      2. 帽状腱膜与皮肤之间的结缔组织纤维。

   C. A（Aponeurotic layer or galea aponeurotica）：腱膜层或帽状腱膜，与额肌、枕肌和颞顶筋膜相连的纤维组织层。

   D. L（Loose areolar tissue）：**疏松结缔组织，头皮借此层可在颅骨上移动，头皮撕裂伤多发此层。**

   E. P（Peri cranium/periosteum）：颅骨/骨膜，厚厚的胶原层，牢牢附着在头盖骨上。

II. **头皮血管分布**（图 23-2）

   A. **颈内动脉分支**

      1. 眶上动脉

      2. 滑车上动脉

   B. **颈外动脉分支**

      1. 颞浅动脉

      2. 耳后动脉

      3. 枕动脉

      4. 各分支之间以及跨中线处存在大量的血管吻合。这些血管吻合使得头皮再植可基于单条动脉和静脉。

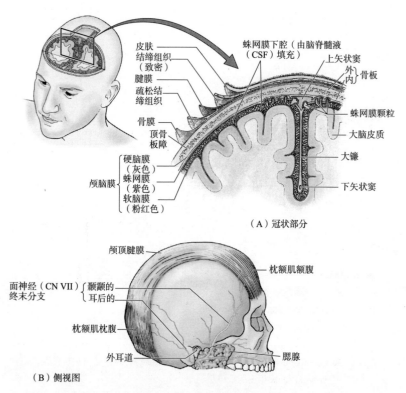

（A）冠状部分

（B）侧视图

图 23-1 前额和头皮的解剖图 （引自 Moore KL, Dalley AF, Agur AM, eds.*Clinically Oriented Anatomy*.6th ed. Philadelphia, PA: Lippincott Williams & Wilkins; 2010.）

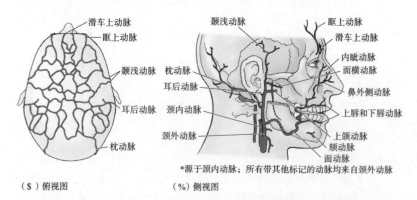

（$）俯视图

（%）侧视图

*源于颈内动脉；所有带其他标记的动脉均来自颈外动脉

图 23-2 头皮和面部动脉分布图 （引自 Moore KL, Dalley AF, Agur AM, eds.*Clinically Oriented Anatomy*.6th ed. Philadelphia, PA: Lippincott Williams & Wilkins; 2010.）

III. 头皮神经分布（图 23-3）

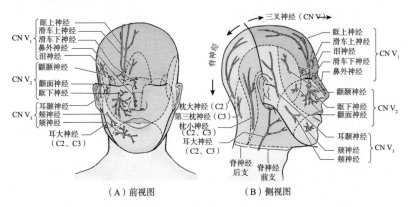

图 23-3 头皮和面部感觉神经分布图 （引自 Moore KL, Dalley AF, Agur AM, eds.*Clinically Oriented Anatomy*.6th ed. Philadelphia, PA: Lippincott Williams & Wilkins; 2010.）

A. 运动神经

1. 额肌：面神经额支。

2. 枕肌：面神经耳后分支。

3. 颞肌：三叉神经的颞深神经。

B. 感觉神经

1. 前额和头皮前部由滑车上神经和眶上神经（V₁）支配。

2. 眶上神经

   a. 浅表区神经：支配前额和发际线前段皮肤。

   b. 深层区神经：支配额顶部头皮。

3. 颞区由颧颞神经（V₂）和耳颞神经（V₃）支配。

4. 头皮后部由枕大和枕小神经支配（两者都是来自 C₂/C₃ 的脊神经）。

5. 耳和 耳郭后区由耳大神经支配（来自 C₂/C₃ 的颈神经丛）。

IV. 头皮重建步骤

A. 对于直径小于 3cm 的缺损，一期缝合是理想选择。

1. 可通过分离无血管的帽状腱膜下疏松组织，形成分离腔隙。

2. 在帽状腱膜层切开可以使头皮扩张，但可能会减少皮肤的血供。

B. 刃厚皮片移植物（STSG）可覆盖头皮缺损区，但不能重建带毛发的皮肤。

1. 刃厚皮片移植物可直接置于皮下组织、帽状腱膜或颅骨膜上。如果颅骨外露，则禁止行刃厚皮片移植术。

2. 如果颅骨外露，则可在颅骨外板上钻孔，将刃厚皮片移植物置于板障上。

3. 或者，可以放置 Integra（一种双层牛胶原人工皮），一旦该人工皮内新血管生成，2～3 周后采用二期手术移植薄的刃厚皮片移植物。

4. 刃厚皮片移植术简单快捷，对于那些更看重快速简便恢复的全身性疾病患者而言是一个很好的选择。

C. 局部皮瓣可以覆盖 3cm 至最多 30% 的头皮缺损。

1. 可以设计各种局部皮瓣，包括推进皮瓣、旋转皮瓣、双蒂皮瓣。

2. 双侧反向旋转皮瓣（阴阳）也非常有用。在帽状腱膜层切开可以增加皮瓣长度。

3. Orticochea 的三瓣和四瓣法基于头皮轴向的血供，可覆盖高达 30% 的头皮缺损。

4. 局部皮瓣可带毛发，对于头皮缺损区而言，美容效果极佳。

5. 皮瓣应可从帽状腱膜层面剥离，这样一旦供区被破坏，可使颅骨膜作为移植刃厚皮片"救生艇"。

6. 同样，为覆盖原发性缺损可进行刃厚皮片移植术，即便造成二次缺损可能也是必要的。

7. 局部旋转及推进皮瓣常会在皮瓣旋转点处形成"狗耳"畸形。不要修剪去除"狗耳"畸形，因为可能造成皮瓣损伤。随着时间的推移，该畸形的大部分会变平。

D. **局部轴型皮瓣可用于特定适应证**

1. 帽状腱膜瓣可以一支或多支轴型血管为基础。

a. 皮瓣薄，柔韧好，供区发病率最低。

b. 特别适用于三维（3D）颅内缺损区。

2. 颞顶（TP）筋膜瓣以颞浅血管为蒂，可帮助颅盖血管化。颞顶筋膜瓣适用于三维缺损；或者，如果含骨缺损，可用于眶周或面部骨缺损修复。

3. 颞肌瓣以颞深动脉为蒂。颞肌瓣作为旋转皮瓣用于头皮前部及眶周缺损修复作用有限。

4. "Crane"皮瓣是用于将软组织转移到受区的插入皮瓣。一旦受区血管生成，可从较浅层面将皮瓣切除，仅在受区留下足够的软组织。然后将该切除的皮瓣置于原来的供区。

E. 组织扩张术常用于继发性头皮重建，可用带毛发皮肤置于带毛发皮肤区。

1. 组织扩张术需分期进行，手术间隔时间为 2~3 个月。

2. 组织扩张术的目的旨在产生宽和长都大于缺损区 50% 的皮瓣。

3. 如缺损区较大，则可能需要行多轮组织扩张术。

4. **头皮高达 50% 的缺损可通过组织扩张术进行重建，重建完成时会存在秃头的问题。**

5. 组织扩张器（TE）通过推荐的皮缘切口植入，通常位于正常头皮和皮肤移植物的交界处。

a. 帽状腱膜层面的切口应足够植入组织扩张器。

b. 重要的一点是放置组织扩张器时，不可有任何大幅度褶皱。

c. 单独的切口便于将远端的注水口置于稳定的骨骼上。

6. 血肿、感染和移植物外露是扩张术最常见的并发症。儿童可能出现颅顶压力性变形。

F. 局部肌肉移植可用于乳突、颞和枕部缺损区，但不适用于额区或颅顶。

    1. 胸大肌。

    2. 带蒂背阔肌也可用于眶内容剜除术或其他缺损区的空间填充。

    3. 斜方肌。

G. 游离组织移植适用于大面积伤口或无可移植局部肌肉的颅顶以及额区伤口。

    1. 游离背阔肌是头皮移植的"主力军"，其可用面积大、平坦，并且其长血管蒂可与颈部血管吻合。

    2. 此外，游离大网膜、腹直肌和肩胛旁皮瓣也可以。

    3. 含岛状皮瓣有利于大面积重建。肌肉和网膜均可用于植皮。

V. 头皮创伤

A. 所有的伤口应冲洗和清创。

B. 头皮血管丰富，可能导致大出血。

C. 头皮伤口全层缝合或吻合器缝合有利于止血。

D. 分层缝合通常无必要。如果伤口较大，缝合帽状腱膜可能是必要的。

E. 小伤口可待其自然愈合。

F. **头皮撕脱伤最常发于疏松结缔组织层（如帽状腱膜和骨膜之间）。**全部和几乎全部头皮撕脱伤的标准疗法是行微血管吻合术。

    1. 移植术现场头皮的处理方法应与断指移植的方法相似：用湿纱布包好，放在塑料袋里，并置于冰浆上。

    2. 整块头皮常可植于一条动脉和一条静脉上。颞浅血管系统是首选。

    3. 理想的受体血管应在损伤区对侧。静脉移植几乎都是有必要的。

    4. 移植禁忌包括：缺血时间超过 30 小时，未能确定一个合适的血管蒂，以及医疗条件有限无法延长手术时间和潜在失血。

颅骨成形术

I. 颅骨解剖层

A. 颅骨由坚硬（皮质）的外板和内板组成，两板之间的松质称为板障。

B. 外板的表层和内板的里层都覆盖一层骨膜。

C. 颅顶平均厚度为 7mm。

D. 颞骨最薄，枕骨最厚。

II. 颅骨成形术原则

A. **手术**目标类似于所有重建术，即恢复形态和功能。具体来说，包括其外观审美轮廓和保护大脑功能的恢复。

B. 前额区在外观审美上最为重要，因为其表面覆盖的是不带毛发的皮肤。此外，额骨形成眶上部。

C. 颞肌层厚，可掩盖颞区的轮廓缺损区。如果缺损达到 $10cm^2$ 可能无须重建。

D. 顶骨和枕骨区的缺损需要修复以保护其下的脑组织；这两个区引发的外观审美问题较轻。

III. 手术安排和时机

A. 体格检查可发现外观审美缺陷。

B. 如有受伤前的照片，对于修复是有帮助的。

C. 三维 CT 可看见所有骨缺损区。

D. 患者的二维 CT 可用于制作一个实物大小的解剖模型；该模型有助于规划手术流程。

E. 累及额窦或筛窦的缺陷，最好延迟 1 年重建，以尽量减少感染风险。

IV. 异体颅骨移植材料

A. 甲基丙烯酸甲酯由粉末状聚合物和液体单体混合而成。**该物质在 6~8 分钟的放热反应中会硬化，且需要持续冲洗以免灼伤硬脑膜。**

1. **优点**：该技术操作快捷，技术要求低于颅骨成形术。该物质外形稳定，可以用骨钻精修成形。甲基丙烯酸甲酯具有放射线可透性。无须移植供区。相对花费低。

2. **缺点**：甲基丙烯酸甲酯需密封，不能与脑部其他组织融合，因而患者存在较高的感染风险。放热反应可以灼伤硬脑膜，因而需要不断冲洗降温。

B. 可根据患者的 CT 扫描结果，由几家公司共同完成钛制或其他人工植入物的定制。

1. **优点**：可在轮廓上匹配患者的个体特征。手术时间最短，因为植入物为预制品。无硬脑膜灼伤危险。无须移植供区。

2. **缺点**：不能与脑部其他组织融合，容易出现感染。其放射线不可透性在成像时会引起散射。昂贵。

C. 多孔聚乙烯（Medpor）和羟基磷灰石在颅盖骨缺损修复中不常用。多孔聚乙烯特别适用于轮廓缺损。

V. 自体颅骨移植材料

A. 骨是许多外科医师认为理想的颅骨修复材料。

1. 优点：血管有再生的能力。一旦血管形成，感染的风险最小。无额外费用。

2. 缺点：如果进行颅骨移植，虽然供区也属于手术区，但仍需另一供区。如果进行手术的外科医师经验丰富，那么获取移植物的过程中硬脑膜损伤、脑脊液（CSF）漏和脑膜炎的风险低但却真实存在。骨移植可能随时间出现被吸收和变形的情况。

B. **肋骨片移植**

1. 骨块长而稳定，可弥合差距。

2. 可采用 Tessier 接骨板折弯器以针对特定缺损。

3. 供体部位发病率很低，如果骨膜完整，某些骨骼可能再生。

C. 颅盖骨移植

1. 厚颅顶骨区为最佳采集区。
2. 外板和内板可在板障层采用可侧向钻孔的骨钻和骨凿分离。
3. 另外，可进行开颅手术，并用锯分开骨瓣。然后将两者用于移植。
4. 矢状窦在颅顶中线内走行。应避免在此部位采集骨移植物。
5. 通过颅骨钻孔获得的骨粉可直接应用于硬脑膜或最后覆盖于表面以形成正常的轮廓。

VI. 颅骨成形术中的软组织

A. 一些临床情况需要密闭硬膜以及控制感染，不可进行颅顶重建术。
B. 可能需要微血管游离组织移植以提供所需的软组织块。如曾有过感染、大面积死腔，或颅内腔与鼻窦相互感染，则该技术可派上用场。选择范围包括腹直肌、背阔肌或网膜。

要点总结

1. 头皮修复术中，无血管的疏松结缔组织层（帽状腱膜和骨膜之间）通常需要切开。该层也是头皮撕脱伤常发生的地方。
2. 如未发生感染，也非紧急情况，组织扩张术是修复 50% 带毛发组织的头皮的最佳方法。
3. 颅骨成形术需要细心的术前计划，通常需要借助三维 CT 以及医学建模。定制移植物需要提前几周通知。
4. 如临床上可行，骨移植（肋骨片或颅盖骨片）是颅骨成形术的首选方法。

要点问答

1. 在出现秃头前，用组织扩张术可以重建多少头皮？
  50%。
2. 与异体材料相比，采用自体骨移植进行颅骨成形术有哪些优点？
  感染率和机体排斥率更低。
3. 头皮撕脱伤通常发生在哪一层？
  帽状腱膜与骨膜之间的那一层。
4. 术中可以采用什么方法改善头皮瓣的旋转 / 推进？
  在帽状腱膜层切开。

简图描绘

画出头皮层并标出各名称。
图 23-1。

推荐阅读

Chao AH, Yu P, Skoracki RJ, Demonte F, Hanasono MM. Microsurgical reconstruction of com- posite scalp and calvarial defects in patients with cancer: a 10-year experience. *Head Neck*. 2012;34（12）:1759–

1764. PMID: 22331614.

Lin SJ, Hanasono MM, Skoracki RJ. Scalp and calvarial reconstruction. *Semin Plast Surg*. 2008;22（4）:281–293. PMID: 20567704.

Mehrara BJ, Disa JJ, Pusic A. Scalp reconstruction. *J Surg Oncol*. 2006;94（6）:504–508. PMID: 17061273.

面神经瘫痪

I. 面神经解剖及其功能

A. 面神经，又称第Ⅶ对脑神经，具有独立的运动和感觉神经分支。

1. **运动神经分支**

   a. 起源于脑桥内的面部神经运动核。

   b. 面部神经运动核的背侧神经元接受双侧皮层的支配，而腹侧神经元仅接收对侧皮层的支配。

   i. 上运动神经元损害表现为病灶对侧下面部（眼裂以下）面瘫（即，对侧前额受其同侧皮质层支配因而不受该损害的影响）。

   ii. 下运动神经元损害表现为同侧面神经瘫痪。

2. **感觉神经分支**

   a. 也被称为中间神经。

   b. 起源于面神经管迷走神经和鼓室段交界处的膝状神经节。

   c. 节前副交感分泌神经纤维起源于脑桥内的上泌涎核。

3. **颞内走行**

   a. 运动和感觉神经分支穿过内耳道进入面神经管，在膝状神经节处两分支合成一干，由茎乳孔出颅。

   b. 可以分为 3 段：迷路（近端）、鼓室和乳突（远端）。

4. **颞外走行**

   a. 从茎乳孔到表情肌。

   b. 出茎乳孔的面神经主干通常有三个解剖标识。

   i. **耳屏软骨尖标志**：该神经主干位于耳屏软骨下方 1cm 且距离软骨也为 1cm 的地方。

   ii. **鼓乳裂标志**：该神经主干内侧距离鼓乳裂末端 6 ~ 8mm。

   iii. **二腹肌后腹标志**：该神经主干贯穿该肌肉块，两者长度相等，可在该肌肉和茎突之间的中段找到。

　　iv. 茎突本身不是一个有用的解剖标志，因为其位置深，解剖过程中容易导致较高的神经损伤率。

　　v. 该神经外侧常可见到枕动脉的一个小分支，因此，出血不止通常表明该神经就在附近。

　　vi. 如果为儿童患者，需特别注意，因为这些解剖标志会有变化，而且儿童患者的神经分布更浅。

c. 面神经主干进入腮腺前分出耳后神经、茎突舌骨肌支和二腹肌支。

d. 腮腺内的面神经主干位于腮腺深、浅两叶之间，并在面神经腮腺丛处分为颞面支（上支）和颈面支（下支）（图 24-1）。

　　i. **颞面支（上支）**：主要分出颞支、颧支和颊支。

　　ii. **颈面支（下支）**：主要分出颊支、下颌缘支和颈支。

e. **颞支**

　　i. 位于颞深筋膜浅层表面［即表浅肌肉腱膜系统（（SMAS）在颞区延续部分的颞浅筋膜深层（颞顶筋膜）］。

　　ii. 其走行为耳屏下方 0.5cm 处到眉外上侧 1.5cm 处之间的连线。

　　iii. 跨经颧弓中段 1/3 处。

　　iv. 由于其位置且缺乏多余分支（即，它不分叉），因而特别容易受损。

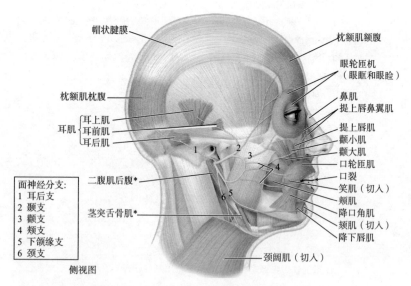

图 24-1　面神经解剖与面部肌肉组织图　（引自 Moore KL, Dalley AF, Agur AM, eds.*Clinically Oriented Anatomy*.6th ed. Philadelphia, PA: Lippincott Williams & Wilkins; 2010.）

　　　　f. **颊支**

　　　　　　i. 位于表浅肌肉腱膜系统的深面，并分叉形成大量的吻合。

　　　　　　ii. 面神经损伤最常出现在除皱术中，因其冗余分支丰富，所以很少导致症状。

　　　　g. **下颌缘支**

　　　　　　i. 位于颈阔肌深面。

　　　　　　ii. **跨越动脉前，下颌缘支走行于下颌骨下缘（80%）或下颌骨下方1~2cm处（20%）。**

　　　　　　iii. 跨越面动脉后，仍走行于下颌骨下缘上方。

　　　　　　iv. 与颧支相似，由于缺乏多余分支，尤其容易受损。

B. **面神经包含五种类型的神经纤维**

　　1. **一般内脏传出纤维（GVE）**

　　　　a. 为自主神经系统的一部分，具有副交感神经节前分泌功能。

　　　　b. 鼓索神经：分布于舌下腺和颌下腺。

　　　　c. 岩浅大神经：分布于泪腺、鼻腺和腭腺。

　　2. **特殊内脏传出纤维（SVE）**

　　　　a. 支配自第二鳃弓（舌骨弓）衍化而来的骨骼肌。

　　　　b. 镫骨肌神经：分布于镫骨肌。

　　　　c. 耳后神经：分布于耳内附肌、耳后肌（耳支）和枕肌（枕支）。

　　　　d. 末端分支：分布于茎突舌骨肌、二腹肌后腹和面部表情肌。

　　3. **一般躯体传入纤维（GSA）**

　　　　a. 传递痛觉、轻触和温度的感觉。

　　　　b. 耳后神经：分布于外耳道。

　　4. **一般内脏传入纤维（GVA）**

　　　　a. 作为自主神经系统的一部分，传递内脏结构的痛觉。

　　　　b. 岩浅大神经：分布于软腭。

　　5. **特殊内脏传入纤维（SVA）**

　　　　a. 传递味道中的特殊味觉。

　　　　b. 鼓索神经：分布于舌前2/3处。

　　　　c. 岩浅大神经：分布于软腭。

C. 面部表情肌（图24-1和表24-1）

　　1. **面部肌肉的四层（由浅到深）**

　　　　a. 降口角肌、颧小肌、眼轮匝肌。

　　　　b. 降下唇肌、笑肌、颈阔肌、颧大肌、提上唇鼻翼肌。

　　　　c. 口轮匝肌、提上唇肌。

　　　　d. 颏肌、提口角肌、颊肌。

表 24-1	面部表情肌	
分支	**肌肉**	**功能**
颞支	皱眉肌	皱眉
	额肌	扬眉
	降眉间肌	皱眉
颞 / 颧支	眼轮匝肌	眼睑闭合
颧 / 颊支	颧大肌	嘴角上扬和偏向一侧（主要微笑牵动肌）
颊支	颊肌	脸颊收缩
	降鼻中隔肌	鼻尖下移
	提上唇肌	上唇抬高
	提上唇鼻翼肌	上唇抬高和鼻孔扩张
	提口角肌	嘴角上扬
	鼻肌	横头：鼻孔扩张
		鼻翼头：鼻孔收缩
	口轮匝肌	嘴闭、唇抿
	笑肌	嘴角偏向一侧（次要微笑牵动肌）
	颧小肌	上唇上扬
颊 / 下颌缘支	降口角肌	嘴角下降
下颌缘支	降下唇肌	下唇下降
	颏肌	提升脸颊（软组织）
颈支	颈阔肌	嘴角下降

2. 面部表情肌可看作是一系列括约肌或眼、鼻、口腔括约肌的扩张肌。

3. 所有肌肉由其深面的神经支配，除了颊肌、提口角肌及颏肌（即，这些肌肉由其浅表的神经支配）。

4. **肌肉运动检查**

    a. 扬眉：额肌。

    b. 合上眼睑：眼轮匝肌。

    c. 微笑：颧大肌和颧小肌。

d. 撇嘴：口轮匝肌。

II. 面瘫病因

A. 面神经损伤可能是由于沿面神经包括颞骨近端、内侧或远端解剖过程中的损伤引起的。

1. **颞骨近端（颅内）**：压迫性肿块往往起病隐匿，而急性血管阻塞是大多数突发性面瘫的病因。

a. **肿瘤**：脑膜瘤、小脑脑桥肿瘤以及 Ⅱ 型多发性神经纤维瘤中并发的双侧听神经瘤。

b. **创伤**：穿透伤与剪切伤。

c. **感染**：脑炎、脑膜炎和脑脓肿。

d. **血管**：动脉瘤、脑血管意外、血管炎和脑出血。

e. **神经变性**：肌萎缩性脊髓侧索硬化症与多发性硬化。

f. **医源性**：肿瘤摘除术。

g. **先天性**：Möbius 综合征（先天性面肌双瘫综合征）和 Goldenhar 综合征（眼 – 耳 – 脊椎发育异常综合征）。

i. 双侧面部及展神经发育不良，通常伴有先天性面部运动核缺失。

ii. **患者通常表现为面部僵硬以及睑裂狭小。**

iii. 其他异常包括内外足畸形（最常见）和 Poland 综合征的特征。

2. **颞骨内（颞内）**

a. **肿瘤**：胆脂瘤。

b. **创伤**：穿透伤与颞骨骨折。

i. 分为纵向（80%）或横向（20%）。

ii. 面瘫多为横向型。

iii. 症状通常是由于面神经管内的神经肿胀和压迫引起的。

c. **感染**：急性中耳炎、外耳道炎、乳突炎、Ramsay Hunt 综合征（耳带状疱疹）。

i. 特征是单侧面瘫、耳痛和引起外耳道疼痛的水泡疹。

ii. 如果在症状发作后 72 小时内开始口服类固醇和抗病毒药并连服 10 天，可能帮助缓解病情。

d. **医源性**：肿瘤摘除术。

e. **全身性**：妊娠、糖尿病、神经系统结节病、甲状腺功能亢进、淀粉样变性和 Melkersson–Rosenthal 综合征（症状之一为"肉芽肿性唇炎"）。

i. 特征是复发性肉芽肿性唇炎、面神经麻痹和裂沟舌。

ii. 常伴发克罗恩病。

f. **毒素**：铅中毒和一氧化碳中毒。

g. **特发性**：Bell 面瘫。

i. 成人单侧面瘫最常见的病因。

ii. 排除性诊断认为涉及由病毒引起的炎症，其导致面神经管内水肿和神经压迫。

iii. 妊娠和糖尿病患者发病率较高。

iv. 其特征为发病急，常被描述为一夜之间出现。

v. 大多数患者（85%）3 周内自然恢复，少数患者（15%）6 个月内恢复正常。

vi. **建议进行任何影像学检查和电反应诊断研究前先观察 3 周。**

vii. 推荐在症状发作后 72 小时内口服类固醇和抗病毒药物。

viii. 目前，面神经减压术仍有争议。

3. **颞骨远端（颞骨外）**

a. **肿瘤**：腮腺肿瘤。

b. **创伤**：穿透性创伤。

i. "经验法则"是面神经探查不能确保准确诊断顺着外眦向下移动的垂直线内侧的撕裂伤。

ii. 必须在损伤后 72 小时内进行检查（神经递质耗竭前），以便采用电刺激测定远端的神经纤维功能。

c. **感染**：腮腺炎。

d. **医源性**：肿瘤摘除术。

e. **产科**：产钳分娩。

i. 也可能与母体骶骨压力有关。

ii. 导致神经失用症，通常采用非手术治疗。

f. **先天性**：先天性单侧下唇麻痹（CULLP）。

i. 未被公认为真正的先天性面瘫。

ii. 由降下唇肌发育不全或缺乏引起。

iii. 典型表现为情绪受触动时（例如哭泣），下唇非意志性偏向不受影响的一侧。

B. 双侧面瘫不及单侧面瘫常见，其常见病因包括莱姆病（最常见）、Möbius 综合征、毒素和任何包括 HIV 感染在内的全身性疾病。

III. 面瘫的诊断

A. **病史详情**

1. **面瘫是一种临床的诊断**

a. **疾病进展率**：渐进性发作（如肿瘤性、神经变性、全身性）与急性发作（如创伤、血管性、感染、医源性和特发性）。

b. **症状持续时间**：由于长期去神经支配，受影响的表情肌的健康是决定采用神经手术还是肌肉手术的关键因素。

c. 症状发作与可能的致病因素（如新药、接触毒素、近期手术或创伤、慢性病、感染）之间的时间关系有助于缩小鉴别诊断选项。

2. 采用"自上而下"的解剖入路顺序记录患者所有主诉，以便单独解决各项主诉。

　　a. **眼部**

　　　　i. 病人是否主诉眼部不适、视力变差、眼部干燥或过度流泪等症状。

　　　　ii. 患者患侧能否闭眼。（由眼轮匝肌麻痹引起）。

　　　　iii. 患者是否需要使用人工泪液。

　　b. **鼻**

　　　　i. 患者是否有鼻呼气困难等症状。（由提上唇鼻翼肌和鼻肌麻痹引起）。

　　　　ii. 吸气或呼气时是否症状加重。

　　c. **口唇**

　　　　i. 患者是否主诉流口水等症状。

　　　　ii. 患者是否说话困难，尤其是发双唇爆破音时。

　　　　iii. 患者是否主诉微笑时表情扭曲。

B. **神经肌肉检查**

1. 要求查看患者的照片；通常在诊断面瘫前，患者一般都会有细微的面部不对称现象。

2. 单侧面瘫通常表现为静止时脸部对称，而自发性运动时脸部不对称。

　　a. **上运动神经元损伤**：对侧下部面瘫。

　　b. **下运动神经元损伤**：同侧完全面瘫。

　　c. **静止时**

　　　　i. 前额光滑无皱纹。

　　　　ii. 眉下垂，无真性眼睑下垂。

　　　　iii. 麻痹性睑外翻伴巩膜外露增加。

　　　　iv. C 型畸形鼻，鼻尖和人中偏向健侧。

　　　　v. 鼻唇沟变浅以及无鼻唇沟。

　　　　vi. 嘴角垂涎。

　　d. **自发性动作**

　　　　i. 不能扬眉（颞支）。

　　　　ii. 兔眼（颞支）。

　　　　iii. 吸气过程中鼻孔无法扩张（颧支）。

　　　　iii. 不能笑（颧支）。

　　　　iv. 不能吹口哨或鼓起脸颊（颊支）。

　　　　v. 全牙列微笑时，不能露出下牙列（下颌缘支或颈支；下颌缘神经麻痹时还可观察到撇嘴时不对称，但颈支麻痹未观察到这一症状）。此外，瘫痪侧的下唇上扬（即降下唇肌瘫痪）。

　　e. **也可能存在其他相关的机体症状。**

　　　　i. 干眼症（岩浅大神经）。

　　　　ii. 听觉过敏（镫骨肌神经）。

  iii. 味觉障碍（鼓索神经）。

 3. 眼睑、泪小管功能术前评估（参阅第 17 章"眼睑重建"）。

 4. "联带运动"表明特殊内脏传出纤维传导神经信号到非目标性表情肌。

  a. 使不同肌肉群之间的自主收缩（例如眼睑闭合和微笑）同步化。

  b. 鳄鱼的眼泪是指咀嚼或流涎过程中过度流泪，这是由一般内脏传出纤维传导神经信号到泪腺而非唾液腺导致的。

 5. House–Brackmann 面神经功能分级标准是最常见的分级方法，其中 I 级为正常，VI 级为完全性面瘫。

  a. 评估前额、眼睛和口唇部的外观和运动。

  b. 该方法的局限性包括：其仅为面神经功能的一般性评估；无法检测面神经恢复过程中的微小变化；且未能解决"联带运动"。

C. 电反应诊断研究

 1. 有助于在手术干预与持续观察之间做出预测以及决定。

  a. 将面部的健侧和患侧的结果进行比较以确诊（即在双侧面瘫病例中用处不大）。

  b. 症状出现后，远端神经纤维至少需 72 小时才会发生沃勒变性。

 2. 神经兴奋性试验（NET）

  a. 在茎乳孔上方进行经皮刺激，直到可见到最小电流引发的瘫痪侧的收缩。

  b. 当患侧与健侧之间的电流差异大于 3.5 mA 则表明结果有意义。

  c. 易于执行，但高度主观，且依赖于实验人员的判断。

 3. 最大刺激试验（MST）与神经兴奋性试验相似，但前者采用最大电流以比较患侧与健侧的差异。

 4. 面神经电图（ENoG）

  a. 比较患侧与健侧复合肌肉动作电位（CMAP）的幅度，当轴突变性大于 90% 即表明预后较差。

  b. 面神经恢复情况最具预测性的试验。

 5. 肌电图（EMG）

  a. 症状出现后 2 ~ 3 周执行，当静止时，采用针刺，引发横纹肌收缩。

  b. 纤颤电位：去神经支配肌肉。

  c. 多相电位：神经再支配肌肉。

D. 其他成像模式

 1. 应获取所有患者的听力敏感度图，如果发现异常，接下来应做磁共振成像，并转诊到耳鼻喉科。

 2. 如为外伤，采用计算机断层扫描（CT）有助于排除颞骨骨折。

IV. 面瘫的非手术治疗

A. 保护角膜

 1. 需防止角膜干燥，否则可能导致眼部溃疡，最终导致失明，尤其在角膜知觉受损后。

    a. 人工泪液可预防角膜干燥。

    b. 闭眼时眼睑可对角膜产生保护作用。

    c. 眼罩或补水眼膜可以减少水分蒸发损耗。

    d. 对于难治性病例，需行暂时性睑缘缝合术。

  2. Bell 面瘫严重的患者风险加剧。

B. **肉毒杆菌毒素**

  1. 神经再生时，通过健侧的靶肌肉群来实现暂时性面部平衡自然。

  2. 也用于治疗联带运动和眼睑痉挛。

C. **口服皮质类固醇和抗病毒药物**

  1. 治疗面神经管内水肿和神经压迫。

  2. 建议症状发作后 72 小时内服用。

D. **理疗**

  1. 集中于面部康复，尤其是当恢复不完整时。

  2. 实例包括肌电图和镜像生物反馈。

E. 虽然不治疗潜在的病因，但某些类型的服饰和发型可帮助掩饰面部的不对称。

V. **面瘫的手术治疗**

A. 根据患者症状持续的时间——面部肌肉是否仍然可用——分为两种治疗组。

  1. **少于 18~24 个月**：神经手术。

  2. **大于 18~24 个月**：肌肉手术。

B. **神经手术**

  1. **同侧面神经可用**

    a. 如果无神经缺损，则采用直接神经修复术。

    b. 如果存在神经缺损，应进行神经移植术。

    c. 神经移植术会增加联带运动的发病率，因为神经移植术存在两个移植吻合面而非一个，神经纤维生长经过吻合面，可能长入不同的神经小管。

    d. 如果创伤情况极为不利或合并伤禁止进行手术，那么应标记神经末梢以待后期研究和修复。

  2. **同侧面神经不可用**

    a. **跨面神经移植术（CFNG）**

      i. 供体神经移植（如腓肠神经）引导健侧多余的神经分支再生到瘫痪侧的远端神经残端。

      ii. 为自发性运动提供最大可能性。

      iii. 采用 Tinel 征监测神经生长情况。

      iv. 适用于同侧神经近端移植不可用，而远端可用，且神经移植术后面部肌肉功能正常的情况。

b. **神经移植术**

　　i. 与跨面神经移植术相比，神经纤维移植的数量更多，因而作用非常强大，但是不能产生自发性运动。

　　ii. 供体神经：舌下神经、副神经、三叉神经咬肌分支、同侧 C7 神经根、膈神经。

　　iii. 并发症：偏侧舌功能障碍（舌下神经）、肩下垂（副神经）、膈肌瘫痪（膈神经）。

c. **"看护"术**

　　i. 如果同侧面神经不可用，且去神经支配时间在 6～18 个月，则可采用跨面神经移植术并结合最低程度的舌下神经移植术。

　　ii. 舌下神经"临时看护"面部肌肉，直到跨面神经移植术后神经纤维再生。

C. 肌肉手术

1. 动态手术旨在恢复面部运动。

2. 静态手术旨在恢复静态时面部对称性。

3. 面上部：必须解决额肌的问题。

a. **额眉提升术**

　　i. 切除眉毛上方一块椭圆形的皮肤以及额肌以缓解眉部下垂。

　　ii. 或者，也可以采用内镜额眉提升术。

b. 肉毒杆菌毒素可暂时减少对侧正常前额的肌肉张力，以配合瘫痪侧。

4. **面中部**：需解决眼轮匝肌和鼻孔扩张肌的问题。

a. **上眼睑**

　　i. 采用黄金重物移植术或睑弹簧植入术施压眼睑，压力实现眼睑关闭。植入重物需置于睑板中线外侧。

　　ii. 仰卧位时，眼睑必须贴合在一起。

b. 下眼睑采用眼睑收紧术治疗（参见第 19 章"眼睑重建术"）。

c. **鼻**

　　i. 非解剖性鼻翼轮廓移植物：防止外鼻阀塌陷。

　　ii. 软骨移植物：防止内鼻阀塌陷。

d. 带微神经血管的区域游离肌肉移植已在面中部面瘫重建中被报道，但效果不如微笑恢复术。

5. **面下部**：必须解决颧肌和降下唇肌的问题。

a. 微笑恢复是根据患者年龄和动机水平进行的面下部手术的主要目标。

b. **老年患者**

　　i. 首选静态手术。

　　ii. 采用颞肌、阔筋膜、掌肌腱 / 跖肌腱或异体材料移植物，通过静态悬吊实现静态状态下口唇部对称。

　　iii. 皮肤松弛患者的单侧除皱术。

c. 成人患者（图 24-2）

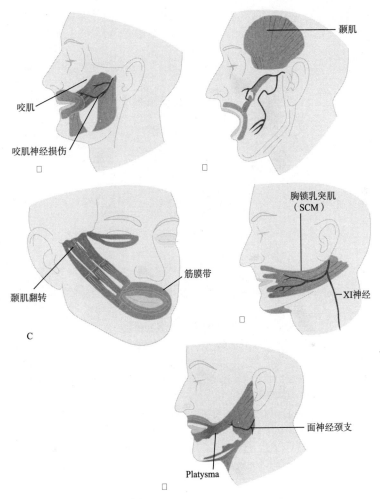

咬肌

咬肌神经损伤

颞肌

胸锁乳突肌
（SCM）

XI神经

颞肌翻转

筋膜带

C

面神经颈支

Platysma

图 24-2　成人面下部动态重建局部肌肉移植方案的实例　A. 咬肌移植；B. 颞肌移植以及筋膜扩张
（McLaughlin 手术）；C. 颞肌翻转及筋膜带（Rubin 手术）；D. 胸锁乳突肌（SCM）移植；E. 颈
阔肌移植

　　　　i. 可采用静态悬吊或局部肌肉移植。

　　　　ii. 供区肌肉：咬肌、胸锁乳突肌和颈阔肌。

　　　　iii. McLaughlin 术：从喙突上移植颞肌止点并扩展筋膜。

　　　　iv. Rubin 术：颞肌翻转以及筋膜扩展。

　　　　v. 虽然被称为动态手术，该移植术动态效果不及微神经血管游离肌肉移
　　　　　　植术。

　　d. 积极性高的年轻患者（图 24-3）

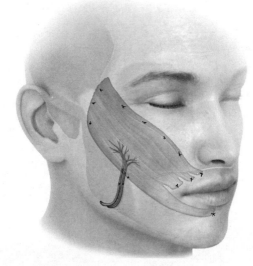

图 24-3 微神经血管游离股薄肌移植

> i. 微神经血管游离肌肉移植术的最佳选择。
>
> ii. 供区肌肉：股薄肌（最常见）、背阔肌、腹直肌、趾短伸肌、前锯肌、胸小肌。
>
> iii. 两个阶段：跨面神经移植术为第一阶段，9~12 个月后在第二阶段进行肌肉转移。
>
> iv. 单个阶段：无第一阶段，因为供区肌肉神经够长可跨过面部或可连接到同侧 XII 神经或三叉神经咬肌支。
>
> e. 下唇对称性的恢复可采用肉毒素注射（暂时性）或手术（永久性）切除对侧降下唇肌的方法。

要点总结

1. Bell 面瘫是成人单侧面瘫最常见的病因（排除诊断），如果症状发作后 72 小时内开始口服皮质类固醇与抗病毒药物，有痊愈可能。
2. 儿童天生倾向于腹式呼吸，所以应避免在神经移植过程中使用腹式呼吸中的膈神经。
3. 所有表情肌在其深面受神经支配，但颊肌、提口角肌和颏肌除外。
4. 上运动神经元病变表现为对侧下部面瘫，而下运动神经元病变表现为同侧完全面瘫。
5. 面瘫侧皱纹较不明显，但与健侧相比，其肌肉组织更松弛（如上睑下垂）。

要点问答

1. 哪三个解剖标志有助于确定出茎乳孔的面神经主干？
   耳屏软骨尖标志、鼓乳裂标志和二腹肌后腹标志。

2. 说明如何找到面神经颞支？

　　循着从耳屏下方 0.5cm 处到眉外上方 1.5cm 处之间的一条连线，即为面神经颞支走行。

3. 哪些组织与表浅肌肉腱膜系统相连？

　　上为颞浅筋膜（颞顶筋膜），下为颈阔肌。

4. 哪些神经常用于恢复面瘫肌肉的神经支配？

　　对侧面神经、三叉神经咬肌分支和舌下神经。

简图描绘

画出颞外面神经的走行。

图 24-1。

推荐阅读

Baker DC, Conley J. Regional muscle transposition for rehabilitation of the paralyzed face. *Clin Plast Surg*. 1979;6（3）:317–331. PMID: 385211.

Harii K, Ohmori K, Torii S. Free gracilis muscle transplantation, with microneurovascular anastomoses for the treatment of facial paralysis. A preliminary report. *Plast Reconstr Surg*. 1976;57（2）:133–143. PMID: 1250883.

Rubin LR. The anatomy of a smile: its importance in the treatment of facial paralysis. *Plast Reconstr Surg*. 1974;53（4）:384–387. PMID: 4815693.

Terzis JK, Konofaos P. Nerve transfers in facial palsy. *Facial Plast Surg*. 2008;24（2）:177–193. PMID: 18470829.

Wells MD, Manktelow RT. Surgical management of facial palsy. *Clin Plast Surg*. 1990;17（4）:645–653. PMID: 2249385.

25

唇裂

I. 概述

A. 唇裂（CL）、唇腭裂（CLP）与单纯腭裂（CP）

1. 唇裂和唇腭裂属于形态学连续体系中的同一病种（图 25-1）。

2. "单纯腭裂"是一种独立病种（参见第 26 章）。

3. 此外，唇腭裂的发病机制不同于 Tessier 面裂（见第 27 章）。

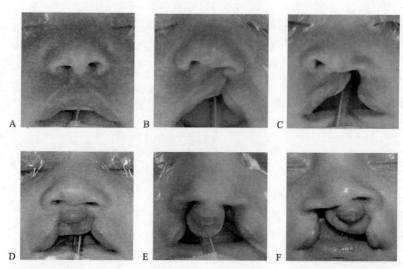

图 25-1　唇裂范围　A. 微小型单侧唇裂；B. 不完全性单侧唇裂；C. 完全性单侧唇裂；D. 不完全性双侧唇裂；E. 完全性双侧唇裂，伴发前颌骨丢失；F. 右侧完全性唇裂及左侧不完全性唇裂

B. 手术治疗

    1. 旨在恢复唇形及其功能，矫正鼻畸形。

    2. 目标

        a. 延长内唇部（单侧畸形）。

        b. 恢复鼻宽度。

        c. 重组口轮匝肌。

C. 唇裂治疗需要多个专业科室的密切配合

II. 流行病学

A. 唇裂伴发或不伴发腭裂的发病率

    1. 高加索人种：1:1000（活产）。

    2. 亚洲人种：1:500（活产）。

    3. 非洲人种：1:2000（活产）。

B. 人口统计特征

    1. 男 : 女 =2:1。

    2. 左 : 右 : 双侧 =6:3:1。

    3. 危险因素。

        a. 胎儿接触苯妥英、酒精（EtOH）、类固醇、苯巴比妥、地西泮（安定）和异维 A 酸等物质。

        b. 孕妇吸烟。

        c. 父母育龄，尤其是早育。

        d. 唇裂家族史。

C. 遗传学

    1. 后代患病的风险。

        a. 如果一个孩子或单亲患唇腭裂，其后代遗传的概率为 4%。

        b. 如果两个孩子患唇腭裂：概率为 9%。

        c. 如果一个孩子和单亲均患唇腭裂：概率为 17%。

    2. 大多数病例是随机的、多因素的，没有确定的遗传成因。

    3. 唇腭裂综合征在所有病例中所占比例不足 15%。

        a. Van der Woude 综合征

            i. 是唇裂最常伴发的综合征。

            ii. 常染色体显性遗传，具有可变的外显率。

            iii. 伴发唇瘘（副唾液腺）。

            iv. 也可能出现第二磨牙缺失、并指畸形、生殖器畸形、腘窝翼状胬肉。

        b. Waardenburg 综合征（感音神经性聋、虹膜色素异常、头发色素减少、内眦角向外移位）。

        c. 21– 三体综合征（唐氏综合征）。

     d. 13– 三体综合征（帕套综合征）。

     e. 18– 三体综合征（爱德华兹综合征）。

III. **胚胎学**

  A. **关键发育期：4~6 周。**

  B. **唇裂由鼻内侧突与上颌突不愈合所致。**

  C. **唇裂中出现的不同上腭裂开区域**（图 25-1），**包括：**

    1. 上唇

    2. 鼻底（或鼻槛）

    3. 牙槽

    4. 硬腭（门齿孔前方）

  D. **可能涉及继发腭**（门齿孔后方），**合称为"唇腭裂"。**

IV. **病理生理学 / 胚胎学**

  A. 间叶细胞迁移中断以及额鼻突、上颌骨突及下颌骨突的融合中断。

  B. **3 周龄**

    1. 鳃弓形成，额鼻突生长。

    2. 神经嵴细胞流入早期面突和额鼻突的中胚层，随后流入旁侧的第一鳃弓和第二鳃弓。

    3. 神经嵴细胞负责面突融合。

  C. **4~7 周龄**

    1. 中鼻突与上颌突融合形成人中和原发腭（融合失败导致唇裂）。

    2. 上颌突发育形成水平方向上的上唇、上颌骨和继发腭。

    3. 初期位于与舌头相邻的垂直平面上的两个侧腭突移向水平面，并在中线处与原发腭融合（融合失败导致腭裂）。

    4. 鼻中隔由鼻内侧突融合形成，并向下生长以汇入融合的腭突。

V. **唇裂分类**

  A. **唇裂严重性 / 程度**（图 25-1）

    1. 微小型唇裂（"不完全型"或"小型唇裂"；图 25-1A）

      a. 唇红凹陷、瘢痕状线条或凹陷、嘴唇缩短。

      b. 伴或不伴鼻畸形，通常为轻度畸形。

      c. 根据严重程度，决定是否进行手术。

    2. 不完全性唇裂（图 25-1B）

      a. 完整鼻槛（又称为"Simonart 带"）。

      b. 完整牙槽嵴。

    3. 完全性唇裂（图 25-1C）

      a. 唇、鼻槛、牙槽裂开。

      b. 宽度比不完全性唇裂宽，伴发程度较深的鼻裂畸形。

    4. 完全性唇腭裂

a. 唇裂畸形如上所述。

b. 包括腭裂在内（后腭到门齿孔）。

B. 单侧唇裂与双侧唇裂

1. 单侧唇裂

a. 较大唇裂段。

b. 较小唇裂段塌陷，伴发内移及后移。

2. 双侧唇裂（图 25-1D ~ F）

a. 前唇及前颌骨中部。

b. 可能伴发前颌骨丢失（图 25-1E）以及双侧较小唇裂段塌陷。

c. 各侧严重程度不同（图 25-1F）。

d. 很大可能为完全性唇裂，裂口宽。

VI. 解剖学

A. 正常唇解剖学（见第 21 章 - 图 21.1）

1. 人中以人中嵴为侧边界，以唇弓和唇珠为下边界。

2. 唇红皮肤交界处的上方是黏膜皮肤脊（"唇白"）。

3. 唇红以内，干湿唇红分界处存在明显的交点（"干 - 湿分界线"）。

4. 上唇垂直高度 = 唇弓峰至鼻槛。

a. 新生儿—10mm。

b. 3 个月大—13mm。

c. 成人—17mm。

5. 肌肉系统

a. **口轮匝肌**—唇部的主要肌肉，由边界清晰的两部分组成（面神经）。

　i. 深面（内侧）

　　a）环口角轴分布的肌纤维。

　　b）作为主要括约肌，发挥进食功能。

　ii. 浅表（外侧）

　　a）纤维斜向走行，与面部表情的其他肌肉交错，止行于真皮层中。

　　b）确保讲话时的微表情和唇部准确的运动。

　　c）肌纤维在中线处交叉，接入人中沟对侧的皮肤侧面，形成人中嵴。

　　d）人中在中央处凹陷形成人中凹，因为没有肌纤维直接接入中线处的真皮中。

　　e）缘部—沿唇红的口轮匝肌，随着肌肉的外翻形成唇珠。

b. **提上唇肌**

　i. 肌纤维起于眶下缘的内侧，接入唇红 - 皮肤连接处附近。

　ii. 最内侧纤维接入同侧人中嵴和唇红 - 皮肤连接处所成的角附近，帮助确定人中嵴下部以及唇弓峰。

c. **鼻部肌肉**

i. 提上唇鼻翼肌沿上颌骨额突上升，并接入唇和鼻翼的黏膜表面。

ii. 横向鼻肌起于鼻背部，横跨鼻翼周围，从外向内接入鼻槛，进入切牙峰和前鼻棘（ANS）。

iii. 这些肌纤维汇入轮匝肌和降鼻中隔肌的斜纤维。

iv. 降鼻中隔肌起于中央和外侧切牙之间的牙槽，接入鼻小柱的皮肤，直到鼻尖和鼻头软骨的脚板。

6. **血液供应**

a. 上唇动脉，双侧；鼻小柱动脉中央支。

b. 双侧面动脉分支。

7. **感觉神经支配**：上唇，三叉神经上颌支。

8. **运动神经支配**：面神经颧支和颊支。

B. **单侧唇裂解剖**

1. **肌肉**

a. **口轮匝肌的病理止点**

i. 沿裂缘平行走行，接入鼻翼基部（唇裂侧）、小柱基部（非唇裂侧）。

ii. 微笑时鼻部歪曲，唇裂扩大。

b. 缘部的发育不全和定向障碍与唇裂缘处唇红 – 皮脊（唇白）的消失有关。

c. 在完全性唇裂和不完全性唇裂中，深层纤维在黏膜下层水平处中断。

d. 提上唇肌和鼻肌也同样扭曲。

e. 不完全性唇裂：如果唇裂段不足唇高的 2/3，部分浅层轮匝肌纤维会跨唇裂段横穿上唇。

f. Simonart 带：跨不完全性唇裂段处鼻槛内的皮桥（不含肌肉）。

2. **非唇裂侧的垂直唇高降低**

3. **唇弓破坏**

4. **鼻畸形**（图 25–2）

a. 患侧鼻翼穹隆发育不良、变平。

b. 上外侧软骨未搭叠下外侧软骨。

c. 半脱下外侧软骨致鼻翼基底部向头侧及后侧移位。

d. 骨基础（上颌骨）发育不良。

e. 口轮匝肌异常接入使鼻中隔尾端向非唇裂侧牵拉。

f. 鼻骨变平。

g. 鼻小柱缩短，特别是在双侧唇裂患者中。

C. **双侧唇裂解剖学**

1. 唇 – 牙槽 – 腭的双侧唇裂（较小唇裂段），以及前唇中部和突出程度不同的上颌骨（轻度 vs "丢失"）。

2. 鼻翼基底部扩大，鼻翼穹隆向外张开，软骨位置异常。

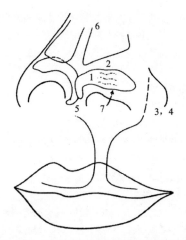

图 25-2　唇裂伴发鼻畸形示意图　唇裂侧的下外侧软骨畸形，位置异常。编号 1 和编号 7 处，患侧鼻翼穹隆发育不良、变平；编号 2 处，上外侧软骨未搭叠下外侧软骨；编号 3 处，半脱下外侧软骨致鼻翼基底部向头侧及后侧移位；编号 4 处，骨基础（上颌骨）发育不良；编号 5 处，鼻中隔尾端向非唇裂侧牵拉；编号 6 处，鼻骨变平

    3. 鼻小柱缩短（唇裂伴发鼻畸形的特征）。

    4. 钝性鼻唇角。

    5. 前唇发育不良。

    6. 前颌段正常唇龈沟缺失。

    7. 前唇段的轮匝肌完全缺失导致人中凹 / 鼻小柱 / 唇白和唇中部唇珠缺失。

    8. 唇弓缺失。

    9. 外侧唇口轮匝肌异常接入鼻翼基部。

    10. 前唇段干湿唇红畸形。

VII. 干预治疗

A. 初步评估

    1. 消除父母及家属的疑虑。

    2. 解释手术目的和干预时机。

    3. 评估相关异常（特别是独立性腭裂）。

    4. 问诊

        a. 遗传学。

        b. 社会工作。

        c. 喂养 / 营养。

            i. 监测体重的适当增加。

            ii. 可能需要哈伯曼（Haberman）奶瓶或横切奶嘴，以减轻喂养工作的负担，尤其是腭裂患者。

        d. 耳鼻喉科学。

　　　i. 咽鼓管功能障碍（见第 26 章）常需行咽鼓管切开术。

　　　ii. 反复性中耳炎影响听力和言语发展。

B. **术前建模**可用于将裂隙段连在一起，以最大限度减少修复过程中的张力。

　1. **贴扎**

　　a. 用于双侧唇裂段。

　　b. 需要依从且可靠的父母。

　2. **唇粘连术**：将唇裂缘缝合在一起。

　　a. 应切割将在后续手术中丢弃的区域（标记关键区域）。

　　b. 目标：将完全性唇裂转化为不完全性唇裂。

　　c. 数周至数月后进行明确唇裂修复术。

　3. **鼻牙槽矫治器**（NAM）

　　a. 定制带有鼻内支架的口腔矫治器，每周调整一次。

　　b. 鼻牙槽矫治器的目标与上述方法相似；鼻牙槽矫治器定位鼻软骨和牙槽突，以便缝合。

　　c. **鼻牙槽矫治器可以延长有缺陷的鼻小柱。**

　　d. 利用新生软骨可塑性增强的优势。

　　　i. 前 2 ~ 3 个月。

　　　ii. 快速循环母体雌激素。

　4. **婴儿术前主动矫形术**

　　a. 固定于腭部位的正畸矫治器（Latham 矫治器）。

　　b. 父母每天调整牙槽段的位置，使其成直线。

　　c. 可进行确定性唇部修复术时取出。

C. **唇裂修复术的手术时机**

　1. 普遍接受 3 个月大时。

　2. 手术适用"十"法则（经验标准）。

　　a. 10 周大。

　　b. 10 磅重（1 磅 =0.45 千克）。

　　c. 血红蛋白 10 mg/dL。

　3. 有全身性疾病的综合征患者可能延迟治疗。

　4. 腭裂修复术和二次牙槽移植（见第 26 章）。

VIII. **手术治疗**

A. **单侧唇裂修复术的目标**

　1. 延长内唇部。

　2. 重建口轮匝肌。

　3. 恢复唇弓，使唇白和干 – 湿唇红成直线。

　4. 矫正鼻畸形（原发性鼻成形术）

　　a. 垂直鼻中隔尾端。

    b. 缩小唇裂侧的鼻翼基部。

    c. 重建唇裂侧的下侧软骨的凸度。

    d. 可使用鼻成形物来保持形状。

B. **双侧唇裂修复术的目标**

  1. **对称。**

  2. **经前颌骨重建口轮匝肌。**

  3. **形成合适的前唇大小和形状。**

    a. 高度约 10mm。

    b. 从中线到双侧唇弓峰约 3mm。

  4. **自单侧唇红 – 黏膜形成唇珠**（见下文"手术修复"）。

  5. **矫正鼻畸形**（首次鼻成形术）

    a. 缩小鼻翼基部是与单侧唇裂修复术的关键区别。

    b. 也常用鼻成形物。

C. **关键标志：术中文身**（例如，用亚甲蓝和羽毛笔）。

  1. **鼻翼基部**（例如，鼻翼点：上唇上方的鼻翼插入点）。

  2. **鼻小柱 – 唇部连接处**

  3. **唇白**

    a. 非唇裂段的唇弓峰处。

    b. 非唇裂段的唇弓（唇珠）谷处。

    c. 唇裂内侧从唇谷到唇峰等距的其他标记。

      i. 确定唇裂段的唇弓峰。

      ii. 各侧唇峰离唇谷的距离约 3mm。

    d. Noordhoff 点：唇裂段唇白的消失点。

      i. 最关键也是最难确认的点。

      ii. 应对应于最厚的唇红区和明显的唇白区。

      iii. 在双侧唇裂病例中，对各唇裂段进行标记。

D. 首选修复型的标记线。

E. 利用局部麻醉剂 + 肾上腺素浸润组织。

F. 在标记内侧做切口，使其保持清晰可见。

IX. **唇裂修复术**（图 25-3）

A. **单侧唇裂修复术类型。注意：**大多数是基于 Z 成形术的重建术。

  1. **直线修复法**（Rose-Thompson）：行唇裂缘切除术和一次直线缝合法；行 Rose-Thompson 修复术，结合 Z 成形术建立正常唇部的垂直高度。

  2. **四角瓣法**（Le Mesurier）：利用唇弓上方的反转切口和基于侧下方的矩形瓣来填充内唇部的旋转缺损。

  3. **三角瓣法**（Randall-Tennison、Trauner 及 Skoog）：结合 Z 成形术恢复垂直高度。

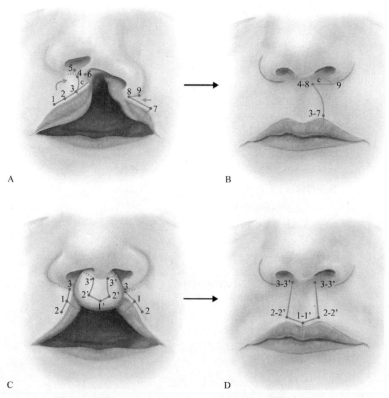

图 25-3 单侧和双侧唇裂畸形的手术修复示例　A. 单侧唇裂修复术的术前标记；B. 单侧唇裂修复术的术后效果；C. 双侧唇裂修复术的术前标记；D. 双侧唇裂修复术的术后效果

    a. 可能导致垂直长度过长。

    b. 唇中部留下瘢痕，斜穿人中。

4. **旋转推进法**

    a. Poole 法

        i. 与 Millard 法类似，向下推移唇裂侧推进皮瓣的反转切口约 3.5mm。

        ii. 可能在上唇中部留下不良瘢痕。

    b. Millard 法（图 25-4）

        i. 目前在美国境内最常用的修复术。

        ii. 优先结合 Z 成形术进行。

        iii. "即切即用"法。

            a）C（鼻小柱）- 皮瓣反转切口不同。

            b）术中确定。

        iv. 内侧唇向下翻转。

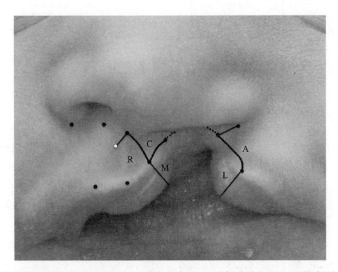

图25-4 单侧唇裂畸形，有术前标记，以便修复（Millard法）为清晰起见，用描述解剖学代替数字。首先，在非唇裂侧标记唇弓峰。然后标记唇弓谷。在与唇弓谷等距处，推断出唇裂侧的建议唇弓峰位置。随后在非唇裂侧标记人中顶点：这是正常人中嵴的高度，患侧必须满足！还需创造正常宽度的鼻孔底。为了达到该目标，标记鼻小柱 - 唇部连接处的中点，然后标记鼻翼基部：健侧鼻翼接入点。该距离必须等于唇裂侧鼻翼基部（请继续阅读并标出该位置）和鼻小柱 - 唇部标记的中线所成的距离。鼻孔底的缺陷处需要缝合，以接近该距离。在鼻底和唇部皮肤的连接处，标记一个建议的"楔形切除位置"（该位置置有两处标记），以实现目标。…Noordhoff点：现在立刻标记唇白向唇裂侧开始消褪的点，以及唇红开始向唇裂侧变薄的地方。最后一点是仅主治医师在术前才能正确标记的一点。在Millard修复术中，切口从唇红一直到新唇弓的顶峰处，然后向上到鼻小柱中点。然后，通过"即切即用"法朝开口圆做反转切口。同样地，仅主治医师知道反转切口的程度。该方法可以放松唇部，从而延长非唇裂侧。须注意避免横穿非唇裂侧的人中嵴。在唇裂侧，经唇红及Noordhoff点做切口，至唇裂侧的上中点，然后沿皮肤 / 鼻槛连接处向鼻翼基部做侧向反转切口。通过上述切口进行首次鼻成形术的鼻解剖术。一旦将肌肉从皮肤和黏膜中分离出来，并从其异常附着物中剥离出来，就可以在中线处横向对拢。使用M皮瓣将黏膜缝合在单独皮肤内，然后利用L皮瓣充当鼻衬。C皮瓣朝鼻小柱方向旋转插入，唇部缝合从唇白开始。（A—推进皮瓣；R—旋转皮瓣）

  v. C（鼻小柱）- 皮瓣（"C"表示用于鼻小柱）。

   a）旋转皮瓣以形成鼻槛。

   b）用来延长鼻小柱（更常见）。

  vi. **利用外侧段黏膜部分的L皮瓣修复鼻衬**（"L"表示用于鼻衬）。

   a）由于鼻翼后移，所以该做法是必需的（图25-2）。

   b）当鼻翼向前推进到理想位置时，必须填充黏膜缺损区以防止收缩。

   c）也可用鼻甲瓣填充。

  vii. 利用内侧段黏膜部分的M皮瓣扩大龈唇沟（"M"表示用于黏膜）。

  viii. 瘢痕沿着人中嵴线，保留唇弓。

  ix. 口轮匝肌修复术对恢复唇动功能具有重要意义。

　　　　a）肌纤维不适当地插入鼻翼基部和鼻小柱。

　　　　b）必须完全分离，并在横向位置修复。

　　x. 首次鼻成形术。

　　　　a）鼻翼软骨弥散性破坏。

　　　　b）经鼻缝合术获得理想位置。

　　　　c）可使用鼻成形物来保持形状。

　　xi. 常见缺陷：非唇裂侧旋转不充分、垂直唇高校正不足；"口哨畸形"。

c. Fisher 修复术（anatomic subunit, Fisher DM; Plast Reconstr Surg.2005）是编者首选的治疗方法（图 25-5）。

　　i. 标记类似于 Millard 法，但缝合线是沿着亚解剖区域放置。

　　ii. 强调唇弓完全平整的重要性。

　　　　a）a= 较大唇高。

　　　　b）b= 较小唇高。

　　　　c）c= "a" "b" 之差。

　　iii. 唇白三角瓣（"Nordhoff 三角形"或"c"）用于实现唇弓的对称性。

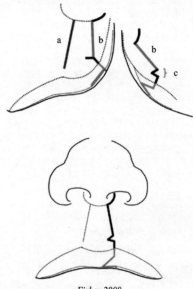

Fisher 2000

图 25-5 单侧唇裂的 Fisher 修复术　较大唇裂段的高度从唇白到人中嵴的顶点测量值为"a"。较小唇裂段的高度从唇白到人中嵴的顶点测量值为"b"。"a"和"b"之间的差用唇裂段所成的三角形"c"弥补。考虑到 Rose-Thomson 的效果，应从三角形"c"减去 1mm。在唇裂侧标记 Noordhoff 点。从唇裂侧拟议的人中嵴顶点位置出发，利用指南针标记长度"b"，以使其与 Noordhoff 点和三角形"c"重合。在"a"下方做一个反转切口，以成三角形"c"。唇红处可能需要一个类似的三角形，以增加唇裂侧内侧面唇红的厚度

iv. 等式：a–b–1mm=c。

    a）该等式说明了延长 1mm 的作用。

    b）"Rose–Thompson"效果：唇部修复术通过椭圆形缝合，能"自动"延长切口。

v. 利用一个类似的三角形作为唇红瓣，以平衡唇红高度。

B. **双侧唇裂修复**（图 25–6）

  1. 测量及策略（Millard 法修复）。

    a. 前唇部仅用于创建人中。

    b. 前唇唇白和唇红被丢弃；剩余前唇黏膜向内卷动，以重建中央龈唇沟。

      i. 前唇唇红缺乏小唾液腺。

      ii. 使用上述组织可能导致干燥、开裂、角化"斑块"。

      iii. 前唇唇红以前用于 Manchester 修复术（具有历史意义）。

    c. 小提示：使鼻小柱附近的人中瓣宽度比靠近唇白的下半部窄 1~2mm，以便进行后续扩宽。

    d. 唇弓和唇珠重建自侧唇段，在隆起的人中瓣下方向内推进。

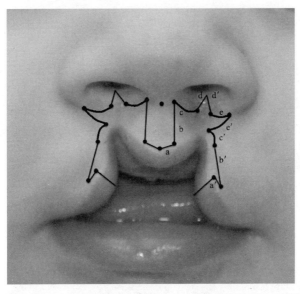

图 25–6 双侧唇裂畸形，有术前标记 标记前唇最下点；其将成为唇弓谷。在两侧距离该点外侧 3mm 左右的地方标记建议的唇弓峰位置。标记鼻小柱 – 唇部连接处的中心，在两侧距离该处外侧 2mm 的地方进行标记。画一个连接上述点的领带形图形。在侧唇上，Nordhoff 点确定并被标记于唇白上方。在上述点外侧约 3mm 的地方做一个标记，允许（a）和（a'）在缝合时重合。标记双侧鼻翼基部。人中（b）的高度被转移到各侧唇（b'）。线（c）标记延伸至鼻底，（c'）线与其等长。在单侧唇裂修复术中应用的理念同样可用于双侧唇裂修复术中的鼻底修复，即必须从鼻底取出一个楔状物来缩小鼻底。其对应（f）及（f'）。原标记内的前唇皮肤被丢弃，黏膜用于内衬。线（e）及（e'）用于缩短垂直唇高到鼻翼基部的距离。侧唇向下旋转，在中线处形成唇珠

  e. 行鼻翼缩窄缝合术以重新定位鼻翼基部。

  f. 常见缺陷。

   i. 鼻小柱长度不足。

   ii. 唇珠凸出不足。

   iii. 前唇可能明显扩大。

X. **二次手术**

 A. **二次唇裂修复术**

  1. **增生性瘢痕**

   a. 考虑按摩。

   b. 硅胶片。

   c. 手术治疗前注射类固醇。

  2. **短小伤疤 / 唇部**

   a. 可以额外行 Z 成形术。

   b. 可能需要完全性修正。

  3. **唇珠缺陷**

   a. 在双侧唇裂修复术后最常遇见的缺陷。

   b. 可能需要 Abbe 皮瓣。

    i. 下唇分唇术。

    ii. 通常在上颌骨生长或 Le Fort I 推进后进行。

 B. **二次鼻成形术**

  1. 可在任何年龄进行，但通常在骨骼成熟时进行。

  2. 开放入路需要创造性地使用原有切口或谨慎计划行经鼻小柱切开术。

  3. 鼻锥体底部需要稳定的骨基础（即，利用以前合适的牙槽骨移植物解决上颌骨发育不全的问题）。

  4. 必须处理好鼻尖突出不足以及鼻翼位置异常等问题。

  5. 鼻小柱和鼻中隔尾端可能需要重新定位到唇裂侧并缝合到 ANS。

  6. 需要增加解剖型和非解剖型软骨移植物。

   a. 鼻翼轮廓移植物。

   b. 外置鼻尖移植物。

   c. L– 支撑移植物。

  7. 严重的鼻中隔偏曲除需要鼻中隔软骨（用于移植）外，还需要进行积极的筛窦黏膜下切除术。

  8. 内鼻阀需要撑开移植物以保证气道通畅（见第 30 章）。

要点问答

1. 说明基本的唇腭裂流行病学。

  a. 亚洲人 > 白种人 > 黑种人。

  b. 左：右：双侧 =6：3：1。

2. 唇腭裂胚胎学中的关键时间点和事件是什么?

    a. 4~7周龄属于关键时期。

    b. 唇裂:鼻内侧突与上颌突融合失败所致。

    c. 腭裂:腭突融合失败所致。

3. 最常发的唇腭裂综合征是什么? 有何发现?

    a. Van der Woude 综合征。

    b. 常染色体显性遗传,伴发唇瘘及唇腭裂。

4. 鼻翼裂的病理解剖学是什么?

    a. 后上移位。

    b. 鼻翼软骨凸度丧失。

5. 单侧唇裂修复术的主要目的是什么?

    a. 增加唇裂内侧段的高度。

    b. 恢复轮匝肌的连贯性。

    c. 重新定位鼻翼基部。

6. 绘制单侧唇裂和双侧唇裂的标记。

    参见图 24-4 和 24-5。

简图描绘

1. 唇腭裂的主要解剖学标志。

2. Millard 法修复单侧和双侧唇裂。

推荐阅读

Fisher DM. Unilateral cleft lip repair: an anatomical subunit approximation technique. *Plast Reconstr Surg.* 2005;116（1）:61-71. PMID: 15988248.

Millard DR Jr. Complete unilateral clefts of the lip. *Plast Reconstr Surg Transplant Bull.* 1960;25: 595-605. PMID: 14422441.

Millard DR Jr. Refinements in rotation-advancement cleft lip technique. *Plast Reconstr Surg.* 1964;33:26-38. PMID: 14104544.

Mulliken JB. Primary repair of bilateral cleft lip and nasal deformity. *Plast Reconstr Surg.* 2001;108（1）:181-194; examination 195-196. PMID: 11420522.

腭裂

I. **概述和流行病学**

A. 必须将单纯腭裂（CP）与唇腭裂（CLP）区别开来。

B. **单纯腭裂**

1. 发病率为 0.5‰。

2. 只涉及继发腭（位于切牙孔后方）。

3. 在发病率方面没有种族差异。

4. **常伴有综合征**

a. Digeorge 综合征（Shprintzen 综合征）

i. 最为常见。

ii. 心脏缺陷。

iii. 22 号染色体长臂部分缺失。

b. Stickler 综合征

i. 常染色体显性遗传。

ii. 2 型胶原蛋白突变。

C. **唇腭裂** ［更多信息详见唇裂（第 25 章）］

1. 绝大多数唇裂病例自发产生，并非经遗传而得。

2. 在发病率方面有种族差异（亚洲人 > 白种人 > 黑种人）。

3. 综合征表现很罕见（例如，Van der Woude 综合征）。

4. 主要为散发性。

5. 总是见于原发腭，也可发生变化而见于继发腭。

a. 顿挫型（不完全型）。

b. 唇裂和牙槽裂。

c. 完全性唇腭裂。

II. 正常腭部的解剖结构

A. 硬腭（骨腭；图 26-1）

1. **切牙孔**，有以下结构从中穿过。

   a. 鼻腭神经。

   b. 蝶腭动脉。

2. **原发腭**

   a. 位于切牙孔前方。

   b. 由双侧上颌骨腭突融合而形成。

3. **继发腭**

   a. 位于切牙孔后方。

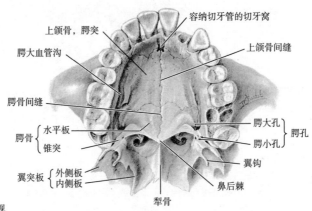

A 下面观

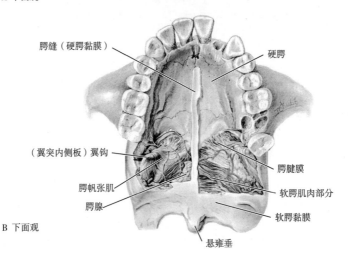

B 下面观

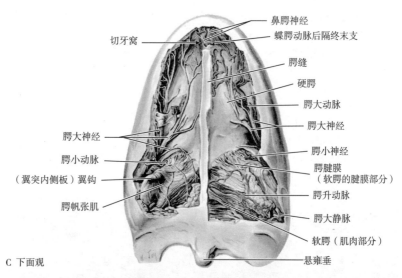

图 26-1 硬腭解剖图 A. 去除所有软组织的正常腭部解剖图；B. 去除前（硬）腭软组织的腭部解剖图；C. 保留所有软组织的腭部解剖图，描绘了腭部肌肉和黏膜的神经血管供应。（引自 Moore KL, Dalley AF, Agur AM, eds. Clinically Oriented Anatomy. 6th ed. Philadelphia, PA: Lippincott Williams & Wilkins; 2010.）

    b. 由腭骨的双侧水平板融合而形成。

    c. 腭大孔，有腭大神经和腭大动脉（腭前成形术皮瓣血供）从中穿过。

    c. 单纯腭裂涉及这一区域和软腭。

  B. **软腭**（图 26-2）：参与腭咽（VP）闭合（由相应神经支配）的黏膜和肌肉。

    1. **腭帆提肌**（LVP，第 X 对脑神经）

      a. 软腭上提并与咽后壁相贴（"膝"动作）。

      b. 参与腭咽闭合的关键肌肉。

      c. 正常情况下，腭帆提肌横向穿过软腭，在（软腭）中线处与对侧（同名）肌肉交叉成直角，但是在腭裂中它纵向延伸；畸变/异常插入。

    2. **腭帆张肌**（第 V 对脑神经）

      a. 绕过翼钩（蝶骨）。

      b. 在修复中，常常分开肌腱以减小肌肉闭合张力［腭帆间软腭成形术 IVV］。

      c. 功能：打开咽鼓管。

    3. **腭舌肌**（第 X 对脑神经）

      a. 起始于舌部，穿过扁桃体前柱，插入软腭前部。

      b. 功能：使腭部下降。

      c. 在动态括约肌咽成形术（DSP）中使用。

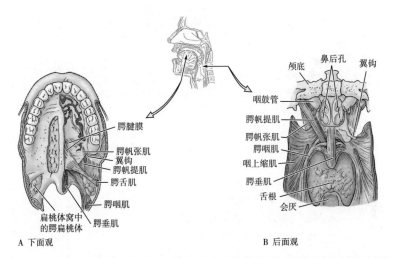

图 26-2 正常腭部肌肉解剖图（A）下面观图和（B）后面观图中显示了腭部肌肉和咽缩肌之间的相互关系。（引自 Moore KL, Dalley AF, Agur AM, eds. *Clinically Oriented Anatomy*. 6th ed. Philadelphia, PA: Lippincott Williams & Wilkins; 2010.）

    4. **腭咽肌**（第 X 对脑神经）

        a. 起始于后咽，穿过扁桃体后柱，插在软腭上。

        b. 功能：使腭部下降。

        c. 在动态括约肌咽成形术中使用。

    5. **腭垂肌**（第 X 对脑神经）

        a. 起始于（腭帆）提肌之后，止于腭垂（悬雍垂）尖端。

        b. 功能：使悬雍垂收缩和向上提升。

    6. **咽上缩肌**（第 X 对脑神经）

        a. 在咽壁内向前延伸的阔肌。

        b. 插入位置：软腭。

        c. 功能：使外侧咽壁向内侧运动。

C. **血供**

    1. **腭大动脉是腭黏膜的主要血供。**

        a. 大多数腭成形术皮瓣的血管蒂。

        b. 位于硬腭内的上颌结节内侧。

    2. 腭小动脉：供应软腭。

    3. 蝶腭动脉。

    4. 颈外动脉的咽升动脉分支和面动脉的腭升支。

D. **神经支配**

    1. 硬腭：腭大神经（第 5 对脑神经）和鼻腭神经（第 V 对脑神经）。

2. 软腭：腭小神经（第 5 对脑神经）。

III. 腭裂的解剖学和分类

A. 严重性区分

1. 只有悬雍垂裂。

2. 具有三种症状的黏膜下裂：肌肉组织异常的完整黏膜。

a. 悬雍垂裂。

b. 硬腭切口（检查时可触知）。

c. 透明带：苍白的中线黏膜。

3. 只有软腭裂（软腭，Veau I 型）。

4. 软腭裂和骨腭裂（软腭和硬腭，Veau II 型）。

5. 原发性腭裂（唇裂和腭裂的一种）。

a. 唇部、鼻孔底、牙槽和原发腭。

b. 可能会发展至后方的继发腭。

i. 如果是单侧完全性腭裂，则为 Veau III 型。

ii. 如果是双侧完全性腭裂，则为 Veau IV 型。

6. 继发性腭裂。

B. 腭帆张肌和腭帆提肌的异常插入。

1. 咽鼓管功能障碍和中耳积液排出减少。

a. 导致听力丧失的复发性中耳炎。

b. 鼓膜切开术用通气引流管。

i. 需要为 95% 的腭裂病人置管。

ii. 经常在进行腭裂修复时使用。

2. 腭帆提肌没有在中线处形成直角交叉，反而呈前后向延伸，插入硬腭后缘。

IV. 腭部胚胎学

A. 原发腭（胚胎发育第 5 周发生）

1. 切牙孔前方的唇部、牙槽、鼻孔底和硬腭。

2. 额鼻突的内侧和外侧鼻突迁移并融合，形成正中腭突。

3. 正中腭突由双侧的内侧鼻突融合而形成，成为前颌骨。

B. 继发腭（第 5 周到第 12 周发生）

1. 切牙孔后方和软腭。

2. 双侧腭突由正中颌突形成。

3. 外侧腭突先在垂直方向垂下，然后沿水平方向向上生长。

a. 右外侧腭突先于左外侧腭突进入水平生长状态，这可以解释左侧腭裂发病率较高的原因。

b. 女性的（腭突）融合比男性要多花一周时间，这可以解释女性发病率较高的原因。

4. 融合过程始于切牙孔部位并向后发展，一旦（融合）中断，腭裂就会形成。

V. 病因

A. 遗传学

1. 腭裂：致病基因导致的常染色体隐形遗传性状。

2. 唇腭裂：多基因导致，通常为散发性。

B. 环境因素

1. 吸烟：不确定因素，但许多研究已经显示了它的作用。

2. 致畸物：酒精和异维 A 酸增加了致病风险。

3. 叶酸和维生素 B_6 可能有保护作用。

C. 原发性颌后缩。Pierre Robin 综合征。

1. 宽大的"U"形腭。

2. 气道阻塞。

3. 由于舌下垂（舌部后移），外侧腭突无法融合，从而导致腭裂。

VI. 初步评估

A. 加强喂养和增加体重。

1. 由于腭裂患儿的口腔吮吸困难，需要用 Haberman 奶嘴或十字口奶嘴。

2. 通常在 1 岁时可进行腭部修复手术，但如果患儿此时尚不适合进行手术，也可延后进行。

B. 下颌骨解剖结构

1. **往往是正常的**

2. **原发性颌后缩（Pierre Robin 综合征）**

   a. 采取俯卧位以缓解舌下垂和气道阻塞。

   b. 持续脉搏血氧监测和多导睡眠监测，以对阻塞性睡眠呼吸暂停（OSA）进行评估。

   c. 使用 pH 探针评估胃食管反流。

   d. 如患儿发育停滞，需进行营养会诊，可能要用饲管。

   e. 进行直接喉镜检查以确定有无另外的气道病症（例如，声门下狭窄）。

   f. 考虑尽早进行下颌骨牵引术。

   　i. 如果气道状况不稳定，手术可能要在插管状态下进行。

   　ii. 进行牵引术直至气漏，然后拔管。

   g. 考虑到患者的气道问题，经常将腭裂修复手术延后至下颌骨进一步发育后进行。

   h. 可能需要早日进行气管切开术（二级策略），之后可在标准年龄进行腭裂修复。

C. 患者检查

1. 使用笔形电筒和压舌板。

   a. 哭泣的婴儿更容易检查。

b. 让孩子仰卧，然后使其头部朝下倒置于父（母）亲的大腿上。

2. 寻找悬雍垂裂并触诊裂缝以确定骨的涉及程度。

3. 在双侧唇腭裂的病例中可能会在鼻咽部看到犁骨（图 26-3A）。

VII. **目标**

A. **裂缝闭合**

1. 分隔口腔和鼻腔。

2. 防止吞气症并阻止口部内容物反流进入鼻咽部。

B. **语音 / 腭咽结构完整**

1. 需要功能完整的腭咽结构。

a. 软腭和后咽贴在一起。

b. "膝"动作描述了腭部的生理运动。

2. 手术目标：增加腭部长度和恢复正常肌肉位置。

3. 防止适应不良的补偿性异常音。

a. 把握手术时机，患儿 1 岁时即可进行修复。

b. 把握时机，进行一系列重要语音（第一批词汇）训练。

4. 在一些患者中，腭裂修复手术可能导致阻塞性睡眠呼吸暂停。

C. **听力**

1. 中耳炎。

a. 咽鼓管功能障碍：腭帆提肌的起始位置异常影响"挤奶"动作，从而导致咽鼓管通气不畅。

b. 复发性感染会导致永久性耳损伤。

2. 在进行腭裂修复时实施鼓膜切开术。

D. **面部发育**

1. **幼儿期腭部修复可能对上颌发育有不利影响，但早期纠正对语音改善的好处远远大于这一缺点。**

2. 医学界有人提倡继发腭的较早修复和原发腭的延迟修复（有争议的"两阶段"治疗方法）。

3. **患者可能需要在青春期进行正颌手术**（Le Fort I 型推进；参见第 29 章），以治疗面中部发育不全和第 III 类咬合不正。

VIII. **修复技术**

A. **在唇腭裂中，原发腭和继发腭都需要修复。**

1. 必须抬起整个腭部以闭合裂缝。

2. 在原发腭上分层修复鼻黏膜和口腔黏膜。

B. **在单纯腭裂中，只有继发腭需要修复。**

1. 通常只切开软腭。

2. 如裂缝较宽，可能需要提升整个腭部以进行无张力缝合。

3. 在继发腭上分层修复鼻黏膜、肌肉和口腔黏膜。

C. 用于原发腭的修复技术可以从用于继发腭的修复技术中单独挑选。

D. Dingman 开口器、辅以肩部转动的俯卧抬头位和特伦德伦伯卧位都可用于扩大手术部位的暴露。

E. **继发腭修复技术**

　　1. **直线修复术或者腭帆间软腭成形术（IVV）**（图 26-3）。

　　　　a. 可用于裂缝较宽的情况。

　　　　b. 三层缝合。

　　　　c. 从硬腭处解除腭帆提肌的异常插入并翻转到后方。

　　　　d. 腭帆间软腭成形术：从硬腭处切断并剥离腭帆提肌，并在软腭中线处修复肌肉。

　　　　e. 不良后遗症：可能出现腭部缩短以及后续的腭咽闭合不全（VPI）。

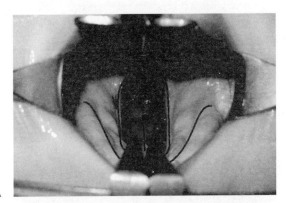

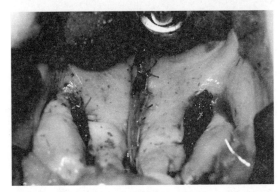

图 26-3　Von Langenbeck 腭成形术　A. 双侧腭裂的术前外观，外科视图。计划沿裂缝边缘以及犁骨黏膜中（中线）做切口。图中还显示了外侧松弛切口。前端的黑色虚线处将会被切开以便把双蒂皮瓣转化为单蒂岛状修复皮瓣（Bardach）。在软腭中，计划进行直线（IVV）修复。B. 缝合口腔黏膜、肌肉和鼻黏膜之后的腭部外观。外侧切口中填入了纤维材料以便止血。（图片由 Craig Birgfeld 博士提供）

2. **Furlow 腭成形术或双反向 Z 字腭成形术**（图 26–4）

　　a. 用于口腔和鼻腔闭合的反向黏膜 Z 字修复皮瓣。

　　　　i. 口腔黏膜瓣位于患者的口腔左侧。

　　　　　　a）常规技术。

　　　　　　b）记住：对惯用右手的外科医师而言，掀起口腔左侧的三角形黏膜瓣更为容易。

　　　　ii. 鼻腔黏膜瓣位于患者的鼻腔右侧。

　　b. 三角形黏膜瓣的翻转会"自动"让腭帆提肌对准其解剖位置（回忆：腭帆提肌的异常插入）。

　　c. 延长软腭。

　　d. 不良后遗症：为了获得（腭的）长度而牺牲了宽度；如患者裂缝较宽，可能无法采用这种方法（应考虑腭帆间软腭成形术）。

　　e. 可能会导致睡眠呼吸暂停。

F. **原发腭修复技术**

1. **Von Langenbeck 修复法**（图 26–3）

　　a. 双蒂黏骨膜皮瓣。

　　　　i. 前蒂：由蝶腭动脉供血。

　　　　ii. 后蒂：由腭大动脉供血。

　　b. 沿着裂缝边缘从舌部到牙槽做出平行切口。

　　c. 外侧松弛切口保持开放，待二期愈合。

　　d. 将鼻腔和口腔黏膜瓣移动到中线处，并进行分层缝合。

　　e. 不良后遗症：可能会限制上颌骨的发育；此方法为高张力修复，可能会导致再次开裂。

2. **V–Y 后推修复法**（Veau–Wardill–Kilner 法）

　　a. 位于后部的双侧带蒂皮瓣。

　　b. V–Y 皮瓣向后推进。

　　c. 延长腭部便于发音。

　　d. 不良后遗症：可能限制上颌骨发育。

3. **两瓣法腭成形术**（Bardach 修复法，图 26–4）

　　a. 需要掀起整个腭黏膜：基于腭大动脉的岛状瓣。

　　b. 可能用于单纯腭裂中裂缝较宽的病例，以获得额外黏膜供缝合。

　　c. 最常见的唇腭裂修复方法。

　　d. 不良后遗症：前部区域需二期愈合，导致上颌骨发育受限。

G. **修复较宽裂缝的其他策略**

1. 凿断钩突能够将外侧软组织推向中线处。

2. 用骨凿将腭大孔内壁凿断，以增加血管蒂长度。

3. 以精细解剖的方式松弛血管蒂周围的骨膜鞘，以获得额外的血管蒂长度。

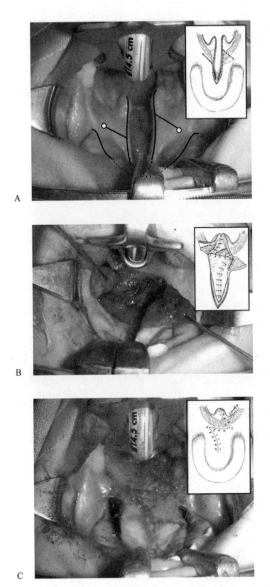

图 26-4 Furlow 双反向 Z 字腭成形术 A. 单侧腭裂的术前外观，外科视图。沿着裂缝边缘设计切口，外侧松弛切口如图所示。标记两侧钩突（白圈所示位置）以便设计 Z 字成形术切口。右边悬雍垂的基部是另一重要位置。回顾一下上文，左边的 Z 字成形术皮瓣就是口腔黏膜瓣。这是惯用右手的外科医师最容易掀起的皮瓣。插图：某单纯腭裂病例中的切口和畸形腭帆提肌组织的图示。B. 缝合鼻腔层之后，包括右侧黏膜瓣在内的腭部外观。口腔层和左侧黏膜瓣缩回。插图：一期 Z 字成形术的图示。C. Z 字成形术二期缝合后，Furlow 腭成形术的最终外观。插图：腭帆提肌的正常解剖关系已经恢复。（图片由 Craig Birgfeld 博士提供）

IX. 辅助技术

A. 颊脂垫瓣

1. 在上颌结节后侧做小切口。

2. 从面颊区域轻轻地分离脂肪。

3. 该皮瓣展开后可以覆盖相当大的表面积。

4. 在二期黏膜化。

B. 犁骨黏膜瓣

1. 蒂位于上部。

2. 在所有唇腭裂修复手术中，可用于前部鼻黏膜缝合。

C. 鼻甲黏膜瓣

1. 蒂可位于上部或下部。

2. 在唇腭裂修复中，用于原发腭的鼻黏膜缝合。

D. 面动脉黏膜瓣

1. 基于面动脉的口内黏膜瓣。

2. 经常用于修复二期腭瘘。

E. 牙龈骨膜成形术

1. 很少使用。

2. 在唇部修复时，可用于闭合牙槽裂隙。

3. 仅当大、小裂隙的宽度在约 1mm 以内时才有可行性。

F. 其他技术

1. 修复原发腭时，可同时采用两种不同的技术，一侧各用一种。

2. 例如，双蒂 Von Langenbeck（双蒂皮瓣）修复法可用于修复较小的裂隙，而单瓣 Bardach（单蒂岛状皮瓣）修复法可用于修复较大的裂隙。

X. 牙槽突裂骨移植

A. 应在恒牙列萌出前实施（7 岁左右）

B. 目标

1. 能稳定支撑即将萌出的恒牙列。

2. 为有缺陷的开裂鼻翼基底提供骨性支撑。

3. 能帮助缝合鼻牙槽瘘。

a. 在有唇裂或腭裂存在时经常无法修复。

b. 防止鼻反流。

C. 需要髂嵴松质骨移植

1. 切口要做得平行且位于髂嵴下方。

2. 切开髂骨上的软骨帽。

3. 用刮匙"舀出"松质骨。

D. 口内黏膜瓣切取

1. 在附着龈或牙乳头正上方位置做切口，向上滑行进入两侧的裂隙区。

2. 进行鼻底和腭黏膜缝合。

3. 再靠近最后一颗磨牙的非附着龈位置做后切口。

4. 沿上颌骨进行骨膜下剥离。

5. 将松质骨填入裂隙缺陷处。

6. 从黏膜瓣下侧释放骨膜套，以便将其翻转至裂缝缺陷处进行前唇黏膜缝合时能减轻缝合张力。

XI. **腭裂修复术的潜在并发症**

A. **急性气道阻塞**

1. 出血、误吸、喉痉挛。

2. 舌头肿胀；Dingman 开口器引起的再灌注损伤。

3. 即时围术期的再插管率约为 1%。

4. 放置舌针，并可能需要在术后放置鼻咽导气管。

5. 持续脉搏血氧监测。

B. **腭皮瓣开裂，可能原因包括**

1. 张力过大。

2. 皮瓣血运不足。

3. 缝合不足或者过度缝合。

C. **腭瘘**

1. 据报道，腭瘘发生率为 5% ~ 15%。

2. 在裂隙较宽的双侧唇腭裂病例中最为常见。

3. **硬、软腭连接处是最常见的发病部位。**

4. 单层缝合可能是风险因素之一。

D. **面中部发育受限**

1. 患有腭裂或唇腭裂的孩子会存在固有的面中部发育问题。

2. 由腭修复导致的瘢痕或二期愈合加剧了上颌骨发育受限的状况。

3. 避免二期愈合可能会减少这种情况的发生。

   a. 如可能，应尽量限制皮下组织剥离。

   b. 用颊脂垫瓣闭合外侧的开放区域。

4. 腭修复的时间选择：应尽可能推迟腭修复，以满足最大限度的上颌骨发育，但要在患儿开始说话之前进行腭修复。

E. **鼻音过轻**：相比腭咽闭合不全，更为少见；与腭咽的过度闭合有关。

F. **腭咽闭合不全**

1. 软腭的不完全闭合

   a. 鼻咽漏气。

   b. 鼻音过重的发音。

2. **腭成形术之后的发病率为 20%。**

3. 原因为腭长度不够和（或）肌肉功能较差。

4. 为了发音能被人听懂并理解，患者会发展出适应不良的补偿性异常音来代替正常音，特别是

    a. 摩擦音

    b. 喉塞音

5. 治疗

    a. **用阻塞器修复体**（假体）填充组织缺陷部位。

    b. **咽后瓣法**（PPF）

        i. 静态的非生理性技术。

        ii. 从后咽切取黏膜瓣。

            a）黏膜和咽上缩肌。

            b）蒂位于上方；将皮瓣缝合到软腭上。

        iii. 表现为带有两个外侧端口的组织"桥"。

        iv. 需要患者训练侧壁运动。

    c. **动态括约肌咽成形术**（DSP）

        i. 动态技术。

        ii. **蒂位于上方的扁桃体后柱肌黏膜皮瓣**（腭咽肌）。

        iii. 在中线处交叉并重叠覆盖（角度多变）。

        iv. 适应于侧壁内侧偏移缺失或最低偏移程度的状况。

        v. 表现为单一端口。

    d. **后咽脂肪移植**（PPFG）

        i. 手动抽脂术。

        ii. 注入咽后壁黏膜下层以缩短到软腭的距离。

G. **阻塞性睡眠呼吸暂停**

1. 患腭裂人群中的发病率不断增加。

2. 更可能在二期语音修复手术之后出现，例如，咽后瓣法、动态括约肌咽成形术和后咽脂肪移植。

要点问答

1. 腭成形术对上颌骨发育有什么影响？

    导致上颌骨发育受限。

2. 腭瘘的最常见发病位置是哪里？

    硬腭和软腭的连接处。

3. 硬腭和软腭的血供有哪些？

    硬腭：腭大动脉。

    软腭：腭小动脉、咽升动脉和面动脉的腭升支。

简图描绘

画出 Furlow 腭成形术。

见图 26-4

推荐阅读

Fisher D. M., Sommerlad B. C. Cleft Lip, Cleft Palate and Velopharyngeal Insufficiency. *PlastReconstr Surg.* 2011; 128（4）: 342e–360e. PMID: 21921748.

Furlow L. T. Jr. Cleft Palate Repair by Double Opposing Z–plasty. *PlastReconstr Surg.* 1986; 78（6）: 724–738. PMID: 3786527.

Liau J. Y., Sadove A. M., van Aalst JA. An Evidence–based Approach to Cleft Palate Repair. *PlastReconstr Surg.* 2010; 126（6）: 2216–2221. PMID: 21124164.

颅缝早闭和颅面综合征

I. 颅面胚胎学和发展

  A. 头面部的骨骼组织来源于间充质细胞和脑神经嵴细胞。

  B. 通过软骨内骨化和膜内骨化形成骨骼（图 27–1）。

    1. 在妊娠 23~26 天时头骨开始发育。

    2. **脑颅**：发育成颅骨并且在大脑周围形成骨性外壳。

      a. **膜性新颅**：颅顶前体。

        i. 成对的额骨、顶骨、鳞状颞骨和上枕骨。

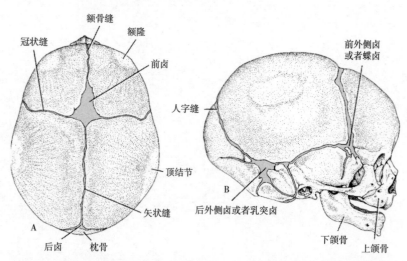

图 27–1 新生儿头骨的主要骨骼、囟门以及颅缝如（A）顶面观图和（B）侧面观图所示 （修改 自 Sadler T. *Langman's Medical Embryology*. 9th ed. Image Bank. Baltimore, MD: Lippincott Williams & Wilkins; 2003.）

ii. **通过膜内骨化形成骨**（间充质的直接骨化）。

b. **软骨性新颅**：颅底前体。

i. 包括蝶骨、筛骨、乳突骨、颞骨岩部以及下枕骨。

ii. **通过软骨内骨化发育成骨**（软骨前体的骨化）。

3. **脏颅**：面颅骨骼的前体。

a. **来源于第一咽弓的神经嵴细胞**（Meckel 软骨）。

i. **上颌突**（第一咽弓的背部）形成了前颌骨、上颌骨、颧骨和鳞状颞骨。

ii. **下颌突**（第一咽弓腹部）形成了下颌骨、锤骨和砧骨。

b. **第二咽弓**（Reichert 软骨）生成了镫骨、颞骨茎突和舌骨小角，以及舌骨体上部。

c. 通过膜内骨化形成骨。

C. 颅缝

1. 颅骨之间的纤维连接。

2. **额骨缝、矢状缝、冠状缝、人字缝和鳞状缝**（图 27-1）。

a. 可能会发生畸变（例如，通过产道的时候）。

b. 由毗邻的骨化前沿、分布于期间的间充质组织以及下面的硬脑膜组成。

c. 在发育期间考虑（进行）头部扩张术。

i. **头骨生长的主要刺激因素是脑部生长。**

ii. 婴儿出生时的大脑占成人大脑尺寸的 25%，6 个月时占 50%，出生一年后占 75%。

iii. 两岁半左右时完全达到成人的脑容量。

3. **囟门**（婴儿"软点"）是两条或更多条颅缝的汇合。

a. 前囟（前囟）：两岁左右闭合。

b. 后囟（人字缝尖）：两个月左右闭合。

4. 缝闭合的顺序。

a. 额骨缝：3~9 个月（唯一在儿童期闭合的缝）。

b. 矢状缝：20~22 岁。

c. 冠状缝：23~24 岁。

d. 人字缝：26 岁。

D. **窦的发育**（表 27-1）

表 27-1	窦发育	
窦	**第一次出现的年龄**	**发育完全**
上颌窦	妊娠 3 个月	儿童期
蝶窦	妊娠 5 个月	儿童期

续表

表 27-1	窦发育	
筛窦	妊娠 5 个月	发育期
额窦	5 岁（唯一在产后出现的窦）	青春期

II. 颅缝早闭
  A. 颅缝的过早融合
  B. Virchow 定律
    1. 发生生长受限的部位与受影响的颅缝垂直。
    2. 头骨发生补偿性生长的部位与受影响的颅缝平行。
  C. 非综合征型（原发性）颅缝早闭
    1. 没有相关畸形发生的单纯性颅缝融合。
    2. 大部分是散发性发病模式（在安全出生的婴儿中的发病率为 0.6‰）。
  D. 综合征型颅缝早闭
    1. 以颅缝过早融合为标志的畸形症候群。
    2. 相关的畸形特征和先天性畸形。
    3. 基因遗传模式（例如，常染色体显性遗传、常染色体隐性遗传以及 X 连锁遗传）。
    4. 在一些病例中关联到一些特定的基因突变（见下文）。
  E. 继发性颅缝早闭：由其他疾病过程引起的颅缝过早融合。
    1. 甲状腺功能亢进
    2. 特发性高钙血症
    3. 佝偻病
    4. 头小畸形
    5. 黏多糖积贮症
    6. 血液系统疾病（地中海贫血症、真性红细胞增多症以及镰状细胞病）
    7. 医源性因素（例如，脑积水分流后发生）
  F. 诊断、检查和会诊
    1. 病史
      a. 头部轮廓异常。
      b. 睡眠障碍。
      c. 发育不良或无法达到发育指标。
    2. 身体检查
      a. 沿着骨缝可以摸到明显的嵴。
      b. 触诊到沿骨缝活动受限。
      c. 畸形的面部特征或面部不对称。

       d. 对比年龄预测标准发现头围异常。

       e. 囟门的轮廓不清、囟门缺失或者膨胀。

       f. 进行眼底检查发现视神经乳头水肿。

   3. 颅内压增高（ICP）评估

       a. 约 10% 患有单骨缝闭合的患者和 40% 患有多骨缝闭合的患者有颅内压增高的症状。

       b. 烦躁易怒、生长障碍、极度沮丧、呕吐、囟门膨胀和视乳头水肿。

       c. 要求对所有确诊的患者进行神经外科会诊。

   4. 成像：CT 扫描（计算机断层扫描）。

       a. 在诊断中例行使用。

       b. 进行手术三维重建。

       c. 颅内压增高可能表现为脑积水或者 Luckenschadel（"铜打"）头骨症状。

   5. 遗传学评估。

   6. 进行**神经心理学评估**以确定基线认知功能。

   7. 应该进行**语言和听力评估**，以确保发育期间持续的语言习得。

III. **非综合征型颅缝早闭**

  A. **额缝早闭**

    1. 相对来说不常见的类型：占颅缝早闭的比例小于 10%。

    2. **畸形症状：三角头。**

    3. 相关检查结果：前额凸出的舟状头骨、额隆起、双侧颞骨间距变窄、眼距过窄和上眼眶缘凹陷。

  B. **矢状缝早闭**

    1. **最为常见的类型：占颅缝早闭的比例大于 50%。**

    2. 男性占多数：男女比例为 4:1。

    3. 散发性发作，有 2% 的遗传倾向。

    4. **畸形症状：舟状头**（长头症）。

    5. 相关检查结果：头骨前后长度增长，呈现出"舟状"外观，双顶宽度变窄，额骨和枕骨隆起。

  C. **单侧冠状缝（单冠缝）早闭**

    1. 第二常见的类型：占颅缝早闭的比例为 20%。

    2. **畸形症状：前斜头。**

    3. 相关检查结果：患侧额骨扁平化，对侧额骨发生补偿性隆起，患侧的前后长度缩短，患侧的耳朵发生向前移位，鼻尖偏向对侧。

    4. **小丑眼畸形**

       a. 发育期间同侧蝶骨大翼的下降缺失。

       b. **单冠缝早闭的示病性症状。**

  D. **双侧冠状缝（双冠缝）早闭**

1. 与综合征型颅缝早闭有关的最常见类型（诸如 Crouzon 综合征和 Apert 综合征）。

2. **畸形症状：短头。**

3. 相关检查结果：额骨垂直伸长导致额隆起、前颅底变宽、头骨前后长度缩短、枕骨扁平化、眼眶变浅以及眼距过宽。

E. **人字缝早闭**

1. 最少见的类型：占颅缝早闭的比例小于 3%。

2. 可能发生在单侧或双侧。

3. **畸形症状：后斜头。**

4. 相关检查结果：同侧枕骨扁平化，同侧耳朵向后下方移位，并且对侧枕顶部隆起。

F. **多缝早闭**

1. 通常作为综合征型颅缝早闭的一个特征发生。

2. 畸形特征取决于所涉及的骨缝类型。

3. **多颅缝早闭：** 所有颅缝融合。

   a. **非综合征型多颅缝早闭**

      i. 继发于脑部生长受损的容量扩张不足。

      ii. 头部轮廓正常，但头部容量小。

   b. **综合征型多颅缝早闭**

      i. 所有颅缝早闭抑制了脑部的正常生长。

      ii. Kleeblattschädel 畸形：苜蓿叶头骨。

        a）颅顶和鳞状骨缝鼓起。

        b）经常在婴儿出生后要立刻进行手术减压，以避免神经损害。

        c）可能需要实施脑脊液（CSF）分流术。

        d）必须对颈椎进行评估，以诊断是否有另外的畸形症状。

IV. **斜头畸形（姿势性头部畸形或者姿势性斜头畸形）**

A. 柔软的胎儿或婴儿头骨受到外力挤压而引起的。

B. 必须将其与人字缝早闭和冠状缝早闭区分开（图 27-2）。

C. **病因**

1. 仰卧的睡觉姿势：推荐（这种姿势）是为了减少婴儿猝死综合征的风险。这是姿势性斜头畸形的最常见病因。

2. 在子宫内受到挤压。

3. 脊椎畸形。

4. 先天性肌性斜颈（常常和斜头畸形一起发生）。

5. 眼性斜颈：引起偏头姿势的视野缺陷。

D. **针对潜在病因的特别治疗。**

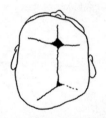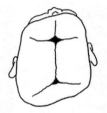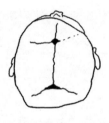

构造	人字缝早闭	后斜头畸形	冠状缝早闭
头骨	同侧枕骨扁平化；对侧枕骨和额骨隆起	平行四边形头部	同侧额骨扁平化；对侧额骨和枕骨隆起
耳	患侧耳朵向后下方偏移	枕骨扁平化一侧的耳朵向前上方偏移	患侧耳朵向前上方偏移
眼眶	患侧眼眶位置较高	枕骨扁平化一侧的眼眶稍微偏高	患侧的眼眶位置较高，"小丑"眼眶
鼻尖	偏向同侧	位于中线处	偏向对侧

图 27-2 区分斜头畸形和骨结合性斜头畸形的特征

1. **监督下的俯卧位通气**（"俯卧时间"）、物理治疗、治疗斜颈的肌肉伸展和适当的肌肉松解术、喂奶时旋转头部和颈部，以及定位婴儿姿势以鼓励他们看向患侧。

2. **塑形头盔**

   a. 头盔大小可以容纳头骨的最宽长度。

   b. 头盔的外力作用可使头骨发生补偿性生长。

   c. 每天配戴的时间必须超过 23 小时。

   d. 需配戴 2~3 个月或者更长时间方能有效。

   e. 若年龄超过 18 个月后才配戴，配戴效果欠佳；较早配戴头盔更有效。

   f. 随着颅骨轮廓的改善，需要用到多种头盔装置。

V. **综合征型颅缝早闭**

   A. **Apert 综合征**（图 27-3A）

   1. **遗传学**

      a. 为常染色体显性遗传，但是绝大多数病例表现为散发性突变。

      b. *FGFR2* **突变**（10 号染色体）。

   2. **颅面特征**

      a. 双侧冠状缝型颅缝早闭，尖短头畸形（头骨前后长度短，横向长度宽，头骨垂直方向过高），眼眶间距过远，眼球突出，脸中部发育不全并伴有Ⅲ类咬合不正，鹦鹉喙状鼻，高腭穹，偶发腭裂以及痤疮。

      b. 常见颅内压增高症状。

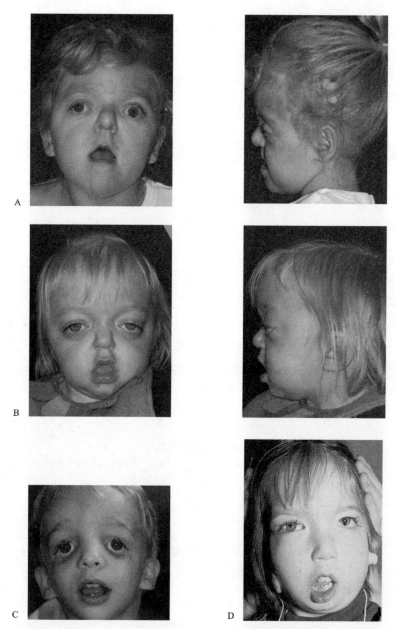

图 27-3 A. Apert 综合征; B.Crouzon 综合征; C.Treacher-Collins 综合征; D.Goldenhar-Gorlin 综合征(引自 Gold DH, Weingeist TA. Color Atlas of the *Eye in Systemic Disease*. Baltimore, MD: Lippincott Williams & Wilkins, 2001.)

　　3. **四肢：严重的手脚复合性并指（趾）**，在这种症状中，包括指（趾）骨在内，大部分或全部指（趾）融合；所有手指的指间关节僵硬；近端指间关节缺失；肘关节和肩关节也经常出现僵硬症状；第 4 ~ 第 5 掌骨发生骨性结合；大拇指桡侧弯曲变形。

　　4. **精神状态**：易变。

B. **Crouzon 综合征**（图 27-3B）

　　1. **遗传学**

　　　　a. 常染色体显性遗传。

　　　　b. *FGFR2* 突变。

　　2. **颅面特征**

　　　　a. 冠状缝和人字缝骨性结合，尖短头畸形，导致暴露性角膜炎的眼球突出 / 眼球突出，脸中部发育不全和Ⅲ类咬合不正。

　　　　b. 颅面特征的畸形严重程度比 Apert 综合征轻。

　　3. 由颅底畸形引起的传导性耳聋。

　　4. 四肢：正常。

　　5. 精神状态：易变。

C. **Saethre-Chotzen 综合征**

　　1. **遗传学**

　　　　a. 常染色体显性遗传。

　　　　b. *TWIST-1* 突变。

　　2. **颅面特征**：非对称性冠状缝骨性结合，眼眶变浅，内眦距过宽，眼睑下垂，脸中部发育不全，鼻中隔偏曲和发际线较低。

　　3. **四肢**：部分并指畸形。

　　4. **精神状态**：通常正常。

D. **Pfeiffer 综合征**

　　1. **遗传学**

　　　　a. 常染色体显性遗传。

　　　　b. *FGFR1*、*FGFR2* 和 *FGFR3* 突变。

　　2. **颅面特征**：尖短头畸形，冠状缝和（或）矢状缝骨性结合，眼眶变浅，眼距过宽，向下倾斜的睑裂和脸中部发育不全。

　　3. 四肢：蹞趾宽且大，脚趾较大，第 2、第 3 趾发生并指畸形。

　　4. **精神状态**：易变。

E. **Jackson-Weiss 综合征**

　　1. **遗传学**

　　　　a）常染色体显性遗传。

　　　　b）*FGFR2* 突变。

　　2. **颅面特征**：高度易变，可能表现出与其他综合征相似的特征。

　　3. **四肢**：蹞趾较宽或者脚趾发生并指畸形。

F. Carpenter 综合征

1. **遗传学**：常染色体隐性遗传（大部分综合征型颅缝早闭是常染色体显性遗传）。

2. **颅面特征**：多变的骨缝闭合，鼻梁平坦，低耳位，眼球和眼角异常。

3. **四肢**：短指畸形，手脚的并指畸形和身材矮小。

4. **精神状态**：受损。

G. Boston 型颅缝早闭

1. **遗传学**

a. 常染色体显性遗传。

b. *MSX2* 突变。

2. **颅面特征**：颅缝早闭，软腭裂。

3. **四肢**：第一跖骨头较短，三指节拇指。

VI. **颅缝早闭的功能性后遗症**

A. **中枢神经系统**

1. 不同程度的认知障碍。

2. 可能有颅内压增高的症状（要求所有患者接受神经外科会诊）。

B. **眼睛**

1. 眼球突出可能会引起暴露性角膜炎和视觉障碍。

2. 斜视。

3. 骨性眼眶和眼部畸形可能会引起形觉剥夺性弱视。

C. **气道**

1. 脸中部发育不全可能会导致不同程度的气道困难：从阻塞性睡眠呼吸暂停到关键气道狭窄。

2. 可能需要进行气管切开术。

3. 还可能需要进行 Monobloc 截骨牵引术或者 Le Fort III 型截骨推进术。

D. **语言和听力异常**

VII. **治疗**

A. **多学科团队**包括整形外科医师、神经外科医师、耳鼻喉科医师、儿科医师、口腔外科医师、正牙医师、儿科牙医、眼科医师、遗传学家、儿童神经心理学家、语言治疗师、社会工作者、营养师和护士。

B. **术前注意事项**

1. 家长应该参与手术护理计划。

2. 通过交叉配型测量术前血细胞比容（约 80% 的围术期输血需求）。

3. 两条大孔径的外周静脉导管、导尿管和动脉导管。

4. 术后准备 24～48 小时的（重症监护室 ICU）病床。

5. 围术期内使用的抗生素。

6. 围术期内可使用类固醇来消肿。

7. 采用俯卧位还是仰卧位取决于涉及的颅骨缝以及外科医师的优先选择。

    a. 可能需要专用枕头。

    b. 调整俯卧姿势。

       i. 更大的暴露（面积）。

       ii. 需要在术前对颈椎拍片以排除颅椎畸形。

8. 眼用软膏和角膜盾。

9. 麻醉剂注意事项。

    a. 维持正常体温的加温设备。

    b. 低血压麻醉剂。

    c. 用于定向自体输血的细胞回收装置。

    d. 用以减轻失血风险的抗纤维蛋白溶解药（Amicar）和促红细胞生成素。

C. 手术干预

1. 时间选择：3 个月 ~ 1 岁（若出现颅内压增高，则手术需提早进行）。

2. 提早手术：患者为硬脑膜诱发的较小颅骨缺陷的骨化作用保存一定的颅骨容量。

D. 术后护理

1. 24 ~ 28 小时的 ICU 监控。

2. 每隔 1 ~ 2 小时的定期神经检查。

3. 进行一系列的血细胞比容检测以评估持续出血状况。

4. 由下丘脑 – 垂体轴中断引起的电解质异常（特别是钠）。

    a.（抗利尿激素分泌异常综合征 SIADH）：低钠血症，限制性输液治疗，盐片，或者在静脉输液中增加钠的含量。

    b. 尿崩症：高钠血症和尿量增加。由于存在脱水风险，因而进行液体复苏治疗。

5. 颅内压增高监控（只在选择病例中实施）。

6. 术后发热症状很常见；术后感染症状罕见。

7. 其他并发症：静脉空气栓塞、硬脑膜破裂、脑脊液漏、视觉变化、癫痫、脑膜炎以及死亡。

VIII. 颅面裂

A. 病因学

1. 面突融合缺失。

2. 中胚层迁移缺失。

3. 羊膜带可能存在。

B. 极其罕见

1. 发病率：占出生婴儿数量的十万分之一。

2. Tessier 分类法（图 27-4）

3. "眼中心部位"。

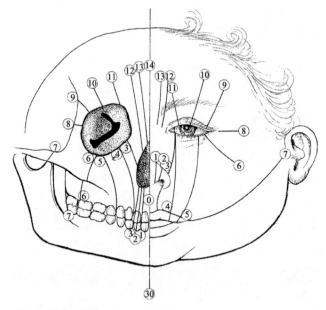

图 27-4 Tessier 颅面裂分类法

    a. 颅裂从睑缘向上延伸。

    b. 面裂从睑缘向下延伸。

    c. 相关的颅裂和面裂共有 14 对（例如，0 号和 14 号，1 号和 13 号，以及 6 号和 8 号）。

    d. Tessier 7 号颅面裂。

       i. 所有颅面裂类型中最常见的。

       ii. 检查结果：同侧小耳症和巨口症。

    e. 0~3 号颅面裂：口鼻裂；4~6 号颅面裂：口眼裂；7~9 号颅面裂：面侧裂。

C. 软组织畸形预示了潜在的骨裂（例如，不规则的发际线和睑缘）。

D. 裂缝可能涉及眼球（缺损）和眼外肌。

IX. 鳃弓综合征和半侧颜面短小

    A. 包含 Tessier 6、7 以及 8 号颅面裂的一组综合征。

    B. 包含 Treacher–Collins–Franceschetti 复合型综合征、Goldenhar 综合征和半侧颜面（颅面）短小。

    C. 病因学

      1. 胚胎发育期间的血管损伤（例如，镫骨的动脉血栓形成）。

      2. 致畸药物：萨利多胺和视黄酸。

3. 妊娠糖尿病。

D. Treacher-Collins-Franceschetti 复合型综合征（下颌面发育不全，图 27-3C）

1. **遗传学**

a. 常染色体显性遗传。

b. *TCOF1* 突变（5 号染色体）。

c. **颅面特征**：特征是在双侧且对称发生的，Tessier 6 ~ 8 号颅面裂，伴有身体和颧弓发育不全，下颌发育不足，下巴后缩，额头突出，下眼睑发育不全与**缺损**（先天性眼睑裂），内侧下眼睑缺失，向下倾斜的睑裂，上眼睑显示出组织冗余和假性上睑下垂。

2. **相关的畸形症状**

a. 小耳症和中耳畸形导致了传导性耳聋。

b. 腭裂。

c. 发际线畸形。

d. 气道困难。

i. 下颌骨发育不全继发的咽径减小。

ii. 可能需要进行早期气道干预。

3. **精神状态**：智力正常。

E. **半侧颜面（颅面）短小和鳃弓综合征**

1. **遗传学**

a. 主要为散发性，偶尔为家族聚集性。

b. 发病率：在活产婴儿中的比例为 1/5000 ~ 1/4000。

c. 男性占多数。

d. 10% ~ 15% 的病例为双侧发病。

2. **颅面特征**

a. 各种类型的骨架发育不全和软组织叠加。

b. 典型的下颌畸形症状，从轻度发育不全到下颌支、髁状突或者颞下颌关节的完全缺失。

c. 上颌发育不全、患侧向上的咬合斜面、反𬌗、开𬌗和巨口症。

d. 额面部视图上的"C"形畸形。

e. 眼眶异位和上睑缺损。

f. 面部肌肉萎缩和无力。

g. 伴有各种中耳和内耳畸形症状的外耳畸形。

3. **精神状态**：10% 的病例患有智力缺陷。

4. **治疗**

a. 轻度病例可能不需要治疗。

b. 在青春期早期进行下颌骨牵引成骨术。

c. 对于骨架发育成熟的患者，可能需要进行 Le Fort 截骨术、下颌骨双侧

　　　劈开截骨术和颏成形术。

　　d. 外耳重建。

　　e. 听力评估和耳聋治疗。

F. Goldenhar-gorlin **综合征**（眼耳脊椎发育不良；图 27-3D）

1. **遗传学**：大多数病例为散发性。

2. **颅面特征**

　　a. 在半侧颜面短小的范围之内，但程度更加严重。

　　b. 明显的额隆起，发际线低，上下颌发育不全，面部肌肉无力，眼球上皮样囊肿（眼皮样肿瘤），耳前皮赘，耳轮小凹，传导性耳聋和脊椎畸形。

3. **治疗**：与半侧颜面短小的治疗方法相似。

要点问答

1. Virchow 定律。

　　生长受限的发生部位垂直于受影响的颅缝，然而头骨补偿性生长的发生部位平行于受影响的颅缝。

2. 骨结合性斜头畸形和斜头畸形之间的区别。

　　斜头畸形是由柔软的胎儿或婴儿头骨受到外力挤压而导致的，而与此相对的是，颅缝的过早融合引起了颅缝早闭，结果依据 Virchow 定律的特性发生了补偿性生长。

3. 最常见的颅面裂类型。

　　导致同侧小耳症和巨口症的 Tessier 7 号颅面裂。

4. 综合征型颅缝早闭中相关的典型检查结果。

　　见第 V 节和图 27-3

简图描绘

1. 颅缝早闭中的所有颅缝、头骨骨骼和病态头形

2. Tessier 颅面裂

推荐阅读

Bradley JP, Gabbay JS, Taub PJ, et al. Monobloc advancement by distraction osteogenesis decreases morbidity and relapse. *PlastReconstr Surg*. 2006;118（7）:1585-1597. PMID: 17102732.

Czerwinski M, Hopper RA, Gruss J, Fearon JA. Major morbidity and mortality rates in craniofacial surgery: an analysis of 8101 major procedures. *PlastReconstr Surg*. 2010;126（1）:181-186. PMID: 20220557.

Czerwinski M, Kolar JC, Fearon JA. Complex craniosynostosis. *PlastReconstr Surg*. 2011;128（4）: 955-961. PMID: 21681124.

Fearon JA, Ruotolo RA, Kolar JC. Single suturalcraniosynostoses: surgical outcomes and long-term growth. *PlastReconstr Surg*. 2009;123（2）:635-642. PMID: 19182624.

Oh AK, Wong J, Ohta E, Rogers GF, Deutsch CK, Mulliken JB. Facial asymmetry in unilateral coronal synostosis: long-term results after fronto-orbital advancement. *PlastReconstr Surg*. 2008;121（2）:545-562. PMID: 18300974.

Smartt JM Jr, Reid RR, Singh DJ, Bartlett SP. True lambdoidcraniosynostosis: long–term results of surgical and conservative therapy. *PlastReconstr Surg*. 2007;120（4）:993–1003. PMID: 17805129.

Tessier P, Kawamoto H, Posnick J, Raulo Y, Tulasne JF, Wolfe SA. Taking calvarial grafts, either split in situ or splitting of the parietal bone flap ex vivo tools and techniques: V. A 9650–case experience in craniofacial and maxillofacial surgery. *PlastReconstr Surg*. 2005;116（5 Suppl）:54S–71S; discussion 92S–94S. PMID: 16217445.

Warren SM, Proctor MR, Bartlett SP, et al. Parameters of care for craniosynostosis: craniofacial and neurologic surgery perspectives. *PlastReconstr Surg*. 2012;129（3）:731–737. PMID: 22373978.

面部创伤

I. 急诊科（ED）评估

A. 病史

1. **损伤机制**决定了力量的程度。

   a. 人之间的暴力（通常能量较低）。

   b. 机动车事故（通常能量较高）。

2. **病史**，先前的面部创伤。

3. **损伤时间**。

4. **意识丧失?**

5. **主诉**：复视、失明、听觉丧失、咬合不正和鼻漏。

6. **环境方面的考虑**：化学物质接触?

7. **以往的病史/手术史**、用药、吸烟和药物滥用。

B. 体格检查

1. **创伤患者**：ABCs（呼吸道、呼吸和循环）必须是最优先检查的项目。

   a. 大部分面部创伤患者需要临床/射线照相颈椎评估和治疗。

   b. 超过10%的面部创伤患者有相关的颈椎损伤。

2. **控制出血**——鼻腔填塞，对撕裂伤实施加压包扎。

3. 需要**适当**的光照、冲洗和负压吸引。

4. **检查**：撕裂伤、擦伤、灼伤、水肿、对称性、鼻中隔血肿和牙齿咬合。

5. **触诊**

   a. 头骨、眼眶缘、颧弓、上颌骨和下颌骨。

   b. 评估对称性、塌陷、捻发音和疼痛。

6. **完整的脑神经检查**（在实施局部麻醉之前），重点放在：

   a. **感觉**：轻触第Ⅴ对脑神经的三条分支——眼支、上颌支和下颌支。

   b. **运动**：检查第Ⅶ对脑神经的所有分支（颞支、颧支、颊支、下颌缘支和颈支），并寻找不对称性。

7. **眼**

    a. 用视力检查卡片检查视敏度。

    b. 瞳孔对光反射检查。

    c. 用摆动闪光试验排除传入性瞳孔缺陷（视神经损伤）。

    d. 复视（水平和垂直方向）。

    e. 眼外肌运动。

        i. **如果患者处于气管插管状态、服用了镇静剂或者存在眶周骨折，进行被动牵拉试验以排除肌肉卡压症状。**

        ii. 用精细镊抓住巩膜（远离角膜），并将眼球移向上、下、侧视位置，以检查是否存在眼外肌卡压。

    f. 前房积血或眼外伤。

    g. 眼球内陷。

    h. 眼睑位置。

    i. 内眦韧带稳定性（和内眦距过宽）。

8. **耳**

    a. 检查外耳所有表面是否有撕裂伤及软骨膜血肿。

    b. 观察 Battle 征：乳突瘀伤，表明有颅底骨折。

    c. 耳镜检查：鼓室积血、脑脊液（CFS）漏和鼓膜穿孔。

    d. **必须清除外耳血肿并放置支垫。**

9. **鼻**

    a. 评估鼻骨轮廓。

    b. **使用鼻内镜**进行鼻内检查：评估撕裂伤、鼻塞，**排除鼻中隔血肿**（如果不进行治疗**可能导致鼻中隔坏死**）。

10. **面中部，面颊**

    a. **应该检查靠近 Stenson（腮腺）导管的部位**（从口唇联合处到耳屏划一条线，伤口位于线中部 1/3 处）**是否有撕裂伤。**

    b. 检查是否有颧骨压扁和睑裂下斜症状。

    c. 固定头骨时评估面中部的肌肉运动状况。

11. **下颌骨、口腔、咬合**

    a. **评估咬合**

        i. **询问患者"你咬东西没问题吗？"**

        ii. 检查牙齿的磨损面——如果咬合正常这些磨损面会上下吻合。这种方法对于无反应患者很有用。

        iii. 前牙开𬌗或后牙开𬌗，反𬌗。

    b. 记录松动牙、缺失牙和断牙。

    c. 检查口腔黏膜，是否有撕裂伤和瘀斑。

    d. 测量切口距离。

e. 黏膜下血肿表明可能发生下颌骨骨折。

f. 通过开口和闭口动作在外耳道触诊颞下颌关节。

g. 注意口腔卫生和任何可能成为感染源的龋齿（表 28-1）。

表 28-1	脑神经及其神经孔	
编号	名称	神经孔
I	嗅神经	筛板
II	视神经	视神经孔
III	动眼神经	眶上裂
IV	滑车神经	眶上裂
V	三叉神经：眼支（V_1）	眶上裂
	三叉神经：上颌支（V_2）	圆孔
	三叉神经：下颌支（V_3）	卵圆孔
VI	外展神经	眶上裂
VII	面神经	内耳道和茎乳孔
VIII	听神经	内耳道
IX	舌咽神经	颈静脉孔
X	迷走神经	颈静脉孔
XI	副神经	颈静脉孔
XII	舌下神经	舌下神经管

C. 诊断

1. **颌面 CT** 是评估面部骨折的"金标准"。

  a. 冠状面。

    i. 鼻骨的精确评估。

    ii. 眼眶壁和可能的眶内容物疝入上颌窦。

  b. 三维重建可用于复杂的全面部骨折重建的计划。

  c. 骨折的预兆表现。

    i. 骨性畸形。

    ii. 关节液混浊。

    iii. 颅腔积气，或软组织积气、水肿。

2. 在下颌骨骨折病例中**获得曲面断层片**（需要患者端坐在曲面断层设备中，因此无反应患者不能做这项检查）。

3. **考虑进行平片和三维重建图检查以评估缺失的下颌骨片（如枪伤）；在无法进行曲面断层片拍片的情况下可采用这两种方法。**

D. **软组织损伤**

1. **面部区域阻滞**用于对清醒的患者实施麻醉（可见图 10.7）。

    a. **眶上神经、滑车上神经和滑车下神经**

        i. 前额 / 头皮前部 / 上眼睑 / 眉间。

        ii. 将针插入眶上缘的瞳中线，向内侧推进以到达滑车上神经。

    b. **眶下神经**

        i. 鼻侧 / 上唇 / 下眼睑 / 面颊内侧。

        ii. 将针插入犬牙根上方的上颊沟，位置在眶下缘之下沿瞳中线向下 6 ~ 10mm。

    c. **颏神经**

        i. 下唇 / 下巴。

        ii. 将针插入第二前磨牙部位的下颊沟。

    d. **颈丛神经、耳大神经、颈横神经**

        i. 耳后 / 下颌角 / 颈前。

        ii. **耳大神经和颈横神经都出现在 Erb 点。**

            a）耳屏以下 7cm 处。

            b）胸锁乳突肌（SCM）后缘。

        iii. 标记患者的胸锁乳突肌位置（屈曲时），确定从锁骨到乳突的中点位置以便注射。

    e. **耳颞神经、耳大神经、枕小神经、Arnold 神经**

        i. 耳部"环形阻滞"。

        ii. 将针插入小叶与面颊的接合处，然后按圆形轨迹注射 4 针。

        iii. 避开颞浅动脉。

        iv. 由于 Arnold 神经（迷走神经耳支，第 X 对脑神经）的存在，在外耳道实施单独注射。

2. **撕裂伤修复**

    a. 面部有充足的血管供应；避免过度清创。

    b. 在最小张力条件下实施分层修复。

    c. 用大量生理盐水冲洗伤口，除去异物。

    d. 真皮深层：间断深埋缝合 5-0 可吸收线（如：薇乔缝线和单丝缝线）。

    e. 皮肤：5-0 或者 6-0 不可吸收线间断或连续缝合（如：尼龙缝线和聚丙烯缝线）。

    f. 在儿童患者中，可使用 6-0 快速吸收肠线关闭皮肤以减少拆线需要。

    g. 5 ~ 7 天内拆掉不可吸收缝线；延迟拆线会导致缝合切迹上皮形成。

    h. 避免潜在的和（或）局部的组织错位。

    i. 部分撕脱伤：即使蒂较小，其上的组织往往也能存活。

3. **头皮**

a. 用外科缝合器或者连续可吸收锁定缝线（如：铬线）封闭伤口。

b. 撕脱伤时微血管再植术的适应证。

   i. 头皮可以承受 12～18 小时的冷缺血时间。

   ii. 在头皮再植术中颞浅血管或者枕部血管可以充当受区血管。

4. **眉毛**

a. 头发生长的方向可帮助重新调整伤口边缘。

b. 检查伤口内部确定是否有隐匿性骨折。

c. 避免电刀电灼：瘢痕性脱发。

d. **面神经颞支**：Pitanguy 线。

   i. **耳屏以下 0.5cm 处到眉毛侧缘以上 1.5cm 处。**

   ii. 带有颞浅动脉的**颞浅筋膜深面**（如：颞顶筋膜）。

e. 由于眉内侧位置更具美学重要性，如有需要，应推进眉外侧以关闭伤口。

5. **眼睑**

a. 结膜在睑缘上的灰线处与皮肤相连。

b. 在检查中发现的上睑下垂表明可能有提肌损伤的情况。

c. **内眦圆钝和活动表明可能有鼻眶筛（NOE）骨折的症状**（内眦距增宽）（正常眼角间距为 32mm）。

d. 溢泪（过多流泪）表明可能有泪小管损伤。

e. 修复技术。

   i. 如果存在较大的缺陷则要修复结膜（如：5-0 快速吸收铬线）。

   ii. 修复睑板（如：5-0 薇乔缝线）。

   iii. 使用多股线在灰线处以垂直褥式缝合法修复睑缘（如：6-0 薇乔缝线）。

      a）闭合外翻阻止睑缘出现凹口。

      b）避免单丝缝线引起的角膜擦伤。

      c）可以在 5～7 天内拆线。

   iv. 将所有线尾留长，在远离眼球的位置系成一个下线结。

f. **泪腺系统损伤。**

   i. 泪小管在垂直于睑缘的方向延伸 2mm，接着朝向泪囊和鼻泪器内侧。

   ii. **在下道流入鼻部。**

   iii. 眼睑内侧 1/3 处的撕裂伤⇒可能的泪小管损伤。

      a）探查：在泪小点处放置泪道探针并让其通过泪小管，在伤口内侧探查。

      b）放置硅橡胶泪支架；"Crawford 管"（± 泪管缝合修复）。

      c）支架在适当位置保持 2～3 个月。

      d）可以在临床上使用 Jones Ⅰ和 Jones Ⅱ测试。

6. **面颊**

a. Stenson **导管深入颊肌**，在第二磨牙对面的位置进入口腔；与面神经颊支并行。

    i. 用 22G 血管外周静脉导管探查口腔内乳头并注射过氧化氢：如果导管受到损伤，在伤口上可见到气泡。

    ii. 修复导管以防止唾液腺囊肿，或者留下引流管。

    iii. 如果唾液腺囊肿继续发展，则需抽吸其中的液体并且进行加压包扎。

  b. **神经损伤**——可以在 48～72 小时后使用神经刺激器。

    i. 在第Ⅻ对脑神经的颞支和颊支之间有大量交通吻合。

    ii. 如果损伤发生在外眦内侧，则不需要修复。

7. **鼻**

  a. **丰富的动脉供应**：鼻侧动脉、鼻外动脉、鼻中隔动脉和鼻小柱动脉。

  b. **鼻中隔**包括鼻中隔软骨、犁骨、筛骨垂直板、上颌嵴和前颌骨。

  c. **鼻中隔血肿**

    i. 用穿刺抽吸法或者刀片清除血肿，以防止组织坏死或鼻中隔穿孔。

    ii. 用 4-0 肠线进行连续性缝合。

  d. **撕裂伤修复**

    i. 黏膜衬里：采用 4-0 铬线，并在鼻腔内打结。

    ii. 软骨：采用 5-0 透明尼龙缝线或者单丝缝线。

    iii. 皮肤：在皮肤中采用 6-0 尼龙缝线。

  e. **撕脱伤**：考虑进行复合移植（如果可能，进行再植）。

    i. 50% 的手术失败率。

    ii. 所有的移植材料需为不超过 5mm 的活体组织。

8. **耳**

  a. **动脉供应**：颞浅动脉和耳后动脉。

  b. **耳大神经**、耳颞神经、Arnold 神经和枕小神经提供感觉。

  c. **耳血肿**

    i. 用刺针或刀片清除血肿，以避免出现"菜花耳"。

    ii. 加压包扎。

      a）采用全层 3-0 贯穿缝合法，随后用塞罗仿（三溴酚铋）压迫包扎。

      b）1 周内拆除。

  d. **撕裂伤**

    i. 在软骨部位可能需要用"8"字缝合法（透明尼龙缝线和可吸收单丝缝线）。

    ii. 在关键部位（如：耳轮）采用褥式缝合法把皮肤边缘外翻。

  e. **切断**

    i. 部分切断——缝合修复。

    ii. 完全切断——尝试再植术。

    iii. 考虑用水蛭疗法治疗静脉瘀血。

    iv. 考虑在耳部进行皮肤磨削术，以及真皮下软骨储存法。

9. **嘴**

   a. **解剖标志**：人中嵴、人中窝、丘比特弓、唇红缘和唇峰。

   b. **撕裂伤**：分层修复黏膜、轮匝肌和皮肤。在实施局部麻醉之前用亚甲基蓝或标记笔标记唇峰。

II. 骨折评估和治疗

A. 下颌骨骨折

1. **解剖学**（图 28-1）。

   a. **颏神经**（第 X 对脑神经）

     i. 从卵圆孔离开颅底。

     ii. 在孔以下延伸 2mm。

     iii. **在第二前磨牙部位离开颏孔。**

     iv. **神经在第三磨牙部位最靠近颊皮层，在第一磨牙处离颊皮层最远。**

   b. **咀嚼肌**（第 X 对脑神经）施加下颌骨的变形力。

     i. **翼外肌：伸展（降低）下颌骨。**

     ii. 翼内肌：闭口。

     iii. 颞肌：提升和收缩下颌骨。

     iv. 咬肌：提升下颌骨。

     v. 颏舌骨肌、颏舌肌、下颌舌骨肌和二腹肌：抑制下颌骨。

2. **下颌骨像脆饼干**：只在一处发生骨折的概率很小；注意探寻第二处骨折。

3. **骨折分类**——位于下颌骨的，单一性的和粉碎性的，开放的和封闭的，以及囊内的和囊外的。

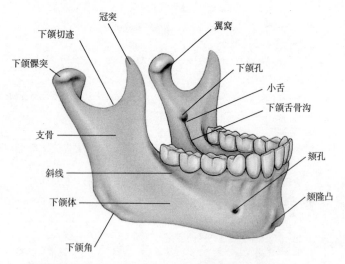

图 28-1 下颌骨解剖学（由 Anatomical Chart 公司提供的资料，2013）

4. 如果牙根没有骨折的话，应该保留骨折沿线的牙齿。

5. （上下颌固定 MMF；也称颌间固定或 IMF）可以作为单一治疗模式（具有争议）使用 4~6 周。

6. **切开复位内固定术（ORIF）原理。**

   a. 适应证：带有咬合异常症状的移位性骨折。

   b. 实施上下颌固定以恢复咬合。

   c. 骨膜下剥离以暴露骨折线。

   d. 骨折碎片的复位。

   e. 使用钢板 / 螺丝、2.0mm 钢板固定系统进行坚固固定。

   f. 较早地进行主动运动。

   g. 沿着牙槽缘放置张力带钢板。

   h. 沿着下缘放置大型重建钢板。

7. **骨折亚型。**

   a. **联合 / 联合旁骨折。** 使用具有至少两个固定点的迷你钢板固定。

   b. **（下颌）体部骨折。** 使迷你钢板固定。

   c. **（下颌）角骨折。** 发生并发症的概率最高。

   d. **冠状骨折——通常进行 2 周的上下颌固定就足够了。**

   e. **髁突骨折和髁突下骨折**

      i. 囊内骨折

         a）髁突骨折（头部和颈上部）。

         b）闭合复位术和有限的（2 周）上下颌固定，具有早期活动控制的效果；几乎不用切开复位内固定术。

         c）**如果有下列情况，可使用开放治疗：** ①骨折无法复位，阻碍了下颌骨伸缩；②颞下颌关节内有异物；③髁突被移入颅中窝；④双侧髁突骨折以及面中部骨折以恢复垂直高度。

      ii. 囊外骨折

         a）髁突下骨折。

         b）进行 4~6 周的上颌间固定，松开固定后每周观察咬合状况。

   f. **儿童下颌骨骨折**

      i. **避免固定；早期积极治疗；生长潜力使咬合状况随着时间的推移逐步改善。**

      ii. 可能需要进行上下颌固定。

      iii. 在恒牙列缺失的情况下。

         a）梨形引入线。

         b）环下颌骨线。

   g. **无牙下颌骨**

      i. 具有最小位移的封闭性骨折：没有义齿，进食软食。

   ii. 开放性骨折或有位移的开放性骨折：使用承重钢板的切开复位内固定术。

  h. **脱臼**

   i. 髁突从关节窝向前移动。

   ii. 需要行闭合复位术。

    a）清醒镇静。

    b）口腔内的支骨受到向下和向后的压力。

 8. **拔牙适应证。**

  a. 明显松动。

  b. 严重的牙周病。

  c. 牙根骨折。

  d. 牙根尖暴露。

 9. **常见并发症。**

  a. 咬合不正 / 骨畸形愈合 / 骨不连。

  b. 面部变宽，下颌旋转。

  c. 颞下颌关节强直：僵硬、疼痛、活动范围受限。

  d. 感染：通常采用切开引流的治疗方式，一般不需要放置引流管。

B. **颧骨骨折**

 1. **解剖学**

  a. 颧骨呈四边形：以关节与上颌骨、蝶骨、颞骨和额骨连接；因此此处发生的骨折是"四角骨折"。

  b. 肌肉附着：咬肌、颞肌、颧大肌和颧小肌。

 2. **临床表现**

  a. **颧隆突扁平化并伴有睑裂下斜**：外眦通过 Whitnall 结节连接到颧骨。

  b. 颧弓骨折可能会限制冠突的活动，导致牙关紧闭。

  c. 眼球内陷。

  d. 眶下感觉异常。

 3. **切开复位内固定术**：必须进行这项治疗以恢复面宽、颧突和眼眶异位。

  a. **方法**

   i. 上眼睑成形术切口：通向颧额连接处。

   ii. 冠状切口：目的是暴露整个颧弓和眶外侧缘。

   iii. Gillies 方法。

    a）发际线后的颞侧切口。

    b）**切口深至颞肌筋膜。**

    c）借助外力将移位的颧弓骨折部位向后复位。

   iv. 经结膜入路切口：通向颧上颌连接处（和眶底）。

   v. 口腔内切口：借助外力将 Dingman 起子放置在颧弓之下。

  b. 固定：1.5 mm 或 2.0 mm 钢板固定系统。

　　c. 术后颧弓夹板：可以用丝绸胶带包裹舌压板并将其弯成桥形，用胶带充当支撑物固定在脸部，以防止在睡觉时发生压裂（若采用钢板固定，则不需要使用胶带固定）。

　　d. 颧蝶关节连接对于评估复位来说是最重要的。

C. 眼眶骨折

1. 解剖学（图 28-2）

　　a. 眼眶由 7 块骨骼构成——上颌骨、颧骨、蝶骨、额骨、腭骨、泪骨和筛骨。

　　b. 圆锥 / 金字塔形：视神经在眶缘后约 4cm 处。

　　c. 最薄的区域是眶内壁（纸板）。

2. 所有的眼眶骨折都需要和眼科医师进行会诊以评估眼创伤。

3. 骨折最常见于眶底和眶内壁（筛骨纸板）。

4. 如果骨骼支撑缺失，就会发生错位。

5. 眼球内陷

　　a. 眼眶骨折导致眶下容积增加，使眼球的韧带支撑断裂。

　　b. 愈合期间，眶周逐渐成形时容积变小。

6. 临床体现

　　a. 眶周水肿。

　　b. 眶周瘀斑。

　　c. 复视。

　　d. 眶下神经感觉异常。

　　e. 眼球内陷。

　　f. 眶缘塌陷。

　　g. 由水肿或者卡压引起的眼球移动受限。

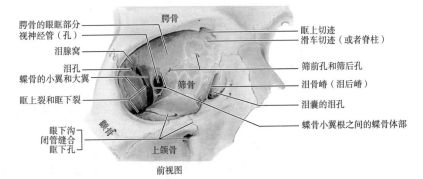

腭骨的眼眶部分
视神经管（孔）
泪腺窝
泪孔
蝶骨的小翼和大翼
眶上裂和眶下裂
眼下沟
闭管缝合
眶下孔
颧骨
上颌骨
腭骨
眶上切迹
滑车切迹（或者脊柱）
筛前孔和筛后孔
泪骨嵴（泪后嵴）
泪囊的泪孔
蝶骨小翼根之间的蝶骨体部
筛骨
前视图

图 28-2　眼眶骨架解剖图以及眶上裂、眶下裂和视神经孔的关系。（引自 Moore KL, Dalley AF II. *Clinical Oriented Anatomy*. 4th ed. Baltimore, MD: Lippincott Williams & Wilkins; 1999, with permission.）

7. 切开复位内固定术适应证

   a. 持续性复视（时间长于 2 周）。

   b. 骨折面积超过眶底的 50% 或者超过 $2cm^2$。

   c. 临床上表现出显著的眼球塌陷症状。

   d. **眼外肌卡压（需要紧急干预，即：24 小时内松解缺血的肌肉）。如果患者失去知觉，则通过评估眼外肌的运动或者进行被动牵拉试验来确定是否有卡压症状（见上文，在急诊科评估和体格检查条目下）。**

8. 切开复位内固定术

   a. 睑下切口、结膜切口和眶下缘切口。

   b. **结膜入路与术后眼睑外翻的低发生率有关。**

   c. （多孔聚乙烯 Medpor）移植体和颅骨植骨可被用来重建眶底：用螺丝将其固定在眶下缘。

   d. 幼儿可能会出现活板门样眶底骨折症状，即：除了眼外肌（通常是下直肌）受到卡压外没有其他缺陷。可以松解该肌肉，如果感觉眶底比较稳固，通常不需要进行移植**或**重建。

9. 相关的潜在眼科后果

   a. 角膜擦伤。

   b. 前房积血：前房中有血。

   c. 交感性眼炎。

   d. 外伤性视神经病变：外伤性视力丧失。

      i. 需要行手术解压术，并且注射高剂量类固醇。

   e. **眶上裂综合征**

      i. 影响动眼神经、滑车神经、外展神经和三叉神经（泪支、额支和鼻睫支）以及眼静脉。

      ii. 病症

         a）上睑下垂。

         b）眼球突出。

         c）眼肌麻痹。

         d）前庭神经（VN）V1 麻木。

         e）同侧瞳孔扩大和固定。

   f. **眶尖综合征：和眶上裂综合征一样，但是有由于视神经损伤而导致视力丧失的症状。**

   g. 外伤性颈动脉海绵窦瘘。

      i. 眼球突出。

      ii. 眼部血管杂音。

      iii. 动眼神经、滑车神经或外展神经的眼肌麻痹。

      iv. 治疗：颈动脉的外科结扎或使用微弹簧圈闭塞瘘口。

D. 鼻骨骨折

1. 鼻部解剖学

a. 鼻子上部 1/3：成对的鼻骨。

　　i. 骨折常见于成对鼻骨较薄的下半部分。

　　ii. 年轻患者经历了较大骨片的骨折—脱臼。

　　iii. 老年患者发展成粉碎性骨折。

b. 鼻下部 2/3：成对的上外侧软骨、下外侧软骨。

c. 鼻中隔由四边形软骨、犁骨和（筛骨）垂直板组成。

2. 治疗目标

a. 功能和外形的恢复。

b. 6 个月后考虑进行鼻修复成形术或者二次闭合型筛骨板复位。

c. 水肿发生之前（不常见）或消肿之后（3～5 天）立刻实施。

d. 损伤发生后 2 周内完成闭合型复位以避免使用截骨术。

3. 原理和技术

a. 寻找鼻中隔血肿。

b. 不要把鼻眶筛骨折（NOE）误诊为简单骨折，因为鼻眶筛骨折难以固定。

c. 除非有复合型面部骨折、无法获得良好的闭合复位、严重粉碎，否则通常进行闭合性治疗。

d. 用 0.5% 利多卡因和 1:200000 肾上腺素进行区域阻滞，以麻醉鼻外部。

e. 用浸透阿氟林的脱脂棉麻醉鼻内部。

f. 用手术起、鼻中隔和鼻骨骨折复位钳或者黄油刀复位鼻梁。

g. 复位前必须松动鼻骨。

h. 复位后放置热塑外夹板和鼻内夹板。

4. 并发症

a. 伴有部分梗阻的软骨膜下纤维化。

b. 粘连。

c. 由骨折畸形愈合引起的鼻前庭梗阻，或前庭黏膜缺失引起的瘢痕挛缩。

d. 骨炎。

e. 由剩余偏差导致的鼻骨骨折畸形愈合。

E. 鼻眶筛骨折

1. 鼻骨、上颌骨额突、泪骨和筛骨的骨折。

2. Markowitz 分类法：基于带有内眦韧带的中央骨片。

a. Ⅰ型：中央骨片整块骨折，非粉碎性，内眦韧带没有断裂。

b. Ⅱ型：中央骨片粉碎性骨折，内眦韧带没有断裂。

c. Ⅲ型：中央骨片严重粉碎性骨折，内眦韧带断裂。

3. 临床表现

a. 内眦距增宽（不总是急性表现）：正常的眦间距为 30～34mm。

    b. 鼻部缩短和塌陷。

    c. 触诊时发现缺乏鼻部支撑。

    d. 结膜下出血。

    e. 脑脊液（CSF）鼻漏。

    f. 双合诊检查发现内眦松动。

4. **通常包括支撑内眦韧带的骨骼**

    a. 通过泪前嵴和泪后嵴的骨折线。

    b. 导致外伤性内眦距增宽。

    c. 可能会损伤鼻泪系统，导致溢泪。

5. **鼻中隔软骨骨折**：因为软骨膜而由扭曲力引起的渐进偏差。

6. **治疗**

    a. **原则**

        i. 排除脑损伤（脑中的额叶、硬脑膜撕裂和骨片），并配合神经外科评估。

        ii. 早期干预（如果重建时间太晚会导致固定困难）。

        iii. 大面积暴露；复位并固定眶前缘；使用骨移植法恢复眶内结构；重建眉间、鼻上部区域和内眦；松解软组织。

    b. **暴露**

        i. 通常需要 2～3 个分离的切口。

        ii. 鼻额区域：通过撕裂伤切口、中线鼻切口或冠状切口（最佳暴露）。

        iii. 睑下切口或经结膜切口：使用外眦切开术。

        iv. 上颊沟：可能被需要以获得充分复位。

    c. **技术**

        i. 骨膜下剥离至眶下缘和眶底。

        ii. 在鼻内使用鼻骨骨折复位钳以提升并复位鼻骨片。

        iii. 如果眦韧带撕脱，不要将其从骨片上剥离。

        iv. 保持内眦韧带附着于骨骼。

        v. 保持泪囊和鼻泪管附着于骨骼。

        vi. 隔离包含眦韧带的骨片，将其进行完美的解剖复位，并用牢固固定法将其固定。

        vii. 保存并连接所有的骨片。

        viii. 复位、牢固固定。

            a. 如果支撑眼角的骨片足够大，使用钢板 / 螺丝固定。

            b. 如果眼角从骨骼上被撕脱，用金属丝穿经经鼻骨进行复位。

            c. **金属丝固定的向量**：向后和向上。

        ix. 眶内壁、眶底以及鼻背高度和轮廓的恢复（悬臂颅骨移植或肋骨移植）需要进行骨移植术。

        x. 外部夹板固定 2 周。

F. 额骨 / 窦骨折
   1. 解剖学
      a. 前骨板厚，眶底（眶顶）薄，后骨板更薄。
      b. 鼻额管在后内侧位置，并且穿过筛骨前部。
      c. 流入中鼻道。
      d. 出生时不存在，2 岁开始发育，直到 12 岁达到成年人的尺寸。
   2. 骨折分类
      a. 前骨板。
      b. 后骨板。
      c. 鼻额管损伤。
   3. 使额窦骨折需要 800～2200 lb（1lb=0.45kg）的外力，比其他面部骨折发生所需的外力大 2～3 倍。
   4. 经常伴发鼻眶筛骨折和面中部骨折。
   5. 临床表现
      a. 可触诊的额骨畸形。
      b. 脑脊液鼻漏。
      c. 眶上神经和滑车上神经感觉异常。
      d. 眶顶的下眼球错位。
   6. 并发症
      a. 黏液囊肿；脓性黏液囊肿。
      b. 骨髓炎。
      c. 眶内容物感染。
      d. 脑脊液鼻漏。
         i. Halo 试验 / 环征：将液体置于纱布上，血液和脑脊液形成同心环，表明有脑脊液漏。
         ii. 将液体送去进行 β - 转铁蛋白水平检测以确定脑脊液漏。
   7. 手术治疗适应证
      a. 前骨板错位（导致轮廓畸形）。
      b. 鼻额管损伤或阻塞（导致黏液囊肿）。
      c. 后骨板塌陷。
   8. 治疗目标
      a. 恢复轮廓。
      b. 将颅腔与上呼吸道隔离开。
      c. 构建安全窦。
   9. 手术治疗
      a. 前骨板错位
         i. 用低矮的迷你钢板进行切开复位内固定术。
         ii. 如果是粉碎性骨折，可能需要进行内外金属丝连接。

iii. **鼻额管阻塞**或后骨板错位，没有脑脊液漏或较轻的脑脊液漏。在切除窦黏膜后用骨、脂肪移植体或者颅骨膜瓣闭塞窦。

b. **伴有脑脊液漏的后骨板骨折：颅形成**

　　i. 切除窦黏膜。

　　ii. 去除后骨板，使脑填充于潜在空间。

c. **鼻额管阻塞**可能导致脓性黏液囊肿。测试通畅率：将亚甲蓝徐徐滴入窦，在鼻内放置棉球棍（如棉签）以确认有液体流动（表28-2）。

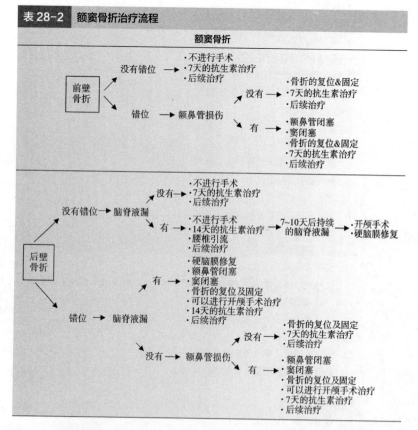

表28-2　额窦骨折治疗流程

G. **上颌骨骨折**

1. **解剖学**

a. 4个突起：额突、颧突、腭突和牙槽突。

b. 包含上颌窦。

c. 肌肉附着包括前部的面部表情肌肉和后部的翼肌。

d. 提供长度的3个主要支柱（图28-3）。

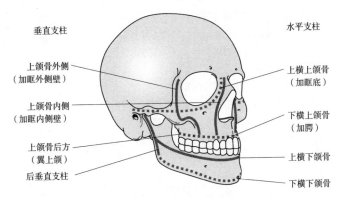

垂直支柱

水平支柱

上颌骨外侧
（加眶外侧壁）

上横上颌骨
（加眶底）

上颌骨内侧
（加眶内侧壁）

下横上颌骨
（加腭）

上颌骨后方
（翼上颌）

上横下颌骨

后垂直支柱

下横下颌骨

图 28-3　面部骨架的垂直和水平支柱（引自 Mulholland MW, ed. *Greenfield's Surgery*. 5th ed. Philadelphia, PA: Lippincott Williams & Wilkins; 2011. ）

   i. 鼻上颌骨

   ii. 颧骨

   iii. 翼上颌骨

 2. Le Fort 分类法（图 28-4）

  a. 厚的支柱板和薄的骨片交替形成了差别显著的骨折类型。

  b. 通常累及翼突。

  c. Le Fort I 型：水平骨折

   i. 在硬腭和牙槽之上的牙根尖部位发生水平骨折。

   ii. 将带牙的上颌骨和面中部分离。

   iii. 从梨状孔后方延伸，穿过鼻中隔、上颌骨前壁、鼻腔外侧壁和翼突。

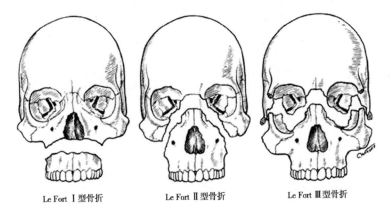

Le Fort I 型骨折   Le Fort II 型骨折   Le Fort III 型骨折

图 28-4　Le Fort 骨折类型（引自 Tasman W, Jaeger EA. *Duane's Ophthalmology*. 2006 ed. Philadelphia, PA: Lippincott Williams & Wilkins; 2005. ）

d. Le Fort II 型：锥形骨折

　　i. 骨折沿着颧上颌缝穿过鼻骨。

　　ii. 可能累及额窦。

　　iii. 上颌和鼻骨作为单个单元结构发生松动。

e. Le Fort III 型：颅面分离骨折

　　i. 可能发生最低程度的错位，伴有轻微阻塞。

　　ii. 整个面中部松动，与颅底分离。

　　iii. 骨折在高位穿过翼突。

　　iv. 上颌骨、鼻额区域和颧额区域同时发生松动。

3. 垂直或矢状骨折

a. 骨折沿前后面剖开上颌骨。

b. 分裂腭，不如 Le Fort 型骨折常见。

4. 初期治疗

a. 基础知识：面中部骨折和高冲击损伤伴有**颈椎骨折**（10%）。

b. 上颌间固定使骨折部分复位并减少出血。

5. 治疗

a. 牙槽骨折：使用弓杠恢复骨折段的咬合关系，放置上颌间固定金属丝，使用 2–0 钢板固定骨折部位。

b. Le Fort 型骨折：主要采用骨移植体和牢固固定。

　　i. 上颌间固定 4～6 周。

　　ii. 确保鼻上颌支柱和颧上颌支柱的正确复位。

c. 手术步骤

　　i. 重建正确咬合关系的上下颌固定。这种方法通常确立了已知的起始点，下颌骨到颅底（存在分裂腭、牙槽或者下颌骨骨折时可能难以实施）。

　　ii. 大面积暴露。可能需要多个切口——冠状切口、上颊沟和转接切口（取决于骨折部位）。

　　iii. 在解剖结构上，从下颌骨开始，按照下颌骨→上颌骨→颧骨→鼻眶筛等的顺序复位每一个骨折段。

　　iv. 用迷你钢板固定。Le Fort II 型骨折必须固定鼻额连接和眶下缘；Le Fort III 型骨折必须固定颧额缝。

　　v. 当上颌骨支柱部位的弥补缺口大于 0.5cm，窦壁的弥补缺口大于 1.5cm 时，在急性复位处理中主要采用骨移植。

　　vi. 面颊到眶下缘的软组织悬吊。

　　vii. 如果在骨折修复中采用了牢固固定，Le Fort 骨折无须进行上下颌固定。

　　viii. 对于不能活动的 Le Fort 骨折（10%）来说，使用橡皮圈进行上下颌固定。如果 3 天内咬合没有恢复，就进行切开复位内固定术，否则保持上下颌固定 6 周，进食软食。

ix. 如果患者恢复至早期固定状态，由于骨片较薄以及相应使用的钢板和螺丝也比较薄，面中部无法完全牢固固定，因此患者只能进食软食。

x. 如果下颌骨在髁突部位发生骨折——不能依靠下颌骨建立合适的面高。首先在面中部进行切开复位内固定术，从颧骨开始，对患者进行上下颌固定，如治疗下颌骨所示。

xi. 如果腭骨骨折，在实施上下颌固定或任何面中部钢板固定之前，先用金属丝固定腭骨后方可能会有帮助。

xii. Le Fort 型骨折最常见的并发症是面高缩短和面部前突度降低。

d. **固定不牢的常见后遗症**：眼球内陷、咬合不正、面宽增加、软组织下垂、面部脱离和脂肪萎缩。

e. **并发症**：出血、呼吸道受损、颅腔积气、开牙合、骨折不愈合和骨折愈合畸形。

H. **颞骨创伤**

1. **临床症状**

a. 面瘫。

b. 乳突骨位置的挫伤（打斗）。

c. 鼓室积血。

I. **腭骨骨折**

1. **手术适应证**

a. 前后向骨折，单个骨折段较大，没有粉碎性骨折。

b. 使用腭骨夹板治疗复合性骨折，以使穹窿结构得到最佳固定。

2. **手术方法**

a. 暴露骨折部分时，避免阻断颊黏膜或腭黏膜的血液供应。

b. 完全开放复位必须包括腭穹窿、牙弓（牙槽和梨状孔）以及上颌骨的 4 个前垂直支柱的复位和固定。

c. 对患者进行 2 ~ 6 周的上下颌固定。

d. 只用夹板辅助固定。

要点问答

1. 组成眼眶的骨骼。

上颌骨、颧骨、蝶骨、腭骨、筛骨、泪骨和额骨（见图 28-2）。

2. 面神经分支。

（"颞颧颊下颈"）颞支、颧支、颊支、下颌缘支和颈支。

3. Le Fort 骨折类型。

见图 28-4。Le Fort Ⅰ 型骨折为上颌骨水平骨折；Le Fort Ⅱ 型骨折为上颌骨锥形骨折；Le Fort Ⅲ 型骨折为颅面分离骨折。所有的骨折类型均累及翼突。

4. 颧上颌复合体近似"菱形"?

   颧骨呈四边形。它与上颌骨、额骨、蝶骨和颞骨形成关节连接。

5. 面部支柱结构及其重要性。

   见图 28–3。较厚骨骼的 4 个水平支柱和 4 个成对垂直支柱保持面部稳定性，支撑面部的软组织覆盖。

6. 如何诊断脑脊液漏?

   将液体送检，进行 β – 转铁蛋白检测。

推荐阅读

Fraioli RE, Branstetter BF 4th, Deleyiannis FW. Facial fractures: beyond Le Fort. *Otolaryngol Clin North Am.* 2008;41（1）:51–76, vi. PMID: 18261526.

Haug RH, Buchbinder D. Incisions for access to craniomaxillofacial fractures. *Atlas Oral Maxillofac Surg Clin North Am.* 1993;1（2）:1–29. PMID: 8118664.

Sargent LA. Nasoethmoid orbital fractures: diagnosis and treatment. *Plast Reconstr Surg.* 2007;120（7 Suppl 2）:16S–31S. PMID: 18090726.

Sharabi SE, Koshy JC, Thornton JF, Hollier LH Jr. Facial fractures. Plast Reconstr Surg. 2011;127（2）:25e–34e. PMID: 21285753.

Yavuzer R, Sari A, Kelly CP, et al. Management of frontal sinus fractures. *Plast Reconstr Surg.* 2005;115（6）:79e–93e; discussion 94e–95e. PMID: 15861045.

正颌外科

> 但凡绝美之人，其身材比例皆有异于常人之处。
>
> ——弗朗西斯·培根

I. **概述**

    A. 源于希腊语 Ortho（正的，直的）："直的"或"正的"＋腭："颌"。

    B. 治疗目标包括恢复外形和功能。

        1. 恢复理想的面部比例。

        2. 恢复功能性咬合，实现咀嚼。

II. **齿系**

    A. **乳齿系**：乳牙

        1. 萌出顺序（月龄）。

            a. **切牙**：6 月龄；**第一颗牙**。

            b. 第一磨牙：12 月龄。

            c. 尖牙：16 月龄。

            d. 第二磨牙：20 月龄。

        2. **20 颗乳牙的命名法。**

            a. 字母法：A–P。

            b. 记忆法：AJKT（all just kids teeth）法。

                i. A—上颌右第二磨牙。

                ii. J—上颌左第二磨牙。

                iii. K—下颌左第二磨牙。

                iv. T—下颌右第二磨牙。

    B. **混齿列**：乳牙与恒牙同时存在时；6 ~ 9 岁。

    C. **恒齿系**：恒牙

1. 萌出顺序（岁）
   a. **第一磨牙**：6～7岁；**最早萌出的恒牙**。
   b. 切牙：6～9岁。
   c. 尖牙：9～10岁。
   d. 第一前磨牙：10～12岁。
   e. 第二前磨牙：11～12岁。
   f. 第二磨牙：11～13岁。
   g. 第三磨牙：17～21岁；"智"齿。
2. **编号法（国际标准）：1～32**（图29-1A）

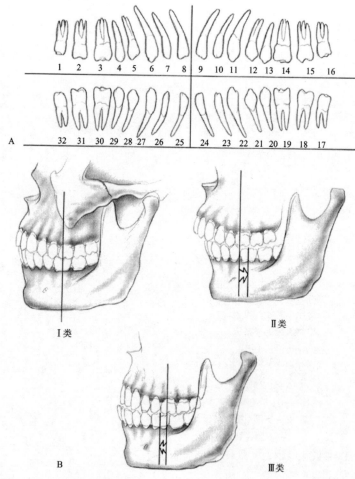

图29-1 牙（A）与咬合角度分类（B）

a. 1—上颌右第三磨牙。

b. 17—下颌左第三磨牙。

III. **牙体解剖学**

A. **牙冠**：在牙龈上方。

B. **牙根**：在骨内。

C. **牙尖**：咬合面突出部。

D. **牙沟**：咬合面凹陷部。

IV. **术语**

A. **中**：接近中线（如切牙位于磨牙之间）。

B. **远侧**：远离中线。

C. **颊面**：朝向面颊。

D. **舌面**：朝向舌。

E. **覆𬌗**：上、下颌牙尖的垂直关系。

F. **覆盖**：上、下颌牙尖的水平关系。

G. **唇倾**：牙尖向唇倾斜。

H. **舌倾**：牙尖向舌倾斜。

I. **开𬌗**：开咬，反覆𬌗。

J. **切牙外露量**：上颌中切牙静止时垂直暴露量。

K. **正中咬合**：最大牙尖吻合。

L. **正中关系**：下颌骨髁突完全位于下颌窝内。

M. **开𬌗**：部分牙列无法咬合（可出现在任何部位）。

N. **深𬌗**：明显的覆𬌗。

O. **错𬌗**：可出现在颊面、中间（正常）或舌面，常由上颌牙倾斜引起。

V. **安格尔分型法**（ANGLE CLASSIFICATION）[爱德华·哈特利·安格尔（EDWARD HARTLEY ANGLE）"现代口腔正畸学之父"]

A. **基于上颌第一磨牙的关系**（图 29-1B）。

B. **Ⅰ类**：上颌第一磨牙近中颊侧尖在下颌第一磨牙颊侧沟内。

C. **Ⅱ类**：上颌第一磨牙近中颊侧尖在下颌第一磨牙颊侧沟中间。

1. 第一亚类：过度覆盖，下颌切牙倾度正常。

2. 第二亚类：下颌切牙舌倾。

D. **Ⅲ类**：上颌第一磨牙近中颊侧尖在下颌第一磨牙颊侧沟远侧。

VI. **正颌手术评估**

A. **与正畸医师密切配合**

B. **完整病史和牙病史**

1. 功能问题：颞下颌关节（TMJ）紊乱、阻塞性睡眠呼吸暂停（OSA）、咀嚼困难、唇腭裂史。

2. 美容问题。

C. 口腔检查

1. **𬌗**：牙接触点数；安氏分型法。

a. 施佩（Spee）曲线：𬌗平面的前后（AP）曲度。

b. 威尔森（Wilson）曲线：𬌗平面的外侧曲度。

2. **中线**：上、下颌中切牙的重合（对齐）。

3. **斜角**：牙合平面的水平差异。

4. **理想切牙外露量。**

a. **女性** 2~4mm。

b. **男性** 0~2mm。

5. 修复次数和口腔整体卫生状况。

6. **颞下颌关节**：捻发音、半脱位和疼痛。

D. **美学评估**

1. 新古典主义准则（见第 30 章"鼻整形术"）。

a. 测量水平 1/3 和垂直五分之五。

b. 评估鼻唇颏关系。

2. **确定面部对称性。**

E. **放射学（头影测量学）评估**

1. 头颅前后位片及侧位片 ± 全口牙位曲面体层片（全景片）。

2. **确定凸面 / 凹面。**

3. **面部变异。**

a. 前突：软组织颏前点在眉间点之前。

b. 后缩：软组织颏前点在眉间点之后。

4. **头颅侧位片关键解剖点**（图 29–2）。

a. **蝶鞍点（S）**：蝶骨蝶鞍中点。

b. **鼻根点（N）**：鼻骨最凹点。

c. **A 点**：上齿槽座点。

d. **B 点**：下齿槽座点。

e. 标准值（因人种 / 族裔、性别而异）。

i. SNA 角 =82。

ii. SNB 角 =80。

F. **治疗计划**

1. 软组织罩扩张术伴骨前移，通常更倾向于对侧。

a. 前移产生更年轻而不是衰老的容貌。

b. 予以考虑，但可"忽略"标准角度。

2. **"去代偿"咬合。**

a. 在预期术后咬合准备过程中牙唇倾 / 舌倾正畸矫正。

b. 使术前咬合变得更差。

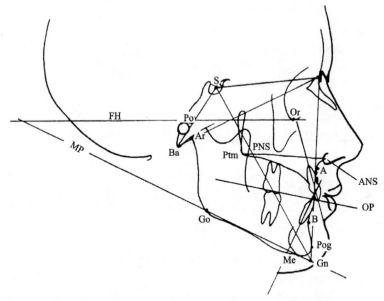

图 29-2 标准头影侧位描绘图（含界标）。FH—法兰克福（Frankfort）平面；MP—下颌平面；Po—颏前点；S—蝶鞍点；Ba—颅底点；A—关节点；Ptm—翼上颌裂点；PNS—鼻后棘；Po—耳点；ANS—鼻前棘；OP—殆平面；Or—眶点；Pog—颏前点；Go—下颌角点；Me—颏下点；Gn—颏顶点；A—A点（上齿槽座点）；B—B点（下齿槽座点）

3. **虚拟手术有助于术前计划。**

  a. 二维软件（如：Dolphin）。

  b. 预测骨移动引起的软组织反应。

  c. 估算术后 SNA 角 /SNB 角。

  d. 也可使用三维治疗计划（如：医学建模）。

4. **牙模、模型手术和咬合板。**

  a. 采集牙印痕后，制作石膏牙模。

  b. 牙模能确定最大牙间吻合：正中咬合。

  c. 牙模有助于制作咬合板，便于截骨术后引导骨段就位。

   i. 在"两片式"Le Fort I 型截骨术（即必须行矢状截骨术加宽上颌弓）中，需使用咬合板维持所需的腭面宽度。

   ii. 在"两腭"或"双腭"截骨术（即上颌及下颌截骨术）中，需使用两块咬合板：中期和后期。

  d. 在"双腭"截骨术中，需进行面弓转移，建立上颌与颅底的关系。

   i. 需进行咬合记录，使上、下颌印模在粭架上相协调。

   ii. 在粭架上行上颌印模截骨术（模型手术），制作中期咬合板。

   iii. 在单独安装于 Galetti 粭架上的模型上制作后期咬合板。

　　　　5. 需使用牙弓杆或牙套（带托槽）。

VII. 诊断与治疗

　A. 上颌骨垂直向发育过度

　　1. 长脸 / "露龈笑"，牙龈过度外露。

　　2. **切牙外露大于 4mm。**

　　3. **颏肌张力过大。**

　　4. **面中部扁平。**

　　5. Ⅱ类错𬌗最常见，可出现任意咬合。

　　6. SNA 角与 SNB 角减小；ANB 角增大。

　　7. **病因学：**张嘴呼吸—鼻腔呼吸道阻塞、肌强直性营养不良、腺样体肥大和家族性病因。

　　8. **治疗：**Le Fort Ⅰ 型截骨术，如果可能，也可行下颌骨前徙术。若行下颌截骨术，下颌会自动旋转，与下颌牙列咬合。

　　　　a. 这将增大 SNB 角，无须行下颌截骨术。

　　　　b. 有时需同期行颏成形术，矫正颏相对后移或中线颏下点差异。

　B. 上颌骨垂直向发育不足

　　1. **短脸：**静止和微笑时很少看到上颌牙列。

　　2. **无切牙外露。**

　　3. 容貌衰老、缺齿。

　　4. 下巴突出伴下颌垂肉。

　　5. Ⅱ类错𬌗。

　　6. **SNA 角和 SNB 角增大。**

　　7. **治疗：**折断降下法 Le Fort Ⅰ 型截骨术伴骨移植，如有可能，也可行上颌骨前徙术。

　　8. **正畸学：**手术后，施佩曲线（𬌗平面立波）得到矫正。

　C. 上颌后缩 / 面中部发育不全

　　1. 扁平脸。

　　2. 鼻尖凹陷、鼻翼宽。

　　3. **反覆盖。**

　　4. **上唇短缩。**

　　5. Ⅲ类错牙合。

　　6. **SNA 角减小；**SNB 角正常或较大；ANB 角为负。

　　7. **病因学：**儿童期常有唇裂 ± 腭裂、持续气道正压通气（CPAP）史。

　　8. **治疗：**上颌骨前徙术。

　　　　a. 高翼 Le Fort Ⅰ 型截骨术。

　　　　　i. 通过一次手术改善颧骨位置。

　　　　　ii. 无须使用移植物或移植骨。

    b. 利用牵张成骨术的 Le Fort I 型截骨术。

       i. 适用于较大前徙（10mm 以上）。

       ii. 在启动期、活化期和巩固期，需将环固定至颅骨。

       iii. 无法精确建立后期牙合。

    c. **Le Fort I 型前徙术会改变鼻部外观。**

       i. 鼻翼变宽。

       ii. 鼻尖高度增大。

       iii. 鼻唇角增大。

       iv. 上唇宽度减小（唇红变小）。

    d. 上唇软组织较骨移动 0.5 ~ 0.9。

D. **下颌后缩**

  1. 下颌突出度减小。

  2. 颈颏角为钝角。

  3. 可能有下唇过度外翻。

  4. 颏下软组织过多。

  5. II 类错𬌗。

  6. SNB **角减小。**

  7. 正覆盖。

  8. 正畸术前处理旨在消除牙列拥挤（限制下颌前徙量）。

  9. **病因学**：可能有 Pierre Robin 序列病史。

  10. **治疗**：双侧下颌矢状劈开截骨术（BSSO），如有可能，也可行颏成形术。

E. **凸颌畸形**

  1. 下颌突出伴面中部明显后缩。

  2. **下颌骨过度旋转。**

  3. III **类错𬌗。**

  4. SNB **角增大。**

  5. **反覆盖。**

  6. **治疗。**

    a. 只考虑下颌骨前徙术。

    b. 只有重度凸颌畸形患者，才需考虑行下颌骨后退术。

       i. 双侧下颌矢状劈开截骨术。

       ii. 若发生 a）项情况，则行口内下颌升支垂直截骨术（IVRO）。

          a）后退超过 10mm。

          b）需进行术后上下颌固定术（MMF）。

F. **阻塞性睡眠呼吸暂停**

  1. 如果有重度阻塞性睡眠呼吸暂停，无法采用持续气道正压通气治疗时，可考虑"双颌"前徙术。

  2. **上下颌前徙术**可改善气道通畅性。

VIII. 手术方法

A. 麻醉注意事项

1. 低血压性麻醉。

2. 头高脚低位减少术中出血。

B. Le Fort I 型截骨术（图 29-3）

1. 上颊沟切口。

2. 保留 2～3mm 的牙龈组织袖口，用于闭合。

3. 避开腮腺乳突。

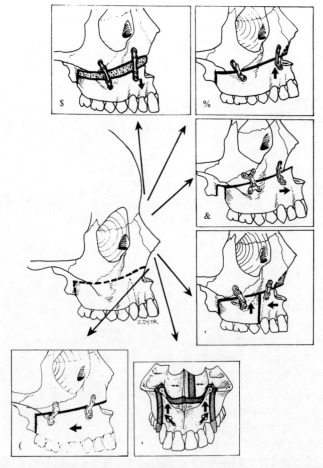

图 29-3 Le Fort I 型截骨术的通用性　可改变上颌的 Le Fort 截骨术，以不同的方式定位上颌部分。A.（随移植骨）下移，增加垂直长度；B. 行截骨术，减少上颌高度；C. 上颌骨可前移；D. 外科医师可视需要调整上颌宽度；E. 上颌骨也可后移

4. 鉴别瞳孔中线内的眶下神经。

5. 沿骨膜下平面的支柱进行剥离。

6. 抬高鼻腔底部、中隔及侧壁的黏膜。

7. **支柱截骨术。**

    a. 鼻上颌支柱：从水平面梨状孔内侧切割至外侧进行往复锯。

    b. 颧上颌支柱：从水平面外侧至内侧进行往复锯。

    c. 翼上颌支柱：将弯曲骨刀（如：Kawamoto 骨刀）置于上颌结节后面，
       切割至翼上颌裂。

    d. 用双球防护骨刀分开鼻中隔。

    e. 在丙烯酸咬合板就位的情况下，检查唇齿关系。

    f. 梨状支柱 ± 上颌支柱颌板固定术。

    g. 行 V–Y 前庭闭合术，防止鼻过宽、上唇变薄、嘴角下垂。

    h. 检查𬌗情况，若不正确，翻修硬件。

C. **双侧下颌矢状劈开截骨术（BSSO）**（图 29–4）

1. 术前约 6 个月时，需拔除第三磨牙。

2. 在升支和外斜嵴做口内切口。

3. 在升支内侧面行骨膜下剥离术。

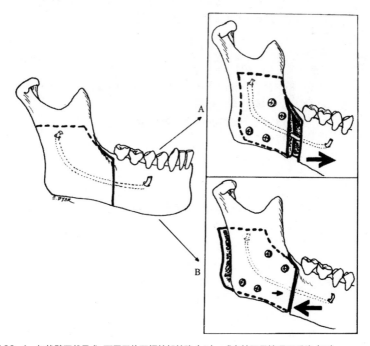

图 29-4　矢状劈开截骨术　可用于将下颌前部前移（A），或者较罕见情况下后移（B）

a. 小舌牙合平面上方。

b. 下齿槽神经进入下颌骨处。

4. 矢状面分步截骨术。

5. 将下颌骨分为三段。

a. 近段（两段，双侧）：包含下颌支及髁突。

b. 远段（一段，中央）包含骨体、下齿槽神经分支。

6. 丙烯酸咬合板引导远段咬合。

7. 以穿颊器为辅助，对两段下颌骨行双皮质螺钉固定术。

8. 在固定术过程中，使髁突就位于下颌窝内（正中关系）。

9. 解除上下颌固定时检查牙合情况，若不正确，翻修硬件。

D. 口内下颌升支垂直截骨术

1. 在升支和外斜嵴做口内切口。

2. 在升支近外侧面行骨膜下剥离术。

a. 下齿槽神经入口后部。

b. 从骨突与冠突之间的冠状面（下颌切迹）劈开下颌骨。

c. 上颌内动脉横穿这一骨间隔。

3. 是一种不太受欢迎的下颌骨截骨术方法。

4. 下颌骨需较大后退（即Ⅲ类错牙合）时使用。

5. 不采用骨内固定；术后无须进行上下颌固定。

E. 颏成形术

1. 下颊沟切口。

2. 保留黏膜及颏肌袖口，供双层闭合使用。

3. 在下颌骨中心及下缘行骨膜下剥离术，使颏神经露出。

a. 位于第一与第二前磨牙之间。

b. **可走行于颏孔下方约 2mm 处，然后穿出。**

4. 用矢状锯行横断骨截骨术。

5. 可用精确的分段固定板实现预期位置固定。

F. "双腭"手术

1. Le Fort I 型手术。

2. 双侧下颌矢状劈开截骨术或下颌升支垂直截骨术。

3. 连续施行，从 Le Fort Ⅰ型截骨术开始。

4. 用中期和后期咬合板建立牙合。

IX. 术后护理

A. 使用松紧带

1. 在固定术过程中，暂时用松紧带固定所需牙合。

2. 常于拔除前拆除。

3. 可保留作为"导引松紧带"。

a. Ⅱ类松紧带

　　i. 用于"矫正"Ⅱ类错拾。

　　ii. 从上颌前部到下颌后部的矢量。

b. Ⅲ类松紧带

　　i. 用于"矫正"Ⅲ类错拾。

　　ii. 从下颌前部到上颌后部的矢量。

B. **上下颌固定**

1. 适用于固定欠佳或骨移动较大 / 不稳的患者。

2. 可保留几个月。

3. 如果出现呼吸道受损和（或）呕吐，需在床边使用剪线钳。

C. 类固醇（氟轻松）软膏可用于治疗唇肿胀。

D. **氯己定（Peridex）漱口水。**

E. **进食软食。**

F. 抬高床头，使用冷敷袋。

X. **并发症**

A. **复发**

1. **外科**：颌板固定丧失（骨连接不正）。

2. **牙科**：牙错位；需适当去代偿。

3. **髁突**

a. 髁突骨吸收（进行性髁突吸收）。

b. 与牙拾残留、颞下颌关节动力学不良有关。

4. 软组织："Moss 功能基质"的反冲力。

B. **感觉异常**

1. **在双侧下颌矢状劈开截骨术中，下齿槽神经损伤的风险为 10%。**

2. 约 90% 患者有暂时性术后症状。

C. **感染**：可能需行脓肿引流术，但大多数情况下不用拆除硬件。

D. **出血**

1. 在翼上颌裂中，Le Fort 成形术可能会损伤上颌内动脉分支和翼静脉丛。

a. 保持骨膜下剥离。

b. 确保骨刀置入翼腭窝内。

2. **采用低血压性麻醉**［收缩压（SBP）约 80mmHg］，保持头高脚低位。

E. **缺血**

1. Le Fort Ⅰ型前徙术中罕见发生，黏膜呈紫黑色。

2. **更常见于以下情况**

a. 较大前移。

b. 唇腭裂患者。

c. 两片式骨不连续性移动。

3. Le Fort I 段血供

    a. 截骨术后腭降动脉断裂。

    b. 面动脉腭升支血供得以保持。

    c. 咽升动脉前支经过筋膜。

要点问答

1. 颏及眶下孔和神经的位置。

    a. 颏神经：在下颌第一、第二前磨牙之间。

    b. 眶下神经：瞳孔中线缘下方约 1cm 处。

2. 下齿槽神经走行于下颌骨内。

    a. 进入下颌支内侧面小舌上的下颌孔。

    b. 从皮质内侧行至外侧远端。

    c. 于颏孔下方弯曲后穿出。

3. Le Fort I 型前徙术后特有的鼻唇变化。

    a. 鼻翼变宽。

    b. 鼻尖高度增大。

    c. 唇纵向缩短。

4. 正中咬合与正中关系的区别。

    a. 正中咬合：牙磨耗面的最大牙尖吻合。

    b. 正中关系：下颌窝内下颌髁突的正常静息关系。

    c. 正中咬合与正中关系的变化。

        i. 牺牲正中关系，实现咬合，增加下颌突出度。

        ii. 常见于Ⅲ类错𬌗。

推荐阅读

1. Legan HL, Burstone CJ.Soft tissue cephalometric analysis for orthognathic surgery.*J Oral Surg*.1980;38（10）:744–751.PMID: 6932485.

2. Panula K, Finne K, Oikarinen K. Incidence of complications and problems related to orthognathic surgery: a review of 655 patients. *J Oral Maxillofac Surg*. 2001;59（10）:1128–1136; discussion 1137.PMID: 11573165.

3. Proffit WR, Turvey TA, Phillips C. Orthognathic surgery: a hierarchy of stability. *Int J Adult Orthodon Orthognath Surg*. 1996;11（3）:191–204.PMID: 9456622.

鼻整形术

I. **鼻解剖学**（图 30-1）

　　A. **皮肤**：在术前分析中，鼻部皮肤厚度是关键的考虑因素。

　　　　1. **不同种族人群的鼻部皮肤厚度各有不同。**

　　　　2. **薄的皮肤**容易暴露出下方结构的不规则性，并且更不适宜做广泛的解剖分离。

　　　　3. **厚的皮肤**需要更多的软骨/骨操作，以获得期望的美容效果。

　　　　4. **鼻部下 1/3 处**的皮肤厚度几乎是上 2/3 处平均厚度的 2 倍。另外，下部皮肤的移动性要差得多，且包含更多的皮脂腺。

　　　　5. **鼻部外观**是皮肤层和骨软骨框架相互平衡的结果。

　　　　6. **鼻部皮肤较厚的患者**更容易出现术后水肿并形成瘢痕，致使恢复期较长。

　　　　7. **软三角区存在独特的皮层关系**，在这一脆弱区域做切口后，容易出现凹痕。

　　B. **肌肉**

　　　　1. **鼻部有 4 组成对的肌肉**，它们是面部表浅肌肉腱膜系统（SMAS）的一部分。

　　　　2. **血管和神经**穿行于鼻部表浅肌肉腱膜系统的深面。因此，合适的解剖平面恰好位于表浅肌肉腱膜系统层的相对无血管平面之内，即位于骨膜和软骨膜的浅表层。

　　　　3. **提肌缩短鼻部并扩张鼻孔**：降眉间肌、提上唇鼻翼肌（打开外鼻阀）和鼻顶部鼻肌。

　　　　4. **降肌拉长鼻部并扩张鼻孔**：鼻肌翼部（鼻后扩张肌）和降鼻中隔肌（可能过度活跃，导致微笑时鼻尖下垂）。

　　　　5. **小扩张肌**是鼻前扩张肌。

　　　　6. **收缩肌拉长鼻部并缩小鼻孔**：鼻肌横部和鼻孔小收缩肌。

C. **血液供应**：眼动脉、颌内动脉和面动脉的分支构成了丰富的鼻部血管网。静脉引流伴随着动脉血供。

1. **鼻背动脉**（眼动脉分支）穿过内眦韧带之上的眶隔膜，并沿着鼻腔侧壁在下方穿行。

2. **面动脉**分支为角动脉和上唇动脉。后者经由鼻小柱动脉为鼻槛和鼻小柱供血。

3. **鼻尖**由鼻小柱动脉、筛前动脉外鼻支和鼻外侧动脉（角动脉分支）供血。

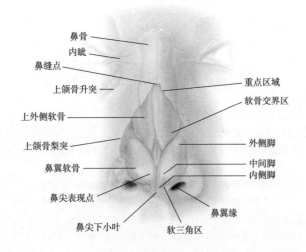

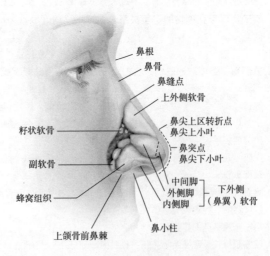

图 30-1 鼻外部解剖图的正视图（上图）和侧视图（下图）

4. **鼻小柱的横贯切口离断了鼻小柱支，血液供应主要依靠鼻外侧动脉，**该动脉穿行于鼻翼沟上方 2mm 处。因此，在这些情况下应保守实施鼻翼基底切除手术。

D. **神经支配：**运动神经支配来自面神经的颧支和颊支。鼻外部感觉由第 V 对脑神经（CN V）分支支配。

1. **鼻根、鼻背上部和鼻侧壁上部感觉**由眼神经的滑车上支和滑车下支支配。

2. **位于鼻骨和上外侧软骨（ULC）之间的筛前神经的外鼻支（V_1），支配鼻背远端和鼻尖处的感觉。**

3. **鼻侧壁下半部分、鼻小柱和鼻翼的感觉**由上颌神经的眶下支支配。

E. **骨软骨框架**

1. **骨拱**

   a. 由成对的鼻骨和上颌骨升额突构成。

   b. 鼻部的上 1/3 到上 1/2。

2. **上外侧软骨（ULC）**

   a. **软骨拱**（或中鼻拱）由上外侧软骨和软骨鼻中隔构成。软骨拱实际上是一个单一的解剖实体，在鼻背降低术中可分为 3 个独立的分区。

   b. **在键石区，鼻骨与上外侧软骨的头部有较宽重叠，在中线处重叠 8 ~ 10mm。**

   c. **在中鼻拱的尾端，上外侧软骨和鼻中隔之间的联系形成了内鼻阀，其理想角度为 10°~ 15°**（图 30-2）。

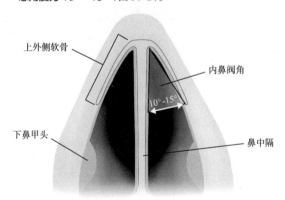

上外侧软骨

内鼻阀角

$10°$-$15°$

下鼻甲头

鼻中隔

图 30-2 内鼻阀

   d. **从上外侧软骨底面到鼻中隔存在连续的软骨膜衬里。**在鼻背驼峰分段祛除术中，首先要从软骨拱的顶端松解此层衬里，在切除鼻背软骨前制造出一个"黏膜下通道"。

   e. **破坏光滑鼻背美学线的手法**（如：鼻背软骨的过度切除或者进行截骨术后过窄的中鼻拱）可能导致"倒 V"畸形。

3. **下外侧软骨（LLC）**：又称为鼻翼软骨，成对的下外侧软骨就如同支撑鼻尖的三脚架。

    a. **各下外侧软骨可细分**为内侧脚、中间脚和外侧脚。中间脚穹窿段的头缘构成了重要的"鼻尖表现点"或鼻突点。

    b. 下外侧软骨的外侧脚和上外侧软骨的尾缘相接处是所谓的"软骨交界区"。在这个部位，上外侧软骨缘被卷入较浅的下外侧软骨缘深处。

    c. **外侧脚**不延伸到梨状孔。相反，鼻翼后侧的开放性取决于致密的纤维脂肪结缔组织和副软骨。这些结构构成了前庭拱，并为外鼻阀提供支撑。

4. **鼻中隔**

    a. 软骨部分为四边形软骨。

    b. 这部分与骨性鼻中隔后侧形成关节连接，由筛骨垂直板、犁骨、上颌骨鼻嵴和腭骨鼻嵴组成。

II. 目标和患者选择

A. **患者出于美容和（或）功能性原因寻求鼻整形术。**

1. **除了患者对鼻部的需求外**，外科医师还应该考虑鼻面部平衡、性别特征和种族一致性。

2. **在没有鼻阻塞的美容整形患者中**，一个重要的目标就是保护鼻气道。

B. 选择合适的患者是获得良好结果的关键。

1. **询问患者**，特别是他们对自己鼻子的不满意之处，提出一组美学/功能目标。然后检查患者以确定这些目标是否能够实现。

2. **应注意那些有无法修复的问题、不切实际的期望或不健康动机的患者**。鼻整形术结果的满意度较差，通常是因为患者主观上的不满情绪，而非手术技巧的失败。

3. **缩略语"SIMON"代表一些危险信号**：单身（S）、未成年（I）、男性（M）、期望值过高（O）和自恋（N）。

4. **身体畸形恐惧症（BDD）**

    a. 身体畸形恐惧症表现为患者过度关注身体外观上的微小缺陷或感觉到的缺陷，对患者造成了显著的内心痛苦或社交影响。

    b. 观察患者是否有强迫性行为、侵入性想法、掩饰和无法维持人际关系和工作的现象。

    c. **所有整形外科患者中，7%～15%受身体畸形恐惧症影响（通常占总数的1%～2%）**。患者最常关注的部位：皮肤、头发和鼻子。

    d. 身体畸形恐惧症是整形外科手术的禁忌证。患者应接受精神病医师治疗。

III. 术前评估（表30-1）

A. **鼻部评估**：详细询问患者的鼻部病史，因为特定病症、外伤、过敏症、鼻窦炎、用药或先前的干预措施均可能影响最终的鼻整形术结果。

表30-1	鼻整形术术前工作表					
测量项目	患者测量值	理想数值	效果	计划	顺序
面中部高度（MFH）					
面下部高度（LFH）					
鼻根－鼻尖长度（RT）		理想的鼻根－鼻尖长度（理想的鼻长）（RTi）：口裂点至颏下点的长度（SMe，其理想长度应与鼻长相同）或0.67MFH			
鼻尖长度：鼻翼脸颊连接处（ACJ）－鼻尖（T）的长度		0.67RTi			
鼻根长度：角膜平面（CP）－鼻根突出度（RP）		0.28RTi = 7（9~14mm）			
下巴		-3mm 鼻－唇－下巴平面（NLCP）			
鼻背		男：90°			
鼻唇角		女：95°~100°			
鼻小柱（CL）角		女：45°			
鼻小柱					
上唇					
鼻中隔					
鼻尖					
鼻翼/鼻底					

1. **鼻塞**：由于医疗或解剖原因导致鼻内阻力增加，从而改变了鼻内的正常气体流动。依据病史和鼻镜检查结果做出诊断。

   a. **Cottle 手法**：用手牵拉患者的患侧脸颊，以打开狭窄内鼻阀，如鼻塞症状缓解，则为 Cottle 征阳性。

   b. **下鼻甲肥大**：代偿性肿大发生在鼻中隔偏曲的对侧部位。下鼻甲的前部连同内鼻阀可提供总上气道阻力的 2/3。

2. **询问用药史**（尤其是降压药）、吸烟史、药物滥用、先前的鼻部创伤以及鼻窦或鼻部手术。

3. **记录过敏性疾病和症状**：花粉症、哮喘、血管运动性鼻炎、鼻窦炎、鼻塞、干生咽、鼻后滴漏以及味觉或嗅觉变化。

4. 如果患者之前曾做过鼻整形手术，那么以前的手术记录可能会有帮助。

B. **鼻部分析**

1. **鼻部分析始于面部分析。**

   a. 理想的面部被划分为均等的垂直五等分和水平三等分（即三庭五眼）。

   b. 术前应当记录患者的上颌骨和下颌骨已有的不对称状况和外观。

   c. 寻找诸如上颌骨垂直过长或咬合不正之类的潜在颅面诊断结果，鼻整形术前必须对这些情况进行干预。

   d. 相比实现鼻部自身的理想结构关系，使患者鼻部与脸部其他部分保持协调更为重要。

2. **鼻根**：鼻与眉连接的区域叫鼻根。

   a. **鼻根点是鼻根的最深点，也是鼻额角（女性的理想角度是 134°，男性的理想角度是 130°）的顶点。**

   b. 因为鼻根点的位置会影响鼻部其他部位的外观，因此极其重要，确定鼻根点位置通常是规划鼻整形术的第一步。

   c. 在侧视图上，鼻根点的垂直高度（又叫驼峰点）很关键。鼻根点过低会使鼻子看起来较粗大，然而鼻根点过高会使鼻子看起来过小。鼻根点的理想位置是与上睑板皱襞（双眼皮）齐平处或内眦上方 6mm 处。

   d. 鼻根突出度是从与角膜相切的垂直平面开始测量的。正常的鼻根突出度是 10~14mm。

3. **鼻背**：在正视图上，鼻背美学线勾勒出理想的鼻背轮廓，这些线条始于眉内侧，终止于鼻小叶的鼻尖表现点。

   a. 在侧视图上，鼻背线从鼻根点一直延伸到鼻尖表现点。对于女性来说，理想的鼻背线有轻微凹陷，而对于男性则是有轻微凸起。

   b. **鼻面角**（女性的理想角度是 34°，男性是 36°）是经过鼻根点的垂直线和鼻背线之间的夹角。

   c. 在正视图上，鼻骨底的宽度应约为鼻翼底宽度的 80%。

   d. 在侧视图上，鼻中隔前角和鼻尖表现点之间的距离决定了鼻尖上区转折点的存在。对于鼻部皮肤较薄的患者，这段距离的长度应为 7mm，对于鼻部皮肤较厚的患者应为 10mm。

   e. **鼻尖上区畸形（又称为鹦嘴畸形）的定义为鼻尖上区外凸和鼻尖上区转折点缺失**，可能是由鼻中隔背侧的不完全切除引起，或者，恰恰相反，也可能是由过度切除引起，因为过度切除会导致在死腔内形成瘢痕。

4. **应评估鼻尖的六个特征**——体积、宽度、轮廓的清晰度、旋转度、突出度和形状。对鼻尖的脆弱软骨进行手术干预时，应十分小心审慎，因为一个特征发生变化经常会引起另一个特征也发生变化。

   a. **切除过长的外侧脚头侧**（修剪头侧）会缩小鼻尖体积，并使鼻尖突出度有一定程度的增加。

   b. **鼻尖表现点**是精致鼻尖的重要标志。它由中间脚的背段形成。最具美感的下外侧软骨形状是外侧脚凹陷，相邻的鼻背段突起。

c. **鼻尖旋转度由鼻唇角（女性的理想角度是 95°~100°，男性的理想角度是 90°~95°）测得**，在侧视图上，鼻唇角测的是与面部水平面垂直的线和通过鼻孔最前点和最后点的线之间的角度。鼻唇角和鼻小柱-唇角不一样。

d. **鼻小柱－小叶角**由鼻小柱和唇下小叶之间的连接形成（理想角度是 30°~45°）。凸起的鼻中隔末端可以使鼻部看起来丰满；此处的缺陷通常需要移植术弥补。

e. **鼻尖突出度**是鼻翼-脸颊连接处的切线和鼻尖表现点的垂直线之间的距离。鼻尖突出度受上颌突、鼻小柱长度和下外侧软骨畸形的影响。

f. **降鼻中隔肌**能使鼻尖向下旋转，在做表情时降低鼻尖突出度，并且可能需要移位。

5. **鼻翼**：鼻翼应该朝下外侧方向有轻微外张。注意鼻翼底的宽度会随着鼻尖突出度的变化而变化。

a. 在正视图上，鼻翼底的宽度应与内眦距相同。

b. 鼻翼缘和鼻小柱之间的连接使鼻孔能稍微露出，并且呈现出"飞翔的海鸥"外观。

6. 用 1∶1 照片和醋酸描图纸进行 Byrd 分析，以在实施鼻整形术期间确定客观的手术目标（图 30-3）。Byrd 分析包含以下步骤：

a. 检查咬合状况。

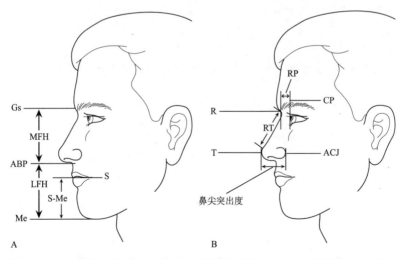

图 30-3 Byrd 分析的关键标志和参照面 A. 测量面高时使用的标志。B. 测量鼻部尺寸时使用的标志。ABP—鼻翼底平面；ACJ—鼻翼－脸颊连接处；CP—角膜平面；Gs—眉间软组织；LFH—面下部高度；Me—颏下点软组织；MFH—面中部高度；RP—鼻根突出度；RT—鼻长；R—鼻根；S—口裂点；T—鼻尖表现点

b. 在正视位测量面中部高度（MFH）：从眉间软组织到鼻翼底平面（ABP）的距离。

c. 在正视位测量面下部高度（LFH）：从鼻翼底平面到颏下点软组织（Me）的距离。注意面中部高度应该与面下部高度等长，或者比面下部高度稍短约 3mm。

d. 测量下巴的垂直长度：从口裂点（S）到颏下点软组织（Me）的距离。下颌骨正常时，下巴的垂直长度≈理想的鼻长。

e. 在侧视位测量现有鼻长：从鼻根（R）到鼻尖表现点（T）的距离。注意鼻根应取上睑板皱襞的水平位置（或内眦上方 6mm 处），而不是现在的鼻根点位置，这一部位经常处于异常位置。

f. 计算理想鼻长（NLi）：应牢记：理想鼻长＝口裂点与颏下点之间的距离，或者理想鼻长 =0.67× 面中部高度。鼻长的最大缩短值约为 4mm。

g. 测量现在的鼻尖突出度：从鼻翼 - 脸颊连接处（ACJ）到鼻尖现点（T）画一条垂直线。

h. 计算理想鼻尖突出度（TPi）：理想鼻尖突出度 = 0.67× 理想鼻长。这一数值应当与鼻翼底宽度相同。

i. 测量现在的鼻根突出度：从角膜平面（CP）到鼻根（R）的距离。

j. 计算理想的鼻根突出度：0.28× 理想鼻长。

k. 评估下巴突出度：画一个鼻 - 唇 - 下巴平面——在鼻背上距鼻根 1/2 理想鼻长处画一个点作为标记。通过这一点画一条线与上唇红缘相切。下唇和下巴应位于该切线后 3mm 处（如果是男性，下唇和下巴应位于这条线上）。

IV. 鼻整形术的关键原理

A. 在列出的参考资料中可以找到关于鼻整形术过程的详细描述，但是本文中仅讨论手术要点。

B. **麻醉**：应该使用口腔 RAE 气管导管，并可以放置角膜盾。

1. **外用**：用 1% 利多卡因加 1∶100000 肾上腺素、羟甲唑啉和 4% 可卡因的混合物或者只用阿氟林浸泡的脱脂棉进行鼻腔填塞。做切口前要取下这些脱脂棉。

2. **局部浸润**：用 1% 利多卡因加 1∶100000 肾上腺素进行组织浸润以在鼻周进行环形阻滞。注射的位置包括眶下孔（眶下动脉）、侧鼻面沟（鼻外侧动脉）、鼻翼底（角动脉）、鼻小柱（鼻小柱动脉）、鼻背（筛前动脉）鼻尖和鼻根（滑车下动脉）。然后注射切口和鼻中隔。

C. **手术类型**：开放式手术能使鼻部完全暴露，以对缺陷进行精确判断并采用多种手术技术，但会导致鼻小柱瘢痕、更多的鼻尖水肿，并且需要对鼻部结构进行缝合固定。鼻内（封闭式）切口不会导致外部瘢痕的形成，水肿较少，也几乎无须缝合固定，但是这种方法涉及在有限的暴露条件下实施手术，严重依赖移植物，并且难以掌握。

D. 切口

1. **软骨间切口**：在上外侧软骨和下外侧软骨的接合处做切口。然而，由于这两部分结构的卷曲连接，实际操作中其实是在外侧脚头做出切口。

2. **软骨内切口**：将切口有目的性地置于外侧脚头端的软骨内，并根据需要切除的外侧脚头侧的软骨量决定切口大小。

3. **软骨下切口（又名边缘切口）**：正好在下外侧软骨尾侧的末端做切口。在开放式鼻整形术中，该切口与经鼻小柱切口相连。

4. **经鼻小柱切口**：用于开放性鼻整形术。最常在鼻小柱的最窄面做"V"形或阶梯状切口。

5. **贯穿切口**：切口贯穿膜性鼻中隔，导致鼻尖向下旋转。只在单侧做切口时，就是所谓的半贯穿切口。

E. **鼻背驼峰祛除术**：用 Cottle 剥离子轻轻抬起黏膜软骨膜，使之与鼻中隔分离，出现一条黏膜下通道。

1. 然后将上外侧软骨与鼻中隔分离，用逐渐增量修剪这些结构的方式实施鼻背驼峰祛除术。

2. 在切取中隔前可以先降低鼻背，以确保至少保留 10mm 鼻背和 10mm 尾部鼻中隔软骨（合在一起就是所谓的 L 形支撑）为鼻部提供支撑。

3. **鼻背支撑的过度切除**会容易引起鞍鼻畸形。

4. 使用骨凿或骨锉降低骨性鼻背。

5. **过度降低**会导致"开放式屋顶畸形"，使鼻背呈现出宽扁的外观。

F. 截骨术

1. **纠正降低鼻背后出现的"开放式屋顶畸形"**，使较宽的鼻骨底变窄。

2. **通常可采用多种方法**，但所需的截骨术类型取决于鼻外侧壁的向内运动幅度的需求。

3. 在眶缘和鼻面接合处的水平位置，在骨性鼻锥的中部经皮切口置入 2mm 骨刀。

4. **手持骨刀**的作业面必须与上颌骨表面平行。

5. **为了避开角动脉**，骨刀应沿着鼻外侧边壁划进骨膜下平面。

6. **确定好骨刀的位置**，使骨刀的一边与骨接触，用锤子敲打另一边。

7. 根据感觉和声音确定终点。

8. 在梨状孔水平位置向下方、上方、斜上方继续截骨，每个截骨部位之间应留出 2mm 空隙。

9. **一旦完成截骨术**，用大拇指和食指在上面（不是下面，否则会封死内鼻阀）施加压力，以造成鼻骨的不完全骨折（青枝骨折）。

G. **鼻尖**

1. **鼻尖体积过大的问题**可通过切除外侧脚头侧解决。必须保留宽度至少为 5~7mm 的完整外侧脚以确保稳定性。

2. 多种缝合技术均可有效提升鼻尖的精致度、影响鼻尖旋转度和突出度，并且减少鼻尖宽度。其中一项重要的缝合技术是水平褥式缝合，可用于拉直或弯曲软骨，并为脆弱的自体或供体凹形软骨提供强度。

3. 在各内侧脚进行贯穿穹窿缝合可以改变穹窿形状，以使穹窿变窄并增加穹窿的清晰度。

4. **穹窿间缝法**将把两块穹窿连在一起并使鼻尖变窄。

5. **内侧脚缝合**将缩小内侧脚板之间的分离度。

6. **设计旋转缝合**，通过把中间脚提升到鼻中隔的方法，增加鼻尖的上旋度。

7. 在内侧脚和鼻中隔尾侧之间进行突出缝合以适度增加鼻尖突出度。

8. **如需增加鼻尖突出度，可采用以下方法。**

   a. 鼻小柱支撑移植物。

   b. 缝合技术（内侧脚缝合、穹窿间缝合或贯穿穹窿缝合）。

   c. 鼻尖移植物：小叶下移植物或盖板移植物。

H. **常见的软骨移植物**（图 30-4）

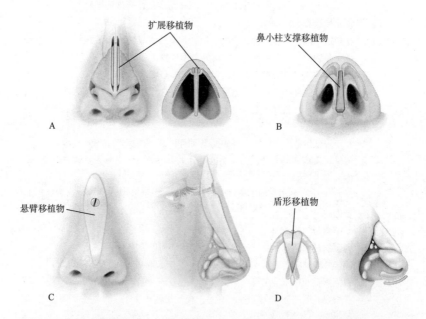

图 30-4 常见的软骨移植技术 A. 扩展移植物；B. 鼻小柱支撑移植物；C. 悬臂移植物；D. 鼻尖下小叶移植物

1. **扩展移植物能打开内鼻阀，拉直歪曲的鼻中隔背侧，并且改善鼻背美学曲线**（诸如在倒 V 畸形中）。或者，在鼻背降低手术中切除的多余上外侧软骨可向下翻转以撑开内鼻阀，充当扩展移植物）。

2. **鼻中隔延伸移植物**从鼻中隔延伸出来并与下外侧软骨缝在一起，以增加鼻尖突出度。

3. **将鼻翼支撑移植物与外侧脚缝在一起，并延伸越过梨状孔以支撑外鼻阀。**

4. **鼻翼轮廓移植物**可沿鼻翼缘放置以起到支撑作用，并减少鼻翼切迹。

5. **鼻小柱支撑移植物**有助于定义鼻小柱形状、提高下外侧软骨三脚架中央肢强度，并且保持鼻尖突出度。

6. **鼻尖移植物**可定义鼻尖形状或使鼻尖具有对称性、增加鼻尖突出度，并能改善有缺陷的鼻尖下小叶。

7. **鼻根和鼻背盖板移植物**可用于隆鼻和保持鼻部的对称性。

8. **悬臂移植物**由鼻中隔软骨、肋软骨或骨骼（如：肋骨、颅外板和髂骨）组成，对鼻背重建术来说可能是必需的。

I. **鼻翼**：鼻翼底切除（有时又称为 Weir 切除）可用于减少鼻孔外张。在进行开放式鼻整形术中一定要注意避免损伤鼻外侧动脉。或者也可进行鼻槛切除。

J. **下鼻甲**：通过黏膜下切除和骨折外移术可以处理下鼻甲肥大的问题。

K. **术后护理**

1. 佩戴一周的外鼻夹板以起到保护作用。

2. 使用一周的鼻腔硅胶夹板以压紧鼻中隔，保持稳定性，防止鼻内切口和鼻中隔切口之间发生粘连。

3. 进行几周的鼻部胶布贴压以减小肿胀。

V. **并发症**

A. **鼻出血**：大量的鼻出血很罕见（概率小于 1%），大部分出血情况可以通过抬高头部、羟甲唑啉鼻喷雾、小心施压的方法进行处理，偶尔也用浸硝酸银的纱布条进行前鼻腔填塞来处理。

1. **应该对鼻中隔血肿进行引流以防止鼻中隔穿孔以及由此导致的鞍鼻畸形。** 在引流后使用鼻腔填塞术和硅胶夹板提供压力。

2. **鼻部皮肤下血肿**会导致明显的纤维变性和扭曲。

B. **感染**：鼻整形术后发生急性感染的情况很罕见（概率小于 1%）。

1. 如果患者有伤口愈合较差的风险因素或者他们经历过大型的移植手术，那么一些外科医师会给他们使用预防性抗生素。

2. 中毒性休克综合征患者可使用鼻腔填塞术。

C. **气道阻塞**：青紫和水肿是鼻整形术的正常后果，急性肿胀将于 3 周内消退。在此期间，患者会出现暂时的鼻气道阻塞症状。

1. 由于鼻塞症状在终止后会出现反弹（药物性鼻窦炎），所以鼻减充血剂的使用时间不得长于 7 天。

2. 对于持续性阻塞，应当考虑解剖因素，诸如内鼻阀或外鼻阀塌陷以及粘连。

D. **不对称**：翻修手术和术后轻度气道阻塞的治疗应该至少延迟 1 年，以使瘢痕成熟、鼻水肿完全消退。

    1. **然而**，如果存在明显的急性畸形需要在 10～14 天内进行处理（如鼻尖移植物偏离和移位），最好马上重新进行手术。

    2. 可以通过注射曲安奈德治疗过多的瘢痕形成。

VI. 二次鼻整形术

    A. **定义**：严格说来，二次鼻整形术发生在别的医师已进行初次鼻整形术（或数次其他鼻整形术）后，而翻修手术指同一位医师对其初次鼻整形患者再次进行手术。

    B. **二次鼻整形术和初次鼻整形术有何不同。**

        1. 高度可变的鼻部结构被瘢痕扭曲。

        2. 由于瘢痕形成和粘连，皮肤包络更紧。

        3. 通常已经没有可用的自体软骨供移植。

        4. 需要考虑上次的手术方法和遗留问题。

        5. 患者的期望变得不同。

        6. 初次鼻整形术可能会引起气道问题。

    C. 初次鼻整形术前评估时忽略的解剖因素，容易导致需要二次鼻整形术。

        1. 鼻根或鼻背过低。

        2. 中鼻拱过窄。

        3. 鼻尖突出度不够。

        4. 鼻翼软骨异位。

        5. 鼻翼缘退缩。

要点总结

1. 应考虑患者鼻部肤质。较薄的皮肤容易暴露较小的不规则之处，而较厚的皮肤则需要对皮肤下的鼻部结构作出明显改变。

2. 如果在术前评估中没有检测到已存在的气道问题，那么实施鼻整形术可能会使问题恶化。

3. 鼻部必须与脸部的其他部位保持协调。对于鼻和下巴都过度突出的患者，鼻部降低整形术会使已经突出的下巴显得更加夸张。

4. 咬合评估对于完整的面部检查来说十分关键。任何咬合畸形都应该在实施鼻整形术前解决。

5. 鼻部过度突出可能会导致上唇缩短和拉紧；反之，降低鼻突出度会延长嘴唇。

6. 如果患者沉迷于想象中的缺陷而导致严重的社交困扰，就要考虑其是否可能患有身体畸形恐惧症（BDD）。外科医师应促使其接受心理咨询，并告知患者在进一步讨论手术之前必须进行此项评估。

7. 一些歪鼻患者会拔掉眉毛以掩饰鼻部畸形。如果没有注意到这种补偿性的做法，会导致术前测量和手术规划失误。

要点问答

1. 哪些因素会造成歪鼻？

   鼻中隔偏曲、上外侧软骨畸形、鼻骨不对称、既往创伤、瘢痕以及颅面畸形。

2. 鼻中隔软骨的另一个名称是什么？

   四边形软骨。

3. 骨性鼻中隔的骨骼是哪些？

   犁骨、筛骨垂直板、上颌骨嵴和腭骨嵴。

4. 上外侧软骨和下外侧软骨之间的关系是什么？

   在软骨交界区，上外侧软骨尾端被卷入下外侧软骨头端深处。

5. 鼻翼外侧的处理点有哪些？什么软骨支撑鼻的这部分？

   无处理点。下外侧软骨的鼻翼部分向上延伸与上外侧软骨相接；因此，鼻翼的大部分没有软骨。它的结构、厚度和轮廓线取决于致密的纤维脂肪结缔组织和微小的副软骨。

6. 内鼻阀的理想角度是多少？

   $10° \sim 15°$。

7. 理想的鼻唇角是多少？

   女性是 $95° \sim 100°$，男性是 $90° \sim 95°$。

8. 如果患者一笑鼻尖点就下垂，应该怎么处理？

   过度活跃的降鼻中隔肌会缩短上唇，使鼻尖向下旋转，并且在患者微笑时减小鼻尖突出度，因此，可以在实施鼻整形术时切断降鼻中隔肌。

9. 是否能够先切除一些鼻中隔软骨，再降低鼻背驼峰？

   不能。应该在切除鼻中隔软骨前降低鼻背驼峰，以确保有 10mm 宽的 L 形支撑来支撑鼻部。否则潜在的过度切除可能导致鞍鼻畸形。

10. 什么是鹦嘴畸形？

    它是鼻尖上区外凸和鼻尖上区转折缺失造成的畸形。

推荐阅读

Daniel RK. *Rhinoplasty: An Atlas of Surgical Techniques*. New York: Springer 2002.

Gunter JP, Rohrich RJ, Adams WP Jr. *Dallas Rhinoplasty: Nasal Surgery by the Masters*. St. Louis, MO: Quality Medical Publishing; 2007.

Oneal RM, Beil RJ. Surgical anatomy of the nose. *Clin Plast Surg*. 2010;37（2）:191-211. PMID: 20206738.

Rohrich RJ, Ahmad J. Rhinoplasty. *Plast Reconstr Surg*. 2011;128（2）:49e-73e. PMID: 21788798.

31

面部老化评价与外科治疗

I. **影响面部老化的因素**

  A. **晒伤（光老化）**：皮肤萎缩、肤色暗淡以及色素沉着改变。

  B. **体重明显增加或减轻。**面部脂肪适当堆积，使容貌更显年轻。

  C. **长期饮酒和（或）吸烟。**

  D. **慢性疾病，**如糖尿病、肾衰竭。

  E. **面部创伤史。**

  F. **面瘫。**瘫痪侧出现的深皱纹较少，但较正常侧下垂。

II. **面部容貌随老化改变**（图 31-1）

  A. **皮肤变化**

    1. 真皮层厚度减少（尤其是真皮网状层）、失去弹性以及真皮附属结构减少，引起细纹。

    2. 色素沉着过度、角化病和丘疹。

    3. 皮下脂肪组织含量减少。

    4. 皮肤胶原蛋白总量减少，III 型胶原蛋白的比例增加。

    5. 皮脂腺较大。

  B. **软组织改变**

    1. 软组织体积减小，面中部及上部 1/3 最明显。

    2. 面部支持韧带进行性松弛。

    3. 疏松组织与固定韧带并列，导致面部凹凸不平且出现皱纹（如鼻颧沟和脸颊垂肉）。

  C. **面部骨骼变化**

    1. 眶下缘及上颌前部骨质丢失，导致中面部高度和下面部高度减少。

    2. 牙列缺失使牙槽骨进一步减少，导致下面部高度减少。

    3. 随着年龄的增长，眶向下外侧和上内侧扩大。

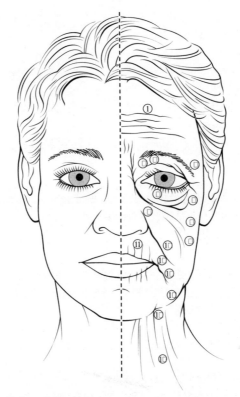

图31-1 面部老化　1.额纹和眉间纹；2.眉外侧下垂；3.上睑赘皮；4.眶上凹陷；5.下睑松弛、起皱纹；6.下睑袋；7.鼻颧沟加深；8.颊部组织下垂；9.全身性皮肤松弛；10.鼻唇沟加深；11.口周纹；12.口角下垂；13.唇颏沟加深；14.脸颊垂肉；15.颈部边界不清，脂肪过多；16.颈阔肌带

  4. 颏、眶上缘及颧弓的突度增加。

D. 口周变化

  1. 垂直纹从上、下唇缘向外放射状延伸。

  2. 上唇丰满度和平整度下降。由于重力的缘故，切牙每十年约缺失1mm。

  3. 口角下垂。

  4. 鼻唇沟加深，颏周木偶纹形成。

E. 颈部变化

  1. 皮肤松弛、起皱纹。

  2. 颈阔肌分离，纵向颈阔肌带形成。

  3. 随着颏下脂肪的松弛和增多，颏颈角变得更钝。

  4. 下颌下腺下垂。

F. 眼周变化

1. 皮肤松垂：睑皮过多且松弛。

2. 睑水肿和色素沉着过度。

3. 由于眶隔松弛，眶周脂肪突出。

4. 泪腺下垂。

5. 由于提肌腱膜力量衰减，睑下垂。

III. 面部年轻化的原理

A. 通过化学剥脱术、激光和皮肤磨削术，改善皮肤质量（参见第 32 章：非手术面部年轻化）。

B. 用填充剂、骨或骨内植入物（软组织及骨）解决体积缩减问题。

C. 使软组织恢复至原始解剖学位置（即，提升松悬部位，紧致松弛部位）。

D. 切除多余组织（如：面部皮肤和眶脂肪）。

IV. 面部拉皮术（除皱术）

A. 解剖学

1. 在面部骨骼腔（眶及口腔）周围的面部软组织以同心圆方式构建。

2. 对下颌、颧骨、轮匝肌支持韧带等区域固定，这些区域内的松弛导致了脸颊垂肉形成和鼻颧沟加深。

3. 面部分层（图 31-2）：皮肤、皮下脂肪、表浅肌肉腱膜系统（SMAS）以及面深筋膜（腮腺咬肌筋膜）。在颊部，面神经、腮腺导管和颊脂体均位于腮腺咬肌筋膜深部。

4. **表浅肌肉腱膜系统**：Tessier 创造的术语（图 31-3）。

a. **薄筋膜层包裹着浅层表情肌，将上层皮下脂肪与下层腮腺咬肌筋膜分开。**

b. 与帽状腱膜、颞浅筋膜（颞顶筋膜）、颈浅筋膜和颈阔肌相连。

5. **表情肌**：从表浅到深部共四层。

a. 降口角肌、颧小肌以及口轮匝肌。

b. 降下唇肌、笑肌、颈阔肌（受面神经颈支支配）。

c. 颧大肌、提上唇鼻翼肌。

d. **深部肌肉（神经分布于浅面）：提口角肌、颊肌和颏肌。**

6. 腮腺咬肌筋膜

a. 与颈筋膜深层相连。

b. 颊内面神经分支行于该层外侧深面，越到内侧越浅。

c. Loré 筋膜（又名鼓室腮腺筋膜、颈阔肌 – 耳韧带、腮腺皮肤韧带），即耳垂前致密纤维组织区。有些方法中在此处植入缝线进行悬吊。

7. 颞区

a. 三个面部分层：颞顶筋膜（颞浅筋膜）、颞深筋膜浅层以及颞深筋膜深层。

b. 颞深筋膜浅层和深层被颞浅脂肪垫分开。

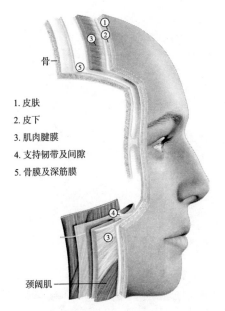

1. 皮肤
2. 皮下
3. 肌肉腱膜
4. 支持韧带及间隙
5. 骨膜及深筋膜

骨

颈阔肌

图 31-2 面部分五层，与头皮和颈部分层相似 面神经走行于表浅肌肉腱膜系统层内或深部

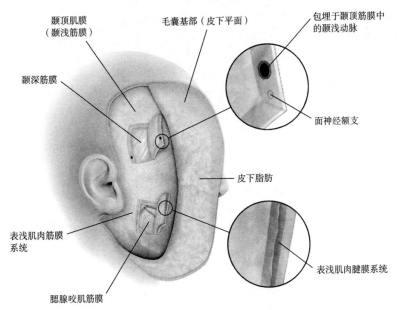

颞顶肌膜（颞浅筋膜）

毛囊基部（皮下平面）

包埋于颞顶筋膜中的颞浅动脉

颞深筋膜

面神经额支

皮下脂肪

表浅肌肉筋膜系统

表浅肌肉腱膜系统

腮腺咬肌筋膜

图 31-3 表浅肌肉腱膜系统 表浅肌肉腱膜系统与颞顶筋膜（颞浅筋膜）相连。颞浅动脉以及面神经额支于颞浅筋膜内走行

8. 血供

    a. 主要来自颈外动脉分支。

        i. 前部：面动脉、唇动脉、滑车上动脉和眶上动脉。

        ii. 外侧：颏下动脉、颧眶动脉和耳前动脉。

        iii. 额及头皮：枕动脉、颞浅动脉和耳后动脉。

    b. 除皱术将筋膜皮肤穿支与面外侧动脉分开，根据内侧肌肉皮肤穿支保留皮瓣。

9. 面神经（第 VII 对脑神经）

    a. 腮腺深叶和浅叶由面神经干分开。

    b. 分支从腮腺前部伸出，沿咬肌浅面走行，直达腮腺咬肌筋膜深部。

    c. 神经分支位于咬肌前部及内侧的颊脂体上。

    d. 分支进入腮腺咬肌筋膜，支配上层表情肌活动。

    e. 额支穿过颧弓（从耳屏与外眦中间穿过）后，进入表浅肌肉腱膜系统（颞顶筋膜）或其深部。此处的神经非常敏感，最易在除皱术中受到损伤。

    f. 大部分面部肌肉位于面神经平面浅层，接受其深面的神经支配。但是，**颊肌、提口角肌和颏肌是受其浅面神经支配的肌肉**。

    g. **下颌缘神经**

        i. 从耳垂基部下方 4cm 处穿出腮腺，正好在下颌角前部。

        ii. **在大多数病例（81%）中，下颌缘神经走行于下颌边缘之上。下颌缘神经走行于面动脉和静脉浅面，于面部血管穿过下颌缘处，即咬肌止点前部可辨认。**

        iii. 支配：降口角肌、颏肌、降下唇肌以及笑肌和口轮匝肌部分。

    h. **颊支和颧支**

        i. 因多条神经互连，很少出现长期的症状性损伤。

        ii. 表浅肌肉腱膜系统深部分支。

10. **耳大神经（$C_2 \sim C_3$）**

    a. **穿过外耳道下方 6.5cm 处的胸锁乳突肌中部。**

    b. **与颈外静脉走行于同一平面，是分离术中的有用标记物。**

    c. **除皱术中最常受到症状性损伤的神经。**

    d. **耳大神经分开术会引起耳后麻木。**

11. **耳颞神经**

    a. **与颞浅动脉伴行。**

    b. **在面部拉皮术中分开可导致弗莱（Frey）综合征，即面部皮肤因交感神经支配引起味觉性出汗。**

B. **适应证和患者评估**

1. **针对每位患者的具体症状，分别制定相应的手术计划。**

2. **除皱术术前评估**包括面部不对称、赘皮、异常脂肪堆积、颈阔肌松弛以及唾液腺松弛的评估和记录。

3. 评估下颌及颈部轮廓、鼻唇沟状况。

C. **手术和方法**

1. **皮下除皱术**

   a. 首例面部拉皮术于 20 世纪初完成，当时切除的是耳前部和颞部发际前缘皮肤。随着这项技术的发展，手术涉及更广泛的皮肤分离。

   b. 依靠皮肤张力紧致皮下软组织，可导致皮肤坏死、瘢痕扩大和口眼歪斜。

   c. 尽管为下列技术所超越，但对只有赘皮不伴深部结构下垂的瘦削患者来说，仍然很有用。

2. **皮下深层除皱术**

   a. 掀起表浅肌肉腱膜系统浅面的皮瓣，脂肪随皮瓣抬起，然后行轮廓修整。

   b. 优点包括得到血运更可靠的皮瓣，保留表浅肌肉腱膜系统从而降低面神经损伤的风险。

3. **皮下除皱术伴折叠或切除**

   a. 这是很多整形外科医师的标准面部拉皮术，但存在个体差异。

   b. 从颞发际线或其后缘 1cm 处开始切开，向下切至耳垂周围（耳屏前或耳屏后），然后向上后侧切至耳后，止于耳郭后头皮。

   c. **做颞斜切口，垂直穿过毛干，促进毛发生长**

   d. 耳前切口：沿耳轮前缘切至耳屏，然后沿耳屏后缘做切口。

   e. 耳后切口：松弛不太严重的情况下，沿耳后沟向较高位延长切口。

   f. 由外侧向内侧行皮瓣分离，只保留一层薄薄的脂肪。分离止于鼻唇沟外侧。

   g. 折叠表浅肌肉腱膜系统，或行窄卵圆形切除。拉力方向应为前外侧，与鼻唇沟平行穿过面中部。

   h. 这种技术的主要优势在于，能够分别处理皮瓣和表浅肌肉腱膜系统，确保表浅肌肉腱膜系统可纵向复位，并以最小的张力横向再悬吊皮肤（图 31-4）。

4. **小切口微创面部除皱（MACS）**

   a. **耳前切口和颞前切口。行荷包缝合术，以垂直向量提拉表浅肌肉腱膜系统，然后固定至颞深筋膜。**

   b. 皮肤切口与上文所述切口相似，但不用延长至耳后头皮。

5. **深面除皱术**

   a. 据 Tord Skoog 描述，这是专门处理深鼻唇沟的可靠技术。

   b. 表浅肌肉腱膜系统下分离术扩及颧肌，延伸至鼻唇沟内侧，完全松解所有表浅肌肉腱膜附件，形成一个包含皮肤、皮下脂肪和颈阔肌的厚皮瓣。

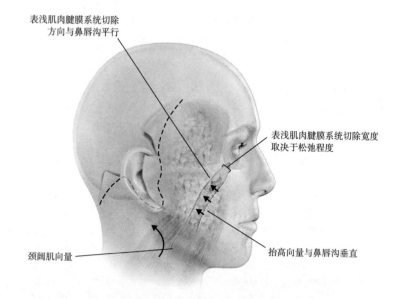

表浅肌肉腱膜系统切除
方向与鼻唇沟平行

表浅肌肉腱膜系统切除宽度
取决于松弛程度

抬高向量与鼻唇沟垂直

颈阔肌向量

图 31-4 除皱术伴表浅肌肉腱膜系统切开或折叠 将表浅肌肉腱膜系统和筋膜脂肪向上复位，往后再提拉皮肤

    c. 表浅肌肉腱膜系统完全松解，可提紧所有皮瓣组分至原始位置。

    d. 正确的平面在表浅肌肉腱膜系统之下、薄腮腺咬肌筋膜之上，其作用是保护面神经分支。

    e. 毫无疑问，深面技术的面神经损伤风险略高。

  6. 小切口除皱术伴表浅肌肉腱膜系统外侧切除

    a. 尽量减少耳后切口的面部年轻化技术；尽量避免耳后皮瓣缺血。

    b. 理想的适应证是通常比较年轻人群（40 多岁），其老化主要集中于面中部及下部，且脸颊垂肉不严重。

    c. 使用标准切口，延长至耳后切断。

    d. 以标准方式掀起皮瓣。

    e. 沿腮腺内侧缘做切口，形成表浅肌肉腱膜系统皮瓣。

    f. 形成表浅肌肉腱膜系统下部舌形皮瓣，然后缝合至乳突筋膜，实现所需的拉伸（与鼻唇沟垂直）。

  7. 骨膜下除皱术

    a. 这种扩大方法由 Tessier 发明，专门处理面中部结构松弛问题。

    b. 其并发症包括面神经损伤发生率升高以及面部长期水肿。

    c. 面部明显老化且面中心区（包括眉、鼻眉间软组织、鼻、鼻唇沟、颊、口角、下颌）广泛下垂的患者，可行该手术。

    d. 手术操作包括面上部及中部脱套以及骨膜下平面组织抬高。

8. **面中部提拉术（同心式颧提拉术）**

   a. 这种技术通过下睑成形术切口（经下睑缘或结膜）处理颧脂垫问题。

   b. 从眶下缘面对颌前部行骨膜下剥离术。

   c. 谨慎保护眶下神经。

   d. 松解骨膜，使颊复位并固定至眶下缘或颞肌筋膜。

9. **颈部提拉术**（图 31-5）

   a. 矫正颏颈倾斜和颈阔肌纹。

   b. 行脂肪抽吸术或直接切除术，去除颈阔肌上及颈阔肌下脂肪。

   c. 沿中线折叠颈阔肌（伴或不伴下侧横切），或者向上外侧提拉颈阔肌并固着于 Loré 筋膜，即可紧致颈阔肌。

   i. 于颏下皱襞后部做切口。

   ii. 可切除皮下脂肪和颈阔肌间脂肪。

D. **除皱术并发症**

1. **血肿**

   a. 最常见的并发症，在所有除皱术并发症中占 70%。

   b. 更常见于男性。

   c. 更常见于二次除皱术。

   d. 必须清除，以防下层皮肤坏死和瘢痕形成。

   e. **控制围术期血压，避免使用干扰凝血机制的药物（如阿司匹林和非甾体抗炎药）是最重要的预防措施。**

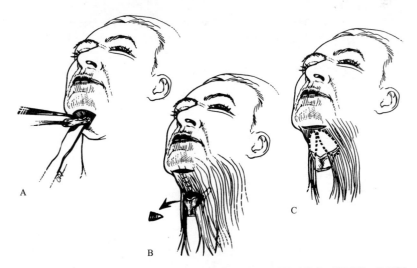

图 31-5 颈阔肌内侧及颈阔肌纹治疗 备选方案包括：A. 颈阔肌前部去脂术不伴肌修饰；B. 颈阔肌中线成形术伴楔形切除和颈阔肌折叠；C. 颈阔肌纹切除术不伴中线对合。如果选择颏下切口，最佳选择通常为方案（B）

2. 皮瓣坏死和（或）缺血，吸烟者最常受其影响。

3. 感染是罕见并发症（<1%）。

4. **不对称**：应于手术前处理。

5. **耳大神经损伤。**

   a. **表现为耳下部及耳垂麻木。**

   b. 如果确认术中不慎切断神经，应修复神经，感觉将恢复良好。

6. **面神经损伤**与麻痹。

   a. 最常受到损伤的面神经分支是颊支。但是，由于神经分布与其他面神经重叠，其损伤经常难以发现。

   b. **颈支损伤类似下颌缘支损伤，可引起降下唇肌无力。但是，下颌缘神经损伤患者不能噘起下唇（颏肌和轮匝肌功能）。**

   c. 80% 患者预计可自发性恢复，因为大部分损伤是神经麻痹或牵拉损伤所致。很少有术后早期探查的描述，但若考虑神经切断可能性非常高，可能需行再探查。

7. **过度瘢痕形成或颞部脱发。**

8. 小精灵耳（畸形）是指耳垂在张力作用下嵌入，使其被向下、向前拉。

V. **面部填充术和面部植入物**

   A. **最常见的填充部位为下巴，其次是颧骨。**

   B. **填充术与除皱术联合使用可有效弥补随老化发生的软组织和骨萎缩。**

   C. **异体材料**

   1. **硅胶**

      a. 最常用的材料，因为其兼具生物相容性和稳定性，且形状易雕刻。

      b. 硅胶植入体被组织囊包裹，必要时可轻松取出。

   2. **聚乙烯（Medpor）**

      a. 适用于骨骼增大术。

      b. 有多种形状可用于增大眶缘、颧骨、梨状区、下颌角、下巴和鼻背。

      c. 聚乙烯多孔，允许组织长入，其理论优势是因感染、露出和错出导致的并发症概率较小。

      d. 也正因为如此，聚乙烯比硅胶更难取出。

   3. **羟磷石灰**：用于颅骨重建、牙槽嵴及其他面部骨性结构。

   D. **面部骨骼变化的软组织反应率**约 0.66。例如，有 1cm 突出的植入体常导致软组织增大突出 0.66cm。一般情况下，由于位置和周围软组织轮廓的关系，下颌假体呈现的突出通常比颧骨假体更可靠。

   E. **下颌假体**经口内或颏下入路置入骨膜下。

   F. **常见并发症**包括血肿、下唇功能障碍（颏肌损伤）、感染、露出、错出以及颏神经损伤。

要点总结

1. 随老化出现的面部骨髓髂变化包括中面部高度及下面部高度减少、颏突度和颧弓突度增加、面部深度增加。在面部拉皮手术中改变软组织覆盖时，必须考虑到这些变化。

2. 术前照片对手术计划、患者讨论、术后咨询和法医学记录非常重要。

3. 应告知患者面部拉皮术的效果大约持续 10 年，但具体持续时间取决于很多因素，比如患者动手术时的年龄及其健康状况。

4. 埃勒斯 - 当洛综合征（Ehlers-Danlos syndrome）是一种罕见的遗传性结缔组织疾病，其典型特点是皮肤萎缩、变薄、过度伸展且脆弱，以及关节过度活动。不宜行整形手术。

5. 皮肤松弛症是导致真皮层弹性纤维变性的一种疾病，常伴肺部后遗症和疝气。这类人群可行整形手术，但皮肤松弛可能复发。

要点问答

1. 哪些肌肉受其浅面神经支配？

    提口角肌、颊肌和颏肌。

2. 什么是表浅肌肉腱膜系统？

    表浅肌肉腱膜系统是包裹面部表情肌的薄筋膜层。

3. 最常受到损伤的面神经分支是哪个？

    颊支。

4. 最常见的症状性神经损伤是什么？

    耳大神经损伤。

5. 吸烟者动手术时可能会出现什么并发症？

    皮瓣坏死。

6. 如何避免小精灵耳畸形？

    确保耳垂嵌入处无张力

推荐阅读

Agarwal CA, Mendenhall SD 3rd, Foreman KB, Owsley JQ.The course of the frontal branch of the facial nerve in relation to fascial planes: an anatomic study.*Plast Reconstr Surg*.2010;125（2）: 532-537. PMID: 20124839.

Baker DC.Minimal incision rhytidectomy（short scar face lift）with lateral SMASectomy.*Aesthet Surg J*. 2001;21（1）:68-79.PMID: 19331876.

Baker DC, Conley J. Avoiding facial nerve injuries in rhytidectomy.Anatomical variations and pitfalls.*Plast Reconstr Surg*.1979;64（6）:781-795.PMID: 515227.

Feldman JJ.Corset platysmaplasty.*Plast Reconstr Surg*.1990;85（3）:333-343.PMID: 2304983.

Hester TR Jr, Codner MA, McCord CD, Nahai F, Giannopoulos A. Evolution of technique of the direct transblepharoplasty approach for the correction of lower lid and midfacial aging: maximizing results and minimizing complications in a 5-year experience.*Plast Reconstr Surg*.2000;105（1）:393-406; discussion 407-408.PMID: 10627009.

Mitz V, Peyronie M. The superficial musculo-aponeurotic system（SMAS）in the parotid and cheek area. *Plast Reconstr Surg*.1976;58（1）:80-88.PMID: 935283.

Shaw RB Jr, Katzel EB, Koltz PF, et al.Aging of the facial skeleton: aesthetic implications and rejuvenation strategies.*Plast Reconstr Surg*.2011;127（1）:374-383.PMID: 20871486.

Yaremchuk MJ, Kahn DM.Periorbital skeletal augmentation to improve blepharoplasty and midfacial results.*Plast Reconstr Surg*.2009;124（6）:2151-2160.PMID: 19952674.

非手术面部年轻化

I. 影响面部老化的因素

A. 长期日晒

1. **紫外线（UV）辐射引起脱氧核糖核酸（DNA）损伤**，产生自由基，导致胶原蛋白和弹性蛋白受到损伤，真皮强度下降，皮肤弹性丧失，皮肤癌发生风险增加。

2. **弹性纤维异常分布重排。**

3. **胶原纤维总体减少。**

4. **细纹形成，皮肤松弛。**

B. 自然老化

1. **胶原蛋白和弹性蛋白沉积减少**，皮肤结构日益紊乱。

2. **成纤维细胞减少**，血供减少。

3. **弹性纤维减少。**

4. 由于上述因素的影响，真皮变薄，最终导致皱纹形成。

5. 老化与长时间重力作用有关，可导致深皱纹出现。

6. **皮脂腺分泌油脂减少**，导致**皮肤水分减少。**

7. **皮下脂肪变薄**，使面部容貌更加凹陷。

C. 其他暴露

1. 香烟烟雾中的某些刺激物引起细纹和全身性缺氧。香烟烟雾诱导基质金属蛋白酶生成，对转化生长因子-β 产生影响，进而抑制原胶原合成。

2. 与紫外线相似，放疗也可诱发脱氧核糖核酸损伤和自由基生成。

3. 体重增加可使皮肤持续性变薄，体重增加后又减轻的患者尤为明显。其结果是皮肤过多但支撑很少，出现细纹和深皱纹。

II. 特征

A. 皱纹

1. 面部肌肉力量以及上述长期慢性皮肤变化引起细纹。

2. 重力向下拉软组织，对面部支持韧带等固定结构造成影响，引起深皱纹。

B. **皮肤变色**

1. 皮肤颜色改变。

2. 老年患者的黑素细胞数量减少，使皮肤显得苍白。但是，剩下的黑素细胞增大，皮肤呈现斑状外观并出现色素斑。

III. Fitzpatrick **皮肤分型**

A. Fitzpatrick **分型越高，皮肤的光老化抗性越强**（表 32-1）。

表 32-1	Fitzpatrick 皮肤分型		
Fitzpatrick 皮肤分型	**皮肤颜色**	**对紫外线的敏感性**	**晒伤或晒黑**
I 型	白色	高度敏感	晒伤；不晒黑
II 型	白色	高度敏感	晒伤；有时晒黑
III 型	白色	中度敏感	有时晒伤；渐渐晒黑
IV 型	浅棕色	敏感	轻度晒伤；易晒黑
V 型	棕色	不太敏感	不会晒伤；晒得很黑
VI 型	黑色	不敏感	不会晒伤；晒得很黑

1. 从皮肤颜色、对紫外线的敏感性以及是否有典型晒伤或晒黑特征方面描述皮肤类型。

2. 光老化是指紫外线暴露引起的变化（见上文）。

IV. **化学剥脱**

A. **背景**

1. 化学物质导致的表皮和真皮浅层损伤（图 32-1）。

2. **通过皮肤附属结构上皮化愈合。**

a. 48 小时后，表皮开始再生，至多 7 天完成。

i. 细胞均匀并呈柱状（垂直极性），黑素细胞数量略有增加，表皮基底层黑素颗粒数量减少。

b. 剥脱后 2 周，胶原蛋白开始沉积于真皮，这种效果可持续一年。真皮胶原蛋白均匀化，胶原蛋白束平行、致密。

B. **预治疗**

1. **一般而言，中度（三氯乙酸）或深度（苯酚）剥脱的患者需接受预治疗。**

2. 预治疗存在差异，在某些机构，可从剥脱前 2~3 个月开始使用甲酸和（或）氢醌（4%）进行预治疗。

a. **甲酸**

i. 促进真皮乳头层胶原蛋白合成和血管生成。

ii. 使糖胺聚糖沉积增多，巩固基底膜结构。

iii. 使角质层片状剥落，增加实际剥脱的渗透深度。

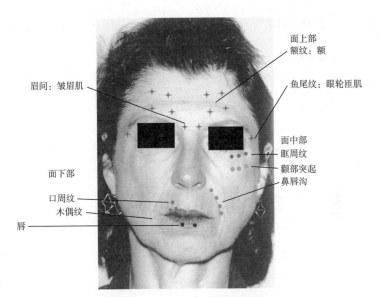

面上部
额纹：额

眉间：皱眉肌

鱼尾纹：眼轮匝肌

面中部
眶周纹
颧部突起
鼻唇沟

面下部

口周纹
木偶纹

唇

图 32-1 保妥适（Botox）（十字形）和填充剂（圆形）的常见注射部位（改编自 Mulholland MW, ed. *Greenfield's Surgery*.4th ed. Philadelphia, PA: Lippincott Williams & Wilkins; 2006. ）

    b. 氢醌

      i. 酪氨酸酶抑制剂。

        a）阻断酪氨酸酶（产生黑素的酶）。

        b）有助于预防剥脱后色素过度沉着。

  3. 也可使用 Jessner 溶液、水杨酸、乳酸、间苯二酚等角蛋白溶解剂进行预治疗。

C. 剥脱前准备

  1. 剥脱前一晚，患者自行清洁皮肤，去除所有化妆品。

  2. 施药前，用肥皂和丙酮或异丙醇清洁皮肤，去除油脂。

  3. 全脸剥脱需施以镇静剂。

  4. 若不慎入眼，用灭菌水冲洗眼睛。

  5. 有疱疹史的患者剥脱前以及剥脱后 5 天内需使用阿昔洛韦进行预防。

D. 改变渗透深度的因素

  1. **剥脱剂的特性**

    a. 浓度

    b. 配方类型

    c. 酸的储存和老化

  2. **皮肤准备**

    a. 去油

b. 皮肤清洁

c. 磨皮

3. **施用方法**

a. 涂层数量

b. 吸收

E. **表浅剥脱**

1. **影响上表皮。**

2. **适用于轻度皮肤变色。**

3. **α-羟基果酸（AHA）剥脱。**

a. 主要用作角质剥脱剂。

b. 可能含有乳酸、乙醇酸、酒石酸或苹果酸等酸。

c. 优点

i. 可用作剥脱/激光治疗的预治疗。

ii. 有助于减少黑素细胞"抑制"引起的激光后色素沉着过度风险。

d. 缺点

i. 需多个疗程才能实现最佳效果。

ii. 无法解决深皱纹问题。

e. 适应证

i. 细纹、皮肤干燥、轻度不规则色素沉着区。

f. 机制

i. 浓度范围 30%~70%。

ii. 较低的浓度减少角化细胞凝聚力。

iii. 较高的浓度使表皮松解。

g. 施用

i. α-羟基果酸往往只与温和的面霜或洁面乳联用，并按制造商说明施用。

h. 甲酸可用于增加渗透深度，加速创面愈合。

4. **Jessner 溶液**

a. 类似于 α-羟基果酸的深度效应。

b. 优点

i. 也是一种温和的剥脱治疗方法。

ii. 因过度治疗受伤的可能性小。

c. 缺点

i. 与 α-羟基果酸剥脱一样，无法解决深皱纹问题。

d. 机制

i. 含间苯二酚（14g）、水杨酸（14g）、乳酸（14ml）和乙醇（1000 ml）。

ii. 可破坏角化细胞的细胞间内聚力。

e. 施用

i. 施用次数决定渗透深度。

f. 可用于三氯乙酸（TCA）剥脱的预治疗。

5. **水杨酸**

a. 优点

i. 与其他酸相比，疼痛 / 红斑较少。

ii. 非常安全 / 毒性小。

iii. 对大部分 Fitzpatrick 皮肤分型来说，比其他剥脱治疗安全。

b. 缺点

i. 不宜用于阿司匹林过敏患者。

c. 机制

i. 作为一种角质软化剂，水杨酸与 α - 羟基果酸一样，均可减少角化细胞之间的接触。

d. 施用

i. 有多种浓度（2% ~ 30%）的试剂盒可供选择。

ii. 将水杨酸施用于面部，其沉淀形成白色"假霜"。

iii. 几周后可重复施用。

F. **中度或深度剥脱**

1. **三氯乙酸**

a. **乙酸衍生物。**

b. 三氯乙酸可实现中度或深度剥脱，具体取决于使用的浓度。

c. **优点**

i. 全身毒性的风险低。

ii. 无须心脏监护（与苯酚剥脱不一样）。

iii. 与较深度剥脱相比，色素减退的风险减少。

iv. 可深达真皮。

d. **缺点**

i. 与更深度剥脱相比，三氯乙酸中度剥脱一半在于新胶原蛋白形成，一半在于真皮渗透。

ii. 因此，它们对粗糙皱纹或晒伤皮肤不太有效。

iii. 可引发色素沉着过度。

e. **机制**

i. 使蛋白质变性、细胞死亡，从而产生凝固性坏死。

ii. 表皮和真皮表层在 5 ~ 7 天内脱落。

f. **施用**

i. 用丙酮或异丙醇清洁皮肤 / 去除油脂。

ii. 伸展皮肤，去除皱纹。

iii. 一些人主张在行三氯乙酸剥脱之前施用 Jessner 溶液，以增加渗透深度。也可用维 A 酸进行去角质化，增加渗透深度。

iv. 用浓度为 20%~35% 的三氯乙酸进行剥脱。浓度决定剥脱深度。10%~20% 的浓度只能渗透表皮，产生轻度剥脱。30%~35% 的浓度可进入真皮乳头层，产生中度剥脱。45%~55% 的浓度有较高的瘢痕形成风险。

v. 出现红斑表示表浅效应。粉白色磨砂皮肤表示中度效应。均匀、致密的白色磨砂皮肤表示更深度效应。最后，灰白色皮肤表示效应太深。

g. **中度剥脱后护理**

i. 要求患者对治疗部位施用软膏（如：杆菌肽、凡士林、利多卡因、凝胶或其混合物）。

ii. 预计凝固表皮（棕色）在 48 小时后开始脱落。

　a）可使用润肤霜或氢化可的松乳膏。

　b）72 小时后达到峰值。

　c）不可化妆。

iii. 皮肤在 4~7 天内愈合并剥脱。每天洗脸数次，完全剥脱后可继续化妆。

iv. 剥脱停止后 7~10 天，开始施用甲酸和氢醌。使用防晒霜，避免色素过度沉着。

v. 3 个月后方可再次行剥脱。

G. **深度剥脱**

1. **苯酚**

a. **Baker-Gordon 剥脱**

i. 3ml 苯酚。

ii. 2ml 非蒸馏水。

iii. 8 滴液体皂。

iv. 3 滴巴豆油——促进角质软化和渗透作用的发泡剂。应该相信，巴豆油是有效成分，而不是苯酚。

v. 与三氯乙酸剥脱一样，涂层数量不影响渗透浓度。

b. **优点**

i. 效果持久、安全、有效。

　a）使角蛋白迅速变性/凝固。

ii. 部分皮肤层化学灼伤可控，渗透深度达真皮上网状层。

iii. 罕见增生性瘢痕。

c. **缺点**

i. 大部分患者出现 2 个月的发红，但能在 2 周后重返工作岗位。

ii. 可能出现明显的色素减退。

iii. 由于存在心律失常的风险，需持续心电图（EKG）监测、脉搏血氧饱和度分析以及静脉通路。

iv. 经肝脏代谢。

d. **适应证**

   i. 粗糙皱纹、口周纹。

   ii. 面部色素沉着过度。

   iii. 光线性角化病。

   iv. 手或手指上出现雀斑。

e. **患者选择**

   i. 适合 Ⅰ~Ⅲ型皮肤（色素减退风险较小）。

   ii. 不适合有痤疮、毛细管扩张和皮片移植后的患者。

   iii. 心脏病患者禁用。

f. **机制**

   i. 进入真皮乳头层。

   ii. 新胶原蛋白以紧凑、平行胶原束沉积于真皮层，改善皮肤延展性。

   iii. 早期变化：表皮角质凝固坏死，进入真皮乳头层。

   iv. 48 小时：表皮在 7 天内完成再生。

   v. 3 个月后，愈合完成。

g. **机制**

   i. 通过皮肤吸收，经肝脏代谢，由肾脏排出。

   ii. 如果 30 分钟内接受剥脱治疗的面部皮肤超过 50%，心律失常的风险高。进行大面部剥脱时，其间需要休息 15 分钟，或者缓慢施用 1 小时以上。

h. **施用**

   i. 湿棉签。

   ii. 用干棉签擦拭眼睑，避免与结膜接触。用棉签擦拭上睑板上缘以及下睑缘 3mm 以内，避免眼睑水肿。

   iii. 皮肤立即变成灰白色。

   iv. 苯酚开始发挥麻醉活性之前，患者会出现灼痛感。可考虑使用镇静剂和（或）局部麻醉剂，避免灼痛感。

   v. 施用 1~2 小时，避免心律失常。

   vi. 止于下颌边缘，确保转变不那么明显。

i. **深度剥脱后护理**

   i. 使用预防性抗生素 7 天。

   ii. 如果有疱疹感染史，进行抗疱疹病毒治疗。

   iii. 可施用包扎疗法 24 小时，实现更深的渗透。

   iv. 眼睛可能持续肿胀 48 小时。

   v. 用双氧水 / 清水清洁面部，涂上凡士林油。

   vi. 10~15 天内可使用化妆品。

   vii. 12~14 天内使用防晒霜。

   viii. 避免日晒。

H. 并发症

1. 感染

a. 病毒感染：有疱疹史的患者，行剥脱时需进行疱疹预防。

b. 细菌感染：罕见，需及时诊断并治疗，减少疱疹引起的瘢痕。

2. 瘢痕形成

a. 由于存在异常瘢痕形成的风险，有瘢痕疙瘩史的人群，不宜行剥脱。

b. 长效保温促进再上皮化，缩短愈合时间。

3. 色素变化

a. 色素沉着变化（常为暂时性）与色素减退（可具永久性）。

4. **粟粒疹** 充满角蛋白的表皮包涵囊肿。

V. 激光在美容外科中的应用

A. 背景（见第 10 章）

B. 消融性激光

1. 使表皮浅层组织蒸发，凝固较深组织。

2. 毛囊和汗腺（附属结构）内的祖细胞增殖，引起再上皮化。

3. 胶原蛋白合成增加

a. I 型胶原蛋白沉积于真皮乳头层表皮下层［又称"境界带"（Grenz Zone）］。

b. 热诱导胶原蛋白收缩。

c. 紊乱胶原纤维再定向。

4. **弹性纤维重组**，变得平行、更成束。

5. 禁忌证

a. 活动性感染（病毒、细菌或真菌）。

b. **过去 12 个月内曾使用异维 A 酸。**

6. CO_2 激光

a. 波长 10600nm。

b. **发色团为水。**

c. 消融深度。

i. 激光次数和冷却时间。

ii. 与铒激光相比，可实现更深的加热。

d. 在真皮乳头层效应最大：愈合时，紊乱的胶原蛋白被正常、紧凑的胶原蛋白束替代，与皮肤平行。

e. 8~10 天后再上皮化。

f. 点阵光热设备

i. 形成具有完整真皮及表皮细胞岛的热变性胶原蛋白柱。

ii. 未受损伤的小间隙支持更多的组织再生。

g. 副作用

i. 色素减退。

    a）Fitzpatrick I/II 型皮肤最明显（与化学剥脱相反）。

ii. 使用后红斑持续 2 ~ 4 个月。

iii. 色素沉着过度。

iv. 粟粒疹。

v. 痤疮。

vi. 感染：细菌、病毒或真菌。

vii. 增生性瘢痕。

viii. 睑外翻。

7. **掺铒钇铝石榴石（Er:YAG）激光**

  a. 与 CO_2 激光相比，很少使用。

  b. 持续胶原蛋白重建的作用不如 CO_2 激光有效。

  c. 恢复时间比 CO_2 激光短。

  d. 波长 2940nm。

  e. **发色团为水。**

  f. CO_2 能量吸收比激光有效，热扩散较少。

  g. 渗透浓度、炎症和胶原蛋白重塑比 CO_2 激光少。

  h. 对薄皮肤（手背部、鼻尖）有效。

  i. 对浅表细纹有效。需要实施多次激光来实现更深度的效果。

  j. 由于热损伤较少，不凝固血管。遇到大血管时，可引起出血。

C. **非消融性激光**

1. **掺钕钇铝石榴石（Nd:YAG）激光**

  a. 波长：1064nm。

  b. 能量被靶组织非浅表性吸收。

  c. **靶点：血管、红细胞、胶原蛋白和黑色素。**

  d. **次靶点：水。**

  e. 对真皮层 1 ~ 2mm 以下的皮肤最有效。

  f. 表皮不予消融。

  g. **波长为** 1320nm 的掺钕钇铝石榴石激光，以真皮层中的水为靶，同样用于非消融性面部年轻化。

  h. 掺钕钇铝石榴石激光对面部皮肤的磨削效果整体不如消融性激光。

D. **激光治疗后护理**

1. 使用含脂软膏使创面保持湿性环境。

2. 使用伐昔洛韦或阿昔洛韦 1 周，有助于预防单纯性疱疹活化。

3. 涂氢醌和防晒霜，预防色素沉着过度。

E. **强脉冲光（IPL）**

1. 不是激光。

2. 发射的光子在 500 ~ 1300nm 范围内。

3. 550～580nm：水和血红蛋白。

4. 550～570nm：表浅色素。

5. 590～755nm：深部色素。

6. 适应证：血管过多、毛细血管扩张或红斑痤疮、晒斑、黄褐斑或雀斑。

7. 禁忌证：异维A酸、妊娠、Ⅵ型皮肤以及光敏感药物。

8. 副作用：发红、结痂、水肿、紫癜、色素沉着过度或色素减退、疱疹活化以及瘢痕形成。

9. 需要4～7个疗程的治疗。

10. 可用类维生素A或氢醌进行预治疗。

Ⅵ. 磨皮术和微晶磨皮术

A. 磨皮术

1. 背景

a. 以机械方式磨削表皮及真皮浅层，从而改善皮肤轮廓及质量的方法。

b. 由于丰富血管网以及大量附属结构的存在，面部皮肤成为优良的磨削表面。

2. 适应证

a. 最常用于改善痤疮形成的瘢痕。

b. 外伤性瘢痕。

c. 口周及眶周皱纹。

d. 毛细血管扩张症、光线性角化病、色素痣以及红斑痤疮。

e. 如果畸形未深及真皮，磨皮术是不错的选择。

f. Fitzpatrick Ⅰ型、Ⅱ型皮肤是最适宜肤型；Ⅲ型及Ⅲ型以上皮肤，色素沉着异常的风险较高。

g. 肤色较深的患者行磨皮术时，可给予外用氢醌的处方，降低色素过度沉着的风险。

3. 禁忌证

a. 近期或当前正在使用异维A酸。

b. 如果当前疱疹发作，感染控制后至少6～8周内不得行磨皮术。

c. 有疱疹史的患者，术前和术后应给予2周的阿昔洛韦，减少疱疹发作的风险。

d. 增生性瘢痕或瘢痕疙瘩史。

e. 有凝血障碍或使用抗凝药的患者。

4. 治疗前准备

a. 治疗前1～2个月使用外用甲酸。

b. 治疗前2个月避免阳光直射。

c. 该手术涉及活组织去除，会引起疼痛。需对患者实施麻醉，可包括局部麻醉膏、静脉注射镇静、区域神经阻滞以及肿胀麻醉。

d. 磨皮术前20～30分钟，可对面部施用冰袋，使毛细血管收缩，从而减少出血，增加皮肤刚性，帮助治疗。

    e. 即将行磨皮术时，用局部抗菌药清洁皮肤。

5. **方法**

    a. 回旋钢丝刷、旋磨头等手持式设备可用于磨皮术。

    b. 手持式设备的旋转速度决定磨削功率。增加速度可减少实现同等深度磨削所需的压力。

    c. 为了确保治疗过程受控，皮肤表面必须保持紧绷状态。否则，旋转设备可吸住，甚至撕裂皮肤。

    d. 手持设备与皮肤成45°，以磨削方向平行。

    e. 之后，再以垂直于此前的磨削方向进行磨削。

    f. 点状出血表明渗透深度达真皮乳头层表浅，则停止磨削。

    g. 深度由以下因素控制：

       i. 压力

       ii. 旋转速度

       iii. 头端粗糙度

       iv. 治疗持续时间

       v. 患者皮肤类型及肌理

6. **术后**

    a. 治疗部位需要施用抗生素软膏和包扎。包扎可采用密封性包扎。

    b. 皮肤在 7~10 天内再上皮化。

    c. 术后发红将持续 2~3 周。

    d. 接下来的 3~6 个月，胶原蛋白重建。

    e. 避免日晒，以降低皮肤色素沉着过度的风险。

7. **并发症**

    a. 压力不均匀或皮肤张力不均匀，可导致皮肤出现条纹或斑点。

    b. 皮下脂肪磨削可导致真皮不连续，形成瘢痕。如果创口至皮下脂肪层，应缝合真皮。

    c. 可能有粟粒疹形成。

    d. 色素减退。

B. **微晶磨皮术**

1. **背景**

    a. 无创性机械年轻化方法，无须医师监督。

    b. 用惰性晶粒（氧化铝或氯化钠）磨削光老化和损伤皮肤，使表皮角质层表浅消融。

2. **适应证**

    a. 希望改善健康皮肤色泽及肌理的患者。

    b. 可用于消除光损伤、表浅皱纹、光线性角化病、妊娠纹和浅痤疮瘢痕。

3. **禁忌证**

    a. 近期或当前使用异维 A 酸。

    b. 最近 2 个月内曾行面部手术。

    c. 头部 / 面部放疗史。

    d. 增生性瘢痕。

    e. 细菌性或病毒性皮肤感染。

    f. 红斑痤疮和毛细血管扩张症。

4. **术前准备**

    a. 由于只有轻微不适，治疗前无须进行麻醉。

    b. 术前可给予处方止痛药。

    c. 清除皮肤上的所有化妆品；油性皮肤用 70% 酒精溶液擦拭。

5. **方法**

    a. 用电动真空泵将惰性晶体喷到皮肤上，通过吸力去除晶体以及产生的皮肤碎屑。

    b. 利用喷到皮肤上的惰性晶体的动力去除角质层碎屑。

    c. 深度随晶粒流量和吸力强度改变。

    d. 每 2 个月治疗一次。

6. **术后**

    a. 使用防晒霜，至少避免阳光照射 24 小时。

7. **并发症**

    a. 由于手术为浅表性，并发症极罕见。

    b. 可出现长期红斑。

VII. **肉毒杆菌毒素**

  A. **机制**

    1. 肉毒杆菌自然生成的蛋白质（肉毒杆菌毒素）。

    2. **其毒素包含两个部分—重链（使蛋白质结合到突触前轴突终端）和轻链（转运并穿过细胞膜，防止神经肌肉接合处释放乙酰胆碱）。**

    3. 新轴突终端长出并替代失活终板后 2 ~ 6 个月，功能恢复。

  B. **适应证**：经美国食品药品监督管理局（FDA）批准用于眉间皱纹、多汗症、偏头痛和尿失禁。

  C. **血清型**

    1. 其毒素有 A ~ G 七种血清型。

    2. A 型

      a. 最常用、最强效。

      b. 经 FDA 批准用于眉间皱纹和多汗症。

    3. B 型

      a. 次强效。

  b. 经批准用于颈肌张力障碍。

D. **市售毒素**

 1. **保妥适**（A 型肉毒杆菌毒素）

  a. 瓶剂，每瓶 100 单位。

  b. 用 2.5 ~ 4ml 重构，配制成 2.5 ~ 4 单位 /0.1ml。

  c. 体重 70kg 的人，致死剂量为 2700 单位。

  d. 重构后，不得出现任何颗粒物。

  e. 重构使用时建议不超过 4 个单位。

 2. 丽舒妥（Dysport）（A 型肉毒杆菌毒素）。

 3. 净优明（A 型肉毒杆菌毒素）。

 4. Myobloc（B 型肉毒杆菌毒素）。

E. **剂量准备**

 1. 用小鼠单位（U）表示。1U 为腹腔内注射能致一半数量 Swiss Webster 小鼠死亡的量。

 2. 相对单位：1U 保妥适 =1U 净优明 =2 ~ 3U 丽舒妥 =50 ~ 100U 肉毒杆菌毒素。

 3. 保妥适 / 丽舒妥：每瓶通常含 2.5ml 盐水稀释液，范围 1 ~ 5ml；必须冷藏。

 4. 净优明：每瓶通常含 2.5ml 盐水稀释液，范围 1 ~ 5ml；重构前可在室温下储存。

F. **效果**

 1. 经过 3 ~ 6 天的潜伏期后达到最大效果（丽舒妥可能比保妥适见效快一点）。

 2. 麻痹持续 2 ~ 6 个月。

 3. 首次治疗后 2 ~ 3 个月再次注射，以保持效果。

G. **禁忌证**

 1. 神经肌肉传递疾病：重症肌无力、兰伯特 - 伊顿（Lambert-Eaton）综合征、多发性硬化症、肌萎缩性脊髓侧索硬化症。

 2. 妊娠期或哺乳期妇女。

 3. 对白蛋白、牛奶或配方中的其他成分过敏的患者。

 4. 同时联用氨基糖苷类和钙通道阻滞剂，可增强毒性作用。

 5. 不要在活动性感染部位附近注射。

H. **并发症**

 1. 瘀伤：注射前 1 周停用抗炎药；注射时避开突出静脉；注射后施加压力，敷冰块。

 2. 睑下垂：避免注射过深，因为毒素可进入眶隔，使上睑提肌麻痹。

 3. 复视：对眼外肌的医源效应—在眶缘外注射，避免深度注射，否则可能导致斜肌或直肌麻痹。

 4. 疼痛：B 型肉毒杆菌毒素注射时更痛。

I. **抗体生成**

  1. 接受反复注射的患者，有 5%~15% 产生抗体，导致毒素的有效性下降。

  2. 一个疗程接受 200U 以上或治疗 1 个月内反复注射超过 200U 时，风险增加；反复注射时，注射间隔应不小于 12 周。

J. **临床应用**

  1. 下层肌肉开始收缩，产生皱纹。

  2. 随着年龄的增长，出现与肌肉纤维垂直的嵴或皱纹。

  3. 肉毒杆菌毒素产生化学性麻痹，消除肌肉收缩，减少动态皱纹。

K. **治疗部位**（图 32-1）

  1. **额**：额纹

    a. 靶点：额。

    b. 额中部枕额肌 4~6 个注射点，在眶缘上方 2~3cm 处。

    c. 共 10~30U。

    d. 女性注射时更靠近内侧，确保眉毛外侧得到更大的提拉。

    e. 避免眉尾低位注射，防止上睑下垂。

  2. **眉间**

    a. **靶点：皱眉肌、降眉间肌和眼轮匝肌（降眉肌）。**

    b. 注射点 3~7 个，降眉间肌以及各皱眉肌各一个，每侧眉毛额外共注射 20~40U。

    c. 所有注射应在眶缘外进行，以免上睑提肌被麻痹。

  3. **鱼尾纹和下睑**

    a. 靶点：眼轮匝肌眶部、睑部和泪腺部。

    b. 通常 3~5 个注射点，在颧弓上方。

    c. 每侧 6~12U，注射在眶缘外侧约 1cm 处，以治疗鱼尾纹。

    d. 每侧于瞳孔中线眶下延长线上注射 1~2 次，共 1~2U，以治疗下睑。

    e. 治疗前，应对下睑进行拉皮测试，如果测试结果不佳，应避免在下睑注射，因为这可能导致睑外翻。

    f. 避免在颧肌注射，因为可能导致颊下垂以及唇不对称。

  4. **鼻背纹**

    a. 靶点：鼻肌和降眉间肌。

    b. 主要出现于鼻外侧或背部的皱纹。

    c. 通常是每侧一个注射点。

    d. 共 2~5U；也可在鼻背额外注射 1~2U。

    e. 避免深度注射，以免产生瘀伤。

    f. 避免提上唇鼻翼肌和提上唇肌，以免造成外鼻瓣膜凹陷。

  5. **鼻唇沟**

    a. 此区域主要采用真皮填充剂治疗，但可联用肉毒杆菌毒素。

    b. 影响鼻唇沟的肌肉包括提上唇鼻翼肌、上睑提肌、颧小肌、颧大肌以及提口角肌。

    c. 上睑提肌是主要注射靶点。

    d. 每侧单次注射 1 ~ 3U。

6. **口周纹**

    a. 靶点：口轮匝肌。

    b. 上唇细纹可采用每侧注射 2 ~ 4 次、共 1 ~ 2.5U 的方式治疗，但注射仅限于人中区或上唇红缘 5mm 以内。

    c. 治疗应加以限制，避免外侧注射，以防垂涎。

    d. 通常与真皮填充剂联用。

    e. 职业需要精细唇部运动的患者，如歌手、演说家和管乐器音乐家，应避免使用。

    f. 注射点保持在唇红缘 5mm 以内。

7. **木偶纹**

    a. 降口角肌与颈阔肌纤维一起将口角向下拉，形成木偶纹。

    b. 每侧注射 2 次。

        i. 一次以降口角肌为靶点，注射在离口至少 1cm 处。

        ii. 另一次注射更靠近外侧，以治疗颈阔肌纹，每侧最多 5U。

8. **核桃下巴**

    a. 靶点：颏肌。

    b. 1 ~ 3 个注射点，在下巴上方 0.5 ~ 1cm 处。

    c. 2 ~ 8U。

    d. 保持在较低位置，以免注射到口轮匝肌。

9. **颈阔肌纹**

    a. 靶点：颈阔肌。

    b. 理想的适宜人群皮肤弹性良好，脂肪堆积很少。

    c. 每条阔肌纹 4 ~ 8 个注射点，间隔距离约 1cm。

    d. **每次注射 2 ~ 2.5U。**

VIII. **注射剂**

  A. **背景**

    1. 自 1981 年 FDA 批准牛胶原蛋白开始，市场上出现了各种类型和品牌的真皮填充剂，从相对短效的生物制剂到不可吸收的合成材料以及自体注射剂，应有尽有。

    2. 自体材料包括脂肪、富血小板血浆、胶原蛋白、筋膜以及成纤维细胞。

    3. 生物材料包括胶原蛋白和透明质酸。

    4. 合成材料包括聚乳酸（PLLA）、羟基磷灰石钙和聚甲基丙烯酸甲酯（PMMA）。

  B. **可吸收注射剂**

    1. **自体脂肪注射（脂肪移植术，见第 9 章）**

a. 通过脂肪抽吸术采集后，进行离心处理，分离脂肪细胞。

b. 可注入面部多个区域（包括颞区、眶下凹陷区、颧骨区、鼻唇沟和下巴）以增加皮下体积，填充凹陷瘢痕。

c. 由于吸收的缘故，通常会过量填充。

d. 脂肪存活率取决于技术，通常为 40%~80%。

2. **富血小板血浆**

a. 自体血浆，其中包含用患者全血制备的血小板和生长因子。

b. 加钙使血小板活化，释放出多种生长因子、细胞因子和趋化因子，促进胶原蛋白生成和组织生长。

c. 通常需以 1 个月为间隔治疗 2~3 次，几周后见效。

d. 效果可持续 6~12 个月，通常每 6 个月复治一次。

3. **胶原蛋白**

a. 牛源性胶原蛋白：Zyderm、Zyplast。

b. 猪源性胶原蛋白：Evolence。

c. 人源性胶原蛋白：CosmoDerm、CosmoPlast。

d. 经 FDA 批准，用于治疗面部细纹、深皱纹和痤疮瘢痕。

e. 通常注射在真皮表浅或中部，以治疗细纹至中度皱纹以及软化瘢痕。

f. 较深皱纹和鼻唇沟可通过注入真皮中部至深部的方式进行治疗。

g. 也可用于丰唇或增加唇红缘的清晰度。

h. 较深皱纹需要的材料越多，其效果的持续时间越短。

i. 由于吸收的缘故，通常会过量填充。

j. 可持续 2~6 个月。

k. **使用牛胶原蛋白前，进行皮肤过敏测试，确定是否有过敏反应。**

   i. 给予测试剂量，观察皮肤部位 48 小时。

   ii. 2 周后给予二次剂量，在治疗前观察 2 周。

   iii. 观察皮肤部位是否有肿胀、红斑、硬化和瘙痒。

l. 方法

m. 丰唇术

   i. 可在唇红缘或肌肉内行丰唇术。制剂不断变化，但原则上，可采用不同方法有效填充缺陷区。

   ii. 各经口角单一入路时，可配合使用扇形注射法，分 3 次注射使药物沿整个唇体沉积。

   iii. 可用穿刺术增加唇中部的体积。

n. 鼻唇沟消除术

   i. 使用"穿线"注射法进行多次注射，将药物注入鼻唇沟。

   ii. 保留部分鼻唇沟很重要，不要将其全部消除。

   iii. 矫正效果应持续 6~9 个月。

o. 眉间纹 / 瘢痕 / 其他凹陷区

i. 使用直线注射法，面部皱纹也可使用穿刺法，使更多的产品沉积。

ii. 注射后，可进行按摩，使产品部分散开。

4. **透明质酸**

a. 品牌：瑞蓝（Restylane）、玻丽朗（Perlane）、Captique 和乔雅登（Juvéderm）。

b. 亲水性糖胺聚糖由链球菌合成或从鸡冠提取。

c. 交联阻止降解，增加效果的持续时间。

d. 经 FDA 批准，用于中度至重度面部皱纹。

e. 小粒径

i. Restylane Fine Lines、Juvéderm 18 和 Hylaform Fine Lines。

ii. 注入真皮表浅或真皮表皮间，治疗细纹。

f. 中等粒径

i. Restylane、Juvederm 24 和 Hylaform。

ii. 注入真皮中部，治疗中度皱纹。

g. 大颗粒

i. Perlane、Juvederm 30 和 Hylaform Plus。

ii. 注入真皮深部，治疗更明显的皱纹。

h. 可用于丰唇，常与胶原蛋白或透明质酸联用，以增强唇红缘。应注射在唇红缘内，不得超过唇红缘，以免唇缩短。

i. 浓度越高，吸收的水越多，注射后就越肿胀，必须多加小心，以免矫正过度。

j. 可持续 6 ~ 12 个月。

k. 免疫反应风险低。

l. 如果出现不良结果，或者担心注射部位坏死，可注射透明质酸酶，分解透明质酸。

5. **聚左旋乳酸（PLLA）**

a. 品牌：舒颜萃（Sculptra）。

b. 可生物降解的合成乳酸聚合物，是悬浮于纤维素基质中的微粒制剂。

c. 注射前 2 小时，用 3 ~ 5ml 灭菌水溶解。

d. 经 FDA 批准，用于治疗鼻唇沟和面部深皱纹。

e. 可注入真皮深部或皮下层。

f. 成纤维细胞促进胶原蛋白合成，替代被降解的聚左旋乳酸，实现体积增大效应。

g. 至少 4 周后才能看到结果，通常需以 4 ~ 6 周为间隔接受 2 ~ 5 次治疗。

h. 可持续 2 年以上，可降解并被胶原蛋白替代。

i. 无须进行免疫惰性过敏测试。

j. 可能出现可触知但不可见的皮下结节，以及迟发性肉芽肿形成。

k. **经批准用于人类免疫缺陷病毒（HIV）引起的脂肪萎缩。**

   i. 颧骨下凹陷

   ii. 颧骨附近凹陷

   iii. 颧弓

  l. 必须进行深度注射（真皮深部或骨膜），不可用于口周区、眶周和表浅区。

 6. 羟基磷灰石钙

  a. 品牌：瑞得喜（Radiesse）。

  b. 骨的主要矿物成分，以悬浮于多糖凝胶中的微粒合成，可充当胶原蛋白和组织生长的支架。

  c. 经 FDA 批准，用于中度至重度面部皱纹和面部脂肪萎缩。

  d. 注入真皮之下，治疗深度皱纹、眉间皱纹和鼻唇沟，实现颊和下巴填充

  e. 可持续 6 ~ 18 个月。

  f. 无须进行过敏测试。

  g. 如果注入真皮，可能形成结节。

C. 不可吸收注射剂

 1. 聚甲基丙烯酸甲酯（PMMA）

  a. 品牌：爱贝芙（Artefill）。

  b. 不可生物降解的合成聚合物，以悬浮于牛胶原蛋白溶液中的微球合成。

  c. 诱导成纤维细胞胶原蛋白合成，使组织长入微球并被结缔组织包裹。

  d. 经 FDA 批准，仅限用于矫正鼻唇沟。

  e. 注入真皮深部或皮下层，治疗鼻唇沟、深皱纹和凹陷瘢痕。

  f. 注射后进行按摩，减少肿块。

  g. 可能需要 6 ~ 8 周的时间才能看到结果。

  h. 效果被认为具有永久性，但超过 18 个月以后，可能需要再次填充。

  i. 由于含有牛胶原蛋白成分，使用前先进行皮试。

D. 康宁乐（Kenalog）

 1. 曲安奈德

  a. 可抑制成纤维细胞增殖，促进胶原蛋白降解，改善瘢痕轮廓。

  b. 用于治疗增生性瘢痕和瘢痕疙瘩。

  c. 需多次注射；为确保效果，应间隔 3 个月以上注射一次。

  d. 不良反应包括：皮肤变薄（真皮萎缩）、色素减退、毛细血管扩张和注射部位疼痛。

要点总结

1. Fitzpatrick 皮肤分型数值越大表明：皮肤颜色越深，更易晒黑，晒伤更少。

2. 面部剥脱的风险：色素沉着过度（常为暂时性）、色素减退（可为永久性）和感染（疱疹）。

3. CO_2 和 Er: YAG 是两种消融性激光。二者均以水为发色团。但是，CO_2 往往具有

更深度的效果。

4. 与剥脱相比，磨皮术能够更好地控制磨削深度。

5. 保妥适现被 FDA 批准用于治疗慢性偏头痛。

要点问答

1. 化学剥脱后再上皮化是如何发生的?

   真皮附属结构存在于真皮深部并保持完整，再上皮化由此发生。

2. 细纹一般是在与面部肌纤维平行的方向上发生，还是垂直方向上发生?

   随着时间的流逝，面部肌肉反复萎缩，产生细纹。这些肌肉沿肌纤维长度方向萎缩。因此，是在与肌纤维垂直的方向上出现细纹。

3. 为消除化学剥脱后色素沉着过度的风险，我们能做些什么?

   手术前，可以给予患者氢醌。氢醌抑制酪氨酸酶，它是参与黑色素生成的酶。剥脱后，患者还应使用防晒霜。

4. 行面部手术（如面部拉皮术）时，患者实施化学剥脱或激光磨削术有何风险?

   面部拉皮术等手术需明显潜行破坏组织，导致血管供应丧失。化学剥脱和激光磨削术损伤表皮和真皮表浅—如果没有强大的血供，这些区域可能愈合缓慢，甚至留下瘢痕。

5. 在眼轮匝肌外侧注射保妥适对眉毛位置有什么影响?

   轮匝肌外侧与眉外侧凹陷有关。轮匝肌外侧麻痹会导致眉外侧出现一定的抬高。

6. 预计保妥适注射后多少天能看到明显变化?

   通常情况下，患者一般需要 3～5 天的时间才能看到保妥适的效果。

推荐阅读

AlKhawam L, Alam M. Dermabrasion and microdermabrasion.*Facial Plast Surg*.2009;25:301-310.PMID: 20024871.

Beer K, Beer J. Overview of facial aging.*Facial Plast Surg*.2009;25:281-284.PMID 20024868.

De Maio M, Rzany B. *Botulinum Toxin in Aesthetic Medicine.Heidelberg*, Berlin: Springer; 2007.

Goldberg D. *Facial Rejuvenation.Heidelberg*, Berlin: Springer; 2007.

Nguyen AT, Ahmad J, Fagien S, and Rohrich RJ.Cosmetic medicine: facial resurfacing and injectables.*Plast Reconstr Surg*.2012;129:142e-153e.PMID: 22186529.

Roy D. Ablative facial resurfacing.*Dermatol Surg*.2005;23:549-559.PMID: 16039434.

身体塑形

I. **历史**

A. **患者应保持稳定体重** 3～6个月，才能实现最佳效果。

B. **查明合并症**，如糖尿病、心脏病、慢性阻塞性肺疾病（COPD）、深静脉血栓形成（DVT）/肺栓塞（PE）等，确定手术风险。在某些情况下，如大块脂肪切除术，手术的功能性获益可取代风险。

C. **社会史**包括近期吸烟或使用尼古丁（伤口愈合并发症风险高达50%）、计划怀孕时间、可用的社交支持网络以及体力活动水平。

D. **调查现用药物**，记录会抑制伤口愈合（如：增加伤口裂开风险的类固醇）或增加围术期风险（如：激素和血液稀释剂）的药物，并暂时停用（如可能）。

E. **应对所有身体塑形患者进行筛查，确定其是否有不切实际的期望、不健康的外部动机、身体畸形恐惧症、进食障碍和精神病史。**充分告知患者有关其定制塑形方法的利弊对确保塑形成功和患者满意度至关重要。

II. **体格检查**

A. **身高、体重、体重指数（BMI）和围度。**

B. **皮肤质量**：擦烂性皮疹、溃疡或存在细纹。

C. **腹直肌分离和疝气。**

D. **术前腹部瘢痕。**

E. **对称性。**

F. **脂肪分布。**

G. **捏皮测试**（评估皮下脂肪的厚度）。

　　1. 如腹部／臀部／转子下区脂肪厚度大于等于3cm，应选择脂肪抽吸术。

　　2. 腓肠／踝部脂肪厚度大于等于2cm，应选择脂肪抽吸术。

H. **最大组织**—总的来说，肥胖位置和程度与皮肤松弛度将指导您选择最佳手术方案—脂肪抽吸术或切除术（或二者兼行）。大部分患者肥胖和松弛兼有。

　　1. 详细评估预期结果和局限性。

2. 向患者表明哪些部位问题最大。

3. 决定采取哪种方法（脂肪抽吸术或切除术）或者两种方法联用。

III. **过度减重患者**

A. **过度减重（MWL）患者的数量正日益增多**，无论是通过饮食、运动或减肥手术。

B. **一旦体重达到稳定状态**，即可考虑进行身体塑形。

C. **过度减重患者具有独特的风险因素**，这些因素可引起术后并发症，使美学效果大打折扣。

  1. **脂肪组织中血管较少。**

  2. **皮肤质量差。**

  3. **肌肉筋膜松弛。** 有些患者还有较大的胶壁疝，需通过普通外科手术修复。

  4. **减肥手术后营养不足**，尤其是蛋白质、钙、铁以及维生素 A、维生素 D、维生素 E、维生素 K 及维生素 B_{12} 不足。

  5. **体重指数。** 如果身体体重指数大于 35，并发症风险较大。

D. **讨论患者的期望**与可能的结果和并发症。

E. **制订手术计划之前**，帮助患者了解有哪些保障、哪些风险。

F. **患者应保持稳定体重**至少 6 个月，如患者曾接受心脏搭桥手术，接受搭桥手术的时间应至少为 12 ~ 18 个月前。

G. **术中体液**的维持速率为 +10ml/（kg·h），密切监测术后体液和尿液输出量。

IV. **脂肪抽吸术**

A. **基本原理**

  1. **将小直径抽吸管连接至高真空源**（1atm 或 760mmHg，足以实现蒸汽压力），抽吸皮下脂肪。

  2. **抽吸管来回运动，抽出黏附的脂肪。**

  3. **外覆皮肤收缩**，以减小脂肪体积。

  4. 含有神经血管束的纤维孔对抽吸有抵抗力。

  5. 最适合皮肤弹性良好、饮食 / 运动减肥无效的脂肪堆积患者。

  6. **抽吸管**

    a. 用较小的抽吸管可减少皮肤表面不平整的现象。

    b. 抽吸管孔后移（防止浅室内抽吸）。

    c. 尺寸范围为 1.5 ~ 6mm。

    d. "Mercedes" 三孔抽吸管最受欢迎。

B. **脂肪组织和脂肪团**

  1. 在出生前、幼儿期和少年期，都有脂肪细胞产生。脂肪抽吸术后，脂肪细胞不会再生，但却会随着体重的增加而变大。

  2. **皮支持带**

    a. 纵向纤维间隔将真皮与下层筋膜连接起来，形成"蜂窝状"网络，为脂肪提供支撑。

b. **脂肪团**指脂肪组织从松弛的支持带中突出，引起的皮肤凹陷和不平整现象。

 i. **原发性脂肪团（肥胖脂肪团）**由肥大的表浅脂肪引起，对体重减轻有反应。

 ii. **继发性脂肪团（松弛脂肪团）**由广泛性软组织多余和松弛引起，只能通过手术矫正。

3. Illouz 储备脂肪

a. 这种脂肪位于深筋膜至浅筋膜之间（如：Scarpa 筋膜下脂肪），有横向纤维隔膜。

b. 在脂肪抽吸术过程中以这层脂肪为靶点改善整体轮廓，局灶性轮廓异常的风险较小。

C. **患者评估**

1. **最适宜人群**

a. 孤立性中度肥胖区，皮肤弹性良好，浮肿。

b. 捏起后不能迅速平复的皮肤，脂肪抽吸术后将出现松弛，可使美容外观变得更糟。

2. **细纹、脂肪团、腹部血管翳和臀部下垂**对脂肪抽吸术的反应差，需手术切除。

D. **脂肪抽吸术的类型**

1. 吸入式脂肪抽吸术（SAL）

a. **适应证**：过多脂肪常堆积于颏下区、腹部/肋腹/下背、大腿、膝内侧以及腓肠/踝。

b. **机械原理**：借助吸力直接以机械方式抽出脂肪细胞。

c. **抽吸管**：抽吸管端部为钝形，管腔直径为 1.5～8mm。管腔较小的抽吸管不易造成不规则轮廓。

d. **方法**：

 i. **标记**：让患者保持站立，进行捏皮测试，确定脂肪相对过多的区域。

 ii. **肿胀液**：抽吸前，将液体输送到皮下组织，提供麻醉和止血作用。

  a）**每升乳酸钠林格注射液中含 50ml 的 1% 利多卡因和 1 ml 的 1∶1000 肾上腺素**，相当于含 0.05% 利多卡因，1∶1000000 肾上腺素（如果计划脂肪抽吸量大于 4L，则使用 30ml 利多卡因）。

  b）湿抽法

   1）用 200～300ml 液体浸润抽吸区。

   2）失血量至多占抽吸量的 30%。

  c）超湿抽法

   1）每毫升抽吸量使用 1ml 浸润液。

2）失血量约为抽吸量的 1%。

d）肿胀抽吸法

1）每毫升抽吸量使用 2~3ml 浸润液。

2）失血量约为抽吸量的 1%。

iii. 在不抽吸的情况下，用抽吸管进行多次预隧道穿。其目的是在正确的位置建立滑移面（深筋膜至浅筋膜），以防身体表面轮廓不平整。

iv. **采用交叉吸脂技术**可实现平滑过渡，改善身体曲线（图 33-1）。

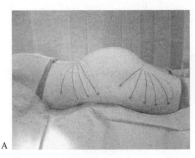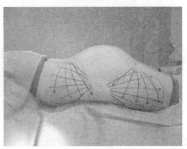

图 33-1 交叉隧穿法（A 和 B）

v. 如果抽吸管在某一部位抽吸太多次，会导致病灶性抽吸过度，引起轮廓凹陷。

e. **全身性并发症**（总体并发症率为 10%）

i. **利多卡因中毒**

a）其症状包括头晕、视力障碍、金属味、头痛、口周发麻、耳鸣和癫痫发作。

b）为尽量减少中毒风险，湿润液的剂量应小于 35mg/kg。

c）吸收时间和峰值因身体部位而异：颈部以上可在 6 小时内吸收，大腿可能需要 12 个小时以上才能吸收。

1）患者从术后 8~12 小时开始出现症状。

2）当对多个区域浸润时，应避免吸收阶段重叠（如颈部先于大腿）。

d）如果患者处于全身麻醉状态，无须使用利多卡因。

ii. **体液失衡**

a）早期常见血容量过多及由此引发的水肿。

b）术后 12~36 小时，可出现体液转移，引起血容量过低。使用超湿抽法和肿胀抽吸法时，该风险减少。

c）电解质紊乱。

iii. **肺脂肪栓**：血清白蛋白低的患者风险较高。

iv. **肺栓塞**：抽吸量较大、手术时间较长时，风险增加。也是最常见的死亡原因。

v. **其他并发症**：轮廓不规则、感染、血清肿、血肿、腹部穿孔和皮肤色素变化。

2. **超声吸脂术（UAL）**

a. 超声吸脂术对纤维脂肪区（如：乳房、背、男性胸部等）更有效。

b. 在抽吸过程中，超声能量脉冲波产生空穴效应，优先溶解脂肪细胞。

c. 据报道，与吸入式脂肪抽吸术相比，超声吸脂术的血清肿形成率较高。

d. 使用更多的湿润液来散热，避免"末端"接触真皮，以减少皮肤灼伤。

3. **激光辅助溶脂（LAL）**

a. 吸入式脂肪抽吸术后皮肤松弛，或可能出现皮肤回缩不良的区域，建议行激光溶脂术。

b. 据推测，传递至脂肪组织的激光能量产生热溶解。靶发色团为脂肪和水。

c. 使用较小的抽吸管探头（1~2mm），最常用的激光是波长为1064nm的掺钕钇铝石榴石激光。

d. 结果尚存争议。

4. **动力辅助吸脂（PAL）**

a. 纤维区或具有技术挑战性的区域，可考虑动力辅助吸脂。

b. 这种方法可缩短手术时间，在每个区域抽出更多脂肪，其所引起的使用者疲劳较少。

5. **射频辅助吸脂（RFAL）**

a. 射频辅助吸脂采用双极射频能量破坏细胞膜，诱导脂肪分解。

b. 射频辅助吸脂产生的热量也会灼伤表层皮肤。

V. **腹壁成形术**

A. **该手术可去除脐与耻骨之间的腹部多余皮肤和脂肪**，解决腹壁松弛问题。

B. **病因学**：关于腹壁皮肤松弛、筋膜松弛及肌肉松弛。

1. **妊娠**：导致腹壁松弛、腹直肌分离和皮肤过多。

2. **过度减重**或增重导致真皮脂肪萎缩，以脂肪团和皮肤弹性下降为特点。

3. **衰老**使内脏脂肪增多，皮肤松弛且失去弹性。

4. **遗传因素**导致各人脂肪分布模式不同，某些人容易出现腹部松弛。

5. **紫外线辐射**有损皮肤质量，降低皮肤弹性。

C. **解剖学**

1. **腹前壁层位于腹直肌外侧，包含皮肤、Camper筋膜、脂肪、Scarpa筋膜、储备脂肪（Scarpa筋膜下脂肪）、腹外斜肌、腹内斜肌、腹横肌、腹横筋膜和腹膜。**

2. Scarpa **筋膜**与人体其他区域的浅筋膜邻接，形成表浅筋膜系统（SFS）。

3. 筋膜上脂肪比筋膜下脂肪更厚、更密集。

4. **腹壁血管解剖结构**（图33-2）

a. Huger I 区

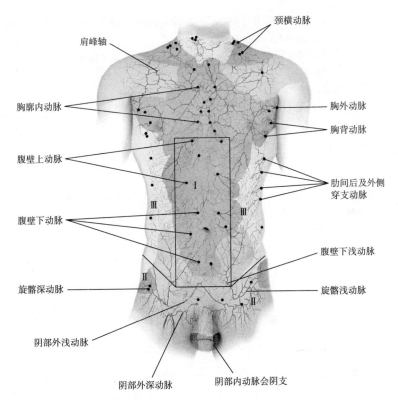

图 33-2 腹壁及 Huger 区血运

i. 位于腹直肌正上方。

ii. 由腹壁上深静脉和腹壁下深静脉供血。

b. Huger II 区

i. 位于腹壁下外侧（从髂前上棘之间的线向下，直至腹股沟褶皱）。

ii. 由旋髂系统、腹壁浅动脉和阴部浅动脉供血。

c. Huger III 区

i. 位于腹外斜肌上方外侧。

ii. 由节段性腰穿支和肋间穿支供血。腹壁成形术皮瓣依赖 III 区灌注。

5. 感觉神经支配

a. 腹前壁： 受 $T_6 \sim L_1$ 外侧的神经支配，T_6-L_1 走行于腹内斜肌与腹横肌之间。

b. 股外侧皮神经（$L_2 \sim L_3$）

i. 为股前外侧提供知觉。

    ii. 位于髂前上棘（ASIS）内侧 1 ~ 6cm 处，在腹壁成形术解剖与闭合过程中可能受到损伤。

  c. 在下腹直肌深度折叠的情况下，髂腹股沟神经和髂腹下神经可能受到损伤。

6. **腹壁肌群**

  a. **纵向层**（提供纵向牵引力）

    i. **腹直肌**

      a）不同程度的分离很正常。

      b）**道格拉斯（Douglas）弓状线**位于脐与耻骨之间：在这一标记下方，腹直肌前、后筋膜相互融合并走行于腹直肌浅层，只留下腹横筋膜、一层薄薄的腹膜外脂肪以及腹直肌深部壁腹膜。

    ii. **腹外斜肌**

  b. **横向层**（提供横向牵引力）

    i. 腹内斜肌

    ii. 腹横肌

7. **脐**

  a. 小脐疝可在腹壁成形术中修复。

  b. 血供

    i. 真皮下血管丛。

    ii. 左、右腹壁下深动脉。

    iii. 圆韧带。

    iv. 脐正中韧带。

    v. 这允许保留脐蒂或从其基部横切。

8. **性别差异**

  a. **男性**

    i. 筋膜下脂肪堆积更常见于肋腹、腹部及胸部（Android 分布）。

    ii. 腹直肌分离更常发生于上腹部。

    iii. 皮肤松弛不太常见，除非有过度减重。

    iv. 随着年龄的增长，腹内脂肪增多。

  b. **女性**

    i. 脂肪堆积更常见于下腹部、臀部及大腿（Gynecoid 分布）。

    ii. 腹直肌分离更常发生于下腹部。

    iii. 皮肤松弛或细纹更常见，因妊娠和减重恶化。

D. **术前评估**

1. **慢性阻塞性肺疾病（COPD）及其他呼吸系统合并症**会对腹壁成形术结果产生特殊影响。考虑术前肺功能检查，识别高危患者。

  a. 咳嗽时伤口裂开的风险增加。

  b. 腹直肌折叠术后，由于膨胀受到限制，基础肺功能不良情况加重。

2. 体格检查
    a. 确定腹部松弛区和腹直肌分离区。
        i. **上腹部脂肪**。该区域将累及整个腹部。如果腹部突出，腹壁成形术的效果将不太乐观。如在该区域同时进行吸脂，可能引起皮肤和脂肪坏死。
        ii. 脐与耻骨间皮肤松弛—脂肪抽吸术与切除术（部分切除术与全切术）。
        iii. 确定可通过脂肪抽吸术抽取的臀部及侧腹过多脂肪。
        iv. 应向患者指出无法在腹壁成形术中切除的臀部多余软组织。
    b. **触摸检查是否有疝气。**
    c. **腹部既往瘢痕。**
        i. 肋骨下瘢痕（如 Kocher 切口）是全腹壁成形术的相对禁忌证，因为这种切口会使 Huger Ⅲ 区出现中断。
        ii. 腹正中切口会破坏交叉中线灌注，可引起伤口愈合并发症。
          a）随非化脓性淋巴结炎切除下部瘢痕没有影响。
          b）将转移到脐下的上部瘢痕是一种相对禁忌证，同时也是复合型脂肪抽吸术的绝对禁忌证。
        iii. 上腹部横瘢痕转移到脐下，可限制全腹壁成形术的血供。
        iv. 麦氏（McBurney）阑尾切除术切口：对手术计划几乎没有影响。
        v. 开放性胆囊切除术切口：全腹壁成形术的相对禁忌证。

E. **相对禁忌证**
  1. **腹部既往瘢痕。**
  2. **未来怀孕计划**，可导致再膨胀和松弛复发。腹壁成形术不会抑制胎儿生长。
  3. **体重变化频繁。**
  4. **慢性疾病**（如：深静脉血栓形成、慢性阻塞性肺疾病、糖尿病等）患者手术前需进行相应的体检。
  5. **肥胖患者不宜行腹壁成形术。**明显腹内脂肪、相对无血管和全身性脂肪阻止闭合，很容易引起伤口愈合并发症。
  6. **吸烟或者使用尼古丁**对大部分外科医师而言，均属禁忌证。
    a. 吸烟者腹壁成形术后由吸烟导致的伤口愈合障碍的风险：12%～14%。
    b. 戒烟后感染风险：8.5%。

F. **手术方法**
  1. **低位横切口**应位于阴道口 / 阴茎根部上方 5～7cm 处，即阴毛上方。
  2. **迷你腹部成形术**
    a. 适用于有孤立性下腹部轮廓畸形伴中心皮肤过多和筋膜松弛的患者。
    b. 在下腹部正中皮肤保守切除一个 6～15cm 的椭圆，脐不予复位。
    c. 在直接可视化下，于脐下行腹直肌折叠术，也可选择利用内镜在脐下施行。

3. 全腹壁成形术

　　a. 适合皮肤明显过多、腹壁松弛以及腹直肌分离的患者。

　　b. 讨论瘢痕位置。根据患者喜欢的内裤和内衣／游泳衣类型，对最终瘢痕位置进行设计，尤其是髂前上棘周围的瘢痕。

　　c. 上切口通常开在脐上方，必须将脐部外置在脐蒂上方，然后再复位。

　　d. 继续剥离至肋缘和剑突。应避免超出需要的界限，最大限度地保留肋间穿支的血供。

　　e. 将腹直肌前筋膜从剑突折叠至耻骨，对腹壁进行外形修整。

　　f. 在缝合过程中，应从内侧牵拉腹部皮瓣。这种张力将改善臀部及腰部的美学轮廓。

　　g. 术后应要求患者穿紧身衣，6 周内不负重。

4. 脂膜切除术

　　a. 该手术可切除向外突出的大血管翳（"脂肪围裙"），这些血管翳可引起功能限制、擦烂等。

　　b. 在血管翳周围设计一个较大的软组织楔并切除。

　　c. 虽然在概念上类似于腹壁成形术，但脂膜切除术不包括腹直肌折叠术，很少涉及脐移位。

5. 垂直分量

　　a. 在标准脂膜切除术中加入一个垂直分量（设计为"鸢尾状"），能更好地修整外侧轮廓，但会形成一条延伸至剑突的长纵向中线瘢痕（图 33-3）。

　　b. 首先进行纵向切除，以防止过度切除。

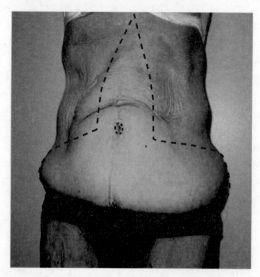

图 33-3　脂膜切除术和垂直楔形切除的一般标记线（鸢尾状腹壁成形术）

c. 这种技术会导致 T 形瘢痕形成，皮瓣拼合处血供有限。

d. 应尽量减少腹部皮瓣的外侧剥离，保留血供。

e. 对过度减重患者特别有用，因为他们往往有明显的横向和纵向多余组织。

f. 重要的一点是，上方和侧面切口应为锐角，以防留下站立的皮肤畸形。

G. 并发症

1. **并发症发生率为 30%，其中严重并发症发生率低于 5%**。男性患者可见较高的并发症发生率。过度减重患者的并发症率加倍。

2. **血清肿（14%）**：糖尿病以及术前体重较高的患者，血清肿的发病率较高。使用封闭式抽吸引流管，并进行逐步推进缝合，有助于降低血清肿风险。

3. **伤口愈合迟缓和伤口裂开（5%~30%）**：与吸烟、手术时间较长、术前体重较高以及接受减肥手术的患者有关。

4. **腹部皮瓣坏死**：腹壁成形术与脂肪抽吸术联合施行时更常见。

5. **感染（1%~7%）**：在吸烟和联合手术（手术时间较长）的情况下，感染风险增加。只需在围术期使用抗生素。

6. **血肿（1%~10%）**：及时引流，以免发生皮瓣损伤和感染。

7. **脐坏死**：通常允许伤口二期愈合。

8. **深静脉血栓形成和肺栓塞（1%）**：在所有常见的整形外科手术中，腹壁成形术的该种风险最高。当身体体重指数大于 30、切除量大于 1500g、行手术时间较长的联合手术以及使用激素治疗时，风险增加。术后可采取措施预防深静脉血栓形成，使风险降低。

VI. 下半身塑形

A. 下背

1. **腰内侧穿支 / 腰椎旁穿支**比较脆弱，应避免不必要的剥离。

2. **带状脂肪切除术**

a. 背部及侧腹软组织楔形随腹部组织切除，在髂嵴上方留下环状瘢痕。

b. 该手术可重塑腰部曲线，紧致背部，为臀部提供和缓的向上牵引力。

B. 大腿提拉术

1. 皮肤松弛且皮肤质量差的患者，不适合行脂肪抽吸术，而是需要进行手术切除。

2. **解剖学**

a. 大腿内侧包含薄真皮以及两层被浅筋膜分开的皮下脂肪组织。

b. **会阴科莱斯（Colles）筋膜**。

i. **与腹部 Scarpa 筋膜邻接。**

ii. 通过坐骨耻骨支的附着物固定。

iii. 会阴与大腿内侧接合处最坚固。

iv. 位于内收肌起点附近会阴软组织最深处的最外侧。

c. 大腿后部近端的软组织活动性较强，远端的活动性较弱。

3. 检查

    a. 评估皮肤状况，包括细纹、膨胀和弹性。

    b. 分别从近端与远端、内侧与外侧确定皮肤多余及松弛的位置。

4. 手术方法

    a. **大腿上 1/3 松弛**

        i. 利用腹股沟皱褶做切口，提供主要垂直牵引力。

        ii. **缝合处必须固定至会阴科莱斯筋膜，确保效果持久。**

        iii. 缺乏固定可导致。

           a）瘢痕下移和扩宽。

           b）外阴外侧牵引畸形。

           c）下垂过早复发。

    b. **大腿上部及下部松弛。**

        i. 如果有明显肥胖和下垂，首先考虑脂肪抽吸术，等待 6 个月后再行大腿内侧提拉术。

        ii. 明显下垂需沿大腿内侧做纵切口，实现软组织周向收紧。

        iii. 在一些过度减重患者中，需要做垂直和水平分量（L 形切口）。

        iv. 避免切口穿过膝关节。

C. **臀部**

1. **外科干预治疗**的适应证包括臀部下垂、皮肤质量差和立体度下降。

2. **过度减重后**出现臀部畸形，其特点是过多皮肤和脂肪下垂，与此同时立体度下降。

3. **简单地使用牵引垂直向量**将引起臀部皱褶钝化，只会使臀部外观变得更差。

4. 手术方法

    a. 自体丰臀术。在这种方法中，利用多余的软组织增加臀部的立体度，同时矫正臀部下垂，切除萎缩真皮脂肪。

    b. 臀上穿支和臀下穿支提供丰富血供，可利用各种真皮筋膜、脂肪筋膜及邻近组织重组技术。

D. **下半身整体提拉术**

1. **包括腹壁成形术、提臀术和大腿（外侧）成形术。**

2. **有大量皮下脂肪以及皮肤下垂、松弛的患者**，最好分期进行切除和脂肪抽吸术，然后 3 ~ 6 个月后进行下半身提拉。

3. 手术方法

    a. 可采用多种方法进行下半身提拉，但在大多数情况下，手术通常以卧位开始。

    b. 掀起肌肉筋膜上方的皮瓣，保留皮瓣中的皮下组织和浅筋膜。

    c. 此外，掀起提臀术相关臀区的皮瓣（止于臀部血管表浅）以及大转子区皮瓣（松解粘连带），辅助进行大腿外侧提拉术。

    d. 可围绕大腿用抽吸管进行剥离（不抽吸），以松解筋膜附着物，其所造成的附带损伤很少。

    e. 切除多余的皮肤和脂肪。用永久性缝线缝合浅筋膜（表浅筋膜系统的组成部分）。需进行抽吸引流。

    f. 让患者换成仰卧位，行腹壁成形术。

VII. 手臂塑形

A. 手术目标

1. 切除上臂萎缩真皮脂肪。
2. 提拉腋襞。
3. 优化瘢痕位置。
4. 避免切除过度。

B. 解剖学

1. **筋膜**

    a. 腋筋膜包括腋窝底。腋静脉和臂内侧皮神经位于腋筋膜深部。

    b. 臂浅筋膜是表浅筋膜系统的组成部分。

2. **神经**

    a. 臂内侧皮神经为上臂内侧提供知觉，走行于贵要静脉后部。

    b. **前臂内侧皮（MABC）神经**随贵要静脉走行或者走行于贵要静脉正前方，在内上髁近端约 14cm（8~21cm）处进入筋膜表浅层。**该神经是手臂塑形术中最常受损伤的神经。**

3. **淋巴系统**

    a. 上肢淋巴引流管位于贵要静脉和头静脉周围的网络内，并进入腋窝淋巴结盆地。

    b. 在手臂塑形术中，会破坏许多这种淋巴系统，因此，手术后患者需使用数周的弹力压迫绷带。

C. 术前评估

1. 测量多余脂肪量和下垂量。
2. 让患者手臂做"胜利姿势"（手臂外展，与肩成 90°，肘部屈曲 90°），对其进行检查。用手捏皮肤，评估多余脂肪。
3. 评估皮肤质量，即纹理、弹性和厚度。

D. 手术方法

1. **脂肪抽吸术**

    a. 适合轻度肥胖症、皮肤质量好的患者。

    b. **肱二头肌沟脂肪抽吸术引起轮廓异常的风险较高。**

2. **切除术**（图 33-4）

    a. 沿肱二头肌沟或臂后侧上方做切口。

      i. 继续切至腋窝，切除多余的腋窝组织和胸壁组织。

      ii. 应将切口限制于肘远端。

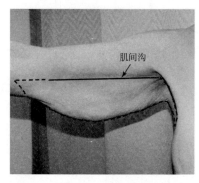
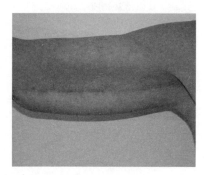

肌间沟

图 33-4　手臂塑形　术前手臂标记（左）和术后效果（右）示例

> iii. 通常情况下，"Z"字成形术或"W"字成形术可协助改善切口末端的
>   轮廓。
>
> b. 尽量减少皮瓣剥离以保护血管。
> c. 识别并保护前臂内侧皮神经及分支。
> d. 缝合和术后注意事项。
>   i. 采用筋膜悬吊术提供持久效果。将臂浅筋膜固定至腋筋膜或腋前襞
>   筋膜。
>   ii. 对那些有明显皮肤松弛的患者，一些外科医师会将三头肌筋膜折叠至
>   二头肌筋膜。
>   iii. 封闭式抽吸引流管的使用很常见，尤其是皮瓣剥离时。
>   iv. 术后患者应穿紧身衣，以保证舒适度和控制水肿。

E. **并发症**
 1. **并发症发生率为 20%～25%。**约 15% 患者要求行翻修术。
 2. **开裂是最常见的并发症，**切除术与脂肪抽吸术联合施行时更常见。
 3. **增生性瘢痕。**
 4. **血清肿。**
 5. **神经损伤**（神经失用最常见；永久性风险高达 5%）。
 6. **淋巴水肿和淋巴囊肿**（使用超声辅助吸脂时发生率较高）。

VIII. **上半身提拉术**
 A. 指切除上背的多余皮肤及脂肪。
 B. **该术语也常用于描述一种处理邻接区皮肤松弛的联合方法，**同一手术中可能涉
  及乳房固定术、手臂塑形术和上背提拉术。
 C. 如果是过度减重患者，通常有典型的乳房下外侧皱襞下降，并发胸部皮肤褶皱
  悬垂。
 D. **用于切除多余的组织，使乳房下皱襞复位。**
 E. **手术方法**

1. 对于上背皮肤轻度松弛的患者，沿"文胸线"做横切口，切除皮肤皱襞。
2. 如果还进行手臂塑形术，可向下延长腋窝切口，紧致上背。
3. 对于中度至重度松弛患者，必须根据明显的横向和纵向松弛谨慎规划切口。但是，要警惕皮瓣危象，尤其是同时行乳房固定术时，要警惕胸外侧皮瓣危象。
   a. 向下延长手臂塑形术切口，处理横向松弛。可围绕胸外侧做切口，并与乳房固定术切口相连。
   b. 处理纵向松弛需要做横切口，该切口也可与乳房固定术切口相连。

要点总结

1. 对于所有身体塑形手术，表浅筋膜系统的正确对合是提供力量、减少缝合处张力以及优化结果的关键。
2. 如果手术时间较长，尤其是在腹壁成形术和联合手术中，血栓的风险将增加——需行多种手术的患者应接受围期术预防性抗凝治疗。
3. 主动吸烟会导致伤口感染率和愈合并发症明显增加，因此，是这些塑形手术的禁忌证。

要点问答

1. 脂肪团出现的机制是什么？

   脂肪团出现是表浅组织结构改变的结果。脂肪团脂肪与人体其他任何部位的皮下脂肪没有区别。多个致密纵隔将表浅脂肪分成小室。当脂肪随体重增加而变大或者皮肤随衰老而松弛时，纵隔却没有任何变化，这种差异将导致皮肤表面坑坑洼洼。

2. 脂肪去除（如脂肪抽吸术）后，脂肪细胞是否会随体重增加而增殖？

   脂肪细胞从出生前开始增殖，直至儿童期和青春期。一个人发育成熟后，脂肪细胞不再增殖；随着体重的增加，现有脂肪细胞会肥大，与脂肪含量增加相适应。但是，在独特的病态肥胖情况下，脂肪细胞可再次分化。

3. 在大腿内侧提拉术中，应如何预防外阴畸形的出现？

   在缝合过程中，将大腿皮瓣固定至会阴浅筋膜（科莱斯筋膜）深层。

4. 如何确定患者是需要切除术，而不是脂肪抽吸术？

   评估皮肤质量。脂肪抽吸术将去除脂肪，但不能解决皮肤问题（如皮肤严重多余、皮肤薄、皮肤弹性差、皮肤晒伤）。因此，如果患者皮肤质量差，脂肪抽吸术后皮肤将无法适应，术后美容外观更差。对于这类患者，最好选择皮肤切除术。

5. 什么是表浅筋膜系统，其重要性如何？

   表浅筋膜系统即横向结缔组织层，以及相关的纵隔和斜肌包裹隔。通俗地说，它是贯穿人体所有部位皮下层的筋膜层，与 Scarpa 筋膜相接。

6. 当一位女性前来咨询腹壁成形术相关事宜，为何医师要询问她的乳腺癌史？

   腹部组织是乳房自体组织重建术的常见供体部位。腹壁成形术或脂膜切除术后，无法再采用腹部组织进行乳房重建，因为这些手术将切除腹部皮肤和脂肪的血运穿支。

推荐阅读

Ahmad J, Eaves FF 3rd, Rohrich RJ, Kenkel JM.The American Society for Aesthetic Plastic Surgery （ASAPS）survey: current trends in liposuction.*Aesthet Surg J*. 2011;31（2）:214-224.PMID: 21317119.

Berry MG, Davies D. Liposuction: a review of principles and techniques.*J Plast Reconstr Aesthet Surg*.2011;64（8）:985-992.PMID: 21168378.

Buck DW 2nd, Mustoe TA.An evidence-based approach to abdominoplasty.*Plast Reconstr Surg*.2010;126（6）:2189-2195.PMID: 21124160.

El Khatib HA.Classification of brachial ptosis: strategy for treatment.*Plast Reconstr Surg*.2007;119（4）:1337-1342.PMID: 17496609.

Hurwitz DJ.Medial thighplasty.*Aesthet Surg J*. 2005;25（2）:180-191.PMID: 19338811.

Knoetgen J 3rd, Moran SL.Long-term outcomes and complications associated with brachioplasty: a retrospective review and cadaveric study.*Plast Reconstr Surg*.2006;117（7）:2219-2223.PMID: 16772920.

Richter DF, Stoff A, Velasco-Laguardia FJ, Reichenberger MA.Circumferential lower truncal dermatolipectomy.*Clin Plast Surg*.2008;35（1）:53-71; discussion 93.PMID: 18061798.

Soliman S, Rotemberg SC, Pace D, et al.Upper body lift.*Clin Plast Surg*.2008;35（1）:107-114.PMID: 18061803.

眶周年轻化：提眉术和眼睑整形术

眼睑整形术

I. 解剖学

A. **大体解剖学**

1. **上睑提肌**

a. 起点：蝶骨小翼。

b. 止点：真皮及睑板上缘。

c. 神经分布：第Ⅲ对脑神经（CN Ⅲ）。

d. 动作：将上睑上抬 10 ~ 15mm。

e. Whitnall 韧带：距睑板上缘 16mm 筋膜凝缩。

2. **Müller 肌**

a. 起点：提肌。

b. 止点：睑板上缘。

c. 神经分布：交感神经。

d. 动作：将上睑上提 2 ~ 3mm。

3. **睑囊筋膜**（下提肌）

a. 起点：下斜肌筋膜。

b. 止点：睑板下方 5mm 处的眶隔。

c. 动作：患者视线朝下时，使下睑下移 1 ~ 2mm。

4. **内眦韧带**：由睑板前轮匝肌深头、内侧 Lockwood 韧带、内直肌翼状韧带以及 Whitnall 韧带构成。

5. **外眦韧带**：由 Lockwood 韧带、提肌外侧角、外直肌翼状韧带、眶隔前轮匝肌以及睑板前轮匝肌深部构成。

6. **上睑板**

a. 宽 7 ~ 11mm。

b. 上缘：Müller 肌止点及提肌止点部位。

7. 眼轮匝肌

 a. 由第Ⅲ对脑神经支配。

 b. 眶部

  i. 最外层，即皱眉肌和降眉间肌浅表。

  ii. 自发闭眼。

 c. 眶隔前轮匝肌：覆盖在眶隔上，允许自发或非自发眨眼。

 d. 睑板前轮匝肌：黏附于睑板，参与非自发眨眼。

8. 眶脂肪

 a. 上睑：内室和中室，由上斜肌滑车分开。

 b. 下睑：外室、中室和内室，中室和内室由下斜肌分开。

9. **泪道系统**：泪点→泪小管→泪囊→鼻泪管→下鼻道。

B. 眼表面解剖学（图 34-1）

1. 睑裂：垂直测量长 12~14mm，水平测量长 28~30mm。

2. 上睑位于上缘下方 2mm 处，下睑位于下缘处。

3. 发际线前缘与眉的距离：在瞳孔中线处 5~6cm。

4. 眉与睑板上皱褶的距离：10~12mm。

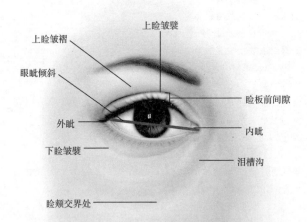

图 34-1　睑表面解剖学

5. 睑板上皱褶：理想情况下位于上睑缘上方 8~10mm 处。

6.（**除兔眼症外**）**上睑缘与眉的最小距离为 20mm 左右**（18~24mm）。

7. 外眦位置：与瞳孔中点同高，位于内眦上方 1~2mm 处。

8. 在女性中，眉峰应位于眶上缘上方，与外侧缘同高，位于眉中部 1/3 和外侧 1/3 的交界处。

9. 睑板前眼皮宽度为 2~5mm。

10. 男性眉毛走向应更为横平，沿眶上缘延伸。

11. 当面部不断老化，这些眶周关系很多都会随之改变（图 34-2）。

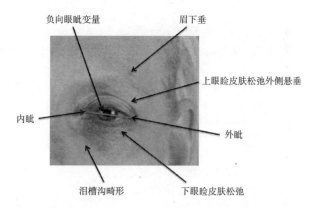

负向眼眦变量　　　眉下垂

上眼睑皮肤松弛外侧悬垂

内眦

外眦

泪槽沟畸形　　　下眼睑皮肤松弛

图 34-2 眶周老化特征

C. 睑分层

1. 前层

a. **皮肤**（厚度 0.5~0.7mm）、皮下脂肪。

b. **眼轮匝肌**（分为睑板前和眶隔前两个部分）。

ⅰ. 括约肌，受颊支、颧支和额支支配。睡眠时持续紧张。

a）眶周—紧闭眼时收缩。

b）睑周—轻闭眼时收缩。

c）泪腺周。

ⅱ. 眼轮匝肌（OO）自泪前嵴向外到角巩缘内侧对应处直接附着于眶下缘。在角巩缘外侧，眼轮匝肌通过眼轮匝肌支持韧带（ORL）间接附着于眶下缘。眼轮匝肌睑板前段相对固定，随着年龄的增长，睑颊接合处下移，眶隔前段随之伸长。

ⅲ. 在上睑提肌上方，眼轮匝肌紧密附着于眶缘。不同位置有不同的附着长度，在中间达到最长，为 10~14mm（眶周到眼轮匝肌的距离），厚度为 1.5~5mm。

   c. **眼轮匝肌支持韧带**—源自眶隔在眶侧折回以及尾侧覆盖颧上方骨膜前脂肪的膜延长产生的双层膜。

      i. 从眶缘外骨膜延伸到眼轮匝肌底面筋膜，将眼轮匝肌分为眶隔前部分和外周部分。

      ii. 骨膜附件从眶下缘周围延伸到外眦区。

      iii. 眼轮匝肌支持韧带的长度从内侧向外侧递减，直至其在眶外侧筋膜增厚区（LOT）可以忽略不计。眼轮匝肌支持韧带直接朝向头侧，并位于颧面神经和颧面孔眶侧。

      iv. 眼轮匝肌支持韧带松弛将造成 V 形畸形，促使鼻颧沟出现。睑颊接合处下降，产生多余的颧面间隙，导致颧骨堆积出现。韧带拉长还会使衰老眶隔后面凸出的眶脂肪下降。

      v. 眼轮匝肌支持韧带（而非眶隔）界定了下睑脂肪凸出的下垂极限和形状。

      vi. 脂肪凸出主要集中在中央部位，这里是韧带最薄弱处，脂肪凸出程度也最高。外室脂肪凸出最初位于外眦附近较高处，因为在眶缘下侧附近，眶隔最不容易膨胀。

      vii. 可通过颧前间隙解剖眼轮匝肌支持韧带。

2. **中层**

   a. **眶隔**起于弓状缘，与眶骨膜邻接。

   b. 在上睑部分，眶隔与提肌在睑板上方几毫米处融合。在下睑部分，眶隔与睑囊筋膜在睑板下方融合。

3. **后层**

   a. 睑板韧带悬带。

   b. 上睑：睑板、提肌、Müller 肌和结膜。

   c. 下睑：睑板、睑囊筋膜和结膜。

4. **脂肪**

   a. **眶隔前脂肪**：眼轮匝肌下脂肪（SOOF，在下睑）、眼轮匝肌后脂肪（ROOF，在上睑）。

   b. **眶隔后脂肪**：眶内脂肪垫。

   c. **上睑**有中央脂肪垫和鼻脂肪垫，由上斜肌腱分开。在外侧，泪腺占据了原本属于外侧脂肪垫的间隙。

   d. **下睑**有外侧脂肪垫、中央脂肪垫和鼻脂肪垫。**鼻脂肪垫和中央脂肪垫由下斜肌腱分开，是眼睑整形术中最常受到损伤的结构。**

D. **亚洲人眼睑**（图 34-3）

1. 与高加索人眼睑不同，亚洲人眼睑缺乏睑板上皱褶，睑裂较窄，外眦略高。

2. **睑板皱襞缺乏**是因为缺乏穿过眶隔并附着于眼轮匝肌和皮肤的提肌纤维延长部分。

3. **针对亚洲人的眼睑整形术方法多种多样**，其目的为通过手术在提肌腱膜、

亚洲人　　　　　　　　　　　　非亚洲人

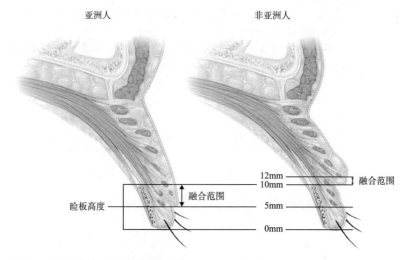

图 34-3 亚洲人与非亚洲人的上睑解剖学

真皮和睑板之间建立附着，形成睑板皱襞。

II. 适应证和患者评估

A. **眼睑整形术的目标**是通过在上睑构建边界清晰的睑板皱襞和睑板前双眼皮宽度，并在下睑睑颊接合处打造光滑过渡，重建更年轻的眼周外观。

B. **要特别注意**吸烟史、糖尿病史、重症肌无力、格雷夫斯病、出血性疾病、异常瘢痕形成、干眼病、过敏、青光眼、白内障和视力障碍等病史。

C. 询问"您能戴隐性眼镜吗？""您能让眼睛睁多久才眨眼？""您经常使用滴眼液吗？"隐形眼镜不耐受可能是干眼症的一项重要指标。

D. **美学测量**

1. **睑裂**：垂直方向 12～14mm，水平方向 28～30mm。

2. **上睑**：在上缘水平，最高点正好在瞳孔内侧。

3. **下睑**：在下缘，最高点稍偏向外侧。

4. **睑板前可见皮肤**：3～6mm。

5. **睫毛线与睑板上皱褶的距离**：8～10mm。

6. **前发际线与眉的距离**：5～6mm。

7. **眉与眶缘的距离**：10mm。

8. **眉与瞳孔中点的距离**：25mm。

9. **外眦**：内眦上方 1～2mm 处。

E. 眼睑整形术前应记录的具体检查。

1. **泪液分泌试验（Schirmer 试验）**

a. 泪液产生量的定量评估，用于判断眼睛的术后保护。

b. 其方法是将一张滤纸放入下穹，测量滤纸在 5 分钟内的湿润长度。

c. 正常泪液产生量大于 15mm。

2. **评估角膜与眶下缘的关系。眼睑整形术后，负向量（角膜前部与眶下缘相对）容易导致出现睑位错，需在下睑年轻化手术时行眦固定术。**

3. **检查泪沟畸形**—睑边缘和睑颊交界处内侧凹陷，由并列于眶隔弓状缘紧密附件的眶脂肪突出引起。泪沟也可称为鼻颧沟，可采用弓状缘松解术、脂肪复位术以及眶隔重置术伴脂肪移植或填充剂进行纠正。

4. **检查**睑对称性、睑下垂、皮肤松垂程度、脂肪垫突出、巩膜宽度、下睑紧张度（拉皮测试）。

5. **检查是否存在水肿和色素沉着，因为这可能是术后过度肿胀风险增加的指标。**

6. **检查眉位置。**应用手抬高眉毛，判断眉下垂对眼睛的影响。

7. **记录贝尔（Bell）现象：**闭眼时眼睛向上滚动，如有兔眼症，可起到保护角膜的作用。

8. **视敏度**、视野缺口、面神经、眼外运动和眼底检查。

III. **手术 / 方案**

A. **上眼睑整形术**（图 34-4）

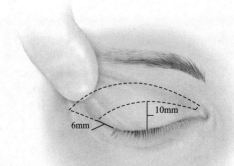

图 34-4 上眼睑整形术标记线

1. 术前标记

a. 在患者清醒时，注射局部麻醉剂之前进行标记。

b. 通常在睫状缘上方 6 ~ 10cm 范围内的任何处做下部切口，与睑板上缘同高，一般是在现有睑板上皱褶处。

c. 用宽头镊夹起多余的睑皮，直至出现兔眼，从而确定上部切口的高度。

d. 也可通过测量上睑与眉的距离来计算，并画出足够大的椭圆形，使得当用眉睑距离减去该距离后，仍有 20 ~ 24mm 的剩余。

2. 眉距上部切口线的最小距离通常为 10 ~ 12mm。

3. 可用 Z 成形术、W 成形术或 Y-V 成形术改变切口内侧端和外侧端。

4. 建议切除一条薄薄的眼轮匝肌（视不同情况而定）。

5. **轻压眼球**，帮助确定眶隔后脂肪。从高处切开眶隔，避免损伤提肌机制。

6. **审慎切除脂肪很重要**，因为过度切除会导致"凹陷"或僵硬。

7. **上斜肌**位于鼻脂肪垫与中央脂肪垫之间，应加以保护。

8. **真皮和轮匝肌**可缝合至提肌，以重建明显的睑板上皱襞。

9. 可与提眉术联合施行，可矫正眼角松垂和下垂。在此类情况下，应先行提眉术，以便准确判断需切除多少上睑皮肤。

10. 采用泪腺悬吊术，处理外侧肿胀问题。

B. **下眼睑整形术**

1. **经皮下眼睑整形术**（图 34-5）

   a. 经下睑缘切口的保守性皮肤切除术可与眶后（眶隔后）脂肪切除术联合施行。对皮肤冗余且轮匝肌紧张度良好的患者，建议采取上述方案。

   b. 如果轮匝肌紧张度不佳，可经下睑缘切口同时切除皮肤和肌肉。眶隔后脂肪的切除方式与上眼睑整形术相似，注意不要损伤下斜肌。

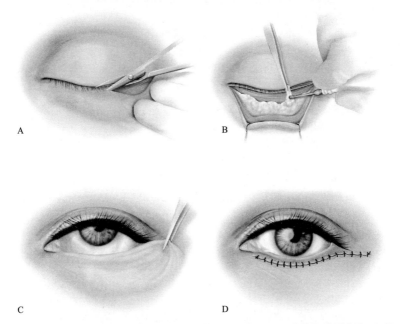

图 34-5 经皮下眼睑整形术 A. 在睫下沟做下睑切口；B. 切开眶隔和脂肪囊后切除脂肪；C. 让患者张嘴并朝上方看，用镊子向上外侧夹起悬垂皮肤，以确定需切除的多余皮肤和肌肉量；D. 用 6-0 聚丙烯缝线在睫毛下连续缝合切口

    c. 沿弓状缘切开眶隔,触及眶脂肪后,可将脂肪移往更靠近前下侧的位置,以缩小突出的泪沟。

    d. 可将一条轮匝肌移位到上外侧,为外眦提供支撑。

  2. **经结膜方案**

    a. 使眶隔保持完整,经结膜切口切除脂肪。

    b. 这种技术可与单独的皮肤切除术或化学或三氯乙酸剥脱术联用。

    c. 其缺点包括脂肪暴露比较有限以及脂肪可能切除不足。

C. **下睑松弛辅助手术**

  1. 下睑眼轮匝肌悬吊术或紧致术。

  2. 外侧睑板条悬吊术。

  3. 外眦固定术(固定至骨膜或经骨钻孔)。

  4. 用胶带或睑缝合术为下睑缘提供暂时性外部支撑。

  5. 行楔形切除术,以缩短眼睑(Kuhnt-Szymanowski 法)。

IV. **术后护理**

A. 用冷凝胶敷或冰纱布冷敷 48 小时。

B. 清醒时使用盐水滴眼液。

C. 夜间使用润滑软膏。

D. 抬高头部以减轻水肿,降低眼压。

E. 出院前以及术后 4~5 天拆线时,对视力进行评估和记录。

F. **兔眼症**常继发于眶周水肿,1~2 周内可消退。

G. **术前和术后应教患者如何使用**滴眼液和软膏,这对预防角膜刮伤和暴露问题至关重要。

V. **眼睑整形术并发症**

A. **失明**:罕见—0.0045%,主要由眼球后血肿(0.05%)引起。

  1. 需立即行外眦切开术和眦切开术减压的外科急症。**伴有重度单侧疼痛。**

  2. **甘露醇和(或)乙酰唑胺给药。**

  3. **紧急眼科会诊。**

B. **眼干症状**常见于术后,可使用人工泪液进行治疗。术前已有干眼病的患者,其症状可能在术后加重。

C. **睑外翻**:一些外科医师建议,眦固定术几乎可用于每一名睑外翻患者。

D. **睑内翻**:出现率远低于睑外翻;如果眼睑整形术后出现,通常是角膜后板层瘢痕所致。

E. **外眦瘢痕形成**可使外眦角变得圆钝。

F. **角膜损伤**:一些医师建议日常使用角膜眼罩,但仍需要十分注意。

G. **上睑下垂**:常由提肌机制受损引起。很多患者术前都存在上睑下垂,但医师并未注意到。

H. **复视**:常由下斜肌或上斜肌损伤引起。

I. **眼球内陷**：由脂肪切除过度引起。

J. **兔眼症**：手术结束时，预计会出现轻微的兔眼症，大多数该种兔眼症可通过瘢痕按摩解决，或随时间消退，但在皮肤严重过度切除的情况下，可能需行皮片移植术。

K. **感染**：罕见，但若发展成为眶蜂窝织炎，则构成急症。

L. **睫毛萎缩。**

M. **溢泪**：可由眼干涩、暴露或泪液泵功能障碍引起，但通常只是一个暂时性问题。

提眉术

I. **解剖学**

A. **"SCALP"**

1. S（skin）—皮肤。

2. C（subcutaneous tissue）—皮下组织。

3. A（aponeurotica galea）—帽状腱膜，在额部即额肌。

4. L（loose connection tissue）—疏松结缔组织。

5. P（pericranium）—颅骨膜。

B. **额肌**

1. 抬高眉内侧 2/3，使额部皮肤出现横纹。

2. 无骨性起点。从眉部皮下横穿至鼻根，被帽状腱膜包裹。

3. 神经分布：面神经额支。

C. **帽状腱膜**起于额肌前部，止于枕肌后部。

D. **皱眉肌**

1. 三角肌位于眉内侧，额肌和轮匝肌深部。

2. 可引起名为"眉间皱纹"的纵向皱褶。

3. 降眉肌。

4. 神经分布：第Ⅶ对脑神经（CN Ⅶ）前支和颞支。

E. **降眉间肌**

1. 起于鼻骨，止于眉间皮肤表浅。

2. 可使根部出现横向皱褶。

3. 降眉肌。

4. 神经分布：第Ⅶ对脑神经前支和颞支。

F. **颞融合线**是帽状腱膜、颞肌与颞肌嵴骨膜之间的融合平面。

G. **面神经颞（额）支**沿耳屏下方 0.5cm 走行于颞浅筋膜底面，直至眉外侧上方 1.5cm 处。

H. **感觉**

1. **眶上神经**：进入皱眉肌和额肌，使前额产生知觉：距离中线 1.7~2.2cm。

2. **眶上**

a. 从滑车上神经外侧孔／眶上切迹穿出。

      b. 分成深支和浅支。

      c. 浅支：进入眶缘上方 2~3mm 处的额肌，使额产生知觉。

      d. 深支：使发际线后缘头皮产生知觉，做头皮冠状切口时会将其分离，引起头皮感觉异常。

I. **生理学**

   1. **额肌**：抬高眉毛，导致前额出现横纹。

   2. **皱眉肌**：向下内侧拉眉毛，产生竖纹。

   3. **降眉间肌**：将眉间向下拉，使鼻根处出现横纹。

II. **患者评估**

A. **测量额高**（参见第 34 章："眶周年轻化"）。

B. **注意**是否存在眉间纹和额纹，以及相对于眶缘的眉毛位置。

C. **区分上睑下垂与眉下垂**：用手抬高患者的外侧眉，记录眉处于适当位置（该具体位置取决于性别：男性为眶缘，女性为眶缘上方约 1cm 处）时皮肤的实际松垂程度。

III. **手术**

A. **肉毒杆菌毒素**

   1. 用于减少眉间纹。

   2. 从眉毛尾端内侧点和眶上缘上方注入皱眉肌。

   3. 在 24~48 小时内开始出现麻痹，其效果将持续 4~6 个月。

B. **眉上切除术**

   1. 直接切除眉上方的额部皮肤。

   2. 可在局部麻醉状态下施行，对身体较弱的老年患者来说，是一个不错的选择。

   3. 依靠皮肤张力使眉复位会导致瘢痕扩大和早期复发，所以已被其他技术取代。

C. **经睑皱眉肌切除术**

   1. 如果患者出现明显的眉间纹且皱眉肌活动过度，但眉下垂极轻微，不愿继续肉毒杆菌毒素治疗，宜行此手术。

   2. 可用作眼睑整形术的辅助手段，也可单独用于不需要或不想全额年轻化的患者。

   3. 谨慎切除降眉间肌和皱眉肌，注意保留眶上和滑车上神经纤维。可植入脂肪移植物以填充切除产生的凹陷。

D. **内镜提眉术**

   1. **对最佳额高小于 6cm 的患者最有效。**

   2. 术前标记包括在内眦、瞳孔中点和外眦正上方的眉部，以及内眦和瞳孔中点正上方的前发际线做参考标记。

   3. **如对眉到发际线之间距离小于 6cm 的患者**采用内镜提眉术，患者的额部将变得过长，并很难将安多泰（五爪钩）置入发际线后。

4. **瞳孔中点到眉**的高度应为 22~25mm。

5. **需行组织固定术**（安多泰、锚固钉、克氏针）。

6. **方法**

a. 标出面神经颞支的走行：从耳屏下方 0.5cm 处到眉外侧上方 2cm 处画一条斜线。沿颧骨画另一条线，一直画到眶外缘，将这些线连接起来。

b. 在中线外侧 1.7~2.2cm 处或眶上切迹（或瞳孔中线）处标出眶上神经和滑车上神经的走行。

c. 标出降眉间肌切除区域（鼻根）。

d. 标记皱眉间肌切除区域（眉弓内侧，略偏向下侧）。

e. 在内眦、瞳孔中线、外眦和眉外侧正上方，沿着始于鼻翼的线标记眉区。

f. 端口位置

　i. 瞳孔中线处的内侧端口，长 1.5cm，发际线后隐藏 1cm（垂直）。

　ii. 外侧端口：标出鼻翼到外眦的轴线，发际线后隐藏 2cm，使其长度达到 3cm（水平）。

　iii. 还可选择中央端口。

g. 沿额部将含肾上腺素的利多卡因注入骨膜下以及整个头皮。

h. 按照之前的标记，在瞳孔中线处放置两个 1.5cm 长的端口，并将 1cm 隐藏在发际线后。

i. 一旦进入骨膜下，即在骨上标出切口下部，以便知道哪里是起点。

j. 完成整个骨膜下剥离后，即可放入内镜，下放至眶缘，确定眶下神经和皱眉肌的位置。

k. 为外侧端口做切口：如上所述，将 2cm 切口隐藏在发际线后，切口总长 3cm，与鼻翼和外眦在一条线上。

l. 切开颞顶筋膜（颞浅筋膜）至深层或颞深筋膜，但不切开颞深筋膜。

m. 在颞深筋膜深层的浅面进行剥离（颞肌位于颞深筋膜深层下方）。手术医师可通过在颞深筋膜上开一道小切口并观察下一较深面的颞肌，来核实此处是否为颞深筋膜深层。

n. 同样应在筋膜上做标记，以便确认哪里是起点。

o. 从颞深筋膜深层上方向颧骨剥离，在距眶外缘约 2cm 处停止，此处可识别颞浅嵴融合线。

p. 在向外侧剥离的过程中，向下延伸到眶缘接合处（颞静脉在此处分开），然后再向下延伸到外眦处。

q. 剥离止于颧弓上方 1cm 处，在此处会遇到另一条颞静脉。

r. 将内镜置入内侧端口，用 2 号骨膜起子行骨膜下剥离术，需剥离至鼻根中线和外眦外侧。

s. 确保将其抬高至眶上缘上方。

    t. 保护眶上神经和滑车下神经。

    u. 用背侧角骨膜起子在眶上缘上方切割骨膜，松解至鼻根部，并明确标出神经界限。

    v. 使用抓钳切除皱眉肌和降眉间肌。

    w. 将骨膜起子滑入外侧端口并移至融合线内侧，然后放入内镜，以便能够看到颞顶筋膜与骨膜之间的连接，拆下筋膜带。拆下止点后，应该能够看到一侧的颞肌以及另一侧的骨膜。

    x. 从外到内、从上到下穿过融合线。

    y. 置入 TLS 引流管，供颞部切口使用。

    z. 用安多泰钻进，并在内侧切口内侧 / 端口部分钻一个孔。

        i. 向后拉头皮并将头皮拉入安多泰内。

        ii. 检查略高于眶上缘的双眉对称性。

        iii. 用安多泰抓住外侧端口上皮瓣的一大块颞浅筋膜。向后上侧提拉颞筋膜，用 3-0 聚对二氧环己酮（PDS）缝线固定至颞深筋膜。应拉回 13mm 左右。

        iv. 用 4-0 聚丙烯缝线或 U 形钉缝合皮肤。

  E. **开放式提眉术**：如果患者出现额发际线上移（发际线高）（男性大于 6cm，女性大于 5cm），宜行开放式提眉术。有多种切口可供选择。

    1. **冠状切口**：从发际线后切除组织，但会使额部变长。因此，冠状切口适用于额部较短的患者。

    2. **发际前切口**：该切口位于发际线上。**该切口会缩短前额，适合前额较长的患者。**

    3. **额中部切口**：沿横向皱纹做切口，从前额中部切除一条皮肤和皮下组织。对皮肤厚且脱发的男性很有用，此处产生的瘢痕没有头皮上的瘢痕明显。该种切口的一个变体是正好位于眉毛上方的切口。

IV. **并发症**

  A. **眶上神经或滑车上神经损伤。眶上神经深支损伤可引起后部头皮感觉异常。**

  B. 使用电灼术或切口处张力过大可引起脱发。

  C. 颞肌分离过程中可能造成面神经颞支损伤。

  D. 肌肉（如皱眉肌）切除过多会导致轮廓不规则。

  E. 眉位不对称。

  F. **永久性矫正过度**，如"惊讶脸"。

要点总结

1. 上眼睑整形术切口与下眼睑整形术切口的外沿之间应至少留出 10mm。

2. 排除患者"表情疲惫"的医学原因（如重症肌无力）。

3. 避免矫正过度! 恢复眉位置和形状。低眉美观悦目，而看上去上挑的眉毛并不美观。

4. 随时准备绘制上睑和下睑的横断面解剖图。

要点问答

1. 负向量对患者有什么影响？

 下睑位置不正。

2. 我们为什么不清除眼周的所有脂肪？

 这会导致眼部"凹陷"或"僵硬"。审慎切除脂肪很重要。

3. 什么是正常泪液分泌试验？

 将一张滤纸放入下穹后 5 分钟，应该有约 15mm 的泪液。

4. 什么是 ROOF 和 SOOF？

 ROOF 表示眼轮匝肌后脂肪，是上睑眶隔前脂肪。SOOF 表示眼轮匝肌下脂肪，是下睑眶隔前脂肪。

5. 眉毛与上睑切口之间需留出的最小距离是多少？

 10 ~ 12mm。若未留出足够的皮肤，会引起兔眼症，也有可能导致角膜暴露。

6. 上睑和下睑分别有多少个脂肪小室？

 上睑有两个脂肪小室：中央脂肪小室和鼻脂肪小室；下睑有三个脂肪小室：鼻脂肪小室、中央脂肪小室和外侧脂肪小室。

7. 将鼻脂肪小室与中央脂肪小室分开的结构是什么？

 下斜肌腱。

8. 在何种情况下发际前切口是提眉术的理想选择？

 当患者前额较长时；因为这种切口可缩短前额。

推荐阅读

眼睑整形术

Carraway JH.Surgical anatomy of the eyelids.*Clin Plast Surg*.1987;14（4）:693-701.PMID: 3308277.

Chen WP.Asian blepharoplasty.Update on anatomy and techniques.*Ophthal Plast Reconstr Surg*.1987;3（3）:135-140.PMID: 3154592.

Jelks GW, Jelks EB.Preoperative evaluation of the blepharoplasty patient.Bypassing the pitfalls.*Clin Plast Surg*.1993;20（2）:213-223; discussion 224.PMID: 8485931.

May JW Jr, Fearon J, Zingarelli P. Retro-orbicularis oculus fat（ROOF）resection in aesthetic blepharoplasty: a 6-year study in 63 patients.*Plast Reconstr Surg*.1990;86（4）:682-689.PMID: 2217582.

Rohrich RJ, Coberly DM, Fagien S, Stuzin JM.Current concepts in aesthetic upper blepharoplasty.*Plast Reconstr Surg*.2004;113（3）:32e-42e.PMID: 15536308.

Tomlinson FB, Hovey LM.Transconjunctival lower lid blepharoplasty for removal of fat.*Plast Reconstr Surg*.1975;56（3）:314-318.PMID: 1153547.

提眉术

Ellenbogen R. Transcoronal eyebrow lift with concomitant upper blepharoplasty.*Plast Reconstr Surg*.1983;71（4）:490-499.PMID: 6828583.

Knize DM.Limited-incision forehead lift for eyebrow elevation to enhance upper blepharoplasty.*Plast*

Reconstr Surg.1996;97（7）:1334-1342.PMID: 8643715.

Moss CJ, Mendelson BC, Taylor GI.Surgical anatomy of the ligamentous attachments in the temple and periorbital regions.*Plast Reconstr Surg*.2000;105（4）:1475-1490; discussion 1491-1498.PMID: 10744245.

Ramirez OM.Endoscopically assisted biplanar forehead lift.*Plast Reconstr Surg*.1995;96（2）:323-333. PMID: 7624404.

乳腺疾病

乳腺的解剖和发育

I. **腺体**

A. **边界**

1. **上缘**：第二根肋骨或锁骨。

2. **下缘**：第六根肋骨。

3. **中部**：胸骨边缘。

4. **侧部**：腋中线延伸至腋部（斯潘斯腋尾）。

5. **后部**：胸大肌筋膜上方和内侧，肌筋膜下方和外侧。

B. **组织结构**：皮肤、脂肪和腺体组织。

1. **10%~15%的上皮细胞；其余为基质。**

a. 在上部外象限存在大量的上皮组织，这里是良性和恶性疾病最常发生的部位。

b. 有 15~20 个呈放射状排列的腺叶，在腺叶之间存在不同数量的脂肪组织，由纤维结缔组织支撑。

c. 腺叶被分化成小叶，再由小叶分化成管泡状腺。

d. 每个小叶与输乳管相连，输乳管直径为 2~4mm。

e. 输乳管连通至输乳窦，在乳头表面呈现小孔。

C. **乳头乳晕复合体（NAC）**

1. 非下垂乳房，乳头乳晕复合体位于第四根肋骨间。

2. 由皮脂腺和顶泌汗腺组成。

3. 乳晕腺：在乳晕边缘，能够分泌乳汁。

4. 蒙氏结节：剖开乳晕腺可以看到的凸状物。

5. 乳头下放射状平滑肌纤维有助于乳头勃起。

II. **血液供给**（图 35–1）

    A. **胸廓内动脉**：穿支分支为乳房的内侧和中心区域供血；大多数血液用来供应乳腺和乳头乳晕复合体。

    B. **胸外侧动脉**：上部外象限。

    C. **前外侧和前内侧肋间穿支分支。**

    D. **静脉回流**：随着动脉供给。

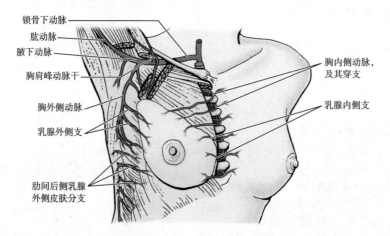

图 35–1 乳腺的血液供给（引自 Moore KL, Dalley AF, Agur AM, eds. Clinically Oriented Anatomy. 6th ed. Philadelphia, PA: Lippincott Williams & Wilkins; 2010. ）

III. **神经分部**

    A. **中部**：第二到第五根肋骨间前内侧神经。

    B. **侧部**：第三到第六根肋骨间前外侧神经。

    C. **乳头乳晕复合体**：第四根肋骨间神经的外侧皮肤分支。

IV. **淋巴引流**

    A. **皮肤、乳头、乳晕**：乳晕下浅表淋巴丛。

    B. **乳腺**：深层淋巴丛连接到浅表神经丛。约97%的乳腺直接排向腋窝淋巴结，其余的排向胸廓内淋巴结。

    C. **腋窝**

        1. **边缘**：

            a. 腋静脉

            b. 前锯肌

            c. 背阔肌

            d. 胸大肌

            e. 肩胛下肌

2. **腋窝内的临床重要性结构：**

a. 胸长神经：前锯肌中枢。

b. 胸背神经血管束：支配与供应背阔肌。

c. 肋间臂神经（上臂知觉）。

3. **腋窝淋巴结：根据与胸小肌的关系进行分类。**

a. 胸肌淋巴结位于胸小肌的下缘与侧部。深至胸小肌，低于腋下静脉。胸小肌和胸壁内侧。

b. 胸肌间淋巴结位于胸大肌、胸小肌之间，沿横向胸神经排列。

D. **锁骨上淋巴结：**与腋尖邻接。

E. **胸廓内淋巴结：**在前 6 个肋间隙中前 3 个肋间隙的结节浓度最高，位于胸骨边缘 3cm 处。

V. **发育**

A. **乳房发育阶段**

1. **第一阶段：**青春期前的无腺体组织。

2. **第二阶段：**乳腺萌生期，乳晕开始扩大。

3. **第三阶段：**乳房逐渐高挺，延伸到乳晕的边缘，并继续扩大，但乳房轮廓不变。

4. **第四阶段：**乳房大小和高度增加，从胸部轮廓来看，乳晕和乳头形状更加突出。

5. **第五阶段：**乳房最终发育为成人大小，乳晕集中在中央乳头周围，乳房轮廓突出。

B. **绝经后：**腺管和腺素退化，乳房主要为脂肪和基质。

乳腺肿块的临床评估

I. **病史**

A. 病变开始和持续的时间。

B. 疼痛，乳房大小或形状的改变、溢乳、皮肤变化、体重减轻和（或）疲劳。

C. 乳腺癌家族史，包括与患者的关系、发病年龄和双侧疾病。

D. 由于月经周期或雌激素暴露引起的大小变化。

E. 雌激素暴露：月经初潮、妊娠和绝经期间，以及口服避孕药或激素替代疗法（HRT）史。

F. 先前的乳腺活检或手术史。

II. **身体检查**

A. **患者仰卧**，将手臂举至头部上方来检查乳房。

B. **患者坐直**，做支架臂使胸肌放松以便检查腋窝。

C. **肿块和结节**，检查它们的位置、数量、大小、硬度和移动性。

良性乳腺疾病

I.良性乳腺疾病类型（表 35-1）

   A. **非增生型**

   1. 最常见：占可触及乳房肿块的 70%。

   2. 不增加患癌风险。

   B. **增生型**

   发展为浸润性乳腺癌的风险（1.5 ~ 2.0）小幅增加。

   C. **非典型增生**

   1. 不常见：占可触及乳房肿块的 3.6%，占不可触及乳腺异常的 7% ~ 10%。

   2. 发展为侵袭性癌症的相对风险度为 4.0 ~ 5.0。

   3. 若有一级亲属患乳腺癌，相对风险增加至 9.0。

表 35-1	良性乳腺疾病的种类	
类别	**侵袭性疾病的风险**	**实例**
非增生型	相对风险不会增加	宏观或微观可见的囊肿
		腺管扩张
		脂肪坏死 / 脂肪瘤
		简单的乳腺纤维瘤
		乳腺纤维囊性变
		乳腺炎
		纤维化
		组织变形，鳞状或顶浆分泌
		轻度增生
增生型	相对风险为 1.5~2.0	复杂的纤维瘤
		乳头状瘤
		乳腺叶状瘤
		硬化性腺病
		中度或重度增生
非典型增生	相对风险为 4.5~5.0（若有一级亲属患乳腺癌，相对风险为 9.0）	非典型腺管增生
		非典型小叶增生

II. 非增生型良性乳腺疾病

   A. **囊肿**

   1. **流行病学**：绝经期，年龄在 40 ~ 50 岁。

2. **病因学**：小叶退化；小叶内的腺泡扩张形成微囊，再发育成巨囊。

3. **描述**

    a. 由周围的组织、移动性和硬度很容易区分。

    b. 可能随着患者的月经周期而波动（实体病变不会）。

    c. 未使用激素替代疗法的妇女绝经后并不常见。

4. **诊断 / 治疗**

    a. 超声可区分单纯性囊肿和复杂性囊肿。

    b. 单纯性囊肿：若无症状，可以暂不处理。若有症状，应该手术取出。若触诊不清，则不需要取出。

    c. 复杂性囊肿：活体组织检查（活检）。

    d. 吸引术：可能会取代超声波作为检查的第一步。

        i. 若吸入物无血，且肿块被溶解，则不需要进一步的治疗。若液体为血性，肿块不能完全溶解，或为多发性，应该进行活检。

        ii. 无须对液体进行细胞学分析，因为恶性细胞仅出现在小于 1% 以下的病例中，并且非典型细胞经常出现在良性疾病中。

    e. 手术活检

        i. 适应证：复发性、血性、持续性或复杂性囊肿。

        ii. 需要检测囊肿壁组织以确定是否存在恶性肿瘤。

B. **腺管扩张**

1. **流行病学**：绝经期，年龄在 40 ~ 50 岁。

2. **病因学**：慢性管内和管周炎症引起乳腺管扩张和分泌物增厚，导致管道堵塞。

3. **描述**

    a. 可触及的乳晕肿块。

    b. 乳头敏感、刺激或收缩。

    c. 浓黑色、灰色或绿色的乳头溢液。

4. **诊断 / 治疗**

    a. 影像学：超声波或乳房造影。

    b. 活检确诊。

    c. 一旦确诊，无须进一步治疗，因为病情通常可自行恢复。但如果复发，可能需要切除受影响的腺管。

    d. 如果腺管感染，请使用抗生素治疗。

C. **脂肪坏死**

1. **流行病学**：常见于乳房下垂或肥胖的女性。

2. **病因学**：继发于创伤、乳腺手术、感染或放射治疗；50% 属特发性。

3. **描述**

    a. 轮廓不清晰、无痛、肿块硬。

    b. 通常发生在乳腺浅表组织。

    c. 可能伴有皮肤变厚、变暗或收缩。

4. **诊断 / 治疗**

    a. 乳房造影检查诊断；然而，若发现一种油脂性囊肿（受限于混合软组织密度和脂肪边缘钙化的肿块），只能通过乳房造影诊断。

    b. 在没有发现此种囊肿或无明确的创伤史的情况下，需要进行活检以排除恶性肿瘤。

D. **乳腺纤维腺瘤**

1. **流行病学**

    a. 年龄介于 15 ~ 35 岁。

    b. **乳腺活检中 75% 的女性年龄小于 20 岁。**

2. **病因学**

    a. 小叶异常发育；上皮和纤维组织增生。

    b. 激素在生长发育中起影响作用。在妊娠期间，纤维腺瘤的大小显著增加，绝经后逐渐消失。

3. **描述**

    a. 轮廓清晰，肿块可触及，平均直径为 2 ~ 3cm。

    b. 质地强韧、可移动。

    c. 无痛，缓慢增长。

    d. 85% ~ 90% 的病例属单发性。

4. **诊断 / 治疗**

    a. 超声波：圆形或椭圆形，边界清晰、固体状、质地均匀。

    b. 活检，切除。病理学通常是"单纯性"或"复杂性"，其为影响乳腺癌的风险。

5. **种类**

    a. **单纯性纤维腺瘤**：被归类为非增生型乳腺疾病，具有非增生型组织学特征。

    b. **复杂性纤维瘤**

        i. 被归类为增殖性乳腺疾病，并与乳腺癌风险增加息息相关。

        ii. 包含直径大于 3mm 的囊肿或其他增生性改变，如硬化性腺病、上皮组织钙化和乳头状顶浆分泌改变。

    c. **巨型纤维腺瘤**

        i. **乳腺肿瘤常见于青少年患者中。**

        ii. 单发、质硬、无触痛。

        iii. 青春期前后乳房呈快速、不对称增大，由于压力会产生突出的静脉肿瘤和偶尔的皮肤溃疡。

        iv. 大小超过 5.0cm。

        v. 使用摘除术治疗，不需要辅助治疗。

E. **乳腺纤维囊性变或疾病**

1. **流行病学**：最常见的良性乳腺状况，常在女性的生育期或在绝经后使用激素替代疗法时出现。

2. **病因学**：与激素水平的波动有关。

3. **描述**：周期性，双侧乳房疼痛和伴有结节性的压痛（最常见于上外乳房象限中），症状在月经前达到峰值。

4. **诊断 / 治疗**

   a. 观察对称性新发结节状态。

   b. 若不对称的结节状态持续 1 ~ 2 个月经周期，则需要通过乳房造影和活检以确诊。

   c. 生活方式的改变对一些患者有益，包括限制咖啡因和茶碱类的摄入，并坚持低盐饮食。

   d. 双侧乳腺切除术多应用于顽固性疼痛患者。

F. **女性哺乳期乳腺炎**

1. **流行病学**：常见于产后 4 ~ 6 周或断奶期。

2. **病因学**：细菌的增殖，最常见的金黄色葡萄球菌，在排泄不畅的乳腺节段中增殖。

3. **描述**：伴有发热、疼痛、潮红、肿胀和不适的蜂窝织炎。

4. **诊断 / 治疗**

   a. 抗生素：耐青霉素酶的头孢菌素。

   b. 继续母乳喂养以帮助肿胀的乳房引流。

   c. 若持续感染则考虑脓肿引流。

   d. 若难以治愈，考虑进行活检以排除恶性肿瘤。

G. **女性非哺乳期乳腺炎**

1. **流行病学**：最常见于绝经前女性。

2. **病因学**

   a. 鳞状上皮异常延伸至导管孔引起内膜炎，致使腺管扩张及最终破裂。

   b. 与吸烟相关的复发性感染继发性促进腺管内皮鳞状化生。

3. **描述**：乳晕周围炎症，可能有脓性乳头溢液。

4. **诊断 / 治疗**

   a. 抗生素：需氧和厌氧覆盖。

   b. 采取吸引术处理脓肿。

   c. 采取末端腺管切除术治疗复发性感染。

   d. 若很难治疗，则考虑切开引流活检。

III. **增生型良性乳腺疾病**

A. **乳头状瘤**

1. **流行病学**：最常见于 20 ~ 40 岁女性，导致血性乳头溢液。

2. **病因学**：管内上皮细胞瘤。

3. **描述**：自发性出血，浆液状或浑浊性乳头溢液；通常无触痛。

a. 病理性乳头溢液一般为自发性，由单一的腺管产生，持续存在，并带血。

b. 生理性溢液，仅在挤压乳头时流出，源于多个腺管，且通常是双侧的。

4. **诊断 / 治疗**

a. 60 岁后恶性风险增加或伴有非典型肿瘤。

b. 乳房造影和超声可能会显示触诊不清肿块、钙化或腺管扩张。

c. 乳导管造影：乳房造影术是在输乳管内插入导管并填充造影剂；进而定位周边病变。

d. 如果活检显示病理性溢液，则用末端导管切除术治疗。

B. **叶状瘤**

1. **流行病学**：平均年龄 45 岁。

2. **病因学**

a. 纤维上皮细胞瘤快速生长。

b. 在 6% 的病例中恶性病变为肉瘤。

3. **描述**：非常大、质硬且可移动、无痛，可能很难和纤维腺瘤区分。

a. 尽管患者可能有明显的腋窝淋巴结病，但淋巴结转移较为罕见。

b. 转移到肺部最为常见。

4. **诊断 / 治疗**

a. 针芯活检是诊断的首选方法。

b. 若边缘大于 1cm，则采用广泛的局部切除治疗。

c. 若边缘呈阳性，患者应进行再次切除以降低局部复发的风险。

d. 无须切除腋窝淋巴结。

e. 术后放疗和化疗尚存在争议，可能表现为组织学上的恶性肿瘤或转移性疾病。

IV. **乳腺非典型增生良性疾病**

A. **非典型腺管增生**

1. 类似于低级别导管原位癌（DCIS）。

2. 其特征是，上皮细胞均匀间隔性增生，其中低级细胞核涉及有限的导管范围。

B. **非典型小叶增生**

1. 类似于小叶原位癌（LCIS），其特征为单一形态细胞增殖，细胞质边缘清晰。

2. 通常在小叶内含有小于 50% 的腺泡，且含有明显的空泡。

C. **高危女性的风险降低策略**

1. 切除异常细胞，或预防性乳房切除术。

2. 全年乳房造影监测。

3. 停用口服避孕药或采用激素替代疗法。

4. **服用他莫昔芬。**

癌变前的（非侵袭性）乳腺疾病

I. 小叶原位癌

　A. **流行病学**：绝经前，年龄在 40~50 岁。

　B. **病因学**：大于 50% 的腺泡被特征性细胞填充。

　C. **描述**

　　1. 通常在接受活检的女性中偶然发现。

　　2. 没有形成明显的肿块。

　　3. 乳房造影检查无明显异样。

　D. **预后**：被视为风险增加的标志，而不是真正的前兆。

　　1. 乳腺癌的相对危险度为 5.4%~12%（每年为 1%）。

　　2. 导管内侵袭性癌症的发生比小叶更常见。

　　3. 确诊后，乳腺癌风险会影响双侧乳腺且风险持续存在。

　E. **诊断 / 治疗**

　　1. 诊断方法尚存在争议，但包括终生监测在内的方法的目的是在早期发现恶性肿瘤。

　　2. 可能的化学预防手段。

　　3. 预防性双侧乳房切除术。

II. 原位管癌或管内癌

　A. **流行病学**：常见于原位乳腺疾病；风险随着年龄增长而增加。

　B. **病因学**：在基底膜内的上皮细胞异常增殖。

　C. **描述**

　　1. 通常通过乳房造影发现成簇微钙化点。

　　2. 较不常见的表现是：可触及的肿块、病理性乳头溢液或佩吉特症。

　D. **预后**

　　1. 根据核级（低、中、高）和坏死进行分类。

　　2. 约 50% 的浸润性癌切除后会局部复发。

　　3. 年轻女性复发的风险较高。

　E. **诊断 / 治疗**

　　1. 乳房造影评估钙化程度。

　　2. 通过图像引导的核心活检进行诊断。

　　3. 采用保乳治疗（BCT，乳房肿瘤切除术＋放疗）或乳腺切除＋前哨淋巴结（SLN）活检。

　　4. 辅助放疗或内分泌治疗。

III. 乳头的佩吉特症

　A. **流行病学**：罕见，高峰发病年龄 50~60 岁。

　B. **病因学**：原位管癌的形态从导管系统扩散到乳头表皮。

C. 描述：

1. 伴有红斑、疼痛或瘙痒的乳头鳞状溃疡。

2. 50%的病例中有可触及的乳房肿块。

D. 诊断/治疗：通过乳头全层穿刺活检诊断。

1. 特征是在乳头表皮内存在恶性上皮内腺癌细胞（佩吉特细胞）。

2. 治疗和预后取决于癌症的发展阶段。

恶性（侵袭性）乳腺疾病

I. 流行病学

A. 美国女性中最常见的癌症：发生率为 12.5%。

B. 美国女性第二大死因（仅次于心脏病）。

C. 危险因素。

1. **年龄和种族**

a. 65 岁以后风险最大。

b. 40 岁以前，非裔美国女性患病风险较高；40 岁以后，白种人女性患病风险较高。

2. **家族史**

a. 20%～30%的乳腺癌女性患者具有乳腺癌阳性家族史，但只有 5%～10%的乳腺癌易感基因具有遗传突变性。

b. **乳腺癌易感基因 1（*BRCA1*）或乳腺癌易感基因 2（*BRCA2*）突变导致了大部分遗传性乳腺癌。**

i. 患乳腺癌的风险高达 85%。

ii. 患对侧乳腺癌和卵巢癌的风险增加（伴有 *BRCA1* 的患病风险更高）。

iii. *BRCA2* 会增加男性患乳腺癌、前列腺癌和胰腺癌的风险。

iv. 若存在 2 位以上一级亲属或 2 位以上后代患早发性乳腺癌或卵巢癌，则怀疑为遗传性乳腺癌。

3. **激素因素**：雌激素暴露会增加患病风险。

a. 月经初潮小于 12 岁。

b. 35 岁以后第一次怀孕。

c. 未生育过。

d. 绝经年龄延迟。

e. 肥胖。

f. 使用雌激素替代疗法超过 5 年。

4. **环境和饮食**

a. 电离辐射（医疗或核能）大于 90rad。

b. 酒精摄入量增加。

5. **其他危险因素包括患其他肿瘤史**（如：对侧乳房癌、子宫或卵巢癌、大唾液腺癌），非典型增生和原位管癌或小叶原位癌。

II. 评估与诊断
  A. **诊断性乳房造影检查**：在临床检查或筛查性乳房造影检查中发现异常。
  B. **超声波**：对小于 40 岁有乳房肿块的女性进行辅助成像研究。
  C. **磁共振成像**：适用于高危女性，评估腋窝淋巴结转移患者的原发性乳腺肿瘤。
  D. **细针穿刺**：以微创方式获取细胞进行诊断。
  E. **图像引导的核心活检**：获取核心组织进行组织学检测。
  F. **切除活检**：良性乳腺肿块的最终治疗方案是完全切除。若边缘呈阴性，可进行治疗性乳腺肿瘤切除术。
  G. **切取活检**：肿块太大不能完全切除。
  H. **导丝定位活检或乳腺肿瘤切除术**：病灶经过 X 线诊断，并在切除前用导丝标记。切除后，可以将标本进行成像，以确保钙化的去除。

III. 侵袭性乳腺癌的类型
  A. **侵袭性癌症**指的是肿瘤细胞穿过基底膜并具有转移能力。
  B. **浸润性导管癌**
   1. 浸润性乳腺癌最常见（65% ~ 80%）。
   2. 表现为牢固、不固定、不规则的肿块。
  C. **浸润性小叶癌**
   1. 围绕着导管和小叶周围排列生长的恶性细胞，故通常不会产生明显的肿块。
   2. 占乳腺癌的 10%。
  D. **组织学亚型**
   1. 管状型：分化良好，形成正常的小管，无肌上皮细胞；淋巴结转移罕见；预后良好。
   2. 黏液 / 胶体型：有大量细胞外黏液、相对非细胞；预后良好。
   3. 延髓型：大的、多形核；有丝分裂率高；可限制严重肿瘤的发生；淋巴结不太可能发生转移；预后良好。
   4. 筛状型：分化很好，癌细胞之间的间隙看起来像瑞士奶酪的形状。
   5. 腺样囊性型：罕见亚型，细胞类似于腺细胞和囊性细胞。
   6. 少年分泌型：罕见亚型，细胞有透明的胞质，是儿童中最常见的乳腺癌类型。

IV. 等级分级。根据分化的程度
  A. **细胞核的分化**：良性分化、常规分化、恶性分化。
  B. **组织学的分化**：分化、生长模式、小管形成的程度、核染色强度增加和有丝分裂指数。

V. 激素受体
  A. **雌激素和孕激素受体（ER/PR）**是核激素受体，当与其合适的配体结合时，起转录因子的作用。
  B. **大约 70% 的乳腺癌**中，雌激素和孕激素受体呈阳性，其中约 60% 对内分泌治疗有反应。

C. **雌激素和孕激素受体阳性肿瘤患者**需要接受激素治疗。

VI. **临床分期**

A. **指根据疾病的程度对患者进行分组。**

B. **临床分期至关重要。**

1. 确定患者的治疗方案。

2. 估计预后。

3. 比较不同治疗方案的结果。

C. **临床分期**是对预后和最终结果最精确的估计，只有在肿瘤切除时其边缘呈阴性的情况下才能进行。

D. **按照美国癌症联合委员会（AJCC）肿瘤、淋巴、转移分类（TNM）系统进行分期**（表 35-2，表 35-3）。

表 35-2	乳腺癌 TNM 分期（美国癌症联合委员会，2010 年第 7 版）	
原发性肿瘤（T）	TX	原发性肿瘤不能确定
	T0	无原发性肿瘤的证据
	Tis	原位癌或乳头佩吉特病
	T1	肿瘤最大直径 ≤ 2cm
	T2	肿瘤最大直径 >2cm，但 ≤ 5cm
	T3	肿瘤最大直径 >5cm
	T4	无论肿瘤大小，直接侵及胸壁（不包括胸大肌）或皮肤（溃疡、卫星结节、水肿、橘皮样变）或炎性乳腺癌
区域淋巴结（N）	NX	区域淋巴结不能确定（例如既往已经切除）
	N0	区域淋巴结无转移
	N1	同侧腋窝淋巴结转移，可移动
	N1mi	微转移大于 0.2 mm 或 200 个细胞以上，但转移不会大于 2.0 mm
	N2	同侧腋窝淋巴结转移，固定
	N3	同侧内乳淋巴结转移
远端转移（M）	M0	无远端转移的临床或影像学证据
	M1	有可检测到的远端转移

表 35-3	乳腺癌分期（美国癌症联合委员会，2010 年第 7 版）		
分期	T	N	M
0 期	Tis	N0	M0
IA 期	T1	N0	M0
IB 期	T0	N1mi	M0
	T1	N1mi	M0
IIA 期	T0	N1	M0
	T1	N1	M0
	T2	N0	M0
IIB 期	T2	N1	M0
	T3	N0	M0
IIIA 期	T0	N2	M0
	T1	N2	M0
	T2	N2	M0
	T3	N1	M0
	T3	N2	M0
IIIB 期	T4	N0	M0
	T4	N1	M0
	T4	N2	M0
IIIC 期	任何 T	N3	M0
IV 期	任何 T	任何 N	M1

VII. **恶性乳腺疾病的治疗**

   A. **局部治疗**

      1. **保乳治疗（BCT）**：切除原发性肿瘤（通常为 1cm）的正常组织边缘，随后进行放射治疗（XRT）。

         a. 表示可以将肿瘤负荷降低至能够通过放射线控制的微观水平时，可安全地使用放射线治疗，能够迅速地检测局部复发。

         b. 绝对禁忌证。

            i. 有两个或多个肿瘤在不同象限。

            ii. 手术后边缘持续呈阳性。

            iii. 妊娠期前 6 个月。在妊娠晚期，可以进行保乳治疗，然后在分娩后进行放射治疗。

    iv. 先前的乳腺放射治疗史。

    v. 具有弥漫性微钙化的恶性特征。

  c. 与术后辅助化疗相比，术前新辅助化疗并未显示出能提高保乳治疗的生存率。

2. 乳腺改良根治术（MRM）

  a. 传统上，乳腺改良根治术包括切除乳头乳晕复合体。

  b. 乳腺切除术保留乳头尚存在争议。

    i. 适应证：选择临床上腋下呈阴性的患者，肿瘤距乳头乳晕复合体大于1cm，肿瘤大小小于3cm。

    ii. 禁忌证：局部晚期乳腺癌，炎症性乳腺癌。

    iii. 须对乳腺导管进行术中活检并将冰冻切片送检。若结果呈阳性，则必须切除乳头乳晕复合体。

  c. 活检切口皮肤瘢痕应包括在切除范围内。

  d. 皮瓣在皮下组织和下方的乳腺组织之间的平面上凸起。

  e. 乳腺切除向上应至锁骨，向内至胸骨，向下至腹直肌鞘，向外至背阔肌，以确保切除所有乳腺组织。

  f. 由筋膜覆盖的胸大肌被认为是手术切除的深部边缘，但其可以保留，以利于重建。

  g. 在放置扩张器或种植体之前，应评估乳腺皮瓣的生存能力。辅助灌注扫描（SPY）可以用来评估皮瓣的血流量。

3. 多项长期的前瞻性随机试验对乳腺切除术和保乳治疗效果进行了比较：在患者存活率上未表现出差异。

B. 腋窝淋巴结治疗

1. 腋窝淋巴结清扫术（ALND）

  a. 一级和二级：标准疗法；98%的患者出现转移。

  b. 三级：仅在有淋巴结转移的患者中进行。

2. 腋窝淋巴结清扫术并发症

  a. 腋静脉或运动神经的损伤。

  b. **淋巴水肿：患者风险持续存在，随着手术时间的增加而增加。**

    i. 三级腋窝淋巴结清扫和腋窝放射治疗后风险最高。

  c. 肋间臂神经感觉异常（内侧手臂麻木）：70%～80%的患者。

  d. 上肢疼痛和无力：20%～30%的患者1年后出现反应。

3. 前哨淋巴结（SLN）活检

  a. 前哨淋巴结是第一个接受从原发肿瘤引流的淋巴结。

    i. 将放射性同位素标记的胶体（即，锝）或淋巴蓝（lymphazurin）注入原发肿瘤，或两者一起注入。

    ii. 采用盖革计数器（放射性）或淋巴蓝通过"热"计数检测前哨淋巴结。

    iii. 清除所有计数大于10%的最具放射性的前哨淋巴结。

b. 在 90% 的患者中可检测到前哨淋巴结，并预测 90% 以上的这些患者体内剩余腋窝淋巴结的状态。

c. 前哨淋巴结活检的禁忌证。

   i. 临床上可疑的腋窝淋巴结肿大。

   ii. 炎症或其他局部晚期癌症（T4 肿瘤）。

   iii. 妊娠期或哺乳期的妇女。

   iv. 优先进行腋窝手术。

C. 放射治疗（XRT）

1. 适用于保乳治疗或 4+ 阳性淋巴结。

2. 降低局部复发的风险。

3. 通过根除可能对全身化疗有抵抗力的残余局部病灶来提高存活率。

D. 辅助全身治疗

1. 指示在乳腺癌局部治疗之后清除临床上隐匿的微转移可减少复发并提高生存率。

2. **细胞毒性化疗药物**：阿霉素、环磷酰胺、甲氨蝶呤、5- 氟尿嘧啶、紫杉醇。

3. 内分泌药物

  a. **选择性雌激素受体调节剂—他莫昔芬：具有雌激素拮抗剂和雌激素激动剂的特质。**

    i. 雌激素拮抗剂：乳腺中竞争性阻断雌激素受体。

    ii. 雌激素激动剂：保持骨密度，降低胆固醇水平，增加了子宫内膜癌的风险。

    iii. 指示 ER / PR 阳性肿瘤。

    iv. 副作用包括：潮热、阴道分泌物增加，以及子宫内膜癌和静脉血栓栓塞的风险增加。

  b. 芳香酶抑制剂疗法—阿那曲唑。

    i. 通过抑制雄激素对雌激素的外围转化，来降低雌激素水平。

    ii. 适用于绝经后女性。

    iii. 副作用比他莫昔芬小，潮热更少见，对子宫内膜无影响，血栓栓塞风险减少。

    iv. 骨质疏松症、骨折和严重关节痛的风险较高。

特别注意事项

I. 男性乳腺发育症

  A. **流行病学**：发病高峰期在婴儿期、青春期和年龄在 50 ~ 80 岁的男性身上。

    1. 发病率超过 30%。

    2. 高达 65% 的青春期男孩患此病。

  B. 病因学

    1. 男性乳腺腺体组织增生。

2. **婴儿期**：暂时性男性乳腺发育症继发于高水平的母体雌激素。

    a. 分娩后 2~3 周会自行消退。

    b. 最常见的增生性儿童乳腺畸形。

3. **青春期**：发病于 10~12 岁，大多数情况下在 6 个月~2 年内会自行消退。

4. **药物和毒品**

    a. 螺内酯、地高辛、西咪替丁、酒精、酮康唑、非那雄胺和三环类抗抑郁药。

    b. 用于艾滋病治疗的高效抗逆转录病毒疗法（HAART）。

    c. 合成代谢类固醇。

    d. 酒精。

    e. 大麻。

    f. 海洛因。

5. **肝硬化**

6. **男性性腺功能减退**：导致雌激素/雄激素比例失衡。

    a. 由于先天性畸形导致的原发性性腺功能减退，如先天性睾丸发育不全症。

    b. 由于下丘脑或垂体分泌异常导致的继发性性腺功能减退。

    c. 高催乳素血症：催乳素降低促性腺激素的分泌。

7. **睾丸肿瘤**：生殖细胞、间质细胞或足细胞肿瘤。**所有男性在评估男性乳腺时必须进行睾丸检查**。

8. **甲状腺功能亢进**：由格雷夫斯病导致。

9. **假性男性型乳腺发育症**：常见于肥胖男性，指无腺体增生的脂肪沉积。

10. **肺炎："SACKED"**

    a. S（spironolactone）：螺内酯。

    b. A（alcohol, age, alopecia medications, antidepressants）：乙醇，年龄，致脱发药物，抗抑郁药。

    c. C（cimetidime, cirrhosis）：西咪替丁，肝硬化。

    d. K（ketoconazole, kleinfelter syndrome）：酮康唑，先天性睾丸发育不全症。

    e. E（excessive estrogen）：雌激素过量。

    f. D（digoxin, drugs）：地高辛，药物。

C. **描述**

1. **单侧或双侧**

2. **由乳晕变大开始**

D. **身体检查**

1. **乳腺**

    a. 评估脂肪组织与腺体组织的数量。

    b. 下垂。

    c. 过量皮肤。

        d. 肿块。

    2. **睾丸检查**。

    3. **女性化的特点**。

    4. **甲状腺、肝脏或腹部肿块**。

E. **分期**

    1. **一级**：微小肥大（<250g），无下垂。

    2. **二级**：中度肥大（250~500g），无下垂。

    3. **三级**：严重肥大（>500g）一级下垂。

    4. **四级**：严重肥大并伴有二级或三级下垂。

F. **诊断 / 治疗**（图 35-2）

    1. 若双侧乳腺不对称则须排除男性乳腺癌。若担心，请进行乳房造影检查。

    2. 若持续性疼痛且（或）没有明确的生理病因，建议做以下检测：肝功能检查、促甲状腺刺激素、黄体生成素、促卵泡激素、人绒毛膜促性腺激素、催乳素、雌二醇、睾酮和雄烯二酮水平检测。

    3. 手术治疗手段取决于疾病的严重程度。

        a. 脂肪过多、皮肤 / 腺体过多：只吸脂。

        b. 有少量多余的皮肤及乳量下腺体组织：吸脂 + 经乳晕腺体切除。

        c. 过多的皮肤、脂肪和腺体：经乳房下皱壁切口及乳头游离移植。

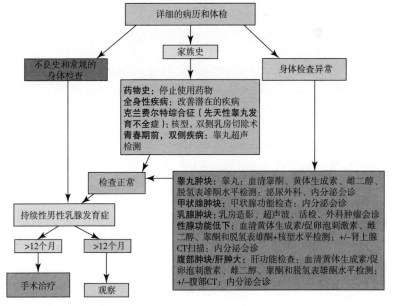

图 35-2 男性乳腺发育症诊断方法 DHEAS—脱氢表雄酮硫酸盐；LH / FSH—黄体生成素 / 促卵泡激素；US—超声波；CT—断层扫描

Ⅱ. 男性乳腺癌
   A. 危险因素
      1. 阳性家族病史，*BRCA2* 基因突变，辐射暴露。
      2. 激素失衡导致雌激素与雄激素比例较高，继发于肝硬化和先天性睾丸发育不全症等病症。
      3. 若未患先天性睾丸发育不全症，则与男性乳腺发育症无关。
   B. 流行病学
      1. 平均年龄 65~70 岁。
      2. 占所有乳腺癌病例的 1%。
   C. 描述
      1. 在乳头乳晕复合体下方的肿块与乳头的收缩或溃疡有关。
      2. 男性乳腺肿块的鉴别诊断包括男性乳腺发育、脓肿或远端原发肿瘤（即恶性间叶肿瘤）的乳腺转移。
   D. 诊断 / 治疗
      1. 与女性乳腺癌诊断方法相同。
      2. 乳腺切除术是最常见的治疗方法。
         a. 若影响到胸肌，需采取乳腺改良根治切除术。
         b. 若有大量胸肌受影响，需采取乳腺彻底根治术。
      3. **激素疗法**：若肿瘤激素受体呈阳性，则最有效。
         a. 大约 80% 的男性乳腺癌的激素受体呈阳性。
         b. 他莫昔芬：提高存活率，但可能导致体重增加和性欲下降，男性可能无法忍受。
         c. 睾丸切除术：为患有转移性疾病的患者保留其他治疗方法。
   E. **预后**：当乳腺癌分期相同时，存活率与女性患者相似。腋窝淋巴结状态是预后的主要预测因子。

要点总结

1. 肋间臂神经是一种横穿腋窝的肌皮神经以供给上臂内侧的皮肤。在腋窝淋巴结清扫术中对该神经的损伤会导致该区域的麻木。
2. 根据外科医师的叮嘱，患者可能需要在大手术前停止激素治疗。
3. 男性乳腺发育症的全面检查包括睾丸检查和药物检查。

要点问答

1. 乳腺肿块的鉴别诊断是什么？
      囊肿、纤维腺瘤、纤维囊性变、脂肪坏死和癌症。
2. 20~40 岁女性血性乳头溢液的最常见原因是什么？
      乳头状瘤。
3. 乳腺的解剖边界是什么？
      锁骨至第六肋骨，胸骨边缘至腋中线，后至胸大肌及前锯肌筋膜。

4. 乳腺的主要供血动脉是什么？

   乳内动脉。

5. 乳头乳晕复合体的神经支配是什么？

   第四肋间神经。

推荐阅读

Chang DS, McGrath MH. Management of benign tumors of the adolescent breast. Plast Reconstr Surg. 2007;120（1）:13e-19e. PMID: 17572540.

Howard JH, Bland KI. Current management and treatment strategies for breast cancer. Curr Opin Obstet Gynecol. 2012;24（1）:44-48. PMID: 22123219.

Santen RJ, Mansel R. Benign breast disorders. N Engl J Med. 2005;353（3）:275-285. PMID: 16034013.

缩乳术、隆乳术和乳房固定术

乳房手术术前检查

I. **完整的病史**

  A. 乳腺癌家族史。

  B. 乳房 X 线检查异常或之前做过乳房手术。

  C. 妊娠期、母乳喂养期、备孕期。

  D. 吸烟史。

  E. 任何出血性疾病和糖尿病史。

  F. 深静脉血栓 / 肺动脉栓塞或血凝过快病史（例如：莱顿第 V 因子突变、蛋白 C 或蛋白 S 缺乏、服用避孕药）。

II. **全面的身体检查**

  A. 对乳房肿块和腋窝淋巴结进行详细检查。

  B. 评估乳房的大小和形状（例如：高度、宽度以及丰满度）。

  C. **评估下垂的程度**

    1. 1 级（轻度下垂）：乳头位于乳房下褶皱处或之上。

    2. 2 级（中度下垂）：乳头低于乳房下皱襞 1~3cm，高于乳房轮廓最低处。

    3. 3 级（重度下垂）：乳头低于乳房下皱襞 >3cm，位于乳房轮廓最低处。

    4. 假性下垂：乳头高于乳房下皱襞，但是乳房组织却低于褶皱。

  D. **皮肤质量**

    1. 肤色。

    2. 纹路。

    3. 弹性。

  E. **对称性**

    1. 胸围评估。

    2. 乳房体积。

3. 乳头乳晕复合体（NAC）的朝向和高度的差异。

4. 双侧乳房下皱襞高度的差异。

F. 患者直坐时进行的主要测量

1. 胸骨上切迹到乳头的距离。

2. 乳头到乳房下皱襞的距离。

3. 底部宽度。

Ⅲ. **术前乳房 X 线检查**

若患者年龄大于 35 岁或有阳性家族史。

缩乳术（乳房缩小整形术）

Ⅰ. **术前咨询**

A. **手术适应证**

1. **生理上**

a. 上背部、颈部和肩部疼痛。

b. 肩部凹槽。

c. 乳下皮肤复发性擦烂和浸渍。

d. 运动受限。

e. 无法找到合适的衣服。

2. **心理上**

a. 尴尬。

b. 感觉身体不美观。

c. 衣服不舒服，衣服 / 胸罩不适合。

B. **患者教育**：术前讨论要点。

1. **缩乳术意味着会留有明显的瘢痕**。患者胸部缩小会伴有瘢痕。

2. **每个人的乳房都是不对称的**，术前指出乳头位置、大小和形状的具体不对称性。术后依旧会有一些不对称的现象。

3. **大约 30% 的患者术后不能进行母乳喂养**，与无法进行母乳喂养的巨乳症患者的比例相同。

4. **乳头可能会失去知觉**，5% 的患者会患有永久性的乳头麻木。

5. **吸烟会增加乳头或皮瓣脱落的风险**，愈合延迟。

6. **体重增加或怀孕**会导致乳房增大。

7. **手术并非能改善所有的症状**。

8. 手术后 6 个月需要再次进行**新基线乳房 X 线检查**。

9. **施用缩乳术的患者**通常是所有乳腺患者中满意度最高的一类。

Ⅱ. **手术方法**

最常见的手术方法概述如下。

A. **目标**

1. 乳房缩小和重塑。

2. 建立乳头乳晕复合体瓣，将乳头乳晕复合体向上移位。

3. 皮肤减少和重塑。

4. 谨记，在缩乳术中，保留重要的部分远比去除多余的部分重要。

B. **选择合适的手术方法**

1. 皮肤去除：首先需要调整皮肤罩，以适应缩小的乳房体积和重新定位乳头位置。

2. 乳房切除区域。

3. 乳房缩小量。

4. 切口长度和位置。

5. 侧面和腹侧丰满度。

6. 保留乳房和乳头知觉。

7. 乳头乳晕复合体的大小和位置。

C. **W 形乳房缩小术**

1. "W 形"皮肤切口图示（图 36-1）

a. "W"形切口，可切除大量皮肤，适用于体积大或非常丰满的乳房。允许乳头乳晕复合体大范围移动。

b. "蒂瓣"指的是将乳头乳晕复合体固定在胸壁上以供应腺体组织血液。乳腺中心蒂可以与任何蒂瓣（上、中、下）结合进行乳房缩小术。

c. 中心蒂依靠重塑皮肤来重塑其余的腺体。

2. **优点**

a. 可重复、简单、易于教授。很大程度上皮肤切口对应乳腺腺体切口。

b. 特别是在使用下蒂瓣技术时，适用于各种各样的乳房形状和大小。

c. 由于在乳头下方保留了大量乳房组织，因此可以进行母乳喂养。

d. 最大限度地保留了乳头知觉。

3. **缺点**

a. 手术瘢痕比其他手术大："锚"形切口是从乳头乳晕复合体附近垂直向下到乳房下皱襞，且沿着整个乳房下皱襞。

b. 随着时间的推移，乳房可能会反弹。

4. **标记**（图 36-1）

a. **对准标记**：胸骨上切迹、中线、乳房下皱襞。

b. **乳房体**：从锁骨中点至乳头。

　i. 可以用卷尺测量患者的颈圈，沿着乳头可以找到乳房体。

　ii. 若距离中线超过 10～12cm，需要重新定位。

c. **新的乳头位置**可以用以下方法来确定。

　i. 将手放在乳房下皱襞下缘，沿着经络转移到胸前。

　ii. 找到皮坦基点（Pitanguy point）：乳房体的肱骨中点下方 1～2cm。

　iii. 沿着胸骨上切迹至乳房体 21～24cm。

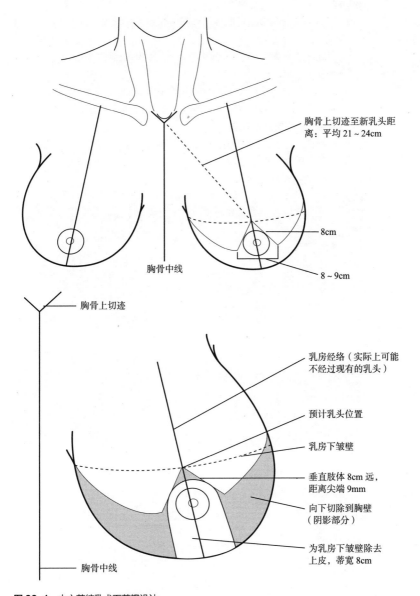

图 36-1 中心蒂缩乳术下蒂瓣设计

　　d. 在预期的乳头位置勾勒垂直度盘。这将创建一个边长 8cm 的等腰三角
　　　形，横跨基底约 9cm（这些数字根据患者的喜好和乳房大小来调整）。

e. 将曲线从三角形的基底延伸到胸内侧和外侧末端，连接到乳房下皱襞处。

f. **若选择做下蒂瓣**，当患者仰卧在手术室台上时，标出蒂瓣基底部，基底部宽 8 ~ 10cm。

g. 当患者在手术台上时，标出 42mm 的乳晕直径。

h. 可以先分离出蒂瓣，然后是乳腺瓣，或者先分离出乳腺瓣。

i. **重要的是不要破坏蒂瓣。**

j. 可以将内侧缝线在蒂瓣上，防止其横向移动。

k. 切除后让患者坐起，并放置 38mm 乳头尺寸器调整缝合位置。

D. LeJour 式垂直切口缩乳术（图 36-2）

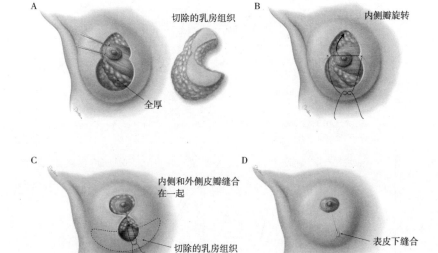

图 36-2 LeJour 式垂直切口缩乳术　A. 在标记后，将全厚乳房组织切除。切除的部分以乳房下部为主。去表皮后，乳头附着在下面的真皮上。血供来自于上内部真皮蒂。将腺体缝合到上胸肌筋膜层，有利于定位。B. 将腺体固定到胸大肌筋膜后，在乳晕的下方将皮肤缝合。C. 内侧和外侧皮瓣缝合在一起。D. 将皮肤缝合，留下的"褶皱"会随时间逐渐平滑。必须告知患者，乳房的形状会随着时间的推移而改善

1. **标记**：

a. 标记乳房下皱襞、胸中线和乳房纵轴线。

b. 预期乳头位于乳房下皱襞中心点。

　i. 至胸骨上切迹 18 ~ 22cm。

　ii. 至中线 10 ~ 14cm。

c. 通过内推和外推乳房来确定侧向标记线。

    d. 下缘距乳房下皱襞 2 ~ 4cm，连接中线和侧线。

    e. 以"清真寺形状"绘制边缘区域标记，通常长度为 14 ~ 16cm。

2. **腺体去除**：乳房中间偏下去除，剩余的内侧和外侧组织重塑腺体。

3. **乳头蒂**：上部。

4. **皮肤塑形**：皮肤适应乳房的形状。

5. **方法**：

    a. 乳晕下方 3 ~ 4cm 区域进行去皮。

    b. 如有需要，可进行抽脂术。

    c. 切开外侧垂直标记线，形成 1cm 厚下倾斜皮瓣，终止于乳房下皱襞。

    d. 从乳房下皱襞腺体组织向上剥离，并形成了一个直到第三根肋骨的 6 ~ 8cm 宽隧道。

    e. 外侧皮瓣和上部腺体保持完整。

    f. 将腺体与胸大肌筋膜缝合，可提高新乳晕的位置。

    g. 将外侧皮瓣一起缝合以形成腺体锥。

    h. 皮肤缝合边距 0 ~ 3mm，并在乳晕周围进行皮下缝合，垂直部分会形成垂直的瘢痕。

6. **优点**

    a. 无乳房下皱襞的切口。

    b. 与使用下蒂瓣法相比更少"下方错位"。

7. **缺点**

    a. 坚难学习过程。

    b. 术后的结果与最终结果不一致。乳头和垂直瘢痕周围皱褶皮肤及过平的乳房下极将在 4 ~ 6 周内逐渐恢复。

E. **双环法缩乳术**

1. **腺体去除**：中央楔形切除。

2. **乳头蒂瓣**：上部蒂。

3. **皮肤上提**：将乳晕周围皮肤重新上提。

4. **优点**：瘢痕小。

5. **缺点**：

    a. 倾向于在前后的维度上缩小乳房。

    b. 乳晕可能会随着时间推移而逐渐扩大。

    c. 只能切除小部分。

F. SPAIR 技术（瘢痕短、乳晕缩小、下蒂瓣减少）

1. **腺体减少**：主要是乳晕。

2. **乳头蒂**：下部蒂。

3. **皮肤上提**：沿乳晕周围重新塑形。

4. **优点**：

    a. 效果持久减少"下方膨隆"。

b. 无乳房下皱襞切口，最大限度地减少瘢痕。

c. 可获得迷人的乳房形状。

5. 缺点：

a. 学习时间较长，术中需及时调整。

b. 进行大量的腺体缝合才能获得所需的乳房形态。

G. 乳头游离移植

1. 适应证

a. 巨乳症（乳房组织 >2500g）。

b. 标准有所不同，但一些外科医师认定乳头与乳房下皱襞距离超过 20 ~ 25cm。

c. 需要减少手术时间和失血量。

2. 方法

a. 乳房切除结合乳头乳晕复合体去除术替代全厚皮肤移植术。

b. 保留乳头下蒂瓣，去上皮以保持乳房丰满度。

3. 优点

a. 手术时间较短。

b. 直观，易于执行。

4. 缺点

a. 永久性乳头麻木。

b. 乳汁分泌受影响，所以对年轻患者并非理想的选择。

c. 存在乳头移植失败的风险。

d. 乳晕脱色风险。

H. 抽脂术

1. 可以单独进行，也可作为切除术辅助手段。

2. 适应证

a. 适用于此类女性患者：皮肤有弹性、以脂肪为主的乳房，以及乳头状态 未下垂。

3. 优点

a. 外部瘢痕小。

b. 对称性强。

4. 缺点

a. 标本不能用于病理评估。

b. 无法解决乳头下垂或皮肤松弛问题。

c. 对乳房比较紧致的患者来说，操作起来可能比较困难。

d. 只有少数患者适合这种方式，仅限于非下垂乳房患者小部分去除容积。

III. 并发症

A. 伤口愈合延迟，尤其是中心蒂手术的 T 形切口。

B. 不对称性：8% ~ 18%。

C. 乳头敏感度的变化：25% ~ 60%。

D. 难以接受的瘢痕：18%。

E. 血肿。

F. 积液。

G. 感染。

H. 脂肪坏死。

I. 乳头麻木。

J. 增生性瘢痕。

K. 减少不足或过度切除。

L. 无法进行母乳喂养。

隆乳术

I. 术前咨询

A. 病史

1. 隆胸动机，当前家庭状况，近期影响决策的事件。

2. 患者的目标和期望。

3. 完整的乳房和病史（见"乳腺外科手术术前检查"）。

4. 拍摄术前照片。

B. 体检

1. 完整的乳房检测（见"乳腺外科手术术前检查"）。

2. 手术前告知患者不对称性。不对称性（如：乳头位置）可能在隆胸之后变大。

3. 测量乳房的宽度，最终确定植入物的最大尺寸。

C. 患者教育

1. 植入物不是永久性的，并且将来可能需要移除或更换一次或两次。

2. 植入物可能会影响癌症监测（见"女性隆胸与乳腺癌检测"）。

II. 手术方法

A. 切口

1. 经乳房下皱襞切口

a. 最常见。

b. 切口位于乳房下皱壁以上 1 ~ 3cm 从乳头并横向延伸 3 ~ 5cm。

c. 效果显著，易于控制植入物位置；在乳房表面会留下瘢痕。

d. 最适合乳房下皱襞明显，没有增生性瘢痕和轻微下垂的乳房女性患者。

e. 标出植入物切口的界限。

i. 第二根肋骨。

ii. 隆胸后，乳房边缘位于腋中线或侧胸。

iii. 内侧至胸大肌内侧端，但不到中线。

iv. 植入物中心不应该超过乳头水平，否则乳房将会过高。

f. 横向解剖时，需避免外侧皮神经的任何分支损伤。

2. **经乳晕切口**

a. 在乳晕 3 点 ~ 9 点钟的位置，下半部分切开。

b. 直接经过腺体进行解剖，可能导致术后脂肪坏死 / 结节。

c. 乳晕内可能会出现增生性瘢痕或色素脱失。

3. **经腋窝切口**

a. 切口在腋窝褶皱最上部。

b. 瘢痕隐藏在腋下；解剖有些盲区，需使用内镜辅助进行；与乳房下皱襞植入相比，难以控制植入物位置。

c. 存在肋间臂神经损伤的风险，会导致腋窝和上臂后内侧麻木。

4. **经脐部切口**

a. 在脐部切口。

b. 盲区解剖，不易控制植入物位置。

c. 只能使用生理盐水植入物。

B. **植入物类型**

1. **生理盐水**

a. **优点**

i. 可以使用更小的切口植入。

ii. 可以在一定程度上调整填充量。

iii. 从生理盐水吸收来说，植入物渗漏易于检测并且安全。

iv. 包膜挛缩的发生风险较低。

b. **缺点**：可见植入物因晃动产生的波状起伏，特别是瘦弱的女性。

c. **在填充前清除所有空气**，以防止"晃动"。

d. **过度填充**不仅可以减少起皱，而且会使植入物更坚固。

e. **底部填充**破裂风险增加。

2. **硅胶**

a. **优点**

i. 外观和感觉更自然，类似于乳房组织。

ii. 波状起伏不明显。

b. **缺点**

i. 一旦泄漏，可能长时间无法发现。

ii. 包膜挛缩的发生风险稍高。

c. **磁共振成像（MRI）显示"扁面条征"**，超声波检测乳房组织存在游离硅胶的"暴风雪征"，均表明植入物破裂。

d. **FDA 先前建议**：在植入后 3 年内每年检测一次磁共振成像，之后每 2 年检测一次，以确认是否破裂；但是，此建议目前尚待审核。

e. **硅胶植入物适合的最低年龄是 22 岁。**

C. 植入物包膜类型

1. 毛面

a. 旨在降低包膜挛缩的发生率，只在硅凝胶植入物得到了证明。

b. 在植入物和周围组织之间产生凝聚力，降低植入物的移动性。

2. 光面

a. 包膜挛缩率比毛面的凝胶植入物高，但生理盐水植入物例外。

b. 在腔穴内自由移动。

D. 植入物的形状

1. 结构上：水滴状、波状或心形的植入物。目的是模拟自然乳房的倾斜度，并减少上级丰满度。表面具有纹理，以防止植入物移动。

2. 圆润度：当患者站立时，呈现自然的水滴状。表面光滑或具有少量纹理。

a. 凸低

b. 中凸

c. 中凸（+）

d. 高凸

i. 在既定的宽度基础上突出度更大。

ii. 用最少的体积让突出度更尤。

iii. 如果乳房下极收缩或乳房基部宽度狭窄，较为有利。

E. 隆胸植入物囊腔位置

1. 胸大肌后间隙（完全在肌肉深面）

a. 胸大肌下植入物的最佳部位，在前锯肌筋膜下外侧植入植入物。

b. 最好通过乳房 X 线造影检查乳房组织。

c. 降低包膜挛缩和可见波纹的风险。

d. 肌肉弯曲可能会将植入物收缩到不自然的位置。

e. 影响乳头敏感度的风险较小。

2. 双平面（部分肌肉下）

a. 假体上部位于胸大肌深面，下极部分位于腺体组织后。

b. 女性乳房下皱襞很紧致的情况下，胸大肌可能与下方连结物分离。

c. 植入物下部存在可见波纹的风险。

d. 下极增大，降低"双泡状"外观出现的风险。

e. 允许植入物顺着乳房下皱襞处放置。

3. 乳腺后间隙

a. 植入物位于乳房组织深面、胸大肌之上。

b. 疼痛小。

c. 乳房 X 线造影更难检查。

d. 可见或可触及波纹的风险最高。

e. 包膜挛缩发生风险较高。

III. **并发症**

    A. **早期**：血肿、积液、感染（金黄色葡萄球菌和表皮葡萄球菌最常见），丧失乳头敏感度。

    B. **后期**

        1. **包膜挛缩**：假体周围形成坚硬的纤维性瘢痕。

            a. **贝克等级（Baker classification）描述包膜挛缩的程度。**

                i. **一级**：正常—柔软，没有可见的或明显的硬块。

                ii. **二级**：可触—可触及的轻微挛缩，但外观不明显。

                iii. **三级**：明显—明显的中度挛缩，可触及明显的硬块。

                iv. **四级**：疼痛—严重挛缩并伴有敏感的疼痛和可见的硬块。

            b. 三级和四级挛缩只能通过包膜切开术（释放瘢痕组织）或者切除术（切除瘢痕组织）治疗。

                i. 在乳腺后间隙使用包膜切除术进行谨慎的切除。

                ii. 采用放射状包膜切开术。

            c. 由于高复发率和高并发症发生率，因此不推荐封闭包膜释放。

            d. 乳腺后间隙植入的发病率近30%，胸大肌后间隙植入的发病率近10%。

            e. 在乳房再造中发生率（25%~30%）高于隆胸的发生率（10%）。

        2. **植入物波纹**：更常见于用生理盐水植入。

        3. **植入物渗漏或破裂**

            a. **原因**

                i. 底部填充。

                ii. 折叠缺陷。

                iii. 技术误差。

            b. **诊断**

                i. 身体检查。

                ii. 硅胶植入物需要进行磁共振成像检测。

                iii. 也可以使用超声（"暴风雪征"）。

        4. **植入位置不佳或形状不理想**

            a. **"双泡"外观**：由于植入体位置过高，植入物的轮廓在乳房组织上方可见。

            b. **"史努比鼻子"外观**：乳房组织低于植入物下极而出现继发性下垂。

        5. 继发于肋间臂神经损伤所致的上臂麻木（经腋窝）。

        6. 15%的患者乳头敏感度产生变化。

IV. **女性隆胸情况下的乳腺癌检查**

    A. 植入物很难通过体检和乳房X线检测跟踪。

    B. 美国放射学会建议。

        1. 定期体检与没有植入物的女性相同。

        2. 乳房影像学检查应该在具备丰富检查隆胸经验的机构完成。

3. 应该检测植入物位移视图（Eklund 视图），以使更多的乳房组织可视化。

V. **硅胶植入物的争议**

A. PDA 于 1992 年要求暂停使用硅胶植入物，以调查硅胶植入物和结缔组织疾病之间的关系。

B. 多项、大量数据的回顾性研究表明，两者并无关联。

C. 2006 年硅胶植入物再次被允许用于美容和重建。

VI. **间变性大细胞淋巴瘤**

A. 非常罕见的非霍奇金淋巴瘤，可能与乳房植入物有关。

B. 发生晚期积液（术后超过 6 个月）的患者有诊断意愿。

C. 需要进一步的研究澄清其关联。

乳房固定术

I. **乳房下垂的病理生理学**

A. **正常乳腺解剖学**

1. 腺体从第二根肋骨延伸到第六根肋骨。

2. 乳头乳晕复合体位于下皱襞之上，在乳峰的中央。

3. **胸骨上切迹到乳头的平均距离**为 21～24cm。

4. **乳头到乳房下皱襞**的平均距离为 6～7cm。

5. **主要的血液供应。**

a. 胸外侧动脉

b. 胸背动脉

c. 乳内动脉穿支

d. 肋间动脉穿支

e. 胸肩峰动脉

6. **神经分布**

a. T_3～T_5 肋间神经分支。

b. T_4 影响乳头乳晕复合体的敏感度。

7. **库珀韧带**连接乳房皮肤和胸部深筋膜，对乳房起支持和固定的作用。

B. **乳房下垂的解剖学变化**

1. 乳头下移，胸骨上切迹至乳头距离增加。

2. 乳头位于乳房下皱襞之下。

3. 结缔组织（库珀韧带）伸展失去弹性。

4. 病因包括怀孕后的乳房结缔组织退化、减肥后多余的赘皮、衰老和引力导致的皮肤弹性丧失。

II. **术前咨询**

A. **病史**

1. 如上所述完整的病史。

2. 乳房 X 线造影检查。

B. **体检**

1. 下垂等级（见"乳腺外科手术术前检查"）。

2. 评估过量皮肤的面积和质量。

3. 注意患者的体重和身体状态。

4. 结缔组织。

5. 乳房不对称性。

6. 乳房肿块。

C. **适应证**

1. 伴有乳头乳晕复合体下垂的充分的乳房组织。

2. 乳头乳晕复合体下垂。

3. 患者愿意接受瘢痕。

D. **患者教育**

1. 下垂可以随着年龄增长而再次出现。

2. 根据计划，瘢痕可能会很明显。

3. 隆胸对于有乳房组织缺陷的女性可能有益，且从中获得最佳效果。

4. 术前讨论不对称性。

III. **外科手术方法**

A. **下垂的程度**是决定使用何种方法的最重要因素。

B. **乳房上提术**

1. **乳房乳晕上提术**（Benelli）

a. 最适合患有一度下垂和皮肤质量良好的患者。

b. 乳头乳晕复合体周围的环状切口。

c. 瘢痕小。

d. 乳头乳晕复合体移动受到限制。

e. 乳头乳晕复合体可以随着时间的推移而扩大。

f. 较长的学习过程学习曲线。

g. 乳晕上部切口可将乳晕抬高约 1cm。

h. 任何过度的皮肤切除术都会使乳晕圈显著变形。

2. **垂直乳房上提术**

a. 标记类似于 Lejour 式缩乳术。

b. 最适合二度下垂患者。

c. 最后一道瘢痕来自乳晕及乳头乳晕复合体到乳房下皱襞的垂直部分。

d. 使更多的乳头乳晕复合体移动和皮肤 / 腺体移除。

e. 乳房最终定型需要几个月的时间。

f. 可增加水平方向的皮肤切除。

g. 方法

i. 标记类似 LeJour 式缩乳术：将乳房内推和外推以便在新的乳头乳晕

复合体和乳房下皱襞之上 1cm 之间画出垂直线。

  ii. 乳晕保留在原位置，进行上下区域皮肤切除。

  iii. 乳房下组织做 V 形切口并向上调整。

  iv. 植入物位于胸大肌之上，腺体之下。

  v. 乳头乳晕复合体将移至新位置。

  vi. 皮下缝合，固定垂直瘢痕。

3. **中心蒂乳房上提术**

  a. 最适合三度下垂患者。

  b. 严重的瘢痕，包括乳晕瘢痕、垂直瘢痕和乳房下皱襞瘢痕。

  c. 在严重下垂的乳房中，水平方向进行大面积皮肤切除。

  d. 可直观预测结果，因为乳房的最终形状在手术室中便可以确定。

  e. 方法

    i. 可以使用上、中、下蒂瓣技术。

    ii. 新的乳头乳晕复合体的顶部位于乳房下皱襞以上 1 ~ 2cm 处。

    iii. 乳房固定术需要标记边长 7 ~ 8cm 的等边三角形区域（表 36-1）。

表36-1	隆乳术与乳房上提术选择				
下垂程度	皮肤质量	乳头高度	乳房切除术	干预	备注
轻度腺体下垂	一般 ~ 好	0 ~ 1cm	否	只隆胸	
腺体下垂	有弹性	0 ~ 1cm	否	乳房上提术，结合隆乳术	乳晕大
轻度下垂	一般	2 ~ 4cm	否	环乳晕切口乳房上提术和环乳晕荷包缝合	在上象限体积不足的情况下
中度下垂	一般	3 ~ 5cm	0 ~ 100g	乳房上提术及隆乳术的垂直切口	
中重度下垂	比较差	5 ~ 7cm	0 ~ 200g	乳房上提术的短水平切口及隆乳术	
重度下垂	差	>7cm	0 ~ 300g	中心蒂乳房上提术	

  f. 对于乳房组织皮肤罩上有缺陷的患者，隆胸术和乳房上提术结合效果更理想。

  g. 一度下垂的患者可能在矫正下垂的情况下进行隆胸。

  h. 可能分一个阶段或两个阶段进行。

    i. 分为一个阶段进行：手术是具有挑战性的，并且有很高的伤口愈合并发症和皮肤坏死的风险。

　　ii. 分为两个阶段进行：乳房上提术和隆乳术分开进行，且需间隔 3～6 个月，以便皮瓣延迟并保持血液供应。

　i. 由于皮瓣坏死的风险，任何涉及大面积破坏皮瓣的乳房上提术都不能与隆乳术一起进行。

IV. 并发症

A. 血肿

B. 积液

C. 乳头敏感度的变化

D. 无法接受的瘢痕

E. 乳头错位和不对称

F. 乳头丢失和皮瓣坏死

G. 下垂复发

要点总结

1. 缩乳术前，对吸烟和曾经吸烟的患者先检查尿液可替宁含量。

2. 手术前应向患者指出不对称性。

3. 乳房植入物不是"永久的"。大多数女性在一生中需要进行一次或两次替换。

要点问答

1. 乳房下垂如何分类？

　　乳头相对于乳房下皱襞的位置。

2. 用什么等级方案来描述包膜挛缩的程度？

　　贝克等级。

3. 生理盐水和硅胶、凝胶植入物的优点和缺点是什么？

　　见"隆乳术 II B"。

简图描绘

中心蒂技术的乳房标记（见图 36-1）

推荐阅读

Jewell M, Spear S, Largent J, et al. Anaplastic large T-cell lymphoma and breast implants: a review of the literature. Plast Reconstr Surg. 2011;128:651-661. PMID：2186599.

Noone R. An evidence-based approach to reduction mammaplasty. Plast Reconstr Surg. 2010;126:2171-2176. PMID: 21124157.

Rohrich R, Thornton J, Jakubietz R, et al. The limited scar mastopexy: current concepts and approaches to correct breast ptosis. Plast Reconstr Surg. 2004;114:1622-1630. PMID: 15509961.

Thorne C. An evidence-based approach to augmentation mammaplasty. Plast Reconstr Surg. 2011;128:596-597. PMID: 21124159.

乳房再造

I. 手术史

1896	Tansini	乳房切除术后利用背阔肌皮瓣进行修复
1964	Cronin 和 Gerow	硅胶植入物使用
1982	Hartrampf	横行腹直肌肌皮瓣（TRAM）
1983	Taylor	腹壁下动脉穿支（DIEP）皮瓣
1989	Grotting	常规使用腹直肌游离皮瓣进行乳房再造

II. 目标

A. **先进行肿瘤治疗**，再进行乳房再造。

B. **满足患者需求**：乳房再造是选择性的，在决策过程中应重视患者的意愿。

III. 患者病史：第一次就诊时需要询问的问题

A. **完整的癌症病史**

1. 诊断（导管原位癌、小叶原位癌、浸润性导管等）和癌症阶段。

2. 大小和位置（左 / 右、象限）。

3. 诊断方法（细针穿刺、活检以及影像学）。

4. 既往的治疗及日期（乳房肿瘤切除术、乳房切除术、化疗和放疗）。

5. 计划治疗（前哨淋巴结活检、肿瘤切除、乳房切除术、化疗和放疗）。

B. **乳房病史**

1. 既往的乳房诊断（囊肿、肿块和癌症）。

2. 既往的乳房手术（活检、缩乳术、隆乳术和乳房肿瘤切除术）。

3. 当前乳房大小，期望乳房大小。

C. **乳腺癌家族史**

1. 一级亲属。

2. 乳腺癌易感基因（*BRCA*）状态。

D. **病史**、药物治疗史、既往手术史和社会史。

1. 最重要的是要注意医疗条件是否可能影响患者接受长时间手术或影响伤口愈合的能力（冠状动脉疾病、糖尿病、自身免疫性疾病和自发性出血）。

2. 影响出血／伤口愈合的药物（香豆素、类固醇等）。

3. 手术对某些供区部位的影响：腹部、背部、臀部和大腿瘢痕。

4. 吸烟状况。

IV. **身体检查**

A. **身高、体重、体重指数。**

B. **目前乳房的大小**，乳房大小、形状、乳房下皱襞（IMF）位置的对称性，以及乳头位置。

C. **乳房下垂程度。**

1. **一度**：乳头在乳房下皱襞处。

2. **二度**：乳头在乳房下皱襞下。

3. **三度**：乳头直接向下。

D. **瘢痕的位置。**

E. **明显的肿块。**

F. **乳头内陷、溃疡和出血。**

V. **手术决策程序**（图 37-1）

A. **进行再造术的时机**

1. **即刻再造**：乳房切除术与乳房再造术同时进行。

a. 早期疾病。

b. 需要放疗的风险低（基于癌症分期或阴性前哨淋巴结活检）。

2. **延期再造**：癌症治疗完成后进行乳房再造术。

a. 晚期疾病。

b. 已知需要进行放射治疗。

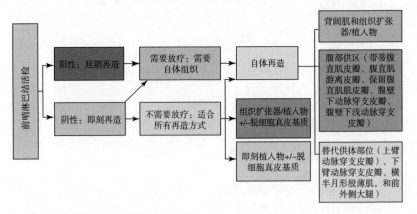

图 37-1 一般的乳房再造方法

c. 患者意愿。

B. 乳房再造类型

1. 基于植入物的再造

a. **即刻植入**：乳房切除术时植入硅胶或生理盐水假体。

i. 很少有患者适合即刻植入：患者必须具备较大的优质皮肤罩。

ii. 患者必须愿意接受较小的乳房。

iii. 通常需要使用大块脱细胞真皮基质来覆盖下方植入物。

b. **组织扩张器 / 植入物**：先放置组织扩张器，随后将扩张器更换为植入物（图 37-2）。

i. 最常见的再造类型。

ii. 将组织扩张器置入胸大肌下方。扩张器的下外侧通常被血管筋膜或脱细胞真皮基质（商品名 AlloDerm、Flex-HD 和 AlloMax）覆盖。

iii. 术中，若该处皮瓣能耐受且没有太大的张力，则可开始植入组织扩张器。

iv. 如果有放置引流管，可在引流管拔除后 1 周开始扩张，通常是在术后 2~3 周。

v. 每周扩张一次，每次通常注入 60~120ml 盐水，具体取决于患者的扩张耐量。

vi. 大多数患者需扩张 4~8 次，具体取决于扩张器的大小和患者理想的乳房大小。

vii. 必须超过患者目标大小 10% 或以上，这样才可抵消扩张器移除后胸部的回缩。

viii. 扩张完成后需等待几个月，待扩张的皮肤在新位置定型后才可置入永久性植入物。

ix. 在第二阶段，将组织扩张器换成硅胶或生理盐水假体。

a）在这个时候对植入腔穴进行调整：包膜切开术、乳房下皱襞调整（根据需要重新提升或下拉）和皮肤缩减。

b）对于单侧再造，此时可以进行相反的乳房手术：乳房上提术、缩乳术和隆乳术。

c. **并发症**

i. 早期：血肿（0~5%）、皮下积液（0~5%）、感染（0~15%）、乳房切除术后皮瓣坏死（0~21%）、扩张 / 植入失败或挤压（0~20%）。

ii. 后期：植入物破裂、包膜挛缩和可见的波纹。

iii. **间变性大细胞淋巴瘤（ALCL）**

a）非常罕见的淋巴瘤，可能与植入物相关，全球范围内报道不超过 40 例。**当然，无乳房植入物的间变性大细胞淋巴瘤患者比有植入物的患者情况要好许多。**

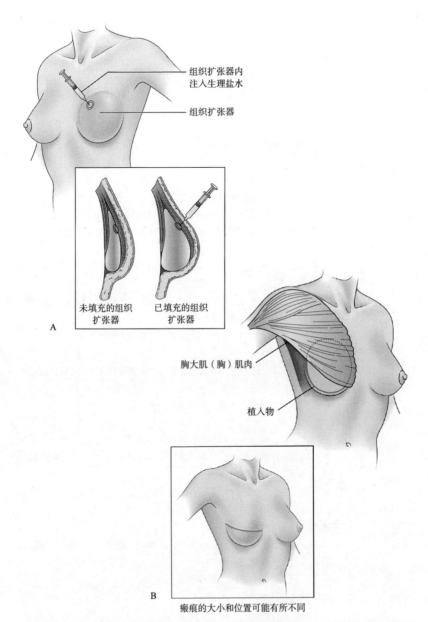

组织扩张器内注入生理盐水

组织扩张器

未填充的组织扩张器　已填充的组织扩张器

A

胸大肌（胸）肌肉

植入物

B

瘢痕的大小和位置可能有所不同

图 37-2　组织扩张器 / 植入物—基于乳房再造术　A. 组织扩张过程；B. 组织扩张完成后放置永久性植入物。备注：可以使用前锯肌或脱细胞真皮基质来覆盖组织扩张器 / 植入物的外侧面（图中未显示）。（引自 Mulholland MW, ed. Greenfield's Surgery. 5th ed. Philadelphia, PA: Lippincott Williams & Wilkins; 2011.）

b）**发生晚期皮下积液的患者**（植入术后超过 6 个月）应结合期望和病理诊断。

2. **自体再造**

a. **背阔肌 ± 组织扩张器 / 植入物**（图 37-3）。

i. **V 型皮瓣：血液供给来自于（1）胸背动脉（肩胛下）和（2）肋间动脉**。胸背部为乳房再造提供主要血液供应。

a）胸背动脉于距肩胛下动脉起点 8.7cm 处、背阔肌外缘内侧约 2.6cm 处进入背阔肌深面。

b）进入背阔肌后，动脉分成外侧和内侧分支。

c）若胸背血管损伤，背阔肌也可以从锯肌分支逆向血流获得供血。

ii. 背阔肌是从背部切取的椭圆皮岛（最多 10cm 宽可关闭切口）。

iii. "主力皮瓣"：非常可靠，易于操作，手术时间相对较短，对于需要自体组织的患者来说是很好的选择，但是对于大手术来说不是一个很好的选择。

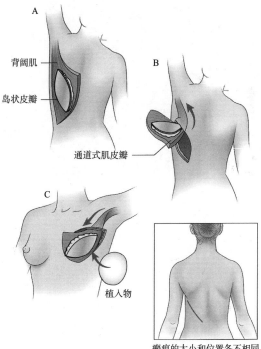

图 37-3 背阔肌皮瓣重建 A. 设计一个包含背阔肌的岛状皮瓣，并将皮瓣掀起；B. 皮瓣通过腋窝通路到胸部；C. 将肌皮瓣插入胸壁，并放置植入物或组织扩张器。（引自 Mulholland MW, ed. Greenfield's Surgery. 5th ed. Philadelphia, PA: Lippincott Williams & Wilkins; 2011.）

iv. 皮瓣的体积很小，几乎总是需要在皮瓣下植入组织扩张器 / 植入物来达到所需的乳房大小。

v. 并发症：皮下积液（高达 50%）、血肿、包膜挛缩以及部分皮瓣坏死。

b. 基于腹部的再造

   i. TRAM：横行腹直肌肌皮瓣。

     a）腹直肌加联合下腹部横皮皮岛复合移植。

     b）III 型皮瓣：来自腹壁上动脉［来自内乳动脉 IMA］和腹壁下深动脉（来自髂外动脉）的双重血液供应。

     c）方法。

      1）带蒂横行腹直肌肌皮瓣（图 37–4）。

       i）基于腹壁上动脉。

       ii）腹直肌与上腹、下腹、下直肌相连。

       iii）掀起肌皮瓣，并通过乳房切除术后缺陷形成的乳房下皱襞皮下隧道创造新的乳房。

       iv）在术前延期 1~2 周，通过结扎腹壁下深动脉和静脉可改善通过上腹壁血管的大小和流量。

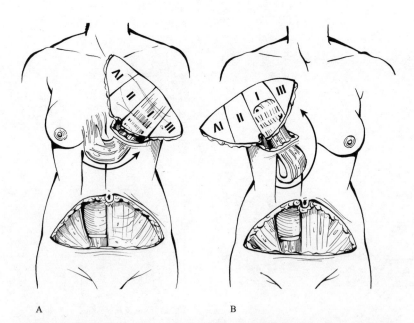

A   B

图 37–4 带蒂横行腹直肌肌皮瓣 A. 双侧乳房再造；B. 单侧乳房再造。区域 I 至 IV 被标出，表示皮瓣内血液供应的不同区域。（引自 Vasconez LO, Lejeur M, Gamboa-Bobadilla M. Atlas of Breast Reconstruction. Philadelphia, PA: JB Lippincott;1991:4.10, 获得许可）

2）游离横行腹直肌肌皮瓣。

　　i）腹直肌与横皮岛完全分离，并作为游离皮瓣转移至胸壁。

　　ii）将腹壁下动脉和内乳动脉或胸背动脉吻合。

　　iii）优点：胸壁上的皮瓣位置更易操作。缺点：手术时间长，皮瓣并发症的可能性高于带蒂肌皮瓣。

3）保留肌肉的游离横行腹直肌肌皮瓣。

　　i）横向的腹部皮肤转移（有一条腹直肌提供的血液供应），留下大部分直肌。

　　ii）MS-1：保留腹直肌的外侧部分；MS-2：保留腹直肌的内侧和外侧部分。

ii. DIEP：**腹壁下动脉穿支皮瓣**（见第 5 章）。

　a）腹部皮肤和无肌肉组成的游离横向皮岛。

　b）由腹壁下动脉穿支进行血液供应。

　c）若存在外侧和内侧穿支，则可用血管钳夹住其中一个，观察哪一个穿支能更好地血供皮瓣或使用术中灌注成像。

　d）腹壁下动脉和内乳动脉或胸背侧血管吻合。

　e）优点：保留整个直肌。缺点：烦琐的解剖，出现皮瓣并发症的可能性较高。

iii. SIEA：**浅表腹壁浅下动脉皮瓣**。

　a）无筋膜的腹部皮肤和脂肪组织组成的游离横向皮岛。

　b）通过来自股动脉的浅表腹壁浅下动脉皮瓣供血。

　c）低于 30% 的患者有足够大的 SIEA，可以使用这种皮瓣。

　d）优点：完整保留直肌和筋膜；缺点：适合的患者较少，脂肪坏死 / 皮瓣并发症的风险较高。

　e）并发症：部分 / 全部皮瓣脱落、脂肪坏死、伤口愈合延迟、腹部疝 / 膨隆、伤口感染、裂开、血肿和淋巴水肿。

　f）即使没作为主要血管蒂，也应很好地保存这些血管。若游离横行腹直肌肌皮瓣或 DIEP 出现静脉充血，SIEV 可作为备用方案。

c. SGAP：**上臀动脉穿支皮瓣**（图 37-5）。

　i. 臀部上方的游离椭圆形皮瓣包括皮肤、皮下组织，但保留了臀大肌。

　ii. **由臀上动脉（SGA）（来自髂内动脉）的穿支提供血液供应。**

　iii. SGA 从髂后上棘到大转子的 1/3 位置处穿出。

　iv. 皮岛可达 13cm 宽，供区可直接关闭。

　v. 优点：供区隐藏，有益于腹部脂肪稀少的瘦小患者。缺点：臀部脂肪的可塑性较弱 / 难以收缩，解剖难度大，需要丰富的经验。

　vi. 并发症：臀部轮廓畸形、供区部位皮下积液、脂肪坏死和部分 / 全部皮瓣坏死。

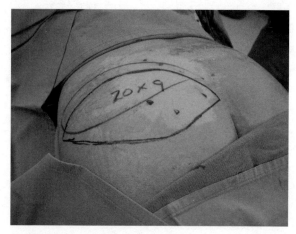

图 37-5 臀上动脉穿支皮瓣（SGAP）

> d. IGAP：**臀下动脉穿支皮瓣**
>> i. 游离臀下皮瓣包括：皮肤、皮下组织、一小段覆盖穿支的臀大肌。
>> ii. 经臀下动脉（来自髂内）降支进行血液供应。
>> iii. 比 SGAP 使用率更低。
>
> e. TUG：**横半月形股薄肌肌皮瓣**
>> i. 从大腿上部游离的半月瓣，位于腹股沟下方一指宽处，以股薄肌的上部为中心。
>> ii. Ⅱ型皮瓣（股薄肌）：血供来自旋股内侧动脉（来自股深动脉）和股静脉，通过股浅动脉穿支进行股薄肌的二次血液供应。
>> iii. 优点：供区隐藏，腹部组织不足患者的替代方案。缺点：皮瓣体积小、供体部位并发症。
>> iv. 并发症：供体部位会有瘢痕、大腿内侧敏感度改变、脂肪坏死、部分／全部皮瓣坏死以及再造乳房尺寸偏小。
>
> f. Rubens/DCIA：旋髂深动脉皮瓣。
>> i. 髂嵴上方软组织游离椭圆形皮瓣。
>> ii. 由旋髂动脉穿支进行血液供应。
>> iii. 由于体积小，很少使用，除非其他选择不可行。
>
> g. ALT
>> i. 大腿外侧软组织游离椭圆形皮瓣。
>> ii. 由旋股外侧动脉穿支进行血液供应。
>> iii. 由于体积小且供体部位明显，很少使用。

VI. 乳头乳晕再造

A. 一般在乳房再造最终完成后的 2 ~ 3 个月进行。

B. 乳头再造方式

1. **乳头共享**：从另一侧的乳头移植。

2. **复合移植物**（耳和拇指）。

3. **假体材料**（脱细胞真皮基质和聚氨酯）。

4. **局部皮瓣**（最受欢迎）：使用局部的乳房皮肤 / 脂肪来重建乳头。存在许多变量，要选择经验丰富的外科医师。

   a. 三叶皮瓣（图 37-6）。

   b. 其他选择：星形瓣、钟形瓣、S 形瓣、H 形瓣、双重对置瓣。

5. 所有方法的最大问题是，在 1 年后乳头高度会萎缩 50% 或更多。许多外科医师在一开始就会对可能的萎缩进行过度填充，以弥补后期随时间推移的萎缩量。

C. 乳晕再造

1. **文身**：用颜料模拟乳晕。

2. **皮肤移植**：环形的全厚度皮肤移植应用于乳头周围，使颜色和质地形成对比。

3. 也可以通过提起乳头周围的皮肤，然后缝合回原位进行皮肤移植。

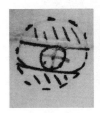
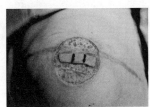
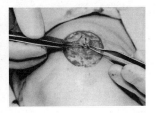

A   B   C

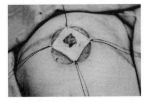
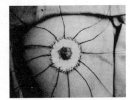

D   E

图 37-6 以三叶皮瓣为基础的乳头乳晕再造 A. 三叶皮瓣设计；B. 去表皮；C. 抬起并旋转皮瓣；D. 放置移植的皮肤；E. 完成

要点总结

1. 再造术的选择取决于多种因素：外科医师的经验 / 特长、患者意愿和患者特征（体重指数、年龄和放疗病史）。
2. 前两个信息可以快速地缩小现有的选择—有放疗史（必须使用自体组织，或者使用带有背阔肌"保护"的组织扩张器 / 植入体）；脐下脂肪代谢障碍量（太少或太多都可以抵消使用 TRAM 出现的变化）。
3. 在癌症治疗之后进行乳房再造。
4. 切取接受过腋窝淋巴结清扫术患者的背阔肌皮瓣时，应检查其胸背动脉的连续性。若有必要，肌肉还可以前锯肌分支（该位置存在动脉树）作为蒂。
5. 若对乳房切除术皮瓣的可行性存疑，应毫无疑问地推迟即刻再造：皮瓣坏死的情况下进行乳房再造的后果可能是毁灭性的。

要点问答

1. 游离横行腹直肌肌皮瓣靠什么供应血液？

    Ⅲ型皮瓣：腹壁上（带蒂）或下（游离或 DIEP 变化）动静脉蒂。
2. 背阔肌的血供。

    Ⅴ型皮瓣：胸背动脉蒂、腰部穿支。
3. 列出乳头再造的方法，并能画出它们。

    三叶皮瓣、星形皮瓣、H 形皮瓣等。

简图描绘

乳头再造的标记。

参见图 37-6。

推荐阅读

Dancey A, Blondeel PN. Technical tips for safe perforator vessel dissection applicable to all perforator flaps. Clin Plast Surg. 2010;37（4）:593-606, xi-vi. PMID：20816515.

Shestak KC, Gabriel A, Landecker A, Peters S, Shestak A, Kim J. Assessment of long-term nipple projection：a comparison of three techniques. Plast Reconstr Surg. 2002;110（3）:780-786. PMID:12172139.

Sigurdson L, Lalonde DH. MOC-PSSM CME article：breast reconstruction. Plast Reconstr Surg. 2008;121（1 Suppl）:1-12. PMID:18182962.

38

手部与腕部的解剖与检查

I. 问诊

A. 检查伤者气道、呼吸和循环的情况。

B. 询问伤者的病史，包括过敏史（A）、服药史（M）、既往病史（P）、最后进食史（L）、导致受伤的原因，以及损伤的详细确切机制。

C. 重点关注：患者惯用哪只手、职业 / 副业，以及有无吸烟史、糖尿病或血管疾病。

D. 检查受伤处的近端和远端关节。

E. 开具 X 线检查单，视情况选择其他影像扫描检查。

F. 视情况（如开放性骨折）打破伤风疫苗和使用抗生素。

II. 肌腱和肌肉

A. 常用缩略语

1. BR：肱桡肌。

2. FCR/FCU：桡侧腕屈肌 / 尺侧腕屈肌。

3. FPL：拇长屈肌。

4. FDS/FDP：指浅屈肌 / 指深屈肌。

5. ECRL/ECRB：桡侧腕长伸肌 / 桡侧腕短伸肌。

6. ECU：尺侧腕伸肌。

7. EDC：指总伸肌。

8. EIP：示指固有伸肌。

9. FDM/EDM：小指屈肌 / 小指伸肌（或 EDQ——小指固有伸肌腱）。

10. EPL/EPB：拇长伸肌 / 拇短伸肌。

11. PL：掌长肌（15% 的人没有）。

12. PB：掌短肌。

13. PT：旋前圆肌。

14. PQ：旋前方肌。

15. AdP：拇收肌。

16. APL/APB：拇长展肌 / 拇短展肌。

17. ADM：小指展肌。

18. ODM：小指对掌肌。

B. 屈指肌腱

1. **五大屈指肌腱区**。参见第 40 章。

2. 屈肌大部分起于肱骨内上髁，但一些较深间隙中的肌肉起自桡骨和尺骨。

3. **浅层**：PT、FCR、FCU、PL；**中层**：FDS；**深层**：FDP、FPL。

4. **腕管内包含正中神经和 9 条肌腱**：FDP（4 条）、FDS（4 条）和 FPL（图 38-1）。

a. 在腕管内，FDS 位于 FDP 外侧。

b. 中指和无名指的 FDS 位于食指和小指 FDS 的掌侧。

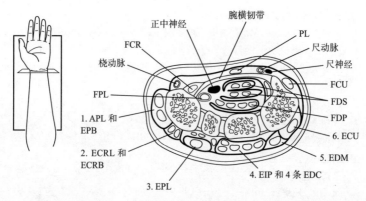

图 38-1 腕部横截面图，包括伸指肌腱室（1~6）APL—拇长展肌；ECRB—桡侧腕短伸肌；ECRL—桡侧腕长伸肌；ECU—尺侧腕伸肌；EDC—指总伸肌；EDM—小指伸肌；EIP—食指固有伸肌；EPB—拇短伸肌；EPL—拇长伸肌；FCR—桡侧腕屈肌；FCU—尺侧腕屈肌；FDP—指深屈肌；FDS—指浅屈肌；FPL—拇长屈肌；PL—掌长肌

5. 指浅屈肌

a. 肌腹由正中神经支配，并于前臂分开：其力量较弱，但相比 FDP 更为独立（注：15% 的人没有独立的小指 FDS，因为环指和小指的 FDS 可能是同一条）。

b. 肌腱插入中节指骨掌基前，先分成桡侧与尺侧两条腱束。

c. FDP 穿过两条 FDS 腱束，又被称为"坎珀尔交叉（指腱交叉）"。

d. 检查：将手平放在桌面，手掌朝上。然后保持其他手指伸展（对抗 FDP），检查各近端指间关节（PIPJ）能否主动弯曲。同时检查阻力。

6. **指深屈肌**

  a. 受双重神经支配（示指/中指正中神经，环指/小指尺神经）。

  b. 一般肌腹能提供更多力量，但独立性较低——先从示指分支，但在其他手指的 FDP 参与运动前，只能使示指屈曲约 30°。

  c. 插入远节指骨的近端掌侧。

  d. 试验：PIPJ 保持伸展（中节指骨受压），检查远端指间关节（DIPJ）能否主动屈曲。

7. **拇长屈机**

  a. 插入拇指的远节指骨。

  b. 检查：当对抗掌指关节（近节指骨受压）时，检查指间关节（IPJ）能否主动屈曲。同时检查阻力。

8. **滑车**：作用是防止肌腱出现"弓弦畸形"，增加关节运动的机械效率（图 38-2）。

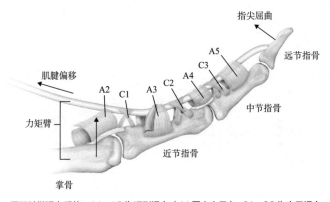

图 38-2 屈肌腱鞘滑车系统 A1~A5 为环形滑车（A1 图中未示）；C1~C3 为交叉滑车

  a. 手指中存在 5 个环形滑车（A1~A5）。

    i. A2（跨近节指骨）和 A4（跨远节指骨）通常被视为是最关键的手指功能性滑车。

    ii. 其他指关节——A1 掌指关节（MPJ）、A3（PIPJ）和 A5（DIPJ）。

  b. 手指中还有 3 个交叉滑车——C1（A2 和 A3 之间）、C2（A3 和 A4 之间）和 C3（A4 和 A5 之间）。

  c. 拇指中有 3 个滑车：A1［掌指关节（MPJ）］、A2（IPJ）和斜滑车（跨近节指骨）。其中斜滑车的机械作用最为重要。

C. **伸指肌腱**

1. **九大伸指肌腱区**。奇数区（1~7）位于关节上方，偶数区位于关节之间（参见第 40 章）。

2. **伸肌块**［又称为"可移动块（mobile wad）"］大部分起自外上髁。

3. **外侧**：EDC、EDM、ECU；**内侧**：APL、EPB、EPL、EIP；**外侧/桡侧**：ECRL、ECRB、BR。

4. **肌腱结合**：手背互连肌腱。可能会掩盖指伸肌腱断裂，因为从另一手指拉动时，该拉力会从肌腱结合处传递至伤指的远端伸肌腱。

5. **腕背间隙**（从桡侧到尺侧）

   a. 1：APL、EPB。

   b. 2：ECRL、ECRB。

   c. 3：EPL（绕过李斯特节到达拇指）。

   d. 4：EDC、EIP。

   e. 5：EDM。

   f. 6：ECU。

6. **EIP、EDM 示指固有伸肌，小指伸肌**

   a. 这些肌腱位于相应 EDC 肌腱的尺骨侧。

   b. 检查：其他手指屈曲时，检查示指或小指能否独立伸展。

7. **拇长伸肌**

   a. 检查：伤者手掌向下平放在桌面上时，检查伤者能否竖起拇指。

8. **伸肌结构**（图 38-3）

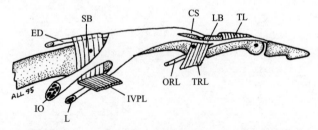

图 38-3 指伸肌腱解剖 CS—中央腱束；ED—指伸肌；IO—骨间；L—蚓状肌；LB—侧向束；ORL—斜支持韧带；SB—矢状束；TL—三角韧带；TRL—横韧带；VPL—掌板韧带

   a. EDC（外加 EIP 和 EDM）延伸并跨过 MPJ，形成各手指的伸肌腱帽。MPJ 与大多数外侧肌腱功能有关。

   b. 矢状束能帮助稳定穿过 MPJ 的伸指肌腱，并通过插入掌板构成"桶柄"。

   c. 蚓状肌和骨间肌腱与腱帽侧向汇合，以增加 MPJ 的弯曲性并提供 IPJ 的伸展性。

   d. 伸肌腱帽在近节指骨中分成 3 个间隔。

   i. 中央腱束插入中节指骨底部，使 PIPJ 能够伸展。

   ii. 两条侧向束继续向远端延伸并融合，插入远节指骨底部（终端腱），使 DIPJ 能够伸展。

   e. 斜支持韧带（Landsmeer 韧带）。

  i. 韧带从近节指骨屈肌腱腱鞘延伸至伸指肌腱终端。

  ii. PIP 关节屈曲时，韧带放松，从而使 DIP 屈曲。

  iii. PIP 的伸展将拉紧韧带，从而帮助 DIP 伸展，并带动 PIP 和 DIP 关节运动。

  iv. 挛缩将导致 Boutinierre 畸形。

 f. 横韧带。

  i. PIP 屈曲时，将侧向束拉向掌侧超过 PIP。

  ii. PIP 伸展时，能防止侧向束的过度背侧位移。

  iii. 关节松弛将导致侧向束的背侧位移，从而导致"鹅颈畸形"（Swan Neck Deformity）。

D. 内在肌群

1. 拇收肌

 a. 捏力试验（拇指与示指侧）：嘱患者在示指与拇指指蹼深处夹住一张纸，并用力夹紧防止纸被抽出；如果由 FPL 主要发力（DIPJ 弯曲），则为 Froment 征阳性，表示 AdP 功能缺失或减弱（与对侧相比）。

2. 鱼际： 拇对掌肌（OP）、APB、拇短屈肌（FPB）（双重神经支配）。

3. 小鱼际： ODM、FDM、ADM、PB。

4. 骨间肌群

 a. 3 条手掌肌和 4 条背侧肌。

 b. 手指的外展 / 内收试验（以及阻力试验）。

 c. 示指 / 环指 / 小指手掌骨间肌内收和示指 / 中指 / 环指 / 小指背侧骨间肌外展。［思考 PAd 和 Dab。］。

 d. 受尺神经支配

5. 蚓状肌

 a. 蚓状肌的起点位于手掌中 FDP 肌腱的桡侧。

 b. 在手掌中，桡侧指神经从手掌中的蚓状肌肌腹延伸至手指。

 c. 蚓状肌与其源头 FDP 受相同的神经支配——示指 / 中指受正中神经支配，环指 / 小指受尺神经支配。

6. 内在肌绷紧试验

 a. 手腕取中立位，使 MPJ 过度伸展，以放松外在肌。

 b. 测量 PIPJ 的被动屈曲度（"内在肌绷紧"）。

  i. 轻微：$60 \sim 80°$。

  ii. 中度：$20 \sim 59°$。

  iii. 严重：$<20°$。

7. 外在肌绷紧试验

 a. 腕部取中立位，屈曲 MPJ 以放松内在肌。

 b. 检查被动的 PIP 运动所显示的"外在肌绷紧"。

III. **脉管系统**

A. **动脉供血**

1. 桡动脉为掌深弓供血，先分支为拇指主要动脉，再分支为拇指固有动脉和示指的桡侧动脉。

2. 尺动脉为掌浅弓供血，其分支为常见的手指动脉和小指的单独尺侧动脉。

3. **桡动脉通常占主导地位，但尺动脉占主导地位和共同主导的情况也很常见（一些研究表明尺动脉占主导地位更为常见）。**

4. **"Kaplan 基线"是一条从第一指蹼（虎口）处穿过手掌至钩骨钩的线，表示掌浅弓的大概位置。**掌深弓位于掌浅弓近侧 1cm 处。

5. 腕背弓

a. 由桡动脉、尺动脉和骨间动脉供血。

b. 由此产生掌背动脉。

B. **静脉回流**

1. 背侧（皮下）静脉网和手掌静脉弓。

2. 回流至头静脉（起自桡侧）和贵要静脉（起自手的尺背侧）。

C. **艾伦（Allen）试验**

1. 让受检者握紧拳头（如抽血时），检查者同时按压其腕部的桡动脉、尺动脉，然后受检者松开拳头；松开一条血管并检查掌弓开合度和该动脉对手的供血情况。重复该试验，松开另一条血管。

2. 可进行手指艾伦试验，以独立检验手指的桡侧或尺侧血管。

D. **成对动脉和神经之间的关系**

1. 手掌中：动脉位于神经的掌侧。

2. 手指中：动脉位于神经的背侧（图 38-4）。

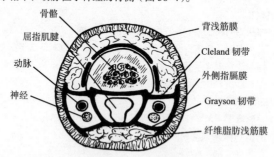

图 38-4 手指截面图

E. **毛细血管再充盈时间应为 2~3 秒：检查甲床或甲沟。**

IV. **神经**

A. **桡神经解剖**

1. 进入 BR 和 ECRL/ECRB 之间的前臂（控制着这三条肌肉）。

2. 分支（外侧上髁的远端 1~3cm 处，深入 BR）

   a. **骨间后神经**

   　i. 在旋后肌顶部之间穿过，支配（顺序从近端到远端）旋后肌、EDC、ECU、EDM、APL、EPB、EPL 和 EIP。

   　ii. 感觉神经分支进入腕关节囊（腕部第四背侧间隔深处）。

   b. **桡神经浅支**

   　i. 位于 BR 和 ECRL 肌腱之间，前臂约 2/3 处。

   　ii. 是拇指背侧、虎口处、示指、中指背侧和环指桡侧到 PIPJ 的感觉神经（图 38-5）。

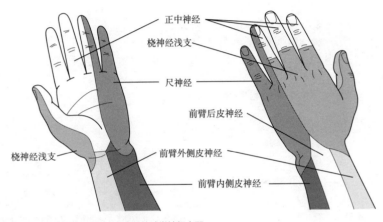

正中神经
桡神经浅支
尺神经
前臂后皮神经
桡神经浅支
前臂外侧皮神经
前臂内侧皮神经

图 38-5 手部掌侧和背侧表面皮肤的感觉神经支配

B. **正中神经解剖**

1. **进入前臂外侧到肱动脉，在 PT 顶部显露**；支配 PT、FCR、FDS 和 PL。

2. 分支（PT 两头结合处；距肘部远端约 6cm）。

   a. **骨间前神经（AIN）**

   　i. 支配（按顺序）FPL、PQ、桡侧两条 FDP（示指和中指）。

   　ii. 是腕关节囊的感觉神经。

   　iii. 在前臂骨间膜上与骨间前动脉一同穿行。。

   b. 剩余的正中神经位于 FDS 和 FDP 之间。**分出手掌皮肤（感觉）神经分支**，位于腕部近端约 5cm 处，然后进入腕管并再次分支。

   　i. **返支**：支配蚓状肌（2）、OP、APB 和 FPB（蚓状肌、拇对掌肌、拇展肌、拇短屈肌——拇短展肌、拇短屈肌、拇对掌肌和蚓状肌，按照支配顺序列出）。

   　ii. **感觉**：指神经（拇指、食指、中指和桡侧无名指）（图 38-5）。

C. **尺神经解剖**

1. **通过 Osborne 束 / 韧带下方肘管进入内上髁后前臂；支配 FCU 和尺侧的**

两条 FDP（环指和小指）。

2. 从 FCU 下方到达腕部，分出**背侧感觉神经分支**，据尺侧顶部近端 6~8cm，是小指背部和尺侧环指的感觉神经（图 38-5）。然后进入腕尺管并再次分成分支。

    a. **深支**：支配 ADM、FDM、ODM 和 FPB 的深头，所有骨间肌、尺侧蚓状肌（2）和 AdP（终末支）。

    b. **浅支**：支配 PB，然后为小指和尺侧环指提供手掌感觉神经。

3. 正中神经的交叉支配将掩盖尺神经损伤。

    a. **Martin-Gruber 吻合支**：是一种解剖结构变异，指正中神经与尺神经交叉吻合。两种最常见的变异为：

      i. 前臂近端的正中神经与前臂远端的尺神经吻合。

      ii. AIN 与尺神经吻合。

    b. **Riche-Cannieu 吻合支**：更远端尺神经纤维与手掌中的正中神经支吻合。

D. "快速简单的" 神经检查（图 38-6）

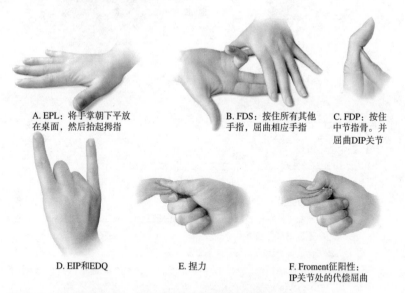

  A. EPL：将手掌朝下平放   B. FDS：按住所有其他   C. FDP：按住
    在桌面，然后抬起拇指   手指，屈曲相应手指   中节指骨。并
                                                      屈曲DIP关节

  D. EIP和EDQ   E. 捏力   F. Froment征阳性：
                                                       IP关节处的代偿屈曲

图 38-6 具体手部检查技巧 可采用特定的动作单独试验手部功能（A~F）

1. **正中神经**：示指指尖处的感觉（轻触和两点辨别感觉）；能否做出"OK"的手势：证明 FPL、FDP 和 OP 的功能。

2. **尺神经**：小指指尖处的感觉；能否内收/外展/交叉手指。检查 AdP（见下文）。

3. **桡神经**：鱼际区背侧感觉；"竖起拇指"（EPL）。

V. 骨骼与关节

A. 腕部

1. 桡骨和尺骨通过关节相连并与腕骨相连。

2. 从概念上讲，桡骨围绕固定的尺骨在手腕处转动，手部内旋的同时向远侧滑动。

B. 腕骨

1. **8 块骨头**：桡侧至尺侧——近排：舟骨、月骨、三角骨、豌豆骨；远排：大多角骨、小多角骨、头状骨、钩骨。对于这些骨头，可采用以下首字法助记："舟月三角豆，大小头状钩"。

2. **豌豆骨**是嵌在 FCU 肌腱中的籽骨。

3. **桡腕和腕骨间关节通过韧带保持稳定。**

   a. 所有韧带均位于关节囊内。

   b. 前臂骨间的韧带也位于关节囊内。

   c. 完整的韧带对正常腕部运动和保持腕部稳定十分重要，因为肌腱并非直接插入腕骨，而是通过这些韧带和关节囊附着在腕骨上。

4. **正常对齐**：头状骨与月骨及第三掌骨在同一直线上。

5. Gilula 线

   a. 如腕部前后位片所示，腕骨的轮廓线构成几条弧线。

   b. 近排腕骨轮廓线构成近端弧线，远排腕骨的近端边缘构成远端弧线。

   c. 这些弧线应连续且光滑。

6. **舟月间距**：从前后位观察腕部，如舟骨和月骨之间的距离为 2~3cm，这表示可能存在舟月分离（可能需要与对侧手腕的前后片进行比较）——即"托马斯征（Terry Thomas sign）"。

7. **舟月角**：根据侧位片测量。**正常范围为 30~60°。**

   a. 舟月角大于 60°表示可能存在背伸不稳定畸形。

   b. 舟月角小于 30°表示可能存在掌屈不稳定畸形。

C. **手指**

1. **5 节掌骨，14 节指骨**（每根手指 3 节、拇指为 2 节）。

2. **"保护用夹板固定位置"**：手腕稍微伸展，拇指掌侧外展，手指 MPJ 弯至 70°，PIPJ 和 DIPJ 充分伸展。

   a. 在掌骨头的卵形轮廓线处构成凸轮效应。因此，侧副韧带在屈曲时收紧，在伸展时放松，必须通过屈曲 MPJ 来防止韧带短缩。

   b. IPJ 处的固定机制则有所不同。

      i. IPJ 屈曲时，马缰（check rein）韧带与掌板一同向近端滑动。在这一位置，掌板可能会附着在肌腱或骨膜上，导致屈曲挛缩。

      ii. 屈曲时，伸肌受压。长期应力（尤其当周围有炎症时）可能会导致横向韧带断裂，使侧向束滑动，并导致钮扣状畸形。

3. **关节力学**（参见第 39 章）

D. **正常运动范围**（近似值）

1. 手指 MPJ：0 ~ 45° 过伸，90° 屈曲。

2. 手指 PIPJ：0° 伸展，100° 屈曲。

3. 手指 DIPJ：0° 伸展，70 ~ 80° 屈曲。

4. 拇指 MPJ：10° 过伸，55° 屈曲，90° 完全桡侧外展 / 内收。

5. 拇指 IPJ：15° 过伸，80° 屈曲。

6. 腕部：70° 伸展，75° 屈曲，20° 桡侧偏移和 35° 尺侧偏移。

7. 前臂：70° 旋前，85° 旋后。

VI. **止血带的使用**

A. 使用手指止血带时，一定要做显眼的提醒标记，以防忘记将止血带取出（如：止血钳和无菌手套）而造成手指损伤。

B. 在急诊室（ER）中，血压袖带是有效的手臂止血带。手臂止血带应足够宽，以分散压强。

C. 尽量等手臂止血带充气，等到做完检查。在肢体创伤的急性评估过程中应尽量缩短放置 / 取出止血带的周期。如可能，直接施压止血直至检查完成。

D. **止血带压强应比收缩压高 125 ~ 150mmHg**（通常设置为 230 ~ 250mmHg）。**一定确保止血带充分充气!**

E. **应将连续止血带使用时间限制在 2 小时内**，以避免造成永久性损伤，并尽量减轻止血带给患者带来的不适感。

1. **神经容易因压强 / 组织缺氧而受损。**

2. **每 30 分钟局部缺血，血液应流回缺血部位 5 分钟（即每过 2 小时，使止血带放气 20 分钟）。**

3. 不能逐步放松止血带：要么完全充气，要么完全放气，并根据需要用压力控制出血。

VII. **神经阻滞术**

A. 局部麻醉剂的详细信息**参见第 10 章。**

B. **正中神经**

1. 在 PL 和 FCR 之间的远侧腕横纹处进针；以 45° 角进入前臂；当深筋膜被穿透时，通常会感到一下"突破感"。

2. 如果不确定深度，继续插入针头直到感觉到异常或骨，然后稍稍退出并注射 3 ~ 5ml 局部麻醉剂。

C. **尺神经**

1. 将针头放置在靠近尺骨茎突处；在 FCU 肌腱后进针，在冠状面内针头从尺侧朝向桡侧。

2. 当针头刚好穿过 FCU 时，注入麻醉剂（3 ~ 5ml）。

3. 必须在手腕背侧进行注射，以阻滞背侧感觉神经分支。

D. **桡神经**

1. 必须阻滞大面积区域。

　　2. 从桡骨茎突近端开始向皮下组织注射。

　　3. 将局部麻醉范围延伸至前臂远端周围的掌侧和背侧。

E. **手指阻滞**

　　1. **背侧法**

　　　　a. 在伸指肌腱上方进行皮下注射形成皮丘以阻滞背侧神经。

　　　　b. 在靠近各指蹼处注射：向前进针，直到针尖靠近手掌皮肤，在退针时缓慢注射。

　　2. **掌侧法**

　　　　a. 在屈指肌腱正上方进行皮下注射形成皮丘。

　　　　b. 每侧进针稍微加深，靠近手指神经血管束。

　　3. **腱鞘法**

　　　　a. 一次注射：插针入掌，进至远侧掌褶线，下至屈指肌腱。

　　　　b. 对注射器栓塞施加轻微的压力，慢慢退针，直到感觉到阻力消失，此时将麻醉剂注入屈肌腱鞘的潜在空间。

　　　　c. 有时，在腱鞘上方的手指远端可以感觉到有液体波动。

　　　　d. 能有效进行手指麻醉，但对于肌鞘受损的情况则没有效果（如远端截肢时）。

VIII. **手部切口**

A. **计划实施手部切口时，应避免切口与屈褶线呈直角交叉**

　　1. 中间轴向切口：手指完全屈曲，在各手指关节处标出屈褶线的桡侧和尺侧范围。连接这些标记点。

　　2. Bruner 切口：屈肌表面的切口，以对角线方式连接中轴点和中轴点。

B. **在伸肌表面设计切口能降低瘢痕挛缩限制手部功能的风险**

　　1. 通常来说，纵行、弧行和横行切口均可。

要点总结

1. 确立手部检查机制，包括关键的解剖部位，每次均采用该机制进行检查——避免跳过某些步骤，保持有条不紊，以免漏过任何一项检查。

2. 进行局部麻醉前，以及对止血带充气前，尽可能确保每次均记录下神经与血管检查情况。

3. 进行阻力试验，这可能有助于检测到因为其他原因得到代偿而被掩盖的局部损伤。

4. 每当有疑问时，可将受伤的手与未受伤的手进行比较，方便找出异常。

5. 使用止血带时，一定要列"提醒"，以防忘记将止血带取出。

要点问答

1. 手指伸肌面的什么结构可能会掩盖指伸肌腱损伤？

　　肌腱结合。

2. 止血带最长连续使用时间有多长？如果需要的止血时间超出止血带的最长使用时间，而你想再用一次止血带，则需要将止血带放松多长时间？

　　　a）2 小时。

　　　b）每 30 分钟松开 5 分钟。

3. 用夹板固定手部和腕部的标准保护位置在哪儿？为什么该位置为标准保护位置？

　　　a）内在肌及掌外展时的拇指。

　　　b）参见第 V 节，C 部分。

4. 尺神经支配的最后一块肌肉是什么？如何试验？

　　　a）拇收肌。

　　　b）捏力试验 /Froment 征。参见第 II 节，D 部分。

5. 手指中神经和动脉的相对位置关系是怎样的？

　　　a）神经位于动脉的掌侧（手掌中位置相反）。

6. 示指伸肌的相对位置和示指的相应伸肌？

　　　EIP 位于 EDC 肌腱的尺侧。

7. 对于屈肌系统中的不同滑车，哪些滑车最为关键？为什么？

　　　a）A2 和 A4。

　　　b）防止近节（A2）和中节（A4）指骨上的肌腱出现弓弦畸形。

　　　本章的主要内容与手部解剖有关，处理任何手部 / 上肢创伤病例前，应先回顾这些内容。

简图描绘

1. 腕管横截面图。

2. 手指 Bruner 切口示意图。

3. 找出并标记 Kaplan 基线。

推荐阅读

Mazurek MT, Shin AY. Upper extremity peripheral nerve anatomy: current concepts and applications. *Clin Orthop Relat Res*. 2001;（383）:7-20. PMID: 11210971.

Moore KL, Dalley AF and Agur AMR. *Clinically Oriented Anatomy*. Lippincott, Baltimore, 2009.

手部与腕部的骨折与脱位

基本原理

I. 解剖学

A. 手骨与腕骨结构如图 39-1 所示

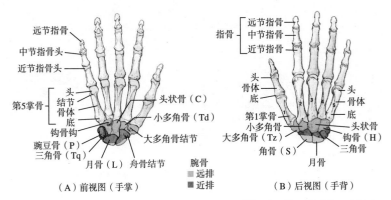

远节指骨
中节指骨头
近节指骨头
第5掌骨 ─ 头 / 结节 / 骨体 / 底
钩骨钩
豌豆骨（P）
三角骨（Tq）
月骨（L）舟骨结节
头状骨（C）
小多角骨（Td）
大多角骨结节
腕骨
■ 远排
■ 近排

（A）前视图（手掌）

指骨 ─ 远节指骨 / 中节指骨 / 近节指骨
头 / 骨体 / 底
第1掌骨
小多角骨（Tz）
大多角骨（Tz）
角骨（S）
月骨
头
骨体
底
头状骨（H）
钩骨（H）
三角骨

（B）后视图（手背）

图 39-1 手骨与腕骨（引自 Moore KL, Dalley AF, Agur AM, eds. *Clinically Oriented Anatomy.* 6th ed. Philadelphia, PA: Lippincott Williams & Wilkins; 2010. ）

II. 骨折分型

A. **多重分型法**

1. 手与腕部每处骨折均有至少一种分型。

2. 大多数分型法很难实现预后判断、治疗或简化沟通。

B. **通用描述体系**

1. 开放型与封闭型。

2. 骨折方向（横向、斜位和螺旋形）。

3. 解剖位置（底、骨体、骨颈、头、骨节和关节）。

4. 移位（旋转、形变和短缩）。

5. 粉碎程度。

C. **儿童骺板骨折 Salter-Harris 分型**（图 39-2）

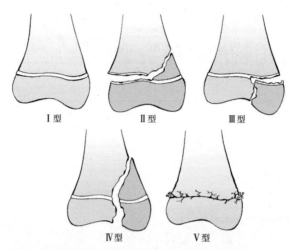

Ⅰ型　　　Ⅱ型　　　Ⅲ型

Ⅳ型　　　Ⅴ型

图 39-2　儿童骺板骨折 Salter-Harris 分型　随着骨折分型的递增，骺板的受伤程度加重，更容易导致生长障碍（引自 Bucholz RW, Heckman JD, Court-Brown C, et al., eds. *Rockwood and Green's Fractures in Adults*. 6th ed. Philadelphia, PA: Lippincott Williams & Wilkins; 2006.）

1. **Ⅰ型**：骨折线穿过骺板。

2. **Ⅱ型**：骨折线穿过骺板和干骺端。

3. **Ⅲ型**：骨折线穿过骺板和骨骺。

4. **Ⅳ型**：骨折发生在干骺端，穿过骺板延伸至骨骺。

5. **Ⅴ型**：骺板挤压伤。

6. 随着骨折程度从Ⅰ型到Ⅴ型的递增，骺板的受伤程度加重，可能引起的生长障碍随之增加。

Ⅲ. **治疗**

A. 由移位情况、骨折类型的稳定性和骨折位置决定。

B. **治疗目标**

1. 解剖复位。

2. 适当固定。

3. 使康复后关节活动度（ROM）最大化。

C. **治疗方案**

1. **闭合复位术和夹板/石膏固定**：对于稳定且容易复位和保持解剖对位的骨折类型有良好的治疗效果，但需要较长的固定时间。

2. **闭合复位和经皮固定术**（"穿针固定"）。

   a. 对于不稳定且容易复位的骨折类型有良好的治疗效果，也需要较长的固定时间。

   b. 某些情况下，穿针固定存在技术性难题。

   c. 偶尔会导致穿针处针孔感染。

3. **切开复位和内固定术**

   a. 对于粉碎性骨折有良好的治疗效果。

   b. 很难使骨关节多发伤部位的骨折愈合。

   c. 技术要求更高，对位几乎不允许有任何误差。

   d. 主要优点是能更早地恢复主动关节活动度。

   e. 主要缺点是更容易出现水肿和关节强直。

4. **外固定术**

   a. 对于有严重污染的开放性骨折以及严重粉碎的关节周骨折有良好的治疗效果。

   b. 可能导致感觉神经炎和针孔感染。

IV. 术后护理

A. 固定时长

1. 取决于骨折的类型、位置和稳定性。

2. 取决于治疗方式［例如：切开复位和内固定术（ORIF）的固定时长短于闭合复位和经皮固定术（CRPP）的固定时长］。

3. 大多数骨折患者 8 周后即可活动。

4. 患者停止使用夹板，以缓慢增加骨折部位的应力。

B. 康复评估

1. **系列 X 线检查**（用于评估骨痂的连续性或是否存在明显的骨折透光区）。

2. **体检**（骨折部位无压痛，代表骨性愈合，需对照 X 线片后确认）。

V. 治疗和进一步干预

A. 骨折固定或手术干预后，进行相关治疗（配合手伤治疗师、物理治疗师或职业治疗师）通常对于恢复关节活动度有良好效果。

B. 对患者的训练应从小幅度活动到被动关节活动度内活动，再到肌力训练活动。

C. 在考虑进入下一步治疗（即：肌腱松解术和关节囊切开术等）前，患者应尽力达到最佳治疗效果。

D. 术前沟通对于控制最终结果预期至关重要。

骨折

I. 指骨骨折

A. 流行病学

1. 指骨骨折十分常见：连同掌骨骨折，占所有骨折病例的 10%。

2. 最常发生在 20 ~ 50 岁。

B. **评估**

1. 评估关节活动度，以及是否旋转不良（剪切）、伸展/屈曲滞后、肿胀和压痛。

2. 手骨折或受伤需要进行手部 X 线检查（三种视图）。

C. **远节指骨骨折**

1. **最常见的手部骨折。**

2. **拇指与中指骨折最常见。**

3. **端粉碎骨折**

  a. 通常是挤压导致的受伤，伴随有甲床撕裂。

  b. **甲下血肿应充分引流，以缓解症状（如果血肿面积大于等于甲床面积的 50%，则需要去除甲板，进行裂伤修复）。**

  c. 粉碎性骨折可能导致骨折不愈合，但无症状。

  d. 如果骨折占骨长度的一半以上，则考虑采用克氏针固定。

  e. 固定通常不超过 3 周，且不包括近端指间关节（PIPJ）。

4. **骨干骨折**

  a. 无移位骨折通常可通过邻近软组织固定，然后采取保守治疗。

  b. 由于甲床裂伤，移位的横向骨折通常为开放性骨折：可通过纵向克氏针固定和甲床修复治疗。

5. **骨骺骨折**

  a. 通常容易被忽视，可能导致儿童手指短缩。

  b. 远节指骨 Salter-Harris Ⅰ型骨折又被称为 "Seymour 骨折"。

  c. 受伤类型可能为开放槌状指畸形：由附着于骨骺的伸肌末端腱和附着于远段的指深屈肌（FDP）形成骨折端背侧成角。

  d. 治疗需要进行清创、骨折复位（外加穿针固定）和甲床修复。

6. **远节指骨背侧关节骨折（Mallet 骨折）**

  a. 伸展过度导致。

  b. 指伸肌腱止点撕脱性骨折。

  c. 治疗

   i. 伸肌夹板治疗 6 ~ 8 周。

   ii. 切开复位和内固定术：用于掌侧半脱位骨折和占关节面 30% 以上的更大范围撕脱。

7. **掌侧关节面骨折（指深屈肌腱撕脱骨折）**

  a. 最常见于环指。

  b. 指深屈肌最大程度收缩时强行伸展手指造成。

  c. **分型（Leddy 与 Packer）**

   i. I型：肌腱收缩至手掌内 A1 滑车近端—肌腱止点重建和夹板治疗。

ii. **II型**：肌腱收缩至近端指间关节（PIP）处—肌腱止点重建和夹板治疗。

iii. **III型**：A4滑车上可见大片骨片撕脱—骨片切开复位内固定术。

iv. **IIIA型**：骨折碎片上指深屈肌同时撕裂—肌腱止点重建和骨片切开复位内固定术。

D. **中节/近节指骨骨折**

1. 稳定骨折和未错位骨折可通过"邻指包扎法"治疗或短时间固定。

2. 治疗结果受很多因素的影响，包括患者年龄、治疗积极性/依从度、合并伤、固定长度和关节受累。

3. 形变或旋转不良评估。

4. 手指固定时间应小于等于4周，以确保最大程度的活动度。

5. **关节骨折**

a. **髁部骨折**

i. 内在不稳定性；最好选择手术治疗。

ii. 可采用横向克氏针固定或拉力螺钉植入。

iii. 双髁骨折或粉碎性骨折通常需要进行切开复位内固定术。

iv. 经常导致近端指间关节僵直，所以早期活动至关重要。

v. 技术要点

a) 闭合复位和经皮固定时，可通过巾钳保持复位。

b) 开放式切口应位于侧束和中心腱之间。

c) 保持中心腱和侧副韧带附着。

vi. 易犯错误：只使用一颗螺钉或一根克氏针固定可能会导致旋转，因此最好采用两个固定点。

b. **指骨头粉碎性骨折**

i. 指骨头粉碎性骨折与软组织损伤相关，最好采用非手术方法治疗。

c. **指骨底骨折**

i. 通常由侧副韧带上的中心腱撕裂导致。

ii. 稳定的关节可通过非手术治疗。

iii. 严重错位骶骨折可能不稳定，需要采用切开复位内固定术治疗。

iv. 可通过骨牵引术或切开复位内固定术治疗粉碎性pilon骨折。

6. **非关节骨折**

a. **指骨颈骨折**

i. 常见于儿童。

ii. 通常采用复位与夹板疗法或克氏针治疗。

iii. 如果闭合复位手术不能复位，则需要采用背侧切口法进行切开复位。

b. **骨干骨折**

i. 有不同解剖分类：横向、斜位、螺旋形和粉碎性骨折。

ii. 由于内部牵拉，近节指骨骨折通常会形成骨折端掌侧成角（图39-3）。

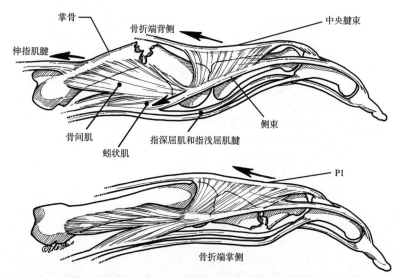

图 39-3 由于相邻肌腱的力,导致掌骨和近节指骨(P1)骨干骨折的典型畸形 掌骨通常存在骨折端背侧畸形;近节指骨骨折通常存在骨折端掌侧畸形(引自 Doyle JR, Tornetta P, Einhorn TA, eds. *Hand and Wrist*. Philadelphia, PA: Lippincott Williams & Wilkins; 2006)

iii. 稳定型骨折应采用掌指关节助伸夹板固定[掌指关节(MP)屈曲和指间关节(IP)伸展],然后采用邻指包扎法治疗。

iv. 不稳定型骨折需要采用克氏针、拉力螺钉或微型板固定。

7. **并发症**

a. 畸形愈合。

b. 骨折不愈合。

c. 近端指间关节伸肌滞后。

d. 感染。

II. **掌骨骨折**

A. **流行病学**

1. 占所有手部骨折的 30%~40%;其中 1/4 为小指掌骨骨折。

2. 掌骨骨折一生发生率为 2%~3%。

3. 事实上,"拳击者骨折"很少发生在拳击者身上,而通常由成骨不佳导致。

B. **评估**

1. 评估关节活动度,以及是否旋转不良(剪切)、伸展/屈曲滞后、肿胀和压痛。

2. 手骨折或受伤需要进行手部 X 线检查(三种视图)。

3. 暂无比较非手术固定法与手术固定法的前瞻研究。

C. **掌骨头骨折**

1. 少见，且通常发生在关节内。

2. 最常见于示指，因为腕掌（CMC）关节无法活动。

3. 超过 25% 关节面或大于 1mm 的关节面塌陷则需要手术治疗。

4. **"搏击伤"：由于紧握拳头击打造成的开放性骨折，需要手术清创。**

D. **掌骨颈骨折**

1. 紧握掌指关节击打固体时造成的常见骨折。

2. 不存在"假性屈曲"或旋转不良时，导致的功能障碍很小或不造成功能障碍。

3. **腕掌关节的活动性和掌指（MCP）过度伸展允许的残余形变。**

   a. 允许示指和中指小于 15° 的形变。

   b. 环指允许 30° ~ 40° 的形变；小指允许 45° ~ 60° 的形变。

4. 根据成角度数和预期复位的稳定性，采用闭合复位术和固定疗法，或者闭合复位和经皮固定术治疗。

5. Jahss 技术：用于缓解掌骨颈骨折，通过被动弯曲掌指关节和指间关节至 90°，然后从背侧推掌骨头以纠正骨折端背侧错位（图 39-4）。

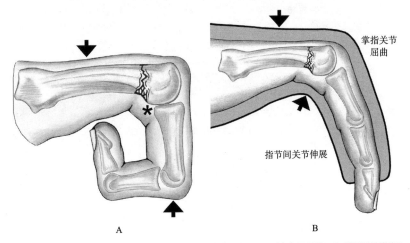

掌指关节屈曲

指节间关节伸展

A   B

图 39-4 掌骨颈骨折的治疗 A. 掌骨颈骨折闭合复位术 Jahss 技术原理图；B. 掌骨颈骨折石膏固定原理图中表示复位部位。注意指间关节的位置（引自 Berger RA, Weiss AC, eds. *Hand Surgery*. Philadelphia, PA: Lippincott Williams & Wilkins; 2004.）

E. **掌骨干骨折**

1. **骨折类型**

   a. **横形骨折**：骨间肌力量导致骨折端背侧形变（图 39-3）。

   b. **斜形骨折**：扭转力导致的骨折，可能导致旋转不良。

   c. **粉碎性骨折**：直接碰撞导致的骨折，可能导致短缩。

2. 治疗

a. **复位和固定术**：可用于大多数骨干骨折、30°伸展手腕、屈曲度大于80°的掌指关节和伸长的指间关节。

b. **闭合复位和经皮固定术**

i. 针可顺行植入或逆行植入，但可能影响指伸肌腱。

ii. 成人应至少植入4周。

c. **切开复位内固定术**

i. 可通过微型板/螺钉(≥2mm)或拉力螺钉固定(如用于长斜形骨折)。

ii. 术后第一天需要开始训练关节主动活动度(AROM)以避免关节粘连/僵直。

3. **手术适应证**

a. **开放性骨折**：需要彻底清创和固定。

b. **多发性骨折**：由于存在邻近骨折，很难达到可接受的复位程度。

c. **不稳定型骨折**：尤其是边缘手指处骨折。

d. **对位对线不良**：不能存在旋转不良，因为它在远端放大，可以接受一些矢状角(环指和小指30°，示指和中指10~20°)。

e. **严重短缩**：意见不一，但一般认为超过3mm的短缩会导致内在的功能障碍。

F. **掌骨底骨折**

1. 示指、中指和环指掌骨底骨折。

a. 由于这些手指在腕掌关节处缺乏活动性，因而比较少见，通常为撕裂伤。

b. 通常可进行保守治疗。

2. 腕掌关节小指骨折错位。

a. 由于小指腕掌关节经常活动，以及小指不受保护，导致该骨折相对比较常见。

b. 由于尺侧腕伸肌止点的变形力导致的掌骨背侧和近端半脱位，导致相对不稳定。

c. 又名"Bennett骨折"或"反向Bennett骨折"。

d. 通常需要闭合复位术和克氏针固定。

G. **拇指掌骨骨折**

1. **关节外骨折**：通常位于骨干中部或上基部。

a. 通常为骨折端背侧成角，由于内收肌、拇短展肌和拇短屈肌的拉力导致远段内收和屈曲。

b. 通常采用拇指固定型夹板进行非手术治疗。

c. 可接受由于腕掌关节活动引起的不超过30°的变形。

2. **关节内骨折**

a. Bennett**骨折**：两段式关节内骨折错位。

i. 由于前斜韧带和拇长展肌在掌骨基底桡侧、近端和背侧的拉力，使拇

　　　指掌骨基底掌面尺侧的一碎骨片残留原位。

　　　ii. 通常通过闭合复位和经皮固定术治疗。

　　　iii. 通过纵向牵引和拇指掌骨基底的压力以及旋前压力，进行复位。

　　b. **罗兰多骨折**—拇指掌骨基底粉碎性骨折。通常需要使用微型板和螺钉进行切开复位内固定术，以恢复关节面。

H. **并发症**

　1. **畸形愈合**：畸形愈合可能导致失去"指关节"，从而影响美观，手指呈爪状伸展或手掌突出，并可能导致抓握痛。

　2. **感染。**

　3. **骨折不愈合**：闭合性损伤中不常见。

　4. **肌腱粘连**：通常由于切开复位内固定术导致。

　5. **内在肌功能障碍**：严重短缩可能引起障碍。

III. **舟骨骨折**

A. **流行病学**

　1. **占所有腕骨骨折的71%。**

　2. 常见于 15～60 岁的（青年至中年）男性。

　3. 10% 为近端骨折；70% 为腰部骨折；10% 为远端骨折。

B. **相关解剖学**

　1. **外形**：舟骨通常被关节软骨覆盖；其名源于希腊语"skaphos"，意为"舟形"。

　2. **关节**：舟骨跨两个腕骨，因此活动性较小；舟骨与大多角骨、小多角骨、桡骨、月骨和头状骨连接。

　3. **血液供应**

　　a. 由桡动脉的掌浅弓和腕背分支向舟骨远端供血。

　　b. **骨内微血管逆行以实现近端供血。**

　　c. 穿舟骨腰骨折可危及近端供血：多达 1/3 的病例中，该骨折导致了近端片段缺血坏死（AVN）。

C. **评估**

　1. **体检**

　　a. 解剖学鼻烟窝压痛检查灵敏度高（约 90%），但不明确。

　　b. 沃森试验更明确（将手腕从尺侧移动到桡侧偏移时，远端结节处手掌受压有压痛）。

　　c. 腕屈曲和桡侧偏移时手舟骨屈曲。

　2. **成像**

　　a. **手腕 X 线片**："舟骨位片"的标准胶片（手腕尺侧偏移正位片）。

　　b. **计算机断层（CT）扫描**：对舟骨骨折的检验比 X 线更灵敏。术后可有效评估骨性愈合。

　　c. **骨扫描**：能在受伤后 72 小时内检查出隐匿性骨折，比 CT 和磁共振成像性价比高，但解剖学详细信息少。

    d. **磁共振成像（MRI）**：可有效检查隐匿性骨折和骨挫伤，同时可评估近端血管分布。也可评估韧带损伤。

D. **治疗**

1. 所有疑似受伤部位均应使用拇指固定型夹板/石膏，以防止错位并尽可能减少骨折不愈合的可能性。

2. 若检查结果显示受伤，但 X 线未检查出，则在 10~12 天内重新拍片检查。

3. **远端骨折**

    a. 高骨折愈合率。

    b. 可通过 6~8 周短臂石膏治疗。

4. **无移位舟骨腰部骨折**

    a. 非手术治疗通常需要固定 12 周，或直至 CT 检查发现骨愈合（6 周长臂石膏、6 周短臂石膏治疗），可达到约 90% 的愈合率。

    b. 切开复位内固定术：能更早地恢复关节活动度，高要求职业首选。

5. **近端骨折：由于不愈合率较高（接近 90%），无法通过非手术方式进行可靠治疗；应采用切开复位内固定术治疗。**

6. **不稳定型骨折采用切开复位内固定术治疗。**

注意：

    a. 位移超过 1mm 的骨折。

    b. 弓背畸形—舟状骨内角大于 35°，通常需要采用掌侧切口法。

    c. 粉碎性骨折。

    d. 月骨周围骨折 - 脱位。

E. **并发症**

1. **骨折不愈合**

    a. 定义为 6 周后还未愈合。

    b. 风险因素包括近端骨折、延迟诊断超过 4 周和移位性骨折。

    c. 将导致舟骨不愈合以及手腕严重塌陷以及关节炎。

    d. 治疗—若无关节炎迹象，则采取切开复位内固定术以及骨移植术；否则，采用抢救措施，例如：近端腕骨切除术、腕关节部分融合术和全腕关节融合术。

2. **畸形愈合**

    a. 通常能愈合，但存在骨折端背侧成角（弓背畸形）。

    b. 导致背侧夹层段性不稳定和关节炎。

3. **缺血性坏死**

    a. 通常发生于近端骨折，所以通常采用切开复位内固定疗法。

    b. X 线片上表现为近端片段硬化。

    c. **磁共振成像是最灵敏和明确的检查。**

d. 治疗—如果未发现关节炎迹象，则采用带血管骨移植术（第一、二伸肌室间支持带上动脉瓣 - 股骨内侧游离骨瓣 - 旋前方肌瓣）。

4. **创伤性关节炎**

a. 畸形愈合和骨折不愈合导致。

b. 可通过抢救性措施治疗，例如：近排腕骨切除术、四角融合术和全腕关节融合术。

IV.其他腕骨骨折

A. 罕见伤，占所有骨折的 1%～2%。

B. 通常为跌倒时用手臂支撑身体造成的受伤。

C. **月骨骨折**

1. **发生率**占所有腕骨骨折的 1%～6%［6% 中包括月骨坏死（Kienbock's 病）］。

2. **致病原理**通常为腕部过度伸展。

3. 50% 伴随桡骨、头状骨和掌骨骨折。

4. **诊断**需要高度怀疑：普通 X 线片可能检查不出骨折，但 CT 可以。

5. **治疗**

a. 无移位骨折：石膏固定。

b. 移位骨折—切开复位内固定术。

6. **月骨坏死**

a. 缺血性坏死导致月骨塌陷：月骨软化。

b. **病因**仍无法确定。

c. 最常见的患病人群是从事重力劳动的 18～40 岁男性。

d. **可能是多因素导致的**，比如重复性微创伤、机械性易染病体质、血管因素均有影响。

e. **自然病史**涉及断裂、塌陷、腕骨排列不齐和关节病。

f. **尺骨负变异**

i. Hulten（1928 年）发现，23 名月骨坏死患者中有 78% 存在尺骨负变异，而 400 只正常人腕中有 23% 存在尺骨负变异。

ii. Chung（2001 年）的 Meta 分析称，现有资料不足以得出此结论。

g. **诊断**

i. 症状包括疼痛、肿胀和握力弱。

ii. 一般未见具体的严重创伤，但是一般可见几种损伤。

iii. X 线片可见：月骨塌陷、腕关节不稳（头月骨塌陷）和尺骨负变异。

iv. CT、MRI 更灵敏。

h. **治疗**

i. 第 1 阶段：石膏固定 ± 非甾体抗炎药（NSAID），为期 1～3 个月。

ii. 第 2 阶段：石膏拆除试验，但是如出现月骨骨折，手术次数需增多。

  iii. 第 3 阶段：桡骨短缩或尺骨延长，舟骨一大、小多角骨融合术，带血管骨移植。

  iv. 第 4 阶段：桡腕骨或全腕骨关节固定术。

D. **三角骨骨折**

 1. **除舟骨骨折外，是最常见的腕骨骨折。**

 2. 大多数是背侧骨皮质断裂，采用固定术治疗 4 ~ 6 周。

 3. 病因是尺侧偏移导致的撞击 / 过伸性损伤。

E. **大多角骨骨折**

 1. 这种骨折的出现原因通常是摔倒时拇指着地，掌骨基底对大多角骨形成了压迫。

 2. 需要进行切开复位内固定术治疗。

F. **头状骨骨折**

 1. 可以是孤立骨折，但是更常见的是整个边缘弧的部分损伤。

 2. 舟头状骨骨折综合征：经舟骨经头状骨月骨周围骨折脱位，一般会导致近端头状骨 180° 旋转，还可能出现缺血性坏死。

V. **桡骨远端骨折**

A. **流行病学**

 1. 桡骨远端骨折（DRF）是人体中最常见的骨折。

 2. 受伤情况呈双峰分布，年轻男性多出现高能量损伤，而年老女性多出现骨质疏松性骨折［因伸展位跌倒手腕着地（FOOSH）导致］。

 3. 占急诊科（ED）治疗的所有骨折病例的 17%，占前臂骨折病例的 75%。

 4. 此类骨折最常见于 6 ~ 10 岁人群和 60 ~ 70 岁人群中。

B. **解剖学**

 1. 桡骨远端有 3 个凹关节面，分别是：舟状窝、月状窝、乙状切迹（图 39-5）。

 2. 在正位 X 线摄片中关节面具有 22° ~ 23° 桡骨尺偏角或倾斜角。

 3. 在侧位 X 线摄片中关节面具有 11° 掌倾角或掌侧角。

 4. 尺骨变异范围较大，但是平均为 –1mm（图 39-6）。

 5. 桡骨背面凸起，作为伸肌的支点。

 6. 桡骨背侧结节是拇长伸肌（EPL）的支点。

 7. 正常腕关节运动。

  a. 120° 屈曲 / 伸展。

  b. 50° 桡侧 / 尺侧偏移。

C. **病史和体检**

 1. 常见病史即伸展位跌倒，手腕着地导致腕部朝手背部屈曲并受压。

 2. 体检会发现压痛、肿胀和畸形，即"餐叉状畸形"。

 3. 评估急性腕管综合征复位前后的正中神经症状。

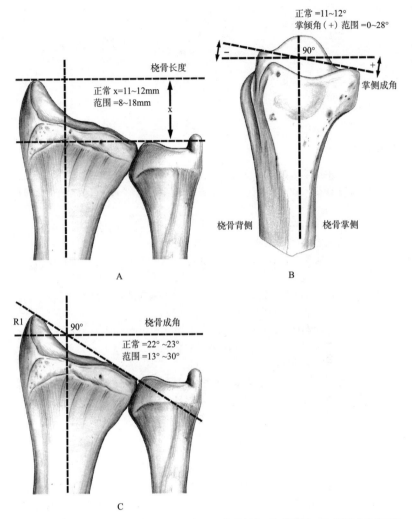

图 39-5　正常未受伤桡骨远端射线标记测量　A. 桡骨长度；B. 掌倾角；C. 桡骨成角（引自 Berger RA, Weiss AC, eds. *Hand Surgery*. **Philadelphia, PA: Lippincott Williams & Wilkins; 2004. ）**

D. 放射学评估

1. **正位／斜位／侧位 X 线摄片**：所有腕部损伤的标准摄片。可诊断出大多数桡骨远端骨折。

   a. **正位**：桡骨尺偏角（大约 23°）；桡骨长度（10 ~ 12mm）、尺骨变异、乙状切迹和桡腕关节相称。

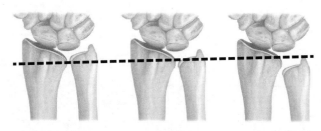

尺骨正变异　　　　尺骨零变异　　　　尺骨负变异

图 39-6 尺骨变异

    b. **侧位**：掌侧角（11°）、泪滴角（70°）、背侧粉碎程度。

  2. **平扫 CT**：使用较少；仅用于更好地评估关节受累情况或检查复杂腕部损伤。

 E. **分型体系和命名法**

  1. **以人名命名**：仅具有历史意义（图 39-7）。

    a. **柯莱斯骨折**（Colles' fracture）：关节外骨折，伴有背侧粉碎和骨折端掌侧畸形。

    b. **史密斯骨折**（Smith's fracture，**与柯莱斯骨折相对**）关节外骨折，伴有骨折端背侧畸形。

    c. **巴顿骨折**（Barton's fracture）：关节内切骨折、桡腕关节骨折脱位。

    d. **Chauffeur 骨折**：关节内桡骨茎突骨折，以 Chauffeur 命名，他在启动手动杆时受到回火伤害。

  2. **分型体系**：目前有很多分型体系，如 AO、Frykman、Universal/Mayo 等。

    a. 分型体系未获得公认，因此无法轻易地建立起联系。

    b. 所有现有分型方案无法方便交流或为预后提供资料。

 F. **治疗**

  1. **一般原则**

    a. 治疗目标是解剖复位，维持腕部的生物力学。

    b. 稳定和复位决定了治疗是否有效。

    c. **手术适应证**

     i. 关节面塌陷 >1mm。

     ii. 桡骨短缩 >5mm。

     iii. 背侧倾角 >20°。

     iv. 大面积粉碎。

     v. 开放性骨折。

  2. **初期治疗与复位**

    a. 从腕背侧骨折部位注入 10ml 1% 利多卡因，进行血肿部位局部麻醉；可选择采用苯二氮䓬进行肌肉放松。

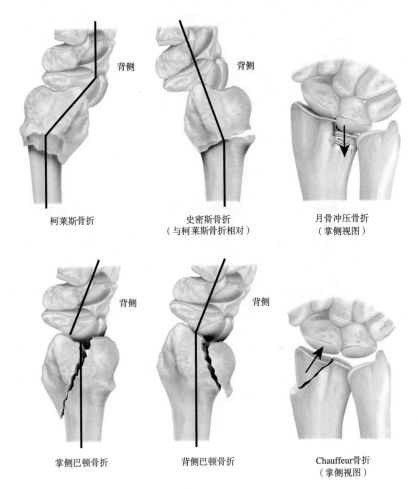

图 39-7 各种桡骨远端骨折及对应的人名命名

    b. 让患者将手放在"指夹"中，并施加（2.3 ~ 4.5kg）牵引重量对抗骨折部位；使其肩膀外展 90°，肘部弯曲 90°。

    c. 重建损伤机制以消除影响，然后将远段往反方向推，使骨折复位。

    d. 安装夹板；传统采用"糖钳"夹板，但是这种夹板无法用于不稳定型骨折。

    e. 需要拍摄复位后 X 线片。

3. 闭合复位固定术

    a. 闭合治疗最大的难度在于维持复位状态，大约 60% 的骨折在石膏固定后仍会发生移位。

b. 这种治疗对复位较好的未发生移位或移位较小的骨折有用。

c. 每周需拍摄一次 X 线片关注病情，以评判是否出现了复位失败。可容许出现 0 ~ 11°掌侧角、桡骨短缩 5mm、关节不相称 1mm。

d. 2 ~ 3 周时可换成模塑好的短臂石膏

4. 闭合复位和经皮克氏针内固定术

a. 适用于可复位型关节外骨折和单纯关节内骨折，无干骺端粉碎，但骨质良好。

b. Kapandji 技术：经皮克氏针固定技术，其中采用 0.062 英寸克氏针复位并固定骨折部位。

c. 这种治疗技术可能导致针道感染、复位失败或感觉神经炎。

5. 外固定

a. 适用于开放性骨折、撞击性关节骨折和伴有严重粉碎的干骺端骨折。

b. 手术时，可选择进行或不进行桡腕关节桥接。

c. 通过小切口将针插入骨折部位任意一侧，然后与外部装置固定好。

d. 小心处理骨折部位，避免过度撑开，因为这会导致手指僵硬和骨折愈合延后。

6. 切开复位内固定术

a. 切开复位内固定术因其掌侧钢板固定的方便性而越来越受欢迎。

b. 适用于不稳定型骨折（如上所述）。因为切开复位内固定术后，患者关节活动度提前恢复，其他类别的骨折也可考虑采用这种治疗方式。

c. 其他治疗方案还包括背侧切口法、针对骨折碎片的钢板法和掌侧锁定钢板法。

d. 掌侧切口法：沿着桡侧腕屈肌腱鞘桡骨面切入前臂筋膜，牵拉开拇长屈肌，然后在旋前方肌处切开一个弯形切口，露出骨折部位。

e. 背侧切口法：切口经第三伸肌间隔底部，方便看清关节内情况。

G. 相关损伤

1. 正中神经失用症：通常随着骨折复位会有所改善。

2. 骨筋膜室综合征—不足 1% 的桡骨远端骨折会导致骨筋膜室综合征，通常是因为高能量机制。

3. 尺骨茎突骨折：只要桡腕关节远端稳定，通常影响很小；除非有三角纤维软骨复合体损伤，通常无骨折不愈合症状。

4. 韧带损伤：通常会损伤腕关节韧带，如舟月骨间（SL）韧带。

H. 并发症

1. 畸形愈合：常见于保守治疗的粉碎性骨折；可能导致尺腕压迫、无力、关节活动度减小；可采用截骨矫正术和骨移植术进行治疗。

2. 骨折不愈合：一般不常见，除非外部固定器过度撑开；采用切开复位内固定术和骨移植术进行治疗。

3. **肌腱断裂**：最常见的是第三背侧间隙内拇长伸肌磨损性断裂；采用示指固有伸肌移植法对拇长伸肌进行治疗。

4. **创伤性关节炎**：有症状的关节炎发病率尚不可知；但是大于 1mm 的关节面塌陷则会导致影像性关节炎，该病大多是无症状的。

5. **复杂的局部疼痛综合征。**

脱位和韧带损伤

I. **指骨脱位**

A. **远端指间关节（DIPJ）脱位**

1. 通常背侧脱位是由于过伸性损伤导致的。

2. 治疗

a. **简单（可复位）**

i. 掌骨的闭合复位：拉伸远端指间关节，然后往背侧推动中节指骨骨节。

ii. 检查 X 线片，确认关节是否相称，并排除相关骨折；需用夹板固定 2 周。

b. **复杂性（不可复位）**

i. 需要采取切开复位术。

ii. 导致不可复位的可能原因包括深肌腱（意味着至少有一条侧韧带断裂）、掌板或脱位关节骨折碎片的嵌入。

B. **近端指间关节（PIPJ）脱位**

1. **解剖学**

a. 正常情况下可屈曲 100° ~ 110°。

b. **韧带稳定**

i. 外侧副韧带：插入中节指骨的掌板和掌底。

ii. 掌板

a）形成了关节底，由侧副韧带向两侧延伸。

b）防止关节过伸。

c）有助于外侧稳定。

2. **背侧脱位**

a. 比掌侧脱位更常见。

b. 通过 X 线可发现远端掌板止点部位的撕脱性骨折。

c. **背侧脱位分型**

i. **I 型**：过度伸展时，锁定中节指骨的掌板局部或整体撕脱。

ii. **II 型**：整体中节指骨背侧脱位，伴有掌板撕脱以及侧副韧带严重撕裂。

iii. **III 型**：骨折脱位，伴有手掌中节指骨以及掌板撕脱性骨折。

a）脱位面积小于 40% 掌侧关节面：稳定。

b）脱位面积超过 40% 掌侧关节面：不稳定，如不采取切开复位术则难以复位。

d. 治疗

    i. 进行掌骨的闭合复位，沿着近端指骨背侧，平移中节指骨底。

    ii. 对 I 型和 II 型以及稳定 III 型的治疗：采用 30° 背侧固定夹板或利用邻指包扎法固定 3 周，并进行早期关节活动度训练，进行闭合复位。

    iii. 对不稳定 III 型的治疗：采用背侧固定夹板固定，进行不稳定型复位治疗，屈曲角度比复位缺少的角度大 20°。

        a）对于粉碎性骨折，可能需要进行动态骨牵引术治疗。

        b）对于较大的骨折碎片，需采用切开复位内固定术，并利用拉力螺钉或克氏针固定。

        c）如果切开复位内固定术后无法确保为期 3 周的固定，则需要采用掌板关节成形术。

e. 手指之间旋转畸形可能意味着中央腱束和侧束之间的中节指骨发生了移位。

3. 掌侧脱位

a. 如果在轻微受阻时，中节指骨无法灵活伸展，则表明发生了中央腱束断裂。

b. X 线检查可能发现中节指骨背侧（中央腱束止点）的撕脱性骨折。

c. 治疗

    i. 纵向牵引和屈曲近端指间关节，进行闭合复位。

    ii. 复位后，必须评估近端指间关节的伸展性。

        a）如果中央腱束完好：则采用邻指包扎法进行固定，并进行早期关节活动度训练。

        b）如果中央腱束断裂：则按照中央腱束断裂进行治疗（见第 40 章）。

4. 近端指间关节骨折—脱位

a. 治疗

    i. 稳定型近端指间关节，小于 30% 关节面受累：采用伸展性固定夹板。

    ii. 不稳定型近端指间关节，超过 30% 关节面受累：采用切开复位内固定术。

    iii. 粉碎性骨折：采用掌板关节成形术或部分钩骨关节成形术。

5. 并发症

a. 所有近端指间关节损伤可能导致严重关节僵硬，因此应尽早进行主动关节活动度训练。

b. 韧带损伤可能导致长期关节不稳定。

II. 掌指关节（MPJ）脱位

A. 解剖学

1. 掌板

a. 通过掌骨深横韧带的侧向支撑，可以稳定相邻掌指关节（MCPJ）。

  b. 近端指间关节和远端指间关节的关节底。

 2. **凸轮效应：侧副韧带弯曲时绷紧，伸展时放松。**

B. 背侧脱位更常见；通常累及桡侧手指。

C. 评估

 1. **简单（可复位）**：明显畸形，伴有明显的掌指关节过伸。

 2. **复杂性（不可复位）**

  a. 畸形不明显；掌指关节只是轻微过伸。

  b. **无法复位因为掌板嵌入关节面之间或掌骨头被卡在蚓状肌（桡侧）和屈肌腱（尺侧）之间（又称"扣眼"效应）造成。**

D. 治疗

 1. **简单脱位**

  a. 通过稍稍过度伸展掌指关节，然后利用近端压力将近节指骨推向掌骨头。如果仅依靠纵向牵引力，可能会导致可复位脱位变成不可复位脱位。

  b. 复位后，采用夹板固定掌指关节，弯曲 50°~70°，维持 1 周，然后采用邻指包扎法包扎。

 2. **复杂脱位**：通常需要通过背侧或掌侧切口进行切开复位。

  a. **背侧切口法：比较简单，只需要纵向切开掌板，使掌骨头穿过掌板。**

  b. **掌侧切口法：注意位于切口部位皮肤正下方的指神经，应将神经往掌侧拨开；可看见所有受累结构。**

III. 拇指韧带损伤

A. 尺侧副韧带（UCL）损伤

 1. **急性断裂："滑雪者拇指"**

  a. 因拇指掌指关节受外力时出现的桡侧偏移导致。

  b. Stener 病变

   i. 发生时一般伴有尺侧副韧带完全断裂。

   ii. **内收肌腱膜嵌入韧带断端与远端之间。需要进行手术治疗。**

 2. **慢性功能障碍："猎人拇指"。**因多次桡侧偏移导致，最终会引起尺侧副韧带松弛。

 3. **体检/诊断**

  a. 如果掌指关节尺骨面有压痛感，应怀疑是否患病。

  b. **桡侧偏移松弛度超过 45°，或与对侧相比，偏移超过 15°，则意味着尺侧副韧带完全断裂。**

  c. 超声波有助于检查部分与完全撕裂。

 4. **治疗**

  a. **部分撕裂**，伴有掌指关节尺侧偏移，可采用拇指人字形石膏进行治疗。

  b. **完全撕裂**可采取保守治疗，但是通常需要确保手术固定：采用克氏针对带有轻微尺骨偏移的掌指关节进行固定，并采用缝合锚钉修复尺侧副韧带。

B. **桡侧副韧带损伤**

1. 这种损伤比较少见，对患者的影响有限，因为拇指无须太多的桡侧稳定性，而且捏紧动作会对尺侧副韧带造成压力。

2. 采用夹板／石膏保守治疗。

IV. **腕骨脱位**

A. **概述**

1. 一共有 7 块腕骨（不包括豌豆骨——尺侧腕屈肌腱内的一块籽骨）。

2. **腕部韧带**

a. **固有韧带**

i. 连接每一排腕关节内的腕骨。

ii. 最重要的是舟月骨间（SL）韧带和月三角骨间（LT）韧带。

b. **外源性韧带**

i. 连接两排腕骨（跨越腕横关节）。

ii. 掌侧外源性韧带比背侧外源性韧带强健。

3. **腕骨脱位很少见**，只占腕骨损伤的 5%。

B. **运动学**

1. 腕部运动很复杂，主要发生在桡腕和腕骨间界面。

2. 近侧排腕骨收紧时，向腕部桡侧偏移；伸展时，向尺侧偏移。舟月骨间韧带和月三角骨间韧带断裂会导致功能受损。

C. **月骨损伤**

1. 月骨周围韧带无法动作会逐渐导致月骨损伤。

a. **第 I 阶段**：手舟骨骨折或舟月骨间韧带撕裂。

b. **第 II 阶段**：月头状骨间韧带撕裂。

c. **第 III 阶段**：月三角骨间韧带撕裂（远端月骨周围脱位）。

d. **第 IV 阶段**：远端桡月骨间韧带撕裂（背侧月骨脱位）。

2. **大弧损伤**（涉及腕骨骨折）

a. 合并发生月骨骨折和月骨周围脱位。

b. 当损伤累及穿过周围骨质结构的月骨周围大弧，会发生骨折。

c. **经舟骨月骨周围脱位**

i. 最常见的一种较大弧形损伤。

ii. 及时治疗：采用闭合复位法并使用夹板，尽可能减轻对神经与血管结构的损伤。

iii. 根治方案：采用切开复位内固定术以及背侧切口法进行韧带修复，采用克氏针固定脱位复位位置，并在舟骨周围设置加压螺钉。

d. **经桡骨茎突月骨周围骨折／脱位**

i. 及时治疗：闭合复位和夹板固定。

ii. 根治方案——切开复位内固定术。

3. 小弧损伤（只是韧带损伤）

a. 及时治疗

    i. 尝试采用闭合复位法并设置夹板，尽可能减轻对神经与血管结构的损伤。

    ii. 掌侧月骨脱位需要进行切开复位术。

b. 根治方案

    i. 通过背侧（第三和第四间隔）和掌侧（通过腕管）切口法进行切开复位内固定术。

    ii. 修复掌侧韧带损伤。

    iii. 采用克氏针将舟骨、月骨和头状骨固定到各自的解剖位置。

    iv. 8~12周后方可拆除克氏针。

c. 手术治疗结果

    i. 60%患者的对侧手腕可以运动。

    ii. 75%患者的对侧手腕恢复了握力。

要点总结

1. 通过位置、骨折类型和移位而非分型方案描述骨折。

2. 无论是在急诊科还是在手术室（OR），目标始终是解剖复位。

3. 对于骨折患者，必须进行固定，以确保愈合，但固定时间过长会导致僵硬，因此时间控制必须准确。

4. 在最初受伤后，应与患者讨论长期僵硬以及创伤后关节炎的可能性，以便患者了解到这是因为损伤本身导致的而非治疗引起的结果。

要点问答

1. 什么结构能确保近端指间关节的稳定性？

    外侧副韧带和掌板。

2. 在贝内特骨折（Bennett's fracture）中，哪种肌腱导致拇指掌骨发生了近端迁移？

    拇长展肌。

3. 舟骨弓背畸形是什么？

    舟骨腰部骨折后骨折端背侧成角。

4. 骨干骨折时小指掌骨允许的成角大小是多少？

    40°~45°。

推荐阅读

Chung KC, Watt AJ, Kotsis SV, Margaliot Z, Haase SC, Kim HM. Treatment of unstable distal radial fractures with the volar locking plating system. *J Bone Joint Surg Am.* 2006; 88（12）:2687-2694. PMID: 17142419.

Hastings H 2nd. Unstable metacarpal and phalangeal fracture treatment with screws and plates. *Clin Orthop Relat Res.* 1987;（214）:37-52. PMID: 3791758.

Henry MH. Distal radius fractures: current concepts. *J Hand Surg Am*. 2008;33（7）:1215-1227. PMID: 18762124.

Kuo CE, Wolfe SW. Scapholunate instability: current concepts in diagnosis and management. *J Hand Surg Am*. 2008;33（6）:998-1013. PMID: 18656780.

Medoff RJ. Essential radiographic evaluation for distal radius fractures. *Hand Clin*. 2005;21（3）:279-288. PMID: 16039439.

Page SM, Stern PJ. Complications and range of motion following plate fixation of metacarpal and phalangeal fractures. *J Hand Surg Am*. 1998;23（5）:827-832. PMID: 9763256.

Rozental TD, Blazar PE. Functional outcome and complications after volar plating for dorsally displaced, unstable fractures of the distal radius. *J Hand Surg Am*. 2006;31（3）:359-365. PMID: 16516728.

Wolfe SW, Hotchkiss RN, Pederson WC, Kozin SH. *Green's Operative Hand Surgery*. 6th ed. New York Elsevier; 2011.

肌腱损伤和肌腱炎

基础知识

I. **结构**

  A. 肌腱是牢固致密均匀的结缔组织结构，它将肌肉附着于骨骼上。

  B. 肌腱由长胶原原纤维构成，其是由蛋白聚糖基质中的一种特化成纤维细胞——肌腱细胞生成的。

    1. 1型胶原→纵束→原纤维→肌束→肌腱。

  C. 腱内膜

    1. 由疏松蜂窝组织组成。

    2. 环绕各个肌束，对血管、淋巴和神经具有支撑作用。

    3. 近端与肌束膜相连，远端与骨膜相连。

  D. 滑膜鞘内肌腱被外层纤维层（即腱外膜）包围，而肌腱鞘外的肌腱被疏松结缔组织（即腱周组织）包围。

  E. 腱外膜和腱周组织具有大量细胞和血管，并且与腱内膜连接。

  F. 腱鞘是内含滑液的管，起于骨膜，并且从远端掌横纹延伸至远端指间（DIP）关节。

    1. 提供滑液，减少滑动时的摩擦。

    2. 一般来说，在关节周围会产生大幅度转角的肌腱［如指浅屈肌（FDS）、指深屈肌（FDP）和拇长屈肌（FPL）］被滑膜鞘包围。

    3. 直线运动的肌腱［如桡侧腕长伸肌（ECRL）］被腱周组织包围，不包含在腱鞘内。

II. **屈肌腱解剖**

  A. 指浅屈肌、指深屈肌和拇长屈肌使拇指和其他手指能够弯曲。

  B.（示指和中指的）指浅屈肌、拇长屈肌和（环指和小指的）指深屈肌受正中神经支配。

C. 环指和小指的指深屈肌受尺神经支配。

D. 屈肌腱分为五大区域（图 40-1）。

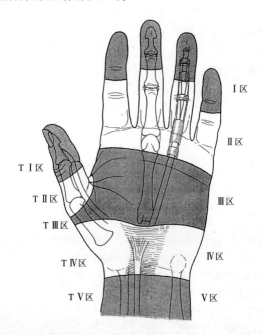

图 40-1 屈肌腱分区 T 代表拇指

E. 指浅屈肌可使近端指间（PIP）关节屈曲。

  1. 在腕部，中指和环指的指浅屈肌在小指和示指的指浅屈肌外侧。

  2. 在掌骨头位置，肌腱由两条腱束组成。

  3. 这些腱束从背侧和外侧围绕在指深屈肌腱周围，并在坎珀尔交叉（"Camper chiasm"）处重新汇入指浅屈肌腱深处，并分为两个腱束插入中节指骨掌侧面。

III. 指伸肌腱解剖

A. 受桡神经支配。

B. 指伸肌腱由九大分区组成（图 40-2）。

C. 在伸肌支持带下，伸肌分为六大间隙（图 40-3）。

D. 腱结合

  1. 指总伸肌（EDC）肌腱之间的可变性纤维交叉连接，在掌指（MP）关节近端手部背侧发出并插入。

  2. 由于腱结合能够向邻近肌腱移动，因此可能导致误诊为接合部近端伸指肌腱损伤。

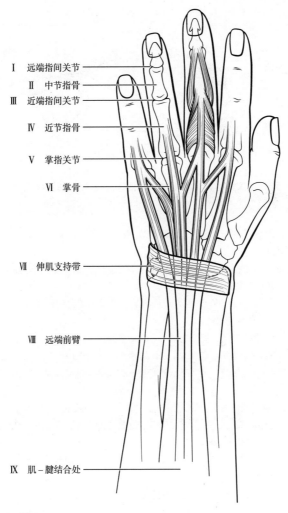

Ⅰ　远端指间关节

Ⅱ　中节指骨

Ⅲ　近端指间关节

Ⅳ　近节指骨

Ⅴ　掌指关节

Ⅵ　掌骨

Ⅶ　伸肌支持带

Ⅷ　远端前臂

Ⅸ　肌–腱结合处

图 40-2　伸指肌腱分区

E. 内在肌

1. 受尺神经支配。

2. 掌侧骨间肌（3）。

　　a. 收拢手指，屈曲掌指关节。

　　b. 当掌指关节屈曲时，指间关节（IP）背伸。

3. 背侧骨间肌（4）。

　　a. 舒展手指，屈曲掌指关节。

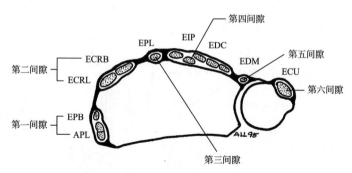

图 40-3 腕背侧间隙 APL—拇长展肌；ECRB—桡侧腕短伸肌；ECRL—桡侧腕长伸肌；ECU—尺侧腕伸肌；EDC—指总伸肌；EDM—小指伸肌；EIP—示指固有伸肌；EPB—拇短伸肌；EPL—拇长伸肌

    b. 当掌指关节屈曲时，指间关节。

F. 伸肌结构

  1. 复杂的结构，加上 EDC（与示指固有伸肌 [EIP] 和小指伸肌 [EDM]）、蚓状肌腱和骨间肌腱的作用。

  2. 指伸肌（ED）在掌指关节处展开，形成伸肌腱帽，然后分成中央腱束（CS）和两条侧腱束。

    a. 中央腱束插入中节指骨底，辅助指间关节伸展。

    b. 侧腱束因蚓状肌（L）和骨间肌（IO）的作用，形成了侧束（LB），继续向远端延伸插入远节指骨底，作为终端肌腱，为远端指间关节提供伸展性。

    c. 侧束通过三角韧带（TL）在中节指骨背侧固定。

  3. 斜支持韧带（ORL）将掌面指纤维鞘与连接近端指间关节和远端指间关节的伸肌扩张部相接。

  4. 横向支持韧带（TRL）防止侧束在近端指间关节伸展时发生过度背侧移位。

  5. 矢状束（SB）和掌板间韧带（IVPL）一起，起自掌指关节位置，汇入伸肌腱帽，集中掌指关节上的伸肌腱，有助于预防侧向半脱位。

IV. 滑车解剖

  A. 一般注意事项

    1. 滑车是沿屈肌鞘分布的筋膜增厚组织。

    2. 使肌腱保持靠近指骨的状态，防止肌腱在弯曲时发生弓弦现象，从而改善屈肌腱的生物力学。

  B. 手指：环形（5）和交叉（3）滑车

    1. 环形滑车（A）

      a. 奇数滑车位于掌指和指间关节的掌板上。

      b. 偶数滑车位于近节和中节指骨的骨膜。

    c. **在生物力学上，A2 和 A4 是防止弓弦现象最重要的滑车。**

  2. **交叉滑车（C）位于环形滑车之间。**

    a. 比环形滑车更薄、可压缩，生物力学重要性相对较小。

    b. C1 位于滑车 A2 与 A3 之间，C2 位于滑车 A3 与 A4 之间，C3 位于滑车
A4 与 A5 之间。

C. **拇指：环形（2）和斜形（1）滑车。**

  1. **环形滑车：** 掌指关节的 A1 滑车和指间关节的 A2 滑车。

  2. **斜形滑车：** 是拇内收肌附着的延伸，位于 A1 和 A2 滑车之间，是防止拇指
出现弓弦现象最重要的滑车之一。

V. **肌腱营养**

  A. **无鞘**

    1. 无鞘肌腱被腱周组织包围，人们认为这种肌腱是有血管肌腱。

    2. 从肌束膜中血管延伸出来的血管进入骨附着处以及肌腱沿线多个点，这些
血管通过纵向毛细血管系统汇合。

  B. **有鞘**

    1. 在肌腱鞘内，血供源于肌束膜中的血管，位于骨附着处并通过肌腱沿线各
个离散点处被称为腱纽的"腱系膜"管供血（图 40-4）。

    2. 滑液含有丰富的蛋白质和透明质酸，可以提供额外的肌腱营养。

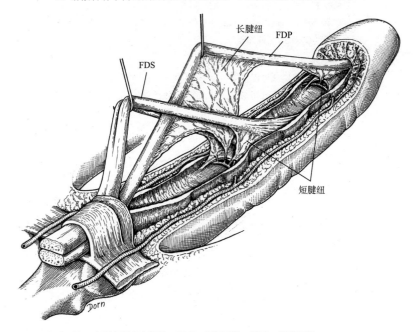

图 40-4 长腱钮和短腱钮的解剖结构 FDP—指深屈肌；FDS—指浅屈肌

3. 人们认为有鞘肌腱是无血管肌腱。

4. 腱纽之间的区域是分水带，分水带通过滑液扩散获取营养。

VI. **肌腱愈合**

A. **肌腱愈合阶段**

1. **炎症（第1周）：分泌物**浸润受伤肌腱，细胞增殖，部分肌腱被巨噬细胞清除。

2. **增殖（第2~4周）：**开始长出毛细管芽，成纤维细胞也出现了，随机生成胶原。

3. **重构（第2~6月）：**胶原纤维的纵向组织与应力一致。

B. **对于无鞘肌腱，**来自腱周组织的成纤维细胞和毛细管芽迁移到受伤部位。

C. **有鞘肌腱**具有对内和对外的愈合能力。

1. **对外：**成纤维细胞从腱鞘中迁移到受伤部位（也形成粘连）。

2. **对内：**肌腱细胞在迁移时可以跨越相近末端，并利用滑液中的营养物质来愈合。

修复时间

I. **一期修复（<24小时）**

A. 通常不需要紧急修复。

B. 一期修复的禁忌证包括缺乏稳定的软组织覆盖、严重污染、感染和人咬伤。

C. 在清洁的条件下，可以在急诊室修复伸肌腱撕裂伤。然而，所有屈肌腱损伤应在手术室（OR）内完成修复。

II. **延迟性一期修复（1~14天）**

A. 如果不做切口伤口就可以暴露，则考虑延迟进行一期修复。

B. 如果在第一周内完成一期修复，结果类似。

C. 1周后粘连的风险会增大。

D. 一般来说，感染严重的伤口选择此方案更好。

III. **二次修复（>2周）**

A. 理想情况下，应在肌肉显著短缩前进行修复，肌肉短缩通常发生在3周后。

B. 对于功能独立的肌肉（如EPL），需要尽早进行修复，因为此类肌肉收缩速度会比具有共同肌腹的肌腱更快。

C. 如延迟更长，则会导致组织水肿和肌腱软化。

D. 如果肌腱端不容易连接，则需要采取下述技巧。

1. 逐渐持续牵引近段，延长收缩肌小节。

2. 在肌肉肌腱结合处进行部分延长，使其额外增加长度1~1.5cm。

肌腱移植

I. **一期肌腱移植**

A. 只适用于屈肌鞘和滑车完好无损、软组织覆盖稳定，且被动运动的患者完全存在。

B. **适应证**

1. 节段性肌腱损伤。

2. 伴有屈肌腱横断的易忽视的手指撕裂伤。

3. 由于肌腱端回缩，无法进行延迟性一期修复。

4. 指深屈肌撕脱。

5. 屈肌腱修复失败。

II. **二期肌腱移植**

A. 如果不符合上述初次肌腱移植的要求，并且炎症在消退（损伤后 3 ~ 4 周），则首选进行分期重建。

B. 适用于严重软组织挛缩，屈肌腱腱鞘或滑车不全，或肌腱修复会引起破裂、感染或其他软组织问题并发的情况。

C. **第一期**

1. 切除原肌腱，将临时硅胶植入物（Hunter 硅胶棒）缝合到远端肌腱残端。

2. Hunter 硅胶棒会促进假腱鞘形成，从而形成移植物床。

3. 此时，可以进行滑车重建、肌腱松解术、关节挛缩矫正、软组织重建，或者神经或动脉修复等任何必要工作。

D. **第二期**：2 ~ 3 个月后，将 Hunter 硅胶棒替换成肌腱移植物（掌长肌、足底肌或趾伸肌）。

手术注意事项

I. **一般注意事项**

A. 肌腱端防损伤处理限制了粘连的形成。

B. 有些人认为缝合可减少粘连形成并且改善愈合情况。

C. 应立即探查肌腱破裂，一旦发现立即修复。

D. 拉伸强度与时间的关系。

1. 修复后 7 ~ 10 天是修复部位最弱的阶段。

a. **手术后第 10 天是一期修复后最常出现破裂的时间。**

b. 迅速探查和修复破裂。

2. 修复后 4 ~ 6 周可恢复大部分强度。

3. 修复后 6 个月，强度最大。

II. **缝合方法**

A. **腱心缝合法**（图 40-5）

1. **修复强度与穿过修复部位的腱心缝合线股数呈正比。**

2. 大口径缝合可增加修复强度（不可吸收的合成编织 3-0 或 4-0 缝线）。

3. 应使用至少四股线来修补肌腱，但是为了达到更大强度，尽早可以主动运动，通常需要六股以上的缝合线。

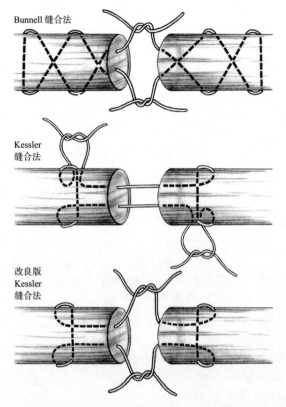

Bunnell 缝合法

Kessler
缝合法

改良版
Kessler
缝合法

图 40-5 腱心缝合法 通常改良版 Kessler 缝合法备受当代外科医师青睐（引自 Berger RA, Weiss AC, eds. Hand Surgery. Philadelphia, PA: Lippincott Williams & Wilkins; 2004.）

    4. 尽管目前已经出现了许多缝合法，但其实它们都具有共同的特征。

        a. 采用小紧针脚，避免被拉出。

        b. 将线结埋在修复部位，方便滑行顺利。

  B. 肌腱周边缝合法

    1. 由连续环状 5-0 或 6-0 单丝聚丙烯线组成。

    2. 可在腱心缝合法基础上增加 10%～50% 的强度。

    3. 可减少缝隙形成，缝隙是缝合失败的第一个阶段。

    4. 使边缘平滑，促进滑动。

    5. 减少粘连形成。

屈肌腱损伤

  I. **一般注意事项**

    A. 屈肌腱有收缩倾向。在手术室内采用放大镜放大，然后进行修复。

B. 神经血管损伤常伴有屈肌腱损伤，所以在局部麻醉浸润之前，最重要的是进行一次全面检查。

C. 屈肌腱裂伤会使受累手指过伸，破坏静息时的级联反应。

D. 皮肤裂伤不一定与损伤程度相关。因手指屈曲引起的裂伤会导致肌腱比皮肤裂伤的范围更大。

II. 局部撕裂

A. 如果患者关节活动度（ROM）正常，但患者感觉无力或有痛感，无法正常弯曲，则应怀疑患者有局部裂伤。

B. 应进行检查。

C. 如果撕裂伤超过肌腱宽度的 60%，则需要修复裂伤，防止出现凹陷、后期破裂、粘连和扳机指情况。

D. 如果撕裂伤小于肌腱宽度的 60%，无须修复裂伤，因为修复可能会阻碍血供和（或）造成粘连。

III. 分区治疗

A. I 区：中节指骨中部至指尖（指浅屈肌附着点的远端，仅包括指深屈肌）。

1. **撕裂**

a. 通常腱钮能抑制近端肌腱末端回缩至手掌。

b. 采用直接修复法进行治疗。

c. 优选端—端修复法。

d. 如果远端较短或不存在，穿过背侧固定钮拉出缝线将近端重新附着到骨头上，或用缝合锚直接附着到骨上。

e. 避免指深屈肌推进超过 1cm，这可能导致"四指（quadriga）效应"——短缩后的指深屈肌会过早达到最大屈曲度，此时未受伤手指的指深屈肌将无法完全弯曲。

2. **指深屈肌撕脱 ["球衣指"（Jersey finger）]**：Leddy-Packer 分型和治疗基于肌腱端回缩程度。

a. **I 型**

i. 由于腱钮破裂，近端肌腱端回缩至手掌中。

ii. 需要在 1 周内治疗，因为如果没有腱钮或滑液的营养，肌腱会发生退化。

b. **II 型**

i. 因为长腱钮仍然完好无损，肌腱会回缩至近端指间关节（PIPJ）位置。

ii. 肌腱撕裂，A3 滑车处可能卡有小碎骨片。

iii. 治疗可能需要数月。

c. **III 型**

i. 由于大撕脱性碎骨片卡在了 A4 滑车上，肌腱会回缩至 A4 滑车（中节指骨中部）。

ⅱ. 通过 X 线检查，可以发现碎骨片位于远端指间关节近端。

ⅲ. 如果碎骨片足够大，可以通过克氏针固定进行修复。

ⅳ. 挽救手术包括远端指间关节固定术、肌腱移植术或肌腱固定术。

B. Ⅱ区：远端掌横纹至中节指节（指浅屈肌和指深屈肌肌腱以及指深屈肌掌板，向远端延伸）。

1. 位于纤维化鞘内。

2. 由于发生粘连和不良后果的风险很高，一直被称为"无人区"。

3. 尽可能同时修复这两种肌腱。

    a. 可达到更好的平衡，并防止近端指间关节处出现过伸畸形。

    b. 改善指深屈肌的滑动性。

    c. 增强手指力量。

4. 如果发生大面积损伤（如截肢），可单独进行指深屈肌修复。

5. 应注意查找并修复发生任何撕裂伤的手指神经。

6. 指浅屈肌撕脱较为少见。患者可能表现为 A1 滑车处出现肿块，近端指间关节活动受限。治疗方法包括肌腱切除。

C. Ⅲ区：腕横韧带到远端掌横纹。

1. 治疗结果一般比Ⅱ区损伤乐观。

2. 由于上方覆有鱼际肌群，因此该区极少发生拇长屈肌损伤。

3. 指总神经和掌浅弓相关损伤较常见。

4. 蚓状肌位于此区域内，且在屈肌腱桡侧。

D. Ⅳ区：位于腕横韧带之下（腕管）。

1. 发生各种复合型肌腱损伤。

2. 在肌肉收缩前，进行手术修复治疗。

3. 认真检查正中神经是否有损伤。

4. 应修复腕横韧带，并在手腕中立位置安装夹板，防止发生弓弦现象。

E. Ⅴ区：从腕横韧带近端边缘到肌肉肌腱结合处。

1. 除非还有相关神经血管损伤，否则通常治疗结果较好。

2. 修复时可以不进行肌腱周边缝合。

F. 屈肌腱的一般注意事项

1. Brunner 切口为标准切口。如果使用这种缝合法，不要以直角方式穿过横纹。

2. 切取时，皮瓣尖部不得过窄。

3. 首选中间轴向切口（沿中轴弯曲手指，用圆点标记好横纹末端，将标记点连接起来构成轴线。解剖刚好在神经血管束背侧进行。）。

4. 不要穿过指蹼。

G. 近端回拉

1. 拉扯时间不得过长。

2. 遵从一种固定模式。

    a. 先试一次从近端向远端挤压。

b. 使用小蚊式钳再试一次盲拉。

c. 伺管：拇长屈肌位于桡侧腕屈肌下方以及桡动脉尺侧。

H. 修复

1. 腱心缝合法加肌腱周边缝合法。

2. 腱心缝合：3-0 涂层编织聚酯缝合线，线的缝合位置离切割端约 1cm。

3. 肌腱周边：6-0 聚丙烯缝线。

伸肌腱损伤

I. 一般注意事项

A. 手和前臂背侧分成九大分区，通过这九大分区指导治疗，判断预后。

B. 奇数区位于关节上方，偶数区位于关节之间。

C. 可能因撕裂伤或撕脱伤造成。

D. 与屈肌腱相比，伸肌腱由于有多重附着回缩很小。

E. 一般而言，闭合性断裂采用夹板进行治疗，而开放性损伤则需通过手术进行治疗。

F. 伸肌很薄，所以往往更难缝合。

G. 对于较远端损伤，肌腱是扁平的，可使用 "8" 字形或水平褥式缝合法进行修复。

II. 局部撕裂

A. 对于超过 50% 肌腱宽度的撕裂伤，应进行修复。

B. 对于小于 50% 肌腱宽度的撕裂伤，通过夹板固定 10 天，然后进行保护性关节活动训练。

III. 分区治疗

A. I 区（槌状指）：通常因为远端指间关节压迫性弯曲所致远端指间关节肌腱末端断裂引起。

1. I 型：肌腱附着处断裂，伴有或未伴有小碎骨片。

   a. 在远端指间关节安装伸展夹板（Stack 夹板），治疗 8 周。

   b. 不要在近端指间关节处安装夹板。

   c. 远端指间关节的经皮穿针固定法可以用于儿童或其他非常规损伤。

2. II 型：在远端指间关节处或其附近的撕裂。

   a. 进行修复和采用伸展夹板进行治疗。

   b. 使用不可吸收缝线对皮肤进行单层修复——皮肤肌腱固定术。

3. III 型：深度擦伤，伴有肌腱及被覆软组织损失。采用软组织覆盖和肌腱移植或关节融合术进行治疗。

4. IV 型：撕脱性骨折（槌状骨折）。

   a. 如果碎骨容易修复并且未伴有远节指骨半脱位，则采用夹板固定进行治疗。

  b. 如果伴有半脱位，则应采用克氏针和钢钉对远端指间关节进行固定治疗。

 5. 晚期症状也可采用夹板或（某些情况下）伸展阻断型经皮铆钉固定进行治疗。

B. **II 区**：中节指骨上方。

 1. 只需一条完整侧束即可保持主动伸展性。

 2. 通常是局部撕裂伤。

  a. 如撕裂伤大于 50% 的肌腱宽度，修复和并用夹板固定远端指间关节 6 周，同时保证近端指间关节活动自由。避免伸肌结构短缩，因为这可能会导致屈曲受限。

  b. 如撕裂伤小于 50% 的肌腱宽度，则采用夹板固定远端指间关节 10 ~ 14 天，然后进行关节运动训练。

C. **III 区**：近端指间关节上方（中央腱束损伤）。

 1. 伸肌结构中最复杂的区域之一。

 2. **开放性损伤**

  a. 探查近端指间关节，充分清创冲洗。

  b. 主要使用四股线腱心缝合法进行修复，或使用侧束腱束重建，并采用伸展夹板固定，还可采用经关节克氏针固定 4 ~ 6 周进行治疗。

 3. **闭合性损伤**

  a. 急诊科容易漏诊或误诊为手指夹伤。

  b. 患者症状表现为：近中节指骨肿胀有压痛感、近端指间关节有轻微伸肌迟缓、对反抗力的伸展性较弱。

  c. 如果侧束发生掌侧半脱位，常常发展为钮扣状畸形（近端指间关节屈曲和远端指间关节过伸）。

  d. 仅需用夹板固定近端指间关节 6 周进行治疗；近端指间关节固定好后，开始进行远端指间关节屈曲练习（向远侧拉动侧束和中央腱束，缓解中央腱束修复带来的压力）。

  e. 还可采用经关节克氏针固定法固定近端指间关节，替代夹板固定。

D. **IV 区（和拇指 II 区）**：近节指骨上方。

 1. 此区域的损伤通常是由于撕裂造成的。

 2. 肌腱扁平且宽大，常见局部撕裂伤。

 3. 参考 II 区损伤治疗法进行治疗。

E. **V 区（和拇指 III 区）**：掌指关节上方。

 1. **开放性损伤**

  a. **仔细检查 X 线片，排除掌骨头骨折或异物。**

  b. **对于任何开放性损伤，即使没有提供病史，也要怀疑是否为人咬伤（"拼斗咬伤"）。**

   i. **急性**

    a）在手术室中进行积极冲洗和清创，修复肌腱，使用抗生素，并保持伤口开放。

b）怀疑并排除关节是否受累。

c）可能需要多次进入手术室进行手术。

d）肌腱损伤通常发生在皮肤撕裂伤近端。当心深部损伤。

ii. **旧伤/慢性**：可能需要对肌腱进行延迟性治疗，直至感染得到控制且软组织无水肿。

c. **矢状束撕裂**必须进行修复，防止伸肌半脱位。

2. **闭合性损伤**

a. 大多闭合性损伤常常包括矢状束撕裂。

b. 患者出现疼痛、肿胀，无法伸展掌指关节。

c. 伸肌腱尺侧（最常见）或桡侧（罕见）半脱位。

d. 用伸展夹板治疗 4~6 周。

e. 如有慢性损伤或伸肌结构错位，可能需要进行开放性修复。

F. **Ⅵ区（和拇指Ⅳ区）**：掌骨上方。

1. 与较远端损伤相比，此区域损伤通常预后效果更好。

2. 肌腱厚度足以进行腱心缝合。

3. 如肌腱末端易被探查到，则在急诊科进行修复；否则，在手术室中进行修复。

G. **Ⅶ区（和拇指Ⅴ区）**：腕关节上方，伸肌支持带下方。

1. 修复肌腱 ± 切除部分支持带，防止粘连。

2. Ⅴ区拇指损伤通常累及拇长展肌（APL）和拇短伸肌（EPB）肌腱。视情况探查并修复桡感觉神经浅支。

H. **Ⅷ区**：远端前臂上方。

1. 肌肉肌腱结合处的修复常常比较困难。

2. 常发生相关神经血管损伤。

3. 如果出现功能缺失，可能需要进行肌腱转移。

I. **Ⅸ区域**：近端前臂肌肉。

1. 肌肉损伤常为穿透伤。

2. 肌腹修复很困难，并且需采用大咬合多重"8"字缝合。

3. 如果出现功能缺失，可能需要进行肌腱转移，作为挽救手术。

术后护理和治疗

I. **一般注意事项**

A. 目前标准护理是早期制动。

B. 早期运动可增加滑动，防止粘连，增大胶原纤维尺寸，并改善偏移、愈合，增强肌腱修复力量。

C. 需要患者合作，并与内科医师和手部理疗师保持密切协作。

II. 夹板固定

    A. **屈肌腱**：术后夹板固定时，腕部屈曲 20°，掌指关节屈曲 60°，手指全部伸直，避免挛缩。

    B. **伸肌腱**：对受累关节安装伸展夹板时，腕部保持 45° 伸展，掌指关节保持轻度过伸状态。V 区及以上的损伤不需要对掌指远端关节安装夹板。

    C. **对幼儿或不顺从的患者**，可能需要在肘部安装夹板，防止脱落。

III. 治疗方法

    A. **各种治疗方案的共同特点**

        1. 大多数治疗方案不适用于不合作或非常规的患者。对于不顺从的儿童，需进行 3 ~ 4 周的石膏固定，之后需经常运动。

        2. 需要有经验的手部理疗师进行指导。

        3. 在休息期间进行夹板固定时，腕部和掌指关节保持屈曲状态，近端指间关节和远端指间关节关节保持伸展状态。

        4. 采用六股线腱心缝合法对屈肌腱进行缝合，一般允许早期主动运动。

    B. **屈肌腱治疗**

        1. **主动伸展，橡皮筋康复训练（Kleinert 法和改良版）**

            a. 将橡皮筋连接到动力背侧阻断夹板上，腕关节和掌指关节保持屈曲和指间关节保持伸展。

            b. 橡皮筋可被动弯曲手指，但患者能够主动伸展。

        2. **受控被动活动（Duran 法和类似方法）**

            a. 休息位夹板中的手指可进行被动运动。

            b. 4 周时，开始主动运动。

            c. 6 周时，开始被动屈曲和对抗训练。

            d. 8 周时，开始加强训练。

            e. 与 Kleinert 法相比，人们认为这种方法能减少屈曲挛缩。

        3. **受控主动活动方案**

            a. 在治疗过程中，将休息位夹板换为肌腱固定夹板。

            b. 只要掌指关节弯曲始终超过 60°，就允许进行腕部运动。

            c. 随着腕部伸展，指间关节被动屈曲，并保持一小段时间。

    C. **伸肌腱治疗**：根据损伤程度，可以采用各种早期受控活动治疗方案。一般休息 3 ~ 4 周后，即可进行主动活动。

并发症

I. **肌腱断裂**

    A. 过度用手或患者不服从情况下常常会发生肌腱断裂。

    B. 使用 MRI 或超声辅助诊断。

    C. 应当立即查找断裂位置并进行修复。

    D. 对于复发性断裂，可以进行肌腱移植、肌腱转移或关节融合术。

II. **粘连**

  A. 尽管进行了最好的修复和术后康复治疗，仍可能会发生粘连。

  B. 一般来说，相比伸肌腱损伤，屈肌腱修复后更容易出现粘连。

  C. 肌腱粘连松解术。

    1. 适用于粘连限制了活动且 3 个月后无法改善关节活动度的情况。

    2. 主动和被动关节活动度之间存在差异时，可确诊。

    3. 在屈肌腱中，应保留 A2 和 A4 滑车，防止出现弓弦现象。

    4. 为进行伸肌腱粘连松解术，应保留矢状束。

    5. 关节囊松解可能需要采取伸肌腱松解术。

    6. 时间

      a. 在患者修复完成 3~6 个月后，而且治疗达到平稳期时，方可考虑进行肌腱粘连松解术。

      b. 应采取最大限度的治疗，使所有关节均可达到完全被动活动度要求。

      c. 软组织应达到平衡，且肌腱应愈合。

    7. 术后立即开始关节活动度训练和治疗。

    8. 并发症包括肌腱断裂，需要分期进行重建。

    9. 当创面有致密或广泛疤痕时，可进行肌腱转移。

    10. 屈肌腱粘连松解术虽繁琐，但技术难度不容小觑。

III. **鹅颈畸形（远端指间关节屈曲和近端指间关节过伸）**

  A. 非风湿性疾病患者通常会有慢性槌状指和近端指间关节掌板损伤。

  B. 横支持韧带拉伸，最终导致侧束背侧半脱位。

  C. 如病情轻微，仅用夹板固定即可，但病情严重时，常常需要采用手术矫正潜在畸形。

IV. **钮扣状畸形（近端指间关节屈曲和远端指间关节过伸）**

  A. 非风湿性疾病的原因通常包括中央腱束或指深屈肌断裂，或三角韧带损伤，三角韧带将侧束两端拉紧。

  B. 横支持韧带拉伸，最终导致侧束掌侧半脱位。

  C. 如病情严重，可能需要采用手术矫正潜在畸形。

V. **四指效应**

  A. **由于中指、环指或小指肌腱的肌肉起源相同，在修复中指、环指或小指深屈肌腱之后，未受累手指也会出现无力、无法完全弯曲的症状。**

  B. 由于深屈肌腱发生功能性短缩导致。

  C. 当缩短肌腱完成所有动作时，未受累手指尚未完成。

  D. 由于示指有独立的肌肉起源，所以示指深屈肌不太可能发生这种损伤。

  E. 修复期间指深屈肌腱前伸、截指后肌腱移植物过度紧张或指深屈肌腱瘢痕形成常常会引起四指效应。

  F. 治疗包括肌腱切断术、肌腱粘连松解术或肌腱延长术。

肌腱炎

I. 狭窄性腱鞘炎（扳机指）

A. 屈肌腱增大，造成肌腱与环形滑车之间出现尺寸差异，并且肌腱动作期间容易出现卡锁症状。

B. 可能是结节性或弥漫性腱鞘炎，如类风湿关节炎。

C. **A1 滑车是最常见的发病部位。** 近端边缘位于小指和环指的远端掌横纹处、中指的近端和远端横纹之间以及示指和拇指的近端横纹处。

D. **手指患病频率顺序：** 最常见于拇指，其次是环指、中指、示指、小指。

E. 中年女性是最常见的发病群体。

F. **大多数病例是特发性的，** 但糖尿病、类风湿关节炎、痛风和淀粉样变患者中，发病率较高。

G. 表现症状

1. 手指屈曲时卡住、僵直或偶尔手指锁定。

2. 手掌远端（通常被称为近端指间关节）疼痛。

3. 醒来时，症状常常加重。

4. 运动时，可触及到肌腱上的结节。

H. 治疗

1. **夹板固定**

a. 成功率低。

b. 采用伸展夹板固定患指（如有 AM 症状时，特别适合在夜间使用）。

2. **注射类固醇（含局部麻醉剂）**

a. 成功率达 50%～90%，但复发率很高。

b. 在糖尿病患者、慢性病患者以及弥漫性而非结节性腱鞘炎的患者中，效果不太理想。

c. 将类固醇（含局部麻醉剂）注入 A1 滑车位置处的肌腱鞘内。

d. 使用小号针头；进针，直至到达骨质；然后慢慢退出，并推注注射器，当溶液容易流入腱鞘时停止注射。大多数患者可感受到手指内有液体波动。

e. 提醒糖尿病患者，类固醇会影响他们的血糖水平。

3. **手术**

a. 适应证

i. 长期存在扳机指。

ii. 持续扳机指，且注射和夹板固定无效。

b. 在滑车近端边缘处做小的横向或 Bruner 型切口，并在直视下进行整个 A1 滑车切开。

c. 应可看到手指神经血管束并进行保护，特别是拇指上的神经血管束，拇指中桡侧束就在 A1 滑车上方。

      d. 由于存在手指神经损伤的风险，可以进行经皮松解术，但拇指和示指禁止进行此手术。

II. 狄奎凡腱鞘炎

  A. **腕部第一背侧间隙的狭窄性腱鞘炎**（拇长展肌和拇短伸肌）。

  B. 是桡侧腕部疼痛的常见原因。

  C. **体征和症状**

    1. 使用拇指时，腕部桡侧疼痛。

    2. 第一背侧间隙（桡骨茎突）有压痛感。

    3. 轴向研磨检查，无疼痛；第一次腕掌关节炎检查结果为阳性。

    4. Finkelstein 测试阳性：握拳，拇指握于掌心，腕部尺偏时患者出现疼痛。

  D. **治疗**

    1. 对轻度或早期病情患者，采用夹板固定（基于前臂的拇指固定型夹板）和非甾体抗炎药进行治疗。

    2. 向第一背侧间隙注入类固醇。

      a. 向间隙远端注入类固醇（加上局部麻醉剂）。

      b. 由于拇长展肌多条肌束（2～4条）都在各自的亚间隙内，所以成效有限。

    3. 手术

      a. 使用腱鞘切除术松解第一背侧间隙。

      b. 必须松解所有亚间隙。

      c. 在解剖过程中应可看到并避开桡神经浅支。

      d. 如果支持带松解后离桡侧太远，则可能发生第一间隙半脱位。

III. 交叉综合征

  A. **腕背侧炎症和疼痛**，因第一背侧间隙（拇长展肌和拇短伸肌）穿过第二背侧间隙（桡侧腕长伸肌和桡侧腕短伸肌）导致，在手腕近侧约 4cm 处。

  B. 往往有重复活动手腕的习惯。

  C. 有时在交叉点可以感觉到骨擦音。

  D. **治疗**

    1. 对轻度或早期病情患者，进行活动调整，采用夹板固定（基于前臂的拇指固定型夹板），并使用非甾体抗炎药进行治疗。

    2. 类固醇注射（含局部麻醉剂）。

    3. 尽管不常用，但手术治疗适用于难治性患者，包括第二间隙的松解，术后安装夹板。

IV. 桡侧屈腕肌肌腱炎

  A. **桡侧腕屈肌的炎症和压痛**、腕部对抗性屈曲以及桡偏时感疼痛。

  B. 因慢性反复性创伤及过度使用导致。

  C. 在女性中更为常见。

D. **必须排除 Linburg 综合征**（由于拇长屈肌和指深屈肌与食指之间的肌腱连接引起的腱鞘炎）。

E. **治疗**

1. 夹板固定、非甾体抗炎药和活动调节。

2. 注射类固醇。

3. 如果保守治疗失败，应考虑采用桡侧腕屈肌松解术进行治疗。必须小心避免伤害正中神经在手掌皮肤的分支。

V. **尺侧腕屈肌肌腱炎**

A. 尺侧腕屈肌的压痛和炎症、腕部对抗性屈曲以及尺偏时感疼痛。

B. 因慢性反复性创伤及过度使用导致。

C. **在女性中更为常见。**

D. **应排除豌豆骨－三角骨关节炎。**

E. **治疗**：与桡侧腕屈肌肌腱炎的治疗方法相同，极少需要进行手术。

1. 夹板固定、非甾体抗炎药和活动调整。

2. 注射类固醇。

3. 如果保守治疗失败，应考虑采用尺侧腕屈肌松解术进行治疗。必须小心避免伤害正中神经在手掌皮肤的分支。

VI. **尺侧腕伸肌肌腱炎**

A. 因过度使用导致。

B. 肌腱半脱位可能是因三角纤维软骨复合体（TFC）撕裂而致。

C. 如果患者保守治疗失败，应考虑采用腱鞘切除术及腱鞘松解和关节镜检查，排除三角纤维软骨复合体撕裂。

VII. **其他肌腱炎**

A. **尺侧腕伸肌、拇长伸肌、食指固有伸肌肌腱炎。**

1. 因过度使用导致。

2. 治疗：非甾体抗炎药、夹板固定、活动调整和药物注射。

3. 拇长伸肌腱炎需进行手术，防止肌腱断裂。

要点总结

1. 屈肌腱应采用四到六股线腱心缝合法进行修复。

2. 越早进行屈肌腱修复，治疗效果越好。

3. 在修复过程中要避免屈肌腱前伸，前伸可能导致"四指效应"。

4. 需在手术室中利用放大镜进行屈肌腱的修复。

5. 检查伸肌是否有撕裂时，不要被腱结合误导。

6. 局部损伤常见于伸肌腱撕裂。

7. 了解腕管中屈肌腱之间的关系（中指和环指的指浅屈肌在示指和小指的掌侧）。

要点问答

1. 描述屈肌和伸肌区域。

    见图 40-1 和 40-2。

2. 指出 6 个伸肌室中肌腱的名称。

    见图 40-3。

3. 描述滑车的位置，并确定哪些滑车是最重要的保护对象。

    参见第 38 章 "手部和腕部解剖与检查" ——图 38-2。最重要的手指滑车是 A2（在近节指骨上方）和 A4（在中节指骨上方）。最重要的拇指滑车是斜肌滑车。

4. 描述 "球衣指" 损伤的 Leddy-Packer 分型。

    Ⅰ型：回缩至手掌。

    Ⅱ型：回缩至近端指间关节，受腱纽控制。

    Ⅲ型：靠近远端指间关节，A4 滑车处卡有碎骨片。

5. 什么是 "四指效应"，名称源自何处?

    "四指效应" 是指由于中指、环指和小指拥有共同肌腹，它们的深屈肌腱形成了纽带连接，造成中指、无名指和小指动作受限。这也可能是因为指深屈肌腱的瘢痕、医源性修复肌腱过紧或将指深屈肌缝合至伸肌所导致的。此名称来源于四马罗马战车（即四马二轮战车 "quadriga"）的缰绳。

推荐阅读

Blair WF, Steyers CM. Extensor tendon injuries. Orthop Clin North Am. 1992;23（1）:141-148. PMID: 1729662.

Lisney SJ. The proportions of sympathetic postganglionic and unmyelinated afferent axons in normal and regenerated cat sural nerves. J Auton Nerv Syst. 1988;22（2）:151-157. PMID: 3379252.

Strickland JW. Flexor tendon injuries: I. Foundations of treatment. J Am Acad Orthop Surg. 1995;3（1）:44-54. PMID: 10790652.

Strickland JW. Flexor tendon injuries: II. Operative technique. J Am Acad Orthop Surg. 1995;3（1）: 55-62. PMID: 10790653.

Verdan CE. Primary repair of flexor tendons. J Bone Joint Surg Am. 1960;42-A:647-657. PMID: 13855215.

截肢、断指再植和指尖及甲床损伤

指尖及甲床损伤

I. 概述

A. **指尖系指手指末端至**远端指尖关节（DIP）的部分（图 41-1）。

B. 指尖部分的皮肤光滑且无汗毛，特别适合抓捏。

C. 指甲保护了远节指骨，缓解了指腹承受的反作用力。

D. 指尖对于正常的手部外观来说不可或缺。

E. **指尖容易受伤。**

1. 指尖及指甲损伤占急诊科（ED）处理的所有手部损伤病例的 45%。

2. 中指指尖受伤的情况最普遍，其次是环指指尖。

3. 拇指指尖受伤的情况最少。

F. **指尖损伤造成的影响巨大。**

1. 指尖损伤看似轻微，但因为指尖影响着很多手部动作，所以其损伤也有严重的隐患。

2. 典型后果是导致失业（有时甚至会终结职业生涯）。

G. **及时修复**可以获得最佳疗效。通常在急诊室进行修复。

II. 术前准备和检查工作

A. 术用放大镜会有所帮助。

B. 手指神经阻滞药物要足量。

C. 确保急诊科手术室或其他类似检查室有充足光源。

D. 用无菌生理盐水清洗指尖。

E. 清除任何明显的坏死组织。

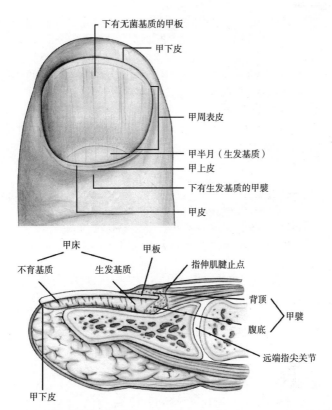

下有无菌基质的甲板

甲下皮

甲周表皮

甲半月（生发基质）
甲上皮

下有生发基质的甲襞

甲皮

甲床 {不育基质, 生发基质}
甲板
指伸肌腱止点

背顶
甲襞
腹底

远端指尖关节

甲下皮

图 41-1 指尖和甲床解剖图（引自 Berger RA, Weiss AC, ed. Hand Surgery. Philad-elphia, PA: Lippincott Williams & Wilkins; 2004）

F. 限制手指止血带的使用。

  1. 采用无菌手套或橡胶管，辅以大止血钳进行处理，确保不使用止血带。

  2. 不要把已截断的手指放在残端上，因为该部位也许会被忘记处理，从而导致手指缺血性损伤。

G. 必要时可放宽手术适应证，可使用镇静剂，尤其在儿童患者进行手术时。

III. 指甲损伤

  A. **甲床血肿**

    1. 如果血肿面积小于甲床面积的 50%，用烙针或 18G 针刺入指甲，切开后排出淤血。

    2. 如果血肿面积大于 50%，先去除指甲，再修复甲床。

  B. **甲床撕裂**

    1. 使用 X 线排除开放性骨折。

      a. 使用抗生素治疗伴远端指骨骨折的甲床撕裂（开放性骨折）。

    b. 外固定稳定性骨折，手术固定非稳定性骨折部位，以确保甲床修复。

2. 用 Freer 式剥离器和肌腱剪将指甲和甲上皮及下层基质分开。

3. 如果甲板没有受损，将其浸于碘伏溶液中，以便随后置换甲襞。

4. 使用 6-0 或 7-0 可吸收缝线修复甲床（如不育基质），在术用放大镜下进行精确、不连续缝合。

5. 通过置换指甲（或缝合包中的箔片）来修复甲上皮褶皱。

6. 据显示，2- 辛基氰基丙烯酸酯（皮肤黏合剂）可明显缩短修复甲床损伤所需的时间。

C. 甲床撕脱

1. 如果甲床还和指甲相连，置换外置移植物。

2. 如果甲床缺失并导致指甲变形，应从其他（足趾）趾甲移植中厚甲床（通常有效）。

3. **如果不移植甲床，指甲无法附着，有发生骨感染的风险。**

D. 经甲弧影和生发基质截指：如果无法进行修复术 / 移植术，在缝合之前清除剩余的生发基质。否则，剩余的基质可能生成指甲残留物，产生刺痛。

E. 西摩（Seymour）骨折

1. 儿童患者中，远节指骨骨折会使甲襞收缩，无法复原。

2. 拍摄甲床的 X 线片。

3. 经常表现为外形良好的近端撕脱。

4. 通常需要进行手术清创、复位及甲床修复。

IV. 手指末节损伤

A. 损伤评估

1. 背侧或掌侧。

2. 损伤角度。

3. 累及指甲或甲床（见下文）。

4. 骨骼外露。

B. 如果骨骼未外露

1. 二期愈合

    a. 适应证：小于等于 $1cm^2$。

    b. 在大多病例中，发生在感觉最敏感的指尖。

    c. 使用抗生素药膏，治疗期间不断换药，以保证伤口湿润且清洁。

    d. 患者常发寒冷耐受不良，但比其他治疗方案好。

2. 仅在组织缺损程度最小时采用一期缝合；否则，紧密缝合会限制手指功能，造成疼痛，并导致钩甲畸形。钩甲畸形系指指甲由于缝合张力和远端骨支撑的缺失而向掌侧弯曲。

3. 皮肤移植

    a. 感觉恢复不如二期愈合好。

    b. 如果采用皮肤移植，最佳选择是全厚皮片。最佳供区包括：

    i. 原发部位皮肤（如果可用）。这部分皮肤应剥离全部脂肪，甚至部分真皮。

    ii. 手部小鱼际或尺侧皮肤。

    iii. 掌腕处的皮肤。

    iv. 肘前皮肤。

  c. 中厚皮片仅用于非关键部位（比如：食指、中指和环指的尺侧）。

C. 如果骨骼外露

1. 完全截肢：截骨和一期缝合。

  a. 允许患者迅速重返工作岗位。

  b. 对于没有条件或不愿意换药的患者而言是最佳选择。

  c. 如果甲床被牵拉向指尖伤口或由于瘢痕挛缩被牵拉向伤口，可能发生钩甲畸形等并发症。

2. 截骨和二期愈合

  a. 患者常常怀疑初期疗效。

  b. 如果患者可以忍受反复换药，这是个不错的选择。

3. 指尖皮瓣（见下文）

  a. 多种手术选择，但是手术疗效不一定让患者满意或使患者迅速康复。

  b. 患者的个人差异、外科医师的偏好和专业能力，对于决定采取何种治疗方法有很大的影响。

V. 指尖皮瓣修复

A. 二期愈合的疗效通常优于皮瓣修复。

B. 根据损伤或指肢的角度及个人手术经验，决定手术方式、手术时间和地点。

C. 推进皮瓣

1. 掌侧 V–Y 推进皮瓣（Atasoy-Kleinert 皮瓣）（图 41-2）。

  a. 适应证：指背斜行切断术。

  b. 三角瓣，基底部不宽于甲床。

  c. 皮肤切口穿过真皮层；从指骨深度剥离。

  d. 推进达 10mm。

  e. 术后存活良好；不良后果可能包括过度敏感和钩甲畸形。

2. 指侧 V–Y 推进皮瓣（Kutler 皮瓣）（图 41-3）

  a. 适应证：横向截肢。

  b. 双侧三角：推进并缝合至远端甲床。

  c. 如果仅仅是皮肤，可推进 5mm；如果神经血管皮瓣剥离至骨膜水平，则可推进 14mm。

  d. 手术缺陷

    i. 血管供给有时不可靠。

    ii. 瘢痕在尖端，可能使患者产生疼痛或感觉丧失。

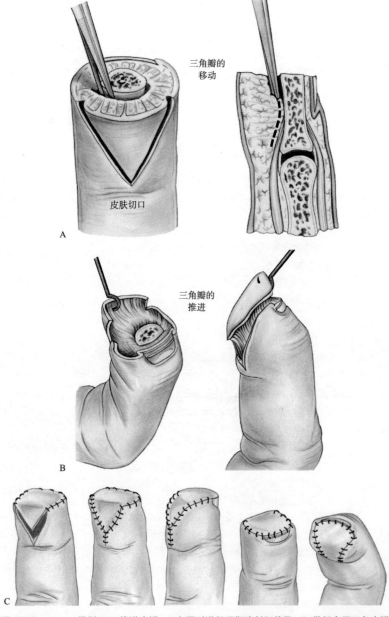

三角瓣的移动

皮肤切口

A

三角瓣的推进

B

C

图 41-2 Atasoy 掌侧 V-Y 推进皮瓣 A. 必要时进行手指清创和截骨；B. 掌部全厚三角皮瓣被游离并推进至不育基质；C. 缝合皮肤（引自 Berger RA, Weiss AC, ed. Hand Surgery. Philadelphia, PA: Lippincott Williams & Wilkins; 2004）

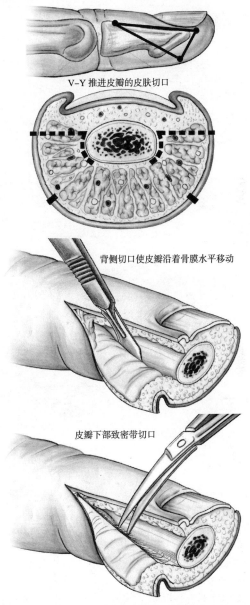

V-Y 推进皮瓣的皮肤切口

背侧切口使皮瓣沿着骨膜水平移动

皮瓣下部致密带切口

图 41-3 Kutler 指侧 V-Y 推进皮瓣 必要时进行指尖清创和截骨。两个指侧全厚皮瓣被游离并推进（引自 Berger RA, Weiss AC, ed. Hand Surgery. Philadelphia, PA: Lippincott Williams & Wilkins; 2004）

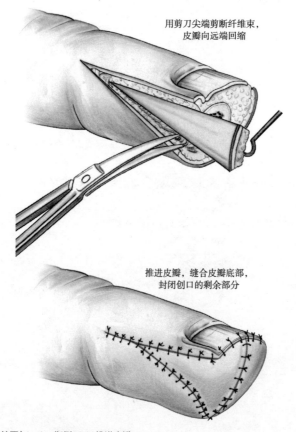

用剪刀尖端剪断纤维束,
皮瓣向远端回缩

推进皮瓣,缝合皮瓣底部,
封闭创口的剩余部分

图 41-3(*续图*)kutler 指侧 V-Y 推进皮瓣

3. **掌侧神经血管推进皮瓣**(Moberg 皮瓣):(见第 46 章 "拇指再造" ——图 46-1)。

a. **适应证:拇指尖端截指超过 1cm²,指垫和感觉功能至关重要,一定程度的屈曲挛缩是可以接受的。**

b. 这是保留感觉的最佳办法。

c. 在两侧进行纵切,从背侧到神经血管结构区;皮瓣中应包含神经和动脉血管。

d. 推进皮瓣,以覆盖指尖缺损。

e. 愈合时手指关节出现一定程度的屈曲,因此产生屈曲挛缩的风险较高。

D. **局部皮瓣**

1. **邻指皮瓣**(图 41-4)

a. **适应证:掌侧缺损(从手指)远端至近端指间关节(PIP)。**

b. 将与伤指相邻的手指背侧皮肤移至邻近伤指的创面；这种方法可用于掌侧或指侧截指

c. 带蒂皮瓣的断蒂要二期进行，通常在术后 2 ~ 3 周

d. 供区需要皮肤移植物

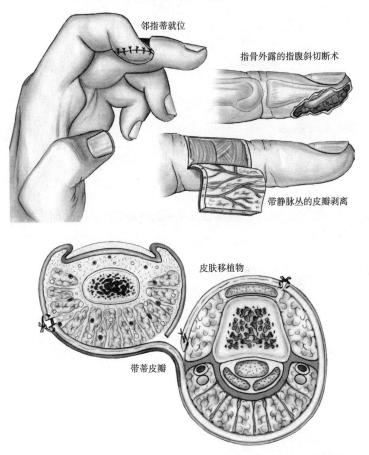

图 41-4　邻指皮瓣　这种皮瓣修复利用邻指背侧皮肤覆盖伤指掌侧缺损区。要特别注意对伤指进行清创。皮肤及皮下组织的全厚皮瓣从邻指中节指骨剥离。蒂部毗邻伤指。指伸肌腱的腱旁组织应保持完整。将伤指稍屈，然后将皮瓣与指尖缝合。两根手指暂时缝在一起。在相邻供指产生的软组织缺损区缝合皮肤移植物。在皮肤移植物下方提供支撑，以便妥善黏附。在术后 2 ~ 3 周分离双指（引自 Berger RA, Weiss AC, ed. Hand Surgery. Philadelphia, PA: Lippincott Williams & Wilkins; 2004）

2. **鱼际皮瓣**

a. **适应证：指腹缺损面积超过 2cm^2。**

b. 将伤指屈曲，压入大鱼际区，通过剥离背侧和掌侧皮瓣，用手掌部皮肤

覆盖指端伤区，术后 2 ~ 3 周断蒂。

    c. 优点：邻指无损伤缺陷。

    d. 缺点：伤指的近端指间关节（PIP）会发生屈曲挛缩，因此多用于儿童患者，其挛缩恢复较成人容易得多。

  3. **神经血管岛状皮瓣转移**（Littler 皮瓣）

    a. 适应证：创后失觉手指的指尖感觉重建。

    b. 通常适用于拇指、示指和尺侧小指。

    c. 必须平衡受体的感觉恢复和供区缺损。

    d. 皮瓣蒂部应包含指部血管和神经。

    e. 一般从中指或环指的尺侧剥离皮瓣，剥离至屈肌腱腱鞘水平。

    f. 采用移植或一期缝合闭合供区。这种皮瓣修复方法较少使用，因为供区发病率高。

  4. **邻指逆行皮瓣**

    a. 适应证：从手指中远端到中近节指骨的背侧皮肤缺损。

    b. 将供体手指背侧皮下组织皮肤转移覆盖到邻指的背侧受损区域。

    c. 带蒂皮瓣的断蒂通常在术后 2 ~ 3 周进行。

    d. 受区需要在皮下组织上进行全厚皮片移植；供区皮肤将被移植回供区。

截肢

  I. **初步评估**

    A. 损伤程度。

    B. 损伤机制（压伤、锐器伤、撕脱伤）。

    C. 惯用手是哪只。

    D. 患者年龄（儿童患者伤愈较快，更容易适应手部外形及功能的改变）。

    E. 吸烟与否，吸烟量多少。

    F. 手部外形及功能感觉的判断。

    G. 处理病患的最初预期。

    H. 是否存在其他损伤。

    I. 是否可行再植术，是否值得进行移植（见下文）。

  II. **明确截指目标**

    A. 保留基本功能。

    B. 确定永久截指部位或断端。

    C. 保留感觉功能；阻止神经瘤的形成。

    D. 尽早重返工作岗位和活动。

  III. **近端截指**

    A. **经关节截肢**[远端指间关节（DIP）或近端指间关节（PIP）]

      1. 骨端必须清创。使用骨钳去除髁部突起和不规则骨刺，使指骨末端变得光滑有形。

2. 手指神经必须在拉伸状态下切断，然后让其回缩，以避免在受伤区形成神经瘤。

3. 应该对伸肌和屈肌肌腱进行清创，但应注意不要缝合其末端，否则会限制二者的移动。

    a. 如果指深屈肌肌腱被缩短或者被固定，则可能导致手指麻痹。

        i. 指深屈肌肌腱有共同的肌腹。

        ii. 如果某一肌腱被缩短，则其他肌腱不能完全回缩，会导致患者无法握拳。

    b. 蚓状肌阳性畸形。

        i. 如果指深屈肌在近端肌肉附着点被切断并移植，其拉力就会直接作用于蚓状肌。

        ii. 用力屈指时，近端指间关节反常伸直（指深屈肌的拉力作用于蚓状肌肌腱，拉伸了伸肌）。

        iii. 治疗方法：切断蚓状肌肌腱。

B. **中节和近节指骨截指**

1. 采用"鱼嘴形"皮肤缝合方法，沿断端横向切开。

2. 保留肌腱时，要确保其附着点在指骨上。

3. 如果截指部位非常接近中节指骨关节，要再三确保肌腱附着于指骨，否则如果肌腱缺失，邻近关节的功能将会受限。即使该关节不具功能，最好也保留足够的肌腱长度。在这种情况下，应采用关节融合术。

4. 靠近掌指关节部位的截指，经常导致精细操作动作出现问题，特别是在环指和中指。

    a. 最后考虑改用线性截指术以最大限度保留手部功能。

    b. 或者可以使用手指假体。

IV. **掌骨和腕骨截肢**

A. **线性截指术**

1. 位于或靠近掌骨部位的损伤通常可以通过切除大部分指骨和残指之间的闭合区域而使手部外观得到改善。

    a. 切除示指至掌骨水平会留下一节残指，不仅影响拇指运动，还留下了很大的空隙。

    b. 如果切除残指并闭合空隙，尽管手掌会变窄，但手部的整体外观将会得到改善。

2. 线性截指术一般在伤口愈合后选择性进行。

3. 中区线性（中指或环指）截指术会留下外观缺陷，可以通过闭合掌骨间的残存空隙使外观得到改善。

B. **腕骨截肢**

1. 最初，治疗方法是保留组织。

2. 因为功能恢复极差，一些患者可能会选择在更近端截肢，然后安装假肢。

3. 或者，选择保留手部近端的组织，用以固定非功能性的整形装置。

V. **腕部及腕部近端截肢**

A. **腕关节离断术**

1. 过往认为这种截肢术不如肘下截肢；现在这种手术实施得越来越多，部分原因是假肢制造技术的改进。

2. 保留桡尺关节是考虑到桡骨围绕尺骨的旋前及旋后运动。

3. 采用掌侧较长皮瓣进行"鱼嘴形"皮肤缝合。

B. **肘下截肢**：这种截肢术的目的旨在尽可能保留手部骨骼的长度。保留更长的桡骨和尺骨意味着可以完成更多的旋前旋后运动；维持最大运动功能的理想长度是保留 65%~80%。

C. **肘部及肘上截肢**

1. 可能的话，保留肱骨髁是考虑到最终安装假肢的旋转位移。因此，肘关节离断术是一种非常合适的截肢术。

2. 在肘上截肢术中，骨骼的保留长度是关键。在腋窝皱襞或以上部位的近端截肢与肩关节离断术相比不具真正的优势。

断指再植

I. **断指再植评估**

A. **"生命优于肢体"**：患者也许还有其他损伤，必须在再植前先行处理。

B. **评估伤情**，如上述"截肢"部分所述。

C. 再植前需考虑患者的**其他病史。**

1. 患者整体健康状况及有无其他伴发症；吸烟史及工作经历。

2. 既往伤情严重程度。

3. 患者进行功能康复锻炼的意愿强度，可以承受的误工时间（重返工作岗位的平均时间是 7 个月），以及未来的手术。

D. **对手部和截肢部位行 X 线检查。**必要时，给患者注射破伤风疫苗或抗生素，检查血细胞比容，实施体液复苏。

E. **评估截肢部位及残肢部位**

1. 锐器伤截肢比撕脱伤截肢和碾压伤截肢的手术效果好。

2. 局部缺血的时间至关重要。

a. **手指可以承受的热缺血时间高达 12 小时，冷缺血时间达 24 小时（或以上）。**

b. 多数近端截肢，包括肌肉部分，承受的局部缺血时间较短：热缺血时间为 6 小时或冷缺血时间为 12 小时被认为是手腕或多数近端再植术中组织保持生命活力的极限。

II. 断指再植适应证

  A. 尝试再植的适应证

    1. 拇指截指

      a. 占手部运动功能的 40%。

      b. 当拇指无法保留时，考虑在多发断指中采用异位拇化术。

      c. 可选择性地将脚趾转化为拇指。

      d. 因为移植拇长伸肌腱（EPL）和拇长屈肌腱（FPL）时感染的风险太大，所以指间关节（IP）的撕脱值得考虑采用再植和指间关节融合的方法。

    2. 多发手指截指术。

    3. 用于儿童患者的截指术。

    4. 手掌、手腕及前臂部位的截肢。

    5. 单个手指伤及远端指节到指浅屈肌肌腱附着点。

  B. 断指再植的绝对禁忌

    1. 危及生命的损伤。

    2. 延长再植部位的缺血时间。

    3. 多个部位断裂，即多个部位的横断伤。

  C. 相对禁忌

    1. 重度碾压伤或撕脱伤。

    2. 多个部位的损伤。

    3. 严重的既往病症。

      a. 糖尿病。

      b. 心脏疾病 / 动脉粥样硬化。

      c. 近期发生的脑卒中 / 心肌梗死。

      d. 精神疾病。

    4. 部位的重度污染。

    5. 既往手术 / 截肢部位创伤。

    6. 吸烟史。

  D. 至今存在的争议

    1. 肘关节近端截肢：技术上可行，但功能恢复的结果相当糟糕。在儿童患者成功的概率大一些。

    2. 单个手指近端至指浅屈肌肌腱附着点截指：部分外科医师认为该种截指术的术后功能恢复结果对残指的使用功能有消极影响，导致了手部功能比截指还要差。

III. 术前护理

  A. 截后部位的护理：清洗截后部位，用生理盐水纱布包裹后，放置在密封塑料袋中。

  B. 塑料袋在运输过程中储存在 4℃以下。

    1. 生理盐水 – 冰浴能维持合适的温度。

2. 不得把手指直接放在冰上；冷缺血比热缺血更严重。

C. 一致同意

1. 获得再植手术的同意至关重要

a. 患者 / 家属在协商前也许怀有不切实际的预想。

b. 在再植手术前，需要详细解释恢复期的延长、康复治疗的必要性以及最佳功能可能保存多少。

c. 必须认识到存在长期住院治疗、多次手术、肝素化以及输血的可能性。

d. 还必须着重说明手术失败的可能性也较大。

2. 外科医师必须告知患者有必要进行进一步重建，包括

a. 血管移植

b. 神经移植

c. 皮肤移植

d. 肌肉皮瓣覆盖

e. 截肢矫正

IV. 手术方法

A. 截后部位（图 41-5）

1. 患者到来前在"后台"开始离断部位的准备工作。

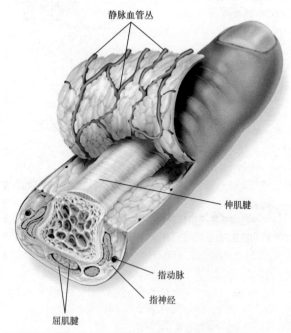

图 41-5　截后断指的解剖图　了解断指的解剖结构以便进行再植手术

2. **谨慎暴露血管和神经**，用较细的缝线标记其末端。

   a. 对手指进行中轴纵切。

   b. **动脉的"螺旋形"外观表明撕脱导致的创伤延伸。**再植前需要将这些损伤部位切除。这是高危信号，表明了血管移植虽然必不可少，但成功的概率不高。

   c. 神经血管束的出血水肿还表明了此处有碾压或牵引造成的损伤。

3. "多余部分"的保留也许会优化手术结果。

   a. 异位再植是把一个部位的组织转移到另一部位，比如，如果拇指缺失或不可修复，可以利用其他已截断指（趾）修复拇指。

   b. 利用已截部位的组成部分进行其他部位的再植经济可行，比如，使用另一截断指（但不可再植）的指神经。

4. 当截肢部位更靠近近端关节时，该部位包含肌肉，在再灌注后会产生肿胀，因此必须去除该部位附近所有的筋膜组织。

B. **手术概述**

1. **推荐的再植术顺序**如下所示。

   a. 残肢准备就绪；给伤口清创。

   b. 确定动脉、血管、神经和肌腱，用缝线标记。

   c. 固定骨骼。

   d. 先修复伸肌肌肉 / 肌腱，再修复屈肌肌肉 / 肌腱。

   e. 吻合神经。

   f. 吻合动脉血管。

   g. 吻合静脉血管。

   h. 用软组织或皮肤覆盖创口。

2. **在多根断指再植术中**，当所有再植部位处于同等条件时，"部位接部位"的修复方法通常优于"手指接手指"的修复方法。

   a. 修复顺序的改变取决于手术环境和外科医师的偏好。

   b. 对于伴有短时间局部缺血的患者，某些作者认为神经修复可以且应该先于血管修复进行。

   c. 对包含重要肌肉的部位进行截肢时，发生长时间局部缺血以及随后的再灌注性损伤的风险较高。因此，应先修复动脉，然后修复神经，最后修复静脉。在吻合静脉血管之前修复神经时，这个修复顺序提高了截肢部位的血流入量，有利于"排尽"有毒的代谢产物。

C. **残肢处理**：当截肢部位附近发生肿胀时，涉及肌腱的撕脱伤有时需要行筋膜切开术和腕管松解术。

D. **骨骼固定**

1. **应对骨骼进行清创**。截骨在血管吻合和皮肤修复时可以减少张力，因而颇有益处。

2. 可以通过多种方法**进行固定**。

a. 克氏针：对手指来说虽简单却十分有用。首先在截指部位逆向放置。

b. 骨间针：用于增强克氏针的修复效果。

c. 钢板固定：通常不用于指骨固定；用于掌骨或掌骨近端部位的截指。

d. 外固定架：可用于前臂再植。

E. 肌腱 / 肌肉修复

1. 清理肌腱边缘，但不要截得太短。

2. 先修复伸肌肌腱，用 4–0 聚酯纤维编织线以水平褥式缝合法缝 2 或 3 针。

3. 然后采用核心缝合术修复屈肌肌腱，比如改良的 Kessler 缝合法或 Tajima 缝合法（见第 40 章 "肌腱损伤和肌腱炎"）。

F. 血管吻合

1. 动脉修复

a. 动脉血管必须被修剪至健康的内膜组织部分。

b. 可以在前臂的掌侧部位、足背或剩余的截肢部位发现长度合适的静脉移植物。

c. 用罂粟碱和（或）利多卡因尽量减轻血管痉挛。

d. 与修复单根手指的一根动脉相比，修复两根动脉会大大增加再植的成功率，但一条动脉的成功吻合也足够。

2. 静脉修复

a. 每修复一条动脉需修复两条静脉。

b. 必须使静脉修复张力最小化以阻止淤血。

G. 神经吻合

1. 将神经修剪至未受损区域。

2. 修整神经纤维束，尽可能最大限度地恢复知觉。

H. 皮肤覆盖

1. 在已修复的血管上宽松地缝合皮肤。紧密缝合会限制静脉血流。

2. 必要时，进行中厚皮片移植。

3. 去除指甲，以评估血流状况，如有淤血要使用水蛭疗法。

4. 对于多数近端关节部位的再植，使用局部或游离肌和皮瓣覆盖手术创面，保护血管吻合部位。

5. 应制作没有环形压力的衬垫夹板保护再植部位。渗血常常导致敷料被血浸透，凝结成块，从而限制血液流动，因此必须要仔细处理。

V. 术后护理

A. 急性护理

1. **快速水合作用可以保持血管开放**（通常在术后 1 天或 2 天摄入维持生命所需的 1.5 倍液体总量，随后立即排尿）。

2. 在术后 1 个月或更长时间内避免使用任何血管收缩剂，包括咖啡因和尼古丁。

3. 镇痛剂很重要，可以最大限度抑制儿茶酚胺的释放。患者需要舒适的休息。

4. **使再植肢体保持温暖**（温暖的房间、毛毯、加温器）。

5. 使用药物治疗降低并发症的概率。

    a. 如果在碾压伤中发生大面积的血管损伤，应采用全身肝素化法。术中用此法进行初始治疗可以得到最佳结果。

    b. 葡聚糖40具有血浆膨胀效应和抗血小板效应，因此许多外科医师用其输液。成人患者每天给药500ml（或每小时25ml）。术中通常给药5ml，作为测试剂量。虽然缺乏其疗效的数据证明，但其几乎没有副作用（如：过敏反应、急性肾衰竭、肺水肿）。

    c. 给患者服用81mg或352mg的阿司匹林，一日1次，为期3周，以阻止血小板凝集。

    d. 一些作者建议使用其他药物，包括氯丙嗪（托拉嗪）、双嘧达莫（潘生丁）、钙通道阻滞剂。

6. 可用许多方法对再植进行客观监测。

    a. 温度探测器（更可靠），温度保持在30℃以上。

    b. 脉搏血氧饱和度大于94%。

7. 外科医师和医护人员要经常评估创口颜色和毛细血管再充盈的状况（主观监测），这是必不可少的最佳监测方法。

B. **再植失败**

1. **在急性调整期**，问题通常出在血管部位，要么是血流入量有问题，要么是血流出量有问题。

    a. 动脉供血不足：再植物冰冷苍白，没有发生毛细血管再充盈现象；针刺时没有或几乎没有流血现象。

    b. 静脉供血不足：再植物有淤血，组织肿胀增大，针刺后流出大量瘀血。

2. **初始治疗选择**包括非手术措施。

    a. 抬起手/手臂。

    b. 放松包扎绷带；必要时拆线或松线。

    c. 增加药物治疗措施（肝素、托拉嗪等）。

    d. 采用更好的镇痛措施，即腋部神经阻滞。

    e. 采用医用水蛭。

       i. 可以减少静脉淤血。

       ii. 分泌水蛭素（一种局部使用的潜在抗凝剂）。

       iii. 治疗时间持续6天。

       iv. 应给患者施用第三代头孢菌素或者氟喹诺酮，以防止感染嗜水气单胞菌（革兰阴性杆菌）（头孢曲松钠、环丙沙星）。

    f. 对再植物使用溶栓剂仍具争议。

3. 重新探查血管问题有助于决定治疗措施。

    a. 再植部位功能恢复不佳的患者需要再次手术。

b.（再植物）灌注丧失 6 个小时内再次手术的效果最佳。

VI. **疗效**

A. **患者选择正确，再植失败的概率较低**，约 20%。然而该值可能不真实，因为具有可行性的移植并不总是具有价值的移植。

B. **损伤机制是影响手指存活率的最重要因素。**

C. **后期并发症会降低再植术的价值。**

1. **约 50% 的运动功能丧失。**

a. 由肌腱粘连和关节挛缩导致。

b. 大部分常规的二次手术是腱粘连松解术（占所有再植术的 35%）。

2. **感觉减退**是损伤机制、修复技巧及损伤程度的结果。

3. **运动功能丧失**是多数近端关节部位截肢的主要问题，这个部位的轴突再生缓慢，限制肌肉的神经再支配。

4. **慢性疼痛**，包括慢性区域疼痛综合征（CRPS）。

5. **寒冷耐受不良**：这种症状也许过两年会有所改善，但其他不耐受现象非常普遍。

D. **功能恢复效果取决于多种因素。**

1. 与碾压伤或撕脱伤相比，锐器伤截肢后的感觉和功能恢复效果更好。

2. 儿童患者恢复到特定水平的效果更佳，但年龄太小的患者依从性不好，康复期可能产生更多问题。

3. 拇指再植最为成功。即使术后运动功能恢复不佳，再植部位仍有感觉功能。

4. 一区手指再植：近端指间关节（PIPJ）的运动功能可平均恢复到原始水平的 82%。

5. 二区手指再植：近端指间关节的运动功能可平均恢复到原始水平的 35%。

6. 手指再植的平均两点辨别觉为 11mm。

要点总结

1. 可通过去除甲床、放置浸透肝素的脱脂棉或使用医用水蛭处理再植术中的静脉淤血。

2. 如果使用水蛭，要确保预防嗜水气单胞菌。

3. 水蛭分泌的水蛭素是一种凝血酶抑制剂，通过肾脏代谢排出。

4. 已截部位应包裹在湿纸巾内放于袋中，然后置于冰上。

5. 在再植术前，确保征得患者同意后进行截肢矫正，血管移植和神经移植。

要点问答

1. 邻指皮瓣（CFF）和邻指逆行皮瓣有何不同？

邻指皮瓣使用掌侧皮肤修复掌侧缺损，而邻指逆行皮瓣使用背侧软组织修复背侧缺损。

2. 再植术的适应证、相对禁忌以及绝对禁忌是什么？

适应证包括拇指截指、近端部位截肢、多重断指以及儿童患者截肢。相对禁忌包括快速回归工作的必要性、医疗伴发症、年龄以及吸烟情况。绝对禁忌系指危及生命的损伤或疾病。

3. 考虑再植术时，相比于近端部位截肢，手指的热缺血时间和冷缺血时间是多少?

　　涉及重要肌肉群的截肢术的热缺血时间最多为 6 小时，冷缺血时间为 12 小时。据病例报告，手指再植的冷缺血时间最长达 42 小时。

4. 动脉阻塞和静脉淤塞的表现有何不同? 各自的治疗方法是什么?

　　动脉阻塞表现为手指冰冷苍白，行动脉吻合术矫正治疗。静脉淤塞表现为手指肿胀发紫，针刺时流出瘀血，采用医用水蛭进行治疗，有时也可以再次手术。

推荐阅读

Chang J and Jones N. Twelve Simple Maneuvers to Optimize Digital Replantation and Revascularization. Techniques in Hand and Upper Extremity Surgery. 2004;8（3）:161-166.

Fassler PR. Fingertip injuries: evaluation and treatment. J Am Acad Orthop Surg. 1996; 4（1）:84-92. PMID: 10795040.

Yoshimura M. Indications and Limits of Digital Replantation. JMAJ. 2003;46（10）: 460-467.

42

神经损伤、压迫综合征和肌腱转移

神经损伤

I. 周围神经解剖（见图 1-2）

A. **神经纤维**：周围神经系统的基本单位，包括运动神经、感觉神经或运动感觉神经（混合型神经纤维）。

1. **运动（传出）神经纤维**

a. 将神经信号从脊髓传至效应器官（如肌肉）。

b. **多极运动神经元细胞体的体积较大，位于脊髓前角**内，通过前根与脊髓内的单根长轴索相连。

c. 其末端止于受神经支配肌肉内的运动终板。

2. **感觉（传入）神经纤维**

a. 将神经信号从皮肤和深层组织中高度特化的感觉末梢器官传到脊髓。

b. 感觉假单极神经元细胞体位于背根神经节中，接受来自外周（被囊感受器或末端感觉神经分支）的单个神经信号轴突传递过程。

c. 其末梢止于脊髓背角内，或上延至脑干。

3. **自主神经纤维**

a. 控制血管舒张和收缩功能。

b. 节前自主神经纤维（白交通支）从脊髓一直延伸到神经节，是具有髓鞘的胆碱能神经纤维。

c. 节后自主神经纤维（灰交通支）从神经节一直延伸到效应器官，没有髓鞘，可以是胆碱能神经纤维（副交感神经系统）或肾上腺素能神经纤维（交感神经系统）。

B. 神经组成

1. 神经纤维本体

a. 运动或感觉神经元的丝状延伸（轴突）。

b. 有髓鞘或无髓鞘。

2. 施万（Schwann）细胞

a. 包覆单个有髓鞘轴突或多个无髓鞘轴突。

b. 产生髓鞘，使轴突绝缘，加快传导速度。

c. 每个施万细胞覆盖近 1mm 长的轴突。

d. 施万细胞彼此由小间隙（朗式结）隔开，通过使动作电位从一个结跳到另一个结，即所知的跳跃式传导，从而把传导速度从 1m/s 增大到超过 100m/s。

3. 结缔组织

a. 约占整个神经纤维横截面的 25%~75%。

b. 神经内膜

i. 包覆单个神经束内的单个轴突。

ii. 有髓轴突的直径介于 3~20μm。

iii. 无髓轴突的直径介于 0.2~1.5μm。

c. 神经束膜

i. 包覆神经内的单个神经束。

ii. 神经束表示一组或一系列神经纤维（直径通常小于 3mm）。

iii. 在神经束修复中要将其缝合在一起。

d. 神经外膜

i. 外层的神经外膜像鞘一样包覆神经。

ii. 内层的神经外膜由松散的结缔组织构成，包覆成组的神经束，缓冲其受到的创伤。

iii. 在神经外膜修复中要将其缝合在一起。

e. 神经系膜

i. 与肠系膜类似的最外层的结缔组织。

ii. 包含神经的节段性血供，与神经外膜相连。

4. 血供

a. 神经滋养血管在神经外膜和神经系膜内分段排列形成纵向小血管丛。

b. 外部血管为神经外膜和神经内膜中的毛细血管提供额外的营养支持。

C. 神经局部解剖

1. 可以按照神经内的神经束数量进行分类。

a. 单束神经（如终末分支）：一条神经束，具有单一的运动功能或感觉功能。

b. 少束神经（如普通的指神经）：2~10 条神经束。

c. 多束神经（如桡神经）：超过 10 条神经束。

2. 目前已绘制出主要上肢神经的神经束结构图，包括了运动和感觉神经纤维

的详细结构，为修复单一神经束或成组神经束奠定基础。

  D. **神经纤维分类**：按照神经纤维的直径进行分类（表42-1）。

    1. **A组**：直径大，传导速度快，有鞘。

    2. **B组**：直径小，传导速度慢，有鞘。

    3. **C组**：直径小，传导速度慢，无鞘。

表 42-1	神经纤维的分类		
神经纤维类型	**功能**	**直径**	**传导速度**
A-α	运动（梭外肌纤维）	大	高
A-β	触觉 / 压觉	大	高
A-γ	本体感觉和运动（梭内肌纤维）	大	高
A-δ	痛觉 / 温度	大	高
B	节前自主功能	小	低
C	痛觉 / 温度	小	低

II. **神经损伤过程**

  A. **神经变性**

    1. 沃勒变性（继发性变性）发生在神经损伤部位或损伤部位远端（可能累及近侧端2cm处）。

    2. 巨噬细胞浸润并清除轴突束的杂质。

    3. 神经元细胞膨胀并增强蛋白质合成，以重建受损轴突。

    4. 染色质溶解，或尼氏体溶解以及细胞核的外周转移，是对神经损伤或局部缺血的反应。

  B. **神经再生**

    1. 假如通过手术修复或重建轴突束远端的连续性，受损的外周神经纤维可以再生。

    2. 神经内膜管内发生施万细胞的增殖和剩余结缔组织的重新排列（形成Büngner带），有助于引导再生轴突。

    3. 损伤后24小时内，在包含丰富轴突出芽的近端神经段形成生长锥。

    4. 神经生长因子和趋化因子引导再生轴突向运动终板或感觉末梢器官生长。

    5. 再生轴突表现出神经趋向性，或对具有末梢器官特异性的神经组织表现出亲和性。

    6. 如果神经紊乱和（或）瘢痕严重，再生轴突不能跨过间隙，神经也不能再生。

III. **神经损伤的分类**（表42-2）

  A. **Seddon 分类法**：于 1947 年提出，按照神经纤维受损程度分类。

    1. **神经失用**：神经传导功能障碍为暂时性的生理性阻断，轴突受损程度最小。

      a. 神经纤维不出现明显的解剖和形态上的改变。

表 42-2	神经损伤的分类					
Sunderland 分类法	Seddon 分类法	髓鞘	轴突	神经内膜	神经束膜	神经外膜
第一度	神经失用	+/-	-	-	-	-
第二度	轴突断裂	+	+	-	-	-
第三度	神经断裂	+	+	+	-	-
第四度	神经断裂	+	+	+	+	-
第五度	神经断裂	+	+	+	+	+
第六度	混合损伤	+/-	+/-	+/-	+/-	+/-

注：+—损伤；-—完好。

    b. 没有发生沃勒变性。

    c. 神经传导功能于数日至数周内自行恢复。

  2. **轴突断裂**：神经内发生严重的轴突损伤。

    a. 神经纤维不出现明显的解剖和形态上的改变。

    b. 发生沃勒变性。

    c. 神经传导功能于数月后自行恢复。

  3. **神经断裂**：神经断裂。

    a. 神经纤维出现明显的解剖和形态上的改变。

    b. 发生沃勒变性。

    c. 无法彻底恢复，通过神经修复可获得最佳效果。

B. **Sunderland 分类法（由 Mackinnon 修订）**：于 1951 年提出，扩充了 Seddon 分类法，后由 Mackinnon 修订。

  1. **一度损伤**：与 Seddon 分类法中神经失用相同。

  2. **二度损伤**：与 Seddon 分类法中轴突断裂相同。

  3. **三度损伤**：髓鞘、轴突和神经内膜均断裂，神经恢复从几乎完全恢复变为几乎完全不能恢复。

  4. **四度损伤**：除上述三度损伤的情况外，神经束膜也断裂，受伤部位的瘢痕组织阻碍神经再生。也叫连续性神经瘤。

  5. **五度损伤**：与 Seddon 分类法中的神经断裂相同，神经被切断，预期无法恢复功能。

  6. **六度损伤**：由于沿神经长度从一个神经束到另一个神经束的病变程度不一，这种神经损伤也导致了不同的恢复效果。

IV. **神经损伤的诊断**

A. **了解完整病史后**，务必精确记录所有运动和感觉缺陷，以及神经肌肉检查的正常结果。

1. 允许临床医师制订合适的治疗计划。

2. 允许临床医师监测功能恢复，并引导决策，决定进行手术还是继续观察。

B. 神经肌肉检查

1. 运动

a. 运动缺陷的表现为：运动功能丧失、虚弱及肌肉萎缩。

b. 感觉迟钝或醉酒的患者检查困难，因此一旦患者的精神状况有所改善，就应该再次进行检查。

c. 注意某些解剖变异可能会掩盖神经损伤部位。

i. Martin-Gruber 变异：在前臂近端（正中神经）或前臂远端（骨间前神经），从正中神经发出运动支加入尺神经。

ii. Riche-Cannieu 变异：连接手掌正中神经返支和尺神经深支之间的交通支。

2. 感觉（表 42-3）

表 42-3	神经损伤后的感觉测试		
机械刺激	**神经支配阈值**	**神经支配密度**	**神经纤维适应性**
静态	Semmes-Weinstein 尼龙单丝检测（压力）	静态 2PD	慢速适应
动态	音叉检测（振动）	动态 2PD	快速适应

注：2PD—两点辨别觉。

a. 感觉缺陷的表现为：感觉丧失、由于丧失分级躯体感觉反馈障碍而导致的精细动作控制失调以及皮嵴变平。

b. 皮肤机械性刺激感受器

i. 产生触觉、压觉和振动觉。

ii. 均由 A-β 神经纤维支配。

iii. 慢适应类 I 型机械性刺激感受器感受形状和粗糙度，其感受域较小，对静态刺激产生持续响应。

iv. 慢适应类 II 型机械性刺激感受器感受皮肤牵引，其感受域较大，对静态刺激产生持续响应。

v. 快适应类机械性刺激感受器感受振动和偏移，其感受域较小，在机械刺激开始和结束时形成瞬时响应。

vi. 帕西尼小体感受高频振动，其感受域较大，在机械刺激开始和结束时形成瞬时响应。

c. 叩击神经损伤（Tinel 征）

i. 叩击神经损伤部位的远端引起感觉异常。

ii. 出现 Tinel 征表明生长锥在尝试再生。Tinel 征表明神经主动再生。

d. 两点辨别觉（2PD）

i. 检测神经支配密度。

ii. 静态 2PD 正常值为 6mm。

iii. 动态 2PD 正常值为 3mm。

e. **音叉检测（振动）**

i. 测量神经支配阈值。

ii. 将 128Hz 音叉放在骨突部位上。

f. Semmes–Weinstein **尼龙单丝检测（压力）**

i. 测量神经支配阈值。

ii. 尼龙单丝直接传递与其刚度成比例的压力，并在预先设定的重量下弯曲。

C. 电诊法研究

1. 评估运动和感觉神经，及其效应器官（如肌肉、感觉末梢器官）的电生理健康状况。

2. 作为治疗周围神经损伤的**诊断补充。**

3. **神经传导研究**

a. 将范围介于 20 ~ 100V 的电刺激施加于神经近端，持续时间为 0.1ms。

b. 在远端分别从肌肉或皮肤感觉神经末梢分支记录复合肌肉动作电位（CMAP）或感觉神经动作电位（SNAP），计算出单独运动或感觉神经所产生的动作电位总和。

c. 动作电位的振幅由电刺激去极化的轴突产生，其大小是基线到负峰值的距离或者正负峰值差。

d. 动作电位潜伏期系指电刺激开始到负峰值出现之间的时间。

e. 传导速度是动作电位沿神经传播的速度，受神经直径和髓鞘化程度影响

f. 影响周围神经损伤的三个病理机制。

i. 轴突变性预示动作电位振幅减小。

ii. 脱髓鞘预示神经传导速度下降。

iii. 传导阻滞表明异常区域无传导，但远端传导正常。

4. **肌电图**

a. 将针刺入肌肉或在皮肤上放置表面电极来记录电活动（的检查）。

b. 使用针刺法记录肌肉在静息状态和自主收缩状态时的数据。

i. 正常的肌肉放松时呈电静息状态。

ii. 针刺会产生短暂特征性脉冲，即所知的插入活动。

iii. 在肌肉自主收缩时，运动单位以与收缩程度成比例的频率反复产生动作电位。

c. 一个运动单位就是一条单独的 A–α 神经元，所有的肌肉纤维受其支配。

i. 一个运动单元中的肌肉纤维所产生的动作电位总和就是运动单元动作电位（MUAP）。

ii. 记录运动单元动作电位的振幅、持续时间和放电频率，并关联到肌肉的整体健康状况。

d. 单根肌肉纤维在静息状态下自发放电是不正常的，表明肌肉已经不受神经支配。

   i. 纤维性颤动是单根肌肉纤维的亚临床性自发收缩。

   ii. 自发性收缩是肌肉纤维组（肌肉束）或整个肌肉的不自主收缩。

   iii. 肌强直是肌肉收缩后的延迟放松。

   iv. 当肌电图检测到纤维性颤动时，临床上也可以观察到自发性收缩和肌强直。

e. 肌肉性疾病导致运动单元动作电位的持续时间变短、振幅变小，还导致运动单元数量减少。

f. 神经性疾病表明随着肌肉用力程度的增加，参与的运动单元的数量却严重不足。

g. 由于每个运动单元中肌肉纤维数量增加，神经支配恢复的肌肉表现出运动单元动作电位的持续时间和振幅均增大。

h. 在轴突缺失 2~3 周后，不受神经支配的肌肉发生纤维颤动，肌电图出现正尖波。

V. 神经修复、转移和移植的一般原则

A. 神经修复的时机

1. 如果神经支配的肌肉本身没有损伤，则在肌肉完全萎缩之前，神经支配有望恢复时，行运动神经重建术。

  a. 神经再生的最大速率为每天 1mm（每月 1 英寸，即 2.54cm）。

  b. 如果神经修复的时间晚于伤后 18~24 个月，肌肉立即开始萎缩，预期恢复结果渺茫。

  c. 与运动神经不同，感觉末梢器官的神经支配恢复没有时间限制，尽管只能恢复保护性感觉。

2. 如果存在多条神经损伤和近端神经损伤，神经重建的优先顺序至关重要。

  a. 示例：成人的臂丛神经在损伤重建后，手部的固有功能也不可能完全恢复，因为神经支配恢复需要时间和距离。

  b. 神经重建术应着重恢复近端肌肉群的神经支配，以恢复肩外展功能和屈肘功能，以及恢复手部尺侧的保护性感觉。

3. 立即对截断神经进行一期修复可获得功能的最佳恢复效果。

  a. 神经探查应在受伤后 72 小时内进行，以避免减少远端神经段的神经递质。

  b. 72 小时后，远端神经段不再对直接电刺激产生任何反应，手术时在创面内也极难确认。

4. **如果神经被拉伸、碾压、撕扯或猛击**，损伤区通常会向近端和远端延伸相当长的距离。

  a. 不应立刻进行一期修复。

  b. 在急性调整期，近端和远端神经段应缝合在一起以避免神经回缩。

    c. 一旦伤口情况稳定且没有感染（通常要 3 周时间），切除包括病变神经在内的所有瘢痕组织。

    d. 最终的神经重建术经常需要神经移植物。

5. **对于闭合性神经损伤**，应密切注意患者的状况，便于后期神经功能的恢复。

    a. 在早期进行电诊断确定基线值（在损伤后 4~6 周内）。

    b. 应在 12 周后再次进行电诊断。

       i. 如果不能恢复，继续观察患者，定期进行电诊断和神经肌肉检查。

       ii. 如果神经恢复的临床或电诊断征象（没有产生运动单元动作电位）不明显，有必要进行神经探查。

B. **神经修复**

1. **无神经缺损时的手术选择**。

2. **神经修复的目标**。

    a. 通常根据神经束解剖图和血管标记，正确排列神经末梢。

    b. 尽量少用缝合线，以最大限度减小体积与异物反应。

    c. 修剪神经末梢，以除去瘢痕、出血部位和突出的神经束（由于存在正常的神经内膜压力，其位于神经外膜的外表面）。

    d. 在修复部位以最小张力接合神经末梢。

    e. 有时需要移动近端和远端神经段，增加长度以修复神经，从而避免神经移植（如将尺神经转位到内上髁前面，就能增加 3cm 的神经长度）。

3. **神经修复的类型**

    a. **神经外膜修复**

       i. **常用于手指神经**。

       ii. 优点包括手术时间短、创伤小、不损伤神经内容物以及技术操作简单。

       iii. 缺点包括不能确保正确排列神经纤维束，以及神经末梢的回缩趋势对修复部位产生张力。

    b. **纤维束（神经束膜）修复**

       i. 常用于纤维束不足 5 条的神经，以及用于神经移植。

       ii. 主要优点是可以最大限度地控制纤维束排列。

       iii. 缺点包括手术时间长、术后创伤多以及有一定的技术难度。

    c. **成组纤维束修复**

       i. 适宜于神经局部解剖清晰可辨，以及主干内的运动和感觉神经支易于识别时（如：近腕部 5cm 处的正中神经，近腕部 7~8cm 的尺神经）。

       ii. 术中行清醒刺激，并对运动（乙酰胆碱酯酶）和感觉（碳酸酐酶）轴突进行组织化学评估，以帮助识别纤维束。

    d. 各类型神经修复术的优越性尚未明确。

C. **神经转移**

1. **目标**：通过牺牲一条不重要、多余的神经，将近端神经损伤转变为远端神经损伤，以便重建更重要的非功能神经，使其靠近效应器官，有利于神经再支配。

2. **适应证**：臂丛神经损伤、近端神经损伤、迟发性神经损伤、神经段缺失和瘢痕创面。

3. 如果远端神经段不可用，直接进行肌肉移植（神经再生）可使运动功能得到部分恢复。

D. **神经移植**

1. **神经缺损时的手术选择**

2. **神经移植的类型**

   a. **自体移植**

     i. 作为其他神经移植术的金标准。

     ii. 适应于：修复部位无法产生张力，不能进行一期修复。

     iii. 提供含有神经营养因子的生物支架，通过施万细胞促进轴突再生。

     iv. 在瘢痕或放射状创面，或需要较长供体神经时，优先选择带血管蒂的自体移植。

   b. **同种异体移植**

     i. 与自体移植类似，新研究的同种异体移植也提供生物支架，其最终会被宿主的施万细胞和轴突填充。

     ii. 限制因素：宿主免疫抑制；几乎从未进行过同种异体移植。

     iii. 当前优先使用的免疫抑制剂是他克莫司（FK506），因为其可能促进神经再生。

3. **常用供体神经**

   a. 理想的供体神经是具有最小分支的长神经，神经截取后导致的感觉缺陷应为不重要的区域。

   b. 具有多个分支的供体神经应反向定位，在植入时通过分支最大限度减少再生轴突的损失，从而最大限度地增加再生轴突的数量，最终恢复对末梢器官的神经支配。

   c. **腓肠神经**

     i. 可以提供 30~40cm 长的神经移植物。

     ii. 紧邻小隐静脉，外踝后 2cm，近端 1~2cm 处。

     iii. 该神经由 S_1 和 S_2 的脊神经根组成，由腓总神经和胫后神经的分支构成。

     iv. 腓肠神经位于小腿后侧，起于腓肠肌两头之间的区域，与小隐静脉伴行向下，延伸至外踝下方。

     v. 在外踝区，神经分成几支穿过足外侧，神经的分支格局变化多样。

     vi. 该神经可以截取作为游离腓骨瓣的皮岛内的血管化神经移植物，常在剥离腓骨皮瓣的皮岛时进行确认。

     vii. 神经截取后导致沿脚背外侧的感觉丧失；通常耐受良好，但 5% 的患者体内会形成疼痛性神经瘤。

d. **前臂外侧皮神经**

    i. 提供 5 ~ 8cm 的神经移植物。

    ii. 邻近头静脉，位于前臂外侧段和中段 2/3 处的连接处。

    iii. 神经截取后导致沿前臂外侧的感觉丧失。

e. **前臂内侧皮神经前支**

    i. 提供 10 ~ 20cm 的神经移植物。

    ii. 邻近贵要静脉，位于前臂中段和内侧段 2/3 处的连接处。

    iii. 截取神经后会导致沿前臂内侧的感觉丧失。

f. **骨间后神经（感觉神经末端分支）**

    i. 提供 2 ~ 5cm 的神经移植物。

    ii. **位于第四伸肌间隔室的底部。**

4. **神经导管修复术可以取代神经移植**，用于治疗发生在非关键且直径小的感觉神经中的**短距离神经缺损（最多 3cm）**。

    a. 神经导管可以是生物制品（血管、肌肉和去细胞神经）或非生物材质［聚乙醇酸、硅胶和聚四氟乙烯（PTFE）］。

    b. 其通过存在神经营养因子的自然环境下重组再生轴突发挥作用。

    c. 神经导管的多种用途包括在神经修复部位周围形成保护层，或者在神经移植前，在较大的神经缺损部位暂时把神经末梢汇集在一起。

5. 缩短神经缺失部位，避免采用神经移植的其他选择包括神经移位、神经松解和骨缩短术。

压迫综合征

I. **神经压迫的病理生理学**

  A. **机械压迫**

    1. 急性神经压迫导致局部缺血，从而引起局灶性传导阻滞，如果压迫持续时间较短，这种情况可以消除。

    2. 对神经施加的压力不断增强，会使神经动力学发生可预见的变化。

      a. 20mmHg：神经外膜的血流量减少。

      b. 30mmHg：轴突运输受损。

      c. 40mmHg：感觉异常。

      d. 50mmHg：神经外膜水肿。

      e. 60mmHg：完全性神经内缺血。

    3. 长时间神经压迫最终会导致局灶性脱髓鞘。

    4. 随后发生次神经内膜和滑膜水肿、轴突损伤，最后是神经纤维变性。

    5. 慢性神经压迫综合征通常表现为脱髓鞘和轴突损伤的临床混合症状。

  B. **牵拉**

    1. 压迫会束缚神经，导致运动受限和滑动减少。

    2. 肢体运动会进一步导致牵拉诱发的传导阻滞。

C. 双重压迫现象

1. 既定的压迫位点会破坏沿整条神经进行的轴突传输。

2. 这会降低阈值或使神经倾向第二压迫位点，随后会表现出相应的症状（如：胸廓出口综合征和腕管综合征）。

D. 系统条件

1. 能抑制整个周围神经功能，然后降低症状阈值。

2. 例如糖尿病、酒精中毒、甲状腺功能减退、溶酶体贮积症、多糖沉积症和工业溶剂暴露。

II. 正中神经

A. 腕管综合征

1. 病理分析

a. 最常发的上肢单神经病变。

b. 由于手指屈肌肌腱发生特发性滑膜炎，从而导致在固定刚性空间内的正中神经受到机械压迫而引起。

c. 其他少见病因包括：腱鞘囊肿形成疝、蚓状肌增生、拇长屈肌肌腹异常和正中动脉持续受压迫。

d. 内在风险因素包括：女性性别、怀孕、糖尿病和类风湿关节炎。

e. 存在争议的风险因素包括：重复或高强度工作、机械压力、职业姿势、振动以及温度。

f. 从解剖学上看，腕管较小并不是风险因素。

2. 解剖（图 42-1 ~ 图 42-3）

a. 腕管（图 42-4）范围

i. 桡侧：舟骨结节和大多角骨。

ii. 尺侧：豌豆骨和钩骨勾。

iii. 背侧：腕横韧带。

iv. 掌侧：腕骨和掌侧骨间韧带。

b. 腕管内容物

i. 1 条神经：正中神经。

ii. 9 条肌腱：拇长伸肌肌腱（1 条），指浅屈肌肌腱（4 条），指深屈肌肌腱（4 条）。

c. 正中神经分支

i. 掌皮支：向上延伸至手腕近端 4~5cm 处，提供鱼际皮肤的感觉。

ii. 返支：常趋于腕横韧带桡掌侧的远端边缘或上方，支配鱼际肌肉群和桡侧两条蚓状肌。

d. Kaplan 基线

i. 从拇指和示指间的指间皱襞顶点向钩骨勾延伸的斜线，与近端掌纹平行。

ii. 这条线与中指轴的交点就是正中神经返支。

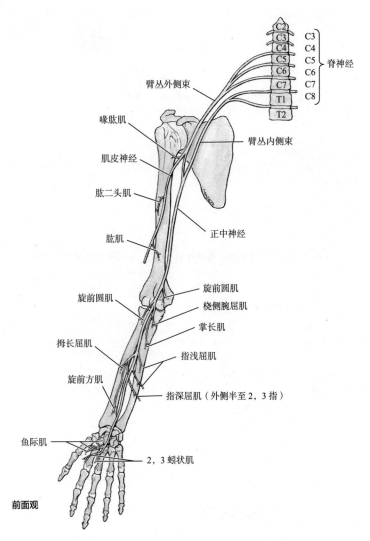

图 42-1 上肢正中神经的走行（引自 Agur AMR, Lee MJ, eds. GrantantLee MJ, ulnar, and radial nerves in the upper extremity Williams & Wilkins; 1999.）

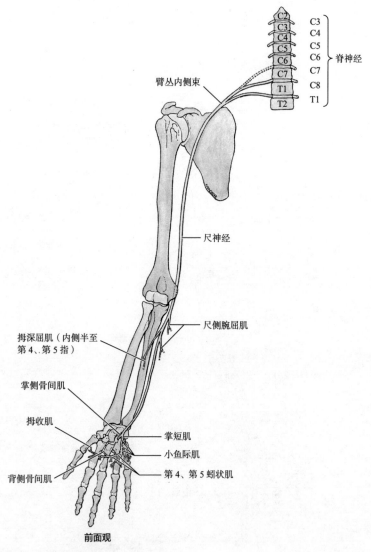

臂丛内侧束

C2
C3
C4
C5
C6
C7
T1
T2

C3
C4
C5
C6 }脊神经
C7
C8
T1

尺神经

拇深屈肌（内侧半至
第 4、第 5 指）

尺侧腕屈肌

掌侧骨间肌

拇收肌

掌短肌

小鱼际肌

第 4、第 5 蚓状肌

背侧骨间肌

前面观

图 42-2 上肢尺神经的走行

3. 诊断

a. 病史和神经肌肉检查

ⅰ. 手部桡掌侧部位疼痛和感觉异常，常在夜间加剧，反复发生。

ⅱ. 鱼际皮肤没有发生感觉障碍，因为其受正中神经掌皮支支配。

ⅲ. 病情进一步发展后，鱼际皮肤的感知功能会衰退。

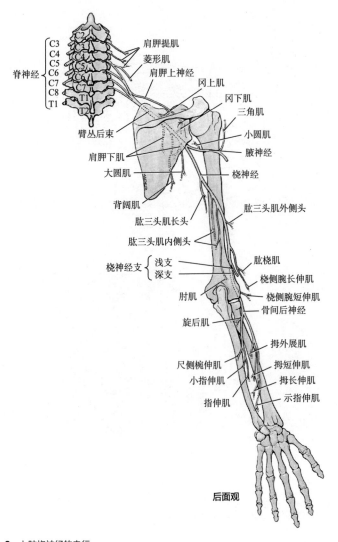

脊神经
C3
C4
C5
C6
C7
C8
T1

肩胛提肌
菱形肌
肩胛上神经
冈上肌
冈下肌
三角肌
小圆肌
腋神经
桡神经

臂丛后束
肩胛下肌
大圆肌
背阔肌
肱三头肌长头
肱三头肌内侧头

肱三头肌外侧头

桡神经支 { 浅支
深支 }

肘肌
旋后肌
尺侧腕伸肌
小指伸肌
指伸肌

肱桡肌
桡侧腕长伸肌
桡侧腕短伸肌
骨间后神经
拇外展肌
拇短伸肌
拇长伸肌
示指伸肌

后面观

图 42-3 上肢桡神经的走行

    iv. **屈腕试验**：腕关节屈曲 90° 保持 1 分钟，观察患手正中神经分布区有无感觉异常现象。

    v. **Tinel 征**：轻敲屈肌支持带引出异常感觉（没有屈腕试验灵敏，但更具特异性）。

  b. **电诊断研究**（极大程度取决于操作者）。

    i. 运动延迟大于 4.5ms。

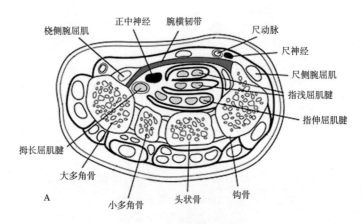

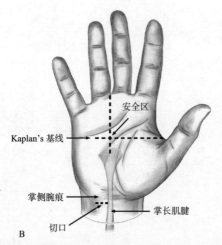

图 42-4 腕管 A.腕管横截面解剖示意图；B.腕管松解"安全区"示意图。Kaplan 基线和环指的交叉点就是正中神经返支的典型位置（引自 Berger RA, Weiss AC, eds. Hand Surgery. Philadelphia, PA: Lippincott Williams & Wilkins; 2004.）

　　　ii. 感觉延迟大于 3.5ms。

　　　iii. 传导速度小于 50m/s。

　4. 非手术治疗（一线治疗）

　　a. 将手腕中部用夹板固定，按照腕管综合征的严重程度，选择连续使用夹板或只在夜间使用。

　　b. 使用抗炎药（如：非甾体抗炎药）减轻炎症。

　　c. **优化治疗**全身性疾病（如：糖尿病和风湿性关节炎）。

d. 80% 的患者在注射类固醇后病情得以缓解，对于病情较轻的患者，这种治疗的效果更好。

　　i. 这种疗法对身体虚弱的孕妇或其他出现暂时性水肿的患者常有疗效。

　　ii. 对类固醇的反应也预示了对手术的良好反应。

5. 手术治疗

　　a. 腕管切开松解术

　　　　i. 通过平行鱼际纹的尺侧切口，完全松开腕横韧带，避免损伤到掌皮支。

　　　　ii. 这种方法更好地暴露手术区域，但会留下较长疤痕。

　　b. 内镜辅助的腕管松解术

　　　　i. 这种方法留下的疤痕较小，但相对于切开松解，由于视野问题，解剖中的异常现象可能更难以确认。

　　　　ii. 与开放式技术相比，并没有显示出优越性。

　　c. 滑膜切除术仅适应于增生性或浸润性腱鞘炎。

　　d. 神经内松解术、神经外膜切开术和腕尺管减压术通常不适应于腕管综合征。

B. 旋前圆肌综合征

1. 压迫位置（从近端到远端）

　　a. 旋前圆肌肱骨头的副韧带起点或近端韧带附着点（Struthers 韧带）。

　　b. 肱二头肌腱膜（腱膜纤维化）。

　　c. 在旋前圆肌的肱骨头和尺骨头之间（最常发）。

　　d. 指浅屈肌腱弓近缘。

2. 诊断

　　a. 前臂掌侧近端处疼痛，伴发正中神经分布区的感觉减退／感觉异常，也累及掌皮支（有助于区分腕管综合征和骨间前神经综合征）。

　　b. 反复发生的肱二头肌、旋前圆肌或指浅屈肌各自产生的抵抗性收缩会表明压迫位置。

　　c. 电诊断研究的效果有限。

3. 治疗

　　a. 采用夹板疗法和休息可以解决 50% 患者的症状。

　　b. 如果保守治疗失败，必须探查和松解肘部上下所有潜在的压迫部位。

C. 骨间前神经综合征

1. 病理学

　　a. 可能不是真实的压迫性神经症，但其临床表现与几种不同病因所致的共同症候群相同，这些病因包括机械性压迫（如：解剖异常、前臂肿块）、炎性压迫（如：感染、特发性）或创伤后压迫（如：前臂骨折、深层肌肉组织出血）。

　　b. 大约 1/3 的病例是自发性的。

　　c. 最常受到压迫的部位在旋前圆肌的肱骨头和尺骨头。

2. **诊断**

  a. 拇长屈肌、指深屈肌到示指、中指以及旋前方肌功能削弱或丧失。

  b. **由于骨间前神经是完全的运动神经，所以没有感觉神经症状。**

  c. 要求患者做 "OK" 的手势，其手指不成圆形，而是三角形，是因为其拇指指间关节和示指的远端指间关节不能屈曲（抓捏畸形）。

  d. 与旋前圆肌综合征不同，针对这种病症的电诊断研究是很有用的辅助诊断方式。

3. **治疗**

  a. 其治疗方式与治疗闭合性神经损伤相似，在 4~6 周内进行电诊断研究。

  b. 在第 12 周再次进行电诊断研究，如果没有完全恢复，继续观察患者。

  c. 如果到第 12 周仍没有明显的临床和电诊断征象（运动单元动作电位缺失），则必须进行神经减压术。

Ⅲ. **尺神经**（图 42-2）

 A. **肘管综合征**

  1. 压迫部位（从近端到远端）（图 42-5）

   a. 肱部内侧肌间隔。

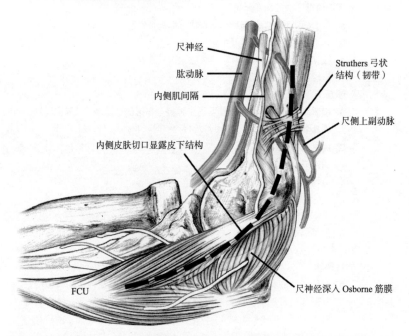

图 42-5 肘管解剖图 FCU—尺侧腕屈肌（引自 Berger RA, Weiss AC, eds. Hand Surgery. Philadelphia, PA: Lippincott; 2004.）

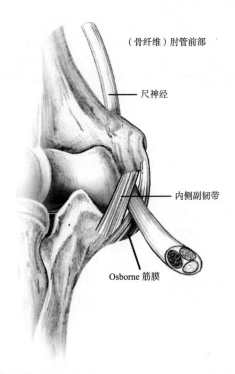

图 42-5（*续图*）肘管解剖图

    b. 肱三头肌内侧头和内侧肌间隔之间的筋膜束增厚，位于肘部以上 8cm 处（Struthers 弓）。

    c. 肘管

      i. 背侧：尺侧腕屈肌（FCU；奥斯本韧带）两头的腱膜增厚。

      ii. 掌侧：肘部的尺侧副韧带、关节囊、鹰嘴。

    d. 尺侧腕屈肌筋膜。

2. **诊断**

    a. **病史**和神经肌肉检查。

      i. 小指、环指尺侧半以及手背尺侧半的感觉减退 / 感觉异常。

      ii. 握力减弱，病情发展后会导致握力消失。

      iii. 肘内侧的 Tinel 征检查结果呈阳性。

      iv. 屈肘时尺神经可能发生半脱位。

      v. 法伦征：屈肘 1 分钟，尺神经分布区发生感觉减退 / 感觉异常。

      vi. 抓伤试验（有争议）：手掌相对，让患者尝试抵抗检查者手掌用力内收。然后检查者搔刮潜在压迫部位表面皮肤，并试图内收前臂。患者前臂的力量突然暂时减弱就说明试验结果呈阳性。

b. 辅助研究

  i. 用肌电图证明第一背侧骨间肌失去神经支配的证据（最常见）。

  ii. 拇短展肌应该正常（不包括 C8/T1 神经根或臂丛病灶）。

  iii. 如果运动幅度不正常或有创伤史，要为肘部拍摄肘关节平片。

3. 手术治疗

a. 在原位减压术中：选择手术时要考虑移位技术的相似效果。

b. 尺神经移位（皮下、肌下或肌间）：适用于腕管综合征复发的患者，以及患有尺神经半脱位的患者。

c. 内侧上髁切除术：用于伴发骨畸形的创伤后患者，但有损伤尺侧副韧带的风险。

B. 尺管综合征（腕尺管内尺神经压迫）

1. 病理学

a. 腱鞘囊肿（最常见）。

b. 肌肉异常。

c. 尺动脉的血栓形成或假动脉瘤（小鱼际捶打综合征）。

d. 钩骨钩骨折。

e. 烧伤导致的水肿或瘢痕。

f. 炎性关节病。

2. 解剖图（图 42-6）

a. 腕尺管范围

  i. 桡侧：钩骨钩。

  ii. 尺侧：豌豆骨。

  iii. 背侧：腕掌侧韧带和豆钩韧带。

  iv. 掌侧：腕横韧带。

b. 腕尺管内容物

  i. 一条动脉：尺动脉。

  ii. 一条神经：尺神经。

  iii. 尺神经位于尺动脉的尺侧。

c. 腕尺管分区

  i. 1 区：尺神经分支点近端。

  ii. 2 区：包含尺神经的深层运动神经支。

  iii. 3 区：包含尺神经的浅层感觉神经支。

d. 尺神经分支

  i. 背侧感觉支：向上延伸 4～5cm 至豌豆骨近端，为手背尺侧提供知觉。

  ii. 深层运动支：在腕尺管内（更靠近桡侧）向上延伸，为内在肌肉组织提供运动支配。

  iii. 浅层感觉支：在腕尺管内（更靠近尺侧）向上延伸，为小指及环指尺侧半提供知觉。

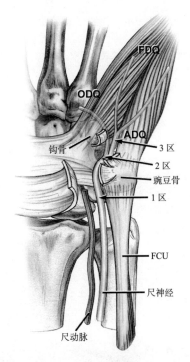

图 42-6 腕部腕尺管解剖图 1 区—尺神经，运动和感觉神经；2 区—深层运动神经分支；3 区—浅层感觉神经分支；ADQ—小指外展肌；FCU—尺侧腕屈肌；FDQ—小指外屈肌；ODQ—小指对肌（引自 Berger RA, Weiss AC, eds. Hand Surgery. Philadelphia, PA: Lippincott; 2004.）

3. 诊断

    a. 手腕尺侧疼痛，伴发小指及环指尺半侧的感觉减退 / 感觉异常。

    b. 手背尺侧部位没有感觉障碍，因为此处的感觉功能由背侧感觉支支配。

    c. 腕尺管的 Tinel 征检查结果呈阳性。

    d. 手腕的持续伸展过度或持续屈曲过度会加剧症状。

    e. 尺侧"悖论"：因为未涉及指深屈肌，与近端尺神经压迫相比，远端尺神经压迫更可能导致爪形畸形。

    f. 听诊时可能存在杂音。

    g. 电诊断研究是有用的辅助诊断。

4. 非手术疗法

    a. 适用于存在不确定病灶的情况。

    b. 将手腕中部用夹板固定。

    c. 使用抗炎药（如：非甾体抗炎药）减轻炎症。

    d. 通过锻炼进行康复。

5. **手术治疗**

    a. 适用于存在确定病灶或保守治疗失败的情况。

    b. 尺管切开松解术

        i. 完全松解腕掌侧韧带和豆钩韧带。

        ii. 切开小鱼际肌肉组织起点附近的纤维弓。

        iii. 探查腕尺管底部，寻找肿块和骨折部位。

        iv. 自上而下检查系有止血带的尺动脉。

IV. **桡神经**（图 42-3）

  A. **骨间后神经综合征**

    1. **压迫部位**（从近端到远端）

      a. 桡肱关节浅层的筋膜组织增厚。

      b. 桡返动脉（桡返动脉的扇形分支）。

      c. 桡侧腕短伸肌内的纤维束。

      d. 旋后肌近缘（Frohse 弓，最常见）。

      e. 旋后肌远端。

    2. **诊断**

      a. 病史及神经肌肉检查

        i. 指伸肌和腕伸肌的逐渐无力。

        ii. 与骨间前神经综合征类似，发生运动障碍是主要症状，不涉及感觉神经。

        iii. 创伤后急性发病。

        iv. 肘部类风湿病与此症候群类似。

        v. **此综合征的不完全表现可能与肌腱断裂的症状混淆（行肌腱固定术明确）。**

      b. 辅助研究

        i. 电诊断研究是有用的辅助诊断。

        ii. 拍肘部平片以排除桡骨头脱位或骨折。

        iii. 如果担心存在软组织肿块，可以采用磁共振成像或超声波技术。

    3. **治疗**

      a. 治疗方法与治疗闭合性神经损伤的方法类似，在 4~6 周内进行基线电诊断研究。

      b. 如果患者没有完全康复，在第 12 周再次进行电诊断研究，继续观察患者。

      c. **若到第 12 周仍没有明显的临床恢复或电诊断征象（运动单元动作电位缺失），则必须进行神经探查。**

      d. 神经探查的其他适应证包括创伤后病症（如：近端桡骨骨折）或存在可确认病灶。

      e. 类固醇注射可能对患有类风湿病的患者有一定效用。

B. 桡管综合征
  1. 解剖学
    a. 桡管范围
      i. 背侧：桡侧腕长伸肌和桡侧腕短伸肌。
      ii. 掌侧：近端肱桡关节囊、肱二头肌肌腱和远端旋后肌深头。
    b. 桡管内容物
      i. 一条神经：桡神经。
      ii. 它从肱桡关节延伸至旋后肌远端，长度大约 5cm。
    c. 桡神经分支
      i. 浅支：为手背桡侧提供感觉。
      ii. 深支：为指伸肌和腕伸肌提供运动支配。
  2. 诊断
    a. **患者主诉疼痛（其次虚弱无力）。**
    b. 疼痛位于肘部桡侧，抵抗性旋后运动会加剧疼痛。
    c. 常与需要反复用力拉伸肘部和旋转前臂的工作有关。
    d. 必须与肱骨外上髁炎区分（桡管综合征产生的压痛感位于远端）。
    e. 中指试验：抵抗中指伸展，前臂近端会产生疼痛。
    f. 电诊断研究的效果有限。
    g. 类固醇注射既有诊断效应，又有预后效应，预测手术反应是否良好。
  3. 治疗
    a. 保守治疗是主要的治疗方法，包括夹板疗法、类固醇注射和应用抗炎药（如：非甾体抗炎药）。
    b. 神经探查只适用于保守治疗失败的情况。
    c. 关于肌肉麻痹的进展研究尚无文献记录。
C. Wartenberg 综合征
  1. **定义**：桡神经浅支压迫。
  2. 病理学
    a. **桡神经浅支发自桡骨茎突近端 9cm 处皮下，位于肱桡肌肌腱和桡侧腕长伸肌肌腱之间。**
    b. 有许多不同的压迫原因，包括外部原因（如：手表、手铐）、过度／重复运动（如：使用螺丝刀）、受过外伤（如：手腕挫伤），以及肱桡肌和桡侧腕长伸肌肌腱的剪式动作。
  3. 诊断
    a. **手背桡侧感到疼痛且有异常感觉，手腕运动、手指和拇指的捏取动作或用力旋转前臂会加剧症状。**
    b. 进行 Finkelstein 检查，结果呈假阳性（拇指屈曲握于掌中，腕部向尺侧偏斜产生疼痛）。
    c. 追踪 Tinel 征或进行诊断性神经阻滞可以确诊。

      d. 电诊断研究的效果有限。

  4. 治疗

      a. 保守治疗是主要的治疗方法，包括休息、夹板疗法、类固醇注射和应用抗炎药（如：非甾体抗炎药）。

      b. 神经探查只适用于保守治疗失败的情况。

V. 胸廓出口综合征

A. 病理分析

  1. 常见临床表现或几种不同病因引发的症候群。

      a. 神经病学病因：95%（如：臂神经丛）。

      b. 静脉病因：3%~4%（如：锁骨下静脉）。

      c. 动脉病因：1%~2%（如：锁骨下动脉）。

  2. 女性患者更常发，发病率比男性高3倍。

  3. 常发于30~60岁。

  4. 可能和手臂动作在肩部及其以上部位的职业有关，这些通常是静态、较难控制的动作（如：画家和护士）。

  5. Paget-Schroetter症：突发的、因用力诱发的上肢深静脉系统的血栓症。

B. 压迫部位

  1. 斜角肌三角区：位于前、中斜角肌和第一肋之间。

  2. 肋锁三角区：位于锁骨和第一肋骨之间。

  3. 先天性纤维肌束：常见于神经疾病患者。

  4. 颈肋：由此导致的神经压迫占普通人群的0.5%，常见于动脉病症患者（50%~80%为双侧颈肋）。

C. 诊断

  1. 病史和神经肌肉检查

      a. 肩部、上背部以及颈部的起病隐匿，伴有疼痛感或隐痛感（易失眠，经常发生夜间疼痛）。

      b. 如果累及神经系统，可能有感觉异常症状。

      c. 如果累及静脉，侧支静脉可能可见充血现象。

      d. 如果累及动脉，可能有跛行症状。

  2. 激发试验

      a. 如果症状再次出现或桡侧脉搏消失，则试验结果呈阳性。

      b. 所有激发试验都缺乏足够的灵敏度和特异性，来做出确定的诊断。

      c. Adson试验：使患臂保持下垂，把头转向同侧肩部，过伸颈部，同时深呼吸。

      d. Halstead（肋锁）试验：使患臂保持下垂，肩部向后下方运动，挺胸。

      e. Wright（过度外展）试验：受患臂外旋，伸展至180°，深呼吸。

      f. 颈部旋转侧屈试验：从患臂一侧开始旋转头部，随后向该臂方向侧屈头部（如果骨阻止侧屈，则试验结果呈阳性）。

3. **辅助研究**

a. 拍颈部和胸部平片，寻找骨骼异常部位、颈肋和肺部肿块（肺尖肿瘤）。

b. 血管研究包括多普勒或动脉造影/静脉造影（黄金标准，但具有创性）。

c. 磁共振成像和电诊断研究的效果有限。

d. 通过斜角肌注射的方式尝试诊断性神经阻滞。

D. **治疗**

1. 首先应尝试保守治疗，包括姿势训练、拉伸/力量强化训练、运动恢复和应用抗炎药（如：非甾体抗炎药）。

2. 手术干预的适应证包括保守治疗失败、难治性疼痛、明显的神经功能缺损，以及潜在或急性的血管重症。

3. 手术治疗的重点是去除任何潜在部位的压迫（如：颈肋、前斜角肌和中斜角肌松解术或切除术，以及臂丛神经松解术）。

4. 如果存在静脉阻塞，考虑行取栓术。

5. 如果存在动脉阻塞，考虑行血栓内膜切除术、动脉切除术和介入移植术或分流术。

6. 并发症包括臂神经丛损伤、血胸、气胸、乳糜胸和烧灼性神经痛。

肌腱转移

I. **原理**

A. **定义**：将功能健全的肌肉肌腱转移到相应部位，取代此处功能受损或完全丧失功能的肌腱单位。

B. **"肌肉平衡术"的概念**：肌腱转移是把功能需求较少区域中的肌肉单位重新分布到功能需求较大的区域。

C. **这项技术发展于 19 世纪晚期**，作为小儿麻痹症长期治疗的方法。

D. 肌腱转移术可以适用于**一条主要神经受损**（如：尺神经、正中神经、桡神经）；如果受损神经达到 2 条或 3 条，则无法避免严重的肢体障碍。

E. **肌腱转移的原则**

1. 受损关节有良好的被动运动；需要预防或修复关节挛缩。

2. 软组织覆盖物须柔软且稳定——"组织平衡"——瘢痕组织的肌腱转移效果很差，软组织重建须在肌腱转移之前进行。

3. 更简单的手术具更好的效果；即肌腱引入方向只改变一次。

4. 每次肌腱转移手术应以恢复一项功能为目标。

II. **适应证**

A. **神经损伤**：这是最常见的适应证。当发生破坏性神经损伤或近端损伤时，神经再生无法及时恢复以挽救运动单元，此时需要行肌腱转移术。

B. **肌肉/肌腱损毁**：这种损伤可能由受伤或诸如风湿性关节炎等疾病导致。

C. **痉挛性疾病**：这种适应证不常见，但肌腱转移术可以减少痉挛，使手部复位，利于健康。

III. 术前计划

  A. 评估

    1. 明确患者的手术目标 / 需要。

    2. 把患者希望恢复的功能按优先顺序排序。

    3. 评估患者的期望值，确保其保持理性。

    4. 明确术后康复训练的动机和能力。

  B. 手术时机

    1. **神经功能恢复的影响因素。**

      a. 在神经功能恢复方面，儿童患者优于成人患者，成人患者优于老年患者。

      b. 干净、锐器伤口比大型和（或）受感染的伤口恢复得快。

      c. 靠近肌肉的损伤比远离肌肉的损伤功能恢复得更好。

    2. **即时肌腱转移**：只在神经功能无法恢复时进行；即肌肉完全破坏、大部分神经缺失，以及修复 / 再生已不可行等情况。

    3. **延迟肌腱转移**：通常在损伤后 9 ~ 12 个月内进行，考虑到行肌腱转移术前应给予受损神经再生的可能。神经损伤程度越高，所需再生时间越长。

  C. **行肌腱转移术前必须处理的伤口位置因素。**

    1. 骨骼必须稳定。

    2. 必须愈合或缝合伤口表面。

    3. 瘢痕必须保持柔软，或者必须切除。

    4. 必须准备足够的软组织以保障肌腱转移。

    5. 必须保证最大限度的关节活动度以获得最好的手术结果。

  D. **供体肌腱 / 肌肉评估**

    1. **供体肌肉评估**：列明所有肌肉的目录，对其肌力进行评级。只有肌力达到 4 或 5 级［英国医学研究委员会（MRC）标准］的供体肌肉才能用于肌腱转移。

      a. 0 级：无运动功能。

      b. 1 级：有轻微可见的肌肉运动，但不能引起关节运动。

      c. 2 级：可在减少重力的情况下进行关节运动。

      d. 3 级：能够克服重力进行关节运动，但不能增加阻力。

      e. 4 级：可以克服阻力进行运动，但略弱于正常的肌肉力量。

      f. 5 级：正常肌肉力量。

    2. **控制**：被转移的肌腱应当提供独立的肌力（如：指深屈肌肌腱没有独立运动功能，因此不适合作为肌腱供体）。

    3. **偏移（运动幅度）**

      a. 具体运动幅度。

        i. 手指——70mm。

        ii. 手腕——30mm。

      b. 肌腱固定术可将肌腱运动幅度延长约 25mm。

      c. 将需要转移的供体肌腱长度和需要达到的长度和幅度进行匹配（如：腕屈肌不能当作指伸肌用）。

4. **需要匹配肌力**（如：尺侧腕屈肌对于拇短展肌来说肌力过强）。治疗可以增加肌力，但不能增加肌肉运动的幅度。

5. **位置**：供体肌腱转移尽可能沿直线方向进行；肌腱方向的改变不能超过一次。

6. **协同作用**：如果可能，使用能协同运动的肌肉（如：腕伸肌和指屈肌）；便于术后的康复训练。

7. **损耗**：值得为了转移后获得的新功能而舍弃肌腱的原有功能吗。

IV. **特定神经瘫痪的肌腱转移术**

  A. **桡神经瘫痪**

    1. **解剖**

      a. 桡神经在分支进入前臂的浅层及深层肌支前，支配着肱三头肌、肱桡肌和桡侧腕长伸肌。

      b. 浅层桡神经完全是感觉神经，而深层桡神经支配着桡侧腕短伸肌、旋后肌、拇长展肌（APL）及所有的指伸肌。

    2. **功能缺损**

      a. 桡神经重度瘫痪：手腕、拇指及各指不能伸直，出现垂腕畸形。无法伸腕，削弱了握力。随着时间推移，患者会形成适应性的功能模式。

        i. 患者借助屈腕来辅助伸指，即"肌腱固定术效应"。

        ii. 进行肌腱转移术后，屈腕会较难克服。

        iii. 可以配戴固定夹板来促使伸腕、辅助伸指；夹板比较累赘，经常只能晚上配戴，但对于最终康复至关重要。

        iv. 或者，一些外科医师提倡进行旋前圆肌（PT）到桡侧腕短伸肌的端侧肌腱转移术，以便在神经康复期前促进握力恢复，称为"内部夹板"术。

      b. 桡神经轻度瘫痪：由于其他伸肌丧失，无法抵抗桡侧腕长伸肌的功能，因此手腕桡侧的偏斜程度比重度损伤时更大。

    3. **治疗桡神经瘫痪的常用肌腱转移术**（表 42-4）。桡神经瘫痪的肌腱转移术需要给手腕、拇指及其余手指各转移一条肌腱以恢复其伸展功能。

  B. **正中神经瘫痪**

    1. **神经功能及解剖**

      a. 正中神经穿过旋前圆肌进入前臂，并支配旋前圆肌、桡侧腕屈肌（FCR）、掌长肌（PL）和指浅屈肌（FDS）。

      b. 骨间前神经发出骨间前神经分支并支配拇长屈肌（FPL）、旋前方肌、指深屈肌（FDP）桡骨头。在（肱骨）内上髁远端 6~8cm 因正中神经发出。

表 42-4	治疗桡神经瘫痪的肌腱转移术	
预期功能	**肌腱转移**	**评论**
腕部伸展（高位神经瘫痪）	旋前圆肌到桡侧腕短伸肌	旋前圆肌是恢复伸腕功能的最佳供体。如果损伤低于桡侧腕短伸肌神经支配的水平，就不需要进行肌腱转移
腕桡侧偏斜（低位瘫痪）	桡侧腕长伸肌到桡侧腕短伸肌或尺侧腕伸肌	使手腕桡侧的偏斜程度最小化
手指伸展（高位和低位瘫痪）	桡侧腕屈肌到指总伸肌 尺侧腕屈肌到指总伸肌	因为存在尺侧偏斜，所以桡侧腕屈肌使用更多。尺侧腕屈肌的肌力是桡侧的2倍，但肌腱伸展幅度较小。这些肌腱转移术不允许用于单独的指伸肌损伤
	指浅屈肌（只有中指和环指）到指总伸肌	用于独立运动（Boyes转移）
拇指伸展（高位和低位瘫痪）	拇长肌到拇长伸肌	80% 的患者使用拇长肌进行肌腱转移
	拇长伸肌	如果没有拇长肌，可以使用指浅屈肌（Boyes转移）
	肱桡肌到拇长展肌	拇长展肌肌腱固定术是在桡骨茎突部位连接肱桡肌，以防止拇掌关节的屈曲外展、掌指关节的过度伸展以及指间关节的屈曲

    c. 正中神经的主干继续穿过腕管，发出感觉和运动支。

    d. 鱼际运动支支配拇短展肌（APB）、拇对掌肌（OP）以及拇短屈肌（FPB）的浅头。

    e. 指总神经分支支配中指和示指的蚓状肌。

  2. **功能缺损**

    a. **正中神经低位瘫痪**：腕部的神经功能丧失。

      i. 由于拇短展肌、拇对掌肌和拇短屈肌的浅头瘫痪，拇对掌功能丧失。

      ii. 示指和中指的蚓状肌功能丧失。

    b. **正中神经高位瘫痪**

      i. 除了上述的肌肉功能丧失外，骨间前神经也受到影响。患者的拇长屈肌、旋前方肌以及示指和中指的指深屈肌功能丧失，导致拇指和示指无法屈曲。

      ii. 高位神经损伤会损伤桡侧腕屈肌和旋前圆肌的功能，但这些功能的损失不需要用肌腱转移术进行修复。

  3. **常用正中神经瘫痪的肌腱转移术**（表 42-5）

表 42-5	治疗正中神经瘫痪的肌腱转移术	
拇对掌功能（高位和低位瘫痪）	示指固有伸肌到拇短展肌	通常会优先使用示指固有伸肌来替代掌侧部位有发生瘢痕可能的肌腱
	小指展肌到拇短展肌	Huber 术，用来治疗拇指发育不全，伴发神经瘫痪和创伤
（低位瘫痪）	指浅屈肌（无名指）到拇短展肌	指浅屈肌（环指）穿过腕部尺侧腕屈肌环，以适宜角度靠近拇短展肌
	拇长肌到拇短展肌	Camitz 术，用于治疗长期的腕管综合征，可在腕管修复手术时进行
拇指屈曲（高位瘫痪）	肱桡肌到拇长屈肌	允许拇指指间关节屈曲
示指屈曲（高位瘫痪）	指深屈肌（小指、环指）到指深屈肌（中指、示指）	肌腱缝合术（不转移）允许中指和示指远端指间关节在内侧和间侧屈曲
	桡侧腕长伸肌到指深屈肌（示指）	为示指屈曲提供力量

C. 尺神经瘫痪

1. 神经功能和解剖

a. 尺侧腕屈肌的两头之间进入前臂，支配尺侧腕屈肌和指深屈肌的尺侧部分。

b. 在离腕部近端 7cm 处发出背侧感觉神经。

c. 通过腕尺管继续进入手部，支配小指展肌、小指屈肌和小指对掌肌（如：小鱼际肌肉），此外还有 7 条骨间肌、拇内收肌和环指及小指的蚓状肌。尺神经可能支配拇短屈肌的部分（特别是深头）或全部功能。

2. 功能缺损

a. **尺神经低位瘫痪**

i. 拇内收肌、拇短屈肌深头、所有骨间肌、小鱼际肌肉以及连接环指和小指的蚓状肌瘫痪。

ii. **爪形手：特别是在环指和小指出现掌指关节的过伸和指间关节的屈曲**，这是因为外在功能完整但内在肌功能丧失造成的。

iii. Froment 征：增值纸试验由于第一背侧骨间肌和拇内收肌失去了神经支配，作为代偿，患者屈曲拇长屈肌来稳定拇指和拇长伸肌，以完成内收拇指的动作。在夹纸试验中过度的拇指指间关节屈曲现象被称为"Froment"征。

iv. 由于指伸肌（指总伸肌和小指伸肌）失衡（Wartenberg 征），小指发生尺侧偏斜。

b. 神经高位瘫痪

    i. 由于尺侧腕屈肌与环指和小指的指深屈肌减少了形变力，**因此与低位瘫痪相比，爪形畸形的程度要轻一些。**

    ii. 重建术可以改善手部功能，但基本功能已不能恢复。

3. 治疗尺神经瘫痪的常用肌腱转移术（表 42-6）。

4. 可用静态阻滞术来防止掌指关节的过度拉伸，包括掌指关节融合术、掌指关节囊固定术或者掌指关节头背侧的骨阻滞。这些疗法可以单独使用，或与肌腱转移术配合使用。

表 42-6	治疗尺神经瘫痪的肌腱转移术	
拇指夹纸试验阳性（高位和低位瘫痪）	桡侧腕短伸肌或肱桡肌到第一掌骨的外展结节	内收肌成形术让肌肉肌腱穿过第二掌间的区域与外展结节相连，通常需要实施拇长肌肌腱移植术
	指浅屈肌（无名指）到第一掌骨的外展结节	内收肌成形术，只需使用环指指浅屈肌肌腱的桡侧半，掌筋膜充当滑车作用，无须肌腱移植
爪形手（低位瘫痪）	指浅屈肌（中指或无名指）到小指和无名指	切断肌腱，然后缝到外侧腱束或近节指骨
	指浅屈肌"套"到小指和环指的 A2 滑车	分开指浅屈肌（环指或中指）环绕穿过 A2 滑车，再与自身缝合，一半缝到环指，一半缝到小指
	指总伸肌或肱桡肌到小指和无名指的后侧腱束	与外侧腱束相连，固定手指，但不增加屈曲力量
	指月伸肌或指总伸肌（小指）到小指、无名指的后侧腱束	穿过掌间区域与后侧腱束相连
爪形手（高位瘫痪）	指深屈肌（中指）到指深屈肌（小指、环指）	断端肌腱吻合术
示指外展肌的夹纸试验（高位和低位瘫痪）	拇长展肌腱到第一骨间肌背侧	拇长展肌的主要部分仍附着在拇指上，可以用肌腱移植进行增强
	指伸肌或拇短伸肌到第一骨间肌背侧	可以选择性地恢复示指的外展功能，操作方法很多，但都要和第一骨间肌相连
用力手指屈曲（低位和高位瘫痪）	桡侧腕长伸肌到手指	肌腱移植可分为 2—4 束用来延长桡侧腕长伸肌，从腕横韧带下方穿过，与指外侧肌束或 A2 滑车相连
小指屈曲（低位瘫痪）	小指伸肌到小指	小指伸肌尺侧部分穿过掌间区域与骨头或 A2 滑车相连
腕屈曲（高位瘫痪）	桡侧腕屈肌到尺侧腕屈肌	恢复尺侧腕屈肌功能。一些学者觉得这种手术没有必要

V. 治疗特殊疾病的肌腱转移术

A. 类风湿关节炎

1. 患者经常由于肌腱滑膜被侵犯或尺骨头半脱位导致的磨损而撕裂伸肌肌腱。

2. **小指伸肌和指总伸肌经常由于明显的尺骨头损伤而最先受到影响。**

a. 治疗

i. 小指的指总伸肌远端肌腱可与环指的指总伸肌连在一起。

ii. 指伸肌可被转移到小指伸肌和指总伸肌。

3. 如果小指和环指的指总伸肌肌腱都受到损伤，可从指伸肌或者环指或中指的指浅屈肌的桡侧或内侧移植肌腱。

4. 实施伸肌腱鞘切除术和 Darrach 术来预防额外的伸肌肌腱损伤。

要点总结

1. 务必精确记录所有运动及感觉损伤，以及神经肌肉检查的正常结果。

2. 两点辨别觉测量神经支配的强度，而压力和振动试验测量神经阈值。

3. 72 小时后，由于神经递质消失，远端神经段不对电刺激做出反应。

4. 在大部分临床条件下，神经外膜修复与其他类型的修复同样重要。

5. 如果由于肌肉萎缩，运动终板没有在 18～24 小时内恢复神经支配，那么神经功能将不会恢复。

6. 对于大多数肘管综合征的患者来说，原位松解术是一种治疗选择。

7. 鱼际皮肤和手背尺侧的感觉障碍的存在或消失有助于分辨正中神经和尺神经的近端和远端压迫。

8. 骨间前神经综合征和骨间后神经综合征仅损伤运动神经，不会使感觉神经发生症状。

要点问答

1. 神经撕裂后，术后多久神经就不会对电刺激做出反应并产生肌肉活动？

大约 3 天。

2. 为什么神经损伤越靠近关节，其恢复越差？

因为神经纤维必须在远端再生，因此其需要更长的时间完成再生。而且，在恢复期间，即使施万细胞失去支持神经再生的能力，神经元也能自行完成再生。

3. 对于既定损伤，神经转移术和肌腱转移术哪个更好？

这个问题没有明确答案，都是根据患者的恢复期望、外科医师的偏好以及经验为每个患者制定个性化的治疗方案。

推荐阅读

Dellon AL. Patient evaluation and management considerations in nerve compression. Hand Clin. 1992; 8（2）:229–239. PMID: 1613032.

Dvali L, Mackinnon S. Nerve repair, grafting, and nerve transfers. Clin Plast Surg. 2003;30（2）:203–221. PMID: 12737353.

Maggi SP, Lowe JB 3rd, Mackinnon SE. Pathophysiology of nerve injury. Clin Plast Surg. 2003;30（2）: 109–126. PMID: 12737347.

Mazurek MT, Shin AY. Upper extremity peripheral nerve anatomy: current concepts and applications. Clin Orthop Relat Res. 2001;（383）:7–20. PMID: 11210971.

Oates SD, Daley RA. Thoracic outlet syndrome. Hand Clin. 1996; 12（4）:705–718. PMID: 8953290.

Sammer DM, Chung KC. Tendon transfers: part I. Principles of transfer and transfers for radial nerve palsy. Plast Reconstr Surg. 2009 May; 123（5）:169e–177e. PMID: 19407608.

Sammer DM, Chung KC. Tendon transfers: Part II. Transfers for ulnar nerve palsy and median nerve palsy. Plast Reconstr Surg. 2009 Sep; 124（3）:212e–21e. PMID: 19730287.

43

类风湿关节炎、骨关节炎和掌腱膜挛缩

类风湿关节炎

I. **一般注意事项**

A. **定义**：类风湿关节炎的典型症状有晨僵、皮下结节和实验室检查异常（70% 的类风湿因子呈阳性）。

B. 欧洲人中有 6% 的女性和 2% 的男性患此病。

C. **诊断**（表 43-1）。

表 43-1　类风湿关节炎诊断标准

美国风湿病学会确立的类风湿关节炎（RA）诊断标准

- 晨僵症状至少持续 1 小时
- 3 处或以上关节区域发生关节炎
- 手部关节发生关节炎，包括腕关节、掌指（MCP）关节和近端指间（PIP）关节
- 身体两侧对称的同一关节发生关节炎
- 类风湿皮下小结
- 类风湿因子的血清反应呈阳性
- 放射成像显示的关节变化与类风湿关节炎的症状一致

D. **典型受累部位包括**：颈椎、肩部、肘部、手部、臀部、膝部和足部。

E. **病理生理学**。

1. 炎性滑膜（血管翳）浸润并破坏关节软骨和肌腱。

2. 滑液中的酶和炎症细胞会破坏骨骼及软骨。

3. 炎性滑膜直接侵入血管末梢导致组织缺血，或者滑膜增生形成肿块。

4. 炎性滑膜的直接侵入或者局部缺血导致肌腱破坏（肌腱中心坏死）。

5. 类风湿结节：坏死组织（局部出血或者创伤）被肉芽肿性反应中的炎症细胞包围。

F. **类风湿关节的受累阶段。**

1. 第一阶段：滑膜炎，关节无畸形。

2. 第二阶段：滑膜炎，关节发生可被动矫正的畸形。

3. 第三阶段：固定畸形，但无关节损坏。

4. 第四阶段：关节破坏。

G. **男女发病比例是 1：3。**

H. **治疗目标**：控制滑膜炎、保持关节功能、防止畸形。

I. **类风湿患者进行手部手术优先考虑。**

1. **减轻痛苦**：解决医学上顽固性疼痛是主要手术目标。

2. **改善关节功能：**

a. 功能丧失不等同于畸形。

b. 手术不能恢复手部的全部功能，并且可能进一步削弱其功能。

c. 在出现严重畸形之前行重建术可以获得更好的治疗结果。

3. **发展迟缓：**

a. 更具可预见性结果的早期重建术应优先考虑。

b. 腱鞘切除术可以防止肌腱断裂。

c. 行腕关节固定术和尺骨远端切除术，以防止腕关节塌陷。

4. **改善外观**：如果患者的功能损失和疼痛程度较低，则应避免实施畸形矫正术，因为患者可能会逐渐适应伴有这种畸形的功能。

J. **治疗概述。**

1. **医疗管理最大化**：在考虑进行手术前，患者通常应接受风湿病学家不少于6个月的治疗。

2. **理疗（PT）和职业疗法（OT）**：对于术前准备和术后康复至关重要。

3. **手术**（表 43-2）：

a. 手术具有预防性，不仅限于后期并发症。

b. 需要与风湿病学家协调好手术时机，保证医疗控制最大化。

c. 术前评估颈椎必不可少。

d. 一般来说，治疗关节的顺序是从近端到远端。

表 43-2　类风湿手的一般手术疗法
类风湿手的五个一般手术疗法
1. 滑膜切除术
2. 腱鞘切除术
3. 肌腱重建手术
4. 关节成形术
5. 关节固定术

II. 手部检查结果

A. 体格检查（图 43-1）

1. 掌指（MP）关节的尺侧偏移。

2. 尺骨头。

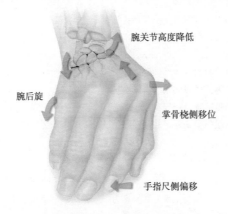

腕关节高度降低

腕后旋

掌骨桡侧移位

手指尺侧偏移

图 43-1 类风湿关节炎使腕关节发生变化 由于限制性韧带相继发生病变，腕关节向掌侧和尺侧偏移，并逐渐发生旋后运动

3. 鹅颈畸形和纽扣样畸形。

4. 肌腱断裂。

5. 拇指畸形。

6. 桡腕关节塌陷。

B. X 线检查：关节周围侵蚀和骨质缺乏。

III. 腱鞘炎

A. 背景

1. 腱鞘炎很常见，50%～70% 的类风湿关节炎患者都会伴发腱鞘炎症。

2. 可能发生在关节受累前。

3. 常发于腕背、腕掌与手指掌侧。

4. 可能导致疼痛、肌腱功能障碍、压迫性神经症以及肌腱断裂。

B. 腕背腱鞘炎

1. 由于腕背的皮肤较薄，肿胀经常比较明显，但无痛感。

2. 可能累及一条、几条或所有间隙室的所有肌腱。

3. 滑膜增生并浸润以及肌肉磨损导致肌腱断裂。

4. 虽然保守治疗（休息、类固醇注射和抗风湿药剂）可以缓解症状，但建议在早期就进行腕背腱鞘切除术。

   a. 如果滑膜增生发炎的情况持续，缓解可能性很小。

   b. 药物治疗 4～6 个月后仍无改善。

    5. 选择腕背腱鞘切除术的治疗方案。

  C. **腕掌腱鞘炎**

    1. 此处增生性腱鞘炎常常不如腕背处明显。

    2. 常常限制屈肌腱，从而限制主动和被动运动。

    3. 可能压迫正中神经。

    4. 早期手术治疗能防止永久性损伤。

    5. 治疗选择是行腕掌腱鞘切除术，辅以腕管松解术。

  D. **手指腱鞘炎**

    1. 由于肌腱紧邻骨性纤维管，所以轻度滑膜增生可能影响手指功能。

    2. 手指肌腱的类风湿结节会导致扳机指。

    3. 长期的腱鞘炎可能导致肌腱断裂。

    4. 需行屈肌腱鞘切除术和屈肌腱结节切除术。

IV. **掌指关节的尺侧偏移**

  A. **畸形产生的机制**

    1. 髁状关节（允许做双平面运动）不牢固。类风湿病导致的损伤进一步破坏其稳定性，从而正常力和异常力一起作用手部使关节变形。

    2. 掌指关节的滑膜炎导致关节囊、韧带和掌板松弛。

    3. 桡侧矢状束松弛导致伸肌腱向尺侧偏移。

    4. 尺神内在肌肌收缩。

    5. 腕部和掌骨向桡侧偏斜，改变伸肌腱的拉伸方向。

  B. **治疗取决于关节损伤程度**

    1. **先治疗腕关节。**

    2. **如果关节没有损伤**：行滑膜切除术、调整软组织，以及行尺神经内附肌松解术。

      a. 考虑到掌指关节成形术后的复发和有效性，所以不常实施。

      b. 适用于伴发早期掌侧半脱位和尺侧偏移的持续性滑膜炎症状，或者病情进展缓慢的年轻患者。

      c. 伸肌转移适用于肌腱脱位而不是功能性伸肌和关节脱位的患者。

    3. **如果关节损伤**：行掌指植入关节成形术（如：Swanson 硅胶移植物）或行关节融合术会取得良好效果。

      a. 适用于伴发掌指关节脱位、尺侧偏移和关节受累的严重疾病。

      b. 由于软组织损伤和异常，实施关节成形术也难得到理想结果。

      c. 需要矫正近端指间关节（PIP）、远端指间关节（DIP）和腕部关节畸形，才能改善掌指关节的功能。

      d. 同时进行软组织（韧带、内附肌和肌腱）重建术可以优化治疗结果。

V. **尺骨头**

  A. **畸形的形成机制**

    1. 远端桡尺关节（DRUJ）滑膜炎和关节囊拉伸（琴键征）导致尺骨背侧半

脱位。

2. 尺侧腕伸肌的尺侧和掌侧半脱位，会导致腕关节旋后、尺侧和掌侧偏移。

3. **尺骨背侧畸形会导致手指伸肌肌腱局部缺血或磨损性断裂，常发于第五背侧筋膜室**（Vaughan-Jackson 综合征）。

B. **非手术治疗**

1. 优化医药治疗。

2. 夹板疗法。

3. 局部注射类固醇。

C. **手术治疗适用于减轻运动时的疼痛。**这些方法要求手部负重应尽可能小。

1. 远端桡尺关节的滑膜切除术。

2. 对不稳固的尺骨行远端尺骨切除术（Darrach 术）。

3. 如果尺腕关节情况良好，可行远端尺骨假关节成形术（Sauve-Kapandji 术）将其保留。

4. 远端桡尺关节的半切除关节成形术保留三角纤维软骨复合体和尺骨的长度。

VI. **鹅颈畸形**

A. 伴发远端指间关节（DIPJ）屈曲的**近端指间关节（PIPJ）过伸**（图 43-2）。

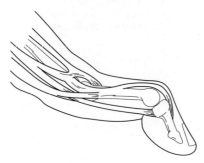

图 43-2 典型鹅颈畸形示意图 伴发屈肌肌腱腱鞘滑膜炎、掌指关节屈曲、近端指间关节过伸和远端指间关节屈曲

B. **畸形的形成机制**（可能有三个明显的形成机制）。

1. **远端指间关节滑膜炎**→导致远端伸肌肌腱断裂→锤状指畸形→伸肌失衡和掌板松弛→近端指间关节过度拉伸。

2. **近端指间关节滑膜炎**→掌板松弛→近端指间关节过度拉伸→伸肌失衡→远端指间关节屈曲。

3. **内在肌紧缩**→指掌关节半脱位→伸肌失衡→近端指间关节过度拉伸和远端指间关节屈曲。

C. **畸形矫正取决于近端指间关节的灵活性和损坏度。**

1. 如果所有掌指关节的畸形可以被动矫正，则行近端指间关节夹板固定术、远端指间关节融合术或支持韧带重建术。

2. 如果掌指关节的位置限制屈曲动作：固定掌指关节半脱位的位置或松解紧缩的内附肌。

3. 如果固定屈曲畸形已形成但无关节损伤：行手法物理治疗、外侧腱束松动术和固定潜在变形力。

4. 如果固定屈曲畸形已形成并伴发关节损伤：行近端指间关节的关节固定术或硅胶关节成形术。

    a. 融合最需要稳固的关节。

        i. 示指（负责捏拿功能）：成 30° 行关节融合术。

        ii. 必要时，中指成 35° 行关节融合术，环指成 40° 行关节融合术，小指成 45° 行关节融合术。

    b. 置换最需要运动的关节：典型的是中指、环指和小指（负责握力功能）。

VII. **钮扣状畸形**

A. **近端指间关节屈曲、远端指间关节和掌指关节过伸**（图 43-3）。

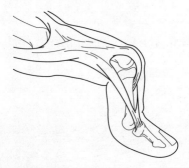

图 43-3　典型类风湿钮扣状畸形外形图　伴发掌指关节过伸、近端指间关节屈曲及远端指间关节过伸，近端指间关节发生滑膜炎

B. **畸形形成机制**

1. 近端指间关节滑膜炎→中央腱束变细→近端指间关节屈曲→外侧腱束的掌侧半脱位。

2. 斜支持韧带缩短 →远端指间关节过度拉伸。

3. 代偿性掌指关节过伸。

C. **畸形矫正**

1. 如果是可被动矫正的轻度畸形：行滑膜切除术和夹板固定术 ± 末梢肌腱切断术。

2. 如果是可被动矫正的中度畸形：行滑膜切除术，辅以中央腱束 / 外侧腱束重建术 ± 末梢肌腱切断术。

3. 如果是固定屈曲畸形：行近端指间关节的关节固定术或关节成形术，如上文所述（参考"鹅颈畸形"部分）。

VIII. 肌腱断裂（表 43-3）

表 43-3	不同类型的肌腱断裂的治疗方法
断裂类型	**治疗方法**
全部断裂	背侧腱鞘切除术 骨刺切除术 韧带移位以覆盖骨骼 尺骨头切除术（必要时）
单一断裂	一期修复 插入移植物 邻近缝合
双重断裂——通常是指总伸肌（环指和小指），小指固有伸肌（EDQ）	参考单一断裂的治疗，加上示指固有伸肌（EIP）转移
三重断裂	参考双重断裂的治疗，加上指浅屈肌（中指）转移和腕伸肌转移（腕部融合） 拇长伸肌转移（掌指关节融合）
四重断裂	参考三重断裂的治疗，另外加上指浅屈肌转移

A. 辨别突然无法伸指的原因至关重要

1. 磨损导致伸肌肌腱断裂：（－）主动拉伸，（－）拉伸维持，（－）腱固定术效果（伴发腕部屈曲的被动手指拉伸）。

2. 掌指关节伸肌肌腱的尺侧半脱位：（－）主动拉伸，（＋）拉伸维持，（＋）腱固定术效果。

3. 滑膜炎导致的肘部骨间背侧神经瘫痪：（－）主动拉伸，（－）拉伸维持，（＋）腱固定术效果。

4. 掌指关节的手掌半脱位：通过 X 线检查和体格检查诊断。

B. 伸肌肌腱断裂

1. **指总伸肌肌腱（EDM）是最常断裂的伸肌肌腱。**

2. **Vaughan-Jackson 综合征：指总伸肌、小指的指总伸肌肌腱（EDC）以及环指的指总伸肌肌腱（EDC）常依次断裂**；也许会发展成更多的桡侧肌腱断裂。

3. 行腱鞘切除术、尺骨头切除术（Darrach 术）以及肌腱移植或转移治疗。

   a. 拇长伸肌肌腱断裂：转移示指固有伸肌、小指固有伸肌或拇短伸肌腱。

   b. 小指伸肌肌腱断裂：必要时转移示指固有伸肌腱。

   c. 单一指总伸肌肌腱断裂（通常是小指）：交叉连接到邻近的指总伸肌（通常是环指）。

   d. 2 条指总伸肌肌腱断裂：转移示指固有伸肌。

C. 拇长屈肌腱（FPL）断裂（Mannerfelt 综合征）：最常断裂的屈肌腱。

1. 拇指掌间关节无法屈曲。

2. 由舟状骨骨刺刺激拇长屈肌导致。

3. 原因：滑膜炎，腕骨骨赘。

4. 行滑膜切除术、骨赘切除术以及肌腱移植或肌腱转移进行治疗。

骨关节炎

I. **概述**

A. **最常发的关节炎**：临床成人患病比例为 3%～7%。

B. **骨关节炎（OA）**是非炎性原发性软骨病，典型表现为关节软骨退行性变和反应性新骨形成。

C. **关节软骨退变**表现为关节肿大、疼痛、僵硬、挛缩以及成角畸形。

D. **女性患病比例高于男性**，常发于 40 岁以上，可能具有遗传易感性。

E. **最常发于拇指的腕掌（CMC）关节**和其他手指的指间关节。

F. **相较于风湿性关节炎，骨关节炎在关节处的炎症反应较少。**

G. 虽然顽固性疾病需要进行手术，**但主要采用非手术治疗。**

II. **病史和评估**

A. **最常见的主诉**是关节痛和僵硬的潜伏性发作，这两者干扰了手部功能。

B. **疼痛常发于运动过程中。**

C. **腕掌关节炎**通常表现为疼痛和抓捏无力。

D. **检查**

1. 关节肿胀和偶发性压痛。

2. 关节周围肿大 [远端指间关节（DIP）的赫伯登结节和近端指间关节（PIP）的布夏尔结节]。

3. 远端指间关节出现黏液性囊肿，导致指甲畸形。

4. 关节被动运动时有骨擦音，"骨擦试验"结果呈阳性。

E. **X 线检查**

1. 通常需要专用的三视图射线照片来确诊是否患有骨关节炎。

2. 检查结果包括骨赘、关节腔狭窄、骨质象牙化（骨质硬化）和软骨下囊肿。

III. **非手术治疗**

A. 可用于骨关节炎潜在发病过程中的非医疗手段。

B. **用于症状控制的治疗手段。**

1. 运动修复。

2. 夹板疗法。

3. 非甾体抗炎药（NSAID）。

4. 注射治疗（类固醇、透明质酸）。

IV. **手术治疗**

A. **远端指间关节（DIPJ）**

1. **黏液性囊肿切除术**

a. 通常在远端指间关节背侧做 "H" 形切口，无须切除皮肤。

　　　　b. 如果此处皮肤已经变得极薄，需设计旋转 / 推进皮瓣，以便缝合。

　　　　c. 摘除骨赘以减少复发率至关重要。

　　2. **关节固定术**

　　　　a. 采用纵向克氏针或 Acutrak 或 Herbert 螺钉固定关节。

　　　　b. **通常将关节固定于**屈曲 5°～10°。

　B. **近端指间关节（PIPJ）**

　　1. **关节固定术：**

　　　　a. 适用于缓解疼痛，但运动度不理想特别是在控制抓握的尺侧手指部位。

　　　　b. 可采用克氏针、张力带和内固定术进行。

　　　　c. 考虑行关节融合术时，示指的近端指间关节屈曲 25° 进行融合，每个手指向尺侧推进 5°。

　　2. **硅胶关节成形术**：骨折率高，但易修复。

　　3. **热解碳关节成形术**：并发症的发病率高，因此这种方法在近端指间关节修复手术中已较少使用。

　C. **掌指关节**：在该部位行热解碳关节成形术是不错的治疗选择。

Ⅴ. **拇指腕掌关节**

　A. **检查结果**

　　1. 早期症状：疼痛、肿胀、有骨擦音、抓捏无力。

　　2. 晚期症状：掌关节内收和虎口挛缩。

　　3. 征象：骨擦试验结果呈阳性（拇指腕掌关节轴向负荷加重导致疼痛）。

　B. **畸形的形成机制**：从第一掌骨掌尺侧底部到大多角骨的腕掌侧韧带（喙状韧带）退化→使拇指腕掌关节失去稳固性→关节磨损。

　C. **手术方法**

　　1. **关节固定术**

　　　　a. 成 30°～40° 掌侧外展，30° 桡侧外展，旋前 15°。

　　　　b. 骨折不愈合是常见的并发症。

　　2. **行或不行韧带重建术的大多角骨切除术**

　　　　a. 研究表明，仅进行大多角骨切除术的效果和其他方法一样。

　　　　b. 所有手术方法都会伴发关节塌陷，只是程度不同。

　　　　c. 缓解疼痛，但要牺牲微弱的残余功能。

　　　　d. 进行大多角骨切除术要辅以通过转移桡侧腕屈肌和拇长展肌来进行掌侧喙状韧带的肌腱植入术和重建术：缓解疼痛及恢复捏取功能效果较好。

掌腱膜挛缩（又称"迪皮特朗挛缩"）

Ⅰ. **概述**

　A. **已知疾病实质**，但对发病过程了解甚少，只知道掌指筋膜层逐渐受累的一种异常的、良性纤维增生疾病。

B. **主要临床特征**
1. 结节分散，皮肤上有收缩的纵向索状组织，可能导致手指挛缩。
2. 病情的发展既不是线性的也不是均匀的。
C. **从组织学看**，还有一些临床特征，如组织增生失控、肌成纤维细胞以及细胞外基质合成增加。
D. **发病机制存在争议。**

II. **流行病学分析**
A. **人口统计资料**
1. 患者几乎都是高加索人种——最常发于北欧人群（斯堪的纳维亚半岛或不列颠群岛）。
2. 常发于男性，发病率高出 7 ~ 15 倍。
3. 发病高峰期在 40 ~ 60 岁。
4. **具有不同外显率的常染色体显性遗传疾病。**
5. 潜在病因未知；既不是职业原因导致，也与创伤无关。
B. **发病部位**
1. 该疾病影响手掌，最常发于环指和小指。
2. 糖尿病患者的手掌桡侧更常受累。
C. **病理生理学**
1. 病灶位于掌侧的皮下纤维脂肪层（掌筋膜）。
2. 正常的筋膜束收缩形成病变索状组织。
3. 从生化角度分析，与伤口愈合和纤维变性相似。
4. TFG-β 和 PDGF-β 上调。
5. 在病变组织中 GAG 存在差异。
D. **相关疾病**
1. 酒精中毒
2. 糖尿病
3. 癫痫
4. 艾滋病
5. 慢性阻塞性肺疾病（COPD）
E. **迪皮特朗体质**：表现为侵袭性、起病早、复发早；需要进行更多的综合治疗。
有三项典型的检查结果。
1. 指节垫（Garrod 垫）
2. 足部受累（（Ledderhose 症）
3. 阴茎受累（Peyronie 症）

III. **解剖**
A. **腱膜束是正常的**掌指皮下纤维结缔组织。
1. 螺旋束

2. 外侧指膜

3. 蹼间韧带

4. 前腱束

5. Grayson 韧带：手掌到神经血管（NV）束

6. Cleland 韧带：背侧到神经血管束，且没有病变

B. **索状组织是病变组织**（图 43-4）。

1. **螺旋索状组织**：发于病变的腱前束、螺旋束、外侧指膜、Grayson 韧带和中央索；包裹着神经血管束。

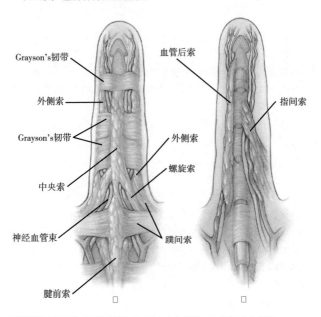

图 43-4 手掌远端及手指的病理解剖图 A. 浅表病变部位；B. 深层病变部位

a. Grayson 韧带

i. 这是最危险的手术区，因为它牵拉着神经血管束：（1）中线；（2）近端；（3）浅表。

ii. 危险区位于掌中和中节指骨底部之间。

2. **外侧索**：造成近端指间关节挛缩。

3. **蹼间索**：病变的蹼间韧带；导致虎口挛缩。

4. **腱前索**：发于病变腱前束的掌中索状组织，导致掌指关节挛缩。

5. **中央索**：造成近端指间关节挛缩。

6. **血管后索**：造成远端指间关节挛缩。

IV. 治疗适应证

    A. **掌指关节挛缩一般可矫正；**仅在以下情况中行松解术。

        1. 关节挛缩严重影响日常活动（问询患者）。

        2. 挛缩角度不重要，但如果掌指关节的挛缩角度在 30°～45°，通常需要进行手术。

    B. **任何程度的近端指间关节挛缩难以完全矫正，**所以早期干预是必需的。

    C. **挛缩导致糜烂或卫生问题。**

    D. **"桌面试验"：**患者手掌和手指无法同时接触桌面就是挛缩的显著征象。

V. 非手术治疗

    A. **类固醇注射**可以缓解手掌结节的疼痛，但不能阻止病情发展；有助于治疗指节垫。

    B. **胶原酶注射**（溶组织梭菌胶原酶）

        1. 这种疗法日渐普及，数据也表明长期疗效良好，副作用也在合理范围内。

        2. 其适应范围不断扩大，常为患者的优先选择。

        3. FDA 批准用于治疗伴发可触诊的索状组织的迪皮特朗症。

VI. 手术治疗

    A. **一期手术**

        1. **经皮穿刺腱膜切开术：**临床上用针扫法切断索状组织。

        2. **完全筋膜切开术：**适用于患有显著医学并发症的老年患者。

        3. **有限筋膜切开术：**仅切断病变组织（最常用手术）。

        4. **局部筋膜切开术：**切除病变组织和非病变筋膜边缘。

        5. **扩大筋膜切开术：**切除病变组织和所有潜在受累组织。

        6. **彻底筋膜切开术（皮筋膜切除术）：**考虑用于疾病复发。

    B. **切口设计**

        1. **已提出多种皮肤切口方式。**

            a. 手掌：在近端掌纹部位优先采用横切口。

            b. 手指：优先采用纵向切口，在指纹以上 Z 成型术关闭伤口。

        2. **手掌开放性技术**愈合效果好，而且可以预防血肿。

    C. **术后注意事项**

        1. 夹板疗法。

        2. 完全伸展 2～3 天。

        3. 选择：伸展内在肌。

        4. 早期主动活动和夜间夹板固定。

        5. 可能需要动态夹板疗法。

        6. 皮肤移植会推迟早期主动活动的开始时间。

    D. **疾病复发**

        1. 再次行筋膜切除术或皮筋膜切除术，辅以全厚皮片移植术。

2. 关节固定术。

3. 如果感染严重或神经血管受损，则要进行截指术。

E. **并发症**

1. 形成血肿。

2. 病症复发。

3. 神经损伤：牢记螺旋索会牵拉手指近端和中部异常部位的神经血管束。

4. 血管损伤

5. 关节僵硬（如关节挛缩矫正失败，特别是近端指间关节）。

6. 复杂性区域疼痛综合征（CRPS）。

F. **术后护理**

1. 如果使用手掌开放性技术，则改变包扎方式。

2. 早期积极的主动和被动运动疗法应在患者可耐受时尽早开始。

3. 夹板疗法：意见不一。

   a. 一些医师建议在夜间行伸展夹板疗法。

   b. 一些医师建议在功能部位行夹板疗法。

要点总结

1. 尽管手部外科医师在维持手部功能中发挥重要作用，但缓解病情的抗风湿性药物（DMARDs）已使手术不再是治疗类风湿病的必要手段。

2. 如果药物治疗持续 6 个月仍无法改善类风湿关节炎患者的腱鞘炎症状，则需进行手术。

3. 外科医师必须区分可矫正的关节畸形和永久性关节畸形，因为其各自的治疗方式差异巨大。

4. 在对骨关节炎患者实施手术之前，应充分进行非手术治疗。

5. 热解碳关节成形术需要精确放置移植物并稳定软组织。近端指间关节的脱位概率高。

6. 螺旋索状组织挤压掌侧、近端和中线神经血管束。神经血管束常位于非解剖部位，所以手术时务必小心。

7. 切记不得同时进行筋膜切除术和腕管松解术，因为会增加患者患复杂性区域疼痛综合征的概率。

要点问答

1. 鹅颈畸形的形成机制是什么？

   a. 远端指间关节滑膜炎→导致远端伸肌肌腱断裂→锤状指畸形→伸肌失衡和掌板松弛→近端指间关节过伸。

   b. 近端指间关节滑膜炎→掌板松弛→近端指间关节过伸→伸肌失衡→远端指间关节屈曲。

   c. 内附肌紧缩→指掌关节半脱位→伸肌失衡→近段指间关节过伸和远端指间关节屈曲。

2. 纽扣状畸形的形成机制是什么？

    a. 近端指间关节滑膜炎→中央腱束变细→近端指间关节屈曲→外侧腱束的掌侧半脱位。

    b. 斜支持韧带缩短 →远端指间关节过伸。

    c. 代偿性掌指关节过伸。

3. 哪一种手指筋膜结构不受累于迪皮特朗症？

    Cleland 韧带。

手部肿瘤

I. 发病率

A. 良性肿瘤

1. **大部分手部肿瘤都是良性肿瘤**（90% 以上）。

   a. 通常可临床诊断，无须治疗。

   b. 如果病灶的大小、外观或侵袭性突然变化，必须进行相应检查（如：活检）。

2. **腱鞘囊肿是最常见的良性肿瘤**，在所有手部肿瘤中占 50% ~ 70%。

3. 第二大常见的良性肿瘤包括腱鞘巨细胞瘤、表皮包涵囊肿、脂肪瘤和异物。

B. 恶性肿瘤

1. **鳞状细胞癌**是最常见的手部原发性恶性肿瘤。

2. **其他恶性肿瘤很少见。**

   a. 手部恶性肿瘤骨转移极少见。

   b. 有相当比例的软组织肉瘤和黑色素瘤发生在上肢。

II. 良性软组织瘤

A. 腱鞘囊肿

1. **概述**

   a. 在所有手部肿瘤中占 50% ~ 70%。

   b. 好发于女性，相对比例为 3 : 1。

   c. 变性囊肿最常见于老年患者。其他腱鞘肿瘤最常见于 10 ~ 30 岁人群。

   d. 最常见的手部良性肿瘤。

   i. 黏附于肌腱、腱鞘或关节囊的含黏蛋白囊肿。

   ii. 最常见于 10 ~ 30 岁人群，但儿童和老年人也会发生。

   iii. 最常见于腕背部，然后依次是腕掌部、屈肌腱鞘（掌侧支持带）和远端指间（DIP）关节（黏液囊肿）。

   a）这四个部位在手部腱鞘囊肿中占 90% 以上。

b）也可见腕掌腱鞘囊肿，在近端指间关节处。

iv. 透光。

2. **腕背侧腱鞘囊肿**

a. **流行病学**—在所有手部及腕部腱鞘囊肿中占 60%～70%。

b. **解剖学：通常在第三与第四伸肌间隔之间的舟月（SL）连接上方。**约 75% 的囊肿蒂部与舟月关节韧带相连接。

c. **临床表现**：可压缩，易透光，可移动，腕部背屈受限，疼痛不适。

d. **诊断 / 检查**：先进行临床检查，若不确定，则行超声诊断（US），如果仍然难以确诊，则行磁共振成像（MRI）。

e. **治疗**

i. 观察：若无症状或损伤。

ii. 支撑夹板固定疗法 / 非甾体抗炎药（NSAID）治疗。

iii. 穿刺抽吸术：复发率高。

iv. 切除术：适用于疼痛、损伤和保守治疗失败。通常在手术室于放大镜下实施横切口切除术；向下解剖至蒂部并结扎基底部。

f. **治疗结果**：如果正常组织的小套囊随囊肿和蒂部切除，则复发率非常低。

g. **并发症**

i. 桡神经感觉支损伤。

ii. 腕部僵硬。

3. **腕掌侧腱鞘囊肿**

a. **流行病学**：在手部及腕部肿瘤中占 10%～20%。

b. **解剖学**：在第一伸肌间隔与桡侧腕屈肌腱鞘之间。约 60% 发病于桡舟关节，30% 发病于舟大多角关节。

c. **临床表现**：其特征与腕背部腱鞘囊肿相似。肿块"凸起"时感到不适。无搏动。受肿块影响，可能有正中神经或尺神经麻痹情况。

d. **诊断 / 检查**：临床检查。如果有前臂掌侧穿透伤史（检查杂音，通过多普勒超声排除假动脉瘤）或神经麻痹症状（超声或磁共振成像：肿块范围），则需行成像术和其他检查。

e. **治疗**

i. 观察：若无症状。

ii. 支撑夹板固定疗法 / 非甾体抗炎药治疗。

iii. 切除术：其适应证与腕背侧腱鞘囊肿相似。

f. **治疗结果**：与腕背侧腱鞘囊肿相似。

g. **并发症**

i. 神经损伤：正中神经掌皮支和前臂外侧皮神经。

ii. 腕部僵硬。

4. **掌侧支持带腱鞘囊肿**

  a. **流行病学**：在手部及腕部腱鞘囊肿中占 5%～10%。

  b. **解剖学**：发病于 A1 滑车或 A2 滑车处的指屈肌腱鞘，在指屈肌褶线附近或掌指（MCP）关节附近。不随屈肌活动而移动。好发于中指。

  c. **临床表现**：硬质的"豌豆状"肿块，不移动。如果侵犯到指神经血管束，会出现感觉减退。用力握拳时有不适感。可能存在狭窄性屈肌腱鞘炎（扳机指）。

  d. **诊断 / 检查**：临床检查。

  e. **治疗**

   i. 观察：若无症状。

   ii. 抽吸术：可治愈。有指神经血管束损伤的风险。

   iii. 药物注射：可治愈；将 1% 利多卡因和甲泼尼龙注射到囊肿内，使其破裂。

   iv. 切除术：若患者偏向切除或保守治疗失败。

  f. **治疗结果**：罕见复发。

  g. **并发症**：指神经血管束损伤。

5. **变性黏液囊肿**

  a. **流行病学**：好发于中老年人。

  b. **解剖学**：在背侧远端指间关节上方。好发于示指和中指。常见指甲畸形（甲基质受压）。

  c. **临床表现**：硬质肿块，移动度小，囊肿透光，病灶处皮肤变薄。远端指间关节骨关节炎引发疼痛。若皮肤变薄并破裂，进行囊液引流治疗。软组织感染和脓毒性关节炎，可能伴囊肿破裂。

  d. **诊断 / 检查**：临床检查。骨关节变性病变摄片。

  e. **治疗**

   i. 观察：无症状且认为无破裂风险。

   ii. 抽吸术：可能会复发，需进行多次治疗，有感染和脓毒性关节炎的风险。

   iii. 切除术：成功率最高，并发症风险低。如果皮肤非常薄，则于骨赘存在时切开，利用背侧皮肤的旋转推进皮瓣闭合。

  f. **治疗结果**

   i. 复发不常见。

   ii. 指甲畸形可能在切除术后改善。

  g. **并发症**

   i. 远端指间关节伸展不全。

   ii. 远端指间关节僵硬。

   iii. 残留痛。

   iv. 感染，包括脓毒性关节炎。

   v. 甲板畸形。

vi. 远端指间关节桡侧或尺侧偏斜。

  h. **辅助治疗**：若有骨关节炎疼痛，可行远端指间关节融合术予以缓解。

B. **巨细胞瘤**

  1. 又名局灶性结节性滑膜炎、纤维黄色瘤、色素绒毛结节性腱鞘炎。

  2. **流行病学**

    a. 第二大常见的手部软组织瘤。

    b. 常见于 30 ~ 50 岁人群。

    c. 略好发于女性。

  3. **解剖学**

    a. 具有多叶性，边界清楚。

    b. 好发于远端指间关节区。

    c. 可使神经血管束移位或将其包裹。

    d. 可能存在局部侵袭和骨受累。

  4. **临床表现**

    a. 手部或腕部的无痛性硬实肿块。

    b. 好发于拇指、示指和中指。

    c. 生长缓慢，可持续存在数月到数年。

    d. 不透光。

    e. 有神经性症状伴指神经血管束受累。

  5. **诊断 / 检查**：临床检查。

  6. **治疗**：边缘切除术。

  7. **治疗结果**：复发率为 5% ~ 50%。

  8. **并发症**

    a. 复发。

    b. 指神经血管束损伤。

C. **表皮包涵囊肿**

  1. **流行病学**

    a. 常起病于创伤：上皮细胞进入皮下组织或骨。

    b. 第三大常见的手部肿瘤。

    c. 常见于创伤性截指术后。

    d. 刺激事件发生后数月到数年的时间里并不明显。

    e. 好发于男性。

  2. **解剖学**

    a. 好发于指端。

    b. 通常就在皮肤下面。

    c. 指端囊肿可能侵蚀骨，导致远节指骨出现溶骨性病变。

  3. **临床表现**

    a. 硬实肿块，边界清楚，轻微移动度。

b. 生长缓慢，可持续存在数月到数年。

c. 不透光。

4. **诊断 / 检查**：临床检查。

5. **治疗**：切除术。

6. **治疗结果**：罕见复发。

7. **并发症**：很少。

III. **恶性软组织瘤**

A. **概述**

1. 迅速增大，疼痛（尤其是夜间），大于 5cm：一般属于恶性肿瘤，除非证实是其他肿瘤。

2. 最常见的手部 / 上肢软组织肉瘤是恶性纤维组织细胞瘤、滑膜肉瘤、上皮样肉瘤和脂肪肉瘤。

3. 通过切开或切除活检诊断；不使用细针穿刺活检。

4. 除上皮样肉瘤通常进入淋巴结节，其他恶性软组织瘤最常转移至肺部。

5. 若有高度病变，治疗通常采取广泛性局部切除术（切缘 2～3cm）和放射治疗（XRT）；如果切缘不可能达到 2～3cm，则行截肢术。

B. **上皮样肉瘤和滑膜细胞肉瘤**

1. **流行病学**

a. 只有 3% 肉瘤出现在手部，上皮样肉瘤和滑膜细胞肉瘤是两种最常见的手部肉瘤（表 44-1）。

表44-1	软组织肉瘤的常见类型	
正常组织关联物	**肉瘤类型**	**亚型**
脂肪	脂肪肉瘤	黏液样脂肪肉瘤
		圆细胞脂肪肉瘤
		多形性脂肪肉瘤
		高分化脂肪肉瘤
神经	恶性周围神经鞘瘤	—
血管	血管肉瘤	—
平滑肌	平滑肌肉瘤	—
横纹肌	横纹肌肉瘤	腺泡状横纹肌肉瘤
		胚胎性横纹肌肉瘤
纤维组织	纤维肉瘤	车辐状多形性纤维肉瘤
	恶性纤维组织细胞瘤	巨细胞瘤
	上皮样肉瘤	炎性上皮样肉瘤
	滑膜肉瘤	黏液样滑膜肉瘤

b. 常见于 0 ~ 20 岁人群，好发于男性。

2. 解剖学

a. 上皮样肉瘤：指掌侧及掌部。

b. 滑膜细胞肉瘤：邻近腕骨。罕见于手指。发病于腱鞘和腱囊。

3. 临床表现

a. 上皮样肉瘤：质硬实性或溃烂性结节。常被误诊为感染。

b. 滑膜细胞肉瘤：生长缓慢的无痛性肿块。可持续存在数年。

4. 诊断 / 检查

a. 行磁共振成像，评价解剖结构。

b. 如可行，行切开活检，采用纵向排列。

c. 分期和多学科讨论至关重要（表 44-2）。

表 44-2	软组织肉瘤的分期
分期	**描述**
IA	低度，小于 5cm，浅表性或深部肉瘤
IB	低度，大于 5cm，浅表性肉瘤
IIA	低度，大于 5cm，深部肉瘤
IIB	高度，小于 5cm，浅表性或深部肉瘤
IIC	高度，大于 5cm，浅表性肉瘤
III	高度，大于 5cm，深部肉瘤
IV	结节或其他转移性疾病

注：引自软组织肉瘤。来自：Fleming ID, Cooper JS, Henson DE, et al., eds. *American Joint Committee on Cancer（AJCC）Staging Manual.* Philadelphia, PA: Lippincott Williams & Wilkins; 1997:149-156。

5. 治疗方案

a. 新辅助放疗：取决于分期。邻近重要结构时。

b. **上皮样肉瘤：保肢型广泛性或根治性切除术伴前哨淋巴结活检和辅助放疗。** 辅助化疗的部分适应证（取决于肉瘤的大小、程度、结节性和转移状态）。

c. 滑膜细胞肉瘤：保肢型广泛性或根治性切除术伴辅助放疗和化疗。

d. 如果广泛性切除术不可行，则行截肢术。

6. 治疗结果

a. 如果有手部肉瘤，预后更差。

b. 5 年存活率明显低于非手部肉瘤。

7. 并发症

a. 复发

b. 伤口愈合不良，通常是放射治疗所致。

8. **随访 / 监测**

a. 局部：磁共振成像。

b. 全身：胸部和腹部计算机断层扫描（CT）。开始每 4 个月一次（前 3 年），之后每 6 个月一次（接下来的 2 年），最后每年一次。

C. **卡波西（Kaposi）肉瘤**

1. 恶性血管肿瘤。

2. 发病于手部，但在下肢更为常见。

3. 每当患者出现蓝红色皮肤结节时，必须考虑艾滋病诊断。

4. 对放射线高度敏感的肿瘤，即使进行积极的放射治疗，通常也会存在残留病。

IV. **良性骨肿瘤和软骨瘤**

A. **内生软骨瘤**

1. **流行病学**

a. **单发性内生软骨瘤：最常见的手部骨肿瘤。**在所有内生软骨瘤中约占 54%。在所有手部骨肿瘤中约占 90%。

b. 多发性内生软骨瘤：内生软骨瘤病和 Maffucci 综合征（内生软骨瘤病和多发性血管瘤）。

c. 常见于 10 ~ 20 岁人群。内生软骨瘤病患者出现得更早。

d. 肿瘤恶变（软骨肉瘤）：除内生软骨瘤病外，其他内生软骨瘤罕见恶变。

2. **解剖学**

a. 近节指骨＞掌骨＞中节指骨。

b. 髓内。

3. **临床表现**

a. 无症状，有局灶性水肿。

b. **疼痛、肿胀和水肿突然发作 = 病理性骨折。**

c. 迅速生长：考虑软骨瘤恶变。

4. **诊断 / 检查**：平片。

5. **治疗**

a. 观察：如果是无症状的小肿瘤，则可接受，不用担心肿瘤恶变（讨论骨折的可能性）。

b. 手术治疗。

c. **如果患者出现病理性骨折，先愈合骨折（根据需要采用内固定术或骨钉），然后再切除病灶。**

6. **手术治疗**

a. 病灶刮除术。

b. 如果可能，用骨钻扩大切缘。可用苯酚烧灼骨腔。

c. 对病灶行松质骨移植术。

7. 治疗结果

a. 刮除术后复发率为 2% ~ 15%。

b. 若复发：排除恶性肿瘤。

8. 并发症

a. 感染

b. 骨折

c. 复发

9. 随访 / 监测

a. 刮除术和植骨术后：6 个月、1 年和 2 年时进行摄片检查和临床检查。

b. 观察患者：每年进行一次放射影像监测（至少持续 2 年）。

B. 骨巨细胞瘤

1. 流行病学

a. 不常见于手部。

b. 常见于 20 岁以上人群。女性好发。

c. 属于良性肿瘤，但具有局部侵袭性，可转移（好发于胸部）。若转移，可致命。

d. 手部及腕部肿瘤：局部复发率和转移率较高。

2. 解剖学

a. 腕部（桡侧远端）：第三大受累部位。在手部时，常见于腕骨。

3. 临床表现：疼痛和肿胀。可能出现病理性骨折。

4. 诊断 / 检查

a. 平片：具有溶骨性，皮质膨胀，边界不清。进行磁共振成像，制订治疗计划

b. 胸部 X 线或计算机断层扫描和骨扫描：转移性 / 多病灶性疾病。

c. 骨细胞瘤分期（摄片）— I 期：无皮质畸变或穿孔；II 期：皮质畸变或穿孔不伴软组织受累；III 期：皮质穿孔，向软组织扩散。

d. 切开活检。

5. 治疗

a. 腕部——I 期、II 期：切除术伴辅助治疗（苯酚、高速骨内磨削和液态氮）。植骨、甲基丙烯酸甲酯填充腔。

b. 腕部——III 期：广泛性整块切除术伴重建。如果存在关节内侵犯，则行近排腕骨切除术。用植骨行插入性腕关节融合术。

c. 掌骨 / 指骨——I 期和 II 期的治疗与腕部相似；III 期：截肢术与广泛性整块切除术伴重建术。

6. 治疗结果

a. 手部 / 腕部肿瘤的复发率较高（切除术和辅助治疗的复发率高达 50%）。

b. 桡侧远端肿瘤转移的风险为 25%，手部肿瘤转移的风险为 10%。

7. 并发症

a. 僵硬

b. 感染

c. 关节塌陷

d. 关节活动度下降

e. 神经失用症

f. 复发

8. **随访**：适合局灶性和全身性疾病。定期进行胸部 X 线检查（最佳间隔时间暂不清楚）。对复发患者进行胸部计算机断层扫描。

C. 动脉瘤性骨囊肿

1. 流行病学

a. 不常见于手部，在所有骨肿瘤中占 5%。

b. 20 岁以下患者的发病率为 75%。无性别差异。

c. 具有局部侵袭性和破坏性。无转移潜力。

2. 解剖学：常见于掌骨和近节指骨。

3. 临床表现

a. 缓慢增大的质硬实性肿块，伴有或不伴有疼痛。

b. 可能存在恶性水肿和发热。

c. 可能存在病理性骨折。

4. 诊断 / 检查：平片。磁共振成像或计算机断层扫描可缩小鉴别诊断范围。

5. 治疗

a. 治疗方案为切除术和植骨术，可能需要多次治疗。

b. 辅助治疗：也可使用液态氮、高速磨削和粘固治疗。

c. 骨量不足的侵袭性肿瘤采用整块切除术治疗。

d. 破坏性远节指骨肿瘤采用截肢术治疗。

6. 治疗结果：没有辅助治疗的切除术，复发率高达 60%。辅助治疗可改善治疗结果（伴发并发症）。

7. 并发症

a. 骨折（高速磨削和液态氮）。

b. 骺过早闭合（液态氮）。

c. 关节塌陷（液态氮）。

d. 感染（液态氮）。

e. 复发。

D. 骨样骨瘤 / 成骨细胞瘤

1. 流行病学

a. 在所有良性骨肿瘤中占 10%；5% ~ 15% 的骨样骨瘤起病于手部 / 腕部。

b. 常见于 10 ~ 20 岁人群。

c. 男性好发，男女比为 2∶1。

2. 解剖学

a. 好发于腕骨（手舟骨和头状骨）和近节指骨。

b. 好发于关节旁。

3. **临床表现**

a. 明显的病灶性隐痛，夜间加重。可用非甾体抗炎药缓解。

b. 软组织水肿，距离最近的关节活动受限。

4. **诊断/检查**

a. 摄片检查可见皮质内有小的圆形透亮影（病灶），周围有硬化反应性骨。

b. 薄层计算机断层扫描和骨扫描的灵敏度比平片高。

5. **治疗**

a. 用非甾体抗炎药进行对症治疗。

b. 手术治疗：切除术和植骨术。

6. **治疗结果**：复发率为 0~25%。

7. **并发症**

a. 骨折

b. 复发

V. **恶性骨肿瘤和软骨瘤**

A. **软骨肉瘤**

1. **流行病学**

a. **最常见的手部原发性恶性骨肿瘤。**

b. 原有病灶最有可能出现恶变（内生软骨瘤、骨软骨瘤和纤维性结构不良）。

c. 常见于 30~50 岁人群。

2. **解剖学**：在近节指骨的发生率高于掌骨。腕骨部位很少见。

3. **临床表现**

a. 缓慢增大的硬质肿块，常伴有疼痛。

b. 症状可持续 10 年以上。

4. **诊断/检查**

a. 摄片（皮质膨胀和破坏，骨内侵蚀，矿化，病理性骨折）以及组织病理学检查（切开活检）：联合以提高灵敏度。

b. 分期胸部计算机断层扫描。

5. **治疗**

a. 广泛性整块切除术：保肢术或截肢术/指列（Ray resction）切除术和重建术。

6. **治疗结果**

a. 转移风险接近 10%，常转移至肺部。

b. 可行截肢术和指列切除术实现良好的局部控制。

7. **并发症**

a. 感染

b. 复发

8. **随访 / 监测**：行磁共振成像监测局部复发，行计算机断层扫描监测肺转移。

B. **骨肉瘤**

1. **流行病学**

   a. 发病于手部的骨肉瘤不到 1%。

   b. 常见于 30 ~ 60 岁人群。无性别差异。

   c. 常新发于骨。可继发于佩吉特（Paget）病和电离辐射。

   d. 手部肿瘤的转移不如其他部位的肿瘤常见。

2. **解剖学**

   a. 多发于掌骨和指骨。腕骨肿瘤很少见。

   b. 好发于干骺端。

3. **临床表现**

   a. 可摸到软组织肿块，有局部疼痛。

   b. 疼痛和肿胀。

   c. 可能存在病理性骨折。

   d. 初诊前平均持续时间为 3 个月。

4. **诊断 / 检查**

   a. 受累骨平片、骨扫描、平片以及胸部计算机断层扫描，供判定分期使用。

   b. 典型平片表现：桡侧骨化（日光样），骨膜掀起伴 Codman 三角。

   c. 受累手磁共振成像，供制订手术计划使用。

   d. 切开式活检。

5. **治疗**

   a. 新辅助化疗与辅助化疗。

   b. 保肢型广泛性整块切除术和重建术或截肢术。

   c. 拒绝手术的患者可先接受诱导化疗，然后再进行放疗。

6. **治疗结果**

   a. 5 年总生存率为 70%。10% ~ 20% 的患者出现转移。

   b. 如果进行术前诱导化疗时肿瘤坏死达 90% 以上，5 年生存率将高达 80% ~ 85%。

   c. 放疗的成功率取决于诱导化疗的疗效。

7. **并发症**

   a. 伤口愈合困难。

   b. 复发。

C. **尤因（Ewing）肉瘤**

1. **流行病学**

   a. 在所有原发性恶性骨肿瘤中占 10%。罕见于手部。

   b. 20 岁以下患者的发病率为 80%。男性好发。

2. **解剖学**：掌骨和近节指骨。

3. **临床表现**

      a. 肿胀、疼痛和红斑；可能伴有发热；类似于感染。

      b. 可能出现白细胞增多，红细胞沉降率速度升高（非特异性）。

  4. **诊断 / 检查**

      a. 可能被误诊为感染。

      b. 行磁共振成像，做出诊断、局灶性分期和手术计划。

      c. 切开活检。

      d. 通过胸部 X 线和计算机断层扫描、骨扫描、骨髓穿刺进行肿瘤检查。

  5. **治疗方案**

      a. 进行新辅助化疗，减少肿瘤大小。

      b. 广泛性整块切除术和重建术。

      c. 放疗：如果化疗的疗效不佳，且手术切除边距不足，不可进行手术治疗。

  6. **治疗结果**：辅助化疗的 5 年生存率至多 70%。

  7. **并发症**：复发。

Ⅵ. **上肢肿瘤患者的一般治疗原则**

  A. **患者检查**

    1. 上肢摄片。

    2. 原发性病灶磁共振成像或计算机断层扫描。

    3. 胸部 X 线、肝功能检查、全血计数。

    4. 骨扫描，用于评估转移性疾病。

    5. 检查肱骨内上髁（内上髁周围）、腋窝淋巴结和沿头静脉的胸三角区。

  B. **活检注意事项**

    1. 切开活检（通常在病灶大于 3cm 时进行）和切除活检。

    2. 请勿经上肢抽血，但可使用止血带（不采用静脉局部麻醉）。

    3. 纵切口：之后，可考虑保肢手术，也可在截肢术中完全切除（请勿使用横切口、锯齿形切口或 Brunner 型切口）。

    4. 限制皮瓣，尽量减少潜在的软组织污染。

    5. 提前通知外科病理学家；讨论样本诊断和处理结果；用冷冻切片确定样本是否充足（并非用于确定诊断结果）。

    6. 对每份样本进行细菌、结核和真菌培养。

  C. **手术切缘的类型**

    1. 囊内或病灶内切缘（分片式）：留下大块肿瘤。

    2. 边缘性切缘（切除肿瘤）：留下微卫星灶。

    3. 广泛性切缘（间隔内）：病灶随正常邻近组织切除。

    4. 根治性切缘（间隔外）：切除受累和非受累组织的整个间隔。

  D. **恶性肿瘤的手术治疗**

    1. 其作用仅次于肿瘤根除术。

2. 最终切除前需进行全面检查。

3. 清楚肿瘤对放射治疗和化疗的灵敏度。

4. **部位特异性治疗**

　　a. **远节指骨**

　　　　i. 通常经远端指间关节或中节指骨远端切除。

　　　　ii. 通常不必行指列切除术。

　　b. **中节 / 近节指骨**：指列切除术的作用及美感通常优于掌指关节离断术。

　　c. **拇指掌骨**

　　　　i. 如果仅限于骨，则行切除术和植骨术。

　　　　ii. 如果有软组织受累，则行指列切除术。

　　　　iii. 为切除第二掌骨，确保切缘边界清楚，可考虑行示指拇指化术。

　　d. **第二至第五掌骨**：可能需要切除周围指列。

　　e. **腕部 / 前臂远端**

　　　　i. 不得进行局部切除术治疗。

　　　　ii. 保留神经或肌腱功能，可能导致复发率高。

要点总结

1. 看似良性的病灶可行切除术来治疗和诊断。

2. 看似恶性的病灶需进一步成像—通常是磁共振成像，并通过切开或粗针穿刺活检做出组织诊断。

3. 始终选择活检或四肢纵向切除术，阳性切缘切除更容易，同时牺牲的正常组织较少。

4. 血管球瘤：常见于指甲下。临床表现：间歇性剧痛、寒冷敏感性（Love 征），有触痛感。诊断：磁共振成像。治疗：切除术。

5. 神经鞘瘤：常见于前臂掌侧。临床表现：无痛性非黏附肿块，肿块表面存在 Tinel 征，无神经功能缺损。诊断：磁共振成像。治疗：神经保留切除术。

6. 在所有手部肿瘤中，90% 以上都是良性肿瘤。

要点问答

1. 最常见的良性肿瘤是什么？

　　腱鞘囊肿。

2. 最常见的手部原发性恶性肿瘤是什么？

　　鳞状细胞癌。

3. 血管球瘤的经典三联征是什么？

　　剧痛、寒冷敏感性和触痛感。

4. 最常见的手部原发性骨肿瘤是什么？

　　内生软骨瘤。

5. 哪些肿瘤的夜间疼痛通常可用阿司匹林或非甾体抗炎药缓解？

　　骨样骨瘤。

推荐阅读

Athanasian EA. Aneurysmal bone cyst and giant cell tumor of bone of the hand and distal radius. Hand Clin. 2004;20（3）: 269-281, vi. PMID: 15275686.

Nahra ME, Bucchieri JS. Ganglion cysts and other tumor related conditions of the hand and wrist. Hand Clin. 2004;20（3）: 249-260. PMID: 15275684.

O'Connor MI, Bancroft LW. Benign and malignant cartilage tumors of the hand. Hand Clin. 2004;20（3）: 317-23, vi. PMID: 15275690.

Plate AM, Lee SJ, Steiner G, Posner MA. Tumorlike lesions and benign tumors of the hand and wrist. J Am Acad Orthop Surg. 2003;11（2）: 129-141. PMID: 12670139.

Plate AM, Steiner G, Posner MA. Malignant tumors of the hand and wrist. J Am Acad Orthop Surg. 2006;14（12）: 680-692. PMID: 17077340.

先天性上肢畸形

I. 先天性上肢畸形概述

A. 发病率

1. 约 0.2% 的活产婴儿有先天性上肢畸形。

2. 最常见的先天性上肢畸形：并指、多指和屈曲指。

3. 95% 为偶发性。

4. 由于同时发育，常伴有心脏、造血和肿瘤性疾病。

B. 胚胎发育

1. 臂芽（由间充质组成，被外胚层覆盖）：妊娠 30 天时出现，到妊娠第 8 周发育完全（妊娠期间继续骨化）。

2. 发育：同源盒基因（A、B、C、D），由音猬因子、成纤维细胞生长因子、Wnt-7a 等信号转导蛋白控制。

3. 在三个平面发育：远近轴、背掌轴和前后轴（轴前 / 轴后）。

   a. 外胚层顶嵴：肢芽前缘处外胚层增厚；控制远近分化。

   b. 背部外胚层：沿背掌平面分化（屈肌区和伸肌区）。

   c. 极化活性带：前后（桡侧 / 尺侧）分化，是上肢轴前侧（桡侧）的一组间充质细胞。由刺猬因子信号转导引起。

4. 第 4 周：肢芽出现。

5. 第 5 周：外胚层顶嵴出现，手板开始发育。

6. 第 6 周：细胞凋亡使手指分开。

7. 第 7 周：间充质分化，软骨形成。

8. 第 8 周及其后：骨骼骨化。

C. 发育里程碑：理想情况是，在 4 岁入学社会化之前行重建术，与发育里程碑保持一致（表 45–1）。

1. 出生时：存在抓握反射。

2. 3 月龄：尺侧指力性抓握。

表 45-1	上肢手功能的发育里程碑
时间轴	**出生**
运动技能	抓握反射
3 月龄	尺侧指力性抓握
5 月龄	拇指内收抓握
7 月龄	拇指对掌
9 月龄	捏小东西，双手手掌抓握
10 月龄	精细抓握
1~2 岁	三指捏
3 岁	手眼协调，建立优势手

3. **5 月龄**：拇指内收抓握。

4. **7 月龄**：力性抓握时拇指对掌。

5. **9 月龄**：捏小东西。

6. **10 月龄**：精细抓握。

7. **3~4 岁**：建立用手偏好。

8. **骨化中心**：妊娠第 7 周可见远节指骨尖，9~10 周可见掌骨和近节指骨；10~12 周可见中节指骨。腕部：首先形成头状骨（出生后 0~6 月龄），然后形成钩骨（0~6 月龄）。

II. **分型**

A. 国际手外科学会联合会（IFSSH）将先天性手部畸形划分为七种不同的类别（表 45-2）。

表 45-2	美国手外科学会和国际手外科学会联合会先天性手部畸形分型	
类型	**亚型**	**示例**
I. 形成障碍	横向缺陷	血管破裂，导致肩部到指骨的任何部位缺失和近端发育不全
	纵向缺陷	桡骨缺失
		尺骨缺失
		中心线缺失，即"裂手"
II. 分化障碍	软组织	单纯性并指
	骨骼	复合性并指
		尺桡骨骨性连接
	先天性肿瘤	

续表

表45-2	美国手外科学会和国际手外科学会联合会先天性手部畸形分型	
类型	**亚型**	**示例**
III. 重复畸形		轴前/轴后多指
		中央多指
		镜像手
IV. 过度发育		巨指
V. 发育不全		拇指发育不全
VI. 束带综合征		
VII. 其他骨骼畸形	屈曲畸形	屈曲指

III. **腕部畸形和前臂畸形**

A. **桡骨缺失**

1. **一般概念**

a. 最常见的纵向形成障碍。

b. 前臂桡侧受累,包括桡骨、腕骨桡侧和拇指。

c. 全部或部分结构发育不全,包括拇指发育不全、手舟骨和大多角骨缺失、桡侧指屈曲以及桡动脉和神经缺失。

d. 需要进行手部和腕部摄片来确定畸形的程度。

2. **流行病学**

a. 活产婴儿的发病率为1/30000~1/100000。

b. 更常见于男婴和高加索人。

c. 50%为双侧受累;若为单侧:右侧比左侧更容易受累。

3. **相关综合征**

a. 遗传综合征:儿童应由遗传学家评估并接受全面的检查,包括脊柱X线片、超声心动图和肾脏超声检查。

b. **范科尼(Fanconi)贫血:桡骨缺失伴多指、并指、弯指、房间隔缺损(ASD)以及各类血细胞减少(常染色体隐性)。**

c. 血小板减少伴桡骨缺失(TAR)综合征:血小板减少,桡骨缺失。

d. Holt-Oltram综合征:房间隔缺损伴桡骨缺失(常染色体显性遗传)。

e. VATER联合征(脊柱畸形、闭锁、气管食管瘘、肾缺损)。

f. 染色体异常(13-三体和18-三体)。

g. Nager综合征:桡骨缺失/面骨发育不全(常染色体显性遗传)。

h. Mobius综合征:25%患者有先天性面神经麻痹、肢体畸形。

i. Klippel-Feil综合征。

4. **临床表现**

a. 纤维化肌腹导致尺骨弯曲。

　　　b. 尺骨短缩、肱骨远段发育不全，导致肘关节强直。

　　　c. 手部呈现屈曲和桡侧偏移姿势。

　　　d. 示指固有伸肌（EIP）可能有缺陷，屈肌异常，拇指肌肉受累。

　　　e. 神经：桡神经在肱三头肌深处终止；正中神经支配前臂桡侧皮肤。

　　　f. 血管：尺动脉可能是唯一的血管；骨间动脉可能会替代桡动脉。

　5. 治疗（表45-3）

　　　a. 牵引术。

　　　b. 连续石膏固定术。

　　　c. 外置式软组织牵引术。

　　　d. 腕关节尺骨中心定位术。

　　　　i. 在尺侧做 Z 形切口，松解紧绷的皮肤。

表45-3	桡骨缺失的分型和治疗			
类型	拇指	腕骨	桡骨	治疗方案
N	发育不全 / 缺失	正常	正常	视需要行拇指重建术、牵引术和夹板固定术
0	发育不全 / 缺失	结构融合、发育不全或缺失	桡骨远段正常 桡骨近段正常伴桡尺骨性连接或桡骨头先天性脱位	视需要行拇指重建术、牵引术和夹板固定术
1	发育不全 / 缺失	结构融合、发育不全或缺失	与尺骨相比，桡骨短缩，远端骨骺衰减 桡骨近段正常伴桡尺骨性连接或桡骨头先天性脱位	视需要行拇指重建术、牵引术和夹板固定术
2	发育不全 / 缺失	结构融合、发育不全或缺失	近端骺和远端骺衰减，桡骨极小，尺骨弯曲，腕骨支撑力差	视需要行拇指重建术、牵引术和夹板固定术 严重病例需行桡骨延长术和定位术
3	发育不全 / 缺失	结构融合、发育不全或缺失	长骨生长部缺失，桡骨近段或中段发育不全伴尺骨弯曲，腕骨支撑力差	异常桡侧腕伸肌中心化术和移植术后，视需要行拇指重建术、连续石膏固定术或软组织牵引术；有单侧缺失的患者，考虑在中心化术后行牵引成骨术来延长尺骨
4	发育不全 / 缺失	结构融合、发育不全或缺失	桡骨完全缺失，无支撑手伴重度桡侧移位	异常桡侧腕伸肌中心化术和移植术后，视需要行拇指重建术、连续石膏固定术或软组织牵引术；有单侧缺失的患者，考虑在中心化术后行牵引成骨术来延长尺骨

ii. 通常存在正中神经，由于解剖结构异常，手术暴露过程中，正中神经可能很容易受到损伤。

iii. 通过桡侧腕屈肌和伸肌［肱桡肌（BR）、桡侧腕屈肌（FCR）、桡侧腕长伸肌（ECRL）］松解腕部。

iv. 将腕骨集中在尺骨上，用斯氏针固定掌骨中部、腕骨和尺骨。

v. 用肌腱转移术保持腕部中心化位置：将桡侧屈腕肌、桡侧腕长伸肌、桡侧腕短伸肌和肱桡肌的融合组织转移至尺侧腕伸肌，成为尺侧偏移结构，使腕部保持平衡。

vi. 也可行尺骨截骨矫正术。

vii. 通过局部组织调整实现软组织覆盖（如双叶皮瓣）。

6. **重建术禁忌证**

a. 已适应畸形的老年患者或肘部屈曲不良的患者。

b. 在这些病例中，手的桡侧偏斜和屈曲可帮助重度肘关僵硬患者进行日常活动。

7. **长期结果**

a. 复发性桡侧偏斜、腕部僵硬。

b. 用中心化术改善外观，但长期功能的改善程度尚不清楚。

B. **尺骨缺失**

1. **流行病学**

a. 不如桡骨缺失常见。

b. 新生儿的发病率为 1/100000。

c. 多为单侧单发，罕见其他综合征伴发。

d. 约 50% 患者还有一种肌肉骨骼畸形（如股骨近段病灶性缺失、腓骨缺失、短肢畸形和脊柱侧凸）；90% 患者会伴发手部畸形（如并指、指缺失和拇指畸形）。

e. 畸形范围从发育不全到完全缺失伴桡肱骨骨性连接不等。

2. **解剖学**

a. 尺骨缺失，纤维软骨"原基"存在并嵌入腕骨尺侧和桡骨远段，而不是嵌入尺骨，尺骨发育与儿童生长不相称。

b. 尺侧腕屈肌通常缺失。

c. 正中神经和尺神经存在，但尺动脉通常缺失。

d. 与桡骨缺失不同，腕骨稳定；但由于桡骨头脱位，可能出现肘关节不稳。

3. **治疗**

a. 根据伴发的手部畸形情况，可能需要行并指分指术、虎口加深术、对掌成形术、拇指化术以及拇指掌骨旋转截骨术。

b. 行连续石膏固定术和夹板固定术，改善肘部姿势。

c. 当成角或进行性尺侧成角大于或等于 30° 时，行纤维软骨"原基"切除术。可联合行桡骨截骨术，使前臂轴向进一步变直。

d. 由于桡骨头切除术以及桡骨远段与尺骨近段骨缝合术的实施，肘部功能丧失得到改善。

e. 有重度内旋和桡肱骨骨性连接的儿童，需行肱骨去旋转截骨术。

4. **治疗结果**：治疗后，长期功能得到改善，但有桡肱骨骨性连接和指缺失或僵硬的患者，改善不太明显。

C. 马德隆（Madelung）畸形

1. **定义**：由于长骨干骨骺尺侧发育异常，桡骨远段出现桡侧和掌侧过度成角。

2. **病理生理学**：长骨干骨骺发育异常可能是骨性病灶或月骨至桡骨远段异常韧带束缚造成的。

3. **流行病学**

a. 更常见于女性。

b. 通常为双侧受累。

4. **临床表现**

a. 患者通常在学龄期，即 6~13 岁时出现畸形。

b. 出现的畸形包括尺骨背突和尺骨变异阳性。

c. 前臂短缩，呈凹形。

d. 功能损害程度不同。患者无症状，或者诉尺侧偏斜或伸腕时疼痛。

5. **治疗**

a. 无痛性畸形不需要治疗。

b. 有症状畸形：分离术、掌尺侧韧带松解术和截骨矫正术。

D. 横向形成障碍（先天性肢体缺损）

1. **流行病学**

a. 通常为单侧受累，最常见于前臂近端。

b. 具有单发性。

2. **病理生理学**

a. 病因学不明，但可能是外胚层顶嵴处子宫内血管损伤或肢芽发育引起的。

3. **临床表现**

a. 最常见的是前臂近端发育阻滞。

b. 肘部屈伸不受影响，但旋前和旋后困难。

4. **治疗**

a. 很少需要外科干预治疗。通过选择主动和被动义肢，儿童可实现正常的手功能。

E. 尺桡骨骨性连接

1. **定义**：桡骨和尺骨近段分离障碍。

2. **流行病学**

a. 60% 为单侧受累。

b. 大多具有单发性，但已被报道为常染色体显性遗传。

c. 30% 患儿可伴发其他上肢畸形（如拇指发育不全）、阿佩尔（Apert）综合征和关节挛缩。

3. **临床表现**

    a. 儿童出现前臂旋转不足和肘关节屈曲挛缩，导致手部定位困难和灵活性障碍。

    b. 也可能出现桡骨头半脱位或脱位。

    c. 儿童可通过肩关节、桡腕关节、腕骨间关节和腕掌指（CMC）关节保持平衡。

4. **治疗**

    a. 适应证

        i. 旋后和旋前不足所致的功能损害。

        ii. 前臂固定在旋前超过 60° 以上的位置。

        iii. 双侧畸形。

    b. 治疗方案

        i. 在骨性连接或骨干处行去旋转截骨术，前臂中立位或略旋前放置。

        ii. 尺桡骨骨性连接切除术和桡骨与尺骨间自体移植物（血管化或非血管化骨片）或异体移植物移植术。

    c. 治疗结果

        i. 并发症：慢性腕部及肘部疼痛、间隔综合征和神经血管损伤。

        ii. 复发性畸形很常见。

F. **先天性桡骨头脱位**

1. **流行病学**

    a. 最常见的是先天性肘部畸形。

    b. 通常为双侧受累。

    c. 与先天性尺桡骨骨性连接有关。

2. **临床表现**

    a. 桡骨头可能会发生前脱位、后脱位或侧脱位，患者出现前臂旋转不足。

    b. 其诊断可能与外伤性脱位混淆。

    c. 大多数患者无症状，有轻微的功能限制。

3. **治疗**

    a. 观察。

    b. 无症状患者可考虑行环状韧带切开复位术和重建术，但手术结果通常不理想且不可预测。

    c. 有退行性变的无症状患者，可考虑行桡骨头切除术。

G. **先天性尺骨假关节**

1. **定义**：尺骨远段或中段 1/3 被纤维组织替代。

2. **流行病学**：与神经纤维瘤病有关。

3. **临床表现**

    a. 前臂短缩伴桡骨弯曲和桡骨头脱位。

b. 患者出现前臂畸形、肌肉无力、疼痛、不稳和驱动能力不足。

4. **治疗**

a. 假关节切除术和带血管蒂的腓骨游离移植术。

H. 关节挛缩

1. **定义**

a. 胚胎发育不足引起的非进行性多发性关节挛缩。

b. 病因学不确定，可能与遗传综合征如：Beals 综合征和 Freeman-Sheldon 综合征相关，或者具有单发性。

2. **临床表现**

a. 最常伴发双侧上肢对称性挛缩，包括肩内收和内旋、肘伸展、前臂旋前、腕屈曲和尺骨偏移、指屈曲。

b. 通常存在肌肉萎缩。

3. **治疗**

a. 非手术治疗

i. 被动运动；从婴儿期开始伸展训练。

ii. 若需要，可进行静态渐进夹板固定或连续石膏固定治疗。

b. 手术治疗

i. 肩：肱骨截骨矫正术。

ii. 肘部：行后囊切开术和肱三头肌延长术，实现被动屈肘。

iii. 腕部：近排腕骨切除术、软组织牵引术和截骨矫正术。

IV. 手部畸形

A. 并指

1. **定义**：软组织融合，有时为手指骨结构融合。

2. **流行病学**

a. 每 2000~3000 名新生儿中出现 1 例并指。

b. 50% 为单侧受累。

c. 10%~40% 有并指家族史，提示为外显率不同的常染色体显性疾病。

d. 常见于波伦（Poland）综合征、阿佩尔综合征患者。

3. **临床表现**

a. **最常见于中指与环指，其次是环指与小指。**

b. 单纯性并指：仅皮肤融合。

c. 复合性并指：骨融合和皮肤融合。最常见受累部位为指骨远端。可通过术前摄片确诊。

d. 完全并指：整个手指全部融合。

e. 不完全并指：手指部分融合，不包括甲皱襞。

f. 复杂性并指：多个手指融合（如阿佩尔综合征）。

4. **治疗**

a. 松解术有助于增强外观美感，防止功能受限，防止生长限制和畸形。

b. 通常在 12 ~ 18 月龄行松解术，除非生长限制和成角畸形出现得更早。

c. 分期松解邻近指蹼，避免血管损伤。

d. 手术方案。

    i. 在两个掌骨头之间设计近端蒂背侧矩形皮瓣，将推进至指蹼的掌骨动脉穿支纳入其中。设计交错三角皮瓣，修整手指表面，通常从腹股沟取全厚皮片，实现完全覆盖（其中一种变异如图 45-1 所示）。

e. 术后并发症。

    i. 皮瓣坏死和伤口愈合延迟、瘢痕挛缩、指蹼变浅（最常见）、关节不稳、骨骼畸形、瘢痕形成。

B. 尺侧多指

1. **定义**：手轴后侧存在副指。

2. **流行病学**

   a. **最常见的多指表现。**

   b. 常染色体显性遗传，外显率可变。

   c. 与高加索人（每 1400 名新生儿中 1 名）相比，最常见于非裔美国人（每 143 名新生儿中 1 名）。

3. **临床表现**：可发育良好（A 型），也可发育不全且有蒂（B 型）。

4. **治疗**

   a. 为尽量减少长期畸形，首选治疗方案为手术消融或切除，而不是结扎术。

   b. 发育良好的副指可能需行尺侧副韧带和小指展肌转移术以及辨别及消融副神经血管束。

C. 中央多指

1. **定义**：手中央部分手指重复。

2. **临床表现**

   a. 环指重复最常见。

   b. 可伴发并指，可通过影像检查辨别。

3. **治疗**

   a. 功能性副指不伴并指可能并不需要外科干预治疗。

   b. 副指伴僵硬或功能受限应行切除术。如果伴发并指，可能需行部分切除并重建，以维持功能。

D. 镜像手

1. **定义**：手在中线处对称性重复。

2. **临床表现**

   a. 中央指伴桡侧和尺侧三指（中指、环指和小指重复），拇指缺失。

   b. 尺骨重复，桡骨缺失；腕尺侧结构重复。

   c. 手尺侧偏斜；腕伸肌腱可能缺失，伸展无力。旋前和旋后受限。

3. **病理生理学**：极化活性带重复。

4. **治疗**：将副指减少为四指，并行拇指化术，重建一个拇指。

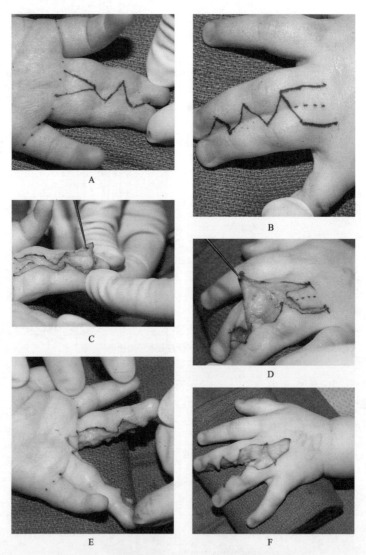

图 45-1 并指重建方法之一 并指重建方法数不胜数。如本示例所示，大部分方法都需依靠背侧四边形皮瓣。A. 掌侧锯齿形切口旨在防止关节表面出现瘢痕挛缩。如果使用直线切口，将出现挛缩瘢痕。如图所示，有些人在松解术的掌侧基底部使用三角皮瓣。但也有很多人不使用这种皮瓣。B. 背侧四边形皮瓣用于覆盖指蹼。C 和 D. 在皮下平面掀起锯齿形切口。E 和 F. 手指完全分开，包括神经血管束（Strickland JW, Graham TJ.Master Techniques in Orthopaedic Surgery: The Hand.2nd ed. Philadelphia, PA: Lippincott Williams & Wilkins; 2005.）（续）

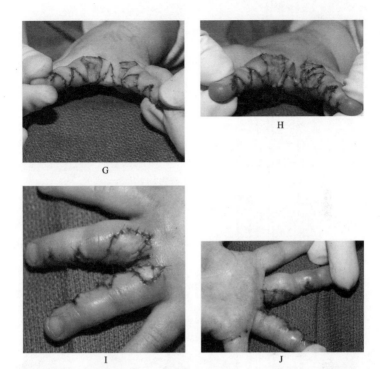

图 45-1（*续图*） 并指重建方法之一 并指重建方法数不胜数。如本示例所示，大部分方法都需依靠背侧四边形皮瓣。G. 如本示例所示，背侧皮瓣可被掌侧皮瓣分开。很多作者不使用掌侧皮瓣，而是在不分离的情况下插入背侧皮瓣。插入锯齿状皮瓣。H. 止血带松开后，指尖呈粉红色，这表明血液循环良好。I 和 J. 未被皮瓣覆盖的区域用全厚皮片覆盖表面

E. 短指症

1. **定义**：手指短缩，所有结构均存在。

2. **临床表现**

   a. 同时常见其他先天性手部畸形（并指、弯指和屈曲指）和综合征（如：波伦综合征、阿佩尔综合征和口面指综合征）。

   b. 可伴发并指（如锁骨下动脉发育障碍引起的波伦综合征）。

3. **治疗**

   a. 考虑是否存在明显的功能限制。

      i. 延长术：截骨术和植骨术。

      ii. 牵引成骨术。

      iii. 若存在，则行并指分指术。

   b. 常见术后并发症包括手指僵硬和关节挛缩。

F. 中心线缺失，即"裂手"

1. **定义**：手中央部分纵向缺失。

2. **流行病学**：常染色体显性遗传，外显率和表达不同。

3. **临床表现**

　　a. 存在 V 形畸形伴或不伴手指缺失。

　　b. 典型性缺失。

　　　　i. 中指及掌骨发育障碍，导致深 V 形裂隙。

　　　　ii. 边缘手指可能存在并指现象。

　　　　iii. 常染色体显性遗传。

　　　　iv. 可能有多个肢体受累，包括足部。

　　c. 非典型性缺失。

　　　　i. 宽而平的 U 形裂隙伴中央手指缺失或短缩。

　　　　ii. 可存在萎缩残端。

　　　　iii. 具有单发性。

　　　　iv. 单个肢体受累。

　　　　v. 拇指和尺侧手指存在。

　　　　vi. 短指粘连变异。

　　d. 虎口受累是手功能的预测指标。

4. **治疗**

　　a. 尽管外观不佳，但是裂手往往具有正常的功能。

　　b. 进行性畸形可能由并指或裂隙内存在横骨引起。

　　　　i. 横骨切除术

　　　　ii. 并指分指术

　　　　iii. 虎口松解术

　　　　iv. 裂手闭合术

　　c. Snow-Littler 术：松解虎口，将示指掌骨转位至中指掌骨位置的基底部。

　　d. 拇指缺失。

　　　　i. 第二趾移植术

　　　　ii. 手指拇指化术

G. **缩窄环综合征 / 羊膜带综合征**（图 45-2）

1. **定义**：由于羊膜破裂和羊膜带形成，肢体或手指呈环状缩窄。

2. **流行病学**

　　a. 新生儿的发病率为 1：1200 ～ 1：15000。

　　b. 其他尚未发现。

3. **临床表现**

　　a. 最常见受累部位为示指、中指和环指。

　　b. 肢体或手指发育不全或远端缺失、完全缺失、淋巴水肿和末端并指。

4. **治疗**

　　a. 1 岁时行选择性松解术，改善手部功能（抓捏）和外观；动脉或静脉受累需行紧急松解术。

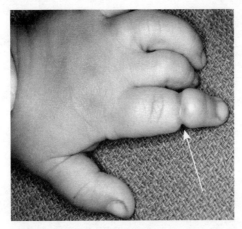

图 45-2 缩窄环（羊膜带）综合征 箭头表示食指缩窄环（引自 Berger RA, Weiss AC, eds. *Hand Surgery*.Philadelphia, PA: Lippincott Williams & Wilkins; 2004.）

  b. 缩窄环。

   i. 沿手指外侧行缩窄环 Z 成形松解术，尽量减少瘢痕形成。

   ii. 沿手指一侧行脂肪筋膜瓣推进术，修整不规则外形。

  c. 末端并指。

   i. 可采用并指分指术分开手指，重建连合。

H. **复拇畸形**

 1. **定义**：前轴多指，涉及拇指不同结构的重复。

 2. **流行病学**

  a. 活产婴儿的发病率为 1/3000。

  b. 最常见于亚裔美国人（2.2/1000）、美国原住民（0.25/1000）以及非裔美国人和高加索人（0.08/1000）。

  c. 遗传性：除三指节拇指为常染色体显性遗传外，通常具有单发性，无须进行遗传咨询。

 3. **临床表现**

  a. 通常表现为单侧受累。

  b. Wassel 分型以重复程度和结构数量为基础（表 45-4）。

 4. **治疗**

  a. 通常在 12～14 月龄间行重建术，与抓捏发育时间保持一致。

  b. 重建术取决于发育不全程度、关节稳定度以及拇指对齐的程度。

  c. 1 型和 2 型。

   i. 桡侧复指切除术。

   ii. 骨、软组织及指甲中央切除术、结构融合术（Bilhaut-Cloquet 术）。

  d. 3 型和 4 型。

　　　　i. 桡侧复指消融术。

　　　　ii. 桡侧副韧带重建术。

　　e. **5 型和 6 型。**

　　　　i. 桡侧复指消融术。

　　　　ii. 桡侧副韧带重建术。

　　　　iii. 内在肌再接术。

　　　　iv. 截骨矫正术。

　　f. **7 型。**

　　　　i. 复合性多期重建术

I. **拇指发育不全 / 缺失**（图 45-3）

表 45-4	拇指重复的 Wassel 分型		
类型		发生率（%）	
1	远节指骨不完全指裂重复	4	
2	远节指骨完全重复，共用指间关节	16	
3	近节指骨不完全指裂重复	11	

续表

表 45-4	拇指重复的 Wassel 分型	
类型		发生率（%）
4	近节指骨完全重复，共用掌指关节	40
5	不完全掌裂	10
6	掌骨完全重复，共用腕关节	4
7	三指节拇指	20

注：图片引自 Berger RA, Weiss AC, eds.Hand Surgery.Philadelphia, PA: Lippincott Williams & Wilkins; 2004.

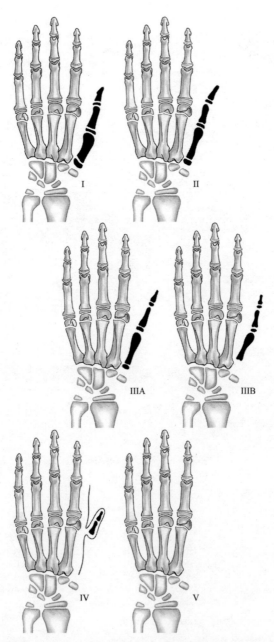

图 45-3 拇指发育不全的 Blauth 分型（见表 45-5）（引自 Berger RA, Weiss AC, eds. *Hand Surgery*. Philadelphia, PA: Lippincott Williams & Wilkins; 2004.）

1. **定义**：拇指畸形，从软组织和骨骼结构轻度发育不全到完全缺失。
2. **流行病学**
   a. 同时常见桡骨纵向缺失。
   b. 伴发综合征包括 Holt-Oltram 综合征、范科尼贫血、血小板减少伴桡骨缺失和 VACTERL 综合征。
3. **临床表现**
   a. Blauth 分型：五种程度的拇指发育不全（表 45-5）。
      i. 1 型：拇指较小，但功能正常。
      ii. 2 型和 3a 型有稳定的腕掌指关节。
      iii. 3b 型、4 型和 5 型：腕掌指关节缺失。

表 45-5	**拇指发育不全的 Blauth 分型**		
分型		**特征**	**治疗方案**
I		轻度发育不全，所有结构均存在	无须治疗
II		内在鱼际肌缺失，虎口狭窄，尺侧副韧带不全	无须治疗 虎口松解术 对掌成形术（小指展肌、无名指浅屈肌）
III	A：腕掌指关节稳定	II 型也存在外在肌肌腱缺失、掌骨发育不全	无须治疗 虎口松解术 尺侧副韧带稳定术 对掌成形术（小指展肌、环指指浅屈肌）
	B：腕掌指关节不稳		拇指化术
IV		掌骨缺失，指骨发育不全；皮桥伴神经血管束"浮动拇指（Pouce flottant）"	拇指化术
V		完全缺失	拇指化术

4. **治疗**
   a. 考虑在 2 岁前（即抓捏和对掌功能正在发育时）进行治疗。
   b. 1 型：无须外科治疗。
   c. 2 型和 3a 型
      i. 用 Z 成形术加深虎口。
      ii. 利用小指展肌（Huber 移植术）或利用环指指浅屈肌（FDS）行对掌成形术。
      iii. 将示指固有伸肌移植至拇长伸肌（EPL）。

d. 3b 型、4 型和 5 型：残余拇指（若存在）消融术和示指拇指化术。

　　i. 拇指化术的一般步骤。

　　　　a）按照 Buck-Gramcko 或 Ezaki 的描述切开皮肤，注意保护指背静脉。

　　　　b）拇指化术以示指尺侧指动脉为基础，对中指桡侧指动脉进行结扎。

　　　　c）将 A1 滑车与掌骨深横韧带分开。

　　　　d）肌腱之间的腱结合分开。将第一骨间背侧肌与掌侧肌提升至起点。

　　　　e）在掌骨基底部行近端截骨术，使示指掌轴缩短，经掌骨颈远端的长骨生长部行远端截骨术。

　　　　f）固定示指，确保指尖与中指近端指间（PIP）关节齐平，外展 45°，旋前 100°~120°。

　　　　g）将第一骨间背侧肌腱缝合至桡侧带上，第一骨间掌侧肌腱黏附于尺侧带，提供外展和内收力。

　　　　h）拇指化术后功能结构（表 45-6）。

表 45-6	拇指化术后功能和位置	
	拇指化术前	**拇指化术后**
肌肉	示指固有伸肌	拇长伸肌
	指总伸肌（示指）	拇长展肌
	第一骨间掌侧肌	拇收肌
	第一骨间背侧肌	拇短展肌
关节	远端指间关节	指间关节
	近端指间关节	掌指关节
	掌指关节	腕掌指关节

J. **先天性钩状拇指**

1. **定义**：由于软组织缺损、外在肌肌腱发育不全或缺失、内在肌挛缩和掌指关节挛缩，掌指关节被动伸展不足。

2. **临床表现**

　　a. 1 型：拇短伸肌（EPB）缺失；指间（IP）及腕掌指关节活动正常；进行夹板固定术和牵引术治疗；非手术治疗。

　　b. 2 型：掌指关节屈曲挛缩伴皮肤缺损限制了掌指关节伸展和腕掌指关节外展，指间关节被动伸展和主动屈曲不受影响。

　　c. 3 型：指间关节、掌指关节和腕掌指关节固定屈曲和内收畸形。

3. **治疗**

　　a. 内在肌挛缩：对拇收肌、鱼际肌和掌筋膜进行松解术治疗。

      b. 软组织缺损：Z 成形术。

      c. 外在肌肌腱畸形。

        i. 指长伸肌 / 拇短伸肌发育不全或缺失：食指固有伸肌或指浅屈肌移植至指长伸肌。

        ii. 拇长屈肌挛缩：指长屈肌分段延长术。

K. 指关节粘连

1. **定义**：指间关节发育障碍，导致中节和近节指骨融合。

2. **流行病学**

    a. 在所有上肢畸形中占 1%。

    b. 常染色体显性遗传。

3. **临床表现**

    a. 近端指间关节活动障碍；只能通过掌指关节和远端指间关节实现屈曲。

    b. 近端指间关节未随上肢生长发育。

    c. 也可伴发并指或短指。

4. **治疗**

    a. 关节重建术的治疗效果差。

    b. 如果畸形导致抓握力不佳，可行关节融合术。

L. 屈曲指

1. **定义**：可复位或不可复位的近端指间关节先天性屈曲挛缩。

2. **流行病学**：可具单发性，也可呈现出外显率不同的常染色体显性融合遗传。

3. **临床表现**

    a. 大多数患者有轻度症状，甚至没有症状，小指近端指间关节挛缩伴轻度功能缺损，通常为单侧受累。

    b. 分型

      i. 1 型：婴儿期出现屈曲挛缩。

      ii. 2 型：学龄期逐步出现；可能进展为重度挛缩。

      iii. 3 型：双侧多指受累，通常伴有其他先天性综合征。

    c. 指浅屈肌挛缩伴肌腹萎缩或缺失。

    d. 蚓状肌起点或止点异常。

4. **治疗**

    a. 有轻度畸形和轻度功能损害的患者，可进行非手术治疗。

    b. 近端指间关节松解术。

M. 弯指

1. **定义**：导致掌指关节远端手指尺桡侧成角大于 10° 的骨畸形。

2. **流行病学**

    a. 常染色体显性遗传，外显率不同。

    b. 双侧受累。

    c. 发病率为 1% ~ 2%。

d. 更常见于男性。

e. 伴发唐氏综合征和阿佩尔综合征（拇指）。

3. **临床表现**

a. 骺生长板损伤引起生长畸形，指骨一侧生长受限：形成三角形指骨。

b. 最常见的是三角形或梯形中指致小指桡侧偏斜。

c. 偏斜可影响抓握力。

4. **治疗**

a. 导致重度功能限制的重度短缩和成角（如拇指或示指重度弯曲影响抓握力）需进行外科干预治疗。

b. 骨骼成熟时行截骨矫正术伴或不伴骨移植；如果有软组织缺损，可进行 Z 成形术或局部皮瓣治疗。

c. 部分 / 整体骨骺切除术和脂肪移植术，防止生长板融合。

N. **巨指**

1. **定义**：所有手指结构发育过度。

2. **流行病学**

a. 最常见于桡侧手指。

b. 大多属单发性病例，但可伴发神经纤维病和 Klippel-Trenaunay-Weber 综合征。

3. **临床表现**

a. 通常呈现进行性的不对称生长和僵硬。

b. 生长停止伴骨成熟时骨骺闭合。

4. **治疗**

a. 重建外观正常的手指难度很大，经常需要进行多次手术。

b. 生长限制治疗：骺骨干固定术。

c. 指复位术：软组织减容术。

d. 切断术。

O. **先天性扳机指**

1. **定义**：屈肌腱增厚和（或）腱鞘变窄引起的屈曲畸形，最常见于拇指，罕见于其他手指（与成人情况相比）。

2. **发病率**：尚不清楚出生时或其后不久的发病率。

3. **临床表现**

a. 指间关节屈曲畸形最常见，罕见有典型诱发原因。

b. Notta 结节：拇长屈肌腱增厚可表现为可触摸到的结节，肌腱远端无法穿过坚实的滑车系统。

4. **治疗**

a. 如果畸形未能在 1~3 岁间消退，通常需行 A1 滑车松解术。

b. Notta 结节或拇长屈肌增厚无须行切除术或减容术。

要点总结

1. 明显的先天性畸形不只是单纯性并指或尺侧多指—需由遗传学家做出评估。
2. 行重建术时要记住，肢体正在生长，可能需要多次手术来实现最终效果。
3. 同一手指两侧不可在同一手术中行并指松解术，以免出现血运障碍。
4. 通常不会切除皮肤，只是利用皮瓣旋转到更好的位置：随着肢体的生长，皮肤愈加珍贵，不容缺损。

要点问答

1. 切口设计。
   a. 并指松解术切口，特别适合未计划全厚皮片的情况。
   b. 拇指化术切口，Buck-Gramcko 与 Ezaki。
2. Wassel 型拇指重复。
   见表 45-4。
3. 最常见的并指部位是哪个部位？
   中指与环指间，其次是环指与小指间。
4. 制定拇指发育不全的治疗方案时最重要的因素是什么？
   腕掌的韧带的稳定度。

推荐阅读

Bates SJ, Hansen SL, Jones NF. Reconstruction of congenital differences of the hand. Plast Reconstr Surg. 2009;124（1 Suppl）:128e-143e. PMID: 19568146.

Kozin SH. Upper-extremity congenital anomalies. J Bone Joint Surg Am. 2003;85-A（8）:1564-1576. PMID: 12925640.

Oda T, Pushman AG, Chung KC. Treatment of common congenital hand conditions. Plast Reconstr Surg. 2010;126（3）:121e-133e. PMID: 20811188.

拇指重建术

I. 一般原则

  A. 重建术的作用和目标

    1. 作用

      a. 拇指承担着 40% 的手功能。

      b. 对手抓握功能至关重要。

      c. 需要示指与拇指指腹接触来实现三指捏的动作、精细动作的灵巧性以及柱状抓握。

    2. 目标

      a. 长度足以进行对掌运动。

      b. 对掌、屈曲和捏拿的活动度和稳定性。

        i. 腕掌指活动度是正常功能的关键。若无法实现腕掌指活动度，将在完全外展对掌时行腕掌指关节融合术。

        ii. 指间（IP）关节和掌指（MP）关节对全手功能的作用较小。

      c. 感觉

        i. 无痛。

        ii. 保护。

        iii. 有效发挥功能的能力（如捏）。

      d. 充足、持久的软组织覆盖。

      e. 外观美感。

  B. 患者评估

    1. 职业。

    2. 优势手。

    3. 年龄：与成人相比，年轻患者的神经可塑性更强。

    4. 健康状况和并存疾病。

    5. 合并伤。

C. 损伤评估

1. 损伤性质和时间。
2. 损伤程度（表 46–1 ）。

表46-1	**基于截指程度的拇指重建方案概要**	
损伤程度	**重建方案**	
拇指远端（指间关节到指尖）	局部皮瓣	二期愈合、Moberg 皮瓣、VY 形推进皮瓣、外侧推进皮瓣、皮片、第一跖骨背动脉（FDMA）皮瓣、神经血管（Littler）岛状皮瓣、交指皮瓣
	邻位皮瓣	带蒂腹肌沟或胸腹皮瓣
	远端皮瓣	游离踇趾甲瓣、游离趾腹移植术
拇指中节远端（中节指骨近端到指间关节）	局部皮瓣	指蹼加深术 掌骨延长术 异位再植术
	邻位皮瓣	成骨重建术：骨移植术伴筋膜皮瓣覆盖
	远端皮瓣	踇趾或第二趾移植术
拇指中节近端（掌骨远端到近节指骨中段）	局部皮瓣	拇指化术 指蹼加深术 掌骨延长术 异位再植术
	邻位皮瓣	成骨重建术：骨移植术伴筋膜皮瓣覆盖
	远端皮瓣	踇趾或第二趾移植术
拇指近端（掌骨近端）	局部皮瓣	拇指化术
	远端皮瓣	踇趾或第二趾移植术

3. **是否有**指蹼挛缩情况。
4. 腕掌指关节情况。
5. 李斯特（Lister）分型。

    a. 软组织缺损，但长度足够。

    b. 大部截指 / 肢术，剩余长度不确定。

    c. 全截指 / 肢术，腕掌指关节完好无损。

    d. 全截指 / 肢术，腕掌指关节缺损。

6. 摄片：包含腕掌指关节的三位片（侧位、前后位和斜位）。

II. 重建方案

A. 软组织缺损，但长度足够。

1. **一般原则**

    a. 目标

      i. 实现持久的、可感知的无痛覆盖。

      ii. 保留长度，但应优先保证稳定覆盖。

    b. 重建方案取决于缺损的大小。

2. **小缺损**：小于 1cm^2。

  a. **二期愈合**

    i. 保留感觉，但会产生轻度缺损。

    ii. 可能需要长时间的疼痛性伤口护理。

  b. **局部皮瓣**

    i. VY 形推进皮瓣。

    ii. 外侧推进皮瓣。

  c. **皮片**

    i. 愈合更快，但无感觉。

3. **较大缺损**：大于 1cm^2，占掌垫的 50% 以上，膜、骨及肌腱显露。

  a. **掌侧推进皮瓣**（"Moberg"皮瓣）（图 46-1）。

    i. 感觉性皮瓣，非常适合 1~2cm^2 的掌垫缺损。

    ii. 推进包含两个神经血管束的掌侧皮瓣。

    iii. **可能需要高达 45° 的指间关节屈曲来实现覆盖，这可能导致长期屈曲挛缩**。

    iv. 可用近端松解切口覆盖需要推进 1.5cm 以上或指间屈曲很小的缺损——仍受神经血管束限制。

  b. **异指皮瓣**：适合 2.5cm^2 以上的缺损或全掌垫缺损。

    i. **交指皮瓣**

      a）非常适合拇指远端整个掌面到指间关节受累的缺损。

      b）从示指近节指骨背侧设计有毛带蒂皮瓣，2~3 周后分开并转移，用皮片覆盖供区缺损。

      c）只要桡侧感觉神经背支在插入时移植至拇指尺侧，即可确保受神经支配。

    ii. **第一掌背动脉（FDMA）皮瓣**（图 46-2）

      a）**受神经支配的带蒂岛状皮瓣，用于移植第一掌背动脉、皮下静脉、桡侧感觉神经背支和示指皮肤。**

      b）蒂部在第一骨间背侧筋膜下走行，有时在肌肉内走行。

      c）第一掌背动脉通常是桡动脉的分支。

      d）用全厚皮片覆盖供区。

      e）可同时覆盖背侧和掌侧缺损。

    iii. **神经血管岛状皮瓣**

      a）带蒂岛状皮瓣，用于移植中指的尺神经血管束（需要牺牲环指的桡神经血管束）。

      b）如果正中神经受损，可使用环指。

      c）由于供指掌尺侧感觉丧失以及供指瘢痕形成，僵硬发生率较高。

  c. **远端皮瓣**

    i. 胸腹皮瓣。

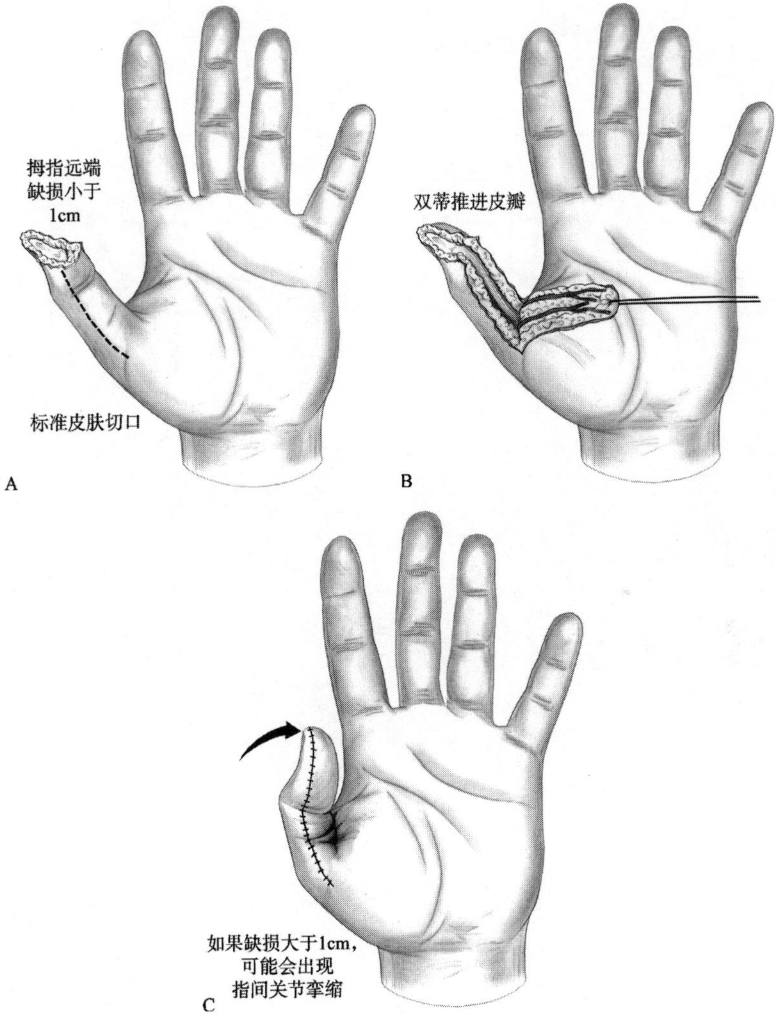

图46-1 Moberg皮瓣的标准翻瓣方法 分离平面正好在屈肌腱鞘上方，用皮瓣推进神经血管束。A. 在拇指两侧的侧中线上设计皮肤切口；B. 掀起皮瓣，推进皮瓣内的神经血管束；C. 使拇指屈曲，允许皮瓣尖达到缺损端部（引自 Berger RA，Weiss AC，ed. *Hand Surgery*. Philadelphia，PA: Lippincott Williams & Wilkins；2004.）

以下为图中标注文字：

拇指远端缺损小于1cm

标准皮肤切口

A

双蒂推进皮瓣

B

如果缺损大于1cm，可能会出现指间关节挛缩

C

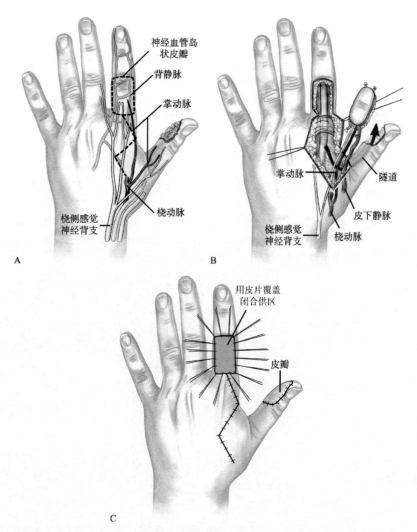

神经血管岛状皮瓣

背静脉

掌动脉

桡侧感觉神经背支

桡动脉

A

掌动脉

隧道

桡侧感觉神经背支

皮下静脉

桡动脉

B

用皮片覆盖闭合供区

皮瓣

C

图 46-2 掀起第一掌背动脉皮瓣，使其远离示指近节指骨背侧，覆盖拇指掌侧和背侧。给供区植皮 A. 在皮肤上做出标记，包括第一掌背动脉皮瓣的血管供应；B. 掀起皮瓣，推进第一掌背动脉和背静脉；C. 通过皮下隧道将皮瓣移植至拇指缺损处，用皮片覆盖示指缺损（引自 Berger RA，Weiss AC，ed. *Hand Surgery*.Philadelphia，PA: Lippincott Williams & Wilkins;2004.

　　　　ii. 腹肌沟皮瓣。

　　d. **游离组织移植**：拇指甲瓣移植、指腹移植。

　　e. **截肢 / 指翻修术**

　　　　i. 只有稳定、持久且可感知的覆盖不可行时，才能行截肢 / 指翻修术。

　　　　ii. 对指间关节远端的拇指缺损耐受良好，可维持近乎正常的手功能。

B. **伴长度不足的部分截肢 / 指术**

　1. **一般原则**

　　a. 指间关节近端骨质疏松，导致手距减小、抓握力不佳以及抓握灵活性下降。

　　b. 近节指骨中部近侧出现损伤，可能无法通过假指成形术获得足够的长度，也有可能需要采用下一节描述的方法来重建对生拇指。

　2. **"假指成形术"**：加深虎口。

　　a. **Z 成形术**

　　　　i. 需要至少有一半的近节指骨完好，轻度软组织瘢痕形成，第一掌骨可活动，无组织挛缩。

　　　　ii. 治疗方案包括双瓣（60°角）、四瓣或五瓣 Z 成形术。

　　b. **背侧旋转皮瓣**

　　　　i. 非常适合有大面积瘢痕形成的患者。

　　　　ii. 全厚皮片移植覆盖供区。

　　　　iii. 愈合期间，可用外固定支架或辅助克氏针使虎口保持外展。

　　c. **邻位皮瓣覆盖**

　　　　i. **骨间后动脉逆行岛状皮瓣**（PIA）

　　　　　a）骨间后动脉通常是骨间总动脉的分支，有时是尺动脉的直接分支。

　　　　　b）在其近端 1/3 处，骨间后动脉与骨间后侧神经一起位于指长展肌隔膜深部。

　　　　　c）骨间后动脉穿过骨间膜 1/3 处，从肘中部与近端 1/3 的接合处开始下降。

　　　　　d）骨间后动脉穿过旋后肌，在小指伸肌与尺侧腕伸肌间走行。

　　　　　e）较大穿支从其中部 1/3 发出，应包含在皮瓣内。

　　　　　f）当手臂成 90°屈曲时，皮瓣中心在肱骨外上髁与桡尺远侧关节之间的连线上。将皮岛置于此线的中部和远端 1/3 处。

　　　　ii. 前臂桡侧逆行岛状皮瓣

　3. **成骨重建术**

　　a. 骨移植术（如髂骨嵴）伴筋膜皮瓣覆盖（如第一掌背动脉皮瓣、前臂桡侧皮瓣和腹肌沟皮瓣）。

　　b. 需要稳定且活动度良好的腕掌指关节。

　　c. 难以实现感觉神经移植，骨质再吸收常见。

C. **全截肢 / 指术伴基底关节保留**

1. **足趾移植再造手指**

a. 非常适合掌指关节完好无损的情况。

b. 姆趾或第二趾可移植至拇指位置，作者在两者的选择上没有差别。

i. 姆趾比拇指大，有损足部外观；力量大。

ii. 第二趾比拇指小，但供区很小。

c. 解剖学变化不定：第一跖背动脉一般是给姆趾和第二趾供血；背浅静脉为大隐静脉提供静脉血流；神经由足底内侧神经的趾足底固有神经提供。

i. Ⅰa 型：**第一跖背动脉位于第一骨间背侧肌浅表。**

ii. Ⅰb 型：第一跖背动脉位于第一骨间背侧肌内的浅部。

iii. Ⅱ 型：第一跖背动脉位于第一骨间背侧肌深部、深部跖侧韧带浅层。

iv. Ⅲ 型：第一跖背动脉非常小，对跖交通支无作用。相反，第一跖底动脉较大，可用作供体血管。

2. **成骨重建术**

3. **牵引延长术**

a. 在掌骨基底部行截骨术，每天延长 1.0 ~ 1.5mm。

b. 至多可延长 4cm。

c. 可能需要辅以 Z 成形术松解软组织。

4. **拇指化术**

a. 可将示指、中指或环指移植至拇指位置，作为以指神经血管束为蒂的岛状皮瓣。

b. 缩短掌骨，使手指旋前 120° ~ 130°，向掌侧外展，建立充分的对掌。

c. 最常被替代的是示指：

i. 示指伸肌→拇长伸肌

ii. 指总伸肌→拇长展肌

iii. 第一骨间掌侧肌→拇收肌

iv. 第一骨间背侧肌→拇短展肌

5. **异指再植术**

a. 用"备件"法将损伤的指列或指节移植至拇指位置，即刻行重建术。

b. 也可保存起来，供延迟重建术使用。

D. **完全缺失伴基底部关节损毁**

1. 拇指化术。

2. 游离指移植术（如环指）伴对侧基底部关节融合。

要点总结

1. 大部分拇指重建术都是以延迟或选择性方式实施。因此，患者必须积极参与手术决策，根据实际情况尽可能实现他们的康复期望。

2. 趾移植术对技术有很高的要求，但通常又是适合各种损伤的重建方案。

3. 修复术可为不需要拇指重建术或不宜行拇指重建术的患者修复功能。

要点问答

1. 拇指对全手功能有多大作用?

    拇指承担着 40% 的手功能。

2. 为什么对 Blauth V 型拇指发育不全患者行拇指化术,而不是踇趾移植术?

    因为这类患者缺乏连接手指的腕掌指关节。

3. 第一跖背动脉在哪里?

    在第一骨间背侧肌筋膜内。

4. 使用中指尺侧岛状皮瓣时要牺牲哪条动脉?

    环指桡侧指动脉。

推荐阅读

Buncke GM, Buncke HJ, Lee CK. Great toe-to-thumb microvascular transplantation after traumatic amputation. *Hand Clin.* 2007;23(1):105-115. PMID:17478257.

Heitmann C, Levin LS. Alternatives to thumb replantation. *Plast Reconstr Surg.* 2002;110(6):1492-1503; quiz 1504-1505. PMID:12409769.

Henry SL, Wei FC. Thumb reconstruction with toe transfer. *J Hand Microsurg.* 2010;2(2):72-78. PMID:22282672.

Wei FC, Jain V, Chen SH. Toe-to-hand transplantation. *Hand Clin.* 2003;19(1):165-175. PMID:12683453.

47

臂丛神经损伤

I. 神经解剖结构（图 47-1）和肌肉神经支配（神经→肌肉）

A. 神经根（$C_5 \sim T_1$）：由腹支形成

1. C_5：肩胛背→小菱形肌、大菱形肌。

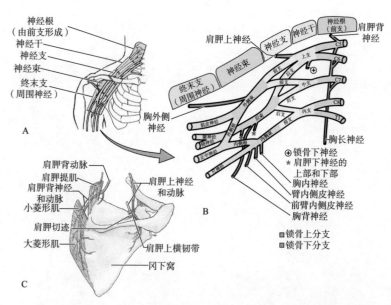

图 47-1 臂丛神经解剖图 A. 臂丛神经所在位置；B. 臂丛神经分为神经根、神经干、神经支、神经束和神经分支；C. 从肩胛骨后部上方穿过的臂丛神经分支。肩胛上神经从肩胛上横韧带下方穿过，该韧带是一个压迫点，切开此韧带可以给肩胛上神经解压（引自 Moore KL, Dalley AF, Agur AM, eds. *Clinically Oriented Anatomy*. 6th ed. Philadelphia, PA: Lippincott Williams & Wilkins; 2010.）

2. $C_5 \sim C_7$：胸长神经→前锯肌。

3. $C_5 \sim C_8$：细小分支→斜角肌、颈长肌。

B. 神经干

1. 上部

a. 由 C_5 和 C_6 神经根形成。

b. 锁骨下神经→锁骨下肌（这条神经是有用的位置标记）。

c. 肩胛上神经→冈上肌、冈下肌。

2. 中部

a. 由 C_7 神经根形成。

3. 下部

a. 由 C_8 和 T_1 神经根形成。

C. 神经支

1. 前支

a. 由神经主干上部和中部形成→形成外侧束。

b. 由主干下部形成→形成内侧束。

c. 延伸至手臂屈肌区域。

2. **后支**：所有三条后侧分支形成后束，延伸至手臂伸肌一侧。

D. 神经束

1. **外侧束**：胸外侧神经→胸大肌内侧。

2. **后束**（形成桡神经和腋神经）

a. 胸背神经→背阔肌。

b. 肩胛上神经→肩胛下肌。

c. 肩胛下神经→肩胛下肌、大圆肌。

3. **内侧束**

a. 前臂内侧皮神经→前臂内侧皮肤感觉神经。

b. 臂内侧皮神经→手臂远端 1/3 处的内侧皮肤感觉神经。

c. 胸内侧神经→胸大肌和胸小肌。

E. 分支

1. **肌皮神经**（臂屈肌）

a. 肱二头肌

b. 喙肱肌

c. 肱肌

2. **桡神经**（C_5、C_6、C_7 和 C_8 神经根；后臂和前臂；前臂伸肌和手部）

a. 肱三头肌

b. 肘肌

c. 肱桡肌

d. 桡侧腕长伸肌

e. 桡侧腕短伸肌

    f. 旋后肌

    g. 指伸肌

    h. 小指伸肌

    i. 尺侧腕伸肌

    j. 拇长展肌

    k. 拇短伸肌

    l. 拇长伸肌

    m. 示指伸肌

3. **正中神经**（C_6、C_7、C_8 和 T_1 神经根；前臂前部；鱼际隆起以及第一和第二蚓状肌）

    a. 旋前圆肌

    b. 桡侧腕屈肌

    c. 掌长肌

    d. 指浅屈肌

    e. 骨间前神经（只支配运动）

        i.（第一和第二）指深屈肌

        ii. 拇长伸肌

        iii. 旋前方肌

    f. 手部神经支配——LOAF 肌肉

        i. L：第一和第二蚓状肌

        ii. O：拇对掌肌

        iii. A：拇短展肌

        iv. F：拇短屈肌浅头（也由尺神经支配）

4. **腋神经**（C_5、C_6 和 C_7 神经根）

    a. 三角肌

    b. 小圆肌

5. **尺神经**（C_8 和 T_1 神经根）

    a. 前臂

        i. 尺侧腕屈肌

        ii. 指深屈肌（第三和第四）

    b. 手部（除了 LOAF 肌肉之外的手内肌肉）

        i. 小指对掌肌

        ii. 小指展肌

        iii. 小指短屈肌

        iv. 拇内收肌

        v. 第三和第四蚓状肌

        vi. 背侧骨间肌→手指外展

        vii. 掌侧骨间肌→手指内收

    viii. 掌短肌

    ix. 拇短屈肌深头（也由正中神经支配）

F. 与血管的关系

1. **锁骨上区域**：锁骨下动脉非常靠近神经根下部 / 神经干下部。

2. **锁骨下区域**：神经束围绕着腋动脉（神经束的命名和腋动脉有关）。

3. **手臂**：正中神经和肱动脉并行。

G. 其他

1. **肩部外展→0°~30°**：主要由冈上肌完成；30°~160°：主要由三角肌完成。

2. **区分 C_8 神经根损伤和尺神经损伤。**

    a. C_8 神经根损伤→手内部所有肌肉的功能丧失（包括尺神经和正中神经）。

    b. 尺神经损伤→第四指尺侧和第五指的全部感觉丧失。

3. **翼状肩胛的成因。**

    a. **前锯肌无力**（胸长神经）：翼状肩胛最常见的病因。

    b. **菱形肌无力**（肩胛背神经）也能导致翼状肩胛。

    c. **斜方肌无力**（副神经）会导致类似翼状肩。

    d. **肩袖**（又名肩关节旋转套）不稳定也会导致类似翼状肩。

4. **霍纳综合征（Horner's sign）通常和 T_1 神经根撕脱有关**（表现为眼睑下垂、瞳孔收缩和面部患侧皮肤无汗症）。

5. **近端损伤**（潜在撕脱）。

    a. 膈神经损伤→半膈升高。

    b. 肩胛提肌损伤→肩胛背神经。

    c. 前锯肌损伤→胸长神经。

H. 臂丛神经助记符（RTDCB）

神经根 Root	神经干 Trunk	神经支 Divisions	神经束 Cord	神经分支 Branch
Randy	Travis	Drinks	Cold	Beer
5	3	6	3	5

II. 诊断

A. 病史 / 检查

1. 详细调查患者病史，询问症状和疼痛的时间过程 [包括疼痛位置、特征、放射痛、恶化 / 缓解因素、自主变化（霍纳综合征→上睑下垂、瞳孔缩小和无汗症）以及职业和娱乐方面的风险因素]。

2. 检查应当包括运动和感觉方面的详细检查、对未受影响肢体的检查，以及对关节活动度（ROM）和对神经萎缩、反射和脉搏的评估。

3. 对于近端上肢神经麻痹患者，应对其肩胛带和肩胛周围肌肉进行评估。

B. **影像检查**

1. **超声**：无创。

2. **计算机断层扫描（CT）**：CT 脊髓造影有助于鉴定撕脱→假性脊膜膨出。

3. **磁共振成像**

a. 磁共振（MR）神经成像→T_2 序列鉴定水肿。

b. 能够识别肿块。

C. **肌电图 / 神经传导检查（EMG/NCS）**

1. **通常应在神经受损后至少 3~4 周后进行肌电图 / 神经传导检查；因为在此之前神经仍可能对电刺激产生反应。**

2. **神经失用症**：通过上述检查可立刻发现变化（如果能刺激受损部位的近端和远端）。

3. **轴突中断 / 神经断伤**：在肌电图 / 神经传导检查中，与神经失用症的表现相同。

4. **如感觉神经动作电位正常，而运动神经传导缺失，则表明神经根撕脱**（背根神经节近端损伤→需要进行神经转移术；仅靠神经移植无法修复损伤）。

D. **复合神经动作电位（CNAP）**

1. 神经损伤后 2~6 个月复合神经动作电位缺失→神经可能已完全断裂。

2. 可在手术中应用以确定神经的完整性。

III. **病理机制 / 治疗**

A. **周围神经再生**→轴突每天最多生长 1mm（关于神经损伤分级，参见第 39 章—神经损伤、压迫综合征和肌腱转移）。

B. **神经损伤**：应尽早进行修复，以获得更理想的手术结果。

1. **三三原则**：对于利器切割损伤要在 3 天内修复，对于受污染的损伤 / 钝器切割损伤要在 3 个星期内修复，对于封闭性损伤要在 3 个月内修复（撕脱损伤除外—应尽快进行重建手术）。

2. **神经干上部**→更容易出现神经节后损伤（神经根断裂）。

3. **C_8~T_1 神经根**→更容易出现神经节前损伤（神经根撕脱—CT 脊髓造影下可能发现假性脊膜膨出）。

4. **钝器横断伤**→神经瘤的形成至少需要几周，可以看到需要切除的区域。

a. 穿透性火器伤 / 枪伤

i. 导致挫伤和拉伸；神经通常能保持连续性。

ii. 由空腔化导致的间接损伤。

5. **利器横断伤**（玻璃、刀）→应在 72 小时内进行急性修复。

a. 把神经末端连接起来。

b. 实施急性手术以尽可能减少神经瘢痕和神经回缩程度。

c. 在术前 48~72 小时可对神经进行电刺激，以帮助确认解剖结构。

6. **神经连续性损伤**（由拉伸、挫伤、压迫、注射以及电气或其他医源性原因导致）——占所有病例的 70%。

a. 先观察几个月。这段时间内应保持旋前圆肌（PT）的关节活动度。

b. 可能与骨折或者血管损伤有关。

c. 如果 3~6 个月内没有临床或者肌电图/神经传导方面的改善→则应进行探查和修复。

d. 在一些病例中，相比较手术修复，患者的自发性恢复能带来更好的功能恢复。

7. **骨折**

a. 第一肋骨→神经干下部损伤。

b. 肱骨中部→桡神经损伤。

8. **血管损伤**→如果涉及血管损伤，则应立即进行探查。

9. **对于神经失用症和轴突中断，神经功能可自发恢复**；对于神经断伤，神经功能无法自发性恢复。

C. 肿瘤

1. **神经纤维瘤**

a. 纺锤形：多为单发；发病者中女性多于男性，生长位置右侧多于左侧。

b. 丛状：在 1 型神经纤维瘤中更为常见，边缘组织界限不太清晰。

2. **神经鞘瘤**：边缘界限清晰；可进行整体切除。

3. **切除适应证**

a. 渐进性神经功能缺陷。

b. 肿瘤显著生长。

c. 保守治疗难以治愈的顽固性疼痛。

d. 有向恶性肿瘤转化的可能。

4. **恶性周围神经鞘瘤**：手术切除后进行放射疗法和化疗。

D. 炎症

1. **Parsonage-Turner 综合征（急性臂丛神经炎）**

a. 由不明原因导致的臂丛神经炎症（男女发病率之比为 4∶1）。

b. 肩部和上臂的疼痛突然发作，接着是肌无力（三角肌、二头肌、冈上肌和冈下肌）和肌肉麻痹。

c. 磁共振神经成像显示臂丛神经高亮度而且肿胀。

d. 治疗：病情随时间逐渐好转。类固醇药物没有效果。约 90% 患者 3 年内恢复。神经解压可能改善治疗效果（医学界对这一点仍有争议）。

E. 压迫

1. **胸廓出口综合征**

a. 由于血管原因和神经遗传原因导致 C_8 和 T_1 神经根受压。

b. 血管原因：肱动脉/静脉压迫→使用手臂时疼痛、苍白、发凉以及过度疲劳。

c. 神经遗传原因：颈肋对臂丛神经的压迫（占所有病例的 10%）、C_7 神经根横突肿大，或者从 C_7 神经根横突到锁骨或纤维变性斜角肌之间的异常纤维束（最常见）。

d. 前臂/手部尺侧的轻度疼痛（占 66%）。颈部较长的年轻女性的发病率
＝普通人群的发病率。没有颈部疼痛。双侧占 50%。

e. 物理检查：所有手部肌肉均出现肌无力，且尺侧肌肉麻木。横向鱼际隆
起萎缩。鱼际、小鱼际和骨间肌萎缩就是所谓的爪形手。

   i. 90° 外展＋外旋可能引发这些症状。

   ii. 可能伴有锁骨上窝处的 Tinel 征。

   iii. Adson 试验：让患者轻轻放下双臂，同时伸展颈部，将头转向患侧→
如果患侧桡动脉搏消失则为阳性（由血管原因引起）。

   iv. Wright 试验：让患者在肩部外展手臂，并向外旋转手部→如果桡动脉
脉搏消失则为阳性。

   v. Roos 动作：让患者在肩部外展手臂，并向外旋转手部和肩部。然后让患
者紧握拳 3 分钟，如果疼痛和感觉症状再次出现，则试验结果为阳性。

f. 手术适应证：药物治疗/物理治疗不适用于真正的胸廓出口综合征。

g. 胸廓出口：包含锁骨下动脉和神经。不包含锁骨下静脉。采用锁骨上
入路。

2. 肺上沟瘤

a. C_8 和 T_1 神经根缺陷＋霍纳综合征。

b. 确保对肺尖进行评估。

F. 新生儿臂丛神经麻痹（NBPP）

1. 发病率：0.5%～1%。

2. 大部分（70%）患者会自行好转；大多数属于上部神经丛损伤。

3. 必须区分神经节前损伤（撕脱损伤）和神经节后损伤（神经断裂）。对于
神经节前损伤，无法通过自发性恢复来恢复运动功能。

4. 对于撕脱、断裂和神经断伤，只有通过手术方法进行修复。

5. 肌电图/神经传导研究通常不是必需的，并且这些检查结果经常过于乐
观。因为新生儿臂丛神经麻痹通常是部分发生的，一些神经纤维并未受
损。可通过 CT 脊髓造影确定是否存在神经根撕脱，因为能观察到假性脊
膜膨出和神经小根。

6. 手术干预适应证：

a. 连枷臂和霍纳综合征：婴儿需在 3 月龄前进行手术。

b. 婴儿 3 月龄时的二头肌功能缺失（Gilbert 标准；经典指征），或者有几
组肌肉群无法恢复运动功能。

c. 通过主动运动得分表和多伦多试验得分表，可更有效地确定哪些患儿将
受益于神经瘤切除和移植。

7. $C_5 \sim C_6$ 神经根损伤是最常见的，比整个神经丛损伤有更好的预后。单独的
神经干下部损伤（Klumpke 型）是极其少见的。

G. 损伤类型

1. 厄布尔麻痹（Erb's palsy）

a. 损伤部位包括 $C_5 \sim C_6$ 神经根（神经干上部）和 C_7 神经根。

b. "侍者要小费"姿势：肩部向内旋转，肘部伸直，前臂旋前，手掌朝上。

c. 三角肌和冈上肌受损。

2. 克隆普克麻痹（Klumpke's palsy）

a. 损伤部位包括 C_8 和 T_1 神经根（神经干下部）。

b. 可见爪形手，消瘦性麻痹，掌指关节伸展，指间关节屈曲。

c. 可能伴随霍纳综合征。

3. 全臂丛病变

H. 其他

1. **放射性损伤**：臂丛神经纤维化和水肿，导致感觉丧失和疼痛（通常不会导致运动功能障碍）。肌电图显示有肌纤维颤搐放电现象。

2. **糖尿病引起的损伤**：通常为感觉多发性神经病，但可能类似臂丛神经病变。

3. **病毒性损伤**（2/2 带状疱疹、流行性感冒和小儿麻痹症）：通常只有感觉性症状。

4. **遗传性损伤**：具有受压性麻痹症状的遗传性神经病变。

5. **血管炎**。

IV. 解剖变异

A. Martin-gruber **吻合支**：从正中神经的交通支到前臂尺神经（变异率约 25%）。

B. Riche-cannieu **吻合支**：掌部正中神经和尺神经之间的交通支（变异率约 70%）；此时正中神经将会支配拇短屈肌。

C. **前置型臂丛**：（除 $C_5 \sim T_1$ 神经根外）有 C_4 神经根汇入臂丛。

D. **后置型臂丛**：（除 $C_5 \sim T_1$ 神经根外）有 T_2 神经根汇入臂丛。

V. **手术解剖 / 流程**

A. **锁骨上神经**

1. 臂丛神经进入颈部的后三角区 [由胸锁乳突肌（SCM）、斜方肌、锁骨和枕骨围成]。

2. 位于前斜角肌和中斜角肌之间。

3. 神经干的上部和下部位于肩斜方三角区内；下部位于肩锁三角区内。

4. **膈神经**沿着前斜角肌的内侧向外侧走行。

5. **暴露**→通过颈部的后三角区。

6. **副神经**：沿着胸锁乳突肌外侧向胸骨到乳突距离的 2/3 走行。在颈后三角区进行手术时，这条神经可能受到损伤（在淋巴结活检时发生）。

B. **锁骨下神经**：暴露→通过三角胸肌间沟。

C. **神经松解术**

1. 切除神经纤维束之间或者神经周围的瘢痕组织。

2. 从神经未受损部分开始，向损伤段移动。

   3. 如果损伤区域存在正向复合神经动作电位：仅仅实施神经松解术即可。

  D. **神经端修复**

    1. 当神经端缺损间隙较短时可进行神经端修复（在切除周围的神经瘤之后）。

    2. 较神经移植相比，应优先选择神经端修复，因为它的功能恢复效果更好。

    3. 确保避免修复区域产生张力；也许需要松动近端或远端神经。

    4. 用 6-0 到 8-0 的聚丙烯医用缝线或纤维蛋白胶缝合神经端。

  E. **神经移植**

    1. 当缺损间隙较大，无法直接神经端修复时采用。

    2. 移植物长度 = 间隙长度 + 间隙长度的 10%。

    3. 移植物供体→腓肠神经、桡神经浅支和前臂内侧皮神经（见第 6 章：显微外科手术、内镜手术和机器人外科手术）。

    4. 直径较小的移植物优于直径较大的移植物。

  F. **神经转移**

    1. 神经移植不适合修复撕脱损伤，而神经转移的修复效果非常好。

    2. 神经干上部撕脱损伤：颈神经丛或副神经→锁骨上神经（恢复肩部外展功能）。

    3. 肘屈曲 / 肩部外展：胸内神经 / 胸背神经→肌皮神经 / 腋神经。

    4. 肘屈曲：胸内神经 / 肋间神经→肌皮神经。

  G. **术后护理**

    1. 恢复可能需要数年时间。

    2. 必须采用物理疗法，保持关节活动度；采用神经转移术时，需要对运动神经进行再训练。

  H. **其他**

    1. 肌腱转移或者游离微血管肌肉转移：适用于失败的臂丛神经重建术和大面积撕脱损伤。

    2. 腕关节融合。

    3. 上肢截肢：适用于连枷臂疼痛。

    4. 游离肌肉转移。

要点总结

1. 神经节前损伤（撕脱）在 $C_8 \sim T_1$ 神经根部位更常见。

2. 撕裂损伤应该在 3 **天**内进行探查并接牢撕裂的末端。

3. 钝器横断伤 / 受污染的损伤应该在 3 **周**内修复。

4. 神经连续性的损伤应先观察 3 **个月**，以对功能改善进行评估。

5. 相比较其他类型的臂丛神经损伤，新生儿在 $C_5 \sim C_6$ 神经根部位的臂丛神经损伤有更好的预后。

要点问答

1. 什么是治疗神经丛牵引损伤的最佳时机？

   如果 3 个月后没有任何恢复，则应采取手术干预和重建。

2. 臂丛神经由哪些神经根组成？

   $C_5 \sim C_8$ 神经根和 T_1 神经根。

3. 神经束的哪部分最容易受到分娩性臂丛神经损伤？

   神经丛上部。

4. 神经束上部损伤的临床表现是什么？

   肩部内收、手臂向内旋转、肘部伸直和手掌朝上。

推荐阅读

Borschel GH, Clarke HM. Obstetrical brachial plexus palsy. *Plast Reconstr Surg*. 2009;124（1 Suppl）:144e-155e. PMID: 19568147.

Colbert SH, Mackinnon SE. Nerve transfers for brachial plexus reconstruction. *Hand Clin*. 2008;24（4）:341-361, v. PMID: 18928885.

Giuffre JL, Kakar S, Bishop AT, Spinner RJ, Shin AY. Current concepts of the treatment of adult brachial plexus injuries. *J Hand Surg Am*. 2010;35（4）:678-688; quiz 688. PMID: 20353866.

Kim DH, Cho YJ, Tiel RL, Kline DG. Outcomes of surgery in 1019 brachial plexus lesions treated at Louisiana State University Health Sciences Center. *J Neurosurg*. 2003;98（5）:1005-1016. PMID: 12744360.

Malessy MJ, Pondaag W. Nerve surgery for neonatal brachial plexus palsy. *J Pediatr Rehabil Med*. 2011;4（2）:141-148. PMID: 21955972.

Piatt JH Jr. Birth injuries of the brachial plexus. *Clin Perinatol*. 2005;32（1）:39-59, v-vi. PMID: 15777820.

手部感染、筋膜间隔综合征和高压喷射伤

手部感染

I. 总论

A. 风险因素

1. 糖尿病

2. 滥用静脉注射毒品

3. 免疫力低下

4. 酒精中毒

B. 最常见致病菌

1. **金黄色葡萄球菌**

a. **占所有感染病例的** 80%。

b. 耐甲氧西林金黄色葡萄球菌（MRSA）的感染率上升。

2. 链球菌属

3. 许多感染病例（如滥用静脉注射毒品、农场受伤、咬伤、免疫力低下的患者）中的致病菌为多种微生物。

C. **抗生素选择**

1. **在很多地区耐甲氧西林金黄色葡萄球菌的感染率不断增加。**

a. 在严重感染病例中使用万古霉素。

b. 克林霉素是替代选择（有红霉素耐药菌株存在则避免使用）。

2. **特殊情况**

a. **人类咬伤：由于啮蚀艾肯菌的存在，必须涵盖抗革兰阴性菌药物。**

i. 氨苄西林 / 舒巴坦（非消化道给药）

ii. 阿莫西林 / 克拉维酸（口服）

iii. 克林霉素加氟喹诺酮（适用于青霉素过敏患者）

b. 革兰阴性菌感染。

   i. 氟喹诺酮类药物

   ii. 哌拉西林他唑巴坦

II. 化脓性指头炎

A. **定义**：手指或拇指远端指腹部位的深度感染。

B. **数量**：占所有手部感染病例的 15%～20%。

C. **致病菌**：金黄色葡萄球菌。

D. **手术治疗适应证**：指腹内的脓肿需要切开引流。

E. **治疗**

1. 应全面探查指腹以打开远节指骨和指腹之间的间隔，以便进行充分的脓肿引流。

2. 可在伤口处进行纱布填塞以阻止脓液的再次积聚。

3. 术后 12～24 小时后开始，每日用过氧化氢溶液浸泡伤处 2 次。

4. 应根据伤口组织培养经验性用药和制定治疗方案；最初，有时应依据感染严重程度或临床表现采取必要的抗生素静脉注射治疗。

III. 甲沟炎

A. **定义**：甲襞周围的软组织感染。

B. **表现**

1. **急性**：甲床周围肿胀发红，有或者没有脓肿形成。

2. **慢性**：伴有甲襞软组织炎症的长期感染，会导致间歇性流脓和指甲变形（隆起、增厚以及褪色）。

C. **数量**：最常见的手部软组织感染。

D. **致病菌**

1. **急性**：金黄色葡萄球菌。

2. **慢性**：白色念珠菌。

E. **治疗**

1. **没有脓肿形成的急性甲沟炎**

a. 每日用热水浸泡 3 次。

b. 口服抗生素。

c. 保护已感染的手指。

2. **有脓肿形成的急性甲沟炎**

a. 脓肿引流：使用 Freer 剥离器或者其他小型骨膜剥离器抬起发炎部位的甲襞。

b. 使用手术刀切开脓肿部位，注意不要破坏甲床；脓液进行细菌培养和药敏测定。

c. 在一些病例中可能需要切除部分或者全部指甲。一定要用支架撑开甲襞，以便指甲组织再生。

3. **慢性甲沟炎**

    a. 甲上皮袋形缝合术。

    b. 只从指甲基底部切除 3mm 宽的新月形皮肤。

    c. 避免切除皮下组织。

    d. 拔除指甲。

IV. **屈肌腱鞘炎**

A. **定义**：涉及屈肌腱鞘的感染。

B. **Kanavel 征**

    1. **被动伸展引起的疼痛（最早最敏感的病征）。**

    2. 手指呈屈曲姿势。

    3. 整指纺锤形肿胀。

    4. 疼痛沿着屈肌肌腱蔓延。

C. 治疗

    1. **真正的屈肌腱鞘炎需要马上进行手术。**

    2. **当心马蹄形脓肿**（拇指和小指的腱鞘感染通过 Parona 间隙交叉蔓延）。

    3. 一旦获得组织培养，应立即进行广谱抗生素静脉注射治疗；如果不能立即进行手术，那么这种治疗应及早开始。

    4. **外科技术**

        a. **冲洗屈肌腱鞘**

            i. 在 A4 滑车远端中外侧做切口。

            ii. 在手掌靠近 A1 滑车的部位做横行切口。

            iii. 在手术室内对腱鞘进行初步彻底冲洗。

            iv. 留置导管以便术后进行连续性或间歇性冲洗。

        b. **开放清创术**

            i. 应切开所有屈肌肌腱之上的伤口，并进行彻底清创。

            ii. 如果感染性病变加重，如出现窦道或者坏死组织，应在屈肌腱鞘部位做 Bruner 切口。

            iii. 应在保护好 A2 滑车和 A4 滑车的情况下切开屈肌腱鞘。应切除所有的化脓组织和坏死组织。

            iv. 合理包扎联合伤口护理，等待伤口二期愈合。

D. **治疗效果**

    1. **预期治疗效果较差的情况**

        a. 患者年龄超过 43 岁。

        b. 合并有：糖尿病、周围血管疾病或肾衰竭。

        c. 皮下化脓。

        d. 手指缺血。

        e. 多种微生物感染。

    2. **截肢概率**

a. 没有化脓或指（趾）缺血→不截肢，整个运动功能恢复概率为 80%。

b. 皮下化脓→截肢概率为 8%，整个运动功能恢复概率为 72%。

c. 皮下化脓和指（趾）缺血→截肢概率为 59%，整个运动功能恢复概率为 49%。

V. 深层间隙感染

A. 数量：占所有手部感染病例的 5%～15%。

B. 手内部的深层间隙

1. 腱膜下间隙：手部背侧，深至指伸肌肌腱，浅至掌骨。

2. 鱼际间隙：位于掌中间鞘的桡侧半深方，前界为掌中隔前部、示指屈肌腱和第一蚓状肌，后界为拇收肌筋膜，外侧界为外侧肌间隔，内侧界为掌中隔后部。

3. 掌中间隙：由屈肌肌腱掌侧、第三、第四以及第五掌骨背侧、掌中隔（或斜隔桡侧）和小鱼际隔膜尺侧围成。

4. 小鱼际间隙：由小鱼际肌肉筋膜掌侧和尺侧、小鱼际隔膜桡侧和第五掌骨背侧围成。

5. 指间间隙。

6. Parona 间隙：由屈肌肌腱掌侧和旋前方肌背侧围成。

C. 互通区域

1. 鱼际间隙和小鱼际间隙之间，经过 Parona 间隙。

2. 指间间隙的掌侧和背侧之间的"哑铃状"脓肿。

3. 掌中间隙和鱼际或小鱼际间隙之间的区域。

D. 治疗

1. 切开清创。

2. 静脉注射抗生素。

3. 避免限制性切口。

4. 避免在指蹼间隙做切口。

E. 术后护理

1. 伤口包扎。

2. 二期愈合。

3. 术后 24～48 小时内没有改善，表明可能需要再次探查。

VI. 化脓性关节炎

A. 机制：典型的渗透性创伤。

B. 表现：受损关节疼痛、发红、肿胀。

C. 诊断

1. 抽取关节积液用于细胞计数、革兰染色和细胞培养。

2. 细胞计数白血球（WBC）大于 50000，其中多形核细胞超过 75%。

D. 治疗

1. 需要紧急手术治疗以挽救关节的运动功能。对关节进行冲洗和清创，伤口留待二期愈合。
2. 静脉注射抗生素的疗程通常要 4~6 周。

VII. 骨髓炎

A. **机制**：直接创伤或者创伤后细菌延续性扩散。

B. **致病菌**：金黄色葡萄球菌和链球菌最常见。

C. **诊断**

1. 可能较难，因为只有到晚期才能通过 X 线检查出来。
2. 红细胞沉降率和 C 反应蛋白水平经常是正常的。
3. X 线检查结果：
   a. 骨质溶解（70%）
   b. 骨量减少（10%）
   c. 骨质硬化（10%）
   d. 骨膜反应（10%）
   e. 死骨片或者骨包壳（5%）
4. 根据活检做出诊断：金标准。

D. **治疗**

1. 坏死骨的外科清创。
2. 细胞培养指导下的抗生素治疗。

VIII. 咬伤

A. **人类咬伤——"战斗撕咬"**：掌骨头上的所有伤口必须在开始时就按照侵犯至关节进行处理。

1. **致病菌**：化脓性链球菌、金黄色葡萄球菌和啮蚀艾肯菌。
2. **治疗**
   a. 冲洗和清创。
   b. 静脉注射抗革兰阴性杆菌抗生素治疗。

B. **动物咬伤**

1. **致病菌**：葡萄球菌、链球菌、口腔厌氧菌和**多杀性巴氏杆菌（猫）**。
2. **犬咬伤**
   a. 很少感染（4%）。
   b. 发生率：100 万咬伤病例 / 年。
   c. **特征**
      i. 撕脱：结构撕裂。
      ii. 挤压伤。
      iii. 组织坏死。
      iv. 受伤区域可能比最初以为的要大。
   d. **病菌**：多杀性巴氏杆菌（50% 的家犬）、金黄色葡萄球菌、草绿色链球菌和拟杆菌。

　　e. 治疗

　　　　i. 考虑扩创便于导流。

　　　　ii. 彻底冲洗伤口。

　　　　iii. 可以封闭一些（脸部）伤口或者较松地缝合。

　　　　iv. 注射破伤风疫苗。

　　　　v. 使用复方阿莫西林（安灭菌）/复方替卡西林（特美汀），密切观察。

　　　　vi. 对疑似狂犬病的动物，要对其进行 10 天的动物监测。

　　3. 猫咬伤

　　　　a. 经常感染（50%）。

　　　　b. 病菌：**多杀性巴氏杆菌最常见**（2/3 的家猫）。

　　　　c. 特征：感染部位较深的穿刺伤。

　　　　d. 治疗

　　　　　　i. 冲洗和清创，抬高患肢，夹板固定，物理治疗（PT）。

　　　　　　ii. 对感染伤口进行静脉注射抗生素治疗。

IX. **疱疹性瘭疽**

　　A. **致病菌**：单纯疱疹病毒 1、2 型。

　　B. **传播**：与被感染者直接接触时，如果没有正确使用手套，护理人员的感染风险会增加。

　　C. **表现**：搏动性疼痛，随后出现小水泡，1~2 周后，水泡最终破裂并消散。可能表现为病毒性前驱症状，也可能表现为类似甲沟炎的症状。

　　D. **诊断**：临床诊断，通过细胞学检查和病毒培养确诊。

　　E. **治疗**

　　　　1. 观察。

　　　　2. 在发病初期 48~72 小时内使用阿昔洛韦能够缩短病程。

　　　　3. 不要清创。

X. **需要紧急手术的其他感染**

　　A. **坏死性筋膜炎**

　　　　1. **感染机制**。

　　　　　　a. 小型或大型创伤。

　　　　　　b. 60% 以上的感染由自行上肢注射引起。

　　　　2. **表现**

　　　　　　a. **检查部位以外的区域发生疼痛。**

　　　　　　b. 大泡。

　　　　　　c. 脱皮。

　　　　　　d. 组织中有捻发音或气体。

　　　　　　e. 由容易忽视的软组织感染，导致感染性休克症状。

3. 致病菌

a. 酿脓链球菌（A 群链球菌）最常见。

b. 还包括厌氧菌以及梭菌属、其他链球菌属和葡萄球菌属。

4. 治疗

a. 广谱经验性静脉注射抗生素药物包括克林霉素，它针对的是病菌产生的毒素。

b. 通过扩创来进行外科清创，目的在于清除所有的坏死组织。需要彻底清创，剩余组织才能存活。

c. 将样本送交细胞培养和病理分析。

B. 气性坏疽："梭状芽孢杆菌性肌坏死"。

1. 感染机制：通常发生于创伤和选择性外科手术之后。农场受伤的感染风险特别高。

2. 表现：感染数小时内就会出现水肿，接着就是脂肪、肌肉以及皮下组织坏死。产生的硫化氢和二氧化碳气体会导致肢体内发出捻发音。

3. 致病菌

a. 产气夹膜杆菌最常见。

b. 诺维梭菌、败毒梭菌、溶组织梭菌和其他微生物。

4. 治疗：与坏死性筋膜炎的治疗方法类似。临床证明高压氧是一种有效的辅助治疗方法。

XI. 真菌感染

A. 皮下感染

1. 类型

a. 体癣（无毛部位）

b. 手癣（手掌）

c. 甲癣（指甲）

2. 诊断：用氢氧化钾制剂处理病变组织后进行真菌培养。

3. 治疗

a. 局部涂抹抗真菌药膏。

b. 系统性口服灰黄霉素或酮康唑。

B. 软组织感染

1. 孢子丝菌病

a. 植物特别是玫瑰刺导致的创伤。

b. 表现：沿着淋巴系统扩散的表层溃疡。

c. 治疗：口服碘化钾或伊曲康唑。

C. 深层感染

1. 在免疫力低下的宿主中更常见。

2. 表现为感染性关节炎、腱鞘炎或者骨髓炎。

3. 致病菌：可能包括组织胞质菌、芽生菌、隐球菌、球孢子菌和曲霉等。

4. **治疗**：外科清创，然后静脉注射抗真菌药。

XII. 非典型手部感染

A. **表现**：不常出现，一般表现为普遍较慢的渐进性感染，这种感染经常被误诊。免疫力低下的宿主被感染的风险更大。

B. **致病媒介**

1. 海洋分枝杆菌：在淡水和咸水中都有发现。

2. 堪萨斯分枝杆菌：土壤。

3. 鸟分枝杆菌复合菌。

C. **诊断**

1. 活检。

2. 在31℃和37℃进行长时间细胞培养（有时长达数月）。

D. **治疗**

1. 伤口清创，包括彻底的滑膜切除术。

2. 拍摄胸片以寻找全身性疾病。

3. 抗生素：长时间口服抗生素联合用药（3～6个月），包括利福平、异烟肼、乙胺丁醇和克拉霉素。

筋膜间隔综合征

I. 总论

A. **定义**：在封闭的组织间隔内，由于压力升高，影响了组织血运。

B. **病因**

1. 钝器创伤

2. 骨折

3. 烧伤

4. 穿透性创伤

5. 血管损伤

6. 注射损伤

7. 电击伤

II. 上肢间隔

A. **手臂**

1. 前部

2. 后部

B. **前臂**（图48-1）

1. 屈肌间隔（浅层和深层）

2. 活动肌群（肱桡肌、桡侧腕长伸肌和桡侧腕短伸肌）

3. 背侧间隔

C. **手部**

1. 鱼际间隙

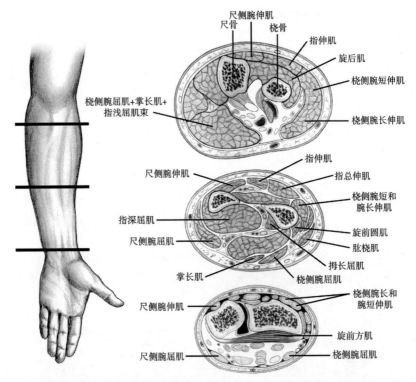

图 48-1 前臂间隔的横截面解剖图（引自 Berger RA, Weiss AC, eds. *Hand Surgery*. Philadelphia, PA: Lippincott Williams & Wilkins; 2004.）

2. 小鱼际间隙
3. 拇内收肌间隙
4. 4 个背侧骨间肌间隙
5. 3 个掌侧骨间肌间隙

III. 诊断
  A. 病史
    1. 创伤
    2. 骨折
    3. 石膏固定，敷料包扎
    4. 凝血障碍
  B. 物理检查
    1. 6 个 "P"
      a. 受伤以外部位的疼痛（**pain**）

    b. **损伤间隙中肌肉被动拉伸产生的疼痛**（pain）

    c. **苍白**（不常见的检查结果）（pallor）

    d. **麻痹**（paralysis）

    e. **感觉异常**（paresthesias）

    f. **无脉**（最后的检查结果，通常表示有不可逆的肌肉坏死情况）（pulse-lessness）

2. **触诊**：这种确定间隔压力的方法不可靠。

3. **测量间隔压力**

    a. Stryker 间隔压力监测器

      i. 按下注射器，直到针头斜面出现一滴液体。

      ii. 注射器与地板平行时仪器调零。

      iii. 进针并轻压注射器的活塞。

      iv. 大约 5 秒钟后，读出间隔压力数值。

      v. Stryker 监测器不是为手部间隔设计的，读数可能不准确。

    b. 另外还可使用带压力计的动脉导管。

4. **客观标准**

    a. 间隔压力大于 40 或 30mmHg，以及其他临床症状。

    b. 舒张压和间隔压力差小于 30mmHg。

    c. 追踪间隔压力的变化趋势很重要，一次应不止记录一个值（如可能）。

IV. **治疗**

  A. 对感染间隔立刻进行手术松解。

  B. **在某些病例中应实施预防性筋膜切开术。**

    1. 检查结果不明确，且患者感觉迟钝。

    2. 缺血时间过长，接受了血运重建的肢体。

    3. **电击伤。**

    4. 环形烧伤。

  C. **手术切口**

    1. **前臂**（图 48-2）

      a. 可以选择多种切口——最好从腕管部位开始，止于内上髁。

      b. 尺侧切口位于指浅屈肌（FDS）和尺侧腕屈肌（FCU）之间，松解指浅屈肌和指深屈肌之间的深层和浅表部位的屈肌间隔。

      c. 肌肉群之上的线形切口松解背侧间隔。

      d. 隐患：

        i. 间隔松解程度不够。

        ii. 无法探查掌侧间隔的深面。

        iii. 较差的皮瓣设计可能导致神经和血管的暴露与脱水。

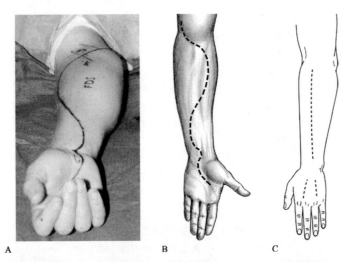

A   B   C

图 48-2 前臂筋膜切开术 A~B. 筋膜切开术掌侧切口的设计之一。已对许多患者使用过。筋膜切开术掌侧切口应设计为能对掌侧前臂肌肉和腕管进行减压，且切口应在腕横纹上弯曲成一定角度，以避免在腕部形成收缩性带状瘢痕。C. 背侧筋膜切开术的切口应设计为能对前臂伸肌以及手的内部肌肉减压（A 和 B 均引自 Berger RA, Weiss AC, eds. *Hand Surgery*. Philadelphia, PA: Lippincott Williams& Wilkins; 2004.）

2. 手部（图 48-3）

    a. 第二和第四掌骨上方的平行纵切口。

        i. 所有的骨间肌。

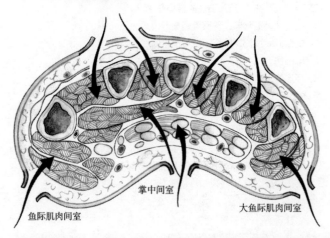

掌中间室

鱼际肌肉间室   大鱼际肌肉间室

图 48-3 手部筋膜切开术 穿过手掌中部的横截面图，图中标明了用于松解背侧骨间肌、掌间肌、拇内收肌、鱼际、腕管以及小鱼际间隔的手术路径（箭头所指）。背侧切口长度为 3~4cm，位于掌骨中部的中心位置（引自 Berger RA, Weiss AC, eds. *Hand Surgery*. Philadelphia, PA: Lippincott Williams & Wilkins; 2004.）

ii. 拇内收肌受累。

    b. 鱼际间隙：沿着第一掌骨做纵行切口。

    c. 小鱼际间隙：沿着第五掌骨纵行切口。

V. **未治疗的间隔综合征**

  A. **肌肉纤维化和坏死**：前臂（Volkmann）缺血性肌挛缩的发生通常需要 6 ~ 12 个小时。最可能影响诸如指深屈肌和拇长屈肌这样的深层间隔肌。

  B. **神经损伤和功能障碍**：间隔综合征对正中神经的影响通常比对尺神经的影响更大。

  C. **受影响手部和前臂的典型姿势**

    1. 肘屈曲

    2. 前臂旋前

    3. 腕屈曲

    4. 掌指关节伸展

    5. 指间关节屈曲

  D. **分级**（Tsuge）

    1. **轻度**

      a. 只涉及指深屈肌。

      b. 没有神经损伤。

    2. **中度**

      a. 涉及指深屈肌、拇长屈肌和旋前圆肌，涉及指浅屈肌和尺侧腕屈肌的程度较轻。

      b. 正中神经和尺神经的感觉神经异常。

    3. **重度**

      a. 涉及所有屈肌和各种伸肌。

      b. 有严重的神经损伤。

  E. **治疗**

    1. **轻度**：夹板固定。

    2. **中度**

      a. 屈肌旋前肌滑动。

      b. 肌腱移植。

    3. **重度**

      a. 肌肉清创。

      b. 神经松解。

      c. 肌腱移植。

      d. 游离肌肉移植。

高压喷射伤

I. **总论**

  A. **机制**：喷漆枪、高压水枪、液压软管和黄油枪都能喷射大量的高压液体，人体受喷射即会受伤。

B. **进入人体的化学品**

1. 油漆
2. 清洗液
3. 碳氢化合物
4. 水

II. **表现**

A. **伤口**或创口不明显。

B. **相对而言几乎没有什么症状**，一般只有轻度疼痛。

III. **病史和体格检查**

A. **喷射剂**

B. **所用工具的喷射力**

C. **损伤时间**

D. **伤口位置**

E. **间隔评估**

IV. **治疗**

A. **广谱抗生素治疗**

B. **如患者受到水或者空气喷射**：先观察即可。

C. **其他治疗方法**

1. 给受影响的间隔减压。
2. 清除异物。
3. 每隔 48～72 小时可能需要重复清创，以最大限度去除有害物质。
4. 受影响的区域经常比最初估计的要大。

V. **效果**

A. **整体截肢率**：30%

1. **受喷射部位截肢概率**

   a. 手指：47%
   b. 拇指：15%
   c. 手掌：25%

2. **手术时机**

   a. 对于有机溶剂喷射损伤来说，越早（受伤后不超过 6 个小时）进行外科清创手术，恢复效果越好，截肢率为 38%。
   b. 受有机溶剂喷射损伤超过 6 个小时后再进行外科清创手术，截肢率为 58%。

要点总结

1. **手部感染经常需要手术治疗**：适用于明显的脓肿或者无法通过抗生素治疗得到改善

的情况。

2. 夹板固定和抬高手的感染部位有助于缓解水肿和疼痛。

3. 避免限制性切口，因为感染很可能会从一个深层间隙蔓延到另一个间隙。还要避免在指蹼间隙做切口，因为可能发生肌挛缩。

4. 屈肌腱鞘炎可通过 Kanavel 征做出临床诊断。大多数患者不会表现出全部病症，但是被动伸展引起的疼痛是最敏感 / 特别的。

5. 坏死性感染需要每隔 24 ~ 48 小时进行一次连续清创，直到伤口稳定下来。

6. 间隔综合征作为诊断需要怀疑。

7. 对感觉迟钝或者很有可能发展成间隔综合征的患者，应实施预防性筋膜切开术。

8. 喷射损伤，尤其是油漆一类的疏水物质造成的损伤，往往比它们的初期表现要严重得多。必须提醒患者截肢的可能性。

要点问答

1. 人类咬伤中最常见的有害微生物是什么？猫咬伤中呢？

   链球菌。

2. 处理人类咬伤时，对哪种致病菌必须始终采用抗生素治疗？在猫咬伤中呢？

   a. 啮蚀艾肯菌。

   b. 多杀性巴氏杆菌。

3. Kanavel 征有哪些症状？最敏感的是哪一种？

   a. 被动伸展引起的疼痛（最早、最敏感的病症）。

   b. 手指呈屈曲姿势。

   c. 整指纺锤形肿胀。

   d. 沿着屈肌肌腱蔓延的疼痛。

推荐阅读

间隙综合征

Ouellette EA, Kelly R. Compartment syndromes of the hand. *J Bone Joint Surg Am*. 1996;78（10）: 1515-1522. PMID: 8876579.

Shuler FD, Dietz MJ. Physicians' ability to manually detect isolated elevations in leg intracompartmental pressure. *J Bone Joint Surg Am*. 2010;92（2）:361-367. PMID: 20124063.

Tsuge K. Treatment of established Volkmann's contracture of the forearm. *Nihon Seikeigeka Gakkai Zasshi*. 1967;40（13）:1569-1584. PMID: 6070221.

喷射损伤

Hogan CJ, Ruland RT. High-pressure injection injuries to the upper extremity: a review of the literature. *J Orthop Trauma*. 2006;20（7）:503-511. PMID: 16891944.

感染

Aghababian RV, Conte JE Jr. Mammalian bite wounds. *Ann Emerg Med*. 1980;9（2）:79-83. PMID: 7356213.

Bednar MS, Lane LB. Eponychial marsupialization and nail removal for surgical treatment of chronic paronychia. *J Hand Surg Am.* 1991;16（2）:314-317. PMID: 2022845.

Brutus JP, Baeten Y, Chahidi N, Kinnen L, Ledoux P, Moermans JP. Atypical mycobacterial infections of the hand: report of eight cases and literature review. *Chir Main.* 2001;20（4）:280-286. PMID: 11582905.

Chuinard RG, D'Ambrosia RD. Human bite infections of the hand. *J Bone Joint Surg Am.* 1977;59（3）:416-418. PMID: 849960.

Gonzalez MH. Necrotizing fasciitis and gangrene of the upper extremity. *Hand Clin.* 1998;14（4）: 635-645, ix. PMID: 9884900.

Keyser JJ, Eaton RG. Surgical cure of chronic paronychia by eponychial marsupialization. *Plast Reconstr Surg.* 1976;58（1）:66-70. PMID: 935281.

Louis DS, Silva J Jr. Herpetic whitlow: herpetic infections of the digits. *J Hand Surg Am.* 1979;4（1）: 90-94. PMID: 759512.

Neviaser RJ. Closed tendon sheath irrigation for pyogenic flexor tenosynovitis. *J Hand Surg Am.* 1978;3（5）:462-466. PMID: 556478.

Pang HN, Teoh LC, Yam AK, Lee JY, Puhaindran ME, Tan AB. Factors affecting the prognosis of pyogenic flexor tenosynovitis. *J Bone Joint Surg Am.* 2007;89（8）:1742-1748. PMID: 17671013.

Reilly KE, Linz JC, Stern PJ, Giza E, Wyrick JD. Osteomyelitis of the tubular bones of the hand. *J Hand Surg Am.* 1997;22（4）:644-649. PMID: 9260620.

Wong CH, Chang HC, Pasupathy S, Khin LW, Tan JL, Low CO. Necrotizing fasciitis: clinical presentation, microbiology, and determinants of mortality. *J Bone Joint Surg Am.* 2003;85-A（8）:1454-1460. PMID: 12925624.

胸部和腹部重建

胸部重建

I. 形状和功能

A. **保护性**：保护胸部的重要器官。

B. **灵活性**：胸腔结构不是静态的。

C. **稳固性**：保障肺功能所必需的。

D. **生理功能**：吸气／呼气

1. 胸腔扩张＝胸腔内负压，肺膨胀。

2. 胸壁回弹＝胸腔内压增加，肺收缩。

II. 解剖图和生理构造

A. **骨架**

1. **后部**：12 节胸椎，双侧肩胛骨。

2. **前部**：胸骨、胸骨柄、剑突和双侧锁骨。

3. **肋骨**

a. 10 对有肋软骨，2 对没有。

b. 上面 7 对直接与胸骨形成关节连接（"真肋骨"）。

c. 第 8、9、10 对肋骨（"假肋骨"）由间接的关节相连接。

d. 第 11、12 对肋骨只在后侧与椎体形成关节连接。

B. **血管解剖**（图 49-1）

1. **乳内血管**

a. 显微血管吻合的有效受区位置。

b. 对于第 3 肋间隙来说最为合适匹配。

c. 如果计划使用腹直肌或胸肌翻转皮瓣，评估通畅率很重要。

d. 发自靠近其起始点的锁骨下动脉，沿胸骨侧缘于其外侧约 1cm 处下行。

e. 居于内侧肋间肌深面、胸横肌浅面。

f. 继续下行，至第 6 肋间肌处分支为腹壁上动脉。

C. 肌肉系统

1. 辅助呼吸肌

a. 肋间肌：分为三层（外层、中层和内层）。

i. 神经血管束穿行于中层和内层之间。

ii. 神经血管束位于肋骨下方，从上到下依次为静脉、动脉和神经（VAN）。

b. 胸锁乳突肌

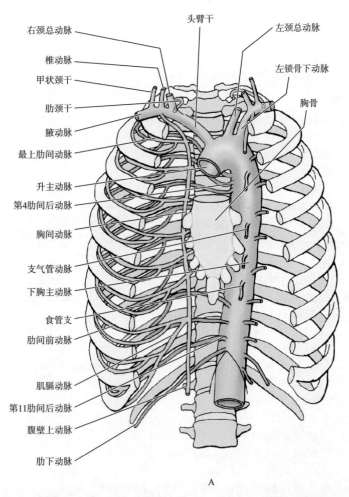

A

图 49-1　胸壁、腋窝和上臂的血管。A. 前面观（引自 Moore KL，Dalley AF，Agur AM，eds. *Clinically Oriented Anatomy*. 6th ed. Philadelphia, PA: Lippincott Williams & Wilkins；2010.）

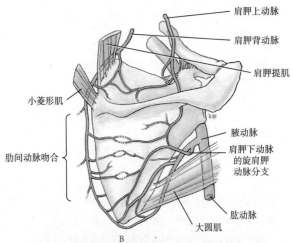

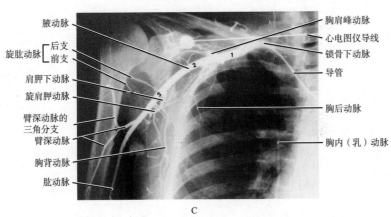

1：腋动脉的第一部分位于第一肋骨外侧边缘和胸小肌的内侧边缘之间
2：腋动脉的第二部分位于胸小肌后侧
3：腋动脉的第三部分从胸小肌后侧边缘延伸到大圆肌下侧边缘，在这里变为肱动脉

图 49-1（*续图*）胸壁、腋窝和上臂的血管 B. 后面观。C. X 线正位片

  c. 斜角肌

  d. 膈肌和腹壁肌肉

 2. 上肢运动肌肉

III. 胸壁缺陷的病因学

 A. 感染

  1. 内部

   a. 脓胸、瘘和骨髓炎。

    b. 胸骨 / 胸廓切开术后伤口。

    c. 支气管胸膜瘘。

2. **外部**

    a. 脓肿、软组织感染和蜂窝织炎。

    b. 坏死性筋膜炎。

3. **深层胸骨伤口感染 / 纵隔炎**

    a. 正中胸骨切开术后，有 1% ~ 3% 的患者可能发生感染。

    b. Pairolero/Arnold 分型。

        i. Ⅰ型：初期（几天），只有血性浆液流出。

          a）治疗：抗生素或者探查、清创以及闭合伤口。

        ii. Ⅱ型：初期（几周），化脓，范围从蜂窝织炎到胸骨骨髓炎。

          a）治疗：进行清创和皮瓣覆盖以消除死腔。

        iii. Ⅲ型：晚期（数月），临床表现为化脓性骨髓炎。

          a）治疗：进行清创和皮瓣覆盖以消除死腔。

B. **肿瘤**：具有原发性（如肉瘤），毗邻结构（如，乳房或胸膜）或者具有转移性。

1. **原发性胸壁肿瘤很少见**：乳腺癌和肉瘤最常见。

2. **最常见的原发性肿瘤属于软组织肿瘤**。可能是恶性肿瘤。

    a. #1——恶性纤维性组织细胞瘤。

    b. #2——横纹肌肉瘤。

3. **胸骨和肋骨原发性肿瘤中最常见的是骨软骨瘤。**

4. **96% 的胸骨原发性骨肿瘤是恶性的。**

5. **硬纤维瘤：**

    a. 发病于肌肉 / 筋膜（40% 位于肩部和胸壁区域）。

    b. 具有局部侵袭性。

    c. 高复发率。

C. **创伤**

D. **医源性**（如放射损伤）

E. **先天性**

1. **Poland 综合征**

    a. **发病机制**

        i. 单侧锁骨下动脉近端发育不良［位于椎动脉（完好）和内乳动脉（受损）的起点之间］。

        ii. 右侧发病比左侧更常见，两者比例为 2:1。

        iii. 在发病率方面没有男女差异。

    b. **相关病症**

        i. Mobius 综合征（第Ⅵ对和第Ⅶ对脑神经发育不全）。

        ii. Klippel-Feil 综合征（颈椎融合）。

    c. **诊断发现**

i. 胸大肌的胸骨附着点先天缺失。

ii. 肢体过短或者发育不全。

iii. 肋软骨缺失。

iv. 乳房和皮下组织发育不全，可能影响乳晕。

v. 缺少腋毛。

d. **女性治疗方案**

i. 总体目标：使乳房对称，重塑乳房和腋前皱襞，使锁骨下的部分保持丰满。

ii. 背阔肌移植外加自体组织重建，或结合脂肪和假体进行重建。

iii. 内镜技术可用于尽量减小切口并改善治疗效果：可在上胸部腋中线处做 6cm 的切口进行整个乳房或者胸壁重建手术。

a）在直接显像条件下开始剥离囊腔。

b）以 30° 角插入 10cm 内镜以增强显像效果，以便于剥离更大的囊腔。

c）在分开的囊腔中放入远端口。

e. **男性治疗方案**

i. 总体目标：使胸壁轮廓保持对称。

ii. 行背阔肌皮瓣。

iii. 通过开放式手术或内镜技术放置定制的组织扩张器。

2. **漏斗胸和鸡胸**

a. **漏斗胸**

i. 胸骨后移引起的胸壁凹陷。典型位置在胸部下 1/2 到 1/3 处。

ii. 是最常见的先天性胸壁畸形。

iii. 男女发病率之比为 4∶1。

iv. 修复适应证

a）美容 / 心理需要。

b）心肺损伤。

v. 手术方案

a）Ravitch 手术（经典方法）：软骨切除 / 分离及放置矫形板。

b）Nuss 手术：考虑到存在胸骨后移畸形压力，放置"翻转"矫形板。

c）假体修复（在不改变胸内结构的情况下填充缺陷部位）。

d）其他 / 非手术方法：真空方法、磁力方法和矫正术。

b. **鸡胸**

i. 胸壁凸出。

ii. 发病率仅占所有胸部畸形的 20%。

iii. 与脊柱侧凸、（任何）家族性胸部畸形、二尖瓣脱垂和成骨综合征有关。

iv. 手术方案

a）Ravitch 手术；逆向 Nuss 手术；矫正术 / 矫正架。

Ⅳ. **重建技术和材料**

A. **骨架缺陷**

1. **骨架修复适应证**

a. 骨架损伤 / 切除部位的直径大于 5cm。

b. 潜在的连枷胸导致的损伤范围超过 4 ~ 5 根肋骨。

c. 目的：避免出现连枷胸，恢复保护性结构，维持生理功能。

d. 直径小于 5cm 的缺陷通常无须刚性重建手术也能恢复得不错。

2. **自体组织重建方案**

a. **骨移植**

i. 潜在供体部位：肋骨片、髂嵴和腓骨。

ii. 骨移植物应对准有血供的骨小梁，以促进骨传导。

b. **筋膜迁移**（如，阔筋膜移植物）

i. 是骨骼的一种半硬替代物。

ii. 缺点：肌肉松弛、易于感染和保护屏障作用较弱。

3. **假体材料**

a. 甲基丙烯酸甲酯（poly-MMA）：用作骨接合剂的放热聚合物，无生物活性，有多种潜在并发症，包括栓塞、烧伤、难以固定到骨骼、感染或者腐蚀。

b. Gore-Tex、Marlex、Vycril、Teflon、Prolene 等可用的网状材料。

c. 可采用 Marlex "三明治" 式复合体和甲基丙烯酸甲酯进行复合重建手术。

B. **软组织缺损和皮瓣覆盖**

1. **皮肤移植**

a. 注意事项：基部必须有可靠的血液供应；无法填充死腔或空腔；受辐照区域的供体质量较差。

2. **局部重建方案**（图 49-2）（另参见第 4 章中的表 4-3）

a. **胸部重建的目标**是在完全清创后用血供较好的组织（通常是肌肉）完成闭合。

b. **对于胸内缺陷，**可能还需要消除死腔。

c. **主要采用胸大肌皮瓣进行重建：**

i. Mathes-Nahai Ⅴ 型。

ii. 主要血供：胸肩峰血管（区域动脉：锁骨下动脉）。

iii. 次要血供：乳内动脉穿支、前内侧 / 前外侧肋间动脉穿支。

iv. 注意事项：必须用乳内动脉分开胸肩峰动脉（常用于心脏手术）。

d. **背阔肌皮瓣**（Mathes-Nahai Ⅴ 型）：

i. 可用于重建前部和后部缺损。

ii. 主要血供：胸背血管（区域动脉：肩胛下动脉）。

iii. 次要血供：肋间后动脉穿支，来自前锯肌（胸背动脉终末支）的逆向血流。

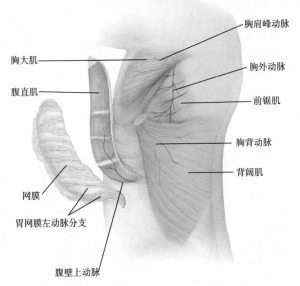

胸肩峰动脉

胸大肌

胸外动脉

腹直肌

前锯肌

胸背动脉

背阔肌

网膜

胃网膜左动脉分支

腹壁上动脉

图 49-2 用于胸壁或腹壁重建手术的常用带蒂皮瓣以及它们的动脉解剖图

   iv. 注意事项：皮下积液发生率高，可能造成功能障碍。

  e. **腹直肌皮瓣**（Mathes-Nahai Ⅲ 型）：

   i. 带蒂皮瓣和游离皮瓣均可采用。

   ii. 通常采用腹壁下深动脉穿支皮瓣（DIEP）、腹壁下浅动脉皮瓣、横行腹直肌肌皮皮瓣（TRAM）、游离横行腹直肌肌皮皮瓣以及垂直腹直肌肌皮皮瓣（VRAM）。

   iii. 主要的蒂。

    a）从乳内动脉分出的腹壁上动脉。

    b）从髂外动脉分出的腹壁下动脉。

   iv. 下深血管、下浅血管和腹壁上血管提供的皮瓣。

   v. 注意事项。

    a）供体位置的高发病率和并发症。

    b）如果某患者的乳内动脉（IMA）已经用于冠状动脉旁路移植术（CABG），可以切取带蒂垂直腹直肌肌皮皮瓣（VRAM）。

  f. **斜方肌皮瓣**（Mathes-Nahai Ⅱ 型）：

   i. 借助颈后基部的枢轴，能采用肌皮瓣或肌皮皮瓣重建胸壁的上面。

   ii. 主要血供：颈横血管［从甲状颈干分出（80%）或者从锁骨下动脉分出（20%）］。

iii. 次要血供：肋间后动脉穿支或者枕骨血管。

g. **肩胛旁皮瓣**：

  i. 可用于肩部、腋窝和胸外侧重建手术。

  ii. 主要血供：旋肩胛动脉（和并行静脉）。

  iii. 三角区内血管蒂枢轴点。

h. **前锯肌皮瓣**（Mathes-Nahai Ⅲ 型）：

  i. 可用作肌皮瓣、肌皮皮瓣或筋膜皮瓣。

  ii. 不能取走所有肌肉，否则会导致翼状肩胛。

  iii. 主要血供：胸外动脉和胸背动脉。

  iv. 注意事项：可用于填充胸内空腔。

i. **腹外斜肌皮瓣**（Mathes-Nahai Ⅳ 型）：

  i. 使用肋间后血管。

  ii. 可用于重建胸壁下部 1/3 处的缺陷，在这个部位，背阔肌和腹直肌可能由于以往的放射性治疗或手术受到损伤。

j. **网膜皮瓣**（Mathes-Nahai Ⅲ 型）：

  i. 主要血供：胃网膜左血管和胃网膜右血管。

  ii. 右侧枢轴：十二指肠第一部分。

  iii. 左侧枢轴：脾结肠韧带。

  iv. 通常是通过肋缘和隔膜的必经通道。

  v. 可通过腹腔镜手术或者开腹手术切取。

k. **其他局部躯干/背部皮瓣**：棘突旁肌皮瓣（Ⅳ 型）。

3. **游离皮瓣注意事项**

a. 血供可能受损时，应采用决策树辅助治疗。

b. 皮瓣转位的自由度增加。

c. 最常用的皮瓣：腹直肌游离皮瓣（腹壁下深动脉穿支皮瓣或游离横行腹直肌肌皮瓣）。

d. 其他皮瓣：臀大肌皮瓣（用于修复背部/躯干下部的伤口）。

腹部重建

I. **形状和功能**

  A. **保护作用**：保护腹部的重要器官。

  B. **受力**：腹部受到圆柱形的力，向内的腹壁和隔膜压力与向外的腹膜内压处于平衡状态。

  C. **生理结构**：腹部力量来自于腱性结缔组织和软组织。

    1. Valsalva **动作**：用来支撑身体并增加腹膜内压。

    2. **疝形成**：导致压力出口产生，做 Valsalva 动作时无法有效控制腹压。

  D. **重建目标**：

    1. 保护腹部脏器。

2. 防止体液流失。

3. 支撑筋膜。

4. 美观。

5. 疝修复：恢复正常的腹部反压力和腹部形状的连续性；从而恢复正确的肌肉功能和躯干构造。

II. **解剖和生理结构**

A. **骨架**

1. 下胸肋骨（位于肋缘之上；肋脊角后方）。

2. 下胸椎和腰椎（位于后方）。

3. 骨盆（位于下方）。

B. **腹壁的动脉血供**（图 49-3；另参见"身体塑形"一章）

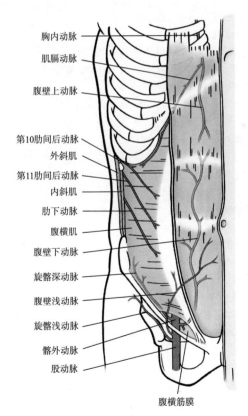

胸内动脉

肌膈动脉

腹壁上动脉

第10肋间后动脉

外斜肌

第11肋间后动脉

内斜肌

肋下动脉

腹横肌

腹壁下动脉

旋髂深动脉

腹壁浅动脉

旋髂浅动脉

髂外动脉

股动脉

腹横筋膜

图 49-3 半腹壁动脉解剖图（引自 Moore KL，Dalley AF，Agur AM，eds. *Clinically Oriented Anatomy*. 6th ed. Philadelphia，PA: Lippincott Williams & Wilkins；2010.）

C. 前腹壁

1. 从外侧到半月线共分为 8 层

a. 皮肤

b. 皮下组织 /Camper 筋膜

c. Scarpa 筋膜

d. 腹外斜肌

e. 腹内斜肌

f. 腹横肌

g. 腹横筋膜

h. 腹膜

2. **中腹**

a. 成对的腹直肌

b. 腹白线

3. **腹直肌鞘和 Douglas 弓状线**

a. 弓状线上方的腹直肌鞘

i. 前部：腹外斜肌和腹内斜肌腱膜前叶。

ii. 后部：腹内斜肌腱膜后叶、腹横肌和腹横筋膜。

b. 弓状线下方的腹直肌鞘

i. 前部：腹外斜肌和腹内斜肌腱膜及腹横肌。

ii. 后部：腹横筋膜。

III. **腹壁缺损的病因**

A. **手术开裂**

1. **伤口各层分离**。部分、表层或者所有层的完全分离和中断。腹部伤口的完全开裂可能导致内脏切除（见下文）。

2. **风险因素**：年龄增长、肥胖、遗传诱因、糖尿病、感染、积液、术后创伤或者技术错误都会增加开裂风险。

3. **腹部重建规划**：

a. 营养状况。

b. 炎症 / 感染。

c. 脏器外露状况（外露肠子"冻结"或游离）。

4. **内脏取出**：

a. 早期伤口可能出现一期闭合（罕见）。

b. 原则：

i. 延迟最终闭合，直到伤口的污染已全部清除。

ii. 避免在肠部位使用干湿敷料或者其他清创敷料。

iii. 真空负压设备可用于肿胀部位（不得用于严重污染、感染或恶性伤口）。

c. 如果伤口闭合出现长时间延迟，那么可能需要直接在肠部位进行皮肤移植，以闭合内脏外露的大型伤口；可以当肠部位出现肉芽组织后再进行闭合手术。

d. 瘘治疗：试管引流；移植术；3 ~ 6 个月后闭合伤口。

B. **先天性缺损**

1. **腹裂**

   a. 没有软组织覆盖的中线脐缺陷。

   b. 从胚胎学角度看，是与中线中胚层有关的衰竭。

2. **脐膨出**：囊状脐周缺陷，导致腹部脏器外露。

3. **先天性脐疝 / 腹股沟疝**

   a. 大多数小儿外科医师推荐进行腹股沟疝修复。

   b. 把先天性脐疝的修复延迟至 4 ~ 5 岁，期间进行保守观察，因为许多病例能自行恢复。

4. **伯一韦（Beckwith-Wiedemann）综合征**

   a. 与 11 号染色体突变有关的散发性综合征，其特点表现为组织增生（明显特征-巨舌、巨体和突脐）、患癌风险增加和中线腹部缺陷。

   b. 可能出现腹直肌分离、脐疝或者脐膨出。

   c. 其他症状：耳孔、鲜红斑痣和新生儿低血糖症。

IV. **软组织重建的技术和材料**

A. **腹直肌分离**

1. **腹白线的延伸**导致腹直肌平行分离。

2. **不得与腹疝混淆**。腹直肌分离状态下没有明显的筋膜边缘。

3. **物理治疗、筋膜折叠术可能适用。**

B. **中线腹疝**

1. **直接修复**：可用于小于 3cm 的缺陷或者边缘容易对接的缺陷。

2. 大于 3cm 的疝可采用腹腔镜修复或使用网状材料进行开放式修复。允许网状材料和腹直肌后鞘之间存在额外 3cm 的重叠区域。

3. **异体网状材料**

   a. **聚丙烯**（Prolene、Marlex）：具高度多孔性，嵌入性好；比较常见。可与聚四氟乙烯（PTFE）配对使用，在肠接触表面可与 Gore-Tex 织物一同使用。

   b. **聚四氟乙烯**：光滑，无孔；异物反应水平低，肠粘连程度低并且瘘发生率低。粘连 / 嵌入体壁程度低。

   c. **聚酯纤维**（Mersiline）。

   d. **聚羟基乳酸**（Vicryl）：在受污染的伤口中使用效果令人满意，但只是一种临时方法，因为它易生物降解。

4. **生物网状材料**

   a. **人体真皮**（Alloderm、Allomax、FlexHD）：不同产品在灭菌技术上存在差异；由于高复发率和高感染率，在腹疝修复中可使用人造真皮的适应证很少；可放置在腹腔内或用作异体组织修复或者组织分离的辅助材料。

b. **猪真皮**（Permacol、Strattice、Collamend、Xenmatrix）：在受污染伤口中也许是个不错的选择，整体复发率低（0~15%），多变交联（如，具有交联二异氰酸键的Permacol）。

c. **猪肠黏膜下层**（Surgisis、Fortagen）：在受污染伤口中复发率较高（30%~39%）；然而在洁净伤口中表现较好（复发率为0~5.3%）。

5. **自体材料**

a. **阔筋膜张肌移植。**

   i. Mathes-Nahai Ⅰ型。

   ii. 主要血供：旋股外侧动脉升支。

   iii. 可能需要延迟手术以保证皮瓣远端血运；可从腿部旋转至手术缺损部位。

   iv. 可用作游离无血供移植物：在以往腹壁修复中表现良好。

      a）尺寸可达22 cm × 12cm。

      b）长期复发率（约30%）。

      c）供区发病率高（约50%）。

b. **组织分离术**（SOP，又称为"组织结构释放术"或"组织结构分离术"；图49-4）。

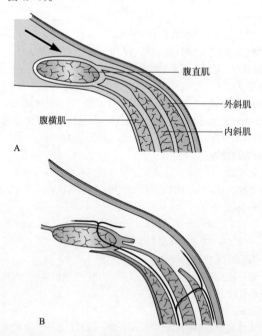

图49-4　组织分离术示意图　A. 常通过腹部垂直中线切口进入腹直肌前鞘；B. 在半月线处分离外斜肌筋膜。注意：应保留腹壁肌肉系统的神经供给（引自Mulholland MW, ed. *Greenfield's Surgery*. 5th ed. Philadelphia, PA: Lippincott Williams & Wilkins; 2011.）

   i. 腹壁组织结构分离技术：

    a）切除较薄的瘢痕性中线组织。

    b）沿肋缘分离腹外斜肌 / 筋膜至靠近半月线腹股沟韧带的位置。

    c）将腹外斜肌从腹内斜肌上钝性分离，以便内侧的肌肉运动。

    d）如果需要额外长度，应单侧或双侧切取腹直肌后鞘。

    e）进行双侧组织结构分离时，腹壁上部、中部和下部 1/3 的可接受
     缝合长度分别为 10cm、20cm、6cm。

    f）如果进行开放式手术，保留脐周穿支缩小切口。

    g）可使用内镜技术提高显像效果，缩小切口。

   ii. 保留皮下血管供给。

   iii. 可用网状支撑物扩张皮肤。

  c. 脂膜切除术：用于修复肥胖患者的脐下疝。

要点总结

1. 重建前进行伤口处理时，彻底清创和去除异物十分关键。
2. 如果胸部创口的直径大于 5cm 或者肋骨缺失超过 4 根，则必须进行骨性重建。
3. 胸部重建中主要采用局部肌肉皮瓣，包括胸大肌皮瓣和腹直肌皮瓣。
4. 组织结构分离时，腹壁上部、中部和下部 1/3 的组织将分别推进 10cm、20cm、6cm。
5. 理解生物材料和人造网状材料在伤口愈合方面存在的问题以及相关的并发症。

要点问答

1. Mathes-Nahai 皮瓣分型法（了解主要和次要血管，参见第 4 章：皮瓣）。
2. 在采用组织分离技术的腹疝修复手术中，腹部被分为哪几层？

  外侧腹外斜肌和腹内斜肌；从腹直肌内侧发出的腹直肌后鞘。

3. 腹部血供是什么？

  中腹：深上腹弓（*I* 区）；下腹：髂外动脉（*II* 区）；腹部外侧：肋间动脉、肋
下动脉和腰动脉（*III* 区）。

4. 采用组织分离术可以闭合多大尺寸的疝缺损？

  单侧：腹上部 5cm，肚脐部位 10cm，耻骨弓上区域 3cm。

简图描绘

1. 绘制详细的胸部血管解剖图，包括前胸、腋窝和肩胛吻合支（图 49–1）。
2. 绘制腹部血管解剖图，包括肋间血管、腹部上血管和旋股浅血管（图 49–2）。
3. 绘制腹部组织结构分离术的基本程序（图 49–4）。

推荐阅读

Pairolero PC，Arnold PG. Management of infected median sternotomy wounds. *Ann Thorac Surg*. 1986;42
  （1）:1-2. PMID：3729602.

Ramirez OM，Ruas E，Dellon AL. "Components separation" method for closure of abdominal-wall
  defects：an anatomic and clinical study. *Plast Reconstr Surg*. 1990;86（3）:519-526. PMID：

2143588.

Shestak KC, Edington HJ, Johnson RR. The separation of anatomic components technique for the reconstruction of massive midline abdominal wall defects: anatomy, surgical technique, applications, and limitations revisited. *Plast Reconstr Surg.* 2000;105（2）:731-738; quiz 739. PMID: 10697187.

Smart NJ, Marshall M, Daniels IR. Biological meshes: a review of their use in abdominal wall hernia repairs. *Surgeon.* 2012;10（3）:159-171. PMID: 22436406.

I. 压疮诊断和治疗

  A. **定义**：压力引起的组织坏死和溃疡。

  B. **病因学 / 机制**：

    1. **组织缺血**，外部压力长时间超出营养毛细血管的闭合压力（32mmHg）而导致。

    2. **压力持续两小时超过** 70mmHg，会导致不可逆缺血。

    3. **剪切力**可引起组织缺血：血管扩张导致血栓形成。

    4. **摩擦**可造成表皮损伤（如转移过程中）。

    5. **过湿**，尤其是失禁所致：皮肤浸润，压疮风险升高。

    6. **缺血－再灌注循环**受到影响。

    7. **自主控制能力下降**，引发痉挛、膀胱及肠道失控、多汗。

    8. **高龄**：皮肤抗张强度下降。

    9. **营养不良**：补充热量和维生素很重要。

    10. **感觉缺失**：无法感受到不适或组织缺血。

  C. **流行病学 / 生物学 / 自然病程**：

    1. **患病率**：

      a. 普通急性护理的患病率为 15%。

      b. 长期护理的患病率为 15%。

      c. 家庭护理的患病率为 15%。

    2. **发病率**：

      a. 普通护理的发病率为 0.5% ~ 38%。

      b. 长期护理的发病率为 2% ~ 4%。

      c. 家庭护理的发病率为 0 ~ 17%。

    3. **超过 60% 的压疮患者**，年龄都在 70 岁以上。

    4. **其他风险因素**：

    a. 脑血管疾病。

    b. 压疮史。

    c. 活动受限（身体虚弱或瘫痪）。

    d. 营养状况不佳。

    e. 体重指数（BMI）低。

    f. 终末期肾病。

    g. 小血管阻塞性疾病：糖尿病和吸烟。

    h. 感觉缺失。

    i. 意识水平下降。

5. **慢性细菌定殖**（计数大于 1×10^5）：

    a. 金黄色葡萄球菌和链球菌最常见。

    b. 生长因子水平下降。

    c. 基质蛋白酶活性增强。

6. **慢性创面**：存在恶变可能性（马乔林溃疡）。

D. **表面解剖学**（图 50-1）：

1. **取决于患者体位**（根据患者基础疾病状况而定）。

    a. 仰卧位：骶骨压疮和足跟压疮最常见。

    b. 久坐：坐骨压疮最常见。

    c. 总的来说，坐骨结节是最常见的压疮发生部位（约30%）。

E. **预防**：

1. **潮湿**：注意膀胱/肠道卫生，避免不洁。

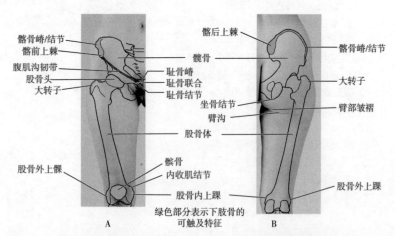

图 50-1 常见压疮部位骨盆及股骨的体表投影和可触及特征　A. 前面观；B. 后面观（引自 Moore KL, Dalley AF, Agur AM, eds. *Clinically Oriented Anatomy*. 6th ed. Philadelphia, PA: Lippincott Williams & Wilkins; 2010.）

2. **痉挛**：

    a. 痉挛控制有助于保持正确的体位。

    b. 巴氯芬或地西泮（安定）治疗。

    c. 物理康复医疗咨询。

3. **适当的压力分布**：

    a. 空气悬浮床垫、低压气浮床垫和交变式充气床垫（床头角小于 45° 时效果最佳）。

    b. 坐着时使用适当的轮椅垫。

4. **减压方案**：

    a. 每两小时改变一次患者体位。

    b. 坐轮椅的患者应每 10 分钟起身 10 秒以上。

F. **诊断 / 检查**

1. **实验室检查和成像**：

    a. 全血细胞（CBC）分类计数。

    b. 葡萄糖 / 糖化血红蛋白（HbA1c）计数。

    c. 白蛋白 / 前白蛋白计数。

    d. 红细胞沉降率（ESR）/C- 反应蛋白（CRP）计数。

    e. 磁共振成像。

2. **美国国家压疮顾问小组（NPUAP）定义的分期**（图 50-2）：

    a. **I 期**：减压后红斑不转白，红斑持续 1 小时以上。皮肤完整。

    b. **II 期**：部分皮肤层缺失。

    c. **III 期**：全层皮肤缺失，深及皮下组织，不穿过筋膜。

    d. **IV 期**：穿过筋膜深入肌、骨、肌腱或关节。

    e. **不明确分期**：若有焦痂，完全清除前无法确定分期。

3. **肌肉比皮肤更易缺血**：可能已经发生肌肉坏死，但皮肤红斑是其唯一症状。

4. **营养状况**：血清白蛋白低于 3.5mg/dl 是产生压疮的风险因素。

5. **骨髓炎（OM）**：必须确定骨感染的存在。初步检查包括：

    a. 红细胞沉降率、C- 反应蛋白和全血细胞。

    b. 磁共振成像可鉴别骨髓炎及其程度。但是，骨活检仍然是诊断的金标准。

6. **鉴别截瘫患者和四肢瘫痪患者的挛缩和痉挛状态**：患者可能需要物理治疗咨询。

7. **评估肠道 / 膀胱常规与控制功能。**

8. **评估动机和支撑结构**：

    a. 遵循减压方案。

    b. 遵循创面护理的常规操作。

    c. 保持营养充足。

    d. 参与风险因素修正活动（如戒烟）。

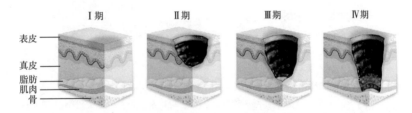

图 50-2 美国国家压疮顾问小组压疮分期 / 分类 **I 期**：红斑不转白。皮肤完整，局部有不发白的红斑，通常出现在骨突上。深色皮肤可能看不到发白现象；其颜色可能与周围皮肤颜色不同。此区域与邻近组织相比，可能会有疼痛，质地硬实或柔软、伴冷或热的感觉。**II 期**：部分皮肤层缺失。部分真皮层缺失，呈现出浅的开放性溃疡伴红色、粉色创面，无腐肉。也可见充满血清或血液的完整或开口 / 破裂水泡。表现为发亮或干燥的浅表溃疡，无坏死或淤伤。**III 期**：全层皮肤缺失。可见皮下脂肪，但骨骼、肌腱或肌肉不外露。可能存在腐肉，但不会隐蔽组织深度缺失。可能出现潜行和窦道。III 期压疮的深度随解剖学位置变化。鼻梁、耳朵、枕骨部和踝骨部没有（脂肪性）皮下组织，这些部位发生的 III 期压疮可具浅表性。相反，脂肪过多的区域可能出现非常深的三期压疮。**IV 期**：全层组织缺失。全层组织缺失伴骨骼、肌腱或肌肉外露。可能存在腐肉或焦痂。也常出现潜行和窦道。IV 期压疮的深度随解剖学位置变化。鼻梁、耳朵、枕骨部和踝骨部没有（脂肪性）皮下组织，这些部位发生的 IV 期压疮可具浅表性。IV 期压疮可扩及肌肉和（或）支撑结构（如筋膜、肌腱或关节囊），并有可能引发骨髓炎或骨性炎

G. 治疗概述

1. **目标：**

   a. 避免侵袭性感染。

   b. 限制现有创面的大小。

   c. 避免产生新压疮。

   d. 创面缝合。并非对所有患者都能实现手术缝合（如不宜施行手术的患者、社交环境不佳的患者等）。制订相应的治疗计划。

2. **治疗：**

   a. 非活组织清创术。

   b. 创面护理。

   c. 抗生素治疗。

   d. 如可能，进行手术缝合。

3. **I 期和 II 期创面：**

   a. **I 期：**用伤口敷料防止干燥，保护组织。

   b. **I 期和 II 期：**

   i. 进行减压治疗，经常改变患者体位。

   ii. 进行适当的压力分散。

   c. **II 期：**

   i. 用磺胺嘧啶银软膏（磺胺嘧啶银）预防细菌入侵。

   ii. 如患者对磺胺过敏，药物浸涂纱布（塞罗仿和凡士林纱布）是磺胺嘧啶银软膏的有效替代品。

4. **III 期和 IV 期创面**

   a. **病史和体检**

      i. 鉴别创面的具体病因学。

      ii. 识别存在的风险因素。

      iii. 评价当前创面护理方案。

      iv. 评估社交环境（如可获得的帮助 / 支持）。

      v. 评估活动量和活动度。

      vi. 评价床垫 / 轮椅垫的类型。

      vii. 调查既往手术治疗和非手术治疗。

      viii. 评价创面特性（分期、三维尺寸、可触及骨、创面组织、细菌入侵情况、渗出液的性质和容量、创面周围组织的完整性）。

      ix. 评价创面病程以及采用当前敷料方案进行治疗的进展情况。

   b. **修正风险因素**

      i. 如果出现痉挛状态，则进行治疗。

      ii. 通过膀胱清理 / 清肠或转流术（如 Foley 导尿管 / 转流造口术）消除过湿。

      iii. 消除压力（专用床垫、坐垫和减压方案）。

      iv. 优化营养状况。

   c. **骨髓炎评估**

      i. 全血细胞、C- 反应蛋白和红细胞沉降率（如果大于 100，则可诊断为骨髓炎）。

      ii. 磁共振成像（如红细胞沉降率为 50 ~ 100，且病变程度显示需要外科和整体治疗规划，可确诊为骨髓炎）。

      iii. 骨活检组织病理学即诊断标准。

   d. **外科清创术**

      i. 切除失活组织及骨。

      ii. 将切除的骨移送微生物学和病理学分析。

      iii. 启动创面护理方案。

      iv. 清创后 6 周，门诊静脉注射抗生素治疗：开始时注射广谱抗生素，随后可根据骨培养结果再做调整。

   e. **创面缝合准备**

      i. 适当的创面护理方案。

      ii. 进行创面评估，确保创面愈合（如健康肉芽形成，创面收缩）。

      iii. 考虑使用贝卡普勒明（Regranex）；重组血小板衍生生长因子（PDGF）。增强创面愈合的能力。抗生素疗程后，需要 6 周的治疗。

   f. **最终缝合**

      i. 使用血运良好的组织。

ii. 如果创面面积相对较小、愈合良好，可允许创面二期愈合（如与患者的意愿一致）。

II. 伤口敷料（III 期 /IV 期压疮）

A. 目标

1. **为创面愈合创造温暖、湿润而又干净的环境。**
   a. 干创面需保湿。
   b. 渗出液过多的创面需使用吸收剂。
   c. 坏死性创面需行清创术。
   d. 感染性创面需使用抗生素。

B. 湿敷料

1. **使用生理盐水或磺胺嘧啶银和纱布。**
2. **用于清洁创面**：预防干燥，以便成纤维细胞和角化细胞理想发育和上皮移行。

C. 清创敷料

1. **化学敷料**：胶原酶等酶制剂。
   a. 使失活组织液化。
2. **自溶敷料**：水胶体内凝胶形成吸水层，使创面保持湿润。
   a. 水分使失活腐肉软化。

D. 抗菌敷料

1. **氧氯苯磺酸、达金（Dakin）溶液和稀释漂白液。**
   a. 以湿对湿方式施用。
2. **适用于重度污染创面以减少细菌数。**
   a. 醋酸被认为能有效控制假单胞菌。
3. **此类敷料的药物中有几种对创面愈合有不良影响**（如不利于成纤维细胞增殖）。待创面干净后，应换成其他敷料。

E. 吸收性敷料（如藻酸盐）

1. 亲水性凝胶，其吸收能力高达其重量的 20 倍。
2. 具有抗生素的特性。
3. 适用于渗出液过多的创面。

F. 负压创面疗法

1. 其在压疮治疗中的作用没有具体的准则。
2. 适合 III 期和 IV 期创面。
3. 禁用于骨髓炎、坏死组织、恶性肿瘤和瘘管。

III. 软组织感染（III 期 /IV 期）

A. 有局部感染的表现。

1. 蜂窝织炎、创面恶臭，有脓性分泌物。
2. 可引起全身性感染伴白细胞增多、发热和败血症。

B. **清创术后采集样本进行定量细菌计数、培养和敏感度分析。**

    1. 葡萄球菌、链球菌、大肠杆菌和假单胞菌是最常见的致病菌。

    2. 需氧菌 / 厌氧菌混合感染并不少见。

C. **立即根据培养物行引流术、冲洗术、清创术和抗生素治疗。**

IV. **骨感染（骨髓炎）**

  A. **诊断**

    1. 初次评估时骨外露 / 可触及：属于骨髓炎，除非证实为其他疾病。

    2. **骨活检**：诊断的金标准。

    3. 如果患者没有知觉，可在初次评估时用骨钳进行骨活检。

    4. **骨扫描**：对骨髓炎诊断不具特异性，但若为阴性，可排除骨髓炎。

    5. **磁共振成像**：

      a. 骨髓炎诊断的敏感度达 98%，特异性为 88%。

      b. 也可用于确定病变程度。

      c. 骨及骨髓 T_2 信号增强。

  B. **治疗**

    1. 失活骨和感染骨清创术。

    2. 根据致病微生物定制为期 6 周的静脉注射抗生素疗程。

    3. **当切除术不可行时**（感染蔓延至髋臼和耻骨支）：

      a. 禁用皮瓣关闭伤口。

      b. 长期使用抑制性抗生素以及无限期使用伤口敷料进行治疗。

V. **创面缝合的术前及术中注意事项：**

  A. **尽量减少复发的风险**

    1. **应认识到并非所有患者都适合缝合治疗。**

      a. 保守治疗，如清肠及膀胱清理、挛缩治疗等未优化的患者。

      b. 有明显合并症的患者。

    2. **优化营养状况**：血清白蛋白大于或等于 3.5mg/dl。

    3. **优化痉挛治疗。**

    4. **优化合并症治疗**，如糖尿病患者的血糖控制。

    5. **戒烟。**

    6. **优化膀胱清理 / 清肠**（防止潮湿 / 污秽）：如果膀胱清理 / 清肠无法优化，应考虑进行尿液和粪便引流。

    7. 确定患者对创面护理方案、减压方案的依从性史。

    8. **激化患者心理问题。**

      a. 心理问题（压疮患者中并不少见）不利于患者的治疗。

    9. 采用限制性方案保护皮瓣时，患者在术后恢复期需要亲友的帮助。

    10. 进行清创术和全身性抗生素治疗后，创面必须显示出愈合能力。如果清除术 / 抗生素治疗后创面收缩，或者有侵袭性感染症状（渗出液增多、恶臭、软组织感染），则停止缝合计划，重新评估全血细胞、红细胞沉降率、C-反应蛋白，并进行骨活检和磁共振成像。

11. **清创术后监测应包括：**

    a. 在抗生素治疗过程中，每周测一次红细胞沉降率、C-反应蛋白和全血细胞。

    b. 在开始创面缝合之前，评估这些检测结果的趋势，确保红细胞沉降率不会升高或者有升高趋势。

12. **缝合前，患者应停用抗生素至少 7 天，以便对术中骨培养物做出准确的微生物评估。**

13. **术中：**

    a. 切除全部溃疡和黏液囊、瘢痕组织以及软组织钙化物。

    b. 移送组织进行定量计数、培养和敏感度分析。

    c. 切除灭活骨，直至遇到出血骨。

    d. 将骨样本送至微生物学和病理学分析。

    e. 行坐骨部分切除术时要多加小心：坐骨过分切除会增加同侧或对侧复发风险以及会阴压疮的风险。

B. **创面缝合的其他注意事项**

  1. 需要大块皮瓣填充死腔，并用肌肉、肌皮瓣或筋膜皮瓣覆盖底层骨。

  2. **使用穿支皮瓣替代肌皮瓣，以保留非卧床患者的下肢功能。**

  3. 设计较大的皮瓣，以防止缝合后张力，使缝合线远离直接压力。

  4. 不要破坏皮瓣邻近区域，以便压疮复发或新压疮产生时能再次利用皮瓣。

  5. 如果压疮复发，可再推进旋转皮瓣和 V-Y 推进皮瓣。

  6. 如果可能，应将感觉组织带入创面，以获得保护性感觉。

  7. 在手术室（OR）时，应于所有压力点下面放置适当的垫子：以防患者产生新的压疮。

VI. **皮瓣及其他手术**

A. **骶骨压疮**（图 50-3）

  1. **臀肌皮瓣（臀大肌）**：肌肉、肌皮瓣和筋膜皮瓣。

    a. 肌皮瓣和筋膜皮瓣可设计为旋转皮瓣、V-Y 推进皮瓣（单侧或双侧）和岛状皮瓣。

    b. Mathes Ⅲ 型肌肉。

    c. 血供：从髂内分支出的臀上动脉。

    d. **在非卧床患者中，保留臀大肌起点和止点。**

    e. 单侧旋转臀肌皮瓣。

      i. 界标：大转子、骶骨外侧缘和髂后上棘（PSIS）。

      ii. 切口：经髂后上棘从骶骨创面缘开一道弧形切口，并经骶骨转子切至同侧坐骨结节。

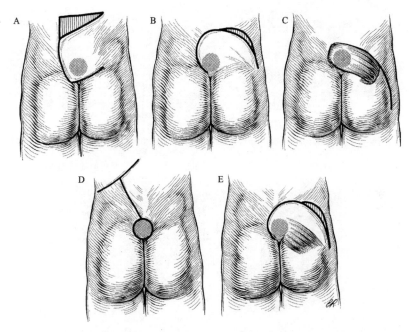

图 50-3 骶骨创面缝合用皮瓣 A.易位皮瓣；B.旋转皮瓣；C.臀大肌肌瓣；D.双旋转皮瓣；E.旋转肌皮瓣

  iii. 将臀大肌与源自骶骨止点的内侧离断肌之间的平面掀起。

  iv. 保留臀下/臀上动脉。

  v. 将皮瓣旋入缺损处（消除死腔）。

B. **坐骨压疮**（图 50-4）

 1. **臀肌皮瓣（臀大肌）**：包括旋转肌皮瓣和岛状肌皮瓣。

  a. 以臀下动脉为蒂的旋转肌皮瓣。

  b. 界标为髂后上棘和转子。

  c. 切口：经坐骨转子从髂后上棘上方开一道弧形切口，直至坐骨创面。

  d. 仅从外侧和下侧分开臀大肌止点。

  e. 在筋膜层掀起直至皮瓣可旋入缺损处。

  f. 保留臀下动脉和坐骨神经。

  g. 消除死腔。

  h. **不适合非卧床患者。**

 2. **股后/臀股皮瓣。**

  a. 以臀下动脉降支为蒂的筋膜皮瓣。

  b. 可设计成蒂在外侧的旋转皮瓣或 V-Y 推进皮瓣。

  c. 旋转股后/臀股皮瓣。

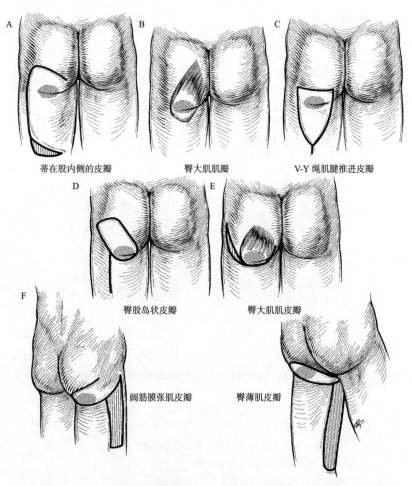

图 50-4 坐骨压疮缝合用皮瓣 A.蒂在股内侧的皮瓣；B.臀大肌肌瓣；C.V-Y 绳肌腱推进皮瓣；D.臀股岛状皮瓣；E.臀大肌肌皮瓣；F.阔筋膜张肌皮瓣；G.臀薄肌皮瓣

 i. 界标为坐骨结节和大转子。

 ii. 远端极限在腘窝上方 10cm 处，宽度约 10cm。

 iii. 切口：从坐骨缺损内侧向下延伸到远端极限，然后朝着大转子向上回切（不得延伸到坐骨结节 10cm 以内）。

 iv. 掀起至绳肌腱浅表部。

 v. 保留股后皮神经和股深动脉穿支。

 vi. 将皮瓣旋入缺损处。

 vii. 可用于非卧床患者。

C. 股骨隆压疮

1. **阔筋膜张肌（TFL）皮瓣**：肌瓣和肌皮瓣。

   a. 肌皮瓣可设计成旋转（易位）皮瓣或 V-Y 推进皮瓣。

   b. 纯肌瓣需行断层皮片移植术（STSG）。

   c. 可能需用断层皮片覆盖供区缺损。

   d. Mathes I 型皮瓣的血供为旋股外侧动脉降支（进入髂前上棘下方 10cm 处的肌肉）。

   e. 阔筋膜张肌易位皮瓣。

     i. 蒂部界标：连接髂前上棘和膝关节外侧的线。

     ii. 皮瓣前缘在蒂部界标线前 3cm 处。

     iii. 皮瓣远端即股近端 2/3 与远端 1/3 的接合处。

     iv. 切口：经远端极限切开皮瓣前缘，然后回切至股骨隆压疮（最宽处约 10cm）。

     v. 掀起筋膜张肌深部。

     vi. 转移至缺损处。

2. **格德尔斯通（Girdlestone）手术。**

   a. 股骨隆压疮感染髋关节时适用。

   b. 这种感染可引起关节积脓，常漏诊。

   c. 股骨隆压疮往往会出现小孔伴广泛性黏液囊。应该对患者进行全面检查，以确保关节未感染。

   d. 关节积脓：初诊时可见脓性渗出液、发热和败血症症状。诊断需高警惕度。

   e. 髋关节放大"低聚焦筒"平片可见骨髓炎。

   f. 关节造影：可见压疮感染髋关节。

   g. 治疗：视需要行切开术和引流术，也可在股骨近段行切除术和抗生素治疗，随后用皮瓣覆盖（以填充关节间隙）。

   h. 手术操作：

     i. 切除股骨近段。

     ii. 在远段行清创术直至露出健康骨。

     iii. 在近段剥离髋臼的所有软骨，直至松质表面出血。

     iv. 手术后：使用解痉药和外展枕预防股骨塞住缺损。

3. **股外侧肌是格德尔斯通手术后最常用于覆盖的皮瓣。**

   a. 蒂部为旋股外侧动脉降支（大转子远端 10cm 处）。

   b. 分开髌骨近端 8cm 处的肌肉。

   c. 后路剥离不得超过外侧肌间隔。

   d. 掀起到血管蒂部并转移。

   e. 可能需行皮片移植术。

VII. **非手术治疗（III 期 /IV 期）**

　　A. **适用于不宜手术的不可切除性骨髓炎患者**（感染扩散至髋臼和耻骨支）。

　　B. **目标。**

　　　　1. 预防侵袭性感染。

　　　　2. 防止创面扩大。

　　　　3. 防止新创面产生。

　　C. **适用于不宜手术的可切除性骨髓炎患者。**

　　　　1. 清创，培养骨标本。

　　　　2. 进行静脉注射抗生素治疗，监测全血细胞、红细胞沉降率和 C- 反应蛋白。

　　　　3. 采用适当的创面护理方案。

　　　　4. 实施减压方案。

　　　　5. 建立适当的压力分散表面。

　　　　6. 根据具体情况进行适当的膀胱清理 / 清肠或转流治疗。

　　　　7. 痉挛治疗。

　　　　8. 营养优化。

　　　　9. 进行合并症治疗，由创面护理人员长期随访。

　　D. **适用于不可切除性骨髓炎患者。**

　　　　1. 需进行上述所有治疗。

　　　　2. 还需在感染专家的监测下进行长期的抑制性抗生素治疗，并实施适当的创面护理方案。

VIII. **术后护理（III 期 /IV 期创面缝合）**

　　A. **一般注意事项。**

　　　　1. 压力分散：如使用空气悬浮床垫。

　　　　2. 减压方案。

　　　　3. 保护皮瓣不受压力、剪切力和摩擦力影响。

　　　　4. 优化营养状况。

　　　　5. 控制痉挛 / 抽搐。

　　　　6. 膀胱清理及清肠。

　　　　7. 外科引流管很重要。

　　　　8. 根据术中培养物的情况进行抗生素治疗。

　　　　9. 6 周内使皮瓣 / 创面免受压力。

　　B. **坐姿恢复方案。**

　　　　1. 适用于闭合性坐骨压疮患者。

　　　　2. **3~6 周内禁止坐位。**

　　　　3. 在 1~2 周的时间里，逐步增加患者坐位时间：从一天 2 次，每次坐 30 分钟开始，其间至少间隔 1 小时。

　　　　4. 每天增加 15 分钟，直至达到 2 小时。

  5. 每次坐位训练结束后评价皮瓣是否有裂开或破损迹象（红斑）。

  6. 红斑消退前，不要继续训练。如果训练结束后红斑持续 30 分钟，则不增加训练时间。

  7. 每次训练过程中，患者必须每 10 分钟起身 10 秒以上。

IX. **可能出现的并发症（皮瓣治疗）**

  A. **血肿。**

   1. 可影响皮瓣存活力或成为感染病灶。

   2. 清除血肿。

  B. **血清肿。**

   1. 通过填充死腔加以预防。

   2. 经皮置入引流管。

  C. **感染。**

   1. 降低围术期使用抗生素的风险。

   2. 若为浅表性，用抗生素进行治疗，否则需行清创术。

  D. **创面裂开。**

   1. 行缝合术，避免张力。

   2. 使缝合线保留 3 周。

   3. 如果裂开小，通过创面护理加以处理，否则行清创术和皮瓣再推进术。

  E. **皮瓣部分坏死。**

   1. 采用适当的皮瓣设计进行预防。

   2. 若为小面积坏死，通过创面护理加以处理，否则行清创术。

  F. **复发。**

   1. Ⅲ期 / Ⅳ期压疮的复发率非常高。

   2. 正确的手术选择和术后护理可降低复发风险。

X. **治疗结果**

  A. **复发**：复发率为 5% ~ 9%。

要点总结

1. 很多已治愈或经手术缝合的压疮都会复发，一般是在一年内复发。

2. 压疮复发主要是因为清创不彻底以及患者对减压方案缺乏依从性。

3. 门诊患者支持、患者动机和风险因素修正对顺利维持创面闭合也很重要。

4. 手术缝合并不适合每一位患者。适合手术治疗的患者需要亲友和临床支持，以保持创面闭合。

5. 临床决策时的重要考虑因素：

  a. 是否有失活组织。

  b. 失活组织的量是否有可能超过更换敷料时清除的量。

  c. 采用当前敷料方案，近期患者创面是否有所改善。

　　d. 患者在手术室时情况是否稳定？有无保持抗凝治疗？

　　e. 患者能否得到亲友的帮助？

要点问答

1. 创面愈合包括哪三个阶段？

　　炎症、增殖和重塑。

2. 在非愈合创面的分类诊断过程中，除创面压力和患者顺从性外，您还应考虑到哪些因素？

　　软组织残余感染、未治疗的骨髓炎和马乔林溃疡。

3. 哪些皮瓣方案可用于坐骨压疮缝合？

　　臀肌旋转推进皮瓣、V-Y 大腿皮瓣以及以股后臀下动脉为蒂的筋膜皮瓣。

4. 哪种皮瓣是非卧床患者坐骨压疮的理想选择，其血供是什么？

　　股后皮瓣，其血供为臀下动脉降支。

5. 诊断骨髓炎的金标准是什么？

　　骨活检。

推荐阅读

Brown DL, Kasten SJ, Smith DJ Jr. Surgical Management of Pressure Sores.In: Krasner DL, Rodeheaver GT, Sibbald RG (eds): Chronic Wound Care: A Clinical Source Book for Healthcare Professionals, Fourth Edition, HMP Communications; 653-660, 2007.

Levi B, Rees R. Diagnosis and management of pressure ulcers.*Clin Plast Surg*. 2007;34(4):735-448.PMID: 17967627.

Tchanque-Fossuo CN, Kuzon WM Jr. An evidence-based approach to pressure sores. *Plast Reconstr Surg*. 2011;127(2):932-939.PMID: 21285799.

下肢重建

创伤与重建方案

I. 目标

　A. **形态**：体像的主要部分。

　B. **功能**：提供稳定性、感觉器官和活动性。完整但没有功能的腿是康复和恢复的阻碍。

　C. **活力**：清除失活组织，确保伤口健康。

　D. **截肢术的优点**：

　　1. 加快恢复过程。

　　2. 提高活动度。

　　3. 改善伤口愈合。

　　4. 增加活动量。

II. 解剖学和生理学

　A. **骨骼**

　　1. 股骨

　　2. 髌骨

　　3. 胫骨：承受 85% 的体重，无股前内侧肌覆盖

　　4. 腓骨：主要充当肌肉附着点的锚

　　5. 跗骨：跟骨、骰骨、舟骨和楔状骨（内侧、中间和外侧）

　　6. 跖骨（5）

　　7. 趾骨（14）

　B. **肌群和软组织**

　　1. 大腿（图 51-1 和表 51-1）

　　2. 小腿（图 51-2 和表 51-2）

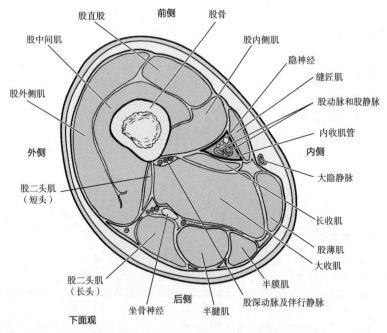

图 51-1 大腿中部横断面（引自 Moore KL, Dalley AF, Agur AM, eds. *Clinically Oriented Anatomy*. 6th ed. Philadelphia, PA: Lippincott Williams & Wilkins; 2010.）

表 51-1 大腿肌群及神经分布			
肌肉		**功能**	**神经分布**
阔筋膜张肌		伸膝，稳退站立	臀上神经
缝匠肌			
四头肌	股直股	伸肌群	股神经
	股外侧肌		
	股内侧肌		
	股中间肌		
耻骨肌（外侧）			
耻骨肌（内侧）			
长收肌		内收肌群	闭孔神经
短收肌			
大收肌			
闭孔外肌			
肌薄肌			
股二头肌		屈肌群	坐骨神经
半膜肌			
半腱肌			

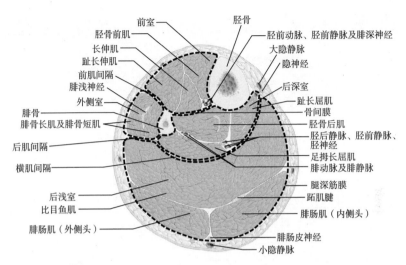

前室
胫骨前肌
长伸肌
趾长伸肌
前肌间隔
腓浅神经
外侧室
腓骨
腓骨长肌及腓骨短肌
后肌间隔
横肌间隔
后浅室
比目鱼肌
腓肠肌（外侧头）

胫骨
胫前动脉、胫前静脉及腓深神经
大隐静脉
隐神经
后深室
趾长屈肌
骨间膜
胫骨后肌
胫后静脉、胫前静脉、胫神经
足拇长屈肌
腓动脉及腓静脉
腿深筋膜
跖肌腱
腓肠肌（内侧头）
腓肠皮神经
小隐静脉

图 51-2 小腿横断面

表 51-2	小腿解剖学		
间隙	**肌肉**	**功能**	**神经分布**
前室	胫骨前肌	足背屈，足内翻	腓深神经
	趾长伸肌	伸第二至第四趾，足背屈	
	足拇长伸肌	伸拇趾，足背屈	
	第三腓骨肌	足背屈，足外翻	
外侧室	腓骨长肌	足跖屈，足外翻	腓浅神经
	腓骨短肌	足跖屈，足外翻	
后浅室	腓肠肌	足跖屈，屈膝	胫神经
	比目鱼肌	足跖屈	
	跖肌	足跖屈	
	腘肌	屈膝，胫骨旋转	
后深室	足拇长屈肌	屈拇趾，屈足	胫神经
	趾长屈肌	屈第二至第四趾，屈足	
	胫骨后肌	足跖屈，足内翻	

3. 足底（表 51-3）

4. 感觉神经分布和神经解剖学（图 51-3）

　　肌肉缺失不是保肢手术的禁忌证，即使是融合踝关节，也可保留行走能力。

C. **血管**

1. 大腿和膝关节（图 51-4）

表51-3	足底解剖学	
分层	肌肉	神经分布
第一层（浅）	趾短屈肌、足踇展肌	足底内侧神经
	小趾展肌	足底外侧神经
第二层	[足踇长屈肌（FHL）腱] [趾长屈肌（FDL）腱]	
	蚓状肌	1= 足底内侧神经 2—5= 足底外侧神经
	趾屈肌附件 （又称足底方肌）	足底外侧神经
第三层	足踇短屈肌	足底内侧神经
	小趾屈短肌 足踇展肌	足底外侧神经
第四层（深）	（胫后肌腱） （腓骨长肌腱） 骨间肌	足底外侧神经

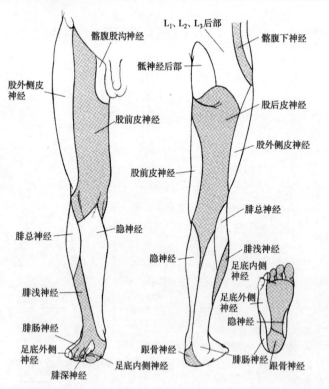

图 51-3 下肢皮神经分布

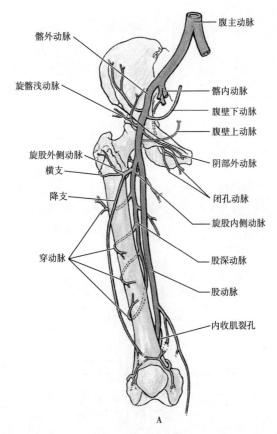

腹主动脉

髂外动脉

旋髂浅动脉

髂内动脉

腹壁下动脉

腹壁上动脉

旋股外侧动脉

横支

降支

阴部外动脉

闭孔动脉

旋股内侧动脉

穿动脉

股深动脉

股动脉

内收肌裂孔

A

图 51-4 下肢动脉解剖 A. 前面观（引自 Moore KL, Dalley AF, Agur AM, eds. *Clinically Oriented Anatomy.* 6th ed. Philadelphia, PA: Lippincott Williams & Wilkins; 2010.）

    a. 股动脉

    b. 股深动脉

    c. 旋髂外侧动脉升支、横支和降支

    d. 腘动脉

  2. 腿部及足部

    a. 三根分叉部：胫前动脉、胫后动脉和腓动脉的起点

    b. 足背及胫后

III. **下肢伤口及损伤的病因学**

  A. 创伤

  B. 肿瘤

  C. 感染 / 骨髓炎

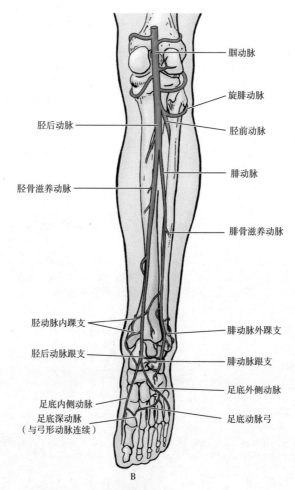

胭动脉

旋腓动脉

胫后动脉

胫前动脉

腓动脉

胫骨滋养动脉

腓骨滋养动脉

胫动脉内踝支

腓动脉外踝支

胫后动脉跟支

腓动脉跟支

足底外侧动脉

足底内侧动脉

足底动脉弓

足底深动脉
（与弓形动脉连续）

B

图 51-4（续图）下肢动脉解剖　B. 足跖屈时后面观

    D. 糖尿病下肢伤口

    E. 外周血管疾病

    F. 压伤 / 压疮

    G. 医源性伤口 / 术后伤口

    H. 放射性组织

    I. 其他

       1. 上述所有病因均可互相复合。

       2. 间隔综合征是任何下肢损伤 / 重建的风险。

IV. 下肢重建

A. 评估

1. **创伤患者的治疗原则**：对患者进行整体治疗；切断术可拯救生命。

2. **有关病史**：

   a. 损伤发生时间 / 地点；潜在污染物；组织血行阻断时间。

   b. 损伤机制。

   c. 其他既往病史和社会史（尤其是吸烟）。

3. **体格检查**：

   a. 神经血管状况：搏动和感觉中枢。

   b. 骨骼及关节稳定度：损伤上、下方关节。

   c. "骨折 + 撕裂"：假设是开放性骨折，除非证明是其他损伤。

4. **伤口评估**：

   a. 损伤程度：深度、受累或失活组织。

   b. 重要结构外露：神经、血管、骨、关节等结构。

   c. 污染：土壤、化学品、海洋、机械等。

   　i. 持续时间 / 长期性。

   　ii. 既往培养（培养物类型 / 可靠性）。

   　iii. 既往清创术 / 敷料。

5. **Gustilo 分类法（表 51-4）和 Byrd 分类法**：软组织损伤的严重程度可预测临床病程和愈合可能性。

表 51-4	开放性胫骨骨折的 Gustilo 分类以及软组织损伤的 Byrd 分类		
Gustilo 分类		**Byrd 分类**	
类型	**标准**	**类型**	**标准**
I	开放性骨折，创口小于 1cm	I	• 低能量 • 螺旋状骨折或斜向骨折 • 皮肤撕裂伤小于 2cm
II	开放性骨折，创口大于 1cm，无广泛性软组织损伤	II	• 中等能量 • 粉碎性或移位性骨折 • 皮肤撕裂伤大于 2cm，肌肉及皮肤挫伤；无失活组织
III	开放性骨折伴广泛性软组织损伤 A）软组织覆盖充分 B）软组织缺失伴骨膜剥脱和骨外露 C）动脉损伤，需行修补术	III	• 高能量 • 重度移位或粉碎、多段骨折或骨缺损 • 皮肤缺失 / 肌肉失活
		IV	• 最高能量，高速度 • 脱套伤、碎裂或重度血管损伤 • 其他，见 III 型

B. 开放性骨折的急性治疗

1. 固定骨折。

2. 确认血管充盈：必要时及早进行血管外科会诊。

3. 若有间隔综合征风险，视需要行四间隔筋膜切开术。

4. 冲洗并清创。

5. 覆盖外露的重要结构。

6. 延迟性最后闭合与连续清创。

7. 患者可从早期皮瓣覆盖中获益。

C. 决策点：保肢手术与早期截肢术

1. **根据患者的个人情况做出决定。**

2. **早期截肢术的适应证：**

   a. 肢体失活或不可救治：从短期和长期角度考虑。

   b. 生命危险：顽固性出血、暴发性感染等。

3. **早期截肢术的相对适应证：**

   a. **胫神经断裂（足底无感觉）。**

   b. 重度软组织损伤／骨折伴明显血供障碍组织。

   c. 复合型骨干及主要关节骨折。

   d. 开放性长骨骨折伴明显擦伤。

   e. 考虑患者的个人情况：年老、反应迟钝和（或）神经损伤、病态肥胖、骨折严重程度（不一定为骨折位置）。

4. **新近成本效用分析**显示，如果技术上可行，重建术始终优于截肢术。与截肢术相比，重建术的长期费用更少，效用更大。

D. **并发因素**

1. **血管损伤。**

   a. 骨折复位术可缓解血管痉挛或压迫。

   b. 如果固定术持续时间较长，导致肢体缺血，可考虑暂时性血管分流。

   c. 单条血管通常足以血供下肢远端。

   d. 如果进行血运重建，考虑行早期筋膜切开术。

   e. 隐静脉是常见的静脉移植来源。

2. **软组织撕脱伤。**

   a. 损伤扩大往往比最初预计的更加明显。

   b. 需切断撕脱组织，并获取其皮肤，进行皮片移植。

3. **神经损伤。**

   a. 目前还无研究证明神经移植有效，但用于儿科效果更佳。

   b. 胫后神经缺损是保肢手术的相对禁忌证。

   c. 腓肠神经移植物。

      i. 供区发病率很低（足外侧麻木）。

      ii. 仅限用于干净的闭合性伤口。

   d. 要警惕一期修补术（若尝试）的预后：大多数患者需终生使用夹板或行肌腱移植术。

4. **骨髓炎**

   a. **诊断试验 / 检查：**

   i. 红细胞沉降率（ESR）：高阴性预测值。

   ii. C- 反应蛋白（CRP）。

   iii. 骨培养与活检：微生物鉴定和诊断确认。

   iv. X 线片：拍片结果落后于疾病的进展（不准确）。

   v. ^{99}Tc：如果血流不佳，则呈假阳性。

   vi. 镓：有软组织炎症时呈假阳性。

   vii. 磁共振成像（MRI）：T_1 加权图像可见感染骨信号减弱；硬件干扰明显。

   viii. 标准方法：红细胞沉降率、磁共振成像和骨培养 / 活检。

   b. **治疗：**

   i. 清创术。

   ii. 静脉注射抗生素（通常持续 6 周或更长时间）。

   iii. 视需要行重建术，实现活组织 / 健康组织覆盖。

5. **骨间隙**

   a. **松质骨移植术**

   i. 需要血管化良好的植床，自创伤时推迟 6 ~ 12 周。

   ii. 对几厘米骨间隙的有效性达 90% 以上。

   b. **Ilizarov 技术**

   i. 骨延长术伴牵张成骨。

   ii. 对 4 ~ 8cm 间隔效果最好。

   iii. 需外部骨钉，有钉道感染风险。

   c. **血管化腓骨移植物**

   i. 供体腓骨近段和远段必须保留 6cm，以维持膝关节 / 踝关节的功能；理论上，可取皮长度为 25cm。

   ii. 据报道，成功率为 87.5%；单根腓骨约 15 个月后可承重，"双筒"成对腓骨 6 个月即可。

   iii. 血管供应：腓动脉（经滋养动脉）和骨膜。

6. **间隔综合征**

   a. **小腿间隔**（图 51-2）

   i. 前室

   ii. 外侧室

   iii. 后深室

   iv. 后浅室

   b. **病理生理学**

   i. 危及生命和（或）肢体的状况。

   ii. 间隙起到密闭容器的作用—可产生压力，但无适当释放。

    iii. 当间隙压力超过灌注压力（约 30mmHg）时出现综合征，可导致肌肉神经坏死。

    iv. 可级联：血肿使压力增大，引起炎症，这又导致压力增大等。

    v. 不要被蒙骗：开放性骨折不能防止间隔综合征，患者仍需行全筋膜切开术。

    vi. 坏死碎屑引起全身性损伤、横纹肌溶解，校正后甚至出现再灌注损伤。假定碱化尿液（静脉注射液中 HCO_3）目标为尿 pH 值大于 8。

  c. 体征和症状（"主征"）

    i. 过度疼痛。

    ii. 被动运动时疼痛（屈伸）。

    iii. 间隙肿胀 / 紧张。

    iv. 搏动消失（迟发）和感觉缺失（迟发）。

    v. 临床诊断。

    vi. 压力针（Stryker）：如果方便，可成为试验金标准。

    vii. 可使用标准针头，甚至动脉导管来测量压力。

    viii. 诊断用阈压力存在争议。

      a）有些人将大于 30mmHg 视作筋膜切开术的适应证。

      b）大于 40mmHg 并持续 6 小时以上，或者大于 50mmHg，持续时间不限。

  d. 治疗：四间隙筋膜切开术。

V. 重建术的技术和材料

  A. 截肢术：核心概念。

    1. 保留长度：

      a. 通过切断行保肢手术。

      b. 理想的膝下切肢（BKA）长度为胫骨粗隆以下 10cm。

        i. 在胫骨粗隆远端开一道 10cm 的横切口。

        ii. 其长度等于同一水平腿围的 2/3。

        iii. 后部行切口，与腓肠肌 / 比目鱼肌群平行。

        iv. 后皮瓣的长度是胫骨中段到切口外侧（腓肠 / 比目鱼肌群）距离的 2 倍。

        v. 胫骨上做环形切口，用骨膜起子剥离胫骨软组织，以获得 3～4cm 的距离。

        vi. 然后从皮肤横切口近端横切胫骨，远端成角倾斜，确保胫骨前部不过度承重。

        vii. 用锉刀或往复锯将骨面磨平。

        viii. 随后，在胫骨横断面向头侧至少 1cm 处用切骨机横切胫骨。

        ix. 使切口角成弧形，避免形成猫耳样。

　　　　x. 采用闭式引流。

　　c. 行膝下切断术的人对能量的需求增加。

　　d. 膝下切断术（RKA）对比膝上切断术（AKA）的优势。

　　　　i. 膝下切断术需要的切断工作量小于膝上切断术。

　　　　　　a）二者的能量消耗与无切断相比分别增加 25% 和 65%。

　　　　　　b）行双侧切断术的患者，能量消耗增加 45%。

　　　　ii. 膝下切断术报告的生活质量优于膝上切断术。

　　　　iii. 足中段切断术与膝下切断术相比，无优势。

　2. 保留"备用"部分：

　　a. 组织移植术中可使用 Fillet 皮瓣（常为筋膜皮瓣）。

　　b. 可从切断部分获取皮肤移植物（全厚或断层）。

　3. 污染创口：延迟闭合 / 重建；斩断术。

B. 一期重建术

　1. 时机

　　a. 如果创口干净，重要结构外露，需即刻覆盖。

　　b. 提倡及早覆盖创口以减少并发症（表 51-5）。

　　c. 目标：活创面干净且带血管，无重要结构外露。

　　d. 请注意：作为急性期反应物，血小板会增加 4 倍，可能导致后续并发症。

表 51-5	开放性骨折覆盖的 Godina 时机考虑和结果			
闭合时机	**失败率**	**感染率**	**骨愈合时间**	**住院时间**
72 小时内	1%	2%	68 个月	27 天
72 小时~3 周	12%	18%	123 个月	130 天
3 周以上	10%	6%	29 个月	256 天

　2. 骨固定术

　　a. 手术治疗的首要目标是提供稳定的内固定。

　　b. 骨血供：

　　　　i. 骨膜及滋养动脉。

　　　　ii. 应尽量减少骨膜剥脱。

　　c. 技术：

　　　　i. 牵引：如果患者不稳定，则采取临时措施。

　　　　ii. 石膏制动：适用于闭合性骨折或创口稳定 / 干净的开放性骨折。

　　　　iii. 髓内钉固定术：

　　　　　　a）粉碎很少且无明显骨缺损时有效。

　　　　　　b）扩髓内钉：早期活动，但大腿内固定术可引起骨内血管闭塞。

　　　　　　c）非扩髓内钉：有 Gustilo IIIB/C 级髓内感染的风险；可能非常有效。

      d）需及早稳定覆盖。

    iv. **骨板 / 骨螺钉内固定术：**

      a）可能需要明显的软组织和骨膜剥脱。

      b）需及早稳定覆盖。

    v. **外固定术：**

      a）软组织重大创伤时的金标准。

      b）尽量减少额外的软组织 / 血管创伤。

      c）可能妨碍后续的重建工作。

      d）钉道感染风险。

      e）对于骨间隙，可与其他手术联用。

3. **清创术**

4. **软组织重建梯**

  a. **观察 / 敷料换药：**

    i. 重要结构外露时不可用。

    ii. 必须使肌腱保持湿润，以免干燥。

    iii. 封闭式负压引流（VAC）装置很有用。

      a）减少细菌计数。

      b）增加细胞分裂。

      c）减少水肿 / 积液。

      d）**减少创口金属蛋白酶。**

      e）常延迟至最终重建。

      f）如果失活组织仍然存在，或者骨外露且无骨膜，则效果下降。

  b. **一期闭合术：**需要低张力；创口健康、干净。

  c. **皮片移植术：**

    i. 承重区（如足跟、足底中段）覆盖差。

    ii. 不适合硬件、骨、重要结构或外露肌腱。

  d. **组织扩张术：**结果不良，并发症发生率高（75% 以上）。

  e. **局部皮瓣：**

    i. 交腿皮瓣仅有历史意义。

    ii. 腓动脉穿支螺旋桨皮瓣可替代游离组织移植。

  f. **游离皮瓣：**

    i. 对复杂型创口或有明显局部软组织损伤的创口极有用。

    ii. 肌皮瓣的外形修复随时间改善（继发于神经切除术或废弃引起的萎缩）。

    iii. **应在损伤区外行吻合术（视需要行静脉移植术）。**

    iv. 端侧吻合术有益：不要牺牲远端循环。

    v. 术前成像［计算机辅助断层成像（CTA）、超声波检查或血管造影］

可改进术前计划。

5. **大腿重建**（表 51-6）

表 51-6	**股皮瓣**		
瓣型	**皮瓣**	**瓣类**	**蒂部 [说明]**
筋膜皮瓣	股后皮瓣	B	臀下动脉降支【适合会阴伤口；可用股后皮神经抬高为感觉性皮瓣】
	股前外侧皮瓣	B 和 C	旋股外侧动脉降支（肌间隔和肌皮）
肌瓣和肌皮瓣	腹直肌	III	腹壁上动脉和腹壁下动脉【可靠的大皮岛；良好的游离皮瓣】
	股外侧肌	II	旋股外侧动脉【适合感染性髋部伤口；适合大腿中部和下部；很少使用皮岛】
	股内侧肌	II	股动脉深支【适合大腿中部和下部；很少使用皮岛】
	股直股	I	旋股内侧动脉及远段【取皮后必须重建四头肌 / 髌腱】
	股薄肌	II	旋股内侧动脉及股浅动脉段【可靠的皮片；适合会阴伤口；良好的游离皮瓣】
	缝匠肌	IV	8～10 段股浅血管蒂【小前缺损、外露腹肌沟管的首选皮瓣】
	阔筋膜张肌	I	旋股外侧动脉终末支【后缺损的首选皮瓣；膝上 10cm 处的可靠皮岛；可用旋股外侧动脉抬高为感觉性皮瓣】

a. 股骨周围肌肉 / 软组织丰富具有优势。

b. 很少需要行远端游离瓣重建。

6. **膝关节重建**

a. 如果关节囊完整，皮片即可满足需要（可能不稳或限制挛缩）。

b. **腓肠肌肌瓣**（内侧头或外侧头）

 i. 内侧头提供更宽的转动弧（4cm 以上）、更宽的肌腹。

 ii. 腓肠肌外侧头需注意腓总神经，以避免将其损伤。

 iii. 主要血管：从腘动脉分支出的腓肠内侧动脉和腓肠外侧动脉。

 iv. 可折叠肌筋膜，提供额外的覆盖区。

c. **替代选择**

 i. 可用远端蒂股薄肌肌瓣、缝匠肌肌瓣、股外侧肌肌瓣。

 ii. 可从膝上血管吻合口和旋股外侧动脉降支设计随意皮瓣。

 iii. 考虑远端蒂股前外侧（ALT）筋膜皮瓣。

d. 请注意：可能需行髌腱重建术——考虑阔筋膜张肌（TFL）皮瓣。

7. **小腿重建—"三分法则"**（表 51-7）

a. **近端 1/3**

 i. 首选：腓肠肌肌瓣伴皮片移植。

表 51-7	小腿皮瓣		
瓣型	皮瓣	瓣类	蒂部【说明】
筋膜皮瓣	小腿内侧皮瓣	A	隐动脉及胫后动脉穿支【皮瓣供区不美观；需使用皮片】
	逆行腓骨肌皮瓣	C	逆行腓动脉【取决于腓前动脉和（或）胫后动脉之间的交通】
	逆行腓肠浅动脉皮瓣	B	腓肠浅动脉【几乎可覆盖任何踝缺损或足近端缺损】
肌瓣和肌皮瓣	腓肠肌：内侧头（较大）和外侧头	I	腓肠动脉成对（内侧/外侧）腓肠支：【蒂部进入膝关节下；皮岛可扩大到内踝上方 5cm 处；采集皮肤后出现难看的供区缺损】
	腓肠肌：内侧头和外侧头	II	内侧部：胫后动脉、腘后动脉；外侧部：腓动脉【纤细肌肉；比腓肠肌更难抬高；远端不可靠】
	胫前皮瓣	IV	胫前动脉【不可牺牲；抬高为适合中段或远段 1/3 的双蒂皮瓣或"书状皮瓣"】
	趾长伸肌	IV	胫前动脉【不可牺牲；必须保留其功能】
	趾长屈肌	IV	胫后动脉【与比目鱼肌联用于胫骨小缺损】
	腓骨长肌	II	腓动脉【可用于中段 1/3 小缺损】
	足踇长伸肌	IV	胫前动脉和胫后动脉【适合远段 1/3 小缺损】
	腓骨短肌	II	腓动脉【适合远段 1/3 小缺损】
任何瓣型	交腿皮瓣	不适用（N/A）	多样化【很少使用；可以是筋膜皮瓣、肌皮瓣或肌瓣】

    ii. 替代选择：比目鱼肌、股骨前肌。

    iii. 双蒂胫前肌肌瓣。

       a）保留背屈功能。

       b）对下肢近段及中段 1/3 有效。

    iv. 在该部位，游离组织移植通常优于交腿皮瓣。

  b. **中段 1/3**

    i. 首选：比目鱼肌肌瓣（近端蒂）伴皮片。

    ii. 替代选择：腓肠肌、胫骨前肌和趾长屈肌。

    iii. 再次考虑游离皮瓣。

  c. **远段 1/3**

    i. 软组织大缺损的首选：游离皮瓣。

    ii. 如果不宜使用游离皮瓣，考虑用局部皮瓣替代。

       a）比目鱼肌、腓骨短肌、趾长伸肌、足踇长伸肌、胫骨前肌、外踝上皮瓣。

       b）多个随意延迟皮瓣。

       c）足背皮瓣。

    iii. 逆行腓肠浅动脉皮瓣。

a）蒂部为腓动脉远端穿支，在踝近端 4 ~ 7cm 处。

b）也可使用腓肠神经与小隐静脉血管丛。

c）（1）年龄大于 40 岁以及（2）有合并症（外周血管疾病、静脉功能不全和糖尿病）时并发症增加。

d）据报道，皮瓣局部坏死发生率为 21%。

e）初期伤口清创时可延迟。

8. **足部重建**（表 51-8）

   a. **足背**：考虑表面积大的薄皮瓣（即，筋膜皮瓣为极佳选择）。

表 51-8	足部皮瓣	
瓣型	**皮瓣**	**蒂部【说明】**
皮肤 / 皮下	逆行真皮皮瓣	真皮 / 真皮下血管丛【翻转真皮皮瓣，覆盖邻近伤口；可能对于跟覆盖有用】
	Fillet 趾皮瓣	趾动脉【经腓深神经或趾神经的感觉性皮瓣】
	跟外动脉皮瓣	跟外动脉（腓动脉分支）【可覆盖跟腱和跟后区】
	筋膜上旋转皮瓣	经过足背动脉和跟骨内侧动脉的近端皮下血管丛【经过跟骨内侧动脉的感觉性皮瓣】
	跨足皮瓣（交股皮瓣和交腹股沟皮瓣）	多个肌皮穿支【几乎不使用；从理论上讲，可将足底皮肤移植至对侧足】
	足底内侧皮瓣	足底内侧动脉皮支【多用途；可用皮瓣抬高足踇短伸肌】
筋膜皮瓣	小趾屈短肌	足底外侧动脉【可及第五掌骨近端】
肌皮瓣	小趾展肌	足底外侧动脉进入附近起点【可达跟外侧和外踝下】
	趾长屈肌	胫后动脉穿支【可达踝前内侧远端 1/3 伤口】
	踇短屈肌	足底内侧动脉和第一跖足底动脉【可达足背附近；常用于组合皮瓣】
	趾短伸肌	足背动脉经跗外侧动脉【薄；适合足背局部缺损】
	踇短屈肌皮瓣【带皮肤 = 足底内侧皮瓣】	足底内侧动脉进到外侧【可达跟后区；如果保留足底内侧神经，则使用感觉性皮瓣】
肌瓣或肌皮瓣	趾短屈肌（带皮肤 = 足底动脉筋膜皮瓣）	主要血管 = 足底外侧动脉：进入近端肌群 1/3 下；轻度 = 足底弓反流【如果蒂部分离，可达跟部（有风险）；取皮导致足底弓失去支撑】

   b. **足底**

     i. 人体表面最厚的皮肤（最厚可达 3.5mm）。

     ii. 首选：足背皮瓣与筋膜皮瓣。

     iii. 替代选择：皮片（不稳）。

     iv. 应尽可能保留感觉。

慢性溃疡和糖尿病足

I. 基本注意事项

A. 急性伤口变成慢性伤口的原因（见第 1 章）。

B. 有效化验和检查：

1. 糖化血红蛋白（HbA1c）。

2. 骨髓炎检查。

3. 培养和活检（不得忽视恶变的可能性——马乔林溃疡等）。

4. 踝臂指数（ABI）试验。

    a. 如有异常，需行血管手术。

    b. 跛行和（或）静息痛史。

    c. 体格检查：肢体冰凉，皮肤干燥、发亮、无毛发。

    d. 血管会诊时的其他检查：动脉造影、计算机辅助断层成像、磁共振成像等。

    e. 踝臂指数小于 0.4 表明有严重注入道病变，需进行血管外科会诊。

5. 定量培养：一般而言，大多数菌种数量达到 1×10^5，将影响伤口愈合，妨碍皮片获取。对于酿脓链球菌，这一数值可能要低一些（1×10^3 可影响愈合）。

6. 静脉阻塞性溃疡和淋巴水肿（见第 13 章）：主要原因是压迫。

7. 若适当，考虑进行风湿性 / 血管炎性疾病化验。

C. 对于大部分溃疡，可行失活组织清创术，确保创口清洁，并进行减压治疗促进愈合。

II. 病因学

A. 神经病变

1. 病理生理学：

    a. 长期高血糖引起神经元代谢异常。

    b. 束周结缔组织中山梨糖醇积聚，产生神经内压。

    c. 顺向轴浆流量减小（神经愈合减慢）。

    d. 因"双碎裂现象"而恶化：其他压迫源（如尺骨或腕骨综合征）使问题加重。

2. 感觉神经病：导致无法识别、感觉或保护损伤 / 伤口。

3. 诊断：用 5.07 Semmes-Weinstein 单丝检测盒施加 10g 压力。

4. 自主神经病变：无汗症和动静脉分流导致皮肤干燥、龟裂。

5. 运动神经病变：力学与功能异常，导致关节 / 趾畸形。

B. 缺血

1. 继发于微血管和大血管疾病。

2. "分叉部"病变：膝下支破坏和动脉硬化；足支可幸免。

3. 踝臂指数：钙化导致假性升高（血管不能压缩）。踝臂指数可能是更好的血供指标。

C. 免疫功能失调和免疫抑制

1. 累及细胞和肱骨免疫系统。

2. 浅表性感染常由革兰阳性球菌引起。

3. 深部感染常由多种微生物引起，包括厌氧菌在内。

D. 机械/创伤

1. Charcot 足：足中段骨塌陷（发生率：每 800 名糖尿病患者中有 1 例）。

2. 跟腱缩短：胶原蛋白失去弹性所致。

III. 治疗和重建

A. 浅表性损伤（伴或不伴感染）：视需要进行减压和外用抗生素治疗。

B. 蜂窝织炎

1. 抗生素：考虑 β - 溶血性链球菌和耐甲氧西林金黄色葡萄球菌（MRSA）的感染程度。

2. 金标准：只相信组织培养（众所周知，拭子最具误导性）。

3. 考虑真菌感染，如持续性蜂窝织炎性感染中的足癣。

C. 深部溃疡

1. 评估

   a. 骨外露：进行骨活检，开始骨髓炎检查。

   b. 死骨片：失活和被感染的骨和软组织必须彻底清创。

   c. 考虑传染病的感染程度，如果认定为骨髓炎，则需进行 6 周的静脉注射抗生素治疗。

   d. 重度骨髓炎常需行一定程度的切断术，特别是不宜行重建术的患者。

   e. 根据临床情况，可行趾切断术、趾列切断术、足中段切断术或膝下切断术。

2. 术后护理：包括减压、营养优化、门诊患者糖尿病或楔形鞋，以及定期足部检查。

要点总结

1. 清除所有失活组织是分期重建术成功的关键。

2. 了解不同的小腿软组织覆盖方案，包括以下主要皮瓣：用于上段 1/3 的腓肠肌、中段 1/3 的比目鱼肌以及远段 1/3 的游离组织移植。

3. 保肢手术应为默认手术，但需了解截肢术的相对适应证。

4. 了解穿支皮瓣的概念以及下肢血管解剖学。

5. 慢性伤口可通过减压、营养状况、水肿控制和细菌处理进行适当的治疗。

要点问答

1. 皮瓣型 Mathes-Nahai 皮瓣分类（了解主要和次要血管）。

   见表 51–6 和表 51–7。

2. 一名患者行开放性骨切开复位术和内固定术，出现脓性渗出液。行广泛性清创术伴皮瓣覆盖。静脉注射抗生素治疗持续 8 周。最初，患者状况良好，但 3 个月后进行术后随访时，感染复发。为什么？

   如果硬件留在原位，细菌可能在生物膜上存活。如果切除硬件，原因可能是骨清创不彻底，且有死骨片残留。

3. 最适合胫骨远段 1/3 开放性骨折的重建是什么？

   经典回答是，这类损伤必须进行游离皮瓣重建。但是，最近的文献显示，腓动脉皮瓣或胫后动脉螺旋皮瓣可能也有用。

4. 剥离腓肠肌外侧皮瓣时，什么神经面临的风险最大？

   腓总神经。

简图描绘

1. 详细绘制下肢血管解剖学图，包括大腿、膝关节、小腿和足（图 51-4）。
2. 绘制下肢皮区图（图 51-3）。
3. 绘制大腿和小腿不同平面的横断面图（图 51-1 和图 51-2）。

推荐阅读

Allen MJ, Stirling AJ, Crawshaw CV, Barnes MR.Intracompartmental pressure monitoring of leg inju- ries. An aid to management.*J Bone Joint Surg Br.* 1985;67(1):53-57.PMID: 3968144.

Byrd HS, Spicer TE, Cierney G 3rd.Management of open tibial fractures.*Plast Reconstr Surg.*1985;76(5):719-730.PMID: 3903801.

Chung KC, Saddawi-Konefka D, Haase SC, Kaul G. A cost-utility analysis of amputation versus salvage for Gustilo type IIIB and IIIC open tibial fractures.*Plast Reconstr Surg.*2009;124(6):1965-1973.PMID: 19952652.

Godina M. Early microsurgical reconstruction of complex trauma of the extremities.*Plast Reconstr Surg.*1986;78(3):285-292.PMID: 3737751.

Gustilo RB, Anderson JT.Prevention of infection in the treatment of one thousand and twenty-five open fractures of long bones: retrospective and prospective analyses.*J Bone Joint Surg Am.* 1976;58(4):453- 458.PMID: 773941.

坏死性软组织感染

I. 简介

    A. 及早识别并及时进行积极的外科清创术是坏死性软组织感染治疗成功的关键。

    B. 这些病灶可能很少有外在表现。

    C. 弥散性体内炎症可迅速恶化，并伴有明显的下层深部组织破坏。

    D. 如果诊断和治疗延误 24 小时，死亡率可达 50%。

    E. 及早诊断并及时进行抗生素治疗和外科清创术，可以使死亡率下降至 12%。

II. 大事记

    A. 1883 年：Fournier 描述了阴囊的坏死性感染（富尼埃坏疽）。

    B. 1924 年：Meleney 报道了细菌协同作用引起的链球菌性坏疽（梅尼勒协同性坏疽）。

    C. 1952 年：Wilson 描述了坏死性筋膜炎。

    D. 1983 年：Greenberg 报道了坏死性筋膜炎伴 A 组链球菌中毒性综合征（TSS）。

III. 危险因素

    A. 宿主防护机制受损：

        1. 糖尿病：多达 70% 的患者有糖尿病。

        2. 近期手术。

        3. 外周血管疾病。

        4. 其他因素包括：年龄两极、免疫抑制［移植物 / 人类免疫缺陷病毒（HIV）］、淋巴水肿、慢性全身性疾病（癌症、慢性肾衰竭和酒精中毒）。

    B. 创伤、烧伤、伤口污染或异物史。

IV. 发病机制

    A. **微需氧性伤口环境**会促进细菌生长，引起局部低氧，为厌氧细菌创造了自由生长环境。

    B. **蛋白水解酶的存在**增加了感染传播的速度和范围。

C. **皮肤及皮下组织营养血管的血栓形成**导致产生更缺血的组织，形成恶性循环。

V. **临床表现**

A. **以突然出现和迅速恶化为特点。**

B. 感染范围常具弥漫性，深部组织比浅表组织更易感染。

C. **早期症状：**

1. **不明原因的过度疼痛，与检查结果不成比例：可能是首发症状。**

2. 蜂窝织炎。

3. 红斑范围外出现水肿。

4. 捻发音（仅见于 10% 患者）。

5. 皮肤水疱或大疱：意味着较深部感染。

6. 灰白色水状渗出物，即"洗碗水样脓液"。

7. 皮肤呈黄铜色。

8. 全身症状：发热、心动过速和呼吸急促。

D. **晚期症状：**

1. 皮肤感觉缺失。

2. 局灶性皮肤坏疽。

3. 休克、凝血障碍和多系统脏器衰竭。

VI. **分型**

A. **I 型**：多微生物性感染——最常见（80% 的感染为多微生物感染）。

1. **革兰阳性需氧菌**（酿脓链球菌、金黄色葡萄球菌或粪肠球菌）加革兰阴性需氧菌（大肠杆菌、假单胞菌属、梭菌属、拟杆菌属或消化链球菌属）。

2. **细菌协同作用**：一种细菌可促使另一种细菌的生长。

B. **II 型**：单微生物性感染—由三大类微生物引起。

1. **细菌**：

a. 酿脓链球菌（A 组链球菌）。

b. 产气荚膜梭菌—发展迅速（2cm/h）。

c. 耐甲氧西林金黄色葡萄球菌（MRSA）。

d. 可能涉及铜绿假单胞菌、创伤弧菌等革兰阴性需氧菌，但很少见。

2. **真菌**（如毛霉菌）可绕过筋膜平面，侵入深部。

3. **原生动物**：很少引起坏死性感染（如溶组织内阿米巴、旋毛虫、弓蛔虫属）。只有梅尼勒协同性坏疽被认为是阿米巴感染引起的。

C. **重要微生物**

1. **坏死性梭菌感染：**

a. 由多种梭菌引起，其中最常见的是产气荚膜梭菌（80%）、诺维梭菌（20%）和败毒梭菌；是外伤性创面的常见污染物。

b. 局部氧含量下降导致孢子活化。

c. **多种内毒素生成**：最常见的是 α 毒素（卵磷脂），可致细胞膜破裂。

d. **在临床上被诊断为气性坏疽：**

i. 坏死性蜂窝织炎有早期局部症状伴中度疼痛和浅表组织受累。

ii. 肌坏死可伴剧痛和深部组织受累。

e. 渗出液革兰染色可见革兰阳性杆菌，无炎症细胞。

2. **坏死性非梭菌感染**

a. **链球菌性坏疽：**

i. 由溶血性链球菌引起。

ii. 其表现为红斑在 24 小时内迅速出现并发展为蓝色大疱，4~5 天后发展为浅表性坏疽。

b. **梅尼勒协同性坏疽：**见于术后外科伤口，通常发生在腹部。

c. **特发性阴囊坏疽：**

i. 富尼埃坏疽：会阴革兰阴性菌协同性坏死性蜂窝织炎。

ii. 致病微生物：厌氧性链球菌。

iii. 临床表现：突然发热，很快出现阴囊坏疽和皮肤脱落（24~30 小时内）。

VII. **早期诊断**

A. **主要依据临床怀疑。**

B. **实验室检查：**白细胞增多，乳酸升高。

C. **软组织平片：**软组织积气仅见于 1/3 患者中。

D. **横断面成像：**

1. **计算机断层扫描（CT）：**可见软组织炎症和积气。敏感度和特异性均为 80%。

2. **磁共振成像（MRI）：**可见与 CT 相似的发现。

a. 敏感度 80%，特异性 50%。

b. 由于检查不可用、检查费用和时间而受限。

E. 早期组织活检有利于及早识别藻菌病。由于无法获得即时病理而作用受限。

VIII. **治疗**

A. 被诊断为坏死性软组织感染后，需分三个部分进行治疗。

1. 复苏。

2. 静脉注射广谱抗生素。

3. 紧急根治性外科清创术。

B. **抗生素治疗。**

1. 应广泛采用抗生素进行治疗，直至可进行伤口的微生物分析。

2. **目前的建议是：**

a. 哌拉西林/他唑巴坦＋克林霉素＋环丙沙星＋万古霉素。

b. 青霉素、氨苄西林和 β-内酰胺类对梭菌、肠球菌和消化链球菌有效。克林霉素对厌氧菌特别有效，具有毒素结合特性。庆大霉素对大部分肠杆菌和革兰阴性菌均有效。

3. 对青霉素过敏的患者可使用美罗培南或亚胺培南 / 西司他丁，或者接受单药广谱抗生素治疗。

4. 若查明为藻菌病，应开始使用两性霉素 B 进行治疗。

5. 强力霉素可用于创伤弧菌或气单胞菌感染。

6. 人免疫球蛋白对链球菌中毒性综合征患者可能有帮助，但目前无确凿证据证明其效果。

7. **最重要的是，只进行抗生素治疗是不够的。** 所有失活组织均需进行外科清创术。

C. **根治性外科清创术。**

1. **立即进行手术清创。** 若延误，死亡率风险将高出 9 倍。

2. **进行所有坏死组织清创，** 同时进行术中定量细菌培养，提取活检样本。渗出液应进行革兰染色。

3. **清创应扩及活组织，** 在梭菌性坏疽情况下可行截肢术，在梅尼勒协同性坏疽中可行腹壁清创术，在富尼埃坏疽中可提供大腿睾丸袋。

4. **通常需要术后监护，** 同时辅以有创监测、快速复苏、受累下肢制动和抬高，开始敷料换药（外用抗生素与湿纱布）。

5. **在 24～48 小时内重复探查，** 切除残留的感染组织。

D. **高压氧治疗（HBO）。**

1. 可与上述治疗联用以治疗梭菌性坏死性感染，但目前尚无确凿证据证明其效果。

2. 无证据证明此疗法对非梭菌性感染有效。

猫狗咬伤

I. **背景**

A. 50% 美国人在有生之年都会被咬伤：其中，狗咬伤占 80%～90%。

B. 咬伤（动物及人类）包括表现出咬人者口腔菌群需氧和厌氧微生物学的多微生物群落、被咬者皮肤以及环境。

C. 感染症状通常在 24～72 小时后出现。

D. **80% 猫咬伤会出现感染。**

E. **巴斯德菌属：很常见，** 多达 75% 的猫咬伤感染中存在此菌属。

F. **厌氧菌在猫咬伤中也很常见，** 但一般并不是唯一的细菌（啮蚀艾肯菌较常见）。

G. **金黄色葡萄球菌和酿脓链球菌** 是常见的培养分离株。

H. 也有可能涉及其他细菌类型，包括链球菌、葡萄球菌和厌氧菌。

I. 如果手部受累，排除屈肌腱鞘炎很重要。

II. **治疗**

A. 用无菌盐水清洗伤口。

B. 如果担心有牙齿等异物残留，可考虑 X 线检查。

C. 清除失活组织。

D. 行探查术，确定深部组织是否有损伤（若需要，可在手术室内进行）。

E. **猫咬伤预防**：阿莫西林和克拉维酸（澳格门丁）或者青霉素与头孢氨苄联用。

F. **青霉素过敏患者的预防**：

1. 莫西沙星。

2. 用环丙沙星和克林霉素进行联合治疗。

3. 阿奇霉素对青霉素过敏患者可能有效，但其对厌氧菌的活性不高。

G. **巴斯德菌**：对青霉素、氨苄西林、第二代及第三代头孢菌素类、多西环素、复方磺胺甲噁唑、氟喹诺酮类、克拉霉素和阿奇霉素很敏感，但对头孢氨苄、双氯青霉素、红霉素和克林霉素具有耐药性。

H. 不建议对社区获得性耐甲氧西林金黄色葡萄球菌性感染进行抗生素治疗，因为有社区获得性耐甲氧西林金黄色葡萄球菌性感染（CR-MRASA）的人类和动物口腔内不太可能出现细菌定植。

I. **破伤风**：

1. **接受过两次或两次以下初次免疫接种的患者，应使用免疫球蛋白和破伤风类毒素。**

2. 完成初次免疫接种系列但有 5 年多时间未接受加强疫苗的患者，可只使用破伤风类毒素。

J. **狂犬病预防**：

1. 如果实验室评估发现动物有狂犬病，或者未捕捉到动物，则需进行狂犬病预防。

2. 之前未接种过狂犬病疫苗的患者，其预防方案应包括人用狂犬病疫苗（一个系列 5 剂，在三角肌区进行肌内注射）和狂犬病免疫球蛋白（每千克体重 20IU，尽可能充分浸润伤口及伤口周围，剩余部分在远离疫苗注射的部位进行肌内注射）。

人咬伤

I. **初步处理应包括**：

A. X 线检查，用于评估是否有牙齿残留和（或）骨折。

B. **外科探查术**，尤其是手部，结合肌腱和掌骨头检查。

II. **抗生素治疗**：

A. **澳格门丁（口服）或舒他西林（静脉注射）。**

B. **仅使用第一代头孢菌素效果不佳**，因为厌氧菌和啮蚀艾肯菌对其有耐药性。

C. **最好联合使用耐 β - 内酰胺酶青霉素。**

D. **只用头孢西丁 + 替卡西林 + 克拉维酸也有效。**

E. 其他方案包括多西环素、加替沙星和莫西沙星；这三种药物均未被核准用于儿童。

棕色隐遁蛛咬伤

I. **昆虫学**

   A. 棕色隐遁蛛的头胸部背侧有一个小提琴形状的印记，3 对眼睛（大多数蜘蛛有 4 对眼睛）

   B. 其大小为 1～3cm，常见于室内或室外碎石堆。

II. **临床表现**

   A. 叮咬处出现浅表性红斑，周围变紫（6～24 小时内）。

   B. 随后常发展为全层皮肤坏死（48 小时后）。

   C. 全身症状可包括发热、肌痛、乏力和（或）胃肠（GI）不适。

III. **病理生理学**

   A. 棕色隐遁蛛的毒液中含有蛋白酶、透明质酸酶、酯酶、鞘磷脂酶等成分，具有细胞毒性。

   B. 可出现局部中性粒细胞介导免疫响应增强伴皮肤坏死和全身淋巴因子响应。

   C. 也可出现组织多形核白细胞性周围血管炎伴局部出血。

IV. **治疗**

   A. 正确鉴定病灶可能很困难，而且经常被延误。

   B. 评估其他原因，监测全身症状。

   C. 初步冲洗、局部冷疗、破伤风预防以及抬高叮咬肢体均很有帮助。

   D. 密切观察 72 小时。

   E. **一旦怀疑是棕色隐遁蛛叮咬，开始口服氨苯砜（白细胞抑制剂）。** 继续服用氨苯砜，直至皮肤病灶消退。**氨苯砜可能会引起溶血：** 葡萄糖 -6- 磷酸脱氢酶（G-6-PD）缺乏症患者可出现重度溶血和高铁血红蛋白症。

   F. 全身用皮质类固醇可能有一定效果。

   G. 如果药物治疗失败，病灶边界清楚，可行外科清创术伴皮片移植。

   H. 移植失败率高：约 15%。

蛇咬伤（表 52-1）

I. **背景**

   A. 99% 的蛇咬伤都是响尾蛇（蝰蛇）科毒蛇造成的：响尾蛇、铜头蝮以及水蝮蛇。

表 52-1	美国外科医师协会（American College of Surgeons）蜇毒分级		
蜇毒类型	**肢体症状**	**全身症状**	**化验结果**
无毒咬伤	仅咬伤	无	正常
轻度	局部反应	无	正常
中度	局部反应扩大到咬伤区以外	轻度全身性变化	化验所见轻度异常
重度	咬伤区以外出现重度反应，肢体受累	重度全身性变化	化验所见明显异常

    B. 响尾蛇咬伤具有毒性最强的毒液，在蛇咬伤致死亡事故中占半数以上；但据报道，10%~15% 蛇咬伤为无毒咬伤。

    C. 毒液中含有非酶蛋白质、多肽等物质，具有蛋白水解作用。

II. **处理**

    A. 避免咬伤部位过度活动，以中立体制动，迅速送往医院。

    B. 无毒咬伤（即，无临床注毒迹象）或轻度注毒情况下，不宜使用抗蛇毒血清。

    C. **抗蛇毒血清的适应证：**

        1. 局部损伤恶化（如肿胀、疼痛或瘀斑）。

        2. 临床凝血病发作。

        3. 出现全身反应，包括低血压或精神状态变化。

        4. 指导原则：用马血清做皮试确定可能出现的过敏反应后，注射 10~20 瓶抗蛇毒血清。

    D. 现在没有证据显示咬伤部位清创术和抽吸治疗对减少毒性效应有效果，而且还可能引起其他坏死。

    E. 筋膜切开术：仅适用于筋膜间隙综合征的临床体征和症状。肢体咬伤引起筋膜间隙综合征和感染的情况非常罕见。

要点总结

1. 坏死性软组织感染的正确急性处理包括复苏、使用广谱抗生素和根治性外科清创术。

2. 外科清创术应扩大到出血的活组织。24 小时后，必须进行二次检查。

3. 疑似棕色隐遁蛛咬伤时，口服氨苯砜可能有用。

要点问答

1. 坏死性软组织感染的首发症状通常是什么？

    与检查结果不成比例的过度疼痛。

2. 与猫狗咬伤相关的常见细菌有哪些？

    狗咬伤：金黄色葡萄球菌、草绿色链球菌、多杀性巴斯德菌和拟杆菌属；猫咬伤：多杀性巴斯德菌。

3. 制定抗生素方案的最佳方法是什么？

    按计划移送手术标本，供病理学和培养使用（革兰染色、需氧和厌氧）。但是，在等待培养期间，不要推迟抗生素的使用。

4. 坏死性软组织感染的根治方法是什么？

    连续外科清创术。

推荐阅读

Brook I, Frazier EH.Clinical and microbiological features of necrotizing fasciitis.*J Clin Microbiol*.1995;33（9）:2382-2387.PMID: 7494032.

Fleisher GR.The management of bite wounds.*N Engl J Med*.1999;340（2）:138–140.PMID: 9887167.

George ME, Rueth NM, Skarda DE, Chipman JG, Quickel RR, Beilman GJ.Hyperbaric oxygen does not

improve outcome in patients with necrotizing soft tissue infection.*Surg Infect*（*Larchmt*）.2009;10
（1）:21-28.PMID: 18991520.

Golger A, Ching S, Goldsmith CH, Pennie RA, Bain JR.Mortality in patients with necrotizing fasciitis.*Plast Reconstr Surg*.2007;119（6）:1803-1807.PMID: 17440360.

Jallali N, Withey S, Butler PE.Hyperbaric oxygen as adjuvant therapy in the management of necrotizing fasciitis.*Am J Surg*.2005;189（4）:462-466.PMID: 15820462.

King LE Jr, Rees RS.Dapsone treatment of a brown recluse bite.*JAMA*.1983;250（5）:648.PMID: 6864964.

Mills MK, Faraklas I, Davis C, Stoddard GJ, Saffle J. Outcomes from treatment of necrotizing soft-tissue infections: results from the National Surgical Quality Improvement Program database.*Am J Surg*.2010;200（6）:790-796; discussion 796-797.PMID: 21146022.

Ozturk E, Ozguc H, Yilmazlar T. The use of vacuum assisted closure therapy in the management of Fournier's gangrene.*Am J Surg*.2009;197（5）:660-665.PMID: 18789410.

Phillips BT, Bishawi M, Dagum AB, Khan SU, Bui DT.A systematic review of antibiotic use and infection in breast reconstruction: what is the evidence? *Plast Reconstr Surg*.2013;131（1）:1-13.PMID: 22965239.

Sarani B, Strong M, Pascual J, Schwab CW.Necrotizing fasciitis: current concepts and review of the literature.*J Am Coll Surg*.2009;208（2）:279-288.PMID: 19228540.

Swanson DL, Vetter RS.Bites of brown recluse spiders and suspected necrotic arachnidism.*N Engl J Med*.2005;352（7）:700-707.PMID: 15716564.

Ustin JS, Malangoni MA.Necrotizing soft-tissue infections.*Crit Care Med*.2011;39（9）:2156-2162.PMID: 21532474.

Wong CH, Chang HC, Pasupathy S, Khin LW, Tan JL, Low CO.Necrotizing fasciitis: clinical presentation, microbiology, and determinants of mortality.*J Bone Joint Surg Am*. 2003;85-A（8）:1454-1460. PMID: 12925624.

变性手术中的阴茎和阴道再造

I. 发育

A. 阴茎和阴道结构源于：

1. 中胚层［中肾管（沃尔夫管）/副中肾管（米勒管）］。

2. 内胚层（泄殖腔膜）。

3. 外胚层（外生殖器）。

B. 沃尔夫管：附睾、输精管和精囊。

C. 米勒管：输卵管、子宫和阴道上部 2/3。

D. 生殖腺开始为生殖嵴，6 周后分化。

E. 雄性分化：

1. Y 染色体上的 H-Y 抗原刺激未分化的性腺分化形成为睾丸。

2. 睾丸含有塞尔托利氏（Sertoli）细胞和睾丸间质（Leydig）细胞。

3. 睾丸中塞托利细胞分泌的米勒抑制物质（mIS）导致米勒管退化。

4. 睾丸间质细胞产生睾酮类似物→沃尔夫管发育。

5. 双氢睾酮→外生殖器的男性化。

F. 雌性分化：

1. 雌性分化是默认分化。

2. 无 H-Y 抗原→性腺成为卵巢；无米勒抑制物质，米勒管发育成为子宫、输卵管和阴道上段。

II. 解剖

A. 男性

1. 阴茎：由浅到深（图 53-1）。

a. 皮肤。

b. Dartos 筋膜（阴茎浅筋膜）。

c. Buck 筋膜（阴茎深筋膜）。

    d. 神经血管束：背深静脉、背动脉以及左右阴茎背神经。

    e. 白膜（每个海绵体的表面都包有一层白膜）。

    f. 勃起组织：两个阴茎海绵体和包围尿道的尿道海绵体。

  2. 动脉供应。阴部内动脉分为：

    a. 会阴动脉分布于会阴和阴囊。

    b. 阴茎动脉主干分为尿道球动脉、阴茎背动脉和阴茎深动脉。

  3. 尿道分为：

    a. 后尿道，靠近球部（前列腺部和膜部）。

    b. 前尿道，球部远端；由海绵体包裹（阴囊根和阴茎部分、尿道舟状窝）。

III. 阴茎再造

  A. 再造目标：

    1. **够长**，阴茎勃起不受限制，皮肤足够覆盖。

    2. **产生保护性感觉**，防止慢性阴茎皮肤破裂。

    3. **可自行站立排尿。**

    4. **有勃起功能。**

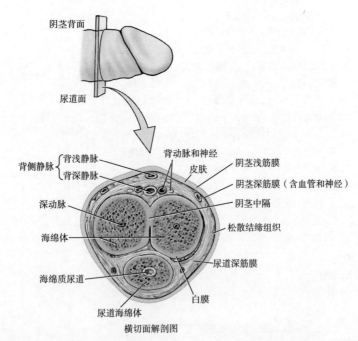

图 53-1 阴茎断层解剖（引自 Agur AMR, Dalley AF, eds. Grant's Atlas of Anatomy. 12th ed. Lippincott Williams & Wilkins; 2008.）

B. **阴茎表皮缺损：**

1. 可能由于阴茎和阴茎头鳞状细胞癌（SCC）或外伤所致。

2. 可进行中厚皮片移植（STSG）或全厚皮片移植（FTSG）。

3. 需进行局部皮瓣移植以更持久覆盖外露的尿道。

C. **阴茎硬结症：** 40～60 岁男性中有 1% 的发病率。

1. **阴茎勃起疼痛及弯曲畸形，阴茎上有坚硬的斑块或硬结，**其中 10% 患有掌腱膜挛缩。

2. **白膜折叠术：** 行包皮环切术并使阴茎皮肤脱套。确定最大曲率的对侧凸缘白膜并椭圆形切除之。这将稍微缩短阴茎，但可修正弯曲率。

3. **评价：** 药物诱导阴茎勃起，通过多普勒超声监测阴茎勃起情况。

4. **治疗方案。**

   a. 炎症期：维生素 E 可能有帮助。

   b. 对于轻度性功能障碍的治疗无效。

   c. 晚期 / 性无能：

   　 i. 如勃起不坚可植入阴茎假体。

   　 ii. 白膜折叠术（轻度弯曲，30°～45°）：椭圆形切除对侧凸缘白膜；稍微缩短阴茎。

   　 iii. 切除 / 真皮移植（弯曲率＞45°）：切除斑块，使用脱脂真皮移植覆盖。

   　 iv. 连续 6 周需避免勃起；完全恢复需几个月的时间。

5. **治疗结果。**

   a. 术后阳痿的发生率为 10%～15%：阴茎静脉漏现象或心理性。

   b. 85% 的成功率（阴茎伸直、自发性勃起和成功性交）。

D. **阴茎再植：**

1. 适用于锐性、非撕脱性损伤。

2. 禁忌证包括严重污染，长时间热缺血时间超过 8 小时。

3. 相对禁忌证是指自残伤害和不受控制的精神疾病。

4. 必须进行无活体组织清创术，并解剖出阴茎两根背动脉、两根背深静脉、两根背神经以便行吻合术。

5. 借助弗利导尿管进行尿道修复。

6. 直接修补白膜或阴茎体。

7. **背动脉和背深静脉端端吻合。**

8. 缝合阴茎深筋膜和皮肤。

9. 敷料必须有支撑性，留置弗利导尿管 2～3 周，以防止尿道狭窄。

IV. **重建阴囊**

A. **Fournier 坏疽：** 会阴部坏死性筋膜炎。

1. 免疫抑制和糖尿病患者发病率较高。

2. 混合需氧 / 厌氧菌感染。

3. Fournier 坏疽需紧急手术。为控制感染必须进行机械清创。

4. 睾丸通常不会发生继发于具有独立血供移植物和淋巴引流的直接感染。

5. 阴囊缺损—睾丸中厚皮片移植（STSG），阴囊中线处拉拢缝合，网状皮片植皮。阴股沟皮瓣移植不是长久选择，因为这些皮瓣较厚，导致温度较高从而影响生精。

V. **男性会阴缺损是癌症切除术中最常见的继发性缺损。**

 A. **行外部放射治疗（XRT）后导致患者伤口愈合延迟以及瘘管形成的风险高。**

 B. **皮瓣的选择。**

 1. **垂直腹直肌皮瓣（VRAM）：** 该斜行皮岛足够长便于穿过长而窄的男性骨盆。但需终身造瘘的患者应谨慎（直肠癌腹部骨盆切除术后状态）使用该皮瓣。

 2. **带蒂股前外侧皮瓣（ALT）：** 以旋股外侧动脉为血管蒂的皮瓣，使其在股直肌、缝匠肌下穿过。

 3. **双侧股薄肌皮瓣：** 皮瓣或中厚皮片移植一期缝合的肌皮瓣或肌肉。

 4. **双侧股后皮瓣。**

 5. **阴股沟皮瓣（新加坡皮瓣）。**

VI. **阴道再造**

 A. **目标**

 1. 足够长度的阴道壁。

 2. 性生活中拥有足够的阴道口和阴道横向尺寸。

 B. **先天性无阴道**

 1. 先天性无阴道综合征（mrKH 综合征）：

 a. 新生儿发病率为 1 / 4000 ~ 1 / 80000。

 b. 副中肾管系统（上阴道 \ 子宫 \ 输卵管）发育不良。

 c. 患者染色体为 46XX，卵巢正常，痕迹子宫，有女性外生殖器。

 d. 常伴有原发性闭经。

 e. 检查时注意阴道闭锁和子宫颈缺失。

 f. 伴有肋骨和椎骨异常，25% ~ 50% 合并重复肾、肾脏发育不全和异位。

 g. 手术前需要静脉肾盂造影和肾脏超声检查。

 h. 可通过代孕和体外受精生育。

 i. **手术时机** 为 14 ~ 20 岁，首先需进行阴道扩张。

 j. **治疗方案。**

 i. **持续扩张：** 成功治愈需患者自身有治疗欲望，因为需要使用手动扩张器或带特制座椅的阴道扩张器进行日常扩张。

 ii. **Abbe-McIndoe 阴道成形术：**

 a）在尿道和直肠之间将阴道的潜在腔隙分离出，然后将中厚移植皮片包裹于阴道模型表面。

 b）术后第 7 天取出填充物，第 14 天开始行扩张。

  c）大多数患者报告术后性生活满意。

  d）建议后期做子宫颈抹片检查进行监测，防止移植物发生鳞状细胞癌（SCC）。

 iii. Sadove & Horton **阴道成形术**：在尿道和直肠之间将阴道的潜在腔隙分离出，然后用全厚皮片移植包裹于阴道模型表面。如果患者年轻，则采用全厚皮片移植优于中厚皮片移植，因为其可随患者一起生长。

 iv. **筋膜皮瓣**（即阴股沟皮瓣）：

  a）以阴部内的终末分支为血供（阴唇后动脉）。

  b）利用阴唇外侧无毛皮肤，可切取 15 cm × 6 cm。

  c）阴股沟皮瓣的感觉神经包括阴唇后神经和股后皮神经会阴支。

  d）不常用，因为切取阴股沟皮瓣会改变年轻患者的体表结构。

 v. **结肠/小肠代阴道**：这种手术方式需剖腹手术，且再造的阴道会分泌大量带有异味的黏液，肠壁薄性生活过程中易出血。

C. **获得性外阴缺失**

1. 通常继发于鳞状细胞癌或黑色素瘤切除术。

2. 菱形皮瓣和横向推进皮瓣为优选。

3. 大面积缺损需皮肤移植（从下腹部取全厚皮片移植，一期缝合），需要 7 天的缝线固定。术后需留置导尿管，并服用治疗便秘的药物以改善移植物的成活。

4. 阴部外动脉（SEPA）皮瓣：

 a. 比腹壁浅动脉（SIEA）皮瓣更优的选择。

 b. 小面积的阴部外动脉皮瓣即可用于单侧外阴再造术。

5. **股阴部 V-Y 型推进皮瓣重建外阴术。**

D. **继发性阴道缺失**

1. 泌尿、妇科、胃肠道恶性肿瘤切除术的最常见结果。

2. 放疗前行皮瓣切除。

3. 如患者接受了结肠造口术，需谨慎使用腹部皮瓣。

4. 尽量避免阴道口环形切口—因为会随时间变狭窄。

5. **皮瓣选择：**

 a. **垂直腹直肌皮瓣**（图 53-2）。

  i. 皮岛可为会阴和阴道后壁提供表皮。

  ii. 卷曲的垂直腹直肌可用于重建阴道环状缺损，是阴道完全缺失的治疗选择。

  iii. 该皮瓣以腹壁下动脉和静脉为血供。

 b. 带蒂股前外侧皮瓣。

  i. 移植的极佳选择，供体部位好，体型瘦者最佳。

  ii. 该皮瓣以旋股外侧动脉降支为血供。

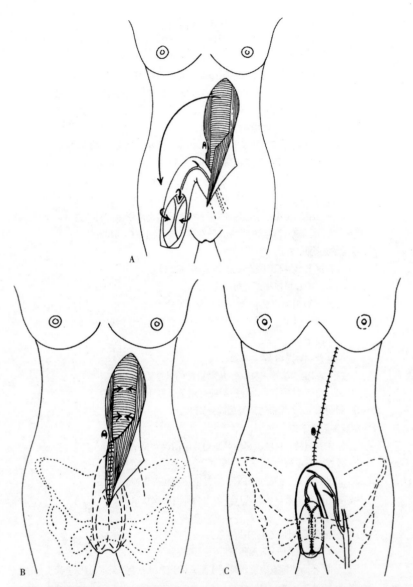

图 53-2 垂直腹直肌皮瓣　A.该皮瓣从腹部采集，带蒂移植入骨盆；B.修复腹部筋膜；C.将该皮瓣于受体部位插入（引自 Fischer JF, ed. Mastery of Surgery. 6th ed. Philadelphia, PA: Lippincott Williams & Wilkins; 2012.）

c. 双侧股薄肌皮瓣。

i. 供区发病率最低，但皮岛不稳定，可能需要中厚皮片移植覆盖肌肉。

ii. 以旋股内侧血管为血供（图 53-3）。

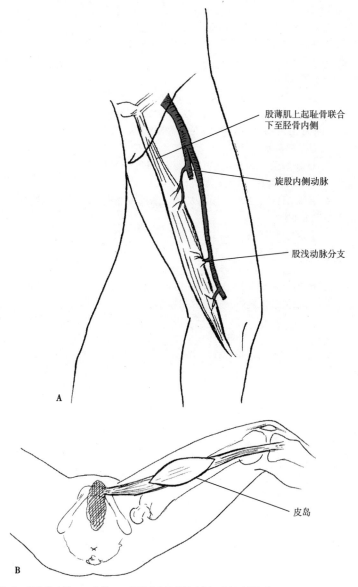

股薄肌上起耻骨联合
下至胫骨内侧

旋股内侧动脉

股浅动脉分支

A

皮岛

B

图 53-3 股薄肌皮瓣　A. 血供；B. 覆盖皮岛设计的实例。由闭孔神经支配

> d. **大腿后侧皮瓣**（图 53-4）：可能难以覆盖阴道缺损。
>
> e. **阴股沟皮瓣**（图 53-5）：如果患者曾接受过放射治疗，可能与阴道的轮廓难以相符。

VII. **性别手术**

A. 患者必须有性别认定障碍的正式诊断（DSM-5 标准）。

B. 多科室协同合作可以为患者提供最好的全面护理。

C. 此患者群体抑郁、焦虑、成瘾、自杀、脱离社会支持体系、无家可归、贫困的发生率非常高。

D. 这种情况下，整形外科医师无法判断患者是否已准备好接受手术。

E. **患者手术前必须符合世界变性健康专业协会的标准。**

F. **世界跨性别健康专业协会对变性手术的前提要求。**

1. 接受激素治疗 1 年。

2. 以他（她）们选择的性别公开地生活和工作 1 年。

3. 生理和心理保持稳定的健康。

4. 认证的精神卫生专业人员写的两封信，证明该患者已准备好接受变性手术。

G. **女变男手术。**

1. **乳房切除术。**

a. 胸部重建。

b. 乳房小的患者，可采用少量吸脂以及乳晕切口处切除乳腺的手术。

c. 乳房较大需经乳房下皱襞切口，围绕乳房做圆周均匀的脂肪抽吸和乳头游离移植手术后进行乳房切除术。

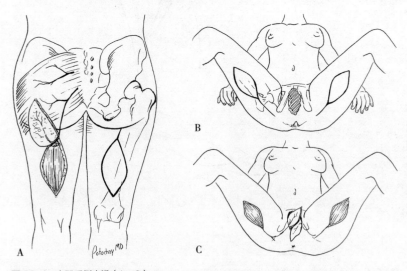

图 53-4 大腿后侧皮瓣（A～C）

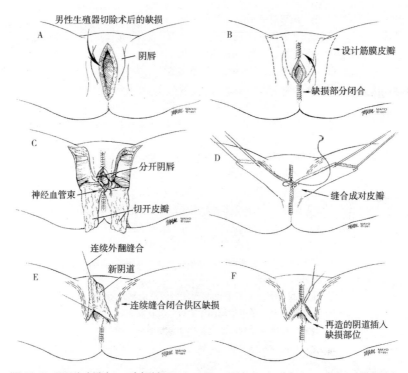

图 53-5 阴股沟皮瓣（A～F）（引自 Fischer JF，ed.*Mastery of Surgery.*6 th ed.Philadel-phia，PA: Lippincott Williams & Wilkins; 2012.）

>   d. 术后 6 周着塑形衣对于保持胸部轮廓非常重要。

2. **会阴区手术。**

   a. 目标：延长尿道；提供保护性感觉；计划一个阶段完成重建；美学上可接受；降低供体部位发病率。

   b. **阴蒂阴茎化手术。**

     i. 阴蒂增大替代阴茎，并进行尿道转移。

     ii. 分离并切断阴蒂背侧韧带使阴蒂延长 3cm。

     iii. 将尿道包埋于阴蒂内并延长到阴蒂末端。

     iv. 大阴唇后移。

     v. 将阴道壁带蒂肌肉黏膜瓣向上提起覆盖阴蒂头（需超过 3cm 宽），作为形成会阴部尿道的黏膜。

     vi. 优点：保留了性感觉，手术时间更短，无供区部位。

     vii. 缺点：外观不佳和站立时排尿能力不稳定。

   c. **阴茎成形术。**

     i. 带蒂皮瓣：扩大的腹股沟皮瓣、阔筋膜张肌肌皮瓣、腹壁浅动脉皮瓣、腹直肌肌皮瓣。

ii. 游离皮瓣移植选项：前臂桡侧皮瓣、前臂尺侧皮瓣、上臂外侧皮瓣、肩胛皮瓣、足背皮瓣、腓骨皮瓣（术前组织扩张）。

iii. 目前的最优选是前臂桡侧游离皮瓣。

    a）必须严格进行艾伦测试（观察尺动脉或桡动脉的通畅情况以及掌弓的完整情况）并记录，应选择非优势手侧手臂。

    b）供区部位发病率高，覆盖 Integra 人工皮并延迟进行中厚皮片移植至前臂可略微改善高发病率。

    c）中国外科医师用前臂皮肤构建尿道和阴茎。

    d）将一条阴蒂背神经与外侧前臂皮下神经端端吻合以产生保护性感觉。

    e）保持另一条阴蒂背神经完好无损，以保留性感觉。

    f）可植入可产生勃起功能的可充胀阴茎假体，但笔者不操作这种手术，因为存在伤口破裂和阴茎假体贮液囊溢液的风险。

iv. 受体部位为腹股沟的隐静脉和股动脉或下腹部的腹壁下动脉和腹壁浅静脉。

v. Norfolk 技术的冠状脊和龈沟构造以形成割除阴蒂的外观——形成圆锥形龟头的三角形皮瓣和尿道口的矢状面。

vi. 缺点：尿道瘘管和狭窄以及供区发病率高。

vii. 优点：阴茎长度足够，可站立排尿。

H. 男变女手术

1. 胸部整形术。

  a. **面部女性化**：内镜下眉提升术，鼻整形术，喉结整形术，降低眶上缘和眉间距，皱纹切除术。

  b. **胸部重建**：

    i. 荷尔蒙疗法使乳房适度发育。

    ii. 行隆乳术，将硅胶或盐水假体植入胸大肌下。

2. "私处"手术。

  a. **跨性女阴道成形术**：

    i. 钝性切开前列腺与直肠之间的会阴管。

    ii. 会阴三角皮瓣在阴囊后部形成顶点，形成阴道后方的穹隆。

    iii. 进行睾丸切除术，阴囊皮肤轮廓成大阴唇。

    iv. 去除阴茎干，切除勃起组织。

    v. 从阴茎轴上切下基于背动脉、背静脉和成对背神经的阴茎头带血管蒂的移植物并将其重新定位。

    vi. 阴茎皮肤倒置形成阴道前壁和侧壁。

    vii. 尿道缩短。

    viii. 缺点：阴道和尿道狭窄风险高，伤口愈合时间延长。

ix. 优点：美学效果极佳，一期手术即可。

要点总结

1. 对于需要行造瘘术的患者，应谨慎使用垂直腹直肌皮瓣。腹壁完整性对于预防造口旁疝有重要意义。

2. 谨慎用局部组织重建或阴股沟皮瓣覆盖曾接受过放射治疗的会阴部位。这些组织接受过放射治疗，这样就难以与缺损部位融合，且伤口愈合时间延长的可能性也高，会导致溃烂。

3. 变性手术前，患者必须符合世界变性健康专业协会标准。

4. 接受变性手术的患者最好是由多科室团队负责，团队的专业医师成员定期对该类患者进行治疗。

要点问答

1. 会阴重建中带蒂股前外侧皮瓣的路径是什么？

    皮瓣必须经股直肌和缝匠肌下穿过。

2. 以旋股外侧动脉降支血管为蒂的股前外侧穿支皮瓣在哪里？

    位于髂前上棘至髌骨外侧缘连线中点为圆心、3cm 为半径的范围内。

3. 阴茎血供有什么独特之处？

    龟头和阴茎体的血供相互独立。阴茎体的皮肤由皮神经网支配，而龟头以背动脉为血供。这使得阴茎在变性手术中被分开创建阴道内壁和新阴蒂后其结构仍存活。

4. 描述阴茎的各层组织。

    参见图 53-1。

简图描绘

画出阴茎的横截面（图 53-1）。

推荐阅读

Cordeiro PG, Pusic AL, Disa JJ. A classification system and reconstructive algorithm for acquired vagi- nal defects. *Plast Reconstr Surg.* 2002;110(4):1058-1065. PMID: 12198418.

Hollenbeck ST, Toranto JD, Taylor BJ, et al. Perineal and lower extremity reconstruction. *Plast Reconstr Surg.* 2011;128(5):551e-563e. PMID: 22030517.

Monstrey S, Hoebeke P, Selvaggi G, et al. Penile reconstruction: is the radial forearm flap really the stan- dard technique? *Plast Reconstr Surg.* 2009;124(2):510-518. PMID: 19644267.

Wong S, Garvey P, Skibber J, Yu P. Reconstruction of pelvic exenteration defects with anterolateral thigh-vastus lateralis muscle flaps. *Plast Reconstr Surg.* 2009;124(4):1177-1185. PMID: 19935301.

54

热损伤：急性护理和移植

I. 热损伤问题的范围

A. 烧伤是发病率最高的热损伤：每年约 200 万烧伤患者。

B. 每年因烧伤而住院的患者多达 6 万，其中近 6000 人死亡。

C. 有关烧伤的年医疗总支出接近 40 亿美元。

II. 烧伤的病理生理学

A. 由于高强度热能导致蛋白质凝固。

B. 释放局部介质。

C. 血管收缩以及血栓形成导致血流改变。

D. 组织水肿。

III. 全身影响

A. 皮肤屏障功能丧失导致体液流失和大量体液转移。

B. 受伤组织释放血管活性介质，导致继发间质性水肿、低蛋白血症、体液转移和器官功能障碍。

C. 细菌移位。

D. 免疫功能：代谢亢进状态。

1. **初始反应：心输出量下降、代谢率降低。**

2. 伤后 24 ~ 48 小时：心输出量上升（2 倍正常值）、代谢率增加（2 倍正常值）。

3. 下丘脑功能改变：胰高血糖素 / 皮质醇 / 儿茶酚胺水平上升。

4. 胃肠道屏障功能受损，导致菌群移位。

5. 营养需求急剧增加（2 ~ 3 倍正常需求量）。

6. 全身处于分解代谢状态。

7. **改变代谢亢进状态的方案**包括给予退热药、β‐肾上腺素能药物、非甾体抗炎药（NSAID）、生长激素和类胰岛素生长因子（IGF‐1），这些均是目前大量研究针对的领域。

IV. **烧伤严重度**

    A. **烧伤体表总面积（TBSA）以及是否存在吸入性损伤**是最重要的指标。

    B. **烧伤深度**可受温度、接触持续时长和皮肤厚度的影响。

    C. **患者合并症**和年龄是影响烧伤严重程度的其他重要因素。

    D. 患者可能有多发创伤（机动车事故、爆炸事故等）。

V. **烧伤体表总面积可通过"九分法"评估**（图 54-1）

    A. 对于儿童和婴儿，因为其头部较成人患者大，四肢较小，应对"九分法"进行相应更改。

    B. **以患者手掌大小**占体表总面积的 1% 为基准，据此合理推算。

VI. **烧伤深度**

    A. **Ⅰ度烧伤：**

        1. 涉及表皮。

        2. **症状类似于严重晒伤**，包括充血、皮肤发白和触诊触痛。

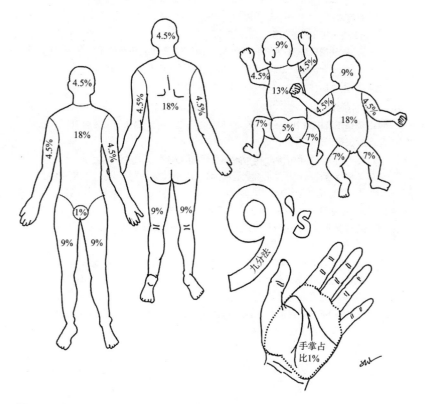

图 54-1　成人和儿童皮肤烧伤部位各占体表面积的百分比（"九分法"）

3. 无水疱。

B. II 度烧伤：

1. **伤及真皮**，可分为真皮浅层和真皮深层烧伤。

2. **真皮浅层烧伤（浅 II 度）。**

a. 涉及真皮乳头层，不含皮肤附件。

b. 原始创面呈深红色，触诊柔软。

c. 有水疱（完好或破裂）。

d. 创面受压时变白。

e. 如皮肤附件完好无损，则无须植皮就可愈合。

3. **真皮深层烧伤（深 II 度）。**

a. 涉及真皮网状层，有皮肤附件残留。

b. 无毛细管填充。

c. 苍白。

d. 痛觉减退。

C. **III 度烧伤：** 指烧伤导致表皮和全部真皮层损坏。

1. 烧伤伤及皮下组织、肌肉或骨骼。

2. **皮肤蜡白焦黄**或者外表干燥，如皮革样（如果伤及更深层）。痛觉消失。如果烧伤感觉很痛，则为非全厚烧伤（未伤及感觉神经）。

3. 不能自行痊愈，需手术植皮或手术缝合。

VII. **吸入性损伤**

A. 烧伤患者中约 10% 存在吸入性损伤。但是，死于烧伤的患者约 70% 存在吸入性损伤。

B. 这一情况往往包括地下室等封闭空间内的火灾。

C. **体格检查**特征包括鼻毛烧焦、面部灼伤、痰中含碳粒和（或）声音嘶哑。

1. 气促可能是由缺氧引起的。

2. 面部灼伤患者必须进行眼底荧光造影检查。

D. **通过鼻咽镜或纤维支气管镜直接进行气道检查以确诊。**

1. 早期必须进行气管保护性插管。

2. 如气道肿胀，则气管插管将更加困难。

E. **吸入性损伤可分为三类。**

1. **声门上方损伤**通常是由于吸入了过热空气。

2. **声门下方损伤**是由于烟雾颗粒损伤了大气道上皮。

3. **一氧化碳（CO）中毒。**

a. 一氧化碳结合血红蛋白的能力是氧气的 200 倍。

b. 一氧化碳可使氧解离曲线左移，从而导致组织缺氧。

c. 体检通常可观察到患者黏膜呈樱桃红色，意识水平发生改变，伴有情绪焦躁。

d. 脱二氧化碳不受影响，因此发绀和呼吸急促的可能性较小。

e. 血氧测定可能正常（因为该测定无法区分一氧化碳和氧气）。

f. 治疗需应用 100% 氧气，因为室内空气中一氧化碳的半衰期为 4 小时，而在吸入氧浓度分数（FiO_2）=100% 时为 1 小时。

F. 上呼吸道肿胀。

1. 是吸入性损伤最常见的症状。

2. 由热能扩散至咽、喉和声带组织引起。

3. 肿胀出现于灼伤后数小时，持续 2 ~ 4 天，直至水肿消退。

4. 诊断：上呼吸道直接影像检查。

5. 如检查时观察到存在肿胀、红斑或烟灰，应插管治疗。

6. 拔管指征：

a. 通过至少 15 ~ 30 分钟的自主呼吸试验。

b. 直接喉镜检查或纤维喉镜检查显示咽喉水肿消退情况良好。

c. 也可采用气囊检漏试验，但这一检测的敏感度或特异性较低。

G. 急性呼吸衰竭。

1. 燃烧过程中会产生一些有毒物质，吸入会引起化学性肺炎。

2. 大面积组织水肿和全身以及局部炎症会导致症状加重。

3. 治疗方案：插管、呼气末正压（PEEP）通气、低吸入氧浓度分数、频繁吸痰以及辅助措施。

4. 也可能住院几天后因医院获得性肺炎引起。

VIII. 转移到烧伤中心的标准

A. Ⅱ度和Ⅲ度烧伤面积大于 10% 体表总面积（TBSA）。

B. 烧伤涉及面部、手、足、生殖器、会阴或主要关节。

C. 电击伤或化学性灼伤。

D. 吸入性损伤。

E. 医院无治疗儿科患者的设备。

F. 患有严重合并症的患者。

G. 烧伤造成创伤患者的发病或死亡风险极高。

H. 烧伤患者需要社交帮助、情绪支持和康复设施。

IX. 输液复苏

A. **派克兰烧伤输液公式**广泛应用于估算烧伤后最初 24 小时的体液需求量。

1. **首次 24 小时输液量 =4ml× 体表总面积（%）× 体重（以 kg 为单位）。**

a. 输液复苏时，只将Ⅱ度和Ⅲ度烧伤计入烧伤体表总面积；不含Ⅰ度烧伤。

b. 应输注乳酸钠林格注射液（LR），因为其成分最接近细胞外液。

c. 不得进行胶体输液复苏（但一些研究显示对于低白蛋白患者可能有益）。

2. **最初 8 小时（从受伤时间开始计算，而非入院时间）输注以上剂量的一半，然后在接下来的 16 小时内输注余下的一半。**

3. 儿科患者特点：

a. 在维持液中加入含葡萄糖的 5% 乳酸钠林格注射液。

b. 婴儿和儿童体内糖原储存有限，很容易出现低血糖。

4. **输液复苏的适宜剂量最好根据小时尿量确定** [成人为 0.5ml/（kg·h），儿童为 1ml/（kg·h）]。

5. 定期检测碱缺失、血乳酸值和 pH 值也很重要。充分输液复苏后这些指标的水平应该持续下降。

6. Swan Ganz 导管监测或床旁超声（下腔静脉充盈参数和心肌收缩力）也可用于评估体液状态。

B. Jackson **烧伤模型**展示了烧伤创面内的不同分区（图 54-2）。

1. **凝固区**：

a. 组织严重受损，无法恢复。

b. 治疗方案：切除和移植。

2. **瘀滞区**：

a. 组织炎症，血管受损。

b. 适当输液复苏可恢复组织。

c. 环绕凝固区。

d. 治疗方案：积极输液复苏。

3. **充血区**：

a. 组织血管扩张严重，血流增加，应可恢复。

b. 治疗方案：积极输液复苏。

C. **输液复苏，并每小时评估一次。**

1. 应定期调整输液量以保持充足的排尿量，因为输液不足和过度都会造成严

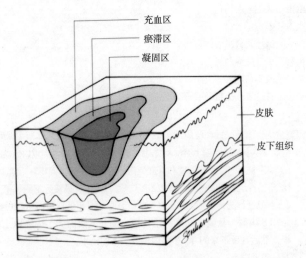

图 54-2 Jackson 烧伤模型

重后果。需记住：早期输液复苏过程中排尿量可能滞后，如果其他参数持续改善，应避免为增加排尿量而输注过量，这一点非常重要。

2. Jackson 瘀滞区可通过适当输液复苏进行抢救。输液不足和过量可能会导致额外的组织损伤。

3. 过度输液会导致：

  a. 肺水肿，需延长呼吸机辅助治疗。

  b. 组织水肿增多，随后需行焦痂切开术。

X. 环形焦痂及焦痂切开术（图 54-3）

  A. 环形焦痂：

  1. 环形焦痂紧绷无弹性，形成挛缩，限制组织向外扩张。

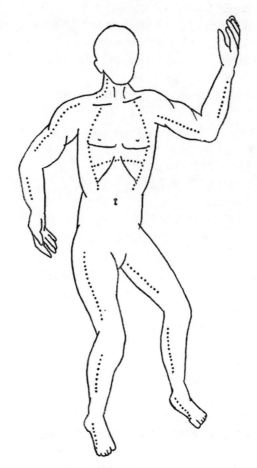

图 54-3 虚线显示了焦痂切开术的建议切口

2. 由于输液复苏过程中出现组织水肿，超生理压力会使局部情况恶化，导致组织缺血和坏死。

B. 四肢烧伤：

1. 体征常被烧伤或组织水肿所掩盖。但是，体格检查仍然是最好的临床诊断工具。

2. 多普勒超声检查在评估组织灌注方面不可靠。

C. 胸部烧伤：环形焦痂可导致呼吸困难，肺动脉高压。

D. 腹部烧伤：

1. 环形焦痂可导致腹腔间隔综合征。

2. 可通过弗利导尿管测量膀胱压力，以准确估算腹腔内压力。

E. 焦痂切开术指切开烧伤皮肤，减小收缩张力。

1. 设计焦痂切开术切口时，切记因所有烧伤皮肤最终都需切除，因此不适用标准规则（例如，标准规则中要求切口不得垂直于关节）。

2. 可选择电凝切除，因为烧伤皮肤感觉缺失，可在床边进行。

　　a. 需将未灼伤的皮肤相互连接起来。

　　b. 当皮肤挛缩得到释放后，焦痂会"崩开"，烧伤组织的边缘之间会产生间隙。

　　c. 创面基底层可见健康的活力组织（通常是脂肪）。

3. 四肢焦痂。

　　a. 可通过轴向内侧和外侧切口松解挛缩。

　　b. 通常无须指（趾）部焦痂切开术。

4. 胸部和上腹部焦痂。

　　a. 可通过松解双侧腋中线解除挛缩。

　　b. 可通过一个或多个水平切口连接形成"H"形。

XI. 烧伤创面护理

A. 应在床边清除所有水疱和失活组织。并敷上外用抗菌药物。

1. Silvadene（1%磺胺嘧啶银）为革兰阴性菌和革兰阳性菌广谱抗菌药。

　　a. 创面渗透性适中。

　　b. 可能损伤角膜，因此禁止用于眼部附近。

　　c. 可导致中性粒细胞减少，因此应定期检测白细胞计数。

　　d. 不得用于磺胺过敏患者。

2. 磺胺米隆（10%磺胺醋酸盐）为革兰阳性菌广谱抗菌药物并且有抑菌作用。

　　a. 伤口和焦痂渗透性非常好。

　　b. 磺胺米隆是耳软骨或鼻软骨外露的主要外用药。

　　c. 磺胺米隆是一种碳酸酐酶抑制剂，可能引起高氯性酸中毒，尤其在用于大面积烧伤时。

　　d. 应避免用于超过20%体表总面积的烧伤。

3. **硝酸银**（0.5% 溶液）为葡萄球菌和假单胞菌广谱抗菌药物。

   a. 硝酸银溶液的焦痂渗透性不好。

   b. 硝酸银溶液会使周围皮肤、敷料以及寝具变色。

   c. **硝酸银可引起低钠血症**，应定期检测钠水平。

   d. 价格低廉。

4. **爱银康**（Acticoat）是一种银离子敷料，呈薄片状。银离子遇水即激活，可用作外用抗菌药物。

   a. 将爱银康置于清洁的烧伤创面上，并且每天用生理盐水润湿几次。敷料可每 3~5 天更换一次。

   b. 爱银康还有手套形式的敷料，非常适合手部 II 度烧伤清洁后的创面。

5. **杆菌肽锌软膏**为革兰阳性菌抗菌药物。

   a. 杆菌肽可渗透烧伤焦痂。

   b. 常用于面部烧伤。

   c. 杆菌肽可用于眼部周围，安全无不良反应。

XII. 烧伤伤口清创和移植

A. 首次创面换药前应于床边对水疱进行初步清创。

B. 充分输液复苏后，如患者血流动力稳定，应于手术室行正式清创和移植。

1. 早期清创可预防烧伤创面感染；首次清创通常在受伤后 2~4 天内进行。

2. 对于大面积烧伤，应按顺序清创和移植。

3. 理想情况下，所有烧伤创面均应在 3 周内完成移植以防止增生性瘢痕形成，但是，对于面积很大的烧伤，应在早期行焦痂切开术清除大面积坏死组织，这一点非常重要。

C. **削痂**指有序切除失活组织的薄层，直至露出健康出血组织。

1. 相继切除所有失活组织薄层，直至露出活体组织层。

2. 清创时，最重要的是区别浅 II 度烧伤和深 II 度烧伤。

   a. **浅 II 度烧伤无须移植，可自行愈合。**

   b. **深 II 度烧伤需植皮。**

3. 如果供区皮肤不足，可延迟移植。首先用尸体的同种异体移植物或非生物敷料覆盖创面以防止体液流失以及创面感染（参见下文）。

D. **手术设备**

1. 清创用 Weck 刀和（或）Versajet 刀。

2. 止血用浸肾上腺素的 Telfa 敷料。

3. 备血液制品。

4. 植皮刀。

5. 制网器。

6. 制网器载片。

7. 矿物油。

8. 供区部位的敷料（通常是三溴酚铋凡士林纱布或大面积的透气胶膜）。

9. 支撑材料。

10. 移植物和支撑物用缝合器。

E. **移植技术**（参见第 3 章"移植物"）

  1. **断层皮片**：

    a. 通常为 0.3~0.35mm。

    b. 移植物越薄，对供区的伤害越小，且取材率越高，但也更容易发生继发性挛缩。

  2. **通常采用 1：1.5 的网孔**，以增大皮片表面积并减少皮片下方积液。

    a. 可使用更大的网孔（例如，1：2、1：3 或 1：4），但是会使愈合时间延长。

    b. 即使将移植物做成网状，最好也不要将其拉伸以减少收缩和改善美容效果。

  3. **片状（非网状）移植物通常用于美容或功能性区域**，如脸部、胸部和手部。

F. **移植失败**的原因。

  1. **移植前伤口清创不彻底**是主要原因。

  2. **细菌定量培养结果**如大于 1×10^5，会出现移植物坏死。

  3. **移植物下方积液，包括血肿（最常见）或血清肿**。

  4. **皮片受剪切力**，因为未妥善固定且皮片受压。

  5. **营养不良**或患者生理状态不佳。

XIII. **移植物选择**

A. **自体移植物**是患者自体皮肤，是移植的最佳选择。

  1. 优点包括仅需要一期重建以及能产生清洁、血管化的创面床。

  2. 缺点包括会产生另一个断层皮片供区。

B. **同种异体移植物**是从尸体取得的皮肤移植物。

  1. **优点**：

    a. 自体移植不足时可提供充足的数量。

    b. 可以暂时重建血运，并且可能与受区的真皮成分（dermal elements）融合。

    c. 可覆盖烧伤创面，以尽量减少体液流失和伤口感染。

  2. **缺点**：

    a. 成本较高。

    b. 有潜在的传染疾病风险。

    c. 排异反应风险高。

C. **异种移植物**是来自不同物种的组织移植物。

  1. **优点**：

    a. 自体移植物不足时可提供充足的数量。

    b. 可覆盖烧伤创面，以尽量减少体液流失和伤口感染。

    c. 能缓解浅 Ⅱ 度烧伤患者的疼痛（这类患者有可能不需要移植）。

2. **缺点：**

  a. 由于移植物无法获得血供，因此预计约第 7 天时会脱落。

  b. 潜在的传染疾病风险。

D. **Integra 人工皮**是一种双层牛胶原蛋白体，能提供脱细胞基质，该基质将被患者的自体细胞填充。

  1. **优点：**

    a. 能覆盖未血管化的创面，例如无骨膜的骨骼或无腱旁组织的肌腱。

    b. 将在 3~4 周的时间里使创面血管化便于后期移植。

    c. 允许移植较薄的（6/1000~8/1000 英寸）皮肤，从而保护供区，尽量减少供区损伤。

  2. **缺点：**

    a. 感染率高。

    b. 需行两次皮肤移植手术。

    c. 第二次手术时需自体薄层皮肤移植。

E. **人工培养的上皮自体移植物**细胞是移植前在细胞培养液中培养的患者自身皮肤细胞。

  1. **优点：**可增加大面积烧伤患者（大于 80%）的可用自体移植物。

  2. **缺点：**

    a. 细胞移植前，有 3~4 周的滞后时间。

    b. 移植物薄、不稳定，且不含真皮层。

    c. 成本高。

    d. 接受该种移植物治疗的患者中，部分出现了鳞状细胞癌。

XIV. **面部、眼和耳烧伤**

A. **面中部的皮肤附件位置较深，有丰富的血供，**愈合力较强。

B. **应用分区原理进行评估：**如果某个分区中超过 50% 的面积需要移植，则切除整个分区后再行移植术可达到更好的美学效果。

  1. 使用非网状皮片，并遵循美学分区特性。

  2. 脸部应采用较厚的移植物（0.4~0.5mm）。

  3. 面部移植应在受伤后 2 周内进行，以减少瘢痕。

C. **眼睛：**早期眼睑水肿通常可保护眼睛。当水肿消退时，患者将面临角膜外露和擦伤的风险。

  1. 眼科检查以及荧光素染色检查法通常适用于评估角膜擦伤情况。

  2. 可能需要眼部润湿和（或）临时性睑缘缝合术。

  3. 需手术矫正外膜、中膜和内膜。

  4. 目标：

    a. 使眼睑恢复到恰当的功能位置。

    b. 当眼睛平视前方时，眼睑可覆盖角膜巩膜下缘。

D. **耳：**耳部皮肤非常薄并且软骨外露较常见。

1. 将磺胺米隆涂抹于外露的软骨处，每日 2 次。

2. 避免对耳部施加任何外部压力。

3. 化脓性软骨炎需紧急清创。

4. 如无软骨外露，应采用断层皮片移植外加支架。

5. 少许软骨外露可能需清创并对伤口进行一期缝合。

6. 如软骨大量外露，移植前必须先用有血供的皮片覆盖。同侧颞顶筋膜瓣是理想选择。

XV. 手足烧伤

A. 严重烧伤的肢体早期应行焦痂切开术。

B. 肢端表面烧伤需抬高肢体，进行局部抗菌治疗，并进行康复训练以恢复关节活动度（每日练习 2 次）。

C. **手部烧伤应采用安全屈曲位用夹板固定，拇指最大程度外展。**

D. 如果长时间住院并且外露的肌腱烧伤严重，应考虑采用安全屈曲位并用克氏针内固定。

E. 深 Ⅱ 度烧伤和 Ⅲ 度烧伤：

1. 最好在早期削痂并移植皮片，尤其当该类烧伤位于手和手指背部时。

2. 夹板固定 5 天后，应重新开始关节活动度训练。

F. 肌腱外露可能需要局部组织重组或皮瓣移植或用 Integra 人工皮覆盖。

G. 手掌皮肤厚实，所有手掌烧伤病例中，仅 20% 最终需要植皮。保守治疗建议保留厚的筋膜附属结构。

H. 足烧伤的处理方法与手烧伤相似。

XVI. 生殖器官烧伤

A. 将烧伤的包皮置于正常位置，以防止嵌顿性包茎。

B. 根据需要可能需进行数周的局部抗生素治疗。如有任何开放性创伤，应进行皮片移植。

C. 建议尽早咨询有经验的泌尿科医师。可根据他们的判断移除弗利导尿管。

XVII. 眼部损伤

A. 如果担心眼内压升高，请咨询眼科医师。

B. 重要的是要保持眼睛湿润，可考虑眼睑板缝合。

XVIII. 营养补充

A. **所有大面积烧伤都存在代谢亢进的现象。**

1. 代谢率与烧伤面积成正比；在烧伤面积大于等于 60% 体表总面积这一区间，代谢率为常数。

2. 代谢亢进在受伤后很快开始，在受伤后第一周末达到最高水平。

3. 大部分超过 30% 体表总面积的烧伤需要高强度的营养支持，直到伤口完全愈合。

4. **根据 Curreri 公式计算热量需求：24 小时热量需求 =［25kcal × 体重（kg）］+［40kcal × 体表总面积（%）］。**

> 5. 蛋白质需求量：推荐剂量为 2.5 ~ 3g/(kg·d)。儿童建议剂量为 3 ~ 4g/(kg·d)。

- B. **应尽早进行肠内营养供给。**
  1. 初始营养供给可通过鼻胃管进行。
  2. 如果营养物进入胃部，则应在手术前 6 小时进行营养供给。
  3. 胃幽门后 Dobhoff 管适合长期营养供给。围术期可继续采用该方法营养供给。
- C. **每周检查营养状况**，绘制患者前白蛋白值变化图以监测其营养状况。
- D. 注册营养师的早期干涉是必要的。

要点总结

1. 派克兰烧伤输液公式仅为输液的初步指南。要实现充分复苏，最重要的是实时监测排尿量。
2. 警惕吸入性损伤，并尽量在早期进行气管插管治疗。
3. 所有吸入性损伤或面部烧伤的患者都应进行荧光素染色检查，并应尽可能由眼科医师进行检查。
4. 对环形烧伤创面行焦痂切开术对于挽救生命或保住四肢至关重要。
5. 3 周后仍未闭合的伤口（无论是靠自行愈合或皮肤移植）是增生性瘢痕形成的高风险因素。
6. 输液复苏期间，应频繁监测排尿量、pH 值、碱缺失情况和血乳酸值。

要点问答

1. 皮肤移植物如何存活？
   - a. 最初，移植物通过从周围血清中吸收营养物或营养物扩散而存活（初始 48 小时）。
   - b. 皮肤移植物和受体部位的血管之间形成吻合（第 2 ~ 3 天）。
   - c. 血管再生，新血管长入移植物内（第 5 ~ 7 天）。
2. 我们应如何处理耳软骨外露？
   - a. 磺胺米隆是最佳外用伤口敷料，因为其软骨渗透性良好。
   - b. 少量软骨外露可于一期缝合时切除。
   - c. 大量软骨外露可能需要采用颞顶筋膜瓣进行植皮。
3. 最迟几周后应闭合烧伤创面以防止增生性瘢痕形成？
   3 周。
4. 哪些因素会导致植皮失败？
   - a. 剪切力。
   - b. 感染或清创不足。
   - c. 移植物下方积液（血肿最常见、血清肿）。

简图描绘

1. 画出皮肤各烧伤部位占体表总面积百分比的基本示意图（图 54-1）。

2. 画出焦痂切开术的切口线（图 54-3）。

推荐阅读

Friedstat JS, Klein MB. Acute management of facial burns. *Clin Plast Surg*. 2009;36（4）:653–660. PMID: 19793559.

Klein MB, Moore ML, Costa B, Engrav LH. Primer on the management of face burns at the University of Washington. *J Burn Care Rehabil*. 2005;26（1）:2–6. PMID: 15640725.

Sterling J, Gibran NS, Klein MB. Acute management of hand burns. *Hand Clin*. 2009;25（4）:453–459. PMID: 19801119.

55

电击伤和化学性灼伤

电击伤

I. 背景

A. 在送往大型烧伤中心的患者中，电击伤患者的占比不足 5%。

B. 患者通常为年轻男性，且与其从事职业有关。

C. 烧伤体表总面积（TBSA）不一定与预后相关，并且无法量化对机体深部组织的损伤。

II. 损伤机制

A. **热能**：电击可产生的温度超过 100℃。

B. **电穿孔**：电力使水进入脂质膜导致细胞破裂。

C. 评估电击伤的入口和出口并不总是有用。

D. 难以确定入口和出口之间的损伤类型和严重程度。

E. **身体不同组织的电阻按从高到低顺序排列为**：骨骼、脂肪、肌腱、皮肤、肌肉、血管、神经（骨骼加热到高温后会灼伤周围组织）。

III. 损伤严重程度

A. 取决于电压、电流类型和电阻。

B. 高压电击伤是指超过 1000V 的电压造成的灼伤。

C. 交流电会引起强直性肌肉收缩，使人的手部无法脱离电源。这是由于（较强的）前臂屈肌和（较弱的）前臂伸肌同时收缩导致的。

D. 欧姆定律：电流 = 电压 / 电阻。

IV. 病因学

A. 制定治疗方案前必须考虑所有因素。

B. 穿过组织的电流可导致入口 / 出口处的灼伤并灼伤身体深部组织。

1. 电流通过人体时将优先选择"低电阻路径"。

2. 神经和血管的电阻低；骨骼电阻高。

3. 电流将穿过软组织，直达电阻较高的骨骼，然后沿着骨骼行进，直到离开人体到达地面。

C. **血管损伤：**
1. 损伤血管内膜及其介质。
2. 导致血栓形成。

D. **对心脏的影响：**
1. 心律失常—心电图（EKG）监测至少 24 小时。
2. 冠状动脉痉挛。
3. 心肌损伤和梗死。

E. **对胃肠道（GI）的影响：**
1. 伤及实体器官。
2. 急性肠穿孔。
3. 慢性肠穿孔。
4. 肌红蛋白尿后的胆结石。

F. **电弧**可产生令人难以置信的高温，并可能导致闪光烧伤。

G. **电流**可使衣服或组织燃烧，导致二次烧伤。

V. **初始监测**

A. **保护气道：**采用颈托保护直到颈椎无异常。

B. **呼吸和通气**—100% 纯氧治疗。

C. **循环和心脏状态：**
1. 心脏监护。
2. 开放两条中心静脉通道。
3. 评估外周静脉灌注。
4. 心电图。
5. 如出现以下情况，应 24 小时监护。
   a. 出现异位搏动或心律失常。
   b. 丧失意识。
   c. 心搏骤停。
   d. 心律或心率异常。

D. **残疾、神经损伤和严重畸形。**
1. 评估意识水平。
2. 检查任何神经功能障碍。
3. 检查任何严重畸形。

E. **暴露和环境控制。**
1. 阻止组织继续灼伤并除去衣服。
2. 避免体温过低。

F. **肾功能分析和尿肌红蛋白水平测定。**

VI. **输液复苏**

A. **烧伤体表总面积是对电击伤和灼伤严重程度的不充分估计。**

B. **与热损伤不同，**电损伤通常发生在皮肤深处，并且不可见。因此，标准输液复苏方案（派克兰烧伤补液公式）可能低估了输液复苏需求。

C. **派克兰烧伤补液公式**可用来估算最低输液量。如果不存在尿液中色素沉积，则可接受的最低尿排出量为 0.5ml/（kg·h）。

D. **色素尿可由肌红蛋白**（继发于横纹肌溶解症）和（或）游离血红蛋白（受损红细胞）引起。

1. 患有肌红蛋白尿的患者，尿隐血试纸呈阳性。但是，显微镜中不会显示红细胞。

2. **出现横纹肌溶解和肌红蛋白尿时，**患者的目标排尿量需达到 2ml/（kg·h）或 75~100ml/h。

a. 输液复苏不足容易导致肌红蛋白诱导的急性肾小管坏死。

b. 除了充分输液复苏外，可使用甘露醇（12.5g/h 渗透性利尿）和（或）50mEq/L 的碳酸氢盐进行尿碱化以促进肌红蛋白排泄。

c. 每 6 小时检测一次尿肌红蛋白水平，直至观察到下降趋势。

VII. **四肢遭高压电击伤后，**可能会出现间隔综合征

A. **电流沿高阻力的骨骼前行。**

B. **骨骼充当导体，**从深层到浅层"炙伤"邻近组织。

C. **上肢的指深屈肌和拇长屈肌受损最严重**（最接近骨）。

D. **输液复苏过快或过多可加重组织水肿，**导致组织压力增加，电击伤 48 小时内通常会出现间隔压力大幅度升高。

E. **间隔综合征：**

1. 间隔压力升高时，临床上要求评估该间隔压力或进行手术治疗。

2. **症状**包括异常疼痛、感觉异常、苍白、瘫痪、无脉和体温改变。

3. **升高的间隔压力**可作为临床诊断的辅助手段，或者当患者不能参加临床检查时使用。

a. **绝对压力** ≥ 30mmHg。

b. 舒张压在 20mmHg 以内也是诊断间隔综合征的指标。

4. 可采用 Stryker 间隔压力监测器或动脉导管压力传感器测量间隔压力。

F. **对于上肢间隔综合征，**可通过手术释放掌侧和伸肌室、前臂外侧间隔、腕管、腕尺管和手部九大间隔的压力。

G. **对于下肢间隔综合征，**可通过筋膜切开术对前筋膜室、外侧筋膜室、后浅筋膜室和后深筋膜进行治疗。

化学性灼伤

I. **化学性灼伤的一般治疗方法**

A. **用个人防护装备保护自己：**应始终考虑到化学物质仍然存在，必须对化学品进

行中和或稀释。

B. **如穿的衣服上有化学品，应迅速脱下来。** 皮肤上的任何粉末都应用刷子清扫干净。

C. **除少数例外情况外（见下文），所有化学性灼伤应用大量水反复清洗。** 这样可以将其稀释（但不会中和这些化学物质），并使灼伤的部位冷却。

D. **处理化学性灼伤时，通常禁止采用中和的方法，** 因为中和可能产生热量并导致进一步灼伤。

E. **以下几种情况禁止用水冲洗或者用水冲洗无效：**

1. 不适用于元素钠、钾和锂，因为会引起爆炸。

2. 干石灰应刷掉，不可用水清洗。

3. 苯酚不溶于水，应用聚乙二醇浸泡的海绵将其从皮肤上擦干净。

II. **化学性灼伤的类型**（表55-1）

表55-1	化学性灼伤		
酸灼伤	机制	灼伤处皮肤外观	灼伤处皮肤纹理
硫酸 硝酸 HCi 盐酸 TCA 三氯乙酸 苯酚	放热反应，细胞脱水，蛋白质析出	灰色、黄色、棕色或黑色，取决于与空气接触的时长	柔软或皮革样焦痂，取决于接触的时长
氢氟酸	除与其他酸的作用机制一样外，还包括液化和脱钙	红斑伴中心性坏死	疼痛、皮革样焦痂
碱灼伤			
KOH 氢氧化钾 NaOH 氢氧化钠 石灰	放热反应，吸湿性细胞脱水，伴有脂肪皂化和蛋白质析出	红斑与大疱	疼痛、"似肥皂般"光滑的表面焦痂
氨	除与其他碱的作用机制一样外，还包括喉水肿和肺水肿	灰色、黄色、棕色或黑色，通常很深	柔软或皮革样，取决于接触的时长
磷酸二氢盐	热能作用，体温下可熔化，34℃时可点燃，磷酸二氢盐具有酸性腐蚀作用	灰色或蓝绿色，黑暗中发光	凹陷、皮革样焦痂

A. **碱灼伤** 的机制是使组织液化坏死并使蛋白质变性。

1. 含碱化学品：烤箱清洁剂、马桶清洁剂和排水沟清洁剂、化肥、湿水泥。

2. 碱灼伤会进一步在组织中扩展，直到这些碱性化学物得到清除或稀释。

B. **酸** 通过使组织凝固坏死并使蛋白质沉淀的方式破坏组织。

1. 酸灼伤通常是自限性的，仅限于暴露区域。

2. 家庭清洁用品和除锈剂中通常都含酸成分。

C. **有机化合物**通过多种机制造成损伤。

1. 如苯酚和石油。

2. 因脂肪溶解作用引起皮肤损伤（细胞膜溶解作用）。

3. 全身性吸收，对肝脏和肾脏有毒副作用。

D. **如果不确定烧伤类型**，可查看化学品储存罐或瓶子上的标签。也可以咨询当地的毒物控制局。

III. **化学性灼伤的具体类型**

A. **氢氟酸（HF）**是一种强效腐蚀性酸，通常用作除锈剂、玻璃蚀刻剂以及半导体清洁剂。

1. 氢氟酸虽然是弱酸，但氟离子有毒。

2. 氢氟酸可导致剧痛和局部组织坏死。

3. 酸灼伤后需用大量的水反复冲洗。

4. **氟化物离子可以用局部钙凝胶**（1amp 葡萄糖酸钙加入 100g 凝胶润滑剂）中和。

5. 如果症状持续，可考虑动脉内注射钙剂（将 10ml 葡萄糖酸钙稀释于 80ml 生理盐水中，输注时间 4 小时以上）和（或）焦痂下注射稀释的（10%）葡萄糖酸钙溶液。

6. **氟离子可结合游离血清钙。**一定要测定患者的血清钙水平，并根据需要静脉输注钙剂。

B. **苯酚**常用于消毒剂和化学溶剂中。

1. 苯酚是一种水溶性差的酸性醇。

2. 苯酚会引起蛋白质分解和变性，导致凝固性坏死。

3. 苯酚会导致心律失常和肝脏中毒，因此应监测患者的心脏和肝功能。

4. 苯酚在肾脏中代谢。

5. 苯酚会引起髓鞘脱失，并具有局部麻醉作用。因此，不能根据是否疼痛判断有无苯酚灼伤。

6. **苯酚灼伤处理包括用大量水冲洗，以及用 30% 聚乙二醇或乙醇清洗。**

7. 患者需接受心电图检测。

C. **沥青**是一种耐用防水涂料，可用于铺路和铺屋顶。

1. 沥青使用前可加热至 260℃（约 500℉）。除热损伤外，沥青在冷却时会凝固，并会黏住头发和皮肤。

2. 沥青应使用大量水冲洗使其冷却，防止组织继续被灼伤。

3. 沥青去除剂能促进胶束形成，从而破坏沥青与皮肤的联结。

　　a. 可用无菌表面活性剂混合物（De-Solv-it 或 Shur-Clens）即时擦除沥青。

　　b. 清除沥青前，用聚山梨酸酯（吐温 80）或新霉素霜湿敷 6 小时也是有效的。

D. **白磷**用于制造军用爆炸物、烟花和甲基苯丙胺。

1. 白磷爆炸时会在皮肤上沉积化学颗粒。

2. 这些颗粒遇空气后会冒烟。

3. 明显的微粒应用刷子刷掉，然后用 1%～3% 的硫酸铜溶液清洗皮肤。

4. 硫酸铜可将颗粒染成黑色以便识别。

5. 当颗粒浸没在水中时，硫酸铜还能防止其燃烧。

6. 用硫酸铜清洗后，将暴露部位浸泡在水中，并清除白磷。

E. **无水氨**是肥料中的一种碱。

1. 皮肤受无水氨灼伤后，应用水大量冲洗，并对局部伤口进行护理。

2. 无水氨暴露与急性气道水肿、肺水肿和肺炎有关；早期应考虑气管插管以保护气道。

F. **甲基苯丙胺。**

1. 心动过速（心率大于预期，并有相似面积的灼伤）。

2. 体温过高。

3. 激动。

4. 偏执。

IV. **眼部损伤**

A. 用 Morgan 镜进行长时间冲洗。

B. 由于水肿或痉挛，可能需要强制打开眼睑。

C. 给予局部眼用镇痛药。

D. 咨询眼科医师。

E. 电击伤可导致后期出现白内障，因此应该先记录基线值。

F. 可能导致眼内压升高。

G. 如果角膜未受保护和（或）润滑，可能会导致角膜擦伤。

要点总结

1. 电击伤可通过多种机制造成伤害，包括电弧或衣物着火引起的皮肤灼伤，电流沿骨骼前行导致的深层组织灼伤、伴发创伤以及心律失常。

2. 横纹肌溶解治疗需大量输液以使排尿量维持在约 100ml/h。

3. 可采用筋膜切开术对间隙综合征进行减压治疗。

4. 酸、碱和有机化合物都会造成化学性灼伤。

5. 碱灼伤会导致组织液化性坏死，直至碱得到稀释。

要点问答

1. 如何诊断和治疗间隔综合征？

a. 间隔综合征可通过临床症状（见上文）进行临床诊断。当临床无法确诊或患者无反应时，测量腔内压力是一种有用的辅助手段。间隔综合征的治疗需要降低受伤区域腔室内的压力，通常是前臂和（或）手部。

b. **诊断：绝对压力 ≥ 30mmHg 或舒张压在 20mmHg 内也是间隔综合征的体征。**

2. 如何减少与横纹肌溶解有关的肾损伤？

横纹肌溶解症患者的排尿量应达到 2ml/（kg·h）。用甘露醇（渗透性利尿）和

（或）用 50mEq/L 碳酸氢盐进行尿碱化也可以促进肌红蛋白的排泄。可定期检测血清肌红蛋白水平。

3. 酸灼伤和碱灼伤哪个更严重？

　　碱灼伤更严重。碱灼伤将继续深入组织，直到该碱性物质得到清除或稀释。酸灼伤通常仅限于接触酸的部位。

4. 如何治疗氢氟酸灼伤？

　　氢氟酸灼伤应用大量水反复冲洗以稀释其浓度。如果疼痛持续，可局部使用钙凝胶中和氟离子。其他干预手段包括动脉内输注钙剂或焦痂下注射稀葡萄糖酸钙溶液。

推荐阅读

Arnoldo B, Klein M, Gibran NS. Practice guidelines for the management of electrical injuries. *J Burn Care Res.* 2006;27（4）:439–447. PMID: 16819345.

Palao R, Monge I, Ruiz M, Barret JP. Chemical burns: pathophysiology and treatment. *Burns.* 2010;36（3）:295–304. PMID: 19864073.

冻伤、史－约综合征和中毒性表皮坏死松解症

冻伤

I. **病理生理学**

A. **四种不同的机制会导致身体热量损失。**

1. **蒸发**：体表水分直接吸收体温（出汗）。

2. **传导**：与较冷的物体接触导致直接的热量损失。

3. **对流**：通过水流 / 气流的运动导致热量损失。

4. **辐射**：体温直接散发到空气中。

B. 当患者对寒冷的感知能力下降、丧失寻找庇护处的本能、丧失颤抖反射和（或）皮肤血管舒张的能力时，冻伤的风险最高。牢记上述风险因素的简易方法是冻伤的多个 "I"。（引自 Mohr，2009 年）。

1. **意识模糊**（Intoxicated）（酒精或其他药物）。

2. **能力不足**（Incompetent）（患者患有精神疾病或痴呆）。

3. **病弱**（Infirm）（老年患者 ± 跌倒）。

4. **无知觉**（Insensate）（肢体末梢神经病变）。

5. **征召入伍**（Inducted）（战时的风险增大）。

6. **经验不足**（Inexperienced）（首次面对寒冷气候）。

7. **贫穷**（Indigent）（无家可归）。

II. **冻伤种类**（表 56-1）

A. **冻伤的分类与以下情况有关：**

1. 身体某部位的冷却速度。

2. 组织内是否出现冰晶。

表 56-1	冻伤种类	
冷冻速度	**组织无冰晶形成**	**组织内冰晶形成**
快速	亚冻伤	闪冻伤
缓慢	冻疮	冻伤

3. **急速冻结**导致细胞内冰晶形成，从而造成结构损坏和细胞死亡。

4. **缓慢冻结**导致细胞内冰晶形成，从而造成细胞的液体渗出，在细胞内出现脱水的现象。

5. **亚冻伤**是一种轻微的可逆冻伤，表现为皮肤苍白、疼痛和局部麻木。

6. **冻疮**是组织反复暴露到接近冰点的温度导致的更为严重的冻伤。反复暴露在低温中的部位出现紫色结节和斑块，同时出现局部疼痛和瘙痒。

7. **闪冻**是组织在快速冷却时出现的现象，它会导致冰晶的形成。在冬天舔金属柱便是这种现象。

III. **冻伤－病理生理学和分级**

A. **冻伤**是对缓慢冷却的反应，同时组织内有冰晶形成。

B. **冰晶形成**是在组织温度达到 -2℃（28℉）时发生的现象。

C. **浓缩溶解性物质**从细胞中吸出液体，随后冰晶导致细胞膜破裂。

D. **细胞内冰晶**直接造成血管损伤并间接造成血管淤塞。

E. **复温时**，组织从血管向外解冻。

F. **冷冻导致的内皮损伤**会形成毛细血管漏孔，从而造成多形核白细胞和肥大细胞外渗。上述情况可导致炎症、水肿以及微血管淤滞和闭塞。

G. **水疱将在 6~24 小时出现**，此时渗出液积聚在脱落的片状表皮下。如果真皮血管丛遭到破坏，将会出现出血性水疱。

H. **冻伤分级**。

1. **一度**：充血，感觉正常，复温不会导致水疱，无组织缺损。

2. **二度**：出现内含透明或乳白色液体的水疱，局部水肿，无组织缺损。

3. **三度**：出现出血性水疱，组织水肿，刺痛或跳痛，有可能出现组织缺损。

4. **四度**：皮肤出现大理石斑或发绀，有出血性水疱，深层组织结构冻结。数周内出现干性坏疽。

IV. **冻伤——治疗和转归**

A. **如果存在再次冻结的可能性，切勿复温。**

B. **多个冷冻－解冻周期**会对受影响组织造成倍增式（非累加式）损伤。

C. **保持水疱的完好**。清除破裂的水疱并且使用杆菌肽软膏或磺胺嘧啶银软膏。

D. **在复温过程中注意体温后降现象：**

1. 中央复温会导致外周血管舒张，从而出现体温后降现象。

2. 此时，四肢较冷的血液将会回到身体中央循环并将导致全身体温过低。

V. 冻伤的初步治疗

    A. 在（40~42℃）（104~108℉）的水浴中，对受影响的部分进行快速复温；切勿使用辐照加热法。

    B. 布洛芬 400mg，口服，每 12 小时一次。

    C. 青霉素 600mg，每 6 小时一次，连续使用 48~72 小时。

    D. 四肢用夹板固定并抬高，减少运动。

    E. 切勿吸烟、喝咖啡或食用巧克力。

    F. 预防破伤风。

    G. 三相骨骼扫描可以鉴别"危险"组织。

VI. 急诊介入

    A. 对于严重冻伤且处于稳定状态的患者，应在 12 小时内迅速送到具备介入放射检查能力的医疗中心。

        1. 动脉插管可鉴别血管痉挛和微血管血栓，并可使用抗凝血药（tPA）或肝素进行治疗。

        2. 在出现不可逆的组织坏死和缺血之前，逆转局部微血管血栓可能会恢复灌注。

        3. 数项研究表明，采用上述积极方案能够显著降低截肢率和组织缺失率。

    B. 能否对受影响的四肢采用早期局部交感神经切除术尚存在争议。

VII. 预后

    A. 浅表层组织可能出现坏死，而下层组织可能存活。

    B. 通常需要数周的时间才能完成鉴定。因此，在确定组织完全缺失之前，不应考虑施行截肢。

    C. 在受影响的部位或四肢，有可能出现对寒冷的不耐受以及更易于冻伤的现象。

史-约综合征（SJS）和中毒性表皮坏死松解症（TEN）

I. 病因学

    A. **史-约综合征和中毒性表皮坏死松解症**均为表皮浅表部分的广泛坏死。

    B. 这两种病症的发病通常与磺胺类药物、增效磺胺甲基异噁唑、昔康类非甾体抗炎药、氯美扎酮和卡马西平有关。不过，在不到一半的病例中亦鉴别出单种致病药物。

        1. 首次用药后，约在 7 天内出现与抗生素相关的史-约综合征/中毒性表皮坏死松解症。

        2. 首次用药后，在 2 个月内出现与抗痉挛剂相关的史-约综合征/中毒性表皮坏死松解症。

    C. 在免疫力低下的患者中，可出现葡萄球菌感染导致的中毒性表皮坏死松解症。

II. 分类

    A. **史-约综合征**：总累及比例不到体表总面积（TBSA）的 10%。出现广泛的红斑性或紫癜性斑疹或者平坦的非典型靶样斑疹。

B. **史－约综合征和中毒性表皮坏死松解症重叠**：皮肤总累及率为 10%～30%。出现广泛的紫癜性斑疹或者平坦的非典型靶样斑疹。

C. **伴有斑点的中毒性表皮坏死松解症**：皮肤总累及率大于体表总面积的 30%。出现广泛的紫癜性斑疹或者平坦的非典型靶样斑疹。

D. **无斑点的中毒性表皮坏死松解症**：皮肤总累及率大于体表总面积的 10%。出现大块的片状表皮，无紫癜性斑疹或靶样斑疹。

III. **表现**

A. **初始症状**为 2～3 天无特异表现的前驱症状，比如发热、头痛或寒战。

B. **黏膜刺激症状**，可能出现类似于结膜炎、排尿困难和（或）吞咽困难的黏膜刺激症状。这些症状之后便出现黏膜和皮肤病灶。

C. **黏膜刺激**，通常出现在两个或多个部位。受累部位可能包括阴道、尿道、呼吸道、胃肠道、口腔和（或）结膜。

D. **皮肤病灶**广泛出现。

1. 病灶通常是红斑性斑疹，可能存在青紫色的坏死中心。

2. 尼氏征通常为阳性［摩擦皮肤导致皮肤最外层脱落和（或）新水疱形成］。

E. **鉴别诊断**，与急性弥漫性水疱有关的疾病，包括葡萄球菌烫伤样皮肤综合征、寻常型天疱疮、落叶型天疱疮、副肿瘤性天疱疮、大疱性类天疱疮、急性移植物抗宿主病和线性免疫球蛋白 A 皮肤病。

F. **史－约综合征／中毒性表皮坏死松解症的诊断**在很大程度上依赖于临床，亦可通过皮肤活检和组织学予以确诊。

IV. **治疗**

A. **停用所有具有潜在致病作用的药物**。

B. **建议转至烧伤 ICU**，以便进行体液／电解质监测、敷料更换和体温调控。

C. **清除松弛性大疱**。对伤口进行初步治疗并换药，直到弄清楚皮肤缺损的范围。

D. **全身抗生素试验性治疗**可能会造成死亡率升高，因此不适用。

E. **考虑通过血液透析**清除半衰期较长的致病药物。

F. **早期眼科会诊**。超过 50% 的患者会发生睑球粘连或睑内翻。

G. **提供其他会诊服务**（肺科、泌尿科、妇产科、肠胃科），视情况而定。

H. **能否使用类固醇药物和静脉滴注免疫球蛋白（IVIG）尚存在争议**。中毒性表皮坏死松解症已知会过度表达 FAS，FAS 会通过与 FAS/CD95 受体结合而促进角化细胞凋亡。静脉滴注免疫球蛋白能够阻断 CD95 受体，并且在小规模的中毒性表皮坏死松解症患者样本中有效。

V. **转归**

史－约综合征的死亡率为 1%～5%。中毒性表皮坏死松解症的死亡率高达 44%。

要点总结

1. 组织缓慢冻结会导致冻伤，组织中会形成冰晶。

2. **最重要的即时冻伤干预措施是在 40~42℃（104~108℉）的水浴中迅速复温。仅当不会再发生冻结时方可进行复温。**

3. 对于严重冻伤且状态稳定的患者，应立即转至具备介入放射能力的机构。血管造影可以通过直接介入方式治疗血管血栓或痉挛。上述方案可以显著提高手指和脚趾的存活率。

4. 在弄清楚组织完全缺损界限之前，应避免对严重冻伤的四肢施行截肢手术。

5. 史－约综合征和中毒性表皮坏死松解症属于相同的病种，其中表皮的浅表部分广泛坏死并且累及多处黏膜表面。

6. 史－约综合征和中毒性表皮坏死松解症的治疗通常较为保守。静脉滴注免疫球蛋白在小规模的研究中显示有效。

要点问答

1. 存在冻伤风险的人群有哪些？

   皮肤扩张、对周围环境的感知能力下降或者失去寻找庇护所本能的患者。

2. 冻伤最重要的干预措施有哪些？

   将患者从寒冷环境中撤出。在不会再发生冻结时，可以在 40~42℃（104~108℉）的水浴中对受影响部分复温 30 分钟。

3. 除了复温和伤口治疗外，我们还能够为患者做些什么？

   要求介入放射科会诊。动脉插管可以鉴别并治疗血管痉挛和微血管血栓。研究表明，上述介入措施能够挽救手指或四肢。

推荐阅读

Bruen KJ, Ballard JR, Morris SE, Cochran A, Edelman LS, Saffle JR. Reduction of the incidence of amputation in frostbite injury with thrombolytic therapy. Arch Surg. 2007;142（6）:546–551; discussion 551–553. PMID: 17576891.

Gerull R, Nelle M, Schaible T. Toxic eipdermal necrolysis and Stevens–Johnson syndrome: A review. Crit Care Med. 2011;39（6）:1521–1532. PMID: 21358399.

Hazin R, Ibrahimi OA, Hazin MI, Kimyai–Asadi A. Stevens–Johnson syndrome: pathogenesis, diagnosis, and management. Ann Med. 2008;40（2）:129–138. PMID: 18293143.

Mohr WJ, Jenabzadeh K, Ahrenholz DH. Cold injury. Hand Clin. 2009;25（4）:481–496. PMID: 19801122.

Schulz JT, Sheridan RL, Ryan CM, MacKool B, Tompkins RG. A 10–year experience with toxic epidermal necrolysis. J Burn Care Rehabil. 2000;21（3）:199–204. PMID: 10850900.

烧伤重建

I. 问题

A. 烧伤挛缩

1. 组织缺损造成紧绷、缩短的瘢痕。

2. 可能跨关节，导致运动受限。

3. 可能累及皮肤之外：造成下层肌肉、筋膜和关节缩短和纤维化。

4. 常见于屈肌面，因为屈肌较为有力，而屈曲位是舒适的姿态。

5. 挛缩的评价包括：功能受限的描述，是否累及关节，瘢痕皮肤的质量、状况，周围组织是否可用。

B. 瘢痕畸形

1. 风险因素：伤口闭合、感染、移动。

2. 问题瘢痕的特征：柔韧性不佳、增生性瘢痕、缺损、表面不平整、色素改变、脆弱、慢性开放性伤口。

C. 色素和毛发缺失

1. **色素**：色素沉着过度和色素沉着不足均为问题。

   a. 可能发生于供皮区、受皮区或非手术部位。

   b. 局部治疗方案：色素沉着过度采用氢醌类和维 A 酸类药物。

   c. 能够有效控制未成熟红色瘢痕的激光：脉冲染料激光。

2. **毛发缺失**

   a. 可能发生在移植区，也可能发生在未移植的深度烧伤区。

   b. 经切除和组织重排治疗小范围区域，经组织扩张术治疗大范围区域。

   c. 眉毛和胡须采用微移植。

   d. 采用激光（KTP 或 Nd:YAG）或电解法治疗毛发过多。

   e. 在通常情况下，移植物较厚，则毛发亦较多。

D. 疼痛和瘙痒

   a. 可以采用点阵 CO_2 激光进行治疗。

b. 压力衣可以起到暂时的缓解作用。

Ⅱ. **在瘢痕成熟的急性期用于减少重建要求的技术**

A. 使用片状移植物。

B. 面部和手部使用美学分区。

C. 尽早采用夹板、物理疗法和瘢痕管理。

D. 沿着松弛皮肤的张力线缝合移植物。

Ⅲ. **烧伤重建的诊所就诊**

A. 获取完整的急性期住院记录。

B. 记录所遇到的问题，包括皮肤质量、颜色、色素沉着、挛缩和毛发。

C. 评估所有接受检查的关节并做好记录，包括功能和运动范围。

D. 评估瘢痕跨关节挛缩导致的骨骼畸形。

E. 考虑是否需要职业治疗、物理治疗、压力衣。

F. 列举所有潜在供皮区的清单。

G. 患者的期望决定需要治疗的部位。

Ⅳ. **重建手术的时机**

A. **紧急重建手术：**

1. 松解关键结构，比如眼睑和暴露的角膜。

2. 松解神经血管束的卡压。

3. 严重的小口畸形。

4. 耳软骨暴露。

B. **半择期手术**（应在前几个月到 1 年内施行）：

1. 松解运动范围受限的关节。

2. 进行性畸形。

C. **择期手术：**

1. 1 年后施行，以便瘢痕成熟。

2. 被动区域的重建。

3. 美容。

4. 增生性瘢痕。

Ⅴ. **外科技术**

A. **挛缩松解**

1. 通过瘢痕直线切开，经过张力最大的点，方向与挛缩线垂直。

2. 切开皮肤，使该区域保持张力，小心地推进手术刀。

3. 如果挛缩继续存在，可能需要松解下层筋膜、肌肉、肌腱或关节。

B. **局部组织重新排列**（参见第 4 章"皮瓣"）：例如标准 Z 成形术（图 57-1）

1. Z 成形术的中轴在挛缩张力线上。

2. 在切开时，保持挛缩部位处于伸展状态。

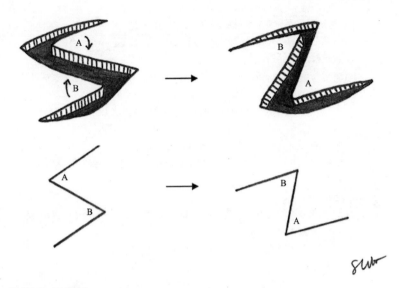

图 57-1 Z 成形术

3. 在 Z 形切开后，评估是否能够到达目标位置以及是否需要加深 Z 形切口并进行更大程度的旋转。

4. 在 Z 形拐角处，使用 4-0 单乔缝线把 Z 缝合在位，然后沿着整个 Z 使用 4-0 单乔缝线进行缝合。

C. **表面重整**

1. **移植**：

   a. 在通常情况下，损伤会导致皮肤缺失，因此皮肤移植是解决这个问题的常用技术。

   i. 使用 Weck 刀片或 Versajet 获取平整的创面，做好移植床的准备工作（对于面部和眼睑上小面积很有帮助）。

   ii. 在表面重整的过程中，应时刻注意解剖分区。

   b. 细心地止血以及相对均匀的创面对于植片获取有帮助。

   c. 对于不平整的表面而言，包堆或 VAC 敷料有助于植片接触。

   d. 包堆通常包括棉球 ± 矿物油 ± 纳米银敷料。

   e. 包堆可以通过丝线打结法进行固定。

   f. 使用缝线或缝合器沿着边缘对皮片进行固定。

   g. 对于重建而言，如果采用中厚皮片移植（STSG），则需要使用较厚的方案（0.3 ~ 0.5mm）。可以用于前额、上眼睑或周边区域的闭合。

   h. 全厚皮片移植（FTSG）：包括完整的真皮，因此重构和继发性挛缩的可能性较小。

   i. 对于手和关节表面来说优于中厚皮片移植。

   ii. 预扩张会增加全厚移植皮片的大小。

  2. **真皮替代物。**

   a. Integra（Life Sciences）：覆盖半透性硅胶的胶原－糖胺聚糖可生物降解基质。采用与植皮类似的方式固定到创面上。

   i. 实现临时覆盖并允许使用较薄的中厚皮片移植（0.13～0.2mm）。

   ii. 感染的风险增加，但可以通过抗菌敷料予以处理。

   b. Alloderm（Life Cell）：人脱细胞真皮。

   c. 尸体皮肤：如果无法提供足够的移植皮片，可以临时使用这种方法。

D. **皮瓣**

  1. **远端。**

   a. 如果未影响到周围组织，可以用旋转穿支皮瓣，比如螺旋桨皮瓣或拱顶石皮瓣。

   b. 如果手部严重烧伤，可以考虑使用腹股沟皮瓣或肋间皮瓣。

  2. **游离皮瓣。**

   a. 薄游离皮瓣方案，比如仅具有皮肤移植物的筋膜，或者筋膜游离皮瓣。

   b. 常见皮瓣：股前外侧皮瓣、肩胛/肩胛旁皮瓣、前臂桡侧皮瓣（参见第4章和第5章）。

E. **组织扩张**

  1. 获得与受区外观相似的额外组织。

  2. 扩张组织的血供得以改善。

  3. 特别适用于烧伤脱发。

  4. 通过较小的有限切口置入扩张器，切口位置为异常组织与扩张部位的交界处，且与扩张器充水时产生的张力方向平行。

  5. 如有可能，切口应位于烧伤的皮肤上，以便最后可以将其切除。

  6. 术前应规划好扩张基底部的尺寸。

  7. 首次置入扩张器时，确保扩张器展平非常重要。扩张腔隙不得做得过大，防止扩张器的位置意外变化。

  8. 从扩张器远端剥离一个供注水使用的小腔隙，置入扩张器注水壶（而非扩张器囊袋）。

  9. 使用10mm的30°内镜在最大限度上减小切口，同时可最大限度方便皮下腔隙的剥离。

F. **非手术方案**

  1. 激光：

   a. 红斑性瘢痕使用脉冲染料激光。

   b. 增生、紧缩和瘙痒瘢痕使用点阵 CO_2 激光。

  2. 美容剂。

Ⅵ. 解剖难点

A. 面部烧伤

1. **把面部划分为美容亚单位。**

a. 较小的亚单位使用全厚皮片移植覆盖。

b. 较大的亚单位使用中厚皮片移植覆盖。

c. 可使用异体移植来推迟薄中厚皮片的移植时间。

d. 在特定的中心位置使用颜面同种异体移植法。

2. **口部。**

a. 从处于静止状态的内侧缘画一条垂线，口角处应形成锐角。

b. 收缩可造成口角圆钝畸形。

c. 成功的夹板疗法能够减轻或者防止轻度到中度的口周烧伤发展为小口畸形的自然倾向，同时减少后续重建手术的需求。

d. **纠正小口畸形：** 在向外侧延伸的口角处，从水平方向上进行松解。

ⅰ. 从口角处外侧向瞳孔中点垂线方向横向切开。

ⅱ. 松解口腔黏膜并向外侧推出，利用口轮匝肌在 V-Y 黏膜推进方向上使之闭合。

ⅲ. 切勿切除任何组织。

e. **上唇。**

ⅰ. 三个亚单位：两个外侧唇和人中。

ⅱ. 使用皮肤移植物或人中状软骨移植物可以重建人中。

ⅲ. 从上唇采用叉状皮瓣可以延长鼻小柱。

ⅳ. 如有可能，保留并对齐唇白线相当重要。

f. **下唇。**

ⅰ. 可以将瘢痕置于唇颏折痕内。

ⅱ. 保持颏前点的软组织，以便形成下巴突出的效果。

ⅲ. 未经治疗的颈部挛缩会导致下唇外翻。

3. **眉毛。**

a. 如果对侧眉毛未受影响，可以用健侧作为参照。

b. 显微移植。

c. 带毛发全厚皮片移植或头皮复合移植。

d. 基于颞线动脉的带血管蒂蒂岛状皮瓣。

e. 纹眉。

4. **眼睑。**

a. 重建遇到的问题：角膜暴露、睑外翻（由于内或外挛缩）以及眦挛缩。

b. 睑缝术在前几周可能很有用处，可以防止发生角膜炎。

c. **睑外翻：** 组织不充足导致的后果；因此，除了松解治疗之外，外科医师还必须替换组织，通常需要使用移植物进行更换。

ⅰ. **外挛缩：** 需要松解瘢痕并提供防止复发的额外组织。

a）从睫状缘松解 2mm，向内外眦之外延长 15mm。

b）对侧（眼睑）的全厚皮片用于上睑，耳后的全厚皮片用于下睑。

c）切除眼轮匝肌的所有瘢痕组织的，以悬吊的形式把肌肉重新覆盖到整个眼睑，侧面固定至眶缘，中部固定至鼻侧壁。

ii. **内挛缩。**

a）需要处理所有层次。

b）**上侧**：如果同侧下眼睑完好，使用 Hughes 或 Cutler-Beard 皮瓣。

c）**下侧**：采用深度固定的墨氏颊瓣推进法。如果局部无组织可用，则使用带蒂颞顶筋膜瓣。

d）**骨膜下面中部提拉**，通过上颌骨上的眶隔前切口。

1）松解位置外侧为颧弓，内侧为鼻颌上支，下侧为牙槽。

2）可以在直视条件下施行牙龈槽切开，达到完全松解的程度。

3）注意和保留眶下神经。

4）采用永久缝合方式从眶缘悬拉中面部。

5）眶隔后脂肪重新覆盖到眼眶边缘，眶隔膜缝在脂肪上，作为中面部提拉的额外一层。

e）**中部**：采用 Z 成形、V-M 成形或双对侧 Z 成形术松解瘢痕挛缩带。

f）**外侧**：局部转移皮瓣。

1）外眦切开术。

2）眦成形术。

3）在外侧，外眦韧带的下缘固定到眼眶外缘的内侧，用不可吸收线作水平褥式缝合。

d. 眦韧带固定到瞳孔中线水平。

i. **中间层**：采用腭黏膜移植物予以支撑。

a）腭黏膜移植物高度为 8～10mm，宽度为 20mm，通过此前切除的眶隔前平面置于睑板上方。

b）移植物的上缘沿着睑板下缘放置，且与睑板重叠 2～3mm。

c）移植物采用永久缝合法固定在位。

5. **鼻。**

a. 需要考虑的层次：皮肤、黏膜和软骨。

b. 鼻分为九个美容亚单位：鼻背、鼻尖、鼻小柱、鼻侧壁、软组织三角、鼻翼。

c. 各美容亚单位在磨削后再使用中厚皮片移植或全厚皮片移植予以处理。

d. 完全或部分重建：前额皮瓣。

e. 软骨缺损：耳郭或鼻中隔软骨。

6. **耳。**

a. **较小的耳郭缺损**：Antia-Buch 推进皮瓣。

b. **较大的耳郭缺损**：Davis 耳郭易位皮瓣。从耳郭切取皮肤和软骨的复合皮瓣，以耳轮脚为蒂，移至耳上 1/3 处。供皮区通过移植皮片封闭。

  c. **大范围缺损**：使用颞顶筋膜瓣覆盖软骨支架。

  d. **骨整合假体**对于全耳缺损且伴周围组织存在严重烧伤瘢痕的情况是非常好的选择。

 7. **颈部和下颏。**

  a. **颈部挛缩是烧伤最常见的并发症。**

  b. 关键要素：活动范围和口腔功能。

  c. 松解至颈阔肌或颈阔肌下的瘢痕挛缩，然后使用较大的全厚皮片移植或较厚的中厚皮片移植覆盖，患者配戴颈部支具 5 天后，积极增加活动范围。

  d. 在锁骨下区可以使用多个组织扩张器。

  e. 术后：穿着压力衣 6~18 个月并使用颈部支具使颈部伸长，避免复发。

 8. **头皮。**

  a. **小缺损**：推进或旋转皮瓣，供皮区缝合或移植皮片覆盖。

  b. **中度缺损**：在帽状腱膜下平面内，使用扩张器对组织进行扩张（深至额肌）。

  c. **严重缺损**：网膜或背阔肌肌皮瓣或者大型旋转皮瓣（Orticochea）。

B. **腹部**

 1. **小缺损**：切除和缝合。

 2. **中度缺损**：分次切除。

 3. **严重缺损**：组织扩张。

C. **乳腺**

 1. **主要畸形**：皮肤罩紧绷、实质不对称以及乳头乳晕畸形。

 2. 组织扩张方案（图 57-2）。

 3. **自体重建**：如果组织未受损伤，则采用带蒂腹部皮瓣或背阔肌皮瓣。

 4. 可以施行对侧缩小术，帮助达到对称效果。

 5. 青春期前乳腺烧伤。

  a. 有损伤原始乳腺小叶的风险。

  b. 对挛缩进行松解以利于乳腺发育相当重要。

D. **腋窝**

 1. **分区**：腋前襞、腋中线和腋后线。

 2. 在烧伤急性期中，维持正确的姿势极为困难，因此较为常见。

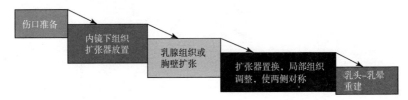

图 57-2 烧伤乳腺组织的扩张重建方案

3. 肩部应保持 90° ~ 120° 外展，15° ~ 20° 屈曲（手臂抬高 60° ~ 80°）。

4. 三级腋窝挛缩。

    a. Ⅰ型：累及腋前后襞，在中央有毛发的部分，皮肤正常。外展呈网状。

    b. Ⅱ型：累及上臂内侧、邻近躯干以及一侧腋前襞。

    c. Ⅲ型：累及上臂和躯干外侧部分，并完全包含于一个 U 形增生性瘢痕中。

5. Ⅰ型和Ⅱ型：分次松解挛缩以厚中厚皮片移植或全厚皮片移植。

6. Ⅲ型：局部和远位皮瓣，包括肩胛旁皮瓣和背阔肌皮瓣。

7. 必须注意有毛发的部位发生移位之处。

8. 可能需要松解胸大肌或背阔肌。

9. 术中职业治疗运动范围，包括肩部。

10. 术后职业治疗和夹板疗法，预防复发。

E. 肘（表 57-1）

表 57-1	肘关节烧伤挛缩严重度分类以及常用重建方案	
肘关节挛缩严重度	**问题**	**重建方案**
轻度	跨肘窝的浅表线性瘢痕带瘢痕未累及深层	局部组织重新排列（简单或系列 Z 成形术或 V-Y 成形术） 全厚皮片移植或厚中厚皮片移植

中度	瘢痕广泛累及肘窝，需要切除，可能要求对暴露的关键结构施行软组织覆盖
	患者可能需要行尺神经减压术
		小型局部穿支皮瓣
		局部筋膜或筋膜瓣：
		  桡动脉
		  尺动脉
		  骨间后动脉
		  上臂外侧
		  上臂内侧

重度	烧伤瘢痕累及深层结构，比如筋膜、肌肉和关节囊
	肘关节的活动范围显著减小，功能严重受限
	需要松解每一个形成瘢痕的部位
	患者通常需要接受尺神经减压
	异位骨化很常见
		局部肌肉：
		  尺侧腕屈肌
		  肱桡肌
		带蒂部位：
		  背阔肌
		  前锯肌
		游离组织：
		  股前外侧
		  股薄肌
		  腹直肌
		  对侧前臂桡侧皮瓣
		  自由式穿支皮瓣

注：引自 Kung TA, Jebson PJ, Cederna PS. An individualized approach to severe elbow burn contractures. *Plast Reconstr Surg*. 2012;129（4）:663e-673e. doi:10.1097/PRS. 0b013e3182450c0c.

1. 由肘前窝、前臂背侧和上臂的瘢痕造成。
2. 无骨暴露现象：全厚皮片移植或厚中厚皮片移植。
3. 可能需要对二头肌腱施行肌腱延长术。
4. 骨暴露：局部筋膜瓣逆行前臂桡侧皮瓣或螺旋桨皮瓣。
5. 骨暴露且无足够局部组织：游离筋膜或薄筋膜瓣。
6. 异位骨化；常见于病因未知的肘关节。
   a. 一般认为是外伤诱导并激活局部间质细胞或者局部内皮细胞向间质细胞转化。
   b. 当前的诊断方法尚不充分，包括 X 线和 CT。
   c. 治疗方法包括骨组织根治性切除以及挛缩松解。
   d. 较为常见于暴炸伤以及超过 50% 总体表面积的烧伤。

F. 手
  1. **防止手部发生挛缩是其中的关键。**
     a. 未处理的烧伤手挛缩：腕关节屈曲、掌指关节（MCP）伸展过度、近端指间关节（PIP）屈曲、手指 / 足趾钮扣状畸形以及拇指内收挛缩。
     b. 保护夹板：掌指屈曲 70°~90°，腕关节屈曲 20°~30°，指间关节完全伸展，拇指保持外展并稍对掌。
  2. **屈曲畸形。**
     a. 松解瘢痕挛缩带或切除瘢痕及全厚皮片移植。
     b. 松解后的小缺损：局部皮瓣，比如交指皮瓣或背侧指蹼皮瓣。
     c. 如果影响到关节：松解掌板、关节囊和侧副韧带。
  3. **钮扣样畸形。**
     a. 指伸肌腱中央腱束破坏或变弱，使侧束移向掌侧，从而使近端指间关节屈曲且远端指间关节伸展。
     b. 完全恢复关节活动度后，采用掌长肌和腹股沟皮瓣覆盖的肌腱成形术。
     c. 关节融合术。
     d. 从掌侧向背侧松解侧束并改变其方向。
  4. **伸展畸形。**
     a. 背侧皮肤缺损和移植物挛缩造成掌指关节伸展过度。
     b. 如果已经松解瘢痕且在屈曲过程中未获得足够的活动度，可能需要施行背侧囊膜切开术。
  5. **手掌挛缩。**
     a. 避免切除手掌皮肤。
     b. 采用全厚皮片移植重建小缺损，但大缺损可能需要背侧神经皮肤岛状皮瓣。
  6. **指蹼间隙挛缩。**
     a. 烧伤后并指畸形是最常见的继发性畸形，通常会累及指蹼间隙的背侧皮肤。

b. 治疗方案：V–Y 推进，Z 成形术，"跳跃人形成形术"（参见第 4 章）。把"跳跃人形"的 V–Y 部分置于需要加深的位置非常重要。

c. 拇指最为困难，最佳治疗方法通常是使用"跳跃人形"皮瓣。

d. 如果更加**严重**：从其插入位置松解筋膜或拇指内收肌（并且将重新插入位置设定在拇指掌骨更近端）。

e. 烧伤并指畸形。

    i. 与先天性并指畸形不同，重建并无足够的松弛度或周围组织。

    ii. 需要松解瘢痕并覆盖全厚皮片移植。

7. 拇指重建。

a. 如果未累及示指，可以采用拇指重建手术。

b. 加深指蹼间隙。

c. 足趾移植再造拇指。

d. 第一指蹼间隙皮瓣以及足趾腹皮瓣，改善指端感觉。

8. 甲床。

a. 手指背侧烧伤导致甲基质收缩以及甲床暴露。

b. 使用单级双侧易位皮瓣恢复甲床。

G. 会阴

1. 生殖器和会阴烧伤以及大腿近端深度烧伤可导致会阴部的情况变得复杂。

2. 会阴部复杂的情况会影响卫生和活动。

3. 对于严重畸形而言，早期瘢痕松解和移植非常重要。

4. 阴唇和阴囊：带状瘢痕松解和皮肤移植。

5. 完全重建采用性别手术的诸多技术：全阴茎成形术采用管状蒂瓣或前臂桡侧游离皮瓣，阴道重建采用股薄肌皮瓣。

H. 足

1. 基于挛缩的复杂程度、深度和严重程度开发了一种分类系统，可以把各足趾的烧伤瘢痕的挛缩情况描述为轻度、中度或重度（表 57–2）。

表 57–2	足部烧伤的判定树		
烧伤范围	瘢痕局限于浅表组织	轻度挛缩	瘢痕切除 局部组织重新调整
	软组织严重缺损	中度挛缩	瘢痕切除 植皮 偶尔施行封闭囊膜切开术
	严重累及深层结构（肌腱、关节）	重度挛缩	植皮 肌腱延长 开放囊膜切开术 穿针固定术

2. 轻度：仅浅表组织。治疗：瘢痕切除或局部组织重新调整，即，采用 Z 成形术的烧伤瘢痕松解方法。

3. 中度：软组织缺损。治疗：瘢痕切除和基于皮肤移植的组织重整。有时需要施行辅助手术，比如跖骨指骨或指间关节封闭囊膜切开术。

4. 重度：累及深层结构，包括肌腱、韧带和关节囊。治疗：多种术式，包括植皮、肌腱延长、开放囊膜切开术、肌腱切断术和穿针固定术。

VII. **组织工程**

  A. 缺少供皮区使该领域引起广泛研究兴趣。

  B. 通过角质细胞扩充已经实现了表皮替代。

    1. 血管化需要更长的时间且更易于感染。

    2. 如果获得移植物，该移植物也非常纤薄和脆弱。

    3. 对于上述移植物，已经报道过鳞状细胞癌的发生。

  C. 真皮替代物仍没有解决。

要点总结

1. 烧伤导致的睑外翻要求外科医师解决内、中和外层的问题。

2. 下睑外翻通常还需要采用松解之外的措施且需要全厚皮片移植获得长期效果。

3. 颈部瘢痕挛缩松解需要采用术后夹板治疗，防止复发。

4. 与先天性并指畸形相比，烧伤导致的手部并指畸形通常出现更大的组织缺损，几乎都需要施行皮肤移植。

5. 对于儿童而言，烧伤乳腺的重建需要松解乳房小叶，以便利于乳腺的生长。

6. 烧伤足趾的重建可能需要松解肌腱和关节，这取决于挛缩的严重程度。

7. 点阵 CO_2 激光提供了一种全新的方法，能够大幅度改善增生性瘢痕的轮廓和瘙痒症状。

要点问答

1. Z 成形术的角度应设定为多少？

    在通常情况下，角度为 60° ~ 70°。

2. Z 成形术有什么好处？

    在牺牲宽度的情况下，可以增加长度。

3. 为了改善拇指的指蹼间隙挛缩情况，理想的皮瓣是哪一种？

    5- 瓣跳跃人形皮瓣。

4. 如果解决烧伤并指畸形？

  挛缩松解和全厚皮片移植。

5. 对于上睑而言，全厚皮片移植最好使用哪种组织？

    对侧上睑。

6. 哪种关节最容易发生异位骨化现象？

    肘关节。

简图描绘

1. Z 成形术和连续 Z 成形术包括组织位置调整以及重新排列的方法（图 57-1 以及第 4 章——图 4-3C）。
2. 跳跃人形皮瓣（参见第 4 章——图 4-3C）。

推荐阅读

Ranganathan K, Wong VC, Krebsbach PH, Wang SC, Cederna PS and Levi B. Fat grafting for thermal injury: current state and future directions. PMID: 23370993.

Klein MB, Donelan MB, Spence RJ. Reconstructive surgery. J Burn Care Res. 2007;28（4）:602-606. PMID: 17665522.

Klein MB, Moore ML, Costa B, Engrav LH. Primer on the management of face burns at the University of Washington. J Burn Care Rehabil. 2005;26（1）:2-6. PMID: 15640725.

Klein MB. Burn reconstruction. Phys Med Rehabil Clin N Am. 2011;22（2）:311-325, vi-vii. PMID: 21624723.

Wainwright DJ. Burn reconstruction: the problems, the techniques, and the applications. Clin Plast Surg. 2009;36（4）:687-700. PMID: 19793562.

如何阅读一篇论文

I. 基本要点

A. **"首轮"** 阅读应该能帮助您回答几个基本问题，其中包括：

1. 研究的设计方法是什么？

2. 研究的实施情况如何？

3. 结果是什么，又如何影响到您的实践？

B. 基本了解手稿后，在第二轮阅读期间可以进行更详细的系统性评估（如下所述）。

II. 循证等级

A. **1级循征**：随机对照试验（RCT）或随机对照试验的 meta 分析。

B. **2级循征**：前瞻性队列研究。

C. **3级循征**：回顾性队列研究。

D. **4级循征**：病例分析。

E. **5级循征**：病例报告或专家意见。

III. 研究设计

A. **随机对照研究**：通过随机分配流程创建两组。两组可以接受不同的治疗方法，或者一组接受治疗，另一组服用安慰剂。跟踪患者，了解所关注结果。

1. 如果受检者不知道自己被分配到哪一组，则随机对照试验为单盲。

2. 如果受检者和研究人员均不知道分组情况，则随机对照试验为双盲。

3. 需注意的是，随机对照试验数据的二次分析不是 1 级循征。

4. 如果在随机分配的分组之外对患者进行分析，那么研究便成为前瞻性队列研究。

B. **观察研究**可划分为三种类型，即队列研究、横向研究和病例对照研究。

1. **队列研究**：确定两组患者并对其进行跟踪。

   a. **前瞻性队列研究。**

      i. 在一个明确的时间段对两组患者进行跟踪，观察所关注结果。

      ii. 可能采取干预措施。

iii. 在干预之前确认患者情况。

    b. **回顾性队列研究。**

        i. 确定已经接受干预治疗并完成 1 个疗程的患者分组。

        ii. 基于所关注变量（如干预方法）对各组进行分层并进行研究。

        iii. 许多比较两组的"病历回顾"研究属于回顾性队列研究。

  2. **横向研究。**

    a. 在一个时间点上对某个大群体开展研究，了解风险因素和结果的发生率。

    b. 相对选择性高的分组而言（例如，在病例对照研究中），通常可以提供整个人群的数据。

  3. **病例对照研究。**

    a. 确定具有所关注结果的患者（"病例"）。

    b. 同时亦确定不存在所关注结果的类似患者组（"对照"）。

    c. 然后，确定并研究各组风险因素的发生率。

    d. 对于少见病症特别有用。

C. **交叉研究：**

  1. 同一个患者在相同的时间（例如，面部左右侧不同的剥离方法）或不同的时间（去年患者的𧿹趾伤口采用某种敷料方案进行治疗，而现在采用不同的敷料方案进行治疗）接受不同的干预治疗。

  2. 比较各种干预治疗的效果。

  3. 基本上消除混淆之处，因为患者与自己进行比较，而不是与其他患者比较。

D. **病例分析：**

  1. 讨论一个患者组，这些患者均接受相同的治疗方法。

  2. 因为仅存在一组，所以无法对各组进行比较。

E. **病例报告：** 讨论一个患者的治疗情况。

F. **系统性评价：**

  1. 基于高度标准化（和可重复性）搜索条件确定与特定临床问题有关的已出版文献。

  2. 使用预先定义的研究质量标准对研究进行评估。

  3. 考虑所有达到纳入标准的研究并且生成循证标准。

  4. 目标是对特定的临床问题进行详尽的循证评价。

  5. 尽量采用透明且高度标准化的方法减少偏倚。

G. **meta 分析：**

  1. 属于系统性回顾的一个子类，主要合并相似研究的数据资料，扩大样本量。

  2. meta 分析有助于克服统计检定力下降的问题，该问题源自样本量的局限性，对于罕见案例尤其如此。

  3. 目标是基于合并数据提供效应量的真量数。

IV. 偏倚

A. 妨碍公正考虑某个问题的倾向。

B. 当一个研究范式中出现了系统性误差，导致偏向选择或支持某种结果或回答，此时便可能出现偏倚。

C. 在研究项目的任何阶段均可能发生偏倚。

D. **试验前偏倚。**

 1. 研究设计存在缺陷。

 2. 患者招募存在误差，比如选择偏倚或渠道偏倚。

 a. 选择偏倚：患者归入队列的标准原本便存在不同之处。

 b. 渠道偏倚：患者的预后因素或病患程度决定了患者应归入的队列。

E. **试验过程中的偏倚。**

 1. 面谈人员的偏倚：信息征求、记录或解读的方法存在系统性的差异。

 2. 回忆偏倚：在治疗之前或治疗过程中，治疗结果（好或坏）影响着受检者对事件的回忆。

 3. 执行偏倚：在不同的地点或由不同外科医师执行干预措施时，其执行方法未曾标准化。

F. **试验后的偏倚。**

 1. 引证偏倚：研究人员或研究主办者可能不愿意发表显示干预治疗没有效果或有不良效果的结果。因此，显示积极结果的手稿要比显示不良结果的手稿多。

V. **混淆**

A. **如果观察到的联系可以归结到三个因素，则会发生混淆。**

 1. 暴露或干预。

 2. 所关注结果。

 3. 与暴露或干预和所关注结果有关的第三个变量。

B. 分析不适当或不完整可能得出不正确的联系。例如：某项研究表明癌症晚期与伤口愈合问题有关，但未考虑在分析期间接受过辐射的情况。患有晚期癌症的患者更有可能接受术后放射治疗。因此，癌症分期与辐射发生了混淆。真正的联系是接受辐射的患者更有可能出现伤口愈合问题。

C. 研究人员可以控制已知的混淆因素，方法是重视试验前的研究设计以及匹配关键的风险因素。

 1. 利用回归法可以控制分析过程中已知混淆因素。

 2. 只能通过随机分配控制未知的混淆因素。

VI. **手稿的严格评价**

A. **应采用逐步方式解决几个关键问题，如下所述。**

B. **在阅读论文时，填写随附工作表，即可轻松回答问题。**

 1. 作者为什么开展该研究？

 2. 作者的假设是什么？

 3. 研究设计是什么，该研究提供了哪类证据？

 4. 关键的自变量有哪些？因变量或结果变量是什么？

5. 研究设计怎样在最大限度上减少或消除偏倚？可能存在哪些偏倚来源，而这些来源又如何影响到作者的结论？

6. 执行了什么类型的统计学分析？

7. 在开展研究之前是否执行了样本量计算？如果执行过，研究的检验力足够吗？

8. 是否利用了合适的对照组？

9. 是否利用了合适的实验且对方法进行了正确的描述？

10. 是否使用了合适的对照组？

11. 是否执行了合适的分析？

12. 数据的质量与结论的推测是否匹配？

13. 是否引用了合适的文献吗？

14. 主要发现或结果有哪些？

15. 作者的结论是什么？这些结论是否有数据的支持？

16. 讨论部分充分讨论了研究的临床意义吗？

17. 该文章能够改变您的实践吗？

要点总结

1. 应使用系统性方法回顾杂志沙龙文章。

2. 在参与杂志沙龙之前，使用随附工作表有助于总结想法。

要点问答

1. 哪些因素会导致研究产生偏倚呢？

    偏倚是一个多因素导致的过程，在研究的规划、执行、分析或发表阶段均可能发生偏倚。参见上述内容。

2. 观察研究与随机对照试验之间的差异有哪些？

    观察研究可以跟踪患者，但其间不会采取干预措施。随机对照试验可以执行特定的干预措施，然后再跟踪患者并对结果进行评估。

3. 循证等级有哪些？

    a. 1 级循征：随机对照试验或随机对照试验的荟萃分析。

    b. 2 级循征：前瞻性队列研究。

    c. 3 级循征：回顾性队列研究。

    d. 4 级循征：病例分析。

    e. 5 级循征：病例报告或专家意见。

推荐阅读

Burns PB, Rohrich RJ, Chung KC. The levels of evidence and their role in evidence-based medicine. *Plast Reconstr Surg*. 2011; 128（1）:305–310. PMID: 21701348.

Pannucci CJ, Wilkins EG. Identifying and avoiding bias in research. *Plast Reconstr Surg*. 2010; 126（2）:619–625. PMID: 20679844.

术前心肺危险分级和预防

I. **气道**

A. **Mallampati 分级**（图 59-1）：Mallampati 高等级（3 或 4 级）意味着面罩通气和插管更为困难。

1. Ⅰ级：扁桃体、悬雍垂和软腭完全可见。

2. Ⅱ级：硬腭和软腭、扁桃体上部和悬雍垂可见。

3. Ⅲ级：软腭和硬腭以及悬雍垂基底部可见。

4. Ⅳ级：硬腭是唯一可见的结构。

B. **气道评价的 LEMON 法**是一种很有用的筛查工具。符合多项 LEMON 标准的患者应进行术前麻醉会诊。

1. L（Look externally）= 外部观察（观察胡须、颌面创伤、巨舌症、小颌畸形）。

2. E（Evaluate）= 评估 3-3-2 规则。

　　a. 张口度小于 3 指宽度（患者手指），但齿列质量正常。

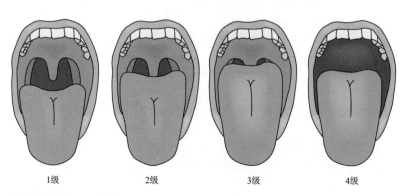

| 1级 | 2级 | 3级 | 4级 |

图 59-1 Mallampati 分级

      b. 舌骨至颏距离小于 3 指宽度。

      c. 甲状软骨至舌骨距离小于 2 指宽度。

  3. M=Mallampati 评分为 3 或 4 分。

  4. O（obstruction）= 阻塞（原因包括扁桃体大、扁桃体周围脓肿、外伤、巨舌症）。

  5. N（neck mobility）= 颈部活动度（颈椎伸展和屈曲）。

 C. **其他由于气道问题需要咨询术前麻醉的患者包括：**

  1. 患有已知阻塞性睡眠呼吸暂停的患者。

  2. 具有困难气道史的患者。

  3. 存在其他插管障碍（比如 halo 支具）的患者。

  4. 超级病态性肥胖患者。

II. **心内膜炎的危险分层和预防**

 A. **通常情况下，采用外科洗手和消毒（surgically scrubbed skin）施行的有创手术不太可能造成临床相关的菌血症。**

  1. 如果计划手术涉及皮肤、皮下组织、肌肉或骨骼，患者无须接受心内膜炎预防用药。

  2. 如果计划手术涉及具有上皮层的通道，患者需要接受危险分层和预防治疗。

 B. **心内膜炎的危险分层。**

  1. **高危类**

    a. 人工心脏瓣膜。

    b. 细菌性心内膜炎史。

    c. 发绀型先天性心脏病史（例如，法洛四联症、大动脉转位）。

    d. 通过手术方法构建肺内分流或导管。

  2. **中危类**

    a. 以上未列出的其他先天性心脏畸形。

    b. 肥厚型心肌病。

    c. 已知的二尖瓣功能障碍。

    d. 伴反流或瓣叶增厚的二尖瓣脱垂。

  3. **低危类**：其他所有人。

 C. **基于患者和手术术式对预防治疗进行的相应分层**（表 59-1、表 59-2 和表 59-3）

III. **美国心脏协会关于围术期 β 受体阻滞剂的指导方针**

 A. **满足 1 条及以上 2009 年美国心脏协会 / 美国心脏病学会（AHA/ACC）标准会引起心脏问题的危险性升高**

  1. 安装药物洗脱支架的患者不能在围术期继续使用阿司匹林。

  2. 不稳定型心绞痛。

| 表 59-1 | 牙齿、口腔、呼吸道或食管手术的心内膜炎预防用药 |

临床状况	药物使用	成人剂量	儿童剂量	时间
普通预防用药	阿莫西林	2g 口服	50mg/kg 口服	1 小时前
无法口服	氨苄西林	2g 肌内注射	50mg/kg 肌内注射或静脉注射	30 分钟前
青霉素过敏	克林霉素 头孢氨苄 阿奇霉素或克拉霉素	600mg 口服 2g 口服 500mg 口服	20mg/kg 口服 50mg/kg 口服 15mg/kg 口服	1 小时前 1 小时前 1 小时前
青霉素过敏且无法口服	克林霉素	600mg 静脉注射	20mg/kg 静脉注射	30 分钟前
	头孢唑林	1g 肌内注射或静脉注射	25mg/kg 肌内注射或静脉注射	30 分钟前

| 表 59-2 | 接受泌尿生殖器和胃肠道手术的高危患者的心内膜炎预防用药 |

临床状况	药物使用	成人剂量	儿童剂量
高危患者	氨苄西林 或	2g 肌内注射或静脉注射	50mg/kg 肌内注射或静脉注射（最大剂量2g）
	庆大霉素 和	1.5mg/kg（不超过120mg）	1.5mg/kg 肌内注射或静脉注射
	氨苄西林	开始 6 小时后 1g 肌内注射或静脉注射	开始 6 小时后 25mg/kg 肌内注射或静脉注射
存在青霉素过敏的高危患者	万古霉素 和	1g 静脉注射 1～2 小时	20mg/kg 静脉注射 1～2 小时
	庆大霉素	1.5mg/kg 静脉注射或肌内注射（最大剂量120mg）	1.5mg/kg 静脉注射或肌内注射

注：所有用药应在开始手术后 30 分钟内完成。

表 59-3	接受泌尿生殖器和胃肠道手术的中危患者的心内膜炎预防用药			
临床状况	药物使用	成人剂量	儿童剂量	时间
中危患者	阿莫西林	2g 口服	50mg/kg 口服	术前 1 小时
存在青霉素过敏的中危患者	万古霉素	1g 静脉注射 1~2 小时	20mg/kg 静脉注射	开始手术 30 分钟前完成

3. 过去 1 个月内出现过心肌梗死。

4. 充血性心力衰竭。

5. 严重瓣膜病。

6. 严重心律失常。

7. 运动耐受性低于 4 MET（无法攀爬一段楼梯）。

B. **术前评估**

1. 如果患者已经因为心血管适应证（心绞痛、心律不齐、高血压）而使用 β 受体阻滞剂，计划在围术期内继续使用该药物。

2. 至少在术前 1 周考虑让高危患者使用 β 受体阻滞剂，或者将其转回原医疗机构（PCP），以便解决此问题。

3. 高危患者包括：

   a. 患有冠心病且接受血管手术的患者。

   b. 存在多种心脏危险因素且接受血管手术的患者。

   c. 患有心脏缺血且接受术前检测的患者。

   d. 因为心脏问题接受高危险度手术的患者。

4. 对于低危患者而言，使用 β - 受体阻滞剂的功效尚不清楚，包括：

   a. 接受低或中等风险手术的患者。

   b. 不存在已知冠心病且接受血管手术的患者。

C. **术后治疗**

1. 术前因为心血管适应证而接受 β 受体阻滞剂的患者继续使用该药物。

2. 注意低血压和心搏缓慢情况。

IV. **恶性高热**

A. **恶性高热**

1. 某些麻醉剂导致的威胁生命的反应，包括挥发性麻醉剂和琥珀胆碱。

2. 使用上述药物导致骨骼肌代谢出现无法控制的增强现象。

3. 病症将耗尽所有可供使用的氧气并且超出了人体排出二氧化碳的能力。

4. 同时亦可观察到可能致命的体温增高。

5. 体温增高是后期症状。

6. 初期症状包括潮气末二氧化碳增加、肌强直和心动过速 / 心律不齐。

7. 如果不加控制，则会发生循环衰竭甚至死亡。

8. 以常染色体显性方式遗传。

9. 除了心血管支持外，正确的治疗方法还包括冷却疗法、静脉注射丹曲林，并停用致病药物。

10. 术前应对具有恶性高热个人史或家族史的患者进行麻醉。

V. 静脉血栓栓塞

A. 静脉血栓栓塞（VTE）包括深静脉栓塞和肺栓塞

1. 住院患者发病和死亡的主要原因。

2. 可通过使用间歇加压装置进行预防，在某些情况下，还可以使用肝素或低分子量肝素化学预防药物。

B. 住院患者手术的静脉血栓栓塞风险分层和预防

1. 2005 年 Caprini 风险评估模型（表 59-4）已经得到验证，可以为接受整形手术的患者预测 60 天静脉血栓栓塞风险。

表 59-4	2005 年 Caprini 风险评估模型

选择所有适用项

每个危险因素表示 1 分

❏ 年龄 41~60 岁

❏ 计划行小手术

❏ 既往大手术史（＜1 个月）

❏ 静脉曲张

❏ 炎症性肠病史

❏ 大腿肿胀（当前）

❏ 肥胖（BMI ＞ 25）

❏ 急性心肌梗死

❏ 充血性心力衰竭（＜1 个月）

❏ 脓毒症（＜1 个月）

❏ 包括肺炎在内的严重肺病（＜1 个月）

❏ 肺功能异常（COPD）

❏ 当前卧床休养的患者

其他危险因素 _____

续表

表 59-4	2005 年 Caprini 风险评估模型

选择所有适用项

每个危险因素表示 2 分

❏ 年龄 60~74 岁

❏ 关节镜手术

❏ 恶性肿瘤（当前或既往）

❏ 大手术（＞45 分钟）

❏ 腹腔镜手术（＞45 分钟）

❏ 卧床患者（＞2 小时）

❏ 绷带石膏固定（＜1 个月）

❏ 中心静脉通道

每个危险因素表示 3 分

❏ 年龄超过 75 岁

❏ 深静脉血栓 / 肺栓塞史

❏ **血栓家族史**

❏ 莱顿第五因子阳性

❏ 凝血酶原 20210A 阳性

❏ 血清同型半胱氨酸升高

❏ 狼疮抗凝血因子阳性

❏ 抗心磷脂抗体升高

❏ 肝素诱导性血小板减少症（HIT）

❏ 有其他先天性或获得性血栓形成倾向，具体为：

类型 _____

最可能遗漏的危险因素

每个危险因素表示 5 分

❏ 选择性大型下肢关节成形术

❏ 髋骨、骨盆或腿骨骨折（＜1 个月）

续表

表 59-4	2005 年 Caprini 风险评估模型

选择所有适用项

❑ 脑卒中（＜1 个月）

❑ 多发性创伤（＜1 个月）

❑ 急性脊髓损伤（瘫痪）（＜1 个月）

仅适用于女性（每个表示 5 分）

❑ 口服避孕药或激素替代疗法

❑ 妊娠或产后（＜1 个月）

❑ 无法解释原因的死胎史、反复自然流产（≥3）以及早产伴毒血症或婴儿发育受限

危险因素总分 ☐

注：引自 Pannucci CJ, Dreszer G, Wachtman CF, et al. Postoperative enoxaparin prevents symptomatic venous thromboembolism in high-risk plastic surgery patients. *Plast Reconstr Surg*. 2011;128（5）:1093-1103. PMID: 22030491.

2. 如果未使用化学预防药物，预计 60 天静脉血栓栓塞发生率为：
   a. Caprini 分数 3~4=0.6%。
   b. Caprini 分数 5~6=1.3%。
   c. Caprini 分数 7~8=2.7%。
   d. Caprini 分数＞8=11.3%。

3. 对于 Caprini 分数大于 7 分的住院患者，在住院过程中根据体重给予预防性剂量的依诺肝素能够使 60 天观察到的静脉血栓栓塞发生率降低 50%。
   a. 若术后 6~8 小时开始服药，预计需再次手术的血肿风险会增高 0.7%。
   b. 这种增高可以与可能致命的静脉血栓栓塞事件的风险降低相平衡。

4. 除非出现禁忌证，所有患者在住院期间都应使用间歇加压装置（SCD）。

C. 门诊手术的静脉血栓栓塞危险分层和预防（表 59-5）

表 59-5	门诊手术 30 天静脉血栓栓塞事件加权危险分层工具	
2 分因素	**3 分因素**	**5 分因素**
□年龄 40~59	□年龄 ≥ 60	□活动肿瘤
□手术时间≥ 120 分钟		
□ BMI ≥ 40		
6 分因素	**8 分因素**	**10 分因素**
□关节镜手术	□目前怀孕	□隐股静脉结合部手术
11 分因素		
□非大隐静脉手术	总分_____	
总分	**30 天静脉血栓栓塞发生率**	**危险度**
0~2	< 0.1%	低
3~5	0.1%~0.3%	中
6~10	0.3%~0.5%	高
≥ 11	最高 1.2%	最高

注: 引自 Caprini JA. Thrombosis risk assessment as a guide to quality patient care. *Dis Mon.* 2005;51 (2-3):70-78. PMID: 15900257.

1. 一般认为门诊手术的静脉血栓栓塞风险较低。
2. 最近的危险分层模型表明，在通常低危门诊手术人群中，存在着明显的高危小群体。
3. 表 59-5 提供的危险分层模型可以预测 30 天静脉血栓栓塞危险，还可以鉴别低危和高危患者。
4. 在门诊患者中，尚无关于静脉血栓栓塞预防的资料：
   a. 化学预防药物的作用尚不明确。
   b. 除非出现禁忌证，所有患者在全身麻醉或静脉注射镇静剂下接受手术期间都应使用间歇加压装置。

致谢
在此感谢 Norah Naughton 医学博士对本章的严格评读。

要点总结
1. "首要之务是不伤害患者。"因此需要评估每个待手术患者的围术期风险和相应的治疗 / 预防方法。特别需要考虑麻醉、心内膜炎、心脏和静脉血栓栓塞风险。

2. 静脉血栓栓塞最容易被忽略的危险因素是家族史呈阳性。

要点问答

1. 患者的哪些特征会增加静脉血栓栓塞的风险？

　　目前清楚有许多因素能够增加围术期静脉血栓栓塞的风险，主要包括癌症、中心静脉导管和静脉血栓栓塞个人史或家族史。

2. 针对围术期静脉血栓栓塞，目前有哪些预防方案？

　　最重要的预防决策工具是适当的危险分层。在量化风险后，相应的预防措施包括间歇加压装置、尽早离床活动和（或）使用化学预防药物。同时，修正危险因素在术前也很重要。

3. 对于疑似存在恶性高热的患者，合适的治疗方法是什么？

　　适合恶性高热的治疗方法包括停用致病药物、使用丹曲林以及根据需要提供心血管支持。

推荐阅读

American College of Cardiology Foundation/American Heart Association Task Force on Practice Guidelines, American Society of Echocardiography, American Society of Nuclear Cardiology, et al. 2009 ACCF/AHA focused update on perioperative beta blockade incorporated into the ACC/AHA 2007 guidelines on perioperative cardiovascular evaluation and care for noncardiac surgery. J Am Coll Cardiol. 2009;54（22）:e13-e118. PMID: 19926002.

Caprini JA. Thrombosis risk assessment as a guide to quality patient care. Dis Mon. 2005;51（2-3）: 70-78. PMID: 15900257.

Dajani AS, Taubert KA, Wilson W, et al. Prevention of bacterial endocarditis. Recommendations by the American Heart Association. Circulation. 1997;96（1）:358-366. PMID: 9236458

Pannucci CJ, Dreszer G, Wachtman CF, et al. Postoperative enoxaparin prevents symptomatic venous thromboembolism in high-risk plastic surgery patients. Plast Reconstr Surg. 2011;128（5）: 1093-1103. PMID: 22030491.